Grundlagen der

TRADITIONELLEN

EUROPÄISCHEN

NATURHEILKUNDE

4521 Schiedlberg/Austria, Waidern 42
E-Mail: verlag@bacopa.at, office@bacopa.at
www.bacopa.at, www.bacopa-verlag.at

printed in the European Union

ISBN: 978-3-902735-21-8
4. Auflage, 2021

Zu den Bildern auf dem Einband:
Diese zeigen die vier Elementarqualitäten warm / kalt und feucht / trocken

Grundlagen der **T**RADITIONELLEN **E**UROPÄISCHEN **N**ATURHEILKUNDE

Christian Raimann, Chrischta Ganz, Friedemann Garvelmann,
Heide-Dore Bertschi-Stahl, Rosmarie Fehr-Streule

BACOPA VERLAG

Kapitel 7: Diagnostik

Kapitel 8: Prävention und Therapie

TEIL 2

Kapitel 9: Humoralmedizin

Kapitel 10: Das Haus der Heilkunst bei Paracelsus

EINLEITUNG

Zu diesem Buch

Das vorliegende Buch ist die Gemeinschaftsarbeit einer Gruppe von Heilpraktikerinnen und Heilpraktikern, die nicht nur seit vielen Jahren täglich in ihren Praxen mit der TEN arbeiten, sondern diese als Dozenten und Dozentinnen in der Aus- und Weiterbildung bei unterschiedlichen Institutionen, Seminaren und Kongressen im deutsch- und englischsprachigen Raum auch unterrichten. Einige der Autoren haben bereits weitere Bücher sowie diverse Facharbeiten veröffentlicht.

Das Buch füllt eine literarische Lücke, indem es einen fundierten Überblick über die TEN als Gesamtsystem schafft, für die es entweder hervorragende aktuelle Literatur zu Teilbereichen gibt (z.B. Paracelsus- oder Konstitutionsmedizin, Heilpflanzenkunde) oder aber auf sehr alte Quellen zurückgegriffen werden muss, die in der Regel nur noch antiquarisch bzw. in digitaler Form (z.B. bei Google-Books) wieder verfügbar sind. Damit fand eine Aufsplitterung der TEN in viele Teilbereiche statt, die als einzelne *Verfahren* interpretiert und angewendet werden. Dabei ist aber die Eingliederung dieser verschiedenen Verfahren in das ihnen adäquate, übergeordnete und systemische Denk- und Arbeitsmodell der TEN weitgehend verloren gegangen.

Dieses Buch definiert und beschreibt die TEN als eigenständiges Medizinsystem, das sich aber nicht dogmatisch auf die Aussagen in den «alten» Quellen fixiert, sondern – im Interesse einer lebendigen Entwicklung zu einem Heilsystem der heutigen Zeit – dringend notwendige Modifikationen und Erweiterungen integriert, soweit sie mit den charakteristischen Merkmalen der TEN kompatibel sind. Daraus ist ein komplexes Gesamtbild der TEN aus Theorie und Praxis entstanden, das sowohl das Berufsbild des TEN-Therapeuten wiedergibt als auch Basis für Ausbildungskonzepte sein kann. Jedes Kapitel des Buches könnte separate Bücher füllen und soll Anregung sein für weitere Veröffentlichungen.

Unabhängigkeit war eine wichtige Prämisse bei der Arbeit an diesem Buch – aus Liebe und Engagement für diese faszinierende Heilkunst.

Zugunsten der besseren Lesbarkeit werden in diesem Buch die männlichen Formen verwendet, selbstverständlich gilt das Gesagte sowohl für Frauen wie auch für Männer.

Dieses Buch wurde nach bestem Wissen und Gewissen geschrieben und ist in Theorie und Praxis geprüft. Dennoch kann ein Buch nie den Rat einer erfahrenen Fachperson (Heilpraktiker, Arzt Ihres Vertrauens) ersetzen. Die Autoren und der Verlag übernehmen keinerlei Haftung für Schäden oder Folgen, die sich aus Gebrauch, Missbrauch oder unsachgemässer Anwendung der hier veröffentlichten Informationen ergeben.

Naturheilkundliche Therapien, Heilmittel und Fertigpräparate unterliegen Vorschriften und Gesetzen, welche sich je nach Land oder Region stark unterscheiden können. Es ist nicht die Absicht dieses Buches, diese komplexe Rechtslage weiter zu erläutern.

Im Weiteren sei darauf hingewiesen, dass die in diesem Buch erwähnten Heilmittel infolge der raschen Entwicklung auf dem Heilmittelmarkt zu einem späteren Zeitpunkt unter Umständen nicht mehr oder evtl. in veränderter Form erhältlich sein können.

TEIL 1

KAPITEL 1

NATURHEILKUNDE IN EUROPA

1.1. Naturheilkunde im 21. Jahrhundert

Die europäische Naturheilkunde präsentiert sich zu Beginn des 21. Jahrhunderts als bruchstückhaftes Strandgut einer Jahrtausende alten Tradition, angereichert mit Flickwerk aus der Küche der modernen Medizin und Pharmakologie. Aus historischen, politischen und wirtschaftlichen Gründen stellt sie heute kein zusammenhängendes Medizinsystem mehr dar und versucht, ihre Identität und ihren Standort in der heutigen Zeit zu finden. Grossartige, althergebrachte und ganzheitliche Heilweisen anderer Kulturen existieren aber auch in der heutigen Zeit: So repräsentieren z.B. die Chinesische und die Ayurvedische Medizin umfassendes Wissen, das in ein philosophisches Fundament eingebunden und mit gut erprobten Diagnoseverfahren und Therapiekonzepten versehen ist.

Auch die westliche Tradition besitzt ein derartiges Wissenssystem mit grossem Erfahrungsreichtum und gezielten Therapiekonzepten. Wie in allen übrigen medizinischen Traditionen hat die Heilkunst in der europäischen Alltagskultur einen grossen Stellenwert – nur wurden diese «Schätze» im Laufe des Mittelalters und der darauf folgenden wissenschaftlichen Revolution verb(r)annt, verworfen oder als alte Bücherschätze in den Bibliotheken eingelagert.

Die Stärke der vergangenen Heiltradition, wie sie über Jahrhunderte Bestand hat, war eine gesamtheitliche Sicht, die verschiedenste Aspekte zu vereinen vermag: Medizin, Physik, Chemie, Botanik, Philosophie, Religion, Humorallehre, Mythologie, Signaturenlehre, Astrologie u.a. Diese Sichtweise erfordert einerseits umfassendes Wissen und Engagement, ermöglicht anderseits aber auch ein sehr tiefes Verständnis von Gesundheit, Krankheit und Heilung. Genau deshalb ist die traditionelle Naturheilkunde nicht nur eine rein materiell ausgerichtete Wiederherstellungs- und Arzneimitteltherapie. Sie zielt, neben der Verhütung und Heilung von akuten und chronischen Krankheiten, ebenso auf die Bildung eines Gleichgewichtes im Körper selbst wie auch – in einem grösseren Rahmen – mit der Welt als Ganzes.

Die folgende Grafik zeigt die verschiedenen bedeutsamen Quellen und Ebenen der TEN mit ihren typischen Lehren und Verfahren, wie sie in diesem Buch dargestellt werden. Zur Orientierung des Lesers sind die, den jeweiligen Ebenen zugehörigen, Buchseiten oben neben der Pagina in denselben Farben gekennzeichnet.

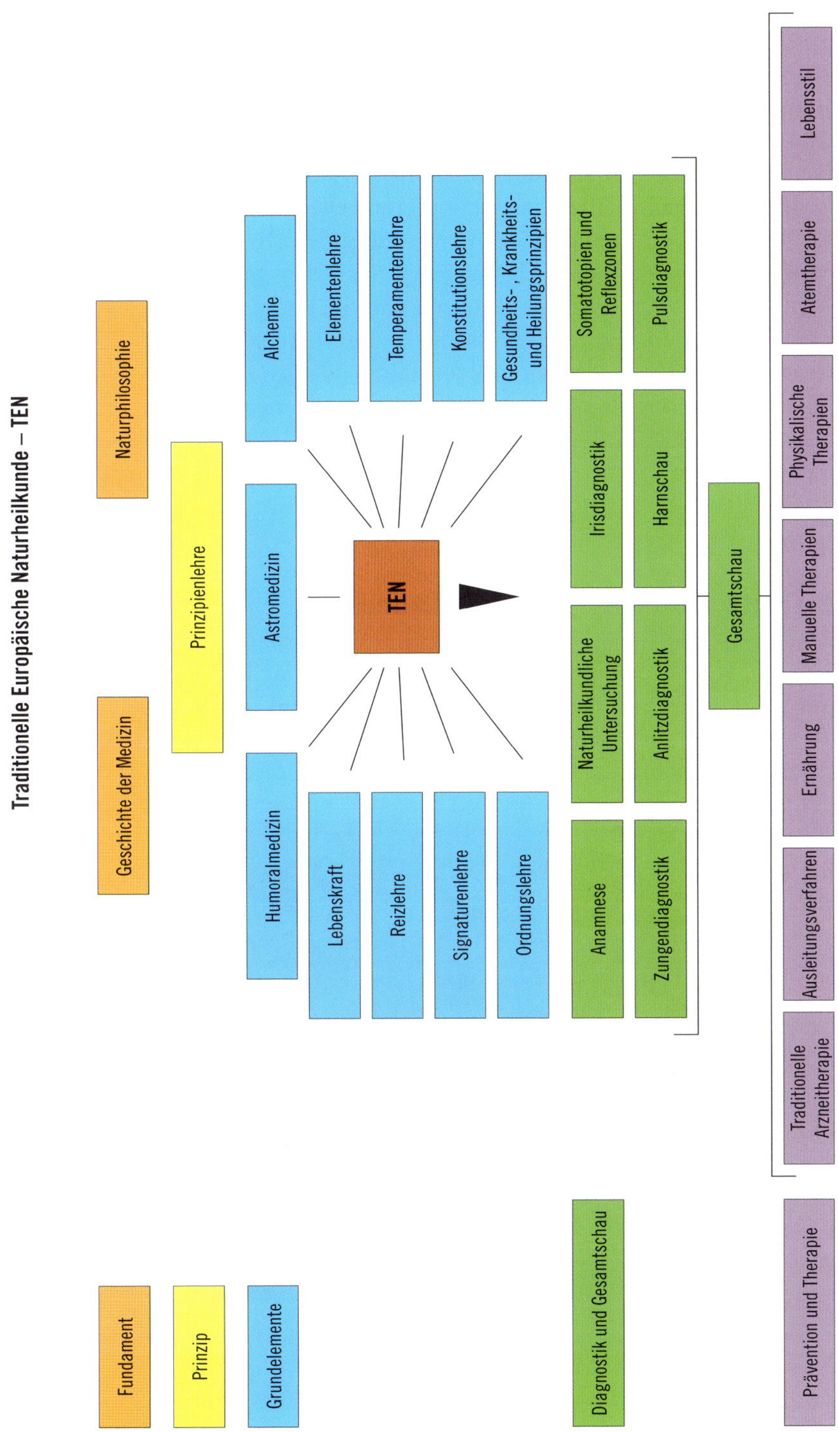
Traditionelle Europäische Naturheilkunde – TEN
Fundament
Prinzip
Grundelemente
Diagnostik und Gesamtschau
Prävention und Therapie
Geschichte der Medizin
Naturphilosophie
Prinzipienlehre
Humoralmedizin
Astromedizin
Alchemie
Lebenskraft
Reizlehre
Signaturenlehre
Ordnungslehre
Elementenlehre
Temperamentenlehre
Konstitutionslehre
Gesundheits-, Krankheits- und Heilungsprinzipien
TEN
Anamnese
Zungendiagnostik
Naturheilkundliche Untersuchung
Anlitzdiagnostik
Irisdiagnostik
Harnschau
Somatotopien und Reflexzonen
Pulsdiagnostik
Gesamtschau
Traditionelle Arzneitherapie
Ausleitungsverfahren
Ernährung
Manuelle Therapien
Physikalische Therapien
Atemtherapie
Lebensstil

Gesundheitserhaltung nach natürlichen Grundsätzen ist die Basis der Medizin. Die traditionelle Naturheilkunde hat die Menschen auf der ganzen Welt in ihrer gesamten Geschichte begleitet. Erst durch die wissenschaftliche Revolution des 18./19. Jahrhunderts wird sie verdrängt, um einer modernen Schulmedizin Platz zu machen.

Diese hat das alte, umfassende medizinische Wissen über Bord geworfen und betrachtet den menschlichen Körper und seine Funktionen als Einzelteile eines grossen Apparates, der durch spezifische Reparatureingriffe wieder herzustellen ist.

Unbestreitbar hat uns die moderne Medizin viele grossartige Errungenschaften gebracht und manchen Krankheitsbildern den früheren Schrecken genommen. Aber dennoch ist gerade in den letzten Jahrzehnten der Wunsch und die Bereitschaft der Patienten und Heiltätigen wieder gestiegen, natürliche Ansätze in der Medizin vermehrt anzuwenden. Jetzt gilt es, den verlorenen Faden der alten Heiltradition wieder aufzunehmen und weiterzuspinnen. Dies führt uns auf eine bereichernde Suche nach unseren Wurzeln und bietet die Möglichkeit, das alte Erfahrungswissen in ein modernes, gesamtheitliches Heilungsbewusstsein zu integrieren.

1.2. Die ganzheitliche Sicht der Naturheilkunde

Dieses bekannte Bild von Miró heisst «Chant du rossignol». Es stellt das Lied der Nachtigall dar, hält diesen wunderschönen Gesang künstlerisch fest und lässt ihn zum Kunstwerk werden. Die Gesamtschau auf Mirós malerische Umsetzung gibt den Blick auf das Bild frei und lässt uns den Klang wahrnehmen.

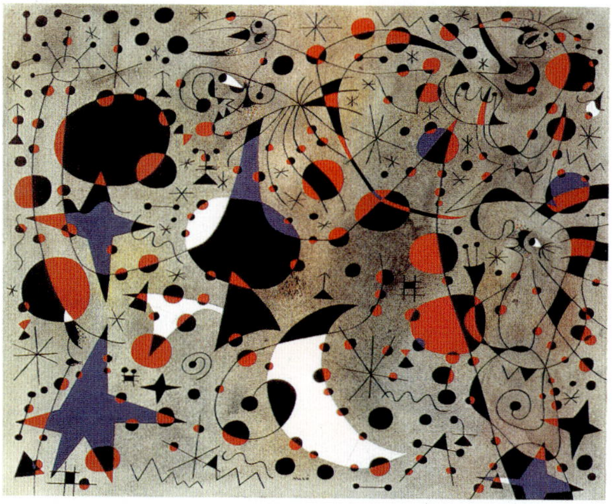

«Le chant du rossignol» von Joan Miró

Miró, Joan: "Le chant du rossignol à minuit et la pluie matinale", © Bildrecht, Wien 2013

Das Analysieren und Quantifizieren von Details nach spezifischen Kriterien, im Folgenden nach Farben und Formen der Einzelteile, verunmöglicht dem Betrachter, das Gesamtkunstwerk zu sehen und den Gesang der Nachtigall darin zu erkennen. Urs Wehrli räumt das Bild auf, analytisch und ordentlich. So wird ersichtlich, wie viele rote und schwarze Teile, wie viele Striche und Sterne das Original-Bild hat. Jedoch verliert das Gemälde durch die Neugestaltung seine Aussage und seine Kraft. Das Kunstwerk ist in der aufgeräumten Form nicht mehr erkennbar – als wäre die Nachtigall verstummt, weil wir ihren Gesang nicht mehr «hören», wenn wir nur noch die Einzelteile betrachten.

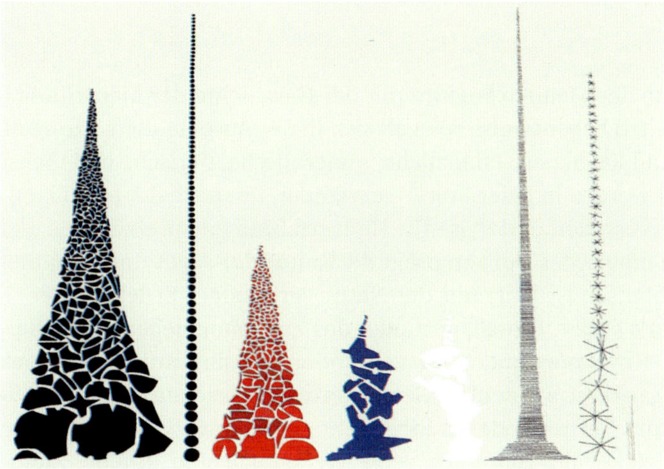

«Mirós Chant du Rossignol aufräumen» von Ursus Wehrli

Wehrli, Ursus: Chant du Rossignol aufräumen

Erschienen in «Ursus Wehrli, Kunst aufräumen», © 2002 by Kein & Aber Verlag AG, Zürich/Berlin

Für die Naturheilkunde ist es grundlegend, den Menschen als ganzes Wesen, als gesamtheitliches Kunstwerk zu erfassen. Die naturheilkundliche Sicht erlaubt es, den Menschen als Ganzes – im Sinne einer Gesamtschau – wahrzunehmen. Denn die Fixierung auf Laborwerte, auf einzelne Zellfunktionen und isolierte Einzelsymptome führen zum Verlust dieses wundersamen Gesamtbildes. Das Gesamtkunstwerk Mensch ist nicht mehr sichtbar.

Die Naturheilkunde erfasst – aus Sicht der modernen Naturwissenschaft – ein relativ «unscharfes» Bild der anatomischen und pathologischen Situation des Menschen, weiss aber genau, was diese für den Menschen bedeutet und wie sie zu beeinflussen ist. Die Stärke der Naturheilkunde ist genau diese Unschärfe. Das Wissen um Details tritt in den Hintergrund – das Gesamtbild wird richtungsweisend.

Der Mensch wird als ganzes Lebewesen wahrgenommen.

KAPITEL 2

GESCHICHTE

2.1. Geschichte der TEN im Überblick

Die Geschichte der Medizin beginnt mit der Geschichte der Menschheit. Die Entwicklung der menschlichen Lebensweise spiegelt sich in der Auseinandersetzung mit den zwei Polen Gesundheit und Krankheit. Pflanzliche, mineralische, tierische und menschliche Rohstoffe aus der Natur werden in jeder Kultur verwendet, um nach der jeweiligen Weltanschauung Heilmittel herzustellen und diese für Heilverfahren einzusetzen.

Archaisch-magisches Denken prägt die Kultur der Jäger und Sammler, Hirten und Nomaden. Der Mensch ist ganz mit der Natur verbunden. Er lebt in der Gemeinschaft und versteht sich als «Wir». Rituale gestalten das Zusammenleben in der Sippe. Das Leben ist ein Kreislauf. Rhythmus und Naturverbundenheit sind prägende Aspekte. Ursache und Wesen von Krankheit werden als Seelenverlust angesehen, als Strafe für Tabubruch, als von Göttern und Geistern oder in Eifersucht als Fluch oder böser Blick gesandt. Der Schamane ist der Heiler des Stammes, seine Werkzeuge sind Rituale, Zauberei, Imagination und Trancereisen. Pflanzen werden als Amulette, zum Räuchern, als Körperauflage oder als innerliche Gabe verwendet.

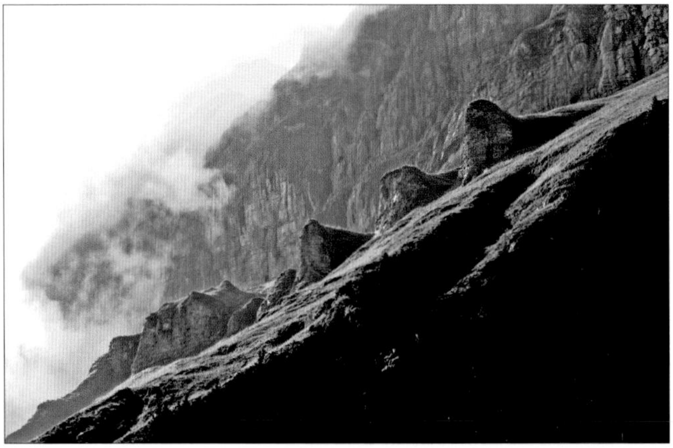

Das archaisch-magische Weltbild des Menschen prägt seine Wahrnehmung. (Foto: Adi Gerber)

Waren Götter und Geister lange Zeit Naturgottheiten, so richtet sich der Blick des Menschen in der weiteren Entwicklung zu den Sternen. Der Mensch beginnt metaphorische Erklärungsmodelle für sein Dasein zu suchen. Mit dem mythischen Bewusstsein erhält er Bilder, die ihm Erklärungen für Naturphänomene liefern. In diesem Sinne verwenden die alten Hochkulturen die Elementarprinzipien und ihr Zusammenspiel, um Abläufe in der Natur zu erklären. Krankheiten werden auf ein Ungleichgewicht dieser Kräfte zurückgeführt.

Zu den ältesten Medizinalsystemen zählen der Ayurveda (geschätzt 5000 v. Chr.) und die Traditionelle Chinesische Medizin TCM (geschätzt 4000 v. Chr.).

Die Wiege der Traditionellen Europäischen Naturheilkunde TEN liegt in der mesopotamischen Kultur (4000–3000 v. Chr.). Erste Keilschrifttexte mit pflanzlichen Heilmittelanwendungen stammen aus dieser Zeit. Krankheit wird in der babylonisch-assyrischen Kultur (2000–1000 v. Chr.) mit Reinigungsritualen ausgetrieben. Die ärztliche Kunst ist auf einen alleinigen Gott hin ausgerichtet und sieht den Menschen aus der Einheit mit der Natur herausgelöst. Die sich daraus entwickelnde jüdische, christliche und islamische Tradition hat die Medizin bis ins Mittelalter geprägt und verliert erst durch die zunehmende Verweltlichung und Verwissenschaftlichung der Gesellschaft ihre Bedeutung.

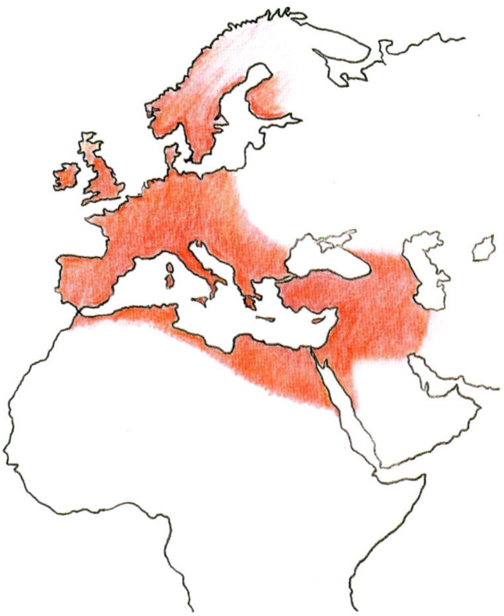

Einflussbereich der traditionellen europäischen Naturheilkunde und ihrer Quellen. Im Laufe der Kolonialisierung fand ausserdem ein reger gegenseitiger Austausch mit anderen Kontinenten und Kulturen statt.

Ein weiterer Zweig der TEN entwickelt sich im alten Ägypten (ab 2500 v. Chr.), wo eine Priestermedizin praktiziert wird, die bereits Heilpflanzenanwendungen und rituelle Reinigungsverfahren kennt. Durch das Erbe der Ägypter, durch den Einfluss der Philosophen Pythagoras, Sokrates und Platon und der Ärzteschule auf der Insel Kos wird die griechische Heilkunst stark von Ethik und Philosophie geprägt. Im antiken Griechenland entstehen um 600 v. Chr. die Asklepios-Tempel als Wallfahrtsorte und erste Spitäler. Der Aeskulap-Stab mit der Schlange ist auch heute noch Symbol für Ärzte und Apotheken. Er symbolisiert die Polarität durch die Schlange, die sich eigentlich horizontal bewegt (Symbol für Unterbewusstsein und das Weibliche), sich nun aber dem Stab entlang in die Senkrechte bringt (Symbol für Bewusstsein und den männlichen Aspekt).

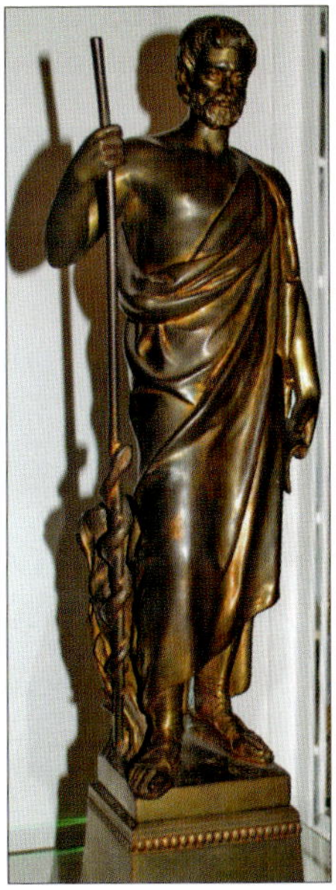

Aeskulap (griech. Asklepios), der Gott der Heilkunst, mit Stab und Schlange, pharm. Museum Basel

Die Philosophie im antiken Griechenland ist Wegbereiterin des mentalen bzw. rationalen Weltbildes. So werden auch die Elemente Wasser, Erde, Luft und Feuer aus dieser Sicht wahrgenommen und beschrieben. Sie sind gleichwertig und in jedem Ding in unterschiedlich grossen Anteilen vorhanden. Der Arzt und Naturphilosoph Empedokles von Agrigent formuliert im 5. Jahrhundert v. Chr. seine Vier-Elementen-Lehre, die noch eng mit der Götterwelt verbunden ist.

Eine Elementenlehre ohne Zusammenspiel mit den Göttern legt erst Hippokrates um 400 v. Chr vor. Er bezeichnet sich als Arzt und nicht mehr als Priesterarzt, gilt als Begründer der naturwissenschaftlich orientierten Medizin und wird auch «Vater der Medizin» genannt. Das Heilen sieht er als Kunst. Er entmystifiziert die Medizin. Er unterscheidet bereits den Arzt für Krankheiten des Leibes und den Priester für Erkrankungen der Seele und postuliert:

«Was die Elemente im Makrokosmos, sind die Säfte im Mikrokosmos.»

Mit dem Aufkommen der Vier-Säfte-Lehre (Humoralmedizin) kann die menschliche Physiologie und Pathophysiologie erstmals systemisch erklärt und darauf aufbauend eine Krankheitslehre entwickelt werden. Als Gesundheit setzt sie die «Eukrasie» voraus, die richtige Mischung der vier Säfteprinzipien Blut, Schleim, gelbe Galle und schwarze Galle.

Die frühen Römer haben ein weniger differenzierteres Medizinalsystem als die Griechen. Erst durch die Heimkehr von Ärzten, die in Griechenland ausgebildet worden sind, gelangt das Wissen ins Römische Reich. Etwa 100 v. Chr. schafft Dioskurides Pedanios sein umfassendes Werk «De materia medica», das als erstes europäisches Heilmittelverzeichnis gilt und für die folgenden 1500 Jahre Standardwerk der Arzneimittellehre bleibt.

Der Grieche Galenos von Pergamon, der lange Zeit als kaiserlicher Hofarzt in Rom tätig ist, wird nach Hippokrates als der bedeutendste Arzt der Antike bezeichnet. Er fasst im 2. Jahrhundert n. Chr. die Humoralmedizin in eine schriftlich-verbindliche Form und hinterlässt viele Schriften zu Medizin, Philosophie und Ethik. Galen stellt die Pflege von Körper und Geist, die Eigenverantwortung und Krankheitsvorbeugung in den Vordergrund und macht erstmals eine rationale Verbindung zwischen der Pflanze und ihrer pharmakologischen Wirkung. Die Bezeichnung «Galenik» für die «Lehre der Arzneimittelformen» (heute «pharmazeutische Technologie» genannt) ehrt Galen bis heute.

Ende 2. Jahrhundert n. Chr. übernehmen gut ausgebildete griechische Ärzte, welche die Patienten nach den Regeln der Humoralmedizin versorgen und behandeln, die Gesundheitsversorgung. Sie verwenden ihr Heilpflanzenwissen in Kombination mit Wassertherapien in Badehäusern, mit Massagen und Chiropraktik («Knochensetzer»). Mit der europäischen

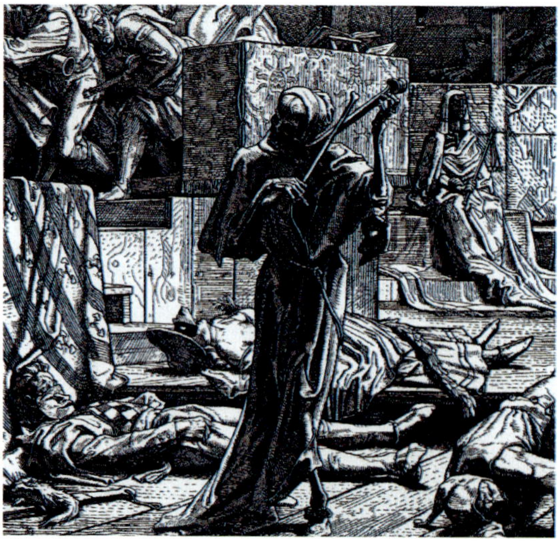

Der Pesttod, Holzschnitt aus dem 19. Jahrhundert, Künstler unbekannt

Pestwelle im Jahr 543 bricht auch das damalige Medizinsystem völlig zusammen.

Nach dem Zerfall des Römischen Reiches wird die Heilkunde im arabischen Raum (der sich von Nordafrika bis Usbekistan ausdehnt) durch Syrer, Perser und Araber gesammelt und weiterentwickelt. Der Höhepunkt in der orientalisch-arabischen Medizin wird Avicenna zugeschrieben, der in Persien und Europa als Universalgelehrter und Arztphilosoph gilt. Sein Werk, verfasst 1000 n. Chr., umfasst die gesamte Medizin der damaligen Zeit und enthält Anatomie, innere Medizin, Chirurgie, Geburtshilfe, Fieberlehre und Arzneimittellehre.

Die Ausdehnung des Christentums in Europa geht mit dem Niedergang der griechisch-römischen Hochkultur einher. Die Klöster des Mittelalters übernehmen neben der gesundheitlichen Versorgung der Bevölkerung auch das Kopieren und Übersetzen der alten Werke. Sprachkundige Mönche verarbeiten die fremdländischen Texte, die durch Tempelritter oder auf Handelswegen nach Europa gelangen. Ihnen ist es zu verdanken, dass diese alten Schriften nicht verloren gegangen sind. Mit der Christianisierung werden die keltisch-germanischen Mythen zurückgedrängt. Heilige Haine, Quellen und Felsen dürfen nicht mehr verehrt werden, geweihte Bäume werden gefällt. Mit den Reichsverordnungen Karls des Grossen um 800 nach Chr., der den Anbau mediterraner Heilpflanzen in den Kloster- und Bauerngärten verordnet, wird das naturverbundene Medizinwissen der Kelten und Germanen, das sich auf die heimische Natur bezieht, verdrängt.

Frauen sind in der ganzen Medizingeschichte kaum dokumentiert. Berühmte Ausnahme ist die Äbtissin Hildegard von Bingen, die im 12. Jahrhundert auch keltisch-germanisches Wissen und das Gedankengut der Elemente und Qualitäten in ihre Werke integriert.

Die Klostermedizin findet ein abruptes Ende, als den Mönchen und Nonnen im Jahr 1130 jegliche Heiltätigkeit durch die Kirchenführung verboten wird. Heilkunde wird jetzt an den Schulen in Bologna, Oxford, Padua und Paris als «scholastische Medizin» gelehrt.

Frauen haben keinen Zugang zu den Universitäten. Sie vertreten wie jeher die Volksheilkunde. Frauen (und Männer) mit grossen Kenntnissen der Heilkunde und medialen Fähigkeiten tragen die ganze Zeit hinweg das magisch-mythische Gedankengut weiter. Die mündliche Überlieferung innerhalb der Familie oder eines Zirkels von Eingeweihten ist über lange Zeit hinweg der Weg, das Wissen weiter zu geben. In der Volksmedizin verankert, müssen sie mit dem Aufkommen des Christentums ihre Tätigkeiten im Verborgenen ausüben. Ihre Heilkunst wird von der Kirche als gottesfeindliche Zauberei und Teufelszeug bezeichnet und mit den Hexenverbrennungen auszurotten versucht.

Im 16. Jahrhundert bringt Paracelsus als überzeugter Kritiker der damals praktizierten Galen-orientierten Medizin Bewegung in die medizinische Landschaft. Er kämpft gegen das sture Auswendiglernen, das an den Universitäten gelehrt wird. Enttäuscht von der damaligen universitären Medizin ist Paracelsus offen gegenüber unkonventionellen Heilverfahren und überzeugt, dass der Heilkundige durch das Examen der Natur gehen muss. Auf seinen zahlreichen Reisen sammelt er das Wissen der Hebammen, Kräuterfrauen und Wurzelseppen. Die Signaturenlehre, ein wichtiger Bestandteil der Volksheilkunde, entwickelt er weiter. Die Elementenlehre ist ihm sehr wichtig, er nennt die Elemente jedoch Kräfte und spricht nicht mehr von Säften. Paracelsus definiert eine Lebenskraft als «Archäus», eine lebendige, geistige und schöpferische Kraft, die allen lebenden Dingen innewohnt und es dem Menschen möglich macht, sein Leben zu gestalten.

Paracelsus formuliert das Zusammenspiel vom Mikrokosmos (Mensch) und Makroskosmos (Umwelt). Er beschreibt, wie ein Medikament mit der Krankheit, die damit behandelt wird, zusammenhängt. Auch gilt er als Begründer der Chemiatrie. Seine bekannteste Aussage, die auch heute noch Gültigkeit hat, lautet:

«Alle Dinge sind Gift und nichts ist ohne Gift.
Allein die Dosis macht, dass ein Ding kein Gift ist.»

Die Verbreitung der Destillation Ende des 16. Jahrhunderts eröffnet der Heilmittelherstellung neue Möglichkeiten. Das Gedankengut der Mystiker belebt die Alchemie. Daraus entwickelt sich die Spagyrik, die mit ihren Teilungs-, Reinigungs- und Vereinigungsschritten nicht nur die stofflichen Aspekte, sondern auch den durch die Pflanze repräsentierten Geist und ihr Wesen im Heilmittel erhalten will.

Mit der Epoche der Aufklärung im 18. Jahrhundert und der wissenschaftlichen Revolution verliert die Naturheilkunde ihre Bedeutung. Was nicht rational erklärbar ist, existiert nicht. Der Verstand hat die Macht. Das Denken reduziert sich zunehmend auf die materiellen Aspekte. Durch die Industrialisierung nimmt die Ausbeutung und Verschmutzung der Natur neue Dimensionen an. Schlechte Luft, Denaturierung der Nahrung und Platzmangel machen der städtischen Bevölkerung das Leben schwer. Die Menschen beginnen, sich auf die Qualitäten der Natur zurück zu besinnen. Die verschiedenen Bewe-

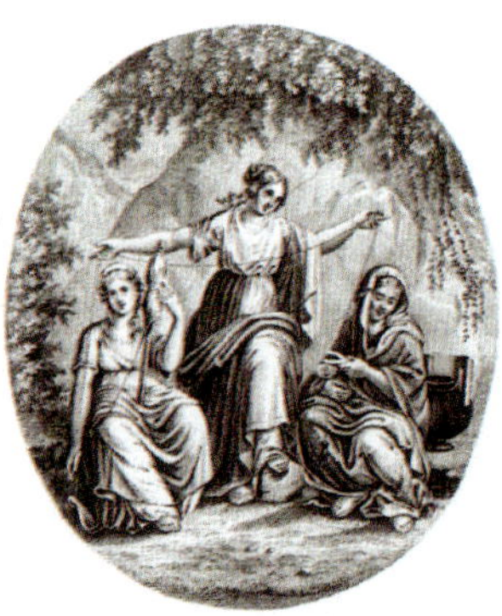

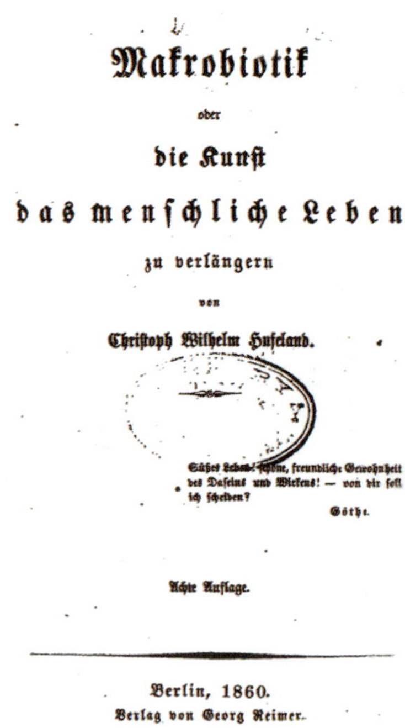

Makrobiotik

oder

die Kunst

das menschliche Leben

zu verlängern

von

Christoph Wilhelm Hufeland.

Süßes Leben! schöne, freundliche Gewohnheit des Daseins und Wirkens! — von dir soll ich scheiden?

Göthe.

Achte Auflage.

Berlin, 1860.

Verlag von Georg Reimer.

Hufelands Makrobiotik, hier noch mit dem Titel «die Kunst, das menschliche Leben zu verlängern», Ausschnitt aus dem Titelblatt, Druck von 1860

gungen der Lebensreform, z.B. Monte Verità, entstehen, die ihren Ausdruck einerseits in der Politik (Arbeiterbewegung, naturnahe Lebensweise, Genossenschaften), aber auch in Gesundheitsvorsorge und Medizin finden. Der Begriff Naturheilkunde stammt aus dieser Zeit. Wichtiger Vertreter ist Christian Wilhelm Hufeland, der als Humoralmediziner mit offenen Sinnen für die neu aufkommenden Medizinallehren (Homöopathie, Akupunktur etc.) arbeitet. Er sieht den Naturarzt als Diener der Natur und stellt die Lebenskraft in den Vordergrund (Vitalismus). Ende des 18. Jahrhunderts verfasst er sein Werk «Makrobiotik – die Kunst, das menschliche Leben zu verlängern». Auch führt er die Erklärung, dass das Ungleichgewicht der Säfteprinzipien und deren Verschmutzung Grund für eine Erkrankung ist, wieder ein. Die Idee der Entgiftung zeugt in der Vorstellung, dass das Ausscheiden der Abfall- und Giftstoffe den individuellen Gesundungsprozess fördert und die Selbstheilungskräfte aktiviert. Sich zu entgiften hat in unserer Kultur bis heute eine lange Tradition. Samuel Hahnemann, Schüler von Hufeland, erhebt die Ähnlichkeitsregel «Similia similibus curentur« zum Gesetz und begründet darauf die Lehre der Homöopathie.

Der endgültige Übergang von der Humoralmedizin zur heutigen Medizin geschieht im 19. Jahrhundert. Rudolf Virchow formuliert 1858 seine Zellularpathologie, die nicht mehr die Körperfunktionen, sondern die materiellen Aspekte der Körperorgane in den Vordergrund stellt. Krankheit und deren Behandlung geschieht dabei ausschliesslich auf der Ebene der Körperzellen und -gewebe.

Aufgrund der neuen Sicht auf Medizin und Körper gelingt es der Wissenschaft, die einzelnen heilsamen Inhaltsstoffe der Heilpflanzen zu isolieren, ihre Wirkungsweisen im Stoffwechsel zu erklären und sie später sogar synthetisch nachzubilden. Empirisches Wissen, Intuition und ganzheitliches Denken hingegen verlieren an Bedeutung.

Durch die Naturbetrachtungen von Johann Wolfgang von Goethe im 19. Jahrhundert wird die Naturheilkunde aber auch neu belebt. Herausragende Persönlichkeiten wie Wickelmeister Vincenz Priessnitz, Wasserpapst Sebastian Kneipp, Lehmpastor Emanuel Felke, Kräuterpfarrer Künzle und Ernährungsfachmann Maximilian Bircher-Benner prägen die europäische Naturheilkunde bis heute. Rudolf Steiner nimmt die Prinzipienlehre, die Signaturenlehre und die Astromedizin auf und entwickelt die Anthroposophie. Die Bachblütentherapie geht auf die intuitiven Wahrnehmungen des Dr. Edward Bach zurück.

Im 20. Jahrhundert feiern Medizin und Pharmazie grosse Erfolge in der Notfallmedizin und in der Chirurgie. Sie begünstigen aber aus der Sicht der TEN in Folge ihrer linearen, kausal-analytischen Vorgehensweise systemische Probleme, die zunehmend an Bedeutung gewinnen (z.B. Allergien, chronisch-degenerative Erkrankungen, Krebs, Autoimmun- und Nervenerkrankungen). Durch die Spezialisierung und die Entfernung vom alltäglichen Leben ist die heutige Medizin seelenlos geworden. So glaubte man während der letzten Jahrzehnte, angeregt durch die medizinischen Errungenschaften, Gesundheit sei wie eine Ware zu kaufen, der Körper wie eine Maschine zu reparieren. Die Transplantationsmedizin stellt den Exzess dieser Bestrebungen dar. Die Grenzen und Probleme dieser Entwicklung sind jetzt, im 21. Jahrhundert, unübersehbar. Daher sehnen sich viele Menschen heute nach einem menschlicheren Weg zu Gesundheit.

2.2. Volksheilkunde

Geschichte der Volksheilkunde

Für die ländliche Bevölkerung ist über lange Zeit ein Arzt oft nicht zu erreichen und meist auch einfach zu teuer. Die Gesundheitsversorgung von Mensch und Tier basiert daher auf Heilkundigen der Gegend und dem Wissen, das innerhalb der Familie von Generation zu Generation weitergegeben wird. Die Heilkundigen – Hirten, Kräuterfrauen, Knochensetzer, Bader, Bauerndoktoren u.a. – erlernen ihr Wissen und ihre Methoden nicht in akademischer Ausbildung, sondern durch Überlieferung und eigene Erfahrungen. Sie sind in der regionalen Kultur, in der Gesellschaft, im Brauchtum und in der einheimischen Sagenwelt verwurzelt.

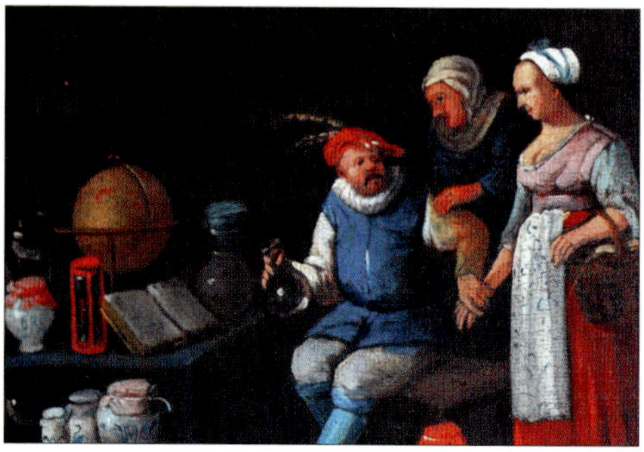

Der Landarzt fühlt den Puls der Patientin und beschaut den Harn. Egbert de Heemskerck (1634–1704), Pharmazeutisches Museum Basel

Zur traditionell mündlichen und praktischen Überlieferung kommen mit der Erfindung der Druckkunst volksheilkundliche Ratgeber hinzu, die das Wissen weiter verbreiten, z.B. «Chrut und Uchrut» von Kräuterpfarrer Künzle im Jahre 1911.

Volkstümliche Heilmethoden

Bekanntestes Element der Volksheilkunde ist die Anwendung von Heilpflanzen. Es werden jedoch auch Steine, tierische und menschliche Stoffe oder Lebensmittel und diverse Methoden wie Schwitz- oder Abführkuren, Wasseranwendungen, das Besprechen, Handauflegen, Pendeln, Amulett-Tragen usw. eingesetzt. Viele religiös-magische Heilmethoden kommen aus der alten Sympathiemedizin, die die Welt in Entsprechungen, in analogem Denken und Fühlen wahrnimmt. Der Heilkundige nimmt mit den Kräften, die hinter den Natur-Erscheinungen stehen, Kontakt auf, um sie nutzen und beeinflussen zu können. Die Welt, das ganze Universum ist miteinander verbunden und der Mensch genauso wie jeder Stein oder jede Pflanze ein Teil davon (Natura magica).

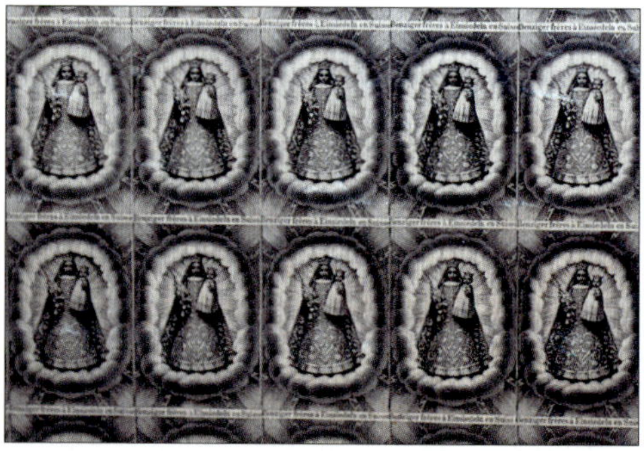

Fresszettel aus dem Wallfahrtsort Einsiedeln, Schweiz. Diese Schluckbildchen wurden bis ins 20. Jahrhundert bei gesundheitlichen Belangen oder in anderen Notlagen verspiesen, um die Unterstützung der Heiligen zu erlangen. Pharmazeutisches Museum Basel

Auch trägt die Volksmedizin bis heute Elemente der Humoralmedizin in sich (z.B. den Begriff der «Blutreinigung»). Die Überlieferung der Gesundheitspflege, die Verwendung von Heilpflanzen als Tee oder Wickel, therapeutische Massnahmen wie Bäder und Umschläge sind im Alltag selbstverständlich. Dieses naturheilkundliche Wissen ist viel älter als die wissenschaftlichen Aspekte der Medizin. In der volksheilkundlichen Tradition sind nicht (nur) die chemische Zusammensetzung einer Pflanze oder die biochemischen Abläufe im menschlichen Stoffwechsel ausschlaggebend, sondern auch die Art, wie ein Heilmittel ausgewählt, hergestellt und angewendet wird.

«Viele Völker kennen das stundenlange Verschütteln, Verreiben, Quirlen, Besprechen und andere rituelle Behandlungen, um den Geist in der Medizin zu wecken. (...) Es ist immer nur der Geist der Pflanze, der heilt, nicht der Stoff, wie die Wissenschaftler meinen. Paracelsus spricht vom Herauspräparieren der Quintessenz, des unsichtbaren geistigen Prinzips, jenseits der fassbaren Elemente.»[1]

Da sich solches aus naturwissenschaftlicher Sicht nicht beweisen oder erklären lässt, wird die Volksheilkunde heute gerne in die Ecke der Magie, der Esoterik, des Aberglaubens, der Quacksalberei oder der Scharlatanerie gestellt und als «reine Glaubenssache» abgewertet. Bedenkt man jedoch die Wichtigkeit des volksheilkundlichen Wissens beispielsweise für Paracelsus' Lehre, so ist offensichtlich, dass die Volksheilkunde gerade von der Mischung aus archaischen Glaubensvorstellungen, Naturverbundenheit, Religion und magischen Ritualen lebt. So scheut sich Paracelsus nicht, die Kräuterfrauen, Hexen, Hirten und Bäuerinnen zu befragen.

Krankheit aus der Sicht der Volksheilkunde

Die Volksheilkunde sieht Krankheit nicht als eine Veränderung anatomischer oder biochemischer Vorgänge im Körper, sondern vertritt eine grosse Offenheit gegenüber Übersinnlichem und Nicht-Begreifbarem. Sie trägt ein intuitives Naturverständnis in sich. Wer krank geworden ist, muss die Verbindung mit Mutter Erde wieder aktivieren. Die Heilkunst bezieht sich nicht nur auf den eigenen Körper, sondern auf den Makrokosmos, in den der Mensch eingebunden ist. Jedes Lebewesen ist abhängig vom Kreislauf der Natur, der menschliches Leben erst möglich macht, aber auch Zerfall und Vergänglichkeit mit sich bringt. Wer gesund bleiben will, darf nicht gegen die Natur verstossen und erst über die Würdigung der Naturgesetze ist Heilung möglich. Krankheit wird als eine Störung des natürlichen Gleichgewichtes zwischen irdischen und himmlischen Kräften interpretiert, auf die Heilkundige, Schamanen, Hexen und Kräuterfrauen Einfluss nehmen können.

Die Krankheiten werden oft wie Dämonen wahrgenommen. Diese leben von der Lebenskraft der Kranken und können nicht einfach zerstört werden, da sie dann als andere Krankheiten oder bei anderen Menschen wieder auftauchen. Mit verschiedenen Ritualen sollen die Dämonen aus dem Körper vertrieben werden. Der Krankheitsdämon wird bei-

1 Wolf-Dieter Storl, Mechthild Scheffer: Die Seelenpflanzen des Edward Bach, Irisana Verlag 2007

spielsweise besungen, in ein Loch in einem Baum gebannt oder in der Hecke, durch die der Kranke kriecht, abgestreift.

Eine Pflanze, als entsprechendes Arzneimittel verabreicht, fordert die Krankheit auf, den Körper zu verlassen. So wird zum Beispiel mit einem schweisstreibenden Tee die Krankheit herausgeschwitzt.

«Bei Gicht wird im Frühling der Ast eines grünen Baumes, oft Holunder (Sambucus nigra), mit der rechten Hand ergriffen und folgender Spruch ausgesprochen: Jetzt greif ich dich, grüner Ast, nimm von mir die schwere Last, das Reissen, das Schwinden und die Gicht, das alles sollst du haben und ich nicht, das zähl ich mir zugute.»[2]

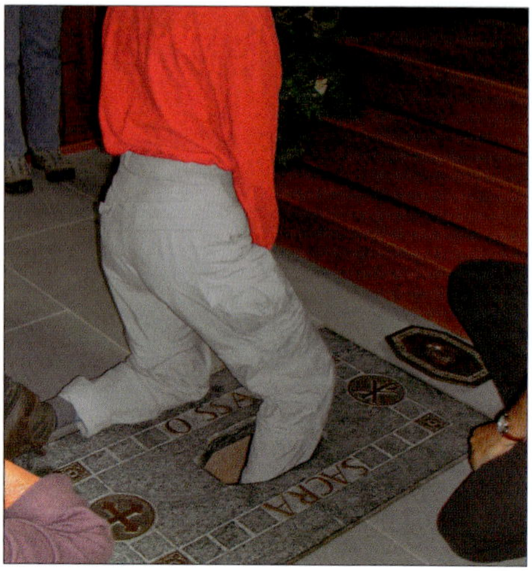

St. Mauritiuskapelle Schötz, Schweiz.
Bei Beinbeschwerden wird das betroffene Glied in eine Vertiefung hinter dem Altar gestellt und um den Beistand des heiligen Mauritius gebeten.

Lebensrhythmen

Zu dieser Anschauungsweise gehört auch ein verstärktes Beachten der Zyklen, denen unser Leben folgt. Die verschiedenen Lebensrhythmen, der Ablauf der Tages- und Jahreszeiten, der Wechsel von Tätigkeit und Erholung, An- und Entspannung, der körperliche Zyklus von Wachen und Schlafen, das alles sind Rhythmen, die den Weg der Gesundheitserhaltung und Genesung prägen.

Mit den Jahresfesten feiern die Menschen diese Zyklen und ihre Einbindung in die Natur und befriedigen das menschliche Bedürfnis nach Ritualen. Grosse Bedeutung haben auch die Tierkreiszeichen und die Orientierung an den Mondphasen wie beispielsweise «obsigendem» und «nidsigendem» Mond.

Die Heilkundigen kennen die Kräuter und Wurzeln, die in der Umgebung wachsen, ihre Standorte und Wachstumsrhythmen. Auch pharmakologische Eigenschaften und energetische Aspekte der Vegetation sind ihnen bekannt. Sie wissen, wie man Wehen mildert, geschwächte Frauen nach der Geburt aufbaut oder wie man eine ungewollte Schwangerschaft verhindert, aber auch wie Liebes- und Zaubertränke zubereitet werden und wie man mit Rausch- und Giftpflanzen umzugehen hat. Sie sammeln Heilkräuter im Wald, rühren sie in dampfende Kessel ein und erstellen in ihrer Kräuterküche potente Heilmittel. Sie sind die Hüter und Hüterinnen des geheimen Heilwissens. Das Wissen der oft als Hexen verschrienen Frauen steht aber auch für weibliche Sinnlichkeit und Spiri-

2 Denz-Tschaikner, Alltagsmagie, Hexenglaube und Naturheilkunde im Bregenzer Wald, Begleitbuch zur Ausstellung Göttin – Hexe – Heilerin, Innsbrucker Beiträge zur Kulturwissenschaft, Innsbruck 2004

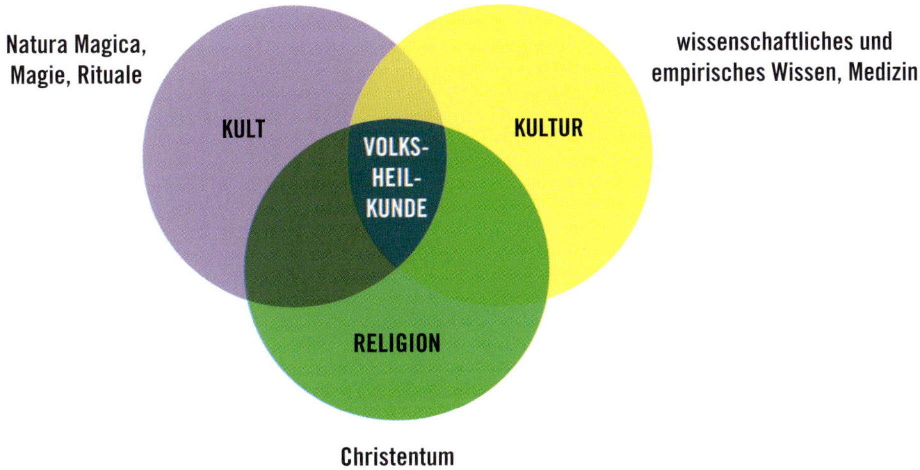

Positionierung der Volksheilkunde, welche durch Kultur, Religion und Kult geprägt wird

tualität und schliesst den Umgang mit den dunklen Seiten des Lebens mit ein. Magische Elemente, geheimnisvolle Andeutungen und Orakelsprüche der Hexenkultur fliessen in die Volksheilkunde ein.

Frauen mit medialen Fähigkeiten und grossen Kenntnissen der Heilkunde werden (insbesondere im Mittelalter) als Hexen bezeichnet. Deren Denken entspringt der Naturreligion einer freigiebigen Erdmutter Gaia. Das alte Rezept der Kräuerfrauen, aus der keltisch-germanischen Kultur mitgenommen, ist die Einheit mit der Natur. Ist dieses Zusammenspiel gestört, wird der Mensch krank. Die schamanischen Techniken, die man heute aus Sibirien, Mexiko oder der indianischen Kultur kennt, sind ganz selbstverständlich Teil dieser Heiltradition.

Dieses Wissen und diese Lebenseinstellung stehen in unvereinbarem Widerspruch mit der Lehre der Kirche und werden deshalb über lange Zeit konsequent verfolgt und unterdrückt. Trotzdem kann sich vieles halten, gerade die ländliche Bevölkerung trägt das Wissen bis heute weiter.

KAPITEL 3

BEGRIFF

3.1. Begriffsklärung TEN

«Naturheilkunde ist Heilkunst nach den Gesetzen und mit den Mitteln der Natur. Sie definiert sich weniger durch ihre Methoden als durch die zugrunde liegende Denkweise.»

Friedemann Garvelmann

Die Bezeichnung *Traditionelle Europäische Naturheilkunde (TEN)* ist ein Kunstbegriff, der in der älteren naturheilkundlichen Literatur nicht verwendet wird. Er wurde in den 1990-er Jahren von Heilpraktikern geprägt, die neben ihrer therapeutischen Tätigkeit als Lehrer in der Aus- und Weiterbildung von Heilpraktikern und Ärzten tätig sind. Der Begriff dient einerseits zur Abgrenzung von bereits gut definierten und strukturierten naturheilkundlichen Fachrichtungen wie der Traditionellen Chinesischen Medizin TCM, des Ayurveda oder der Homöopathie. Andererseits manifestiert sich darin aber auch der Anspruch, das Jahrtausende alte Wissen unserer medizinischen Kultur in die moderne Naturheilkunde des 20. und 21. Jahrhunderts zu integrieren. Das weite Feld naturheilkundlicher Therapierichtungen ist heutzutage für viele Patienten unüberschaubar und verwirrend. Folglich besteht der starke Wunsch nach einem übergeordneten, gesamtheitlichen Medizinalkonzept, welches den umfassenden Wissens- und Erfahrungsschatz in ein philosophisches Fundament einbindet und mit entsprechenden Diagnoseverfahren und Therapiekonzepten verknüpft. Ein derartiges Konzept existierte auch in Europa über mehr als 2000 Jahre. Es wurde erst in den vergangenen 200 Jahren durch das Denk- und Arbeitsmodell der heutigen Schulmedizin ersetzt.

TEN ist keine Ergänzungsmedizin

Der inzwischen im deutschsprachigen Raum etablierte Begriff TEN[3] bezeichnet in diesem Sinne ein rational nachvollzieh- und lehrbares Medizinsystem, das die traditionellen Wurzeln der Medizin mit «modernen» Erkenntnissen und Denkmodellen verknüpft und zum TEN-System kompatible, diagnostische und therapeutische Weiterentwicklungen integriert.

3 Als synonyme Begriffe werden TEM (Traditionelle Europäische Medizin) oder TAM (Traditionelle Abendländische Medizin) verwendet.

Der Arzt Dr. med. Alfred Brauchle definierte 1952 den (bereits 1849 von L. Gleich geprägten) Begriff «Naturheilkunde» mit der therapeutischen Anwendung der natürlichen Elemente Sonne, Licht, Luft, Bewegung, Ruhe, Nahrung, Wasser, Kälte, Erde sowie der Verabreichung von Arzneimitteln natürlichen Ursprungs (z.B. Heilpflanzenkunde). Hinzu kommt die therapeutische Begleitung von Gedanken, Gefühlen und Willensvorgängen. In dieser Definition wird die Naturheilkunde einseitig auf die Methodik ihrer Anwendungen reduziert, ohne sie mit dem dazu kompatiblen Denk- und Arbeitsmodell zu verbinden. Dies aber ist eine zwingende Voraussetzung für ihre optimale Anwendung. Die genannten therapeutischen Verfahren werden in der TEN zwar ebenfalls angewendet, aber auf der Basis des spezifischen, systemisch-funktionellen Denk- und Arbeitskonzeptes der TEN, das in diesem Buch dargestellt wird. Erst dadurch wird die TEN zu einem eigenständigen, vom zellularpathologischen Denk- und Arbeitskonzept der Schulmedizin unabhängigen Medizinsystem – vergleichbar mit dem Status der TCM und der Ayurveda-Medizin. Und nur so kann sie ihre Rolle als «Ergänzungsmedizin» überwinden und in den weiten Indikationsbereichen, in denen eine naturgemässe Heilung prinzipiell möglich ist, zu einer effizienten, unschädlichen und preiswerten Option neben der Schulmedizin werden.

Begriffserklärung

Der Begriff «traditionell» wird verwendet, weil die TEN die Tradition der «alten» Heilkunde fortführt, die seit Hippokrates die Basis der gesamten westlichen Medizin ist. «Europäisch» ist die TEN, weil ihre antiken Ursprünge aus dem europäischen Teil des Mittelmeerraumes (Griechenland) stammen. Auch wenn die Medizin historisch durch Einflüsse aus dem arabischen und persischen Raum bereichert und weiterentwickelt wurde, liegt das Zentrum ihrer Entwicklung seit dem Mittelalter in Europa.

Traditionelle	aus dem Wissen der in unserem Kulturkreis seit Hippokrates gewachsenen Erfahrungsmedizin schöpfend – mit Offenheit für das Wissen und die Errungenschaften der heutigen Zeit
Europäische	mit griechischen, persisch-arabischen und römischen Wurzeln, in verschiedenen regionalen Varietäten im europäischen Raum praktizierte Heilkunst
Natur	eine Heilweise, die nach den Gesetzen und mit den Mitteln der Natur arbeitet und so versucht, die innere und äussere Natürlichkeit des Menschen zu bewahren und wiederherzustellen – ein möglicher Weg zurück zu unseren Wurzeln und unserer Mitte
Heil	eine Heilweise, die den Menschen als Ganzes, als Einheit von Körper, Seele, Geist wahrnimmt
Kunde	eine Heilkunst, die erlernt und erarbeitet werden muss und kundgetan werden darf

Selbstverständnis der TEN

Die TEN versteht sich nicht als konkurrierendes System zur Schulmedizin. Aber sie bietet Lösungsansätze für unübersehbare Fehlentwicklungen, die seit dem Paradigmenwechsel zur Zellular- oder Solidarpathologie durch Rudolf Virchow ab Mitte des 19. Jahrhunderts stattgefunden haben. Statt einer sinnvollen evolutionären Entwicklung, die das «alte» Medizinsystem durch die Erkenntnisse der Zellularpathologie ergänzt und erweitert hätte, hat die Faszination für das «neue» Medizinmodell dazu geführt, das «alte» komplett durch das «neue» zu ersetzen. Damit wird das umfassende Wissen der traditionellen Heilkunde um die funktionellen Zusammenhänge und Reaktionsmuster des «Systems Mensch» auf exo- und endogene Reize ersatzlos als überholt über Bord geworfen. Das ehemals *systemische* Denken wird durch ein weitgehend *lineares* Abstraktions-Konstrukt ersetzt, welches zwar über eine ständig wachsende Fülle von Detailinformationen und Daten verfügt, sich aber sehr schwer damit tut, deren Bedeutung und Stellenwert für den menschlichen Organismus als offenes System zu erkennen.

Um zum Bild von Miró «Chant du rossignol» zurückzukommen, das in der Einleitung im Original und in der Version von Urs Wehrlis «Kunst aufräumen» besprochen wurde:

Im schulmedizinischen Denkkonzept greift man einzelne Teilaspekte, Detailbilder und Messdaten heraus und verliert dabei den Blick auf das Wunderwerk Mensch. Er wird zu einer Ansammlung von Einzelteilen (zu einer gewissen Anzahl Organe, Gewebe, Zellen) und seine komplexen Lebensprozesse werden auf eine lineare Ursache-Wirkungs-Beziehung reduziert. Dass dieses Vorgehen im Zusammenhang mit offenen Systemen, wie der Mensch eines darstellt, völlig untauglich ist, belegt die moderne Systemkybernetik zweifelsfrei.[4]

In der traditionellen Heilkunde besteht die umgekehrte Situation: Man erfasst zwar nur ein relativ «unscharfes» Gesamtbild der anatomischen und (patho)funktionellen Situation des Menschen (Kybernetik: Unschärfeprinzip), weiss aber sehr genau, was diese für den Menschen bedeutet und wie sie zu beeinflussen ist. Das heisst, dass das Wissen um Details in der Naturheilkunde begrenzt ist, dafür sind die Muster der «Systemaktivität» hervorragend erklär- und damit beeinflussbar. Der Mensch wird durch eine unverkrampfte Gesamtschau wahrgenommen. Dies ist die Kernkompetenz der Naturheilkunde und im Speziellen der Konstitutionsdiagnostik und -therapie.

Zielsetzung

Eine der Zielsetzungen der heutigen TEN ist es, das Detailwissen der modernen Medizin mit den Prinzipien der traditionellen Medizin zu verknüpfen, um einerseits die Stärken beider Systeme zu optimieren und andererseits Fehlentwicklungen entgegenzuwirken. Auch auf diesem Gebiet ist die Verknüpfung mehr als die Summe ihrer Teile.

Das Denk- und Arbeitsmodell

Ebene 1 – Der Mensch als Teil der Natur

Im Zentrum der TEN steht der Mensch in untrennbarer und existentieller Abhängigkeit von der Natur. Er lebt in ständiger Wechselbeziehung mit deren Elementen und ist daher in eigenem Interesse für deren Erhalt verantwortlich, weshalb auch ökologische Aspekte in der TEN von Bedeutung sind.

---

4 Basisliteratur hierzu sind die Bücher von Frederick Vester «Neuland des Denkens» und «Unsere Welt – ein vernetztes System».

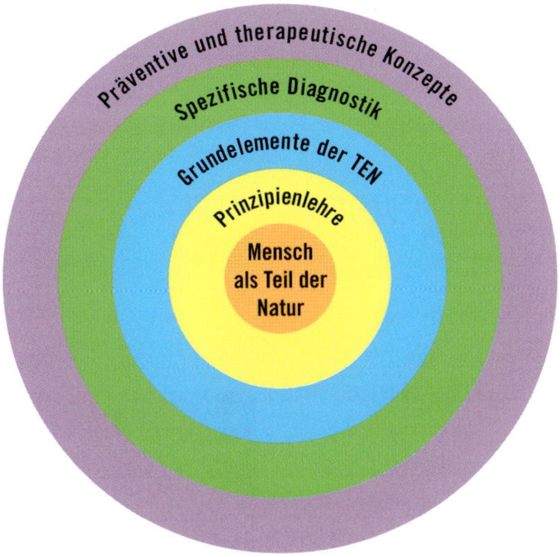

Das Denk- und Arbeitsmodell der TEN

Ebene 2 – Die Prinzipienlehre

In jedem biologischen Phänomen, jedem Funktionsablauf und jedem Regulationsprozess sind grundlegende Gesetzmässigkeiten erkennbar, die als «Prinzipien» bezeichnet werden. Die Prinzipienlehre ist das strukturierende Fundament der TEN.

Ebene 3 – Die Grundelemente der TEN

Die daraus hervorgehenden Grundelemente der TEN, wie z.B. die Elementen- oder die Konstitutionslehre, können als konkrete, praktisch anwendbare Ausgestaltung dieser Grundprinzipien betrachtet werden. Mit ihnen werden sowohl die Umweltsituation als auch die (Fehl)Funktionen des menschlichen Körpers als System erfassbar.

Ebene 4 – Die TEN-Diagnostik

Um die individuelle Darstellung der Grundelemente der TEN in Temperament, Konstitution und Krankheit analysieren zu können, bedarf es einer adäquaten Diagnostik.

Ebene 5 – Die TEN-Prävention und Therapie

Aus den diagnostisch gewonnenen Erkenntnissen leitet sich die grundsätzliche präventive und therapeutische Zielsetzung ab. Diese wird dann in einem diätetisch-therapeutischen Konzept methodisch umgesetzt.

Dieser konzeptionelle Aufbau ist die Basis zur Erfüllung der zentralen Forderung der TEN: Den Patienten als erkranktes Individuum und nicht als Träger einer Krankheit zu betrachten und demzufolge den kranken Menschen und nicht nur dessen Krankheit zu heilen.

KAPITEL 4

NATURPHILOSOPHIE

4.1. Makrokosmos – Mikrokosmos

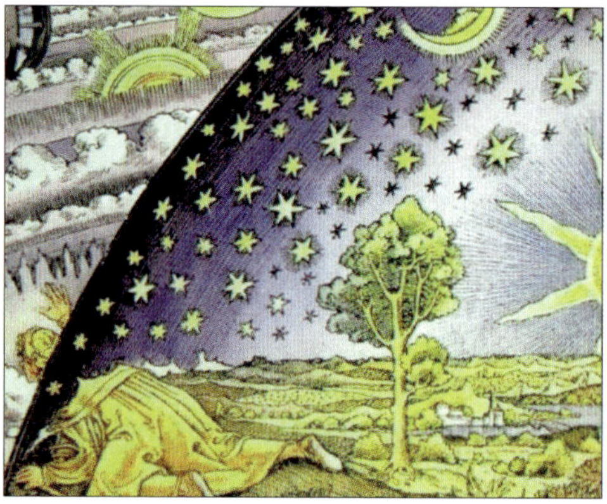

Der Mensch als Beobachter des kosmischen Reigens
Künstler unbekannt, aus Camille Flammarion, «L´atmosphere: Météorologie populaire», Paris, 1888

Seit Urzeiten ist der Mensch bestrebt, Erscheinungen und Gesetzmässigkeiten der Natur zu beobachten und zu erfassen. Um die Grundbegriffe des Lebens und der Lebensprozesse (z.B. Raum und Zeit) verständlich zu machen, werden die daraus gewonnenen Erkenntnisse erklärt und gedeutet.

Die Wurzeln dieser Kosmologie entstammen einer mystisch-magischen Frühzeit der Menschheitsgeschichte – einer Welt, in der alles miteinander in Verbindung gesetzt wird und heute geltende Gesetze und Regeln noch weitgehend unbekannt sind.

Für die westlichen Kulturen lässt sich diese bis in den babylonischen Raum zurückführen und fusst unter anderem auf dem sogenannt hermetischen Weltbild. Hermes Trismegistos gilt als mystischer Vater der hermetischen Philosophie, welche die Grundgesetze des Lebens formuliert:

Die hermetischen Gesetze	
Prinzip der Geistigkeit	alles ist Geist, Energie
Prinzip der Entsprechung	wie oben so unten, wie innen so aussen
Prinzip der Schwingung	alles ist in Bewegung
Prinzip der Polarität	alles hat zwei Pole
Prinzip des Rhythmus	alles fliesst aus, alles fliesst ein
Prinzip von Ursache / Wirkung	jede Ursache hat ihre Wirkung
Prinzip der Geschlechlichkeit	alles hat männliche und weibliche Eigenschaften

Das magische Weltbild, Natura magica

Die damalige Weltsicht erachtet den Menschen als Mittelpunkt aller Vorgänge. An diesem Zentrum sucht er sich zu orientieren, um Phänomene wie z.B. Leben oder Krankheitsgeschehen zu erklären. Innere und äussere Kräfte durchdringen alles und fügen Lebewesen, Dinge und Vorgänge in einen umfassenden Zusammenhang. Folgerichtig wird die Welt bildlich als universaler Organismus betrachtet. Der Mensch ist in Verbindung, Gleichzeitigkeit und Übereinstimmung mit äusseren, kosmischen Erscheinungen. In das Universum, die «grosse Ordnung», den Makrokosmos, ist er als Mikrokosmos, als «kleine Ordnung», eingefügt.

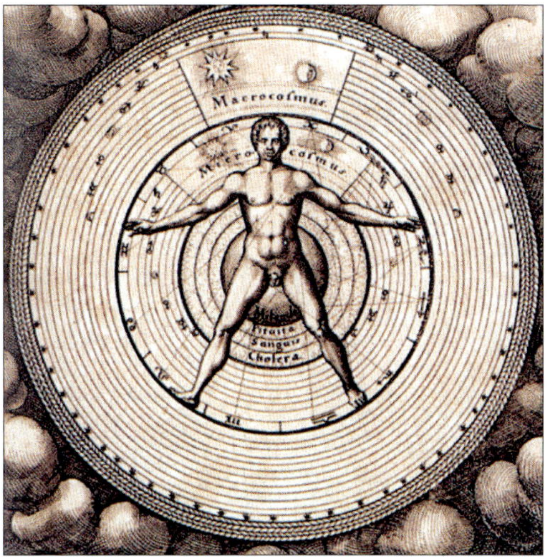

Der äussere makrokosmische Kreis wird durch die Ebene der Fixsterne, der sieben Planeten und vier Elemente gebildet. Sonne und Mond stellen die kreative Polarität von männlich und weiblich dar. Der innere mikrokosmische Kreis enthält den Tierkreis, die Gestirnsbezüge zu den Organen und die vier Temperamente.

Titelillustration zu Robert Fludd's «utrisque cosmi maioris scilicet et minoris metaphysica, physica atque technica historia», 1617

Die Naturphilosophie vermag so die Zusammenhänge zwischen dem Grossen und dem Menschen herzustellen. Sie bietet ein verbindendes Erklärungssystem, in welchem beispielsweise das Herz als Wärmequelle des Organismus in Bezug zur kosmischen Sonne gesetzt wird.

Wichtige naturphilosophische Impulse stammen aus der griechischen Antike. Verschiedene philosophische Schulen suchen nach allgemeingültigen Erklärungsmodellen, in denen meist ein oder mehrere Urstoffe (Prinzipien wie z.B. Erde, Wasser, Feuer, Luft in der Elementenlehre) als gemeinsamer Urgrund und Ausgangspunkt aller Erscheinungen betrachtet wird. Auf diesen Grundlagen entwickelt sich von der Antike bis ins Mittelalter ein bildliches, kosmologisches Weltbild, welches Jahrhunderte des abendländischen Geistes geprägt hat. Die Erkenntnisse, welche aus dieser Naturdeutung abgeleitet werden, stellen eine bedeutsame Basis für viele Wissensgebiete wie Physik, Religion und alle traditionellen Medizinalkonzepte dar.

So erscheint im mittelalterlichen Weltbild einer Hildegard von Bingen beispielsweise der Mensch als Weltall im Kleinen und als Abbild des Tierkreises. In dieser Vorstellungswelt sind alle Lebewesen, Tiere, Pflanzen, selbst Mineralien sichtbarer Ausdruck einer geistigen Welt. Eine Unterscheidung zwischen belebter und unbelebter Natur existiert nicht – Stoffe heilen, weil sie mit höheren Mächten (z.B. Gestirnen) in Beziehung stehen.

Die sich erschliessende Welt ist somit nur ein kleiner Ausschnitt der Wirklichkeit und eine Manifestation von Kräften, welche für die menschlichen Sinneswahrnehmungen zu fein sind.

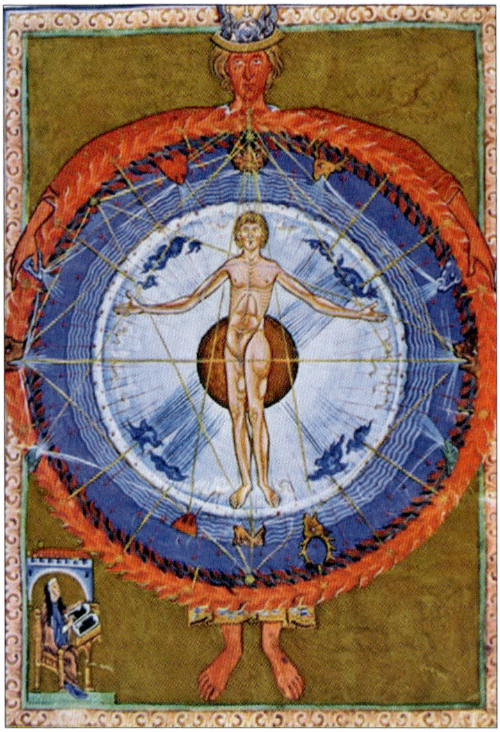

Hildegard von Bingens Vorstellung des Menschen, der in die mikro-makrokosmische Ordnung eingebunden ist.
Liber Divinorum Operum, 13. Jahrhundert

Auch eine paracelsische Medizin ist ohne Einbettung in diese naturphilosophischen Zusammenhänge unvorstellbar. So ist für Paracelsus jedes Heilmittel gleichzeitig Träger einer höheren Energie. Alles ist Teil des grossen Ganzen und sämtliche Naturreiche sind auf wunderbare Weise zu einem grossen Ganzen miteinander verwoben.

Ein Verständnis für die Kräfte, Rhythmen und Eigenschaften des Kosmos ist für ihn Grundvoraussetzung für eine erfolgreiche Heilkunst.

«*sonst...*» (wenn sie nicht auf der Philosophie beruht, Anm. der Autoren) »*...ist die Medizin nichts als eine dürre, geruchlos gewordene Zimtrinde, die einem im Maul zergeht wie ein Filzhut.*»

PARACELSUS

Die praktische Anwendung dieses kosmologischen Wissens geschieht nach festgelegten Gesetzmässigkeiten und Regeln. Diese ermöglichen auf medizinischer Ebene sowohl die Deutung von Krankheitsgeschehen wie auch die Auswahl von Behandlungsmethoden und Heilmitteln nach ganzheitlichen Gesetzmässigkeiten und in Übereinstimmung mit kosmischen Entsprechungen.

So wirkt Saturn als bedeutendes, krankmachendes Prinzip konzentrierend, verhärtend und hemmend – er fördert Verkümmerung und Alterungsprozesse, wie sie beispielsweise bei der Arteriosklerose im Körper zum Ausdruck kommen können. Für die Therapie dieser Beschwerden werden wärmende, auflösende Heilpflanzen-Anwendungen und Therapiemethoden ausgewählt.

«*Es were auch gut das die so kreuter brauchen wollten, etwas bericht des hymmels ynflussz und gestirn wisszent auch welche Kreuter was planeten und zeychen sye underworffen und under welcher constellation sye sollten gesamlet werden, ja in welchem grad und minuten.*»

OTTO BRUNFELS, CONTRAFAYT KREUTERBUCH, 1532

Diese Erkenntnisse haben für die traditionelle Medizin eine wichtige Bedeutung, da sie erstmals systematische, nachvollziehbare Grundlagen für die Beschreibung und Erklärung vieler Lebensaspekte, von Krankheit und Gesundung liefern.

Neuzeit

Die «Philosophie der Natur» kommt in der deutschen Sprache erst im 18. Jahrhundert auf und ist die Übersetzung des antiken lateinischen Ausdrucks «Philosophia naturalis», der traditionell für die Lehre von den sinnlich wahrnehmbaren Dingen gebraucht wird.

Für die modernen Naturwissenschaften gelten heute fast ausschliesslich Erkenntnisse und Fakten, welche objektiv messbar sind und analytisch-statistisch auswertbaren, wissenschaftlichen Grundsätzen Genüge tun. Dem steht die naturheilkundliche Empirie – ein Erfahrungswissen, welches ihre Gesetzmässigkeit aus Naturbeobachtung und -deutung ableitet – diametral entgegen. Gerade diese Empirie stellt aber eine der wichtigsten Säulen aller traditionellen Medizinalkonzepte dar.

Es ist zu hoffen, dass in Zukunft empirisch gewonnene Behandlungsresultate gleichwertig beurteilt werden wie das naturwissenschaftlich Erklärbare.

KAPITEL 5

PRINZIPIENLEHRE

5.1. Prinzipien

Alle Kulturen brauchen und suchen Antworten auf das «Wie und Warum» ihrer Existenz. Durch ständiges Beobachten, Suchen, Philosophieren und Überprüfen entwickeln sie aus den gewonnenen Erkenntnissen komplexe Modelle und Weltanschauungen. Aus ihnen lassen sich Gesetzmässigkeiten und Grundmuster für die Erklärung und Deutung aller Phänomene herleiten, welche als *Prinzipien* bezeichnet werden.

Lat. «principium» = Ursprung, Anfang – im weiten Sinne eine Grundregel oder Richtlinie, die allen anderen übergeordnet ist

Ein wesentliches Merkmal eines Prinzips im Zusammenhang mit offenen biologischen Systemen ist, dass es zwar benannt, beschrieben und angewendet werden kann, seine Bedeutung aber nur indirekt durch seine Wirkung auf das System bzw. in dessen Reaktionen im Inneren und nach aussen erkennbar wird. Die griechischen Philosophen setzen sich intensiv mit der Natur, den sich darin abspielenden Vorgängen und ihren Gesetzmässigkeiten auseinander. Im Speziellen ist es Aristoteles, der nach den Ursachen und Regeln dieser Abläufe fragt. Aus seiner Sicht erfolgen natürliche Prozesse nur unter bestimmten Bedingungen – die allgemeinsten dieser Bedingungen nennt er *Prinzipien*, deren Summe *Ursachen*. Ein Prinzip ist also nach Aristoteles der Grundaspekt, an dem etwas erkennbar wird.

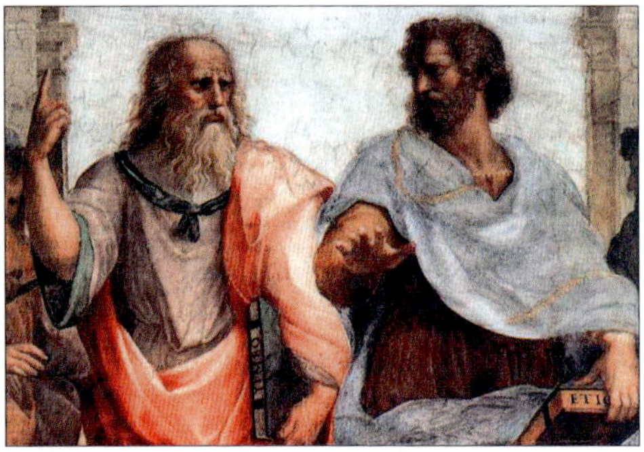

Platon und sein Schüler Aristoteles
Ausschnitt aus Raffaels Bild «Die Schule von Athen» 1510–1511, Vatikan

Die Suche nach diesen Prinzipien ist ein wichtiger Teil seiner Naturphilosophie. Die Prinzipien selbst sind jedoch keine stofflichen Dinge oder Abläufe, sondern die dafür notwendigen bzw. zugrunde liegenden Gesetzmässigkeiten. Um die Natur und ihre Prozesse zu deuten, genügt es nach Aristoteles nicht, sie sinnlich wahrzunehmen. Vielmehr benötigt der Mensch die zusätzliche Erkenntnis, die er nur durch einen Denkprozess erlangen kann – erst dieser ermöglicht es, die zugrunde liegenden Ursachen und Prinzipien zu erkennen und zu benennen. Erst durch das Zusammenwirken der dafür nötigen Prinzipien wird ein Ding oder ein Vorgang erklärbar. Die Erkenntnis der Prinzipien selbst ist dabei zweitrangig – ihre wesentliche Bedeutung liegt darin, dass sie komplexe Zusammenhänge in den Systemen der Natur für den menschlichen Geist begreiflich machen.

In der praktischen Anwendung der TEN steht mit der Prinzipienlehre ein strukturierendes und bildhaft erklärendes gedankliches Werkzeug zur Verfügung, um die vernetzten menschlichen Lebensfunktionen, Krankheitserscheinungen und deren Behandlungsansätze zu verstehen. Ein Prinzip erklärt dabei bildhaft die Gesetzmässigkeit von Funktionsabläufen in Systemen, die sich auch mit grossen Mengen an Messdaten (z.B. Lebermesswerte) nicht erfassen lassen. Die praktische Bedeutung des Begriffes hängt stark vom Kontext ab, in dem der Begriff Anwendung findet. So werden im systemischen Denken der Naturheilkunde auch Reizfaktoren mit komplexer Wirkung auf den Gesamtorganismus als Prinzipien bezeichnet. Beispielsweise wird die systemische Wirkung einer Heilpflanze Wirkprinzip genannt.

Im Denk- und Arbeitsmodell der TEN werden vielfältige qualitative und quantitative Prinzipien unterschieden. Sie bilden jedoch nicht nur ein strukturierendes Gerüst für die traditionelle Naturheilkunde, sondern auch für viele andere Bereiche der traditionellen Weltanschauung und Philosophie.

5.2. Qualitative Prinzipien

Für das gesamte Naturverständnis relevant ist die Differenzierung:

- energetisches Prinzip: nicht-stofflicher, informativer, geistartiger Impuls
- materielles, stoffliches Prinzip: Materie, Stoff, Struktur

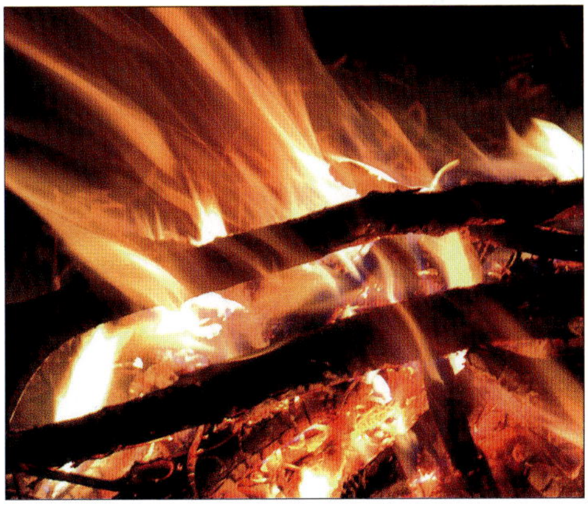

Das Feuerprinzip dient als «Gefäss» für alle warmen und trockenen Erscheinungen wie Sonne, Mittag, Sommer, Entzündung, scharfe Gewürze u.v.m. Seine Wärme steht bildhaft für den aktivierenden, dynamisierenden Aspekt der Lebensprozesse.

Erst das interaktive Zusammenspiel zwischen diesen beiden Prinzipien verleiht Materie eine Funktionalität und den organischen Strukturen eines Lebewesens seine Vitalität. Moderne Analogien sind die Begriffe Hardware und Software.

Eine zentrale Bedeutung in traditionellen Erklärungsmodellen haben die Naturelemente. In der TEN sind dies die Elemente

Luft, Wasser, Feuer und Erde, die wiederum die humoralen Qualitäten warm, kalt, feucht und trocken repräsentieren und die Grundlage für verschiedene Prinzipien stellen:

Beispiele von Prinzipien	**Entsprechungen**
hyperkinetisches Prinzip	überschiessende Reaktionsweise eines Organsystems, z.B. muskulärer Spasmus
hypokinetisches Prinzip	defizitäre Reaktionsweise eines Organsystems, z.B. chronische Entzündung
Mondprinzip	Kälte und Feuchtigkeit, Flüssigkeitshaushalt des Menschen, das Unbewusste in der Astromedizin
Marsprinzip	Hitze, Aktion, Kraft, Muskeln, Abwehrkraft, scharfe Nahrungsmittel in der Astromedizin
Salprinzip	«Was zu Asche wird», Körper und Form im spagyrischen Prozess

Humorale Prinzipien

Eine Schlüsselrolle spielen in der TEN die humoralen Prinzipien, die auch als «Qualitäten» bezeichnet werden. Sie haben für das Temperament, die konstitutionelle Situation, für Diagnostik und Beurteilung eines Krankheitsprozesses sowie jede Art von Therapie essentielle Bedeutung. Für die Arbeit in der TEN sind diese Kriterien entscheidend – nicht der Name der Krankheit.

Prinzip	**Analogien**	**Bedeutung** (Beispiele)	**Pathologie**	**Therapie**
Wärme	Aktivprinzip, dynamisches Prinzip, energetisches Prinzip	Grundlage und Voraussetzung jeglicher Dynamik und Regulation von Vitalfunktionen, aktive Energie	akute Entzündung, Fieber, hyperkinetische Syndrome, Spastik	kühlende Wirkung: Gurke Spitzwegerichblatt blutiges Schröpfen Aderlass Essigwickel
Kälte	blockierendes Prinzip	Defizit von Wärme oder eigenständiges Prinzip (klimat. Kälte), reduziert und unterdrückt die Dynamik von Vitalfunktionen, Regulationsstarre	chron. Entzündung, Reaktionsstarre, hypokinetische Syndrome, Lähmung	erwärmende Wirkung: Fleisch Thymianblatt trockenes Schröpfen Massagen Kartoffelwickel
Feuchtigkeit	materielles Prinzip, ernährendes Prinzip, besaftendes Prinzip	Grundlage und Voraussetzung jeder Struktur im Organismus, Grundlage der Körperflüssigkeiten, Transportmedium, potentielle Energie	Ödeme, Verschleimung, Adipositas, Zysten	trocknende Wirkung: Salz Eichenrinde Lehmwickel Räucherung

Prinzip	Analogien	**Bedeutung** (Beispiele)	Pathologie	Therapie
Trockenheit	atrophierendes, sklerotisierendes Prinzip, Mangelernährung	Defizit von Feuchtigkeit oder eigenständiges Prinzip (klimat. Trockenheit), Mangel an Nahrung und Flüssigkeit, Erstarrung	trockenes Ekzem, trockene Schleimhaut, Elastizitätsverlust, Degenerationsprozesse, Steinbildung (Kristallose) in Galle, Niere u.a.	befeuchtende Wirkung: Milchprodukte Borretschkraut Ölanwendungen warme Bäder

5.3. Quantitative Prinzipien

Die Antworten auf existenzielle Fragen werden je nach Kultur auf verschiedenste Art und Weise ausgedrückt. Als Sinnbild höherer Harmonie wird dabei auch die *Zahl* mit ihrer mathematischen Symbolik verwendet. Die Zahlen sind Anfang und Ende, sie stehen als symbolisches Grundprinzip aller Dinge und für die Bausteine des Kosmos. Sie sind es, welche den Künsten die Proportionen und den Rhythmus vermitteln.

Jede Zahl stellt eine eigene Individualität in einem eigenen mythologischen und mystischen Dunstkreis dar.

«Philosophie steht geschrieben in diesem grossen Buch – ich meine das Universum, das für unseren Blick immer aufgeschlagen ist, aber nicht verstanden werden kann, wenn man nicht zuerst lernt, sowohl die Sprache zu verstehen, in der es geschrieben ist, als auch die Zeichen zu interpretieren. Es ist in der Sprache der Mathematik verfasst, und seine Zeichen sind Dreiecke, Kreise und andere geometrische Figuren, ohne die es menschlich unmöglich ist, ein einziges Wort davon zu verstehen; ohne sie wandert man in einem dunklen Labyrinth.»

Galileo Galilei (1564–1642)

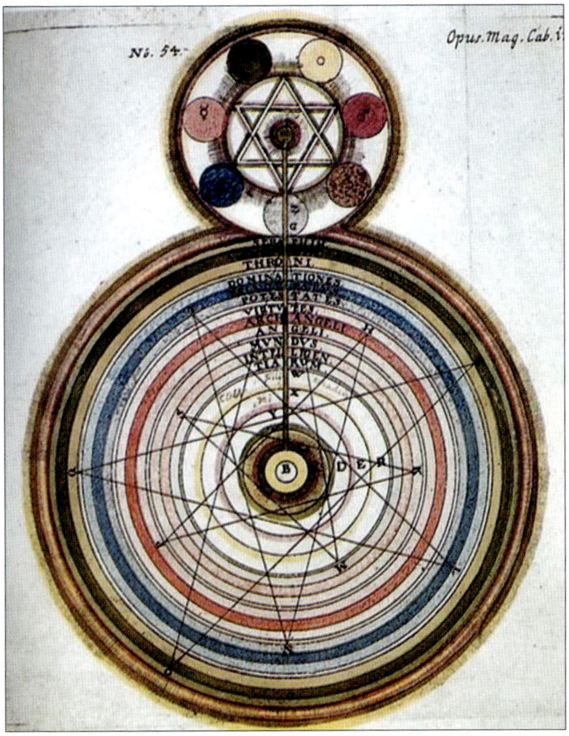

Georg von Welling alias Gregorius Anglus Sallwigt zeigt in seinem Opus mago-cabalisticum, 1719 die Ordnung «unseres Sonnensystem in höchster Vollendung»

Prinzipien		Entsprechungen
1	Einheit	Die Zahl steht für den Urbeginn, die Ganzheit, das göttliche Eins, das Unteilbare: Die Prima Materia ist der Ausgangspunkt alles Existierenden.
2	Zweiheit	Die Zahl der Zweisamkeit, aber auch der Dualität und der Gegensätze: die Polarität von Sonne – Mond, Mann – Frau, Sommer – Winter, Feuer – Eis im Schöpfungsmythos
3	Dreiheit	Die Zahl steht für die Überwindung der Polarität und der Spannung, sie ist die erstgeborene Zahl ihrer Eltern Eins und Zwei: die Tria Principia (Sulphur, Mercurius, Sal), die 3 Dimensionen (Länge, Breite, Tiefe), die 3 Nornen (Urd, Verdandi und Skuld)[5], die Heiligen 3 Könige, die Heilige Dreifaltigkeit
4	Vierheit	Die Zahl ordnet die irdische Welt: die 4 Himmelsrichtungen, die 4 Jahreszeiten, die 4 Elemente, die 4 Temperamente
5	Fünfheit	Die Fünf besitzt grosse Kräfte – sie überwindet das Irdische und stellt die geistige Energie dar: das Pentagramm, die 5 Sinne, die Quintessenz, die 5 Wundmale Christi, 5 Entien des Paracelsus, 5 Bücher Moses
6	Sechs-heit	Das Hexagramm besteht aus zwei Dreiecken (Wasser und Feuer) und verbindet so gleichwertige Gegensätze: das Hexagramm, der 6. Sinn, 666 als Symbol des Teufels
7	Sieben-heit	Die Zahl steht für die kosmische Ganzheit und für die Schwelle zu einer höheren Stufe, zur Anderswelt: die 7 klassischen Gestirne, die 7 Wochentage, die 7 hermetischen Prinzipien, das Märchen der 7 Zwerge, die Menora (7-armiger jüdischer Leuchter), 7 Weise, 7 Hügel Roms, 7 Sakramente
8	Achtheit	Die Zahl der Gerechtigkeit und Unendlichkeit (eine liegende Acht): die 8 Feste des Jahresrades, das 8-eckige Taufbecken (die Beschneidung Jesu soll nach jüdischer Tradition am 8. Tag nach seiner Geburt stattgefunden haben.)
9	Neunheit	3 x 3 steht für die erhöhte Vollkommenheit und die Vollendung: 9 resp. 99 Bestandteile des geweihten Kräuterbüschels, die traditionelle Gründonnerstagssuppe mit 9 Kräutern, 9-erlei Hölzer in der Schutzmagie, 9 Welten des germanischen Weltenbaums, die 9 Schwangerschaftsmonate, 9 Musen
10	Zehnheit	Die Zahl steht für die Einheit auf einer höheren Stufe, den geschlossenen Kreis, das Gesetz. Die Eins verbindet sich mit dem Nichts: die 10 Gebote, 10 Plagen Ägyptens, 10 Finger
11	Elfheit	In der Zahl 11 wird die Vollkommenheit aufgebrochen, sie ist die Zahl der Sünde, der Unvollkommenheit: 11.11. um 11.11 Uhr – Fasnachtsbeginn
12	Zwölfheit	Die magische Zahl, welche den Kreis (12 Monate, 12 Tagesstunden) schliesst – die kosmische Ordnung: die 12 Tierkreiszeichen und 12 Häuser, 12 Apostel

5 Die drei Nornen stellen in der nordischen Mythologie Vergangenheit (Urd), Gegenwart (Verdandi) und Zukunft (Skuld) dar. Im schweizerischen Kinderlied «Riite riite Rössli» werden sie als drei Frauen beschrieben, die für das lebensspendende, das lebensführende und das lebensabschliessende Prinzip stehen. *«Riite riite Rössli, z'Bade stoht es Schlössli, z'Winterthur äs goldigs Huus, lueged drei Mareie drus, die Eint schnätzlet Chriide, die Zweit spinnt Siide, die Dritt streut Haberstrauh, b'hüeti Gott, mis Schätzeli au."* (Sinngemässe deutsche Übersetzung: *«Reite, reite Pferdchen, in Baden steht ein Schlösschen, in Winterthur ein goldenes Haus, aus dem schauen drei Marien raus, die Eine schneidet Kreide, die Zweite spinnt Seide, die Dritte streut Haferstroh, behüte Gott auch dich, mein Schätzchen.»)*

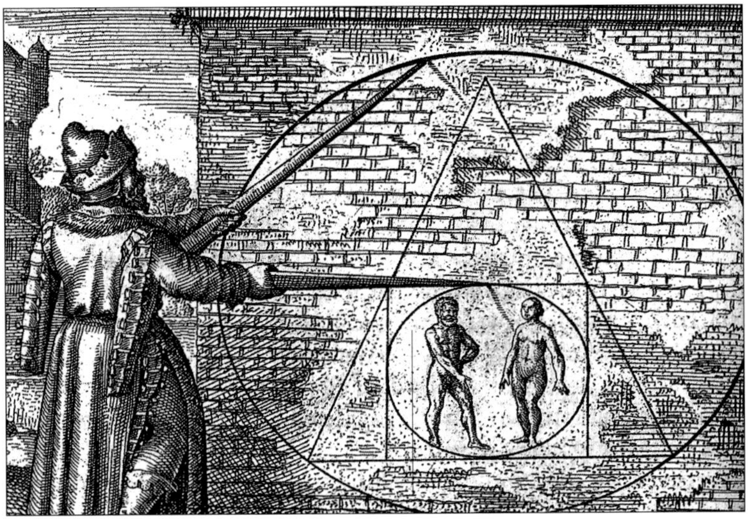

Aus der Einheit entsteht die Polarität, die Dreiheit und die Vierheit. «Mach aus Mann und Weib einen Kreis, daraus ein Quadrat, dann ein Dreieck, alsdann wieder einen Kreis, und du wirst den Stein der Weisen haben.» Michael Maier, Atalanta fugiens, 1618

5.4. Die Prinzipien anderer Medizinsysteme

Die traditionellen Medizinalkonzepte verschiedener Kontinente und Völker, beispielsweise TCM, Ayurveda und TEN haben sich auf ähnliche Art und Weise entwickelt und stehen sich daher in vielen Aspekten sehr nahe. Das Hauptziel aller traditioneller Medizinalkonzepte ist es, den Menschen und seine innere und äussere Natur zu erfassen und in Harmonie zu bringen. Die Strukturierung in mehrere, miteinander verbundene Ebenen – Mensch, Prinzipien, deren Ausgestaltung in Grundelementen, entsprechende Diagnostik und Therapeutik – ist auf verblüffend ähnliche Art und Weise gegliedert. Die verschiedenen Konzepte unterscheiden sich weniger in der Art der Prinzipien, sondern vielmehr in deren Benennung und der jeweiligen Zuordnung von Inhalten (Eigenschaften, Organe usw.).

So hat beispielsweise das Prinzip Feuer der TCM als Pitta im Ayurveda und als Gelbgalle in der Humoralmedizin ähnliche Bedeutung für den Gesamtorganismus. Dennoch sind diese Elemente nicht völlig identisch, sondern unterscheiden sich bzgl. ihrer Bedeutung für Physiologie und Pathophysiologie gemäss den zugrunde liegenden Denk- und Arbeitsmodellen. Auf diese spezifischen Unterschiede ist vor allem dann zu achten, wenn von Therapeuten in der praktischen Arbeit mit Patienten verschiedene Medizinsysteme kombiniert werden.

KAPITEL 6

GRUNDELEMENTE DER TEN

6.1. Lebenskraft

Das Urprinzip der Lebenskraft ist die elementare Voraussetzung für alle Vitalprozesse des lebendigen Organismus und für deren individuelle Ausgestaltung. Die Lebenskraft wird somit zum Ausgangspunkt des individuellen Selbstverständnisses, des Selbsterhaltungstriebes und der Selbstheilungskräfte. Im Falle einer Störung ist sie aber auch der zentrale und kausale Faktor bei der Krankheitsentstehung – und in logischer Konsequenz auch des Therapiekonzeptes.

Lebenskraft bezeichnet ein immaterielles Prinzip, mit welchem der belebte Körper zusätzlich zu seinen chemisch-physikalischen Grundlagen ausgestattet ist. Sie ist eine innere Basis der Lebensfunktionen, eine organisierende und koordinierende Steuerinstanz.

Die Lebenskraft ist der unübersehbare und nicht negierbare Unterschied zwischen einem lebendigen und einem toten Wesen. Sie ist nicht messbar und tritt nicht direkt in Erscheinung, sondern nur durch ihre Auswirkungen im lebenden Organismus.

Damit ist die Lebenskraft einer der bedeutendsten Unterschiede zum modernen materialistischen Weltbild Descartes' und trennt wie eine Grenzlinie die heutige Schulmedizin von der Naturheilkunde. Ihre allgemeingültige Definition ist jedoch unmöglich, weil ihr Verständnis von der jeweiligen Kultur, deren Philosophie, dem Zeitgeist und vielen individuellen Aspekten abhängig ist.

Geschichte

Die Erkenntnis, dass der lebendige Mensch mehr ist als sein sichtbarer materieller Körper, prägte bereits das Denken und Handeln der Seherinnen, Schamanen und Priesterärzte in magisch-mystischen Urzeiten. Unabhängig davon, ob es als Lebenskraft, Chi oder Prana bezeichnet wird: Jede naturverbundene Kultur kennt das Modell einer nicht-materiellen Energie. In der antiken und mittelalterlichen Medizin-Philosophie findet man beispielsweise folgende Elemente:

- Aristoteles verwendet als zentralen Begriff «Entelechie». Dieser Begriff setzt sich aus den drei Teilen en-telos-echein zusammen und bedeutet «das Ziel in sich haben». Ein Fisch kann beispielsweise schwimmen – also ist seine Entelechie, seine Fähigkeit, schwimmen zu können. Aristoteles beschreibt damit ein zwischen Natur und Geist vermittelndes Lebensprinzip, welches sich in einer dem Lebewesen innewohnenden Kraft zur Selbstverwirklichung manifestiert.
- Für Hippokrates ist die «Physis» eine Kraft, welche für die Aufrechterhaltung der Lebensvorgänge, für Gesundheit, Krankheit und Heilung verantwortlich ist.
- Der «innere Mensch» besteht bei Paracelsus aus einem Lebensprinzip, welches er «Archäus» nennt. Diese Kraft ist «überall anwesend, aber unsichtbar, von ätherischer Natur, aber doch eine Substanz». Sie ist an den Körper gebunden, solange sein Geist in diesem wohnt und verlässt ihn beim Tod – der Archäus als «der edelste Teil des physischen Menschen». Er reguliert Wachstum, Aufbau und Auflösung des Körpers.
- Als Gegenbewegung zum aufkeimenden Materialismus entwickelt sich zwischen dem 16. und 19. Jahrhundert die Bewegung des Vitalismus, in der die Lebenskraft ebenfalls zentrale Bedeutung hat.

Das Wort Lebenskraft wie auch der lateinische Begriff «vis vitalis» werden Ende des 18. Jahrhunderts geprägt. Der Arzt Hufeland beschreibt die Lebenskraft in seiner «Makrobiotik» genannten Lehre zur Erklärung der Gesundheit und der Krankheit im Detail. Er deutet die Lebenskraft als Ausgangspunkt aller Lebensprozesse und als Selbsterhaltungsfunktion des Lebens. Nach Hufeland setzt sie sich aus verschiedenen Teilkräften zusammen:
- erhaltende Kraft
- regenerierende Kraft
- bildende Kraft
- Lebenskraft des Blutes
- Nervenkraft
- Reizfähigkeit bewirkende Kraft

Die Beeinträchtigung der Lebenskraft durch pathogene Einflüsse wird in Krankheitssymptomen erkennbar. Diese sind in den meisten Fällen heilsame Reaktionen und stellen Manifestationen der Selbstheilungsaktivität dar. Jedes naturheilkundliche Therapiekonzept zielt demnach darauf, diese Äusserungen zu deuten (Diagnostik) und sinnvoll zu unterstützen (Prophylaxe und Therapie).

Elemente eines Vitalismus finden wir in der Neuzeit beispielsweise in der Biophotonenforschung und den u.a. von Sheldrake beschriebenen «morphogenetischen Feldern».

Auch im Verständnis der klassischen Homöopathie liegt die Wirkung eines Arzneimittels nicht im Mittel selbst, sondern in der gezielten Beeinflussung der Lebenskraft, die von Samuel Hahnemann als «Dynamis» bezeichnet wird.

Das zentrale Wirkprinzip jeder naturgemässen Heilkunde ist die Regulation der Lebenskraft.

Praktische Bedeutung in der TEN

Gemäss dieser Erkenntnis ist die Lebenskraft auch in der TEN von zentraler Bedeutung. Sie ist energetische Basis für das Leben im gesunden und kranken Zustand. Um analytisch, diagnostisch, therapeutisch und präventiv arbeiten zu können, verwendet die TEN die vier Säfteprinzipien und die Spiritus als Repräsentanten spezifischer Aspekte der Lebenskraft.

Das Wirkungspotential *jeder* in der TEN verwendeten Behandlungsmethode und der Diätetik liegt in der Lebenskraft begründet. Ihre Existenz und Beeinflussbarkeit ist die unverzichtbare Voraussetzung dafür, dass ein Therapiereiz zu einer Reaktion des Organismus führen kann. Die im Verlauf einer Behandlung zu beobachtenden Vorgänge, sowohl auf der körperlichen als auch seelisch-geistigen Ebene, sind so gesehen nicht das Ergebnis der therapeutischen Intervention selbst, sondern Merkmal des Wirkens der Lebenskraft, die durch die Therapie modifiziert wird. Die Therapiereize haben damit keine aktive Wirkung, sondern sie sind Impulsgeber, welche das Wirken der Lebenskraft in gezielter Weise verändern. Dieses Denken ist charakteristisch und definierend für die TEN und durchzieht alle TEN-typischen Therapieverfahren. Es ist nicht nur die Basis für Verfahren, in denen per Definition eine Lebenskraft vorausgesetzt wird, wie z.B. bei der Behandlung mit homöopathisch potenzierten Mitteln, sondern auch für solche, denen in wissenschaftlichen Medizinalkonzepten rein stoffliche Wirkungsmechanismen zugeschrieben werden, wie z.B. der Phytotherapie. Diese wird daher – auch im Interesse einer terminologischen Abgrenzung – in der TEN als Heilpflanzenkunde bezeichnet. Sie ist ein typisches Beispiel dafür, dass die TEN nicht alleinig anhand zugehöriger Diagnose- und Therapiemethoden definiert werden kann, sondern ausschliesslich auf der Basis ihres spezifischen systemischen Denk- und Arbeitsmodells.

6.2. Reizlehre

Die Reizlehre basiert auf der Erkenntnis, dass der Organismus zu jedem Zeitpunkt einer Flut von Einflüssen (Reizen) ausgesetzt ist, die von aussen (exogen) einwirken, aber auch aus den vielfältigen Tätigkeiten des Organismus (endogen) selbst entstehen. Diese können chemischer, physikalischer und energetischer (nicht-stofflicher, informatorischer) Natur sein und sowohl die physische als auch die seelische und geistige Ebene beeinflussen bzw. davon ausgehen. Dazu einige Beispiele:

- Wärme / Kälte
- Feuchtigkeit / Trockenheit
- Klima
- Nahrungsmittel, Getränke
- Anstrengung / Ruhe
- mechanische Einwirkung (von zarter Berührung bis zu verletzendem Trauma)
- geistige und kulturelle Impulse, Gefühle
- Strahlung, Mikroorganismen u. v. m.

«Leben ist die ständige Anpassung innerer Beziehungen an äussere Bedingungen.»

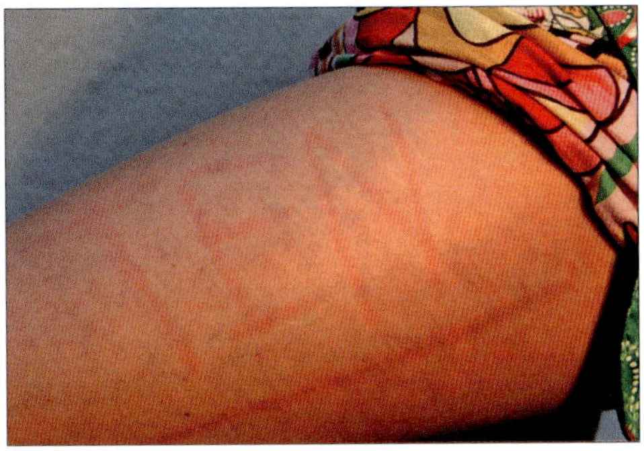

Dermographismus: überschiessende Reaktion auf einen einfachen mechanischen Reiz

Diese Aussage des englischen Philosophen Herbert Spencer beschreibt die existentiell notwendige Fähigkeit eines Lebewesens, auf Reize zu reagieren, um sich entweder zu adaptieren oder die Reize neutralisieren zu können. In diesem Sinne ist ein Mensch so lange gesund, wie er sich auf allen Ebenen symptomfrei den wechselnden Bedingungen seiner Umwelt anpassen kann. Ist die individuelle, konstitutionell geprägte Anpassungsfähigkeit durch die Reizsituation überfordert, entstehen krankhafte Symptome, deren Intensität von vorübergehender Unpässlichkeit (z.B. Kopfdruck bei Wetterwechsel, Völlegefühl nach üppigem Essen) bis hin zu gravierenden organischen Schädigungen (z.B. Verbrennungen, Leberzirrhose) reichen kann.

Dabei kann die Symptomatik Ergebnis unterschiedlicher Mechanismen sein. Entweder ist sie das direkte Ergebnis der Reizwirkung (z.B. Verletzung) oder die Symptome entstehen indirekt durch die Abwehr- und Reorganisationsprozesse, die der Organismus in Gang setzt, um die Reizwirkung zu neutralisieren oder zu kompensieren (z.B. jede akute Entzündung). Näheres dazu im Kapitel «Gesundheits-, Krankheits- und Heilungsprinzipien».

Reize wirken aber nicht grundsätzlich pathogen, sondern haben unverzichtbare physiologische Bedeutung. So kommen prinzipiell keine Zell-, Gewebs- und Organfunktionen ohne initiierenden Reiz in Gang, sie müssen durch Reize in Gang gehalten und reguliert werden. So gesehen sind Reize nicht ein notwendiges Übel, sondern haben essentielle Bedeutung für sämtliche Lebensprozesse. In der TEN stellen die humoralen Qualitäten «Wärme» und «Feuchtigkeit» endogene Reize für die kybernetischen Regulationsmechanismen des Organismus dar.

Von der Art und der Stärke eines Reizes hängt ab, welches physiologische bzw. krankmachende Potential er besitzt. So kann es beispielsweise vorkommen, dass der qualitativ harmlose Reiz eines normalen Essens problemlos verarbeitet wird, während die doppelte Menge der gleichen Speise Übelkeit und Verdauungsstörungen hervorrufen kann. Umgekehrt ist das krankmachende Potential z.B. von radioaktiver Strahlung so hoch, dass es auch in extrem geringen Dosierungen schädigend ist.

Die Notwendigkeit der Anpassung (Adaption) an Reize aller Art setzt folgende Fähigkeiten voraus:

Sensibilität: Fähigkeit der Reizwahrnehmung und Weiterleitung

Einen wichtigen Teil dieser Leistung übernimmt das Nervensystem mit seinen unterschiedlichen Sinnesorganen. Aus einer Verminderung der Sensibilität («Herabstimmung») resultiert Nervenschwäche (Neurasthenie) und in deren Folge eine Schwächung der Lebenskraft. Als zentrale humorale Folge verliert das Blut seine aktivierende Reizwirkung auf das Gefässsystem zwecks Regulation der Blutbewegung und -verteilung. Auf der körperlichen Ebene ist das Resultat eine verminderte Ernährung und Regeneration der Gewebe und Organe. Auf der kognitiven und psychischen Ebene können ebenso Defizite entstehen. So verhindert beispielsweise das Aufwachsen eines Kindes in reizarmer Umgebung die körperlich-seelisch-geistige Entwicklung. Eine Reizüberflutung kann andererseits eine übersteigerte Sensibilität auslösen, auf deren Basis sich dann Symptome und Krankheiten entwickeln (z.B. Hyperaktivität, Missbrauch von dämpfenden Suchtmitteln). Heute versucht die moderne Medizin, Erklärungen dazu in der psycho-neuro-immunologischen und endokrinologischen Forschung zu finden.

Fähigkeit der Reizverarbeitung:
Auch dies sind hoch komplexe Leistungen, in der das pathogene Potential für nahezu jede Funktionsstörung und Krankheit liegt.

Irritabilität: Fähigkeit der Reizbeantwortung
Eine unangemessene Irritabilität zeigt sich in veränderten Reaktionsmustern, auf der körperlichen Ebene zum Beispiel als Kolik, auf der psychischen als Zwangsneurose wie beispielsweise Magersucht.

Diese Fähigkeiten zur Reizwahrnehmung, -verarbeitung und -beantwortung sind individuell sehr unterschiedlich ausgeprägt und veränderlich.

Die Wirkungsmechanismen aller Therapieanwendungen der TEN beruhen, je nach Methode bzw. Behandlungsverfahren, auf spezifischen oder unspezifischen Reizen, die den Organismus veranlassen, als Reizantwort im Idealfall Heilungsreaktionen in Gang zu setzen. Das Wissen über die Strategien und Mechanismen des Organismus im Umgang mit Reizen hat praktische Bedeutung in der TEN, sowohl für die Diagnostik wie auch für die Therapie. Sind die Fähigkeiten eines Menschen, sich an wechselnde Reizsituationen anzupassen, gut und stabil ausgeprägt (grosse Anpassungsbreite), gilt er als konstitutionell stabil. Eine wichtige Aufgabe der Naturheilkunde besteht darin, die Grenzen der Anpassungsfähigkeit und damit die Ressourcen eines Patienten zu bestimmen. Ziel einer Konstitutionstherapie ist es daraufhin, die Anpassungsbreite zu vergrössern, damit die Adaption des betroffenen Menschen auch an qualitativ problematische und stärkere Reize wieder ohne Krankheitssymptome erfolgen kann. Die TEN verfügt über eine Vielzahl von Behandlungsmöglichkeiten, um diese Ziele zu erreichen (Diätetik, traditionelle Arzneimitteltherapie, physikalische Verfahren usw.).

Verhältnis von Sensibilität und Irritabilität

Sowohl die Wahrnehmung von Reizen als auch deren Verarbeitung und Beantwortung unterliegt ständigen Veränderungen. In der Reizlehre spricht man vom Verhältnis der

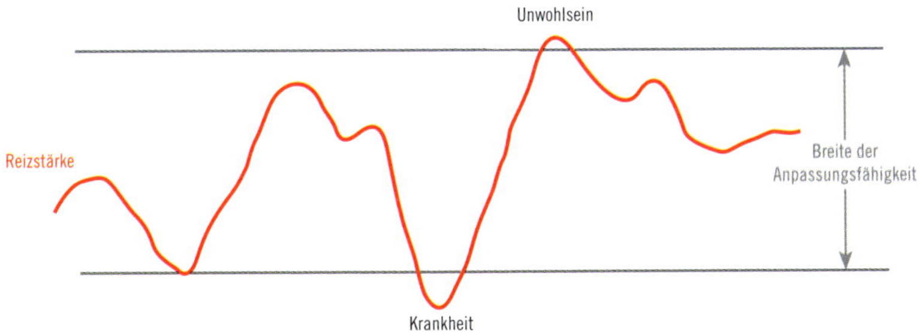

Ist die Breite der Anpassungsfähigkeit gross, führen nur extrem starke Reize zu Symptomen.

Stabile Konstitution: Grosse Anpassungsfähigkeit

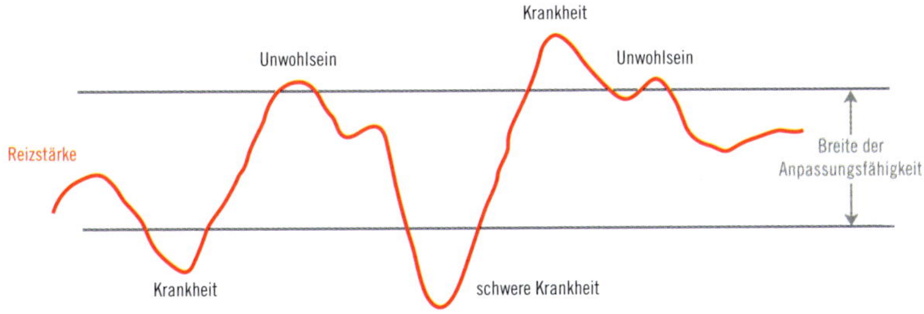

Ist die Breite der Anpassungsfähigkeit gering, führen bereits geringfügige Reize zu Symptomen.

Geschwächte Konstitution: Geringe Anpassungsfähigkeit

Sensibilität zur Irritabilität. So kann eine gesteigerte Sensibilität durch eine verminderte Irritabilität oder umgekehrt eine reduzierte Sensibilität durch übersteigerte Irritabilität ausgeglichen werden. Wirkt dieser Kompensationsmechanismus nicht genügend, kann das pathogene Auswirkungen haben.

Reizintensität

Arndt-Schulz'sche Regel:
«Schwache Reize fachen die Lebenstätigkeit an, mittelstarke Reize fördern sie, starke hemmen sie, stärkste heben sie auf.»

Diese Gesetzmässigkeit hat praktische Bedeutung, um z.B. die Intensität physikalischer Anwendungen oder die Galenik und Dosierung von Arzneimitteln gezielt den individuellen therapeutischen Notwendigkeiten und Zielen anpassen zu können.

Modifizierende Faktoren

Eine allgemeine Belastungssituation oder nicht ausreichender Schlaf können beispielsweise zu einer Überempfindlichkeit führen, die sich nicht nur in der seelischen Verfassung, sondern auch in körperlichen Symptomen zeigt. Ein Beispiel für einen solchen Mechanismus ist Durchfall vor einer Prüfung. Auch Krankheiten können den Umgang mit Reizen vorübergehend oder auch dauerhaft verändern. So kann etwa eine Gürtelrose lang anhaltende Schmerzen und eine Überempfindlichkeit der Haut nach sich ziehen.

Im Weiteren verändern sich die Reizmechanismen in den verschiedenen Lebensphasen in typischer Weise – auch beim gesunden Menschen. So nehmen Kinder die Reize aus ihrer Umwelt nicht so stark wahr, können aber sehr spontan und heftig reagieren. Ein gesundes Kind kann auch bei Lärm gut schlafen. Auf relativ kleine Krankheitsreize reagieren konstitutionell gesunde Kinder häufig mit raschem und heftigem Fieber. Im Alter erhöht sich die Wahrnehmungsfähigkeit gegenüber Reizen, während die Fähigkeit, adäquat darauf zu reagieren, abnimmt. Dies kann in einer zunehmenden körperlichen, seelischen oder geistigen Unflexibilität, Anpassungsschwierigkeiten an veränderte Bedingungen («Einen alten Baum versetzt man nicht!») und Starrheit zum Ausdruck kommen – oder auch in Therapieresistenz. Auch im Temperament spiegelt sich der Umgang mit Reizen wider:

- Der *Sanguiniker* nimmt Reize gut wahr und reagiert spontan und dynamisch darauf: Die Sensibilität und Irritabilität sind hoch.
- Der *Phlegmatiker* nimmt Reize gut wahr, reagiert aber nur träge darauf: Die Irritabilität ist erniedrigt.
- Der *Choleriker* reagiert heftig, häufig überschiessend auf Reize: Die Irritabilität ist erhöht.
- Der *Melancholiker* ist sensibel, kann aber nur unzureichend reagieren: Die Sensibilität ist hoch, die Irritabilität jedoch erniedrigt.

In der Konstitutionsmedizin kommt der Reizlehre spezifische Bedeutung bei der Beurteilung der konstitutionellen Situation eines Menschen zu. So tendieren lymphatische Konstitutionen prinzipiell zu Störungen der Sensibilität, während hämatogene Konstitutionen zu Abweichungen der Irritabilität neigen (siehe Kapitel Konstitutionslehre).

Massgebliche Vertreter der Reizlehre:

- Francis Glisson (1596–1677), englischer Anatom und Physiologe
- Albrecht von Haller (1708–1777), Schweizer Mediziner und praktischer Arzt
- John Brown (1735–1788), schottischer Arzt

6.3. Gesundheits-, Krankheits- und Heilungsprinzipien

Um zu einer differenzierten Betrachtung des Phänomens «Krankheit» zu kommen, ist es sinnvoll, sich zunächst mit dem Begriff «Gesundheit» auseinander zu setzen.

Die Tatsache, dass bereits mehrere unterschiedliche Definitionen hierzu existieren, zeigt, wie schwierig es ist, diesen Begriff allgemeingültig zu definieren. Das Verständnis von dem, was man unter «Gesundheit» und «Krankheit» versteht, hängt vom zugrunde liegenden Denkmodell der jeweiligen Zeitepoche und dem Kulturkreis des Definierenden ab.

Dem prinzipiell systemischen Blickwinkel der TEN entspricht die folgende Definition des Sozial-, Bildungs- und Gesundheitswissenschaftlers Klaus Hurrelmann (1990):

Gesundheit ist der «Zustand des objektiven und subjektiven Befindens einer Person, der gegeben ist, wenn diese Person sich in den physischen, psychischen und sozialen Bereichen ihrer Entwicklung im Einklang mit den eigenen Möglichkeiten und Zielvorstellungen und den jeweils gegebenen äusseren Lebensbedingungen befindet.»[6]

Die erwähnten «physischen, psychischen und sozialen Bereiche und Bedingungen» sind immer individuell und multifaktoriell und unterliegen zudem ständiger Dynamik. Daraus ergibt sich, dass sowohl «Gesundheit» als auch «Krankheit» in vielen Fällen eher Interpretationen der subjektiven Wahrnehmung des Betroffenen und des Betrachters sind als objektivierbare Zustände.

So kommt es durchaus vor, dass ein Mensch mit objektiv schwerer organischer Erkrankung sich subjektiv gesund fühlt und seine Lebenssituation und -qualität positiv einschätzt. Umgekehrt ist es nicht selten, dass ein Mensch sich durch Krankheitssymptome in seiner Lebensqualität massiv eingeschränkt fühlt, obwohl kein objektiver Befund vorliegt bzw. nachweisbar ist.

Wenn in oben zitierter Definition von «Entwicklung im Einklang mit den eigenen Möglichkeiten» gesprochen wird, ist dies als direkte Anknüpfung an die TEN-spezifische Temperaments- und Konstitutionslehre zu verstehen. Die «eigenen Zielvorstellungen» gliedern den Gesundheits- bzw. Krankheitsbegriff in die von kulturellen, sozialen und religiösen Aspekten geprägte individuelle Lebensphilosophie ein.

Eine weitere Begriffsbestimmung, die vor allem für die praktische Arbeit mit der TEN von Bedeutung ist, lautet: «Der Mensch fühlt sich dann gesund, wenn er sich den unterschiedlichen Reizen aus seiner Um- und Innenwelt anpassen kann, ohne dabei Symptome zu entwickeln.» Im Umkehrschluss bedeutet dies, dass krankheitsrelevante Symptome im weitesten Sinne als Ergebnis eines gestörten Adaptionsprozesses zu werten sind. Das bedeutet auch, dass sie Resultat eines erfolgreichen oder gescheiterten Regulations- und Reorganisationsprozesses sein können.

Diese Aussage soll im Folgenden präzisiert werden: Ein essentielles Basiselement der Naturheilkunde ist die Erkenntnis, dass der menschliche Organismus für jeden Krankheitsprozess auch einen Heilungsmechanismus kennt, der ihn zu einer Selbstheilung befähigt. Die Frage ist nur, warum dieser in einem Krankheitsfall spontan in effizienter Weise abläuft, während dies in anderen Fällen nicht in Gang kommt bzw. misslingt. Aus dieser Erkenntnis resultiert die Konsequenz, dass naturgemässe Therapiemassnahmen keinen manipulativen Charakter (im Sinne einer «Beherrschung» des Krankheitsprozesses) haben

6 Quelle: http://de.wikipedia.org/wiki/Klaus_Hurrelmann

können, sondern immer modulierend, d.h. steuernd, in die systemische Pathophysiologie einwirken.

Der naturheilkundliche Behandler muss daher in jedem einzelnen Fall analysieren, ob die Pathophysiologie des jeweiligen Krankheitsprozess nach «biologisch sinnvollen» Mustern (und damit heilungsfördernd) oder in «biologisch wider- bzw. unsinniger» Weise (und damit heilungsverhindernd) abläuft. So gesehen kann es nicht sinnvoll sein, Krankheit und ihre Symptome *prinzipiell* als abnormale, unerwünschte oder gar schädliche Ereignisse zu interpretieren, die so rasch wie möglich beseitigt werden müssen. Das ist vor allem für die Zielrichtung der Therapie von wesentlicher Bedeutung, denn die Unterdrückung einer biologisch sinnvollen Heilungsstrategie ist, dieser Logik folgend, ausgesprochen kontraproduktiv und mit gravierenden Folgen für den Gesamtorganismus verbunden.

Die Analyse der biologischen Bedeutung einer Krankheit und ihrer Symptomatik in diesem Sinne ist nur in Kenntnis der komplexen individuellen Situation des Patienten möglich und setzt profunde Kenntnisse der TEN-spezifischen Pathophysiologie voraus.

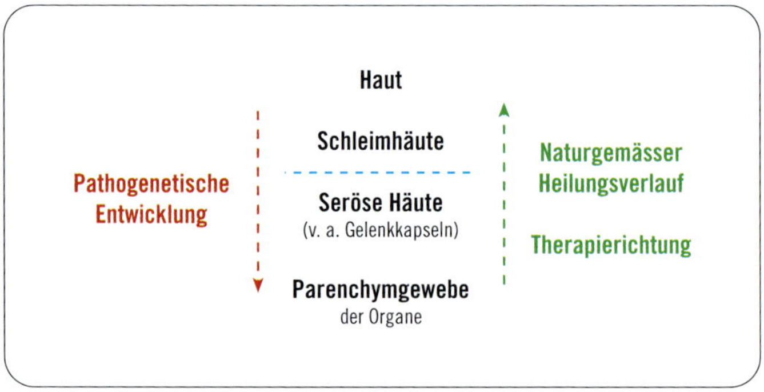

Hierarchie der Krankheitsentwicklung

Die blaue Linie symbolisiert die Grenze zwischen den Bereichen, in denen ein Krankheitsprozess biologisch sinnvoll ablaufen kann und dem Bereich, in dem er auf jeden Fall biologisch un- oder widersinnig ist.

Im Folgenden werden einige elementare Grundprinzipien für die Differenzierung von Krankheitsprozessen dargestellt, wobei im Interesse der Verständnisoptimierung die «alte» Terminologie der TEN in heutige Denkmodelle übertragen wurde.

Es lassen sich in einem vereinfachenden Schema drei Gruppen von Krankheiten erkennen, die anschliessend weiter differenziert werden:

1. Krankheiten, deren Symptomatik aus einer *biologisch sinnvollen Heilungsreaktion* entsteht.
   Beispiele: akute Entzündungen auf Oberflächenorganen (Haut, Schleimhäute), kompensatorische Eliminationsprozesse
2. Krankheiten, deren Symptomatik aus einer *biologisch wider- bzw. unsinnigen Reaktion* des Organismus auf die pathogenen Reize entsteht.

Beispiele: allergische und autoaggressive Krankheiten, chronische Entzündungen, Rheumatosen, spasmophile Diathese, Gefässdysregulationen, Neurosen, Psychosen

3. Krankheiten, deren Symptomatik aus den *organisch manifesten Folgen versagender Heilungsreaktion* bzw. sonstiger erworbener und angeborener Organpathologie entsteht. Beispiele: Organinsuffizienz, Degeneration, Fehlbildungen, Verletzungen

Dabei wird auch erkennbar, dass Krankheitssymptome entweder

- Zeichen der Krankheit selbst oder
- Zeichen der Selbstheilungsbestrebungen des Organismus
- oder deren Mischformen sind.

Die praktische Bedeutung dieser Differenzierung kann in Hinblick auf die therapeutische Vorgehensweise gar nicht hoch genug eingeschätzt werden.

Biologisch sinnvolle Heilungsreaktionen

«Im Feuer des Fiebers verbrennen die Krankheitsgifte». Dieser Lehrsatz der TEN beschreibt sehr plastisch die Erkenntnis, dass die Aktivierung der cholerischen (gelbgalligen) Lebensprinzipien eine Schlüsselrolle bei der Abwehr und Überwindung von Krankheiten spielt, wobei der Begriff Fieber auch stellvertretend für die Aktivierung der Wärmeprozesse bei einer lokal begrenzten akuten Entzündung stehen kann.

Hinzu kommt, dass jede gesteigerte Dynamik zwangsläufig auch einen vermehrten Energieverbrauch und gesteigerten Anfall ausscheidungspflichtiger Metaboliten sowie Substanzen aus dem Entzündungsprozess selbst zur Folge hat, deren Elimination für eine Heilung unumgänglich ist. Diese Gesetzmässigkeiten werden in der naturheilkundlichen Pathophysiologie von Katarrhen und Ekzemen erfasst. Den Oberflächenorganen Haut und Schleimhäuten kommt damit eine Schlüsselrolle bei der Überwindung von Krankheiten zu. Denn erst wenn die Abwehrsysteme der Oberflächen und der – hierarchisch folgenden

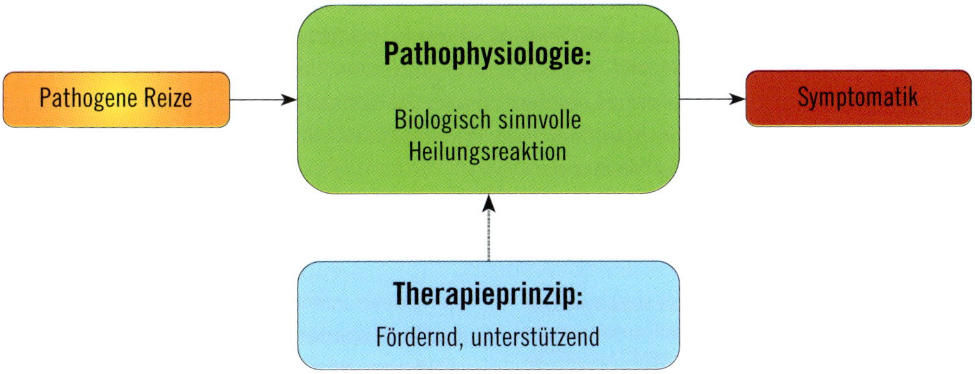

– serösen Häute den Krankheitsprozess nicht stoppen konnten, kommt es zur Beteiligung von Parenchymgeweben, d.h. zu organischen Krankheiten.

Die Symptomatik einer akut-entzündlichen Krankheit auf einem Oberflächenorgan (Kardinalsymptome jeder Entzündung, Exsudation) ist folglich Ausdruck biologisch sinnvoller Heilungsprozesse, die gegebenenfalls behutsam modulierend beeinflusst werden müssen, nicht aber durch massive Therapiemassnahmen blockiert werden dürfen.

Ihre Unterdrückung fördert die Verlagerung des Krankheitsprozesses in Richtung Parenchymebene, was aber in den meisten Fällen nicht kurzfristig und linear abläuft, sondern über «Zwischenstationen», in denen die folgenden Mechanismen erkennbar werden:

Rezidive	Der Entzündungsprozess wiederholt sich nach symptomfreien Latenzphasen (von meist 3-5 Wochen) an gleichem Ort, unter Umständen mehrfach hintereinander.
Vikariation	Dieser Begriff bezeichnet einen Ortswechsel der entzündlichen Überwindungsprozesse: von der Haut auf eine Schleimhaut bzw. von einem Schleimhautbereich auf einen anderen. Eine Vikariation kann aber auch von Schleimhäuten auf seröse Häute erfolgen. Hierbei besteht grosse individuelle Variabilität. Zugrunde liegen dabei die Gesetze von Synergismus und Antagonismus, die unter anderem von C. W. Hufeland beschrieben wurden.

Aus der Vernetzung dieser pathophysiologischen Prinzipien ergibt sich eine für die TEN spezifische Schlussfolgerung:

Eine Krankheit ist weder an einen Ort noch an ein Verlaufsmuster bzw. einen Zeitrahmen gebunden und kann sich auf allen Ebenen des menschlichen Lebens manifestieren.

Therapeutische Zielsetzung: fördernde bzw. unterstützende Massnahmen

In Fällen, in denen sich der Krankheitsverlauf in eine biologisch unsinnige Richtung verändert, sind modulierende (nicht aber blockierende!) Massnahmen notwendig.

Prinzipiell wird die oben genannte biologische Bedeutung einer Entzündung auch in der heutigen Schulmedizin bestätigt. Dazu die (gekürzte) Definition des Begriffs «Entzündung» aus dem Roche-Lexikon Medizin:

«Die vom aktiven Bindegewebe und den Blutgefässen getragene Reaktion des Organismus auf einen äusseren oder innerlich ausgelösten Entzündungsreiz mit dem Zweck, diesen zu beseitigen oder zu inaktivieren und die reizbedingte Gewebsschädigung zu reparieren.»

Die prinzipiell antiphlogistische Behandlung entzündlicher Erkrankungen in der heutigen Schulmedizin lässt aber erkennen, dass diese wissenschaftliche Erkenntnis weitgehend ignoriert wird – mit den entsprechenden Folgen.

Biologisch wider- bzw. unsinnige Reaktionen

Als biologisch unsinnig kann man Krankheitsmuster bezeichnen, durch deren Ablauf eine Selbstheilung nicht erreicht werden kann. Sie können hyper- bzw. hypokinetischer Natur sein.

Hyperkinetische Reaktionen sind die pathophysiologische Basis von akuten allergischen Krankheiten. Prägendes Merkmal sind stark überschiessend ablaufende Entzündungsprozesse bereits auf sehr niederschwellige Reize (allergische Diathese) in Folge eines überschiessenden cholerischen Prinzips.

Weitere Beispiele für hyperkinetische Krankheitsprozesse: spastische Zustände in jeder Muskulatur, Reizmagen, Reizdarm, kongestive Gefässdysregulation, Tachykardie, ADHS, manische Psychopathologie.
Therapeutische Zielsetzung: Dämpfung des cholerischen Prinzips bei gleichzeitiger Stabilisierung des Feuchtigkeitsprinzips

Bei autoaggressiven bzw. autoallergischen Krankheiten ist besonders klar erkennbar, dass sie als heilendes Prinzip untauglich sind. Sie können in hyper- und hypokinetischen Verlaufsformen auftreten.
Therapeutische Zielsetzung: gemäss individueller Pathophysiologie

Ein charakteristisches Merkmal hypokinetischer Krankheiten sind chronische Entzündungen. Dabei laufen die natürlichen Abwehr- und Heilungsmechanismen, quasi auf Sparflamme, ineffizient ab, weshalb eine spontane Heilung nicht erreicht wird. Folge davon sind meist degenerative Prozesse der betroffenen Gewebe.

Weitere Beispiele für hypokinetische Krankheitsprozesse: Parese, atonische Zustände im Magen-Darm-Trakt, plethorische Gefässdysregulation, Bradykardie, ADS, Autismus, Depression. Auch sind viele maligne Erkrankungen wie Malignosen und Karzinosen (meist topolabile) histologische «Spätfolgen» hypokinetischer Heilungsmechanismen.

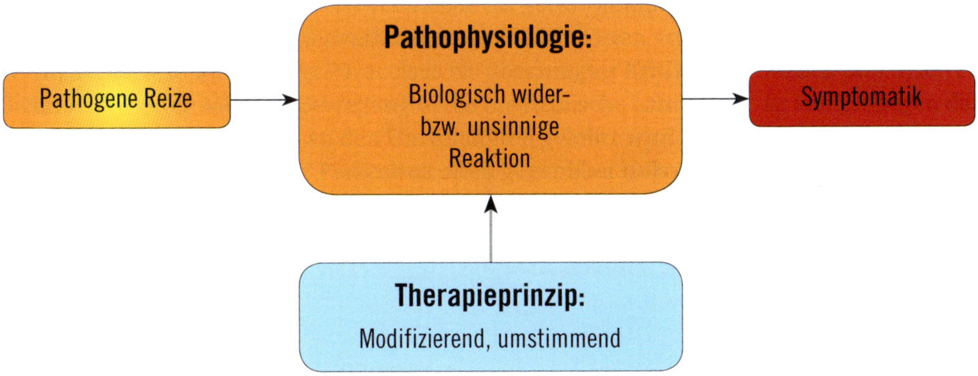

Humoralmedizinische Basis: reduziertes Wärmeprinzip bei unterschiedlichem Feuchtigkeitsgrad (phlegmatische bzw. melancholische Kausa)
Therapeutische Zielsetzung: Stimulation des Wärmeprinzips bei gleichzeitiger Modifikation des Feuchtigkeitsprinzips

Biologisch unsinnig und damit hochgradig pathogen sind auch Vikariationen, bei denen sich die Krankheit von Oberflächen auf innere Gewebe verlagert.
Therapeutische Zielsetzung: Repositionierung der Abwehr- und Heilungsprozesse auf die Oberflächenorgane

Prozesse mit Organpathologie

Die organische Manifestation eines Krankheitsprozesses mit pathologischer Morphologie, Histologie und Funktionalität ist meist Folge der in 2. beschriebenen Pathophysiologie. So gesehen ist eine organische Krankheit als Status eines dynamischen pathogenetischen Prozesses zum Zeitpunkt der Befunderhebung zu werten, der auch wiederum veränderlich sein kann.

Eine Organpathologie kann aber auch primär entstehen (Insuffizienz) bzw. als Folge einer Verletzung oder auch als angeborene Dysplasie.
Therapeutische Zielsetzung: Stimulation / Stabilisierung / Verbesserung der Funktionalität, gegebenenfalls Substitution

Mischformen der beschriebenen Krankheitsmuster sind jederzeit möglich.

Moderne Aspekte dieser Krankheitslehre, allerdings mit anderer Terminologie, findet man u.a. bei Reckeweg.

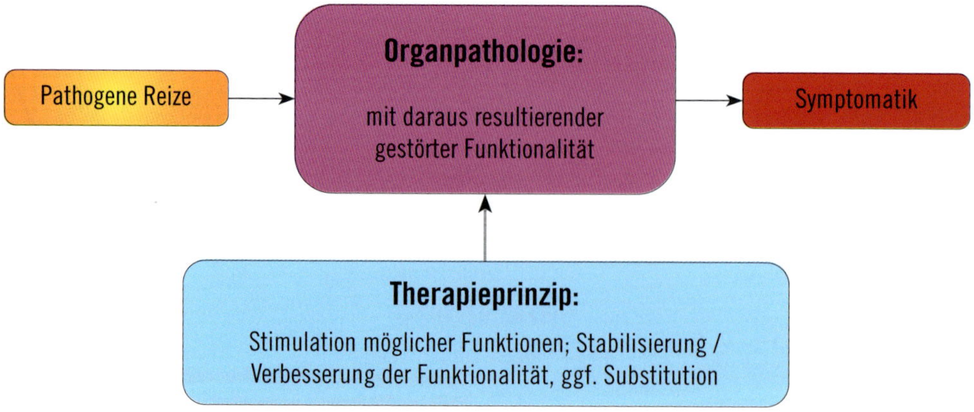

Fazit

Eine naturheilkundliche Therapie auf der Basis eines Krankheitsnamens ist prinzipiell nicht möglich. Entscheidend für die therapeutische Vorgehensweise ist die Analyse der individuellen Krankheitssituation, unter anderem nach den oben genannten Kriterien.

Naturgemässe Heilungsprozesse dienen nicht nur der Wiederherstellung des Zustandes vor der Krankheit, sondern unterstützen die persönliche Entwicklung des Menschen auf allen Ebenen seines Seins. Damit hängt die Entwicklung und Stabilität der konstitutionellen Situation stark davon ab, ob die im Laufe des Lebens durchgemachten Krankheitsprozesse unterdrückend oder aber entsprechend natürlicher Gesetzmässigkeiten therapiert werden.

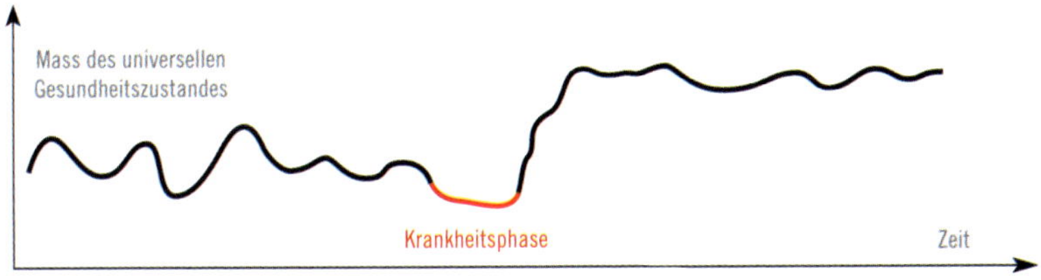

Entwicklung der allgemeinen Gesundheitssituation nach einer Krankheit, die gemäss natürlichen Heilungsprinzipien überwunden wurde

Nach der naturgemässen, nicht unterdrückenden Überwindung einer Krankheit besteht danach eine stabilere konstitutionelle Situation, hier als Grundgesundheit bezeichnet. Die Krankheit diente als Lernprozess.

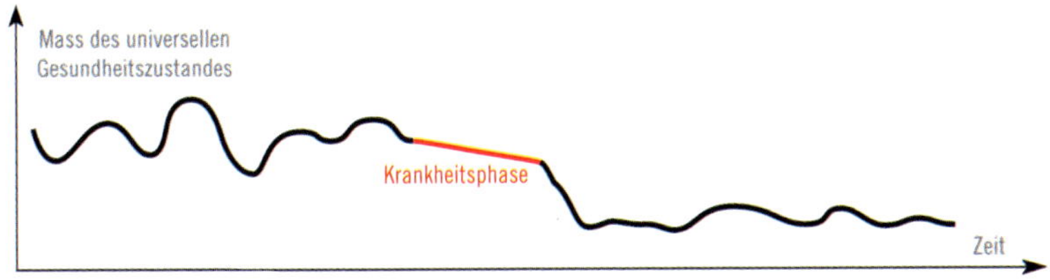

Entwicklung der allgemeinen Gesundheitssituation nach einer Krankheit, die entgegen natürlichen Heilungsprinzipien (unterdrückend) überwunden wurde

Nach Behandlung einer Krankheit entgegen den naturgemässen Heilungsprinzipien (unterdrückend) besteht eine geschwächte konstitutionelle Situation mit gesteigerter Krankheitsdisposition.

6.4. Elementenlehre

Aus der Beobachtung der Natur und der Deutung ihrer Phänomene entstehen bereits in der Antike in vielen Kulturen der Erde komplexe Systeme, welche als Erklärungsschlüssel für das erworbene Naturwissen dienen. Sie ermöglichen dem Menschen, die ihn umgebende Welt zu verstehen und zu erklären.

Eine zentrale Rolle in den Antworten auf dieses umfassende «Wie und Warum» spielen spezifische Urenergien, aus welchen sich alle Erscheinungen und alle Lebensprozesse ableiten lassen. Beim griechischen Philosophen Thales von Milet (624–546 v. Chr.) findet sich das Wasser, bei Anaximenes (585–525 v. Chr.) die Luft, bei Heraklit (ca. 540–475 v. Chr.) das sich stets wandelnde Feuer als Urprinzip. In der Folge entwickelt sich aus der griechischen Naturphilosophie die Lehre von den vier Elementen Feuer, Wasser, Erde und Luft. Auf materieller Ebene leiten sich diese vier Prinzipien ursprünglich von den vier wahrnehmbaren Aggregatzuständen (der Antike) fest, flüssig, gasförmig und glühend ab. Sie stellen schlussendlich aber weder materielle Substanzen noch abstrakte Gebilde, sondern Lebensprinzipien und Qualitäten dar.

Die Elementenlehre ist zentraler Baustein verschiedener Lehren, z.B. der Astronomie und Astrologie, und bildet die philosophische Basis der Humoralmedizin. Die Schule um Hippokrates von Kos integriert das System der Elemente in die Medizin und entwickelt auf ihrer Basis dieses Medizinalkonzept, welches bis ins 18. Jahrhundert richtungsweisend ist. Mit ihrer Hilfe kann erstmals die Anatomie, Physiologie und Pathophysiologie des menschlichen Körpers rational erfasst, erklärt und gelehrt werden und der Arzt kann auf der Grundlage der Humoralmedizin ein rational begründetes Diagnose- und Therapiekonzept entwickeln.

Die Lehre von den Elementen ist nicht bloss ein stofflicher Zugang zur Natur, sondern stellt ein qualitatives, prozessorientiertes Erklärungsmodell dar, welches neben der Medizin auch in die Philosophie, Psychologie, Religion und Mythologie eingebunden wurde.

«Die Elemente sind ein Prozess lebendigen Zusammenwirkens von Qualitäten, die nur geistig zu fassen sind. Hier geht es um lebendige Geschehen – bei den Stoffen nur um Objekte.»

Ernst-Michael Kranich (1929–2007)

Die Ursprünge

Empedokles von Agrigent (ca. 500–430 v. Chr.) legt in seiner Lehrdichtung «Über die Natur» die Grundlagen für die klassische Elementenlehre. Er beschreibt darin allerdings nicht Elemente, sondern «Wurzelkräfte» und Gottgestalten. Sie – und nicht unbeseelte Bausteine – bewirken alles Leben und alle Lebensprozesse. Alles Existierende entsteht durch die Liebe zwischen diesen Urprinzipien und wird durch Hass zwischen ihnen wieder zerstört. Durch ihre Abstrahierung und Personifizierung bekommen die vier Prinzipien Eigenschaften. Feuer z.B. gilt als zielstrebig, engagiert – Wasser als nachgiebig und weich – Luft als flexibel und veränderbar – Erde als fest und beständig.

Die Elementenlehre, welche sich aus diesem naturphilosophischen Konzept entwickelt, wird über Jahrhunderte von vielen Gelehrten und Philosophen weiter geformt. So schrieb Aristoteles (384–322 v. Chr.), dass alle Dinge, also auch der Mensch, aus den vier Elementen in jeweils spezifischer Zusammensetzung bestehen. Dies drückt er in philosophischer Art aus: Vier Dinge (Qualitäten) können in sechs Paaren kombiniert werden. Gegensätze sind unvereinbar, denn ein und dasselbe Ding kann nicht warm und kalt oder feucht und trocken gleichzeitig sein. Hieraus ergeben sich vier Paare von Elementarqualitäten, «warm und trocken», «warm und feucht» sowie «kalt und trocken» und «kalt und feucht». Diese vier Paarungen repräsentieren die wirklich erfahrbaren Elemente Feuer, Luft, Wasser und Erde. Denn Feuer ist warm und trocken, Luft warm und feucht (Wasserdampf), Wasser kalt und feucht, Erde kalt und trocken.

Die vier Elemente entstehen also dadurch, dass diese vier Qualitäten in folgender Weise aufeinander einwirken:

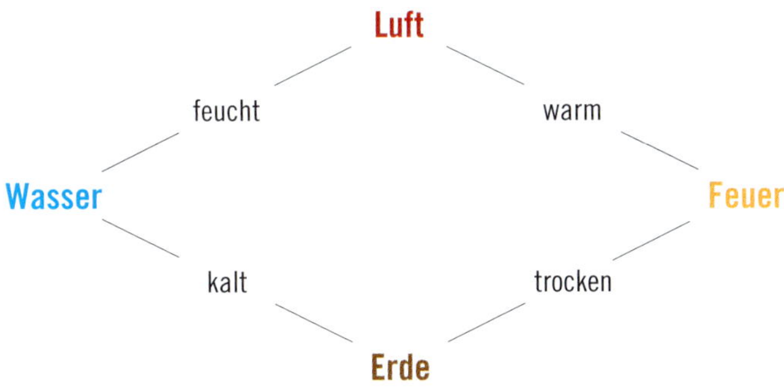

Aristoteles ergänzte zudem das Viererschema der Elemente durch ein fünftes, die «Quinta essentia», den Äther. Dieser vereinigt als Quintessenz der vier anderen Elemente ihre Gegensätze – er ist sowohl Ursprung als auch Vollendung.

Galen (129–216 n. Chr.) schliesslich ersinnt ein kompliziertes System von primären, sekundären und tertiären Elementarqualitäten und ordnet diesen Farbe, Geschmack und Emotionen zu. Auf seelischer Ebene führt ein Ungleichgewicht dieser Qualitäten zur Manifestationen der Temperamente Sanguiniker, Phlegmatiker, Choleriker und Melancholiker.

Element	Qualitäten	Geschmack	Säfteprinzip	Temperament
Luft	warm und feucht	süss	Blut	Sanguiniker
Wasser	kalt und feucht	salzig	Schleim	Phlegmatiker
Feuer	warm und trocken	bitter	gelbe Galle	Choleriker
Erde	kalt und trocken	sauer	schwarze Galle	Melancholiker

Auch nach Hildegard von Bingen (1098–1179) ist alles Bestehende aus den kosmischen Grundbausteinen, den vier Welt-Elementen aufgebaut, welche die ganze Welt und ihre Geschöpfe erfüllen. Die Elemente werden von Gott erschaffen, sie sind im Menschen und liefern das Gefüge für den menschlichen Körper. Im Menschen sind Feuer, Luft, Wasser und Erde und aus ihnen besteht er:

- Feuer – bildet Körperwärme und Seele
- Luft – Atem und Gehör
- Erde – Körper, Knochen und Muskeln
- Wasser – Blut und Bewegung

Das Wesen der Elemente

Traditionell werden die vier Elemente in zwei Gruppen aufgeteilt. Die flüchtigen Elemente Feuer und Luft sind aktiv, männlich und leicht. Dagegen sind die fixen Elemente Wasser und Erde passiv, schwer und weiblich.

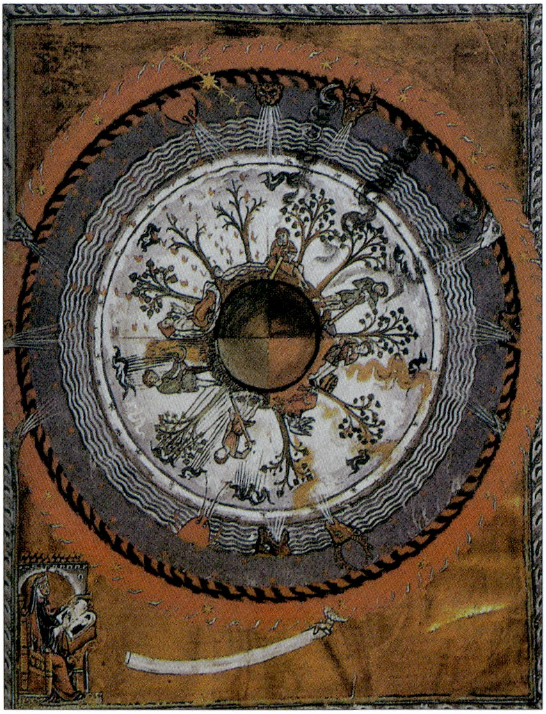

Das Weltenrad der Hildegard von Bingen, im Liber Divinorum Operum, 13. Jahrhundert: Die Feuerschicht hält das Firmament zusammen, der Äther und die tiergestaltigen Winde bewegen es, die Wasser tränken es. Die Erde als Nabe und die Jahreszeiten als Radspeichen beherbergen den Menschen, die Tiere und alles Grüne.

Feuer

Das Feuer ist die ausstrahlende, anregende Energie, welche Wärme, Licht, Ausdehnung erzeugt. Als aktivstes Element wird es in der Humoralmedizin der Gelbgalle, dem Herzen, der Galle zugeordnet. Seine Qualitäten sind scharf, erhitzend, trocknend, bitter.

Feuer wirkt im Körper auch kreislauf-, menstruationsanregend und keimtötend. Ein Übermass kann tachykarde Herz-Kreislauferkrankungen, Bluthochdruck, akute Entzündungen oder Fieber hervorrufen. Ein Defizit kann Herzschwäche, niedrigen Blutdruck, chronische Entzündungen oder Frösteln auslösen.

Luft

Dieses Element ist die gasförmige Energie, welche sich unter anderem im Atem findet. Ihm werden Atem-, Schlaf-/Wachrhythmus und das Hormonsystem zugeordnet. Es bringt Klarheit, Inspiration und Vernunft mit sich. Humoralmedizinisch gehört es zum Blut, da es anregend und befeuchtend wirkt. Eine krankhafte Abweichung kann bei Überschuss beispielsweise Krämpfe, bei Defizit hingegen Lähmungserscheinungen hervorrufen.

Wasser

Die kalte, bewegliche, alles durchdringende Kraft dieses Elements ist das lebenserhaltende Prinzip und wird mit Wachstum, Formgebung und Gefühl in Verbindung gebracht. Es wird dem Phlegma, den Körperflüssigkeiten zugeordnet und besitzt kühlende, befeuchtende und beruhigende Eigenschaften. Ein Zuviel kann sich als Müdigkeit, Verschleimung oder Ödeme manifestieren. Ein Zuwenig kann Trockenheit von Schleimhäuten und Haut, Atrophien oder knackende, steife Gelenke verursachen.

Erde

Dieses Element ist die passivste, materielle, erstarrende, ruhende Energie. Sie wird mit der Schwarzgalle, den kalt-trockenen Körperteilen wie Knochen und Gelenke verbunden und besitzt kühlende, austrocknende, zusammenziehende Qualität. Krankhafte Abweichungen im Erdelement können im Körper degenerative, chronische Krankheiten wie Arthrose oder auch Depressionen fördern.

Medizinische Bedeutung

Die Elementarqualitäten sind beim gesunden Menschen normalerweise in einem relativen Gleichgewicht. Krankheit hingegen entsteht durch Überbetonung oder Schwächung eines Elementes. Aber nicht nur Krankheiten, sondern auch Heilmittel und Therapien werden den Elementarqualitäten zugeordnet. Ein Element kann ein Zuviel des entgegengesetzten ausgleichen, bei Schwäche kann ein Element gestärkt werden.

Fieber, also übermässige Hitze, kann beispielsweise durch die kühlenden Eigenschaften der Weidenrinde ausgeglichen werden. Fehlende Wärme kann durch die anregenden Impulse von Rosmarin aktiviert werden.

Ähnliche therapeutische Wirkungen können durch Nahrungsmittel, manuelle Therapien, Ab- und Ausleitungsverfahren oder Wasseranwendungen erzielt werden.

6.5. Humorallehre

Das Wissen der antiken Medizin wird im 4. Jahrhundert v. Chr. von Hippokrates im Corpus hippocraticum schriftlich zusammengefasst, der damit zum Begründer der ersten rationalen und lehrbaren Wissenschaft wird. Diese wird im Laufe der Jahrhunderte von verschiedenen Autoren, besonders aber durch Galenos von Pergamon, immer wieder modifiziert. Bei allen Veränderungen und neuen Strömungen bleibt aber die «Vier-Säfte-Lehre» (Humorallehre), die eng an die Elementenlehre geknüpft ist, als zentrales unverzichtbares Grundelement erhalten. Die darauf aufbauende Humoralmedizin stellt bis Mitte des 19. Jahrhunderts die elementare Basis der gesamten Medizin dar – für die TEN auch in der heutigen Zeit.

Wie jedes ganzheitlich ausgerichtete Heilsystem sieht auch die TEN den Menschen als untrennbaren Teil der Gesamtnatur. Der Mensch als Mikrokosmos im Makrokosmos. Dies bedeutet, dass alle Elemente der Natur – sowohl stoffliche als auch nicht-stoffliche – auch im menschlichen Körper vorhanden sind. Die Elemente *Luft, Wasser, Feuer* und *Erde* werden im menschlichen Organismus durch die Kardinalsäfte *Sanguis* (Blut), *Phlegma* (Schleim), *Cholera* (gelbe Galle) und *Melancholera* (schwarze Galle) repräsentiert.

Ein entscheidender Faktor zum Verständnis der Humorallehre liegt darin, diese Säfte (Humores) nicht als Flüssigkeiten zu sehen, sondern als spezifische Wirkprinzipien, denen die Qualitäten *warm / kalt* und *feucht / trocken* in definierten Anteilen zugeordnet werden. Daher findet man die Kardinalsäfte auch nicht in substantieller Form im Organismus, sondern erkennt sie hauptsächlich indirekt an ihren typischen Wirkungen auf die Funktionen der Organsysteme.

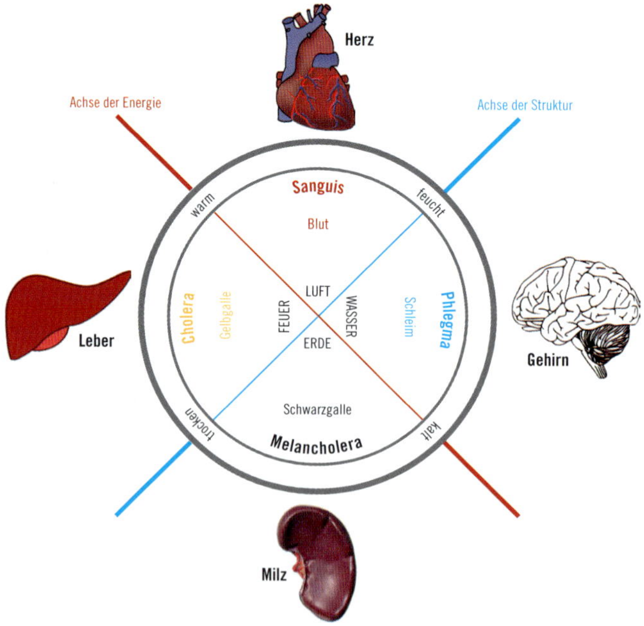

Schema der Kardinalsäfte der Humoralmedizin

Die humorale Qualität Wärme repräsentiert das Aktiv- oder Dynamikprinzip im Organismus. Da grundsätzlich keine Zell-, Gewebs- oder Organfunktion «automatisch» erfolgt, bedarf es ständig initiierender und regulativer Reize. In der Humorallehre stellt die Wärme mit ihren unterschiedlichen Intensitätsgraden diesen Reiz dar, der sämtliche Funktionen

- in Gang setzt,
- in Gang hält und
- reguliert.

Die Wärme ist weiterhin auch Repräsentant der Aktivform der Energie.

Die humorale Qualität Feuchtigkeit repräsentiert einerseits das stoffliche, materielle Prinzip als Grundlage für den Aufbau und die Regeneration sämtlicher Strukturen und Stoffe im Organismus. Andererseits steht die Feuchtigkeit auch für die Speicherform der Energie und damit für das Mass der Energiereserven.

Wärme und Feuchtigkeit treten niemals als Einzelelemente in Erscheinung, sondern immer in Kombination miteinander, allerdings in kurz-, mittel- und langfristig variablen Gewichtungen («Graden»). Sie stehen in ständiger wechselseitiger Interaktion, das heisst, das Wärmeprinzip beeinflusst das Feuchtigkeitsprinzip – und umgekehrt.

Ob ein Mensch gesund oder krank ist, hängt einerseits vom Mischungsverhältnis der Kardinalsäfte untereinander und andererseits von deren Qualität ab.

Ein Mensch ist gesund, wenn sich der Anteil jedes Kardinalsaftes in einem physiologischen Verhältnis zu den anderen drei Säftequalitäten befindet. Das aber ist in einem gewissen Rahmen variabel und prägt das individuelle Temperament und die konstitutionelle Situation der jeweiligen Person. Verantwortlich für die Entstehung von Krankheiten sind zwei pathophysiologische Mechanismen:

- Veränderungen im «Mischungsverhältnis» der vier Kardinalsäfte untereinander (Dyskrasie)
- Verunreinigung der Säfte durch «Schärfen», was die humorale Qualität der Säfte stark verändern kann (Kakochymie)

Häufig sind auch Mischformen zwischen den beiden Zuständen.

Das Ziel der humoralmedizinischen Diagnostik ist demnach, krankhafte Abweichungen der Säftequalität und die Ursachen dafür zu analysieren, um aus diesen Informationen korrigierende therapeutische Konzepte zu entwickeln.

Säftemetamorphose

Ausgangssubstanz der Kardinalsäfte ist die Nahrung, deren humorale Qualitäten stets kalt und feucht sind. Das bedeutet, dass sie zwar ein hohes Mass an potentieller Energie (Speicherform der Energie) besitzt, aber wenig aktive Energie. Die Umwandlung (Assimilation) der Nahrung zu Sanguis erfolgt in drei Kochungsschritten (Coctio), von denen die erste Coctio in Magen und Darm, die zweite Coctio in den Mesenterial- und Pfortadergefässen sowie der Leber abläuft. Die dritte Coctio, und damit die Vollendung zu warmfeuchtem Sanguis, erfolgt erst im Gewebe, wo es einerseits für Aufbau und Regeneration und andererseits bei der Durchführung und Regulation der spezifischen Gewebsfunktionen verbraucht wird.

Phlegma ist die noch nicht vollendete Vorstufe bei der Sanguisentstehung. Sein energetisches Potential ist daher niedriger als bei Sanguis.

Wichtiger pathophysiologischer Lehrsatz:
Phlegma muss zwingend zu Sanguis gewandelt werden, bevor es verbraucht werden kann, denn für übermässiges Phlegma gibt es kein physiologisches Ausscheidungsorgan. Dieses Faktum ist in der humoralmedizinischen Krankheitslehre von zentraler Bedeutung. So werden beispielsweise Katarrhe als kompensatorische Ersatzauscheidungen von Phlegma über die Schleimhäute und Ekzeme als entsprechende «Ausschläge» über die Haut interpretiert.

Gelb- und Schwarzgalle sind Produkte der Gewebstätigkeit, die als Kardinalsäfte physiologische Aufgaben im Organismus haben. Ihr Übermass oder das Auftreten «gelbgalliger» oder «schwarzgalliger Schärfen» ist hingegen stets pathogen. Physiologisches Ausscheidungsorgan für Cholera ist das Leber-Gallen-System, für Melancholera die Milz.

Säfte müssen fliessen

Von grosser Bedeutung für die gesundheitliche Situation ist auch die Erkenntnis, dass die Humores stets fliessen müssen. Stagnationen im Säftefluss sind immer pathogen, da dies sowohl die Versorgung der Gewebe als auch die dortige Entsorgung von Metaboliten verhindert. Die humoralmedizinische Pathophysiologie unterscheidet die Zustände der passiven Stauung (Plethora) und der aktiven Stauung (Kongestion), die zwar ähnliche Krankheitsmechanismen hervorrufen, aber unterschiedlich behandelt werden müssen.

Wie jede Funktion des Organismus ist auch die Säftebewegung kein energetisch neutraler Prozess, sondern eine physiologische Leistung des aktiven Wärmeprinzips. Stagnationen des Säfteflusses sind daher Symptome für ein Defizit an physiologischer Wärme, können aber auch auf einem Zusammenbruch der Regulationsmechanismen der Blutbewegung in Folge der Ablagerung von Schärfen im Gewebe beruhen.

Praktische Bedeutung der Humoralmedizin

Um die praktische Anwendung der Vier-Säfte-Lehre als Basis der Diagnostik in der TEN darzustellen, seien hier einige Beispiele von Krankheitszuständen bzw. Symptomen angefügt:

Kopfschmerzen

- Das Gehirn braucht für seine Leistungen physiologisches Phlegma. Aus diesem Grund reagiert es auch extrem sensibel auf unphysiologische Phlegma-Zustände.

- Dumpfe, drückende Kopfschmerzen mit Schwellungsgefühlen, aber auch sichtbare Ödeme im Gesicht sind Zeichen für Phlegmastockungen als Zeichen entweder mangelnder physiologischer Wärme oder einem Übermass an Schärfen. Häufige weitere Folgen dieser humoralen Pathophysiologie sind auch Schwindel und Schwerhörigkeit.
  Therapeutische Zielrichtung in dieser Situation: sanft erwärmende, säftebewegende, antiplethorische und schärfeausleitende Arzneimittel und Massnahmen (z.B. Baunscheidtverfahren, Cantharidenpflaster, manuelle Lymphdrainage)
- Sind die Kopfschmerzen aber klopfend, pulsierend, stechend oder einschiessend, ist die Basis eine übermässige Blutwärme durch cholerische Schärfen. Dieser Zustand kann auch zu Hitzewallungen im Kopf und Kopfschmerzen durch Verspannungen der Nacken- und Halsmuskulatur führen.
  Therapeutische Zielrichtung in dieser Situation: kühlende und Gelbgalle-ausleitende Arzneimittel und Verfahren, Blutentziehungen (z.B. Aderlass, Blutegel, blutiges Schröpfen)

Gelenkerkrankung

- Kalte Entzündung mit Gelenkschwellung und -erguss, Bewegung lindert die Schmerzen: Phlegmastauung
  Therapeutische Zielrichtung in dieser Situation: sanfte Erwärmung, Säfte-bewegende Arzneimittel und Massnahmen (z.B. Baunscheidtverfahren, warme Wickel)
- Kalte Gelenkentzündung ohne Schwellung, Steifigkeit, Bewegungseinschränkung, auch mit degenerativen Prozessen: melancholische Schärfen
  Therapeutische Zielrichtung in dieser Situation: Milzmittel, befeuchtende und sanft erwärmende Arzneimittel und Massnahmen (z.B. trockenes Schröpfen, Ölwickel, Massagen)
- Heisse Entzündung mit Gelenkschwellung, bewegungsempfindlich: Stagnation von Phlegma, das mit cholerischen Schärfen verunreinigt ist
  Therapeutische Zielrichtung in dieser Situation: Schärfe-ausleitende und Säfte-bewegende Arzneimittel und Massnahmen (z.B. Quarkwickel, Blutegel, blutiges Schröpfen)
- Heisse Gelenkentzündung ohne Schwellung, extrem bewegungs- und berührungsempfindlich: Überschuss gelbgalliger Hitze oder gelbgalliger Schärfen
  Therapeutische Zielrichtung in dieser Situation: Schärfe-ausleitende, kühlende und befeuchtende Arzneimittel und Massnahmen (z.B. Baunscheidtverfahren, Blutegel)

Dyspeptische Zustände

- Nahrungsmittelunverträglichkeiten: Mangel an eingeborener Wärme des Magens (kalter Magen)
- Meteorismus: Kalter Schleim im Darm
- Weicher Stuhl, häufige schleimige Durchfälle: Kochungsinsuffizienz mit kaltem Schleim. Die Durchfälle sind als Ausscheidungsreaktion zu interpretieren, die dazu dienen, nicht assimilierbare Nahrungsbestandteile so schnell wie möglich zu eliminieren – noch bevor die Resorption über die Schleimhaut erfolgt ist.

Sauer riechende Durchfälle können auch Symptom einer kompensatorischen Ersatzausscheidung von Säuren über die Darmschleimhaut sein.

- Reizdarmsyndrom: Mangel an physiologischer Wärme bei gleichzeitiger Überbelastung mit cholerischen Schärfen
- Atonische Obstipation: Defizit an physiologischer Wärme
- Spastische Obstipation: Übermass an Hitze bzw. gelbgalligen Schärfen

Humorale Prinzipien in der Ernährung

Auch die Ernährungslehre der TEN basiert auf dem System der humoralen Qualitäten. So wird jedem Nahrungsmittel seine charakteristische Thermik nach dem Muster Wärmegrad / Feuchtigkeitsgrad zugeordnet, die aber durch die Art der Zubereitung, Kombination und durch Gewürze modifizierbar ist.

Obwohl die Nahrung in Relation zum Wärmepotential des Organismus immer kalt ist, unterscheidet man warme und kalte Nahrungsmittel. Das bedeutet, dass kalte Nahrungsmittel einen höheren Aufwand an physiologischer Wärme brauchen, um die darin enthaltene Energie für den Organismus verfügbar zu machen, als dies bei warmen der Fall ist. Ähnlich verhält es sich bei den Qualitäten feucht und trocken. Feuchte Nahrungsmittel enthalten mehr potentielle Energie als trockene. Aber auch in diesem Fall bedarf es eines höheren Energieaufwandes, um die Nährstoffe im Prozess der Coctio verfügbar zu machen.

Warme Nahrung (z.B. Rindfleisch) stellt dem Organismus zwar mit relativ geringem Assimilationsaufwand viel Aktivenergie zur Verfügung, bei konstitutionell entsprechend veranlagten Personen besteht dabei aber auch das Risiko, dass gelbgallige Schärfen entstehen, die als pathogene Faktoren zum Tragen kommen.

Kalte Nahrung (z.B. Gemüse-Rohkost) braucht viel physiologische Wärme für ihre Kochung. Steht diese Wärme nicht zur Verfügung, entsteht Meteorismus und häufiger, weicher Stuhl.

Feuchte Nahrung fördert das Feuchtigkeitsprinzip des Organismus und kühlt Hitze.

Trockene Nahrung hat wenig Energiepotential, kann aber ein Gegengewicht zu übermässiger Feuchtigkeit sein.

Am problematischsten sind Nahrungsmittel, die kalt und feucht sind (z.B. Kuhmilch). Für ihre Coctio benötigen die Verdauungsorgane ein hohes Mass an physiologischer Wärme. Steht dies nicht zur Verfügung, fördert feucht-kalte Nahrung die Verschleimung, was z.B. die krankhafte Entwicklung von Lymphatismus und Skrofulose stark fördern kann.

In diesem Sinne besteht das Ziel einer therapeutischen oder präventiven Ernährungsanpassung darin, die Zusammensetzung und die Zubereitung der Nahrung den individuellen Assimilationsfähigkeiten des betreffenden Menschen unter Berücksichtigung seiner persönlichen Vorstellung (z.B. Vegetarismus, ökologische Aspekte) anzupassen. Diese sind einerseits durch die konstitutionelle Situation vorgegeben, können sich aber auch kurzfristig verändern – etwa im Verlauf einer Krankheit. Es kann daher keine universellen Ernährungsrichtlinien geben, die für alle Menschen gleichermassen passen. Diätetik muss stets individuell sein.

Humoralmedizinische Pharmakotherapie

Die Wirkung sämtlicher in der TEN verwendeten Arzneimittel beruht weniger auf deren stofflicher Zusammensetzung (Wirkstoffe) als auf ihren energetisch-informativen Wirkprinzipien. Das bedeutet, dass das Arzneimittel nicht als aktives Element verstanden wird, das dem Organismus eine Wirkung aufzwingt, sondern als spezifischer Impulsgeber, der die betroffenen Gewebe und Organe zu Reaktionen gemäss der Qualität der Arzneimittelinformation anregt. So werden vor allem den Heilpflanzen seit Jahrhunderten Wirkprinzipen nach dem Muster Wärmegrad / Feuchtigkeitsgrad zugeordnet. Dazu jeweils ein konkretes Beispiel:

warm und feucht: Borretsch (Borago officinalis)
warm und trocken: Tausendgüldenkraut (Centaurium erythraea)
kalt und feucht: Aloe (Aloe vera – in Zubereitung als Gel)
kalt und trocken: Hirtentäschel (Capsella bursa pastoris)

Aus den Qualitäten einer Pflanze wird auch erkennbar, zu welchem der Kardinalsäfte die jeweilige Pflanze einen Wirkbezug hat. Auch für jede andere Substanz, die als Arzneimittel verwendet wird (Mineralie, Metall, tierisches Produkt, Nosode usw.) sind die humoralen Qualitäten in ihrem empirisch gewonnenen Wirkungsprofil erkennbar. Dies gilt für alle galenischen Zubereitungen wie auch für die homöopathische Potenz. Neben diesen Aspekten fliessen die folgenden Kriterien in ein pharmakotherapeutisches Konzept ein:

- Arzneiwirkung auf die konstitutionelle Situation (Konstitutionstherapie)
- Wirkungsbezug zu bestimmten Organsystemen
- Indikationen eines Arzneimittels
- Zubereitung und Dosierung

In der TEN wird in der Regel nicht mit einzelnen Mitteln gearbeitet, sondern mit individuell erstellten Kombinationen.

6.6. Temperamentenlehre

Um die grundsätzlichen Reaktionsmuster eines Menschen einordnen zu können, als Zusatzinformation für Diagnostik und Therapie, aber auch als Werkzeug für die prognostische und konstitutionelle Beurteilung ist die Temperamentenlehre entstanden.

Der Begriff «Temperament» beschreibt einerseits die typischen Merkmale im Wesen, im Verhalten und im Empfinden eines Menschen. Andererseits werden aber auch die körperliche Statur, die Gesichtsformen (Physiognomie) sowie die körperlichen Reaktionsmuster auf innerliche und äusserliche Reize vom Temperament geprägt. Man unterscheidet vier Basis-Temperamentstypen, bei denen bereits die Namensgebung erkennen lässt, dass die Temperamentenlehre unmittelbar aus der Humorallehre hervorgeht: Sanguiniker, Phlegmatiker, Choleriker und Melancholiker. Darin kommt zum Ausdruck, dass der namengebende Kardinalsaft mit seinen jeweiligen humoralen Qualitäten bei dem betroffenen Menschen prinzipielle Dominanz besitzt:

- Der *Sanguiniker* wird geprägt durch ein ausgeglichenes Verhältnis von Wärme und Feuchtigkeit.
- Den *Phlegmatiker* prägt ein Defizit an Wärmeprinzip bei gleichzeitigem Überwiegen des Feuchtigkeitsprinzips.
- Der *Choleriker* wird geprägt durch überschiessende Wärmeprozesse bei gleichzeitigem Defizit an Feuchtigkeit.
- Den *Melancholiker* prägen Defizite sowohl des Wärme- als auch des Feuchtigkeitsprinzips.

Der Sanguiniker

Bei ihm stehen sowohl die Wärme als Impulsgeber aller Lebensprozesse als auch die Feuchtigkeit als Reserveenergie und Grundlage jeder Substanzbildung dominierend zur Verfügung. Auf dieser Basis kann der Sanguiniker quasi «aus dem Vollen schöpfen». Dies kommt durch intensive Lebensfreude, Begeisterungsfähigkeit, Optimismus und ein breites Interessensspektrum zum Ausdruck. Neugierde, Ausloten und Erweiterung der eigenen Grenzen sowie das Sammeln neuer Erfahrungen sind elementar für das Leben eines Sanguinikers, was durchaus auch mit Leichtsinn und hoher Risikobereitschaft einhergeht. Dies kann unter anderem in der Wahl seiner Sportarten und Hobbys zum Ausdruck kommen. Das damit verbundene Risiko nimmt der Sanguiniker in Kauf bzw. er macht sich darüber keine allzu grossen Gedanken. Denn er vertraut auf seine reparativen und regenerativen Kräfte und seine energetischen und stofflichen Reserven, die ihn befähigen, sich rasch wieder zu erholen, falls «mal etwas schief geht».

Ein sanguinischer Mensch ist meistens gut gelaunt und für andere motivierend. Er kann in seinen Empfindungen und seinem Verhalten aber auch recht sprunghaft und unberechenbar sein. Seine Mitmenschen erleben ihn daher auch als unzuverlässig, launisch und inkonsequent. Auf der einen Seite kann er aufgrund seines Harmoniebedürfnisses mit zwischenmenschlichen Spannungen und Konflikten nur schwer umgehen und stellt deswegen manchmal gerne «sein Fähnchen nach dem Wind». Auf der anderen Seite kann ihm das, was andere Menschen denken und fühlen, auch ziemlich gleichgültig sein. Seine Abenteuerlust und Neugier lassen sich mit Treue in Beziehungen nur schwer vereinbaren. Die Körperform des Sanguinikers, besonders aber sein Gesicht, ist wohlproportioniert und hat wenig Kanten, wirkt also stets rund und weich, besonders die Lippen. Insgesamt hat der Sanguiniker viel «Sexappeal». Die Haare sind voll, kräftig und häufig dunkel, aber blonde Haare schliessen ein sanguinisches Temperament nicht aus. Die Haut ist rein, hat gesunde, zart rötliche Farbe, ist warm und gut durchblutet und hat durch ihren Flüssigkeitsgehalt eine gesunde, angenehme Spannung. Bei Aufregung, Unsicherheit oder Hektik kann aber eine plötzliche, vorübergehende Rötung der Haut auftreten, besonders im Gesicht und am Hals («Flash»). Der Gesichtsausdruck des Sanguinikers spiegelt seine Lebensfreude, Neugier und Optimismus. Seine Hände sind klein, aber wohlproportioniert und haben eine muskulöse Handfläche. Die Finger sind an der Basis breiter als an der Spitze («sensible Hand»). Er hat einen kräftigen Griff.

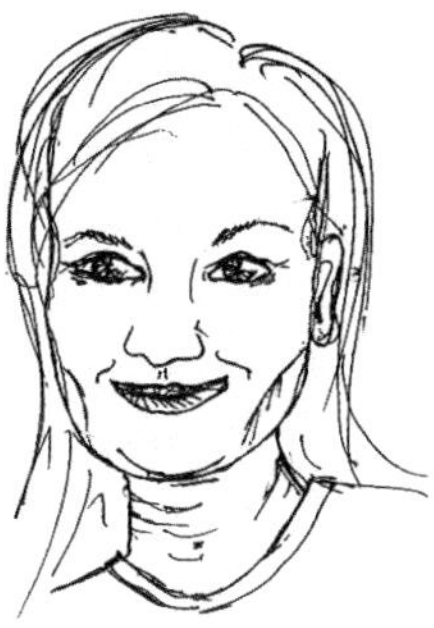

Sanguinikerin

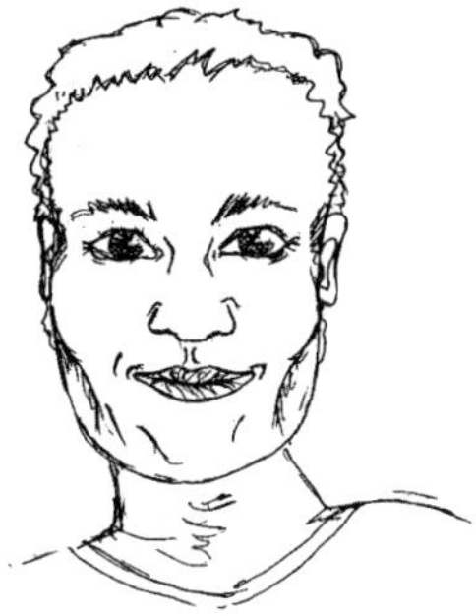

Sanguiniker

(Bilder: Vera Garvelmann)

Der Sanguiniker ist gesundheitlich ausgesprochen stabil. Wenn er doch mal krank wird, handelt es sich meist um akute Krankheiten, die aufgrund der heftigen und effizienten Abwehrreaktionen zwar starke Symptome (v.a. akute Entzündungen und Fieber) entwickeln, aber eben deshalb rasch wieder ausheilen. Typisch sind auch vorübergehende überschiessende Reaktionen in der Dynamik und Anpassung von Herz und Blutgefässen mit Herzjagen, plötzlichem Blutzudrang in den Kopf und Hitzewallungen (hyperkinetische Herz-Kreislauf-Syndrome).

Der Phlegmatiker

Die Temperamentsmerkmale des Phlegmatikers werden geprägt durch das reduzierte Wärmeprinzip bei gleichzeitig vermehrter Feuchtigkeit. Das bedeutet, dass alle dynamischen Lebensprozesse beim Phlegmatiker langsamer ablaufen, während die materiellen Aspekte in den Vordergrund treten.

Das wird in der Körper- und Gesichtsform erkennbar. Er neigt mehr oder weniger stark zu Einlagerungen von Feuchtigkeit und Fettgewebe. Das Gesicht ist rund und füllig, häufig ist auch ein Doppelkinn vorhanden. Er hat kurze und breite Hände mit kräftigen, eher kurzen Fingern («elementare Hand») mit eher schwachem Griff.

Der hohe Feuchtigkeitsgehalt lässt die Haut grobporig erscheinen, häufig auch mit Unreinheiten. Die mangelnde Dynamik der Transportsysteme (Lymph- und Blutgefässe) führt zusätzlich zu Stauungen im Gewebe, was als Schwellungen (Ödeme) erkennbar wird, häufig um die Augen, aber auch in den Beinen und Händen.

Das Wesen eines Phlegmatikers ist ruhig und gemächlich. Er ist gesellig, humorvoll, gutmütig und verbindlich. Seine Mitmenschen schätzen daher seine Verlässlichkeit und Loyalität. Auf der anderen Seite hat er Probleme, Veränderungen in seinem Lebensumfeld anzunehmen, sich damit auseinander zu setzen und sich darauf einzustellen, denn Anpassungsprozesse setzen grundsätzlich ein entsprechendes Potential an physiologischer Wärme voraus, das dem Phlegmatiker fehlt. Daher schätzt der Phlegmatiker einen geregelten Lebensrhythmus mit klaren Strukturen und Routine.

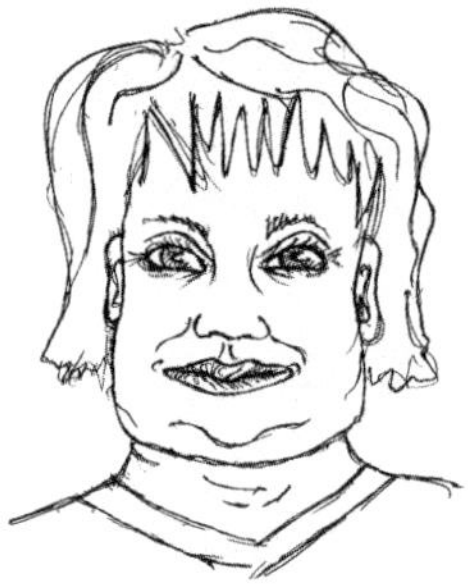

Phlegmatikerin

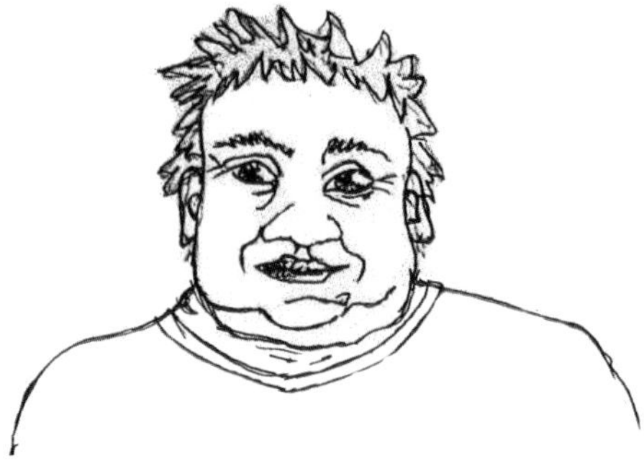

Phlegmatiker

(Bilder: Vera Garvelmann)

Bewegung, körperliche Anstrengung und Eile ist ihm unangenehm, daher meidet er sie, wann immer es geht. Sport ist absolut nicht sein Ding. Wenn er sich dennoch zu sportlicher Tätigkeit aufraffen kann, dann sicher nicht, weil es ihm Spass macht, sondern ausschliesslich aus der rationalen Erkenntnis heraus, etwas für seine Figur und Gesundheit tun zu müssen. Dementsprechend wenig dauerhaft und konsequent werden diese Bemühungen auch langfristig sein.

Dafür liebt er gutes Essen, Trinken und andere sinnliche und kulturelle Genüsse.

Ein Phlegmatiker hat es nicht leicht, sich selbst zu motivieren, braucht häufig den «Kick» von anderen Menschen, um in Schwung zu kommen, was vor allem seine Mitmenschen mit cholerischem Temperament gehörig nerven kann. Wenn aber der Phlegmatiker einmal in Gang gekommen ist, verfügt er dank seines Feuchtigkeitspotentials über ein nahezu unerschöpfliches Durchhaltevermögen.

Das phlegmatische Temperament ist häufige Basis für lymphatische Konstitutionen, deren Krankheiten vorwiegend mit langwierigen oder sich wiederholenden Ersatzausscheidungen auf der Haut (Ekzeme) und den Schleimhäuten (Katarrhe) in Erscheinung treten.

Der Choleriker

Das cholerische Temperament wird geprägt durch die Dominanz seines hohen Wärmepotentials, das mit reduziertem Feuchtigkeitsprinzip kombiniert ist. Dies führt dazu, dass beim Choleriker sämtliche Lebensprozesse auf allen Ebenen mit gesteigerter Dynamik ablaufen bzw. sehr leicht aktivierbar sind.

Die materiellen Strukturen des Cholerikers hingegen sind eher reduziert, was daran erkennbar wird, dass er wenig Fettpolster entwickelt. Dadurch wirken seine Körperformen kantig. Er hat breite Schultern und allgemein kräftig ausgebildete Knochen. Seine Hände sind gross und breit mit kräftigen Daumenballen und festem Griff, aber schlanken Fingern («motorische Hand»).

Das Gesicht wirkt markant und vermittelt Durchsetzungskraft. Es ist kantig und schlank, mit viereckiger Form. Das Kinn ist ausgeprägt und breit, was das energische Aussehen des gesamten Menschen zusätzlich unterstreicht. Die Nase des Cholerikers ist gross, kantig und

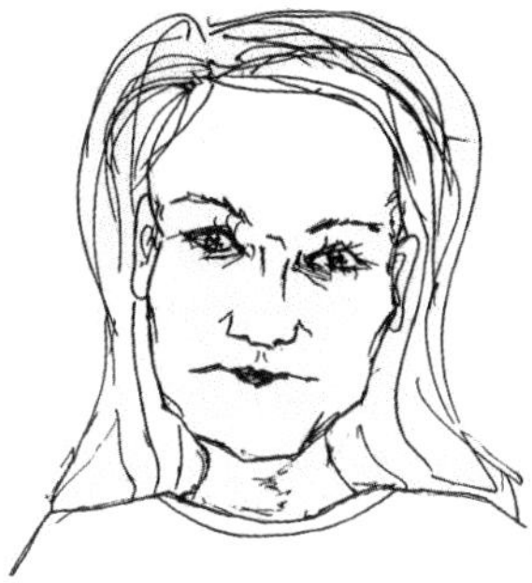

Cholerikerin

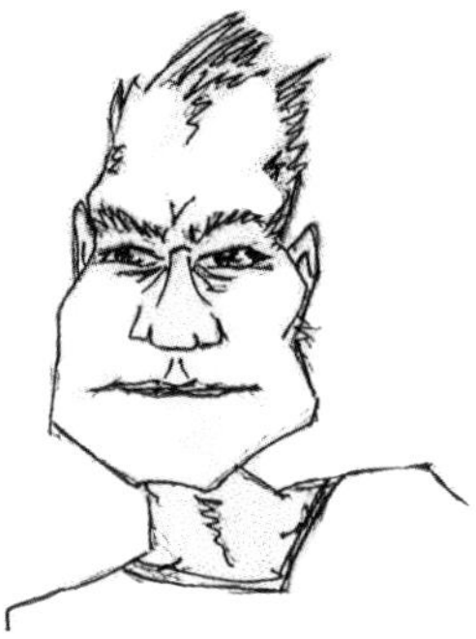

Choleriker

(Bilder: Vera Garvelmann)

knochig und seine Augenbrauen wachsen häufig über der Nase zusammen. Das Kopfhaar ist dünn mit ausgeprägten Geheimratsecken und Tendenz zur Glatzenbildung. Die Körperbehaarung hingegen ist eher stark ausgebildet – sowohl beim Mann als auch bei der Frau.

Der Mund ist gross und breit, aber die Lippen sind schmal, was dem Gesichtsausdruck eine gewisse Verbissenheit verleihen kann. Die Haut wirkt blass, häufig mit einem dezent gelben Kolorit. Die Cholerikerin tendiert allgemein zu einer gewissen Maskulinisierung, sowohl in ihrem Aussehen als auch im Verhalten.

Das Wesen des Cholerikers ist geprägt durch die Wärme, die ihn ständig vorantreibt. Das macht ihn zu einer Führungspersönlichkeit, die sehr aktiv, zielstrebig und ehrgeizig ist und deshalb von sich selbst, aber auch von seinen Mitmenschen viel Leistungsbereitschaft erwartet und verlangt. Er besitzt Durchsetzungskraft und ein ausgeprägtes Selbstbewusstsein, wobei manchmal nicht klar ist, ob dies echt ist oder ob er damit Unsicherheit und Schwächen zu kaschieren versucht. Toleranz gegenüber abweichenden Meinungen und Vorstellungen ist keine Stärke des Cholerikers. Er ist ungeduldig, gereizt und reagiert jähzornig und aggressiv, wenn die Dinge nicht entsprechend seinen Vorstellungen laufen.

Die überschiessende Wärme des Cholerikers ist gekoppelt an ein Defizit an Feuchtigkeit. Daraus resultieren eingeschränkte Energiereserven, was ihn an der Vollendung seiner ehrgeizigen Projekte und Ziele hindern kann, weil ihm das notwendige Durchhaltevermögen fehlt. Eine solche Schwäche wiederum kann sich ein Choleriker nicht zugestehen und sucht die Schuld daran häufig bei seinen Mitmenschen und lässt sie das auch auf unangenehme Weise spüren. Zudem versucht er nicht selten, weitere Reserven durch Stimulanzien zu mobilisieren (Kaffee, Nikotin, Alkohol, Kokain etc.), was ihn auf Dauer aber zwangsläufig noch weiter «auspowert». Aus solchen Zuständen können dann ernsthafte seelische und körperliche Erkrankungen entstehen.

Entsprechend seinen humoralen Qualitäten beginnen die Krankheiten eines Cholerikers in der Regel mit heftigen Symptomen, die entweder durch hitzige, entzündliche Abwehrreaktionen hervorgerufen werden oder durch hyperkinetische Syndrome aller Art. Reichen die Energiereserven nicht zur vollständigen Ausheilung des Krankheitsprozesses aus, gehen die Krankheiten nach einer akuten Anfangsphase häufig in chronisch-degenerative Verlaufsformen über.

Der Melancholiker

Das melancholische Temperament wird geprägt durch Defizite des Wärme- und Feuchtigkeitsprinzips. Das bedeutet, dass ihm sowohl wichtige dynamisierende Impulse als auch die für die aktiven Lebensprozesse notwendigen stofflichen und energetischen Reserven fehlen.

In seiner körperlichen Erscheinung wird das erkennbar durch schwache Muskulatur und Knochen mit Tendenz zur Abmagerung. Seine Haut ist trocken, auch faltig und wirkt bleich mit grauem oder gelblichem Kolorit. Besonders charakteristisch ist die kantige Kopfform, bei der nur wenig «Füllmaterial» über den Knochen ist, mit langer markanter Nase und fliehender Stirn und Kinn. Die Kopfhaare sind eher spärlich, bis hin zur Glatze. Der Melancholiker hat grosse traurige Augen und seine gesamte Mimik bringt Misstrauen, Zweifel und Nachdenklichkeit zum Ausdruck.

Seine Hände sind schmal, lang und schlank mit spitzen Fingern und er hat einen kraftlosen, sanften Griff («seelische Hand»).

Der Mangel an physiologischer Wärme und Feuchtigkeit prägt alle Lebensäusserungen, das Verhalten und das Empfinden des Melancholikers. Ihm fehlen die notwendigen Eigenimpulse und -motivationen für Aktivitäten. Wenn er sie doch entfalten kann, sind sie nur von kurzer Dauer, denn mit der mangelnden Feuchtigkeit fehlen ihm die entsprechenden Energiereserven. Nicht zu können, wie man gerne möchte, führt zu Frustration, was den Melancholiker zu einem ungeselligen, zurückgezogenen Eigenbrötler macht und seine depressive Grundstimmung verstärkt.

Auch in seiner Sparsamkeit und asketischen Lebensweise kommt zum Ausdruck, dass materielle Aspekte für ihn nicht im Vordergrund stehen.

Der Melancholiker ist der Denker, Mahner und Philosoph. Er hat einen scharfen analytischen Verstand und jede seiner Entscheidungen basiert auf reiflichen Überlegungen, die alle nur erdenklichen Aspekte einbeziehen. So gesehen sind die Melancholiker die notwendigen Querdenker in der Gesellschaft, ein Gegengewicht zu dem durch Leistungsorientierung und Schnelligkeit (cholerisches Prinzip) sowie materiellem Wachstum (phleg-

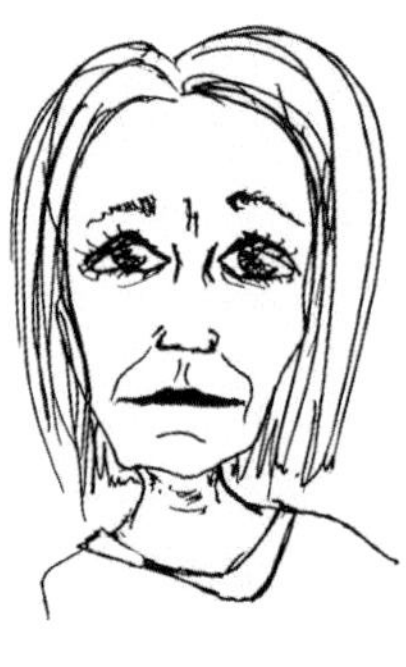

Melancholikerin

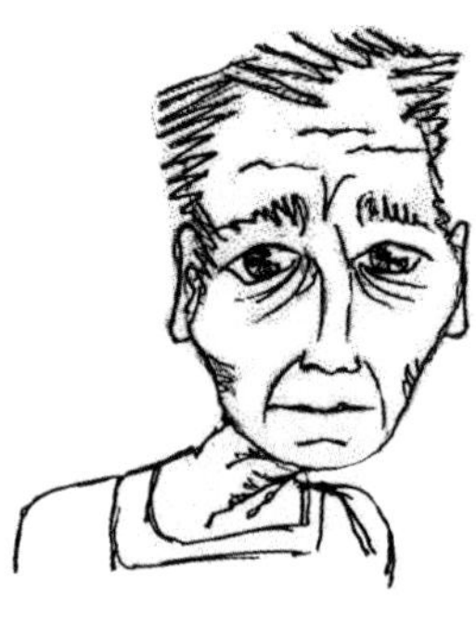

Melancholiker

(Bilder: Vera Garvelmann)

matisches Prinzip) geprägten Leben der heutigen Zeit. Typisches Merkmal ist auch eine ausgeprägte Neigung zu Zynismus und Sarkasmus.

Die humoralen Qualitäten der Schwarzgalle bestimmen auch die konstitutionellen Merkmale. Der Energiemangel macht es dem Melancholiker schwer, sich an wechselnde Bedingungen seiner Umwelt anzupassen. Dies wird erkennbar an grosser Anfälligkeit für Krankheiten, die zudem nur schwer ausheilen bzw. zu chronisch-degenerativen Verlaufsformen neigen, weil die Energiereserven für effiziente Selbstheilungskräfte fehlen.

Temperament in den Lebensphasen

Die Zuordnung zu dieser Temperamentstypologie darf nicht starr erfolgen, denn der Mensch unterliegt fortwährenden dynamischen Veränderungen. So lassen sich bei gesunden Menschen die Lebensphasen wie folgt zuordnen: In der Kindheit dominiert Sanguis, das Erwachsenenalter wird durch Phlegma bzw. Cholera und das Alter durch die Melancholera geprägt. Die Übergänge dabei sind fliessend und es kann – je nach Lebens- und Gesundheitssituation – teilweise erhebliche Abweichungen von diesem Schema geben.

Auch werden die meisten Menschen bei sich selbst Merkmale aller Temperamente finden, mit unterschiedlichen und gelegentlich auch rasch wechselnden Schwerpunkten, was abhängig ist von der aktuellen Lebenssituation und -stimmung, aber auch vom Verlauf von Krankheitsprozessen. Solche Mischungen zwischen verschiedenen Temperamentstypen sind sehr häufig. Dennoch wird man nach genauer Analyse in den meisten Fällen einen Menschen langfristig einem der beschriebenen Temperamente zuordnen können.

6.7. Konstitutionslehre

Die Konstitutionslehre als Basis der Konstitutionsmedizin ist der Kernbereich der TEN, in der ihr systemisches Denk- und Arbeitsmodell besonders deutlich erkennbar wird. Sie stellt eine umfassende Erweiterung der Temperamentenlehre dar, die in einem umfassenden System von Konstitutionstypen die grundlegenden spezifischen Reaktionsmuster, Eigenschaften und Merkmale eines Menschen, sowohl auf physischer als auch auf seelischer und geistiger Ebene, beschreibt und analysiert. Daraus entwickelt die Konstitutionsmedizin Behandlungskonzepte, die sich nicht nur gegen die aktuelle Krankheit richten, sondern den gesamten Organismus umfassend stabilisiert – sowohl mit therapeutischem als auch mit prophylaktischem Anspruch.

Die Konstitution entwickelt sich auf der Basis der vererbten Merkmale (Genotypus), unterliegt aber während des gesamten Lebens phänotypischen Veränderungen, die stabilisierend, aber auch destabilisierend für die konstitutionelle Gesamtsituation sein können. Sie ist daher veränderlich, abhängig vom Alter, der Lebensweise, der Ernährung, den seelisch-geistigen, sozialen und ökologischen Bedingungen, aber auch in hohem Masse davon, ob die Krankheiten des betreffenden Menschen entsprechend den Gesetzen der Natur oder aber gegen diese behandelt werden – vor allem im Kindesalter. Die konstitutionelle

Entwicklung in der Kindheit hat entscheidende Bedeutung für die gesundheitliche Situation im gesamten weiteren Leben. Besonders zu erwähnen ist in diesem Zusammenhang die Bedeutung von Impfungen, insbesondere von Kombinationsimpfungen. Sie entfalten eine nicht zu unterschätzende konstitutionell destabilisierende Langzeitwirkung und sind damit ein wichtiger Co-Faktor bei der Entstehung vieler chronischer Krankheiten.

Die für eine Analyse der konstitutionellen Situation erforderliche Konstitutionsdiagnostik erfasst:

- die individuellen spezifischen Muster, mit denen der Mensch auf endogene und exogene Reize reagiert (siehe auch Kapitel Reizlehre)
- die individuelle humorale Situation (siehe auch Kapitel Humoralpathologie)
- funktionelle und organische «Schwachpunkte», aber auch pathophysiologisch hypo- bzw. hyperkinetische Organsysteme und solche, die besonders stabil und störungsunanfällig sind
- Neigung zu bestimmten Krankheiten (Disposition)
- Neigung zu spezifischen Fehlreaktionen auf niederschwellige Reize, die bei stabiler Konstitution nicht pathogen wirken (Diathese)
- die konstitutionstypischen Mechanismen und die Effizienz (bzw. Ineffizienz) der körpereigenen Abwehr- und Heilungsstrategien

Die meisten Krankheiten (auch die sogenannten Infektionskrankheiten) entstehen auf der Basis der individuellen konstitutionellen Situation. Ausnahme sind Verletzungen und andere traumatische Ereignisse. Aber auch in diesen Fällen werden die Reaktionen des Organismus auf das Trauma und der Heilungsverlauf konstitutionell geprägt. Somit liefert die Konstitutionsdiagnostik wichtige Informationen über die Hintergründe der Entstehung von Krankheiten und deren Verlaufsform und sie lässt den – immer vorhandenen – gemeinsamen roten Faden verschiedener Krankheiten erkennen, auch wenn sie verschiedene Organsysteme betreffen bzw. zu unterschiedlichen Zeiten auftreten.

Die Analyse der konstitutionellen Situation wird damit zur Basis für eine Konstitutionstherapie mit den Mitteln und Verfahren der TEN, deren Ziel die Stabilisierung bzw. Optimierung der oben genannten Faktoren ist. Das eröffnet vor allem bei der Behandlung von Chronisch- und Mehrfachkranken therapeutische Möglichkeiten, die weit über die Behandlung der aktuellen Krankheitssituation hinausgehen.

Die heute praktizierte Konstitutionslehre ist eng mit der Augen- bzw. Irisdiagnostik verknüpft, denn dies ist die aussagekräftigste Methode zur Erkennung der konstitutionellen Situation eines Menschen.

Bereits die Augenfarbe gibt eine grundsätzliche Information über die typischen Reaktionsmuster eines Menschen. So wird z.B. ein Mensch mit blauen Augen der «lymphatischen Konstitution» zugeordnet. Das bedeutet, dass bei ihm das Lymphsystem bei jeder Abwehrtätigkeit äusserst aktiv ist und deshalb bei Krankheiten auch besonders mit Symptomen in Erscheinung tritt. Das zeigt sich u.a. in Anfälligkeit für akute und chronische Entzündungen der Lymphorgane (Mandeln, Lymphknoten), aber auch der Schleimhäute (Katarrhe) und der Haut (Ekzeme), deren biologische Funktionen untrennbar mit dem Lymphsystem verknüpft sind. Daraus leitet sich auch die therapeutische Notwendigkeit ab, bei entsprechenden Krankheiten den Patienten mit Mitteln zu behandeln, die das gesamte Lymphsystem unterstützen. Eine solche Vorgehensweise wird als Konstitutionstherapie bezeichnet, bei der pflanzliche, homöopathische oder spagyrische Mittel, aber auch Ausleitungsverfahren und verschiedene physikalische Methoden angewendet werden können.

Konstitutionstypologien

In der TEN werden verschiedene Systeme für die Benennung und Charakterisierung der unterschiedlichen Konstitutionstypen verwendet. Die wichtigsten Vertreter werden hier vorgestellt.

Konstitutionstypologie nach Hufeland (1762–1836)

- plethorische, phlogistische, sthenische Konstitution:
  Blutsystem vorherrschend, schnelle Sanguinifikation, voller starker Puls, Röte, Wärmereichtum, Kraft, Neigung zu Blutkongestion, Blutfluss, Entzündung
- adynamische, schwache Konstitution:
  leicht komprimierbarer Puls, Wärmemangel, Schwäche, leichte Ermüdung, fehlerhafte Erregbarkeit – entweder zu erhöht oder vermindert, ebenso Sekretion entweder erhöht oder vermindert, Tendenz zu adynamischen Krankheiten, Stockungen
- nervöse Konstitution:
  Nervensystem vorherrschend, grosse Reizbarkeit, Neigung zu Krämpfen
- trockene, gespannte Konstitution:
  feste Faser, Trockenheit, Magerkeit, sparsame Se- und Exkretion, stark gefärbter Urin, harter Stuhlgang, trockene Haut, Neigung zu Stockungen, sthenische Krankheiten
- schlaffe, «schwammichte» Konstitution:
  schlaffe Faser, weiches Fleisch, Aufgedunsenheit, blass, Wärmemangel, Neigung zu Katarrh, Schleimanhäufungen, Stockung, chronische Krankheiten
- lymphatische, «schleimichte» Konstitution:
  Symptomatik ähnlich der schlaffen, «schwammichten» Konstitution
- gastrische, biliöse, atrabiliäre Konstitution:
  unvollkommene Verdauung, Entleerung, Beschwerden der Verdauung, Verstopfung der Unterleibseingeweide, Leberreizung, dunkler Urin, Hämorrhoidalbeschwerden
- rheumatisch-katarrhalische Konstitution:
  empfindliche Haut, unterdrückte Hautausdünstung, Neigung zu Flüssen und Katarrhen
- psorische Konstitution:
  fehlerhafte Hautsekretion, unreine Haut, Neigung zu Hautausschlag, Geschwür
- venös-hämorrhoidale Konstitution:
  Venensystem vorherrschend, Pfortaderstau, Hämorrhoiden
- phthisische Konstitution:
  langgestreckter Körper, schnelles Wachstum, platte Brust, schneller Puls, reizbares Blutsystem, rote Wangen, Neigung zu Blutwallungen, Kongestion, Neigung zu Lungenkrankheiten
- apoplektische Konstitution: kurzer dicker Hals, Neigung zu Schlagfluss

Konstitutionstypologie nach Dr. med. Bernhard Aschner (1883–1960)

Er unterscheidet drei Grundkonstitutionen mit Untertypen und Mischkonstitutionen:
- lymphatische Konstitution
- hämatogene Konstitution
- dyskratische (gemischte) Konstitution

Konstitutionstypologie nach Ernst Kretschmer (1888–1964)

- leptosomer Typ: hager, schlanker Körperbau, misstrauisch, empfindlich, pedantisch, scheu, feinfühlig
  schizothyme Charakterform: leichte Ansprechbarkeit des Gemütslebens, Gefühlkälte und -mangel
  pathologische Charakterform: Schizophrenie
- pyknischer Typ: gedrungener Bau, starker Fettansatz am Rumpf, aber eher dünne Extremitäten, rundes Gesicht, gemütlich und gesellig, anfällig für Stimmungsschwankungen
  zyklothyme Charakterform: Gefühlserregbarkeit, Impulsivität
  pathologische Charakterform: zirkuläre Psychose
- athletischer Typ: stark, kräftig gebaut, langsam, beständig, ungewöhnlich reizbar, Beharrlichkeit, Hartnäckigkeit
- Hinzu kommt ein dysplastischer Typus mit auffällig unförmigem Körperbau.

Aufgrund Kretschmers Tätigkeit als Psychiater orientieren sich seine Konstitutionstypen stark an den psychischen Besonderheiten in Physiologie und Pathologie.

Konstitutionstypologie nach William Herbert Sheldon (1898–1977)

- endomorph: Darm, Verdauungsorgane (~ pyknisch)
- mesomorph: Muskulatur, Ausscheidungsorgane, Bindegewebe (~ athletisch)
- ektomorph: Haut, Sinnesorgane, Nervensystem (~ leptosom)

Hier wird die Orientierung an den drei Keimblättern als konstitutionsprägendes Element erkennbar.

Konstitutionstypologie nach Dr. Eduard v. Grauvogl (1811–1877)

Hierbei handelt es sich um eine Weiterentwicklung der Konstitutionslehre von Johann Gottfried Rademacher, in deren Zentrum die vier organischen Grundsubstanzen Sauerstoff, Wasserstoff, Stickstoff und Kohlenstoff stehen. Aus den biochemischen Kenntnissen seiner Zeit entwickelte Grauvogl seine Konstitutionslehre auf der Basis von drei Stoffwechseltypen:
- oxygenoide Konstitution
- hydrogenoide Konstitution
- carbo-nitrogenoide Konstitution

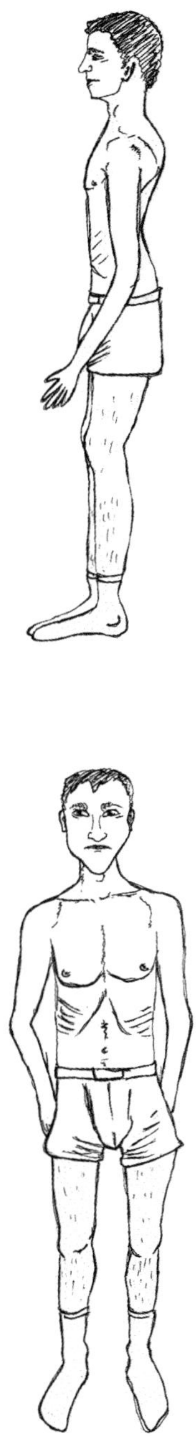

Der leptosome Typus

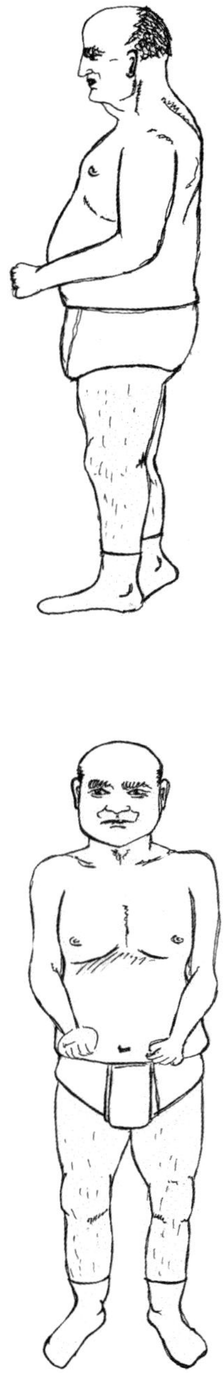

Der pyknische Typus

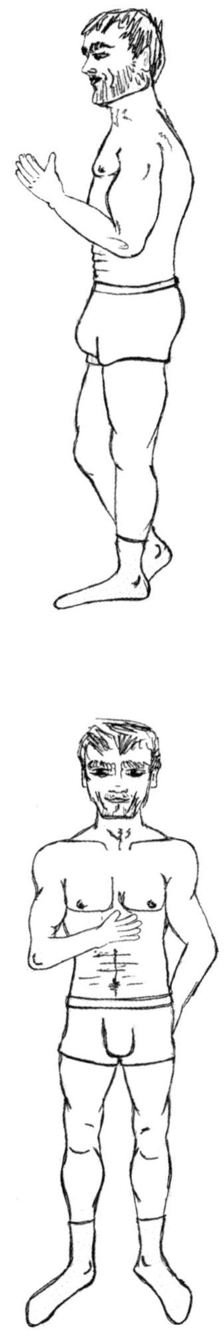

Der athletische Typus

(Bilder: Vera Garvelmann)

Konstitutionstypologie nach Joachim Broy (1921–2003)

Die Grauvogl'schen Konstitutionen finden sich auch in der Typologie nach Broy, in der 21 verschiedene Konstitutionstypen und sechs Diathesen unterschieden werden. Dabei handelt es sich um Unter- und Mischkonstitutionen der drei Grundkonstitutionen lymphatisch, hämatogen und biliär, deren physiologische und pathophysiologische Thematik, ihre Erscheinungsformen und gezielte Therapiekonzepte sehr differenziert beschrieben sind.

Die Konstitutionslehre nach Broy ist die ausführlichste und authentischste im Sinne der TEN und ermöglicht eine optimale Individualisierung der Konstitutionsanalyse und der daraus entwickelten Konstitutionstherapie. Ihre Methode zur Analyse der konstitutionellen Situation ist primär die Augen-/Irisdiagnose.

Konstitutionstypen:
- lymphatische Konstitution: blaue Augen (Dominanz des Phlegmas)
- hämatogene Konstitution: braune Augen (Dominanz des Sanguis)
- biliäre (biliöse) Konstitution (Dominanz der Cholera)
- carbo-nitrogenoide Konstitution (Dominanz der Melancholera)
- lymphatisch-hyperplastische Konstitution
- lymphatisch-hypoplastische Konstitution
- mesenchymal-hypoplastische Konstitution
- katarrhalisch-rheumatische Konstitution
- nephrogen-lymphatische (renale) Konstitution
- endokrin-vegetative Konstitution (pluriglanduläre Insuffizienz)
- hydrogenoide Konstitution
- neuropathisch-neurolymphatische («neurogene») Konstitution
- oxygenoide Konstitution
- phlegmatisch-venöse Konstitution
- plethorische Konstitution
- atonisch-asthenische Konstitution
- gastrische Konstitution
- hämangiotische Konstitution
- anämische Konstitution
- psorische Konstitution
- sykotische Konstitution

Diathesen:
- harnsaure Diathese
- spasmophile Diathese
- allergische Diathese
- exsudative Diathese
- dyskrasische Diathese
- dysämische Diathese

Neben diesen Konstitutionstypologien bestehen die Systeme nach Josef Deck, H. W. Schimmel und Willy Hauser, die alle in der 2. Hälfte des 20. Jahrhunderts entstanden sind. Sie werden zwar ebenfalls auf der Basis der Irisdiagnostik angewendet, vertreten aber weitgehend organotrope, schulmedizinische Grundkonzepte. Daher sind sie mit dem systemisch-funktionellen Denk- und Arbeitsmodell der TEN nur sehr bedingt kompatibel.

Grundkonstitutions-Typen

Den meisten Konstitutionssystemen gemeinsam ist die Einteilung in die drei «Grundkonstitutions-Typen» lymphatisch, hämatogen und biliär, deren physiologische und pathophysiologische Thematik im Folgenden kurz beschrieben wird.

Hämatogene Konstitution

Der Name leitet sich von dem griechischen Begriff für Blut («haima») ab. Dieser steht als Synonym für den Kardinalsaft *Sanguis*, dessen warme und feuchte Qualitäten die Reaktionsmuster des Menschen mit hämatogener Konstitution prägen. Daher sind bei Krankheiten in erster Linie die Organsysteme betroffen, die einen engen Konsens zum Blut haben wie Blutgefässe (arteriell und venös), Herz, Leber-Gallen-System, Schilddrüse und Milz.

Bei übersteigertem Wärmeprinzip entstehen *hyper*kinetische, bei reduziertem Wärmeprinzip *hypo*kinetische Syndrome.

Lymphatische Konstitution

Der Begriff «Lymphe» ist in diesem Zusammenhang eine Anpassung an das organotrope Denken der heutigen Medizin, steht hier aber als Synonym für die kalten und feuchten Qualitäten des Phlegmas, die bei der lymphatischen Konstitution die Reaktionsmuster des Organismus prägen. Daher sind bei Krankheiten in erster Linie die Organsysteme betroffen, die einen engen Konsens zum Phlegma haben wie Lymphdrüsen, Lymphgefässe, Mandeln, Schleimhäute, Haut sowie alle anderen Gewebe, die zum lymphatischen System gezählt werden.

Pathophysiologisches Muster ist ein Wärme-Defizit, woraus Assimilationsstörungen, Stagnation des Lymph- und Blutflusses sowie träge Abwehrprozesse resultieren (chronisch-rezidivierende Krankheitsmuster). Ein Übermass an Feuchtigkeit bedingt kompensatorische Ausscheidungsprozesse über Haut («Ausschläge», Ekzem) oder über Schleimhäute (Katarrh).

Biliäre Konstitution

Der Name leitet sich vom lateinischen Begriff «bilis» für Galle ab und steht hier für den Kardinalsaft Gelbgalle (Cholera). Deren hitzige und trockene Qualitäten prägen bei der biliären Konstitution die Reaktionsmuster des Organismus. In Krankheitssituationen sind häufig Leber-Gallen-System, Verdauungstrakt, aber auch alle Arten der Muskulatur betroffen. Die exzessive Wärmequalität bedingt hyperkinetische Syndrome, häufig in Form akuter Entzündungen, Spasmen und Koliken. Die trockene Qualität verursacht Steinbildungen («Kristallose») und dystrophische Zustände der Gewebe, aber auch Erschöpfungszustände aufgrund Mangel an Energiereserven. Das folgende Fallbeispiel verdeutlicht die konstitutionellen Besonderheiten in der Pathophysiologie bei einem gleichen Beschwerdebild.

Symptomatik: Akute Schmerzen im unteren Lenden- und Kreuzbein-Bereich, (Klinische Diagnose: Akuter Lumbago, akutes LWS-Syndrom)

- Hat der Kranke eine hämatogene Konstitution, stehen Fehlregulationen in der Dynamik der Blutgefässe im Zentrum der Pathophysiologie wie verstärkter Blutzudrang in das Gefässsystem der Lendenwirbelsäule oder des Beckens (Kongestion) oder passive Stauungen im Venensystem dieses Bereiches aufgrund von reduzierter Gefässspannung (Plethora). Dies führt zu mangelhafter Entsorgung von Stoffwechsel-Endprodukten, insbesondere von Harnsäure, was den Reizzustand und Entzündungen zusätzlich fördert. Hinzu kommen schmerzhafte Muskelverkrampfungen.
- Hat der Kranke eine lymphatische Konstitution, stehen Schwellungen, die Druck auf Nervenstrukturen ausüben, sowie entzündliche Prozesse der Gelenke (rheumatisch) im Zentrum der Pathophysiologie. Zusätzlich führt die mangelhafte lymphatische Entsorgung von aggressiven Stoffwechsel-Endprodukten zu Reizung der Gewebsstrukturen.
- Hat der Kranke eine biliäre Konstitution, ist das generelle Übermass «gelbgalliger Schärfen» Hintergrund der Reizzustände von Nerven, Muskeln und Gelenken. Zusätzlich führen diese Schärfen zu Störungen der Gefässdynamik, was pathophysiologische Prozesse auslöst, wie sie bei der hämatogenen Konstitution beschrieben sind.

Hier kann nur die sehr grobe Rasterung der Grundkonstitutionen dargestellt werden. Eine spezifischere Einordnung in weitere Unterkonstitutionen ermöglicht natürlich eine wesentlich differenziertere Analyse des Krankheitshintergründe.

An diesem Fallbeispiel wird deutlich, dass aufgrund der konstitutionellen Situation der pathophysiologische Hintergrund *systemisch* erfassbar wird und eine entsprechend individuelle Therapie ermöglicht, die nicht nur die aktuelle Symptomatik anspricht, sondern den Gesamtzustand des kranken Organismus in salutogenetischem Sinne stabilisiert.

6.8. Alchemie

Geheime, dunkle Machenschaften zur Herstellung von Gold, Wunderheilmittel und Gift – diese Bilder steigen beim Gedanken an die alchemistische Kunst in uns auf. Oft genug wird Alchemie als Gratwanderung zwischen Genialität, Weisheit, Scharlatanerie und plumpem Betrug dargestellt. Sie beschränkt sich jedoch zu keiner Zeit auf die blosse Goldmacherkunst oder Arzneimittelherstellung. Im Gegenteil, sie ist seit jeher eine ganzheitliche Wissenschaft, ein Weltbild, welches nicht nur Labortechniken, sondern auch Spiritualität, Kunst und Wissenschaften umfasst.

«Alchemie ist die Kunst aller Künste, die Wissenschaft der Wissenschaften.»

Bonus von Ferrara, 14. Jahrhundert

Auch wenn die Alchemie im engsten Sinne für die Herstellung von Arzneimitteln für die Traditionelle Europäische Naturheilkunde von grosser Bedeutung ist, so beinhaltet sie darüber hinaus:

- das Bestreben, die Welt sowohl in ihren materiellen als auch nicht-materiellen Erscheinungen und Abläufen zu verstehen.
- die Wissenschaft und «Kunst», die Prinzipien des Lebens zu erfassen, zu deuten, zu erklären und nachzuahmen.
- das Streben nach materieller und geistiger Veredelung als möglicher Weg der Erkenntnis und Selbsterkenntnis.

Begriff

Die Entwicklung des Wortes Alchemie ist nicht eindeutig geklärt, sicher aber arabischer und wahrscheinlich auch griechischer Herkunft – in den mannigfachen Deutungsansätzen spiegelt sich die Vielseitigkeit der Alchemie.

Aus dem Arabischen kann der Begriff aus «al» (arabischer Artikel) und «kemet, chem oder chemi» für «schwarz» hergeleitet werden. Das Schwarze kann sowohl als Name für den fruchtbaren, schwarzen Boden des Nildeltas als auch für schwarze (verbrannte) Erde verwendet werden.

Eine weitere These leitet den Begriff vom griechischen Wort «chymia» (dt. «Schmieden, Schmelzen von Metallen») her – Alchemie entspräche gemäss dieser Interpretation der Lehre der Schmelzkunst.

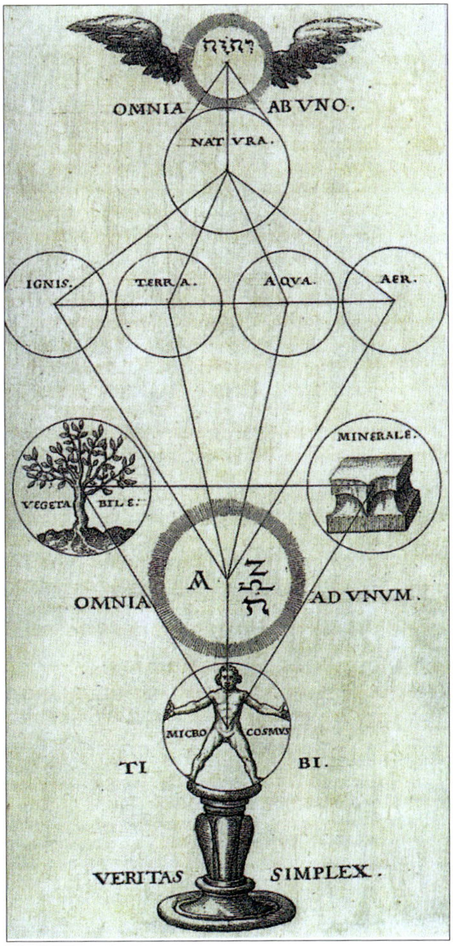

«Omnia ab uno – Omnia ad unum»
Alles vom Einen – Alles zum Einen hin
«Betrachte ernstlich die Natur, und danach die elementa (...) darinnen endlich wiederum dich selbst, von dannen du wieder aufsteigst zu Gott dem Allmächtigen».
Theophilius Schweighart,
Speculum Sophicum Rhodostauroticum, 1604

Entwicklung der Alchemie

Hermes Trismegistos, der «dreimal grösste Hermes», gilt als mystischer Begründer der Alchemie und der «Hermetischen Philosophie». Er wird sowohl mit dem ägyptischen Gott Thot als auch mit dem griechischen Hermes assoziiert. In den Allegorien seiner legendären Smaragdtafel «Tabula Smaragdina Hermetis» sollen alle Geheimnisse der Kunst vereint sein. Die dort aufgeführten Grundsätze der alchemistischen und hermetischen Tradition werden zum ersten Mal im 8. Jahrhundert im Arabischen zitiert, eine lateinische Übersetzung folgt erst 400 Jahre später. Das Original der Smaragdtafel aber ist bis heute nicht bekannt.

Aus der ägyptischen Kultur weiterentwickelt und mit Elementen der persischen, jüdischen und griechischen Gedankenwelt verknüpft, findet die Alchemie im Mittelalter durch die Mauren über Spanien Verbreitung im damaligen Europa. Das alchemistische Weltbild hat grossen Einfluss auf Medizin, Chemie, Philosophie, Astrologie und Magie.

Paracelsus (1493–1541) wird gerne als «Vater der Alchemie, der Spagyrik und Begründer der modernen Chemie» bezeichnet. Sein Verdienst liegt aber weniger in der Erfindung dieser Künste, sondern darin, das althergebrachte Wissen gesammelt, fokussiert und neu formuliert zu haben. Als eigensinniger Forscher und Wissender hat er sich zeitlebens gegen die verstaubte, universitäre, galenistische Medizin aufgelehnt und neue, zeitgemässere Anschauungen hervorgebracht. Die Alchemie gehört für ihn neben Naturphilosophie, Astrologie und ärztlicher Tugend zu den vier tragenden Säulen der Medizin.

Herausragende Persönlichkeiten wie Hildegard von Bingen, Paracelsus, Johann Wolfgang von Goethe und viele andere beschäftigten sich ausführlich mit dem alchemistischen Wissen und integrierten Elemente davon in ihre eigenen Werke.

Die alchemistische Welterfahrung

Als wissenschaftliche Disziplin will die Alchemie nicht nur die Bausteine der Welt erfassen, sondern auch ihren Atem und ihre Bewegung. Dies gelingt ihr durch das genaue Beobachten von Naturprozessen (z.B. wird der Verdauungsprozess auch als «der innere Alchemist» bezeichnet). Darauf aufbauend folgt der Versuch, die Naturprozesse nachzuahmen (z.B. Destillation nach dem Abbild des Wasserkreislaufes). Als oberstes Ziel steht der Wunsch, die Naturprozesse zu optimieren – die Alchemie als vollendete Kunst.

Im Herzen des alchemistischen Weltbildes liegt eine mehrschichtige Ordnung von Prinzipien, welche alles Existierende und alle Abläufe verbindet, strukturiert und charakterisiert. Diese werden mit Hilfe von Symbolen, Zahlen, Alphabeten, Bildern und geheimen Mustern bildlich festgehalten und in Schriften, Bildern und anderen Werken wiedergegeben.

Einheit	–	Prima Materia
Dualität	–	Polarität
Dreiheit	–	Tria Principia
Vierheit	–	Vier Elemente
Fünfheit	–	Quintessenz

Prima Materia

Sie ist die Grundlage der Schöpfung und bildet in der Vereinigung mit der Prima Energia das göttliche Urprinzip. Dieser ewige Urstoff dient als Grundlage für alles Neue, das aus ihm gebildet werden kann. Dieser Stoff wird nie vermindert, sondern tritt nur in unterschiedlichen Erscheinungsformen auf.

Polarität

Aus der Einheit entspringen Gegensätze: Mann und Frau, Sonne und Mond, Oben und Unten, Kälte und Wärme. Gegensätzlichkeit erzeugt die notwendige Spannkraft für alle Veränderungen, alle Prozesse und Funktionen. Und doch bilden Gegensätze eine Einheit, weil absolute Extreme nicht mit dem Leben vereinbar sind. Nur durch die Existenz des Gegenpols wird ein polares Prinzip wahrnehm- und definierbar und erhält seine Bedeutung für die Abläufe in der Natur. Kälte beispielsweise ist einfach ein anderer Grad von Wärme, Dunkelheit eine andere Stufe von Helligkeit.

In der spagyrischen Kunst werden die Gegensätze («spao» ~ «trennen» und «ageiro» ~ «verbinden») in der chymischen Hochzeit zur spagyrischen Essenz vereint, etwa bei der Herstellung spagyrischer Arzneimittel.

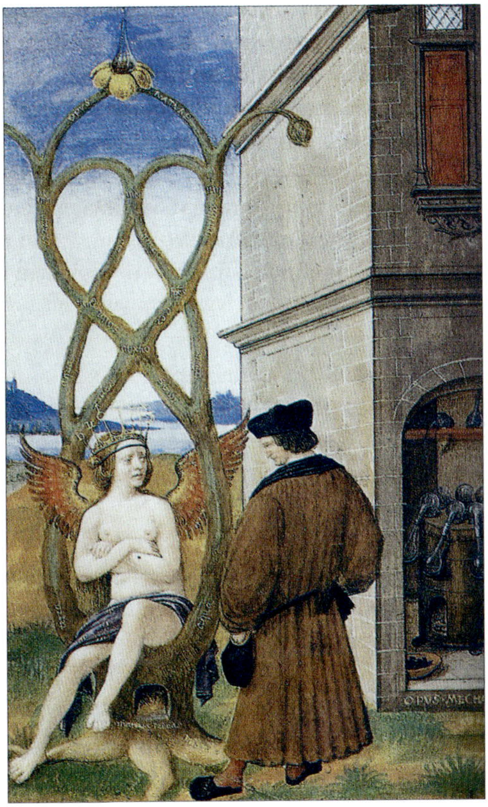

Die Natur – ein Hermaphrodit mit Planetenkrone – lehrt den Alchemisten. Aus den drei Wurzeln Mineralia, Vegetativa und Sensitiva werden durch die alchemistische Kochung (Feuer) diese Stoffe in die vier Elemente (Äste) geschieden und zur Blüte gebracht.

Bild von Jehan Perréal, 1516

Tria Principia

Die Zahl Drei hebt sich über die Gegensätzlichkeit und wird mit deren Auflösung, mit Ganzheit und Weisheit assoziiert. Gemäss den drei philosophischen Prinzipien, welche Paracelsus wahrscheinlich aus der arabischen Alchemie extrahierte, ist die Dreigliedrigkeit ein Merkmal aller Schöpfung. Alle Erscheinungen in der Natur lassen drei philosophische Prinzipien erkennen: die Essentiale *Sulphur, Mercurius* und *Sal*. Ihre Namen sind zwar von den chemischen Substanzen Schwefel, Quecksilber und Salz abgeleitet, ihre Bedeutung geht aber weit darüber hinaus.

Sulphur
«was am Ding brennt»

- Individualität, Seele, Bewusstsein
- alles, was individuell ist
- beseelend, gestaltend
- individuelle Eigenschaften der Pflanzen (Farbe, Geruch, Geschmack etc.)
- qualitativer, seelischer Aspekt
- materiell z.B. als ätherisches Öl im spagyrischen Herstellungsprozess (Destillation)

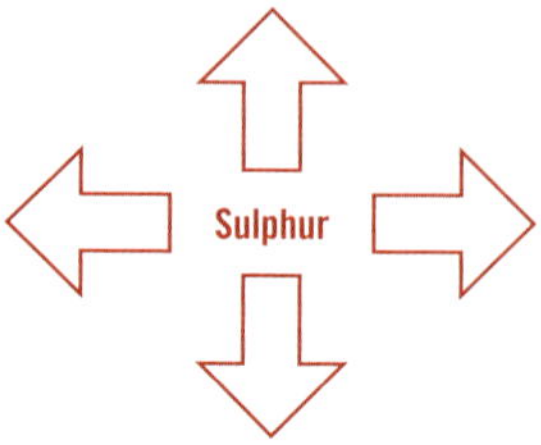

Mercurius
«was am Ding verraucht»

- Lebenskraft, Lebensgeist
- alles, was (allen) gemeinsam ist
- flüchtiges und anonymes Prinzip
- belebend, vermittelnd
- geistige Qualität
- materiell z.B. als Alkohol (eigentlich der Träger des Mercurius) im spagyrischen Herstellungsprozess

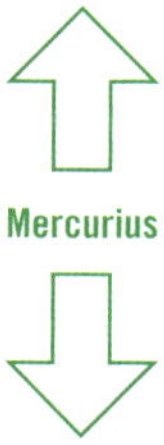

Sal
«was zu Asche wird»

- Form, Materie, Körper
- formgebend, materialisierend
- zentrierend, festigend
- materielle Qualität
- materiell z.B. als Veraschungsprodukt im spagyrischen Herstellungsprozess

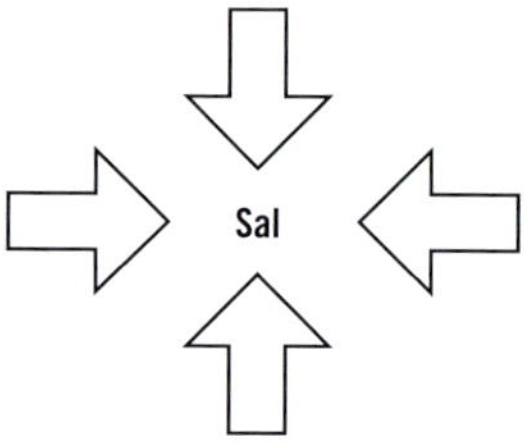

Vereinfacht können die drei Prinzipien an folgenden zwei Beispielen erklärt werden:

	Öllampe	**Musikschallplatte**
Sulphur	Flamme	Musik
Mercurius	Rauch	Tonrillen als Vermittler der Tonsignale
Sal	Öl, Docht	Material der Vinylplatte

Vier Elemente

Aus der Prima Materia und den gegensätzlichen Elementarqualitäten warm – kalt, feucht – trocken, leiten sich die vier Elemente Feuer, Luft, Wasser und Erde ab und bilden ihrerseits das philosophische Gerüst für die Humoralmedizin. Sie sind nach Agrippa von Nettesheim[7] «die Wurzel und Grundlage aller Körper, Naturen und Kräfte».

Quintessenz

Aus der Prima Materia hervorgegangen, gehen die Elemente in vergeistigter Form in ein fünftes Wesen, die *Quintessenz*, über. Die *Quintessenz* wird auch als *Quinta Essentia* und manchmal auch als *Archäus* bezeichnet. Dies ist die verbindende Kraft, welche die ganze Welt und alles Existierende durchdringt. Sie ist sowohl Kern als auch Extrakt aller Dinge – sowohl Vereinigung der vier Elemente als auch deren Ursprung.

Das Ziel des spagyrischen Prozesses ist es, die Quintessenz eines Ausgangsstoffes freizusetzen, indem dieser (z.B. Heilpflanzen, Mineralien) im Herstellungsprozess dem Kräftespiel der vier Elemente ausgesetzt wird.

Bedeutung der Alchemie

Als eigenständiges Weltverständnis gab und gibt die Alchemie noch immer bedeutsame Impulse für die Heilkunde, aber auch für andere Bereiche des Lebens wie Malerei, Literatur, Psychologie, Chemie, Landwirtschaft. Das alchemistische Wissen bildet auch heute noch die Grundlage verschiedenster Handwerkskünste und technischer Verfahren, z.B. für die Herstellung von Materialien wie Porzellan, Farben, Ölen und Kosmetika.

Auch werden mehrere noch heute angewendete medizinische Richtungen durch das alchemistische Gedankengut inspiriert – beispielsweise die Spagyrik, die anthroposophische Medizin und auch die Homöopathie. Dies betrifft nicht nur die Herstellung ihrer Arzneimittel (so kennt die anthroposophische Medizin z.B. alchemistische Techniken wie Röstung, Veraschung, Vegetabilisierung von Metallen), sondern auch die gesamte Pharmakologie und die Therapie selbst. Die alchemistischen Einflüsse verschmelzen dabei oft mit denen der Astromedizin, der Elementen- und der Signaturenlehre.

In der Neuzeit übertrug der Psychiater C. G. Jung (1875–1961) das alchemistische Verständnis auf die Psychologie. Die Prima Materia wird dabei zum Unbewussten, welches durch den alchemistischen Weg (Transmutation der Psyche) zur Selbstfindung geführt werden kann. Sie durchläuft dabei die verschiedenen Stufen des alchemistischen Prozesses – dabei rückt die Erforschung und Entwicklung des inneren Kosmos als Ziel in den Vordergrund. Die Bearbeitung und Erhöhung der Materie wird in die Reinigung und Transformation des Individuums übersetzt.

---

7 Agrippa von Nettesheim (1486–1535), mittelalterlicher Universalgelehrter, der sich u.a. mit Theologie, Naturphilosophie, Magie und Astromedizin befasst

Dieser Wandlungsprozess der Individuation lässt sich aus alchemistischer Sicht in vielfältigen Transformationsstufen beschreiben – grundlegend sind jedoch vier Grundschritte, welche auch in Bezug zum therapeutischen Prozess gesetzt werden können.

Das vierstufige Transformationsmodell

Nigredo – die Schwärzung

Auf dieser Stufe wird die Prima Materia erkannt – im Sinne eines Eintritts ins Unbewusste. Der therapeutische Rahmen wird dabei zum hermetischen Gefäss, in dem das Innenleben des Patienten einen geschützten Raum findet. Die Vollendung der Schwärzung ermöglicht ein Loslassen der alten Muster und Selbstbildnisse.

Albedo – die Weissung

Die Klärung, Reinigung und Öffnung führt zur Bewusstwerdung der eigentlichen inneren Natur und lässt «das eigene Licht erkennen».

Citrinitas – die Gelbung (diese Übergangsphase wird oft nicht erwähnt)

Diese Entwicklungsstufe führt zur Sonne, zum Urlicht und damit schliesslich zum tiefen Wissen. Der Patient versteht sein Thema, seine Probleme und kann diese Erkenntnis nun auch praktisch im Leben umsetzen.

Rubedo – die Rötung

Die Seele und das Selbst finden sich gestärkt im Körper inkarniert und materialisiert. Die wahre innere Natur kann sich jetzt auch ausdrücken und ausleben.

Der alchemistische Weg *Seperatio* (Trennung) und *Purificatio* (Reinigung) ermöglicht auf diese Weise die chymische Hochzeit (Wiedervereinigung) und führt den Suchenden zum inneren Gold.

6.9. Astromedizin

Im Wissen, dass alles Irdische untrennbar in das grosse kosmische Geschehen eingebunden ist, ist es für die meisten Vertreter der traditionellen Medizin nicht nur naheliegend, die astronomisch-astrologischen Erkenntnisse in die Heilkunde zu integrieren, es ist geradezu zwingend. So erachten die meisten Medizinkundigen der letzten Jahrtausende die Astrologie als eine der wichtigen Grundlagen einer umfassenden Heilkunst.

«Unwissend ist der Arzt, der nichts von Astrologie versteht.»

HIPPOKRATES (UM 460 – CA. 370 V. CHR.)

Sowohl die antike Astronomie wie auch die Astrologie (beide sind bis ins 16. Jahrhundert eine Einheit) entstammen ursprünglich einer magisch-mystischen Glaubenswelt, deren Ursprünge sich im Dunkel der Geschichte verlieren. In der traditionellen europäischen Astrologie sind allerdings starke Einflüsse aus der arabischen, griechischen und jüdischen Kultur erkennbar.

Die antike Astrologie kann als naturphilosophisches Modell angesehen werden – als Versuch, die Naturprozesse in ihrer komplexen Gesamtheit zu erfassen und zu deuten. Sie fusst auf einem archetypischen Urwissen, dass der Mensch als Bestandteil der Natur und des Kosmos denselben Gesetzen unterliegt wie die Natur selbst. Als Teil dieses kosmischen Schauspiels ist der Mensch nicht nur mit dem Reich der Tiere, der Pflanzen und der Mineralien verbunden, sondern auch mit den sich darin bewegenden Gestirnen. Der Mensch als Mikrokosmos steht mit der grossen makrokosmischen Welt in Beziehung.

Die sieben sichtbaren Gestirne geben in diesem Weltbild nicht nur den Rhythmus der Zeit, der Tage und Wochen vor, sondern sie besitzen spezifische Eigenschaften und Qualitäten, die den Menschen in seiner Lebensqualität beeinflussen können.

«Die Gestirne zwingen nicht, sie machen nur geneigt.» PARACELSUS

Diese Resonanz zwischen den Gestirnen und allen irdischen Prozessen beschreibt die Astrologie in einer bildlich-symbolischen Sprache. Dabei spiegeln sich gleichzeitig ablaufende Phänomene ineinander, was C. G. Jung als Synchronizität bezeichnet. So bildet die Astrologie einen kosmologischen Rahmen, der auch den Menschen stützt. Ihre Hauptaufgabe ist nicht das Erstellen

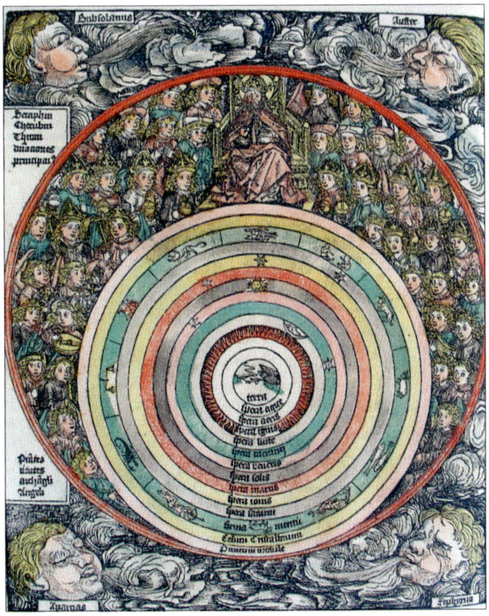

Das geozentrische Weltbild in einem Holzschnitt aus der Schedel'schen Weltchronik, Nürnberg 1493

von Horoskopen und Prognosen, wie dies aus heutiger Sicht naheliegend sein könnte, sondern die qualitative Be-Deutung der Zeit im Sinne einer «Zeitkunde» (Schipperges). Der Vollmond beispielsweise beeinflusst die Geburtenhäufigkeit und das Unfallrisiko.

In diesem Weltbild wird nicht nur die Geburtsstunde in Verbindung zu den Planeten und Tierkreiszeichen gesetzt, sondern alles Seiende und alle irdischen Prozesse. So werden mit den astrologischen Gestirnsprinzipien auch Jahreszeiten, Tageszeiten, Lebensalter, Temperamente, Charaktereigenschaften und vieles mehr verknüpft.

Die sieben Gestirne

Als wichtiger Bestandteil dieses vernetzten Weltbildes hat das Wesen der sieben in der Antike bekannten Gestirne eine zentrale Bedeutung. Sie stellen eine differenziertere Form ursprünglicher Archetypen – wie beispielsweise die vier Elemente – dar und ermöglichen eine verfeinerte Sicht auf alles Existierende.

Grundlage dieses Weltbildes ist die geozentrische Weltsicht, in der sich der Mensch als Mittelpunkt des Reigens betrachtet. Bereits babylonischen Astrologen sind der Stand und Verlauf der zwei «Lichter» Sonne und Mond und der fünf Wandelplaneten Merkur, Venus, Mars, Jupiter und Saturn bestens bekannt. Ihr Verhalten, ihre Bewegung, Farbe und Helligkeit geben diesen Gestirnskräften individuellen Charakter und spezifische Eigenschaften, welche menschenähnliche Züge aufweisen und in Mythen besungen werden.

So stellt man sich im antiken Griechenland den Sonnengott Helios, den Lenker des Lichts, als König vor, der jeden Morgen seinen Palast im Osten mit einem Rossgespann verlässt, durchs Himmelsgewölbe reist und abends seinen Palast im Westen erreicht. Schlafend wird er danach nachts in einer Fähre wieder in den Osten zurückgeführt.

In diesen symbolischen Bildketten werden der Sonne nicht nur Qualitäten zugeordnet, sondern auch mikrokosmische Bezüge zur Pflanzenwelt, zum Menschenkörper, zu Krankheiten und Heilmittel erstellt.

So symbolisiert die Sonne die kosmische Urkraft, die Vitalität, die Ausstrahlung und wird im Organismus mit dem Herz und dem Kreislaufsystem in Beziehung gebracht. Durch ein unharmonisches Sonnenprinzip können Krankheiten wie Fieber, Entzündungen oder auch Schwäche entstehen. Solare Heilmittel, z.B. Gold oder Johanniskraut (Hypericum perforatum) unterstützen ein schwaches Sonnenprinzip, wie es sich etwa bei einer depressiven Verstimmung zeigt, und können so die entstandenen Beschwerden lindern. Ein übermässiger Sonneneinfluss, der sich beispielsweise in einem Sonnenbrand manifestiert, wird hingegen mit konträren, lunaren Heilmitteln wie z.B. Gurkenscheiben behandelt.

Die Tierkreiszeichen

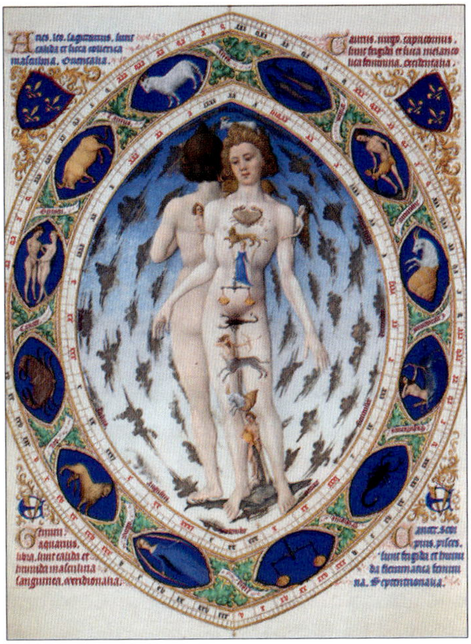

Homo signorum aus «Très Riches Heures», dem Stundenbuch des Herzogs von Berry, erstellt grösstenteils zwischen 1412–1416

Ihren Namen haben die Tierkreiszeichen von gleichnamigen Sternbildern am Himmel erhalten, welche die Sonne und auch die übrigen sechs Gestirne – aus geozentrischer Sicht – in ihren eigenen Rhythmen durchlaufen. Sie entstehen durch eine künstliche Einteilung dieses scheinbaren Umlaufbandes der Planeten um die Erde in zwölf gleich grosse Abschnitte. Aufgrund der Veränderung der Erdachsenneigung haben sich seit der Benennung vor ca. 2200 Jahren der Tierkreis und seine namensgebenden Sternbilder allerdings auseinander bewegt. So wird heute das Tierkreiszeichen Steinbock nicht mehr vom Sternbild Steinbock, sondern vom Schützen begleitet.

Die Tierkreiszeichen stellen – auch ohne diesen direkten astronomischen Bezug – archaische Urbilder dar, welche die jahreszeitlichen Veränderungen in der Natur wiedergeben.

Den Tierkreiszeichen werden, wie den sieben Gestirnen, ebenfalls Eigenschaften, Körperteile, Organe, Krankheiten usw. zugeordnet. Auch hier spiegelt sich, entsprechend dem hermetischen Gesetz «wie oben, so unten – wie innen, so aussen», das äussere Sonnensystem in unserem Inneren.

So entspricht dem Feuerzeichen Widder, welches die Sonne von Ende März bis Ende April durchläuft, die impulsive Frühlingsenergie in der erwachenden Natur. Mit dem Widderprinzip wird analog das Durchsetzungsvermögen, die aktive und männliche Kraft, das schöpferische Urfeuer – alles auch Qualitäten des Mars – verbunden. Diesem spontanen und zielgerichteten Zeichen werden Kopf, das Gesicht, die Stirn und entsprechende Beschwerden zugeordnet. Zugehörige Heilmittel können entweder Kopf-, Mars- (der dem Widder vorsteht) oder ganz spezifische Widderheilmittel sein.

Die Tierkreiszeichen werden in der Astromedizin nicht nur für die Horoskopdeutung, sondern beispielsweise auch für die Festlegung des Zeitpunktes für Saat, Ernte und Zubereitung pflanzlicher Heilmittel beigezogen.

Astromedizin in der Neuzeit

Ausser in anthroposophischen, astrologischen und einigen spagyrischen Kreisen hat die Astromedizin ihre zentrale Bedeutung in der Heilkunde verloren. Ihr komplexes Weltbild und ihre grösstenteils nicht direkt mess- und belegbare Einwirkung auf den Menschen stehen heute einem rational-analytischen Denken und Handeln im Weg.

Da die traditionelle Naturheilkunde jedoch bestrebt ist, den Menschen nicht nur mit seiner inneren, sondern auch mit der ihn umgebenden äusseren Natur in Harmonie zu bringen, stellt eine sinnvolle therapeutische Einbeziehung der Zeitqualitäten und -rhythmen auch heute noch eine bereichernde Erweiterung dar. Im Weiteren können astromedizinische Überlegungen und Signaturen ein hilfreiches Mittel in der Krankheitsbeschreibung und Heilmittelbestimmung darstellen.

6.10. Signaturenlehre

Seit alters wissen Menschen, dass die Natur, ihre Elemente und Lebewesen durch Formen, Farben, Gerüche, Standort und weitere Merkmale Hinweise geben, die Rückschlüsse auf ihre inneren Qualitäten ermöglichen.

Vor der Entdeckung der chemischen Wirkstoffe in Heilpflanzen ist die Signaturenlehre von wichtiger Bedeutung für die Beurteilung der spezifischen Wirkprinzipien einer Pflanze. Die Heilkundigen sind überzeugt, dass Pflanzen auf diese Weise zu ihnen sprechen und ihnen derart ihre Heilkräfte mitteilen. Darüber hinaus wird diese Analogielehre als «Physiognomik» für die Deutung des menschlichen Körpers, vor allem des Gesichtes und der menschlichen Psyche, in verschiedenen Epochen der Medizinalgeschichte herangezogen. In der traditionellen europäischen Naturheilkunde bezieht sich die Signaturenlehre hauptsächlich auf die Heilpflanzenkunde.

Signum	Kennzeichen, Merkmal
Signaturenlehre	Analogie-/Entsprechungslehre, bei der von sinnlich wahrnehmbaren Merkmalen einer Pflanze und deren Ausstrahlung Rückschlüsse auf ihre inneren Qualitäten und Kräfte gemacht werden können

Beispielsweise fliesst beim Brechen eines Schöllkraut-Stängels (Chelidonium majus) im Sommer ein gelber Milchsaft aus der Bruchstelle. Durch dessen gelbe Farbe wird die Heilpflanze sowohl mit dem Kardinalsaft Gelbgalle (Cholera) als auch mit dem Gallensaft und der Leber in Verbindung gebracht und ihr heilsame Wirkungen bei Leber-Gallenblasenleiden zugeschrieben, welche heute auch wissenschaftlich nachweisbar sind.

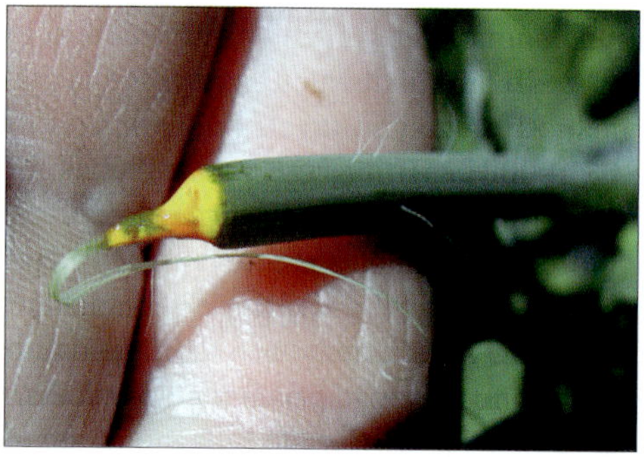

Stängel des Schöllkrauts (Chelidonium majus)

Bei Pflanzen können in der Form ihrer Teile oder ihrer Farbe auch Entsprechungen zu Organen, Körperteilen oder Krankheiten gefunden werden. So erinnert der Schachtelhalm aufgrund seines segmentartigen Aufbaus an die Struktur der Wirbelsäule und wird deshalb u.a. zu deren Stabilisierung therapeutisch angewendet.

Auf einer derartigen «Zeichensprache» basieren weltweit noch immer viele traditionelle Heilsysteme. Sie muss als einfaches bildhaftes Raster betrachtet werden, an dem die Wirkung von Heilpflanzen beurteilt und abgeschätzt werden kann. Durch den suggestiven Wunsch, die Qualitäten eines Heilmittels mögen auf den Behandelten übergehen, wird diese Wirkung noch verstärkt. Oft werden diese Eigenschaften bereits in den verschiedenen volkstümlichen Namen der Heilpflanzen, z.B. Löwenzahn (Taraxacum officinale) – «Bettseicherli», ersichtlich.

Dieses Ähnlichkeitsprinzip wird schon lange vor unserer Zeitrechnung erkannt, beschrieben und angewendet – so z.B. auch in der chinesischen Medizin. Sogar Tiere beurteilen Pflanzen und ihre Teile anhand ihrer Farbe, ihres Geschmacks und Geruchs.

Vor allem Paracelsus trägt mit seinen umfassenden Arbeiten dazu bei, die heilenden Eigenschaften zahlreicher Pflanzen und die Analogien zwischen Organen, Krankheiten und bestimmten Pflanzen aufzudecken. Für ihn ist die Natur ein perfektes Abbild der kosmischen Ordnung. Der Mikrokosmos ist eins mit dem Makrokosmos, der Mensch mit dem Kosmos, die Pflanze mit dem Menschen. Signaturen erlauben Rückschlüsse auf diese inneren Verbindungen.

Signaturaspekte		
Aspekte	**Beispiele**	**Signaturenbezug**
Farbe	Rote Beete, Rande	blutrote Farbe des Saftes
Form	Leberblume	leberfarbige Blattunterseite, Blattform
Geruch	Silberdistel	tierähnlicher Geruch («Eberwurz»)
Geschmack	Chili	scharfer Geschmack
Gestalt	Mammutbaum	stattliche Grösse
Struktur	Schachtelhalm	wirbelsäulenähnliche Gestalt
Konsistenz	Aloe	weiches, feuchtes Gel im Blattinneren
Standort	Weide	feuchte und krankmachende Standorte
Bodenbeschaffenheit	Brennnessel	Vorliebe für stickstoffreiche Böden
Vegetationsrhythmus	Mistel	Blüte und Fruchtbildung in der kalten Jahreszeit – entgegen sonstigen Naturgesetzen
Fruchtbildung	Granatapfel	Samenreichtum, eierstockähnliche Form
Fortpflanzung	Holunder	reiche Fruchtbildung, «Chindlibaum» («Kindleinbaum»)
Lebensdauer	Eiche	hohes Alter, Beständigkeit
Verhaltensweise	Mimose	mimosenhafte Empfindlichkeit auf Berührung
Planetenbezug	Ringelblume	Sonnenbezug der Blüte: «Sonnenbraut»
Name	Augentrost	Bezug im Namen: augenähnliches Blütenmuster

Signaturen am Beispiel des Johanniskrautes (Hypericum perforatum)

Die vermeintlich durchlöcherten Blätter (Öldrüsen) stehen in der Signaturenlehre als Hinweis auf Stichwunden und Verletzungen. In der goldgelben Blütenfarbe und der Vielzahl an Staubblättern kommt der Lichtbezug zum Ausdruck als Zeichen für die stimmungsaufhellende Wirkung. Der rote Farbstoff stellt den Bezug zu Entzündung, Verbrennung und Blutung her. Die starken Stängelfasern und Blattaderungen schliesslich deuten auf Nerven-, Sehnen- und Bänderwirkung hin.

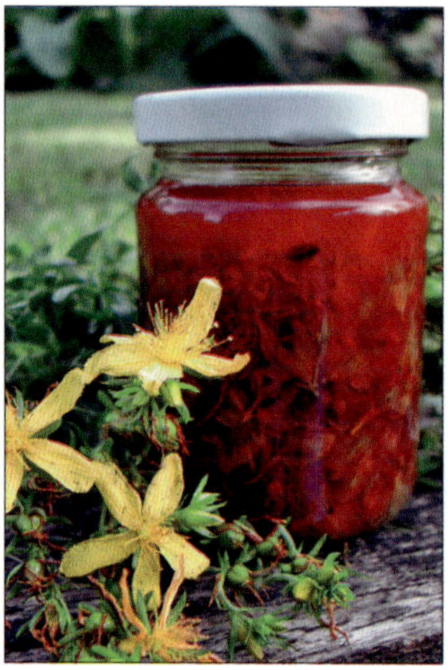

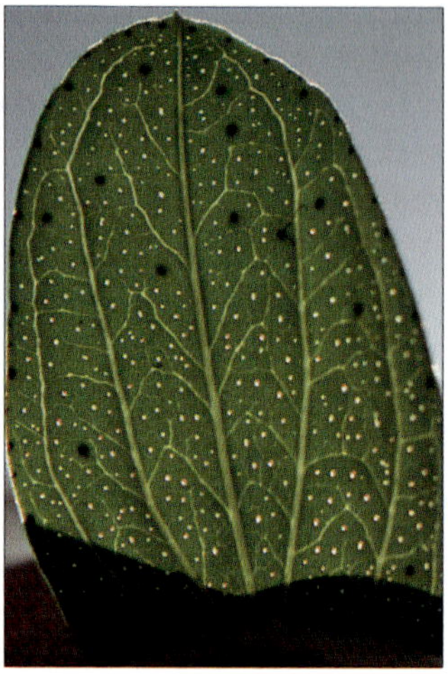

Ölauszug aus Johanniskraut (Hypericum perforatum). Die Punkte auf den Blättern des Johanniskrauts sind eigentlich durchsichtige und schwarze Drüsen. Der Teufel soll in seiner Wut über die Heilkraft der Pflanze ihre Blätter mit seinem Dreizack durchlöchert haben.

Das Pflanzenwesen

Wie ein Menschenkenner anhand der Gesichtsform und des -ausdruckes, der Physiognomie, einen Menschen einzuschätzen versucht, so erahnt ein Pflanzenkundiger die wirksamen Qualitäten anhand der Gesamterscheinung der jeweiligen Heilpflanze.

Voraussetzungen für das Erkennen von Pflanzensignaturen sind:

- Wissen über Botanik und Heilwirkungen der Pflanze
- Beobachtungsgabe, Kreativität
- Liebe und Verbundenheit zur Pflanzenwelt

Die Ausdrucksformen der Natur sind vielfältig. Will man die Kräfte erkennen, die in einer Pflanze wirken, so kann alles – Form, Farbe, Geruch, Geschmack, Vegetationsrhythmus usw. – von Bedeutung sein. Die Erfassung der äusseren Aspekte einer Pflanze öffnet die Augen und Sinne, um das Innere zu erahnen.

Die Signatur ist im erweiterten Sinne jedoch nicht einfach eine Organentsprechung, sondern die Ausstrahlung, das Wesen der Pflanze selbst. Das Pflanzenwesen ist der verborgene Kern, in dem sich die geistige Idee der Pflanze ausdrückt.

«Folgt nicht Galen, nicht Rhazes, folgt nicht eurer Geldgier, nicht eurem Machthunger, euer einziger Schulmeister ist die Natur! Lauscht der Natur, und ihr werdet erkennen, was die Krankheit und was das Heilmittel sei!» PARACELSUS

Auf diese Art kann eine innere Wahrnehmungsfähigkeit – eine Art Pflanzenintuition – entwickelt und ein zunehmend tieferes «Assoziationsbild» zu den einzelnen Heilpflanzen verinnerlicht werden.

Bei ausführlicher Auseinandersetzung mit der Signaturenlehre kann diese heute noch als ein möglicher Weg der Natur- und Heilmittelerkenntnis und als bereichernde Erweiterung der modernen Heilkunde angesehen werden, so beispielsweise in der anthroposophischen Medizin, der Spagyrik und der Homöopathie. Ihr grosser Wert liegt darin, dass sie ein genaues Betrachten und ein tiefes Erleben der lebendigen Heilpflanze und der Naturzusammenhänge fördert.

«Die Natur zeichnet ein jegliches Gewächs, das von ihr ausgeht, zu dem, dazu es gut ist. Darum, wenn man erfahren will, was die Natur gezeichnet hat, so muss man es an dem Zeichen erkennen, welche Tugenden in ihm sind. Denn das muss ein jeglicher Arzt wissen, dass alle Kräfte, die in den natürlichen Dingen sind, durch die Zeichen erkannt werden, woraus dann folgt, dass die Physiognomie und Chiromantie der natürlichen Dinge durch einen jeglichen Arzt zum höchsten verstanden werden sollen.»

PARACELSUS: «VON DEN NATÜRLICHEN DINGEN»

6.11. Ordnungslehre

Unter Ordnungslehre versteht man eine bewusste und natürliche Lebensführung. Das Ziel ist, die Selbst-Ordnungskräfte und Selbstheilungskräfte des Organismus in allen Lebensbereichen frei zu setzen, zu ordnen und zu stärken. Die Ordnungslehre ist eine strukturierte Anweisung für eine ausgewogene Lebensweise in regelmässigem Rhythmus und im Einklang mit der Natur.

Der Begriff Ordnungslehre, weitergeführt aus dem hippokratischen Begriff «diaita», taucht zum ersten Mal bei den vorsokratischen Philosophen auf. Diaita kann mit «Lebensführung» übersetzt werden und wird nicht wie heute üblich auf die Ernährung (Diät) beschränkt. Diaita beschreibt die Gestaltung sämtlicher Lebensbereiche. Es geht dabei um eine Erziehung des Menschen, dass er einen gesunden und natürlichen Lebensstil wählt. Die Ordnungslehre benennt Prinzipien für eine massvolle Form der gesamten Lebensführung (die auch die Ernährung mit einschliesst) und umfasst alles, was zur Harmonisierung der Lebensgestaltung beiträgt.

Die Prinzipien der Ordnungslehre zielen auf die Harmonisierung aller Kräfte, Strukturen und Abläufe mit dem Ziel einer gesunden, massvollen und natürlichen Lebensführung.

Die Ordnungslehre ist von grundlegender Bedeutung für die Gesundheit des Menschen. So schreibt Dr. G. W. Gross 1824 im Diätetischen Handbuch für Gesunde und Kranke: «Gesundheit ist der Einklang aller organischen Thätigkeiten, bedingt durch eine, nach den ewigen Naturgesetzen geordnete, Lebensweise. Durch jede Entfernung von den gesetzlichen Wegen der Natur entsteht Verstimmung der organisierenden Kräfte – Krankheit. Hieraus ergiebt sich leicht das oberste Gesetz aller Diätetik: der Gesunde vermeide, zur Erhaltung seines normalen Befindens, alles, was den Naturgesetzen widerspricht (ihn krank zu machen, fähig ist); der Erkrankte kehre zu einer naturgesetzlichen Lebensweise zurück, um die verloren Gesundheit wieder zu erlangen.»

Ordnung schafft Gleichgewicht

Die Elemente der Ordnungslehre werden je nach Begründer anders formuliert und zusammengestellt. Allen gemeinsam ist der Grundgedanke, dass durch das Schaffen von Ordnung im Leben ein Gleichgewicht erreicht werden kann, das Gesundheit und Wohlbefinden ermöglicht, erhält oder wieder herstellt.
Die Lebensordnung strebt ein Gleichgewicht im Leben an, führt zu Gesundung bzw. Gesunderhaltung und ist eine wichtige Voraussetzung für die Salutogenese.

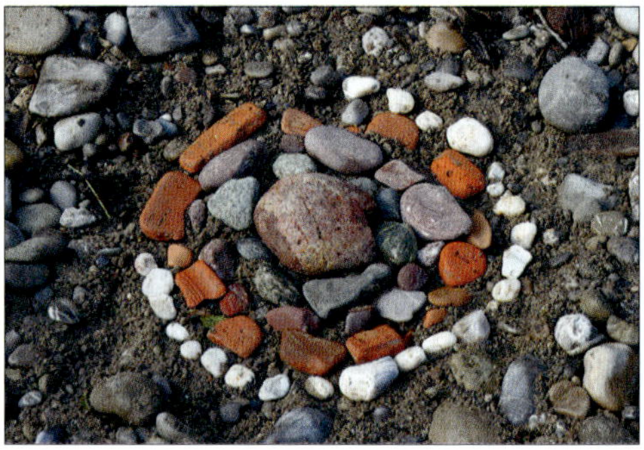

Das Schaffen von Ordnung ermöglicht ein Gleichgewicht im Leben.
(Foto: Adi Gerber)

Wichtigste Aspekte sind:
- Rhythmus
- Mass
- Selbstdisziplin

Die Massnahmen betreffen alle Lebensbereiche:
- Bewegung
- Einflüsse von Licht, Luft und Wärme
- Ernährung, Essenszeiten, Art und Menge der Nahrungsmittel
- ausgewogener Wechsel zwischen Schlaf und Aktivität, Arbeit und Freizeit
- sinnvolle Lebensgestaltung
- soziale Kontakte
- Hygiene
- Entleerungen und Ausleitungen
- Sexualität
- Massnahmen für das seelische und geistige Wohlbefinden

  usw.

Rhythmus

Wichtigstes Prinzip der Ordnungslehre ist der Rhythmus. Gerade in Zeiten, in denen sich der Mensch durch moderne Lebensformen immer mehr von den natürlichen

Rhythmen entfernt, gewinnt eine bewusste Gestaltung des Alltags an Bedeutung. Ein Gleichgewicht zwischen Aktivität und Regeneration schliesst alle Lebensbereiche ein, so beispielsweise Schlafen-Wachen, Arbeit-Freizeit, die natürlichen Rhythmen wie der Wechsel der Jahreszeiten und von Hell und Dunkel, aber ebenso auch Aspekte von Aufnahme und Ausscheidung.

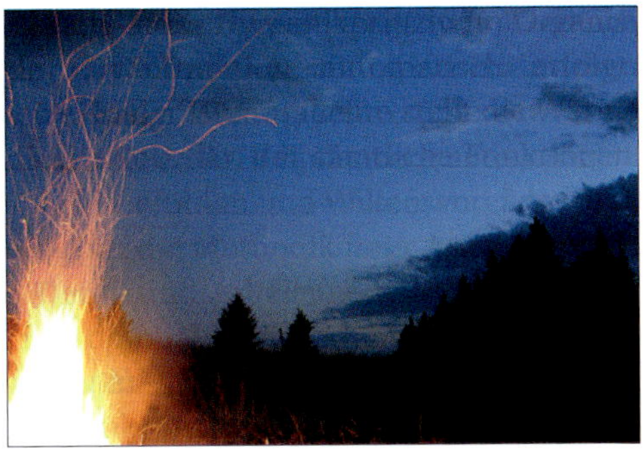

Die kürzeste Nacht wird traditionell am Johannifeuer gefeiert. (Foto: Adi Gerber)

Sonnenaufgang und -untergang, Sonnenwende, Tag-und-Nachtgleichen und die Mondzyklen prägen den Jahreslauf, den Alltag und die Rituale der Menschen. So ist die Lebensordnung auch ein Grundbedürfnis der Menschen, das sich in ihren Ritualen, Tages- und Jahresrythmen, in den Regeln des Zusammenlebens und der Ordnung von körperlichen, seelischen und geistigen Aspekten zeigt.

Rhythmus ersetzt Kraft. (J. W. Goethe)

Selbstverantwortung

Die Ordnungslehre stellt die Selbstverantwortung des Menschen für seine Gesundheit in den Mittelpunkt. Die Prinzipien wirken sowohl präventiv als auch unterstützend bei allen anderen Therapieformen und sind Basis aller naturheilkundlichen Verfahren. Die Idee, Fehlendes zu ergänzen und Überflüssiges wegzulassen, verlangt eine bewusste Neugestaltung der Lebensform.

Die Erziehung zu einer sinnvollen Lebensgestaltung ist abhängig von sozio-kulturellen Aspekten. So verändern sich Vorstellungen, was dem Menschen gut tut und welche Rhythmen er betonen soll, mit dem Zeitgeist. Die Prinzipien sind jedoch nicht als beliebig auswechselbare Ideen, philosophische, religiöse oder ideologische Strömungen zu verstehen, sondern immer als eine sinnvolle Ausrichtung der menschlichen Lebensführung nach den Gesetzmässigkeiten der Natur.

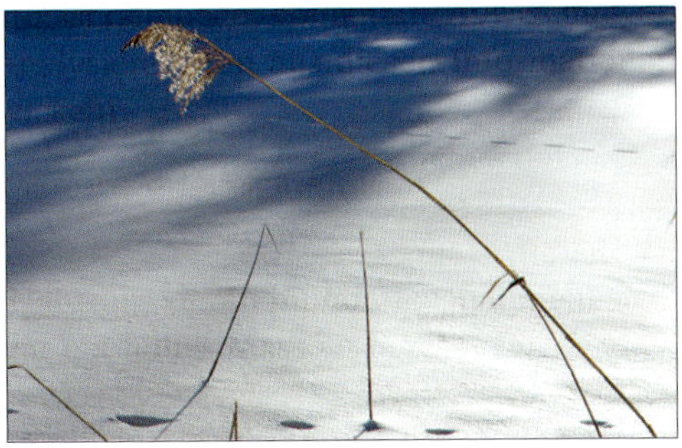

Zur Selbstverantwortung gehört auch der bewusste Umgang mit den eigenen Ressourcen. (Foto: Adi Gerber)

Immer geht es darum, die Eigendisziplin aufzubringen, die Prinzipien langfristig und konsequent im eigenen Leben umzusetzen. Die Ausdauer im Verfolgen der lebensfördernden Massnahmen ist entscheidend. Der Mensch lernt dank den Prinzipien der Ordnungslehre, mit seinen eigenen Ressourcen umzugehen. Das schliesst ein, dass die

Massnahmen der individuellen Konstitution und Lebenssituation, dem Lebensalter, dem Geschlecht und der Vernetzung mit der Umwelt angepasst sind.

Konkret gilt es, nach der Information über die Ordnungsprinzipien eine Bewusstseinsveränderung zu erreichen. Diese bildet die Grundlage für eine Verhaltensänderung, welche folgende Ziele anstrebt:

- Lebensstilveränderung und dauerhafter Miteinbezug von gesundheitlichen Aspekten in den Alltag
- Steigerung der Selbstheilungskräfte, gesteigerte Selbstverantwortung, Umgang mit den eigenen Ressourcen
- Abhärtung gegenüber äusseren Einflüssen, stabilere Gesundheit

Historische Bezüge und Begriffe zur Ordnungslehre

- Hippokrates sieht die Aufgabe der Diätetik im Ausgleich und in der Harmonisierung des Säftesystems im Sinne einer Eukrasie.
- Galen beschreibt 6 Res non naturales (Licht-Luft, Ernährung, Arbeit-Ruhe, Schlaf-Wachen, Absonderung-Ausscheidung, Anregung des Gemütes).
- Im Mittelalter werden Regeln zur Lebensordnung als Gesundheitslehren bekannt und publiziert, die sogenannten «Regimen sanitatis».
- Hildegard von Bingen verfasst die 6 goldenen Lebensregeln (Heilmittel aus der Natur, massvolle und ausgewogenen Ernährung, Ruhe und Bewegung, Schlafen und Wachen, Ausleitverfahren, seelische Gesundheit).
- Hufeland bezeichnet seine Lebensregeln als Makrobiotik und beschreibt sie in seinem Buch «Die Kunst, das menschliche Leben zu verlängern».
- Kneipp nennt 5 Säulen für die Harmonie von Körper, Seele und Geist (Ernährungslehre, Heilpflanzenkunde, Wasserheilkunde, Bewegungstherapie, Ordnungslehre).
- Bircher-Benner verfasst sein Werk «Die Ordnungsgesetze des Lebens».

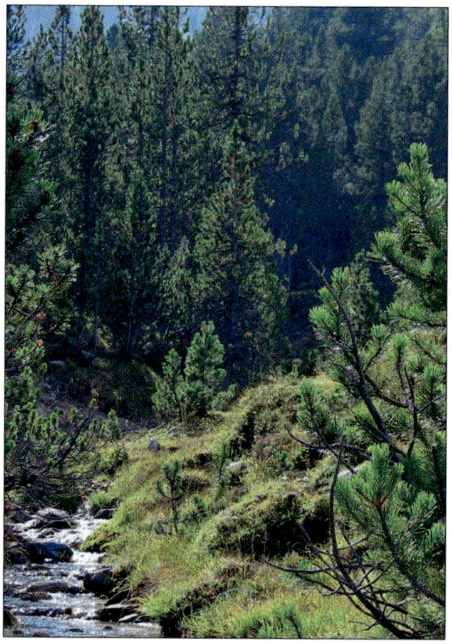

Die Veränderung von Bewusstsein und Verhalten ermöglichen «ein Leben im Fluss». (Foto: Adi Gerber)

Stellvertretend für die vielfältigen Impulse, welche die Ernährungsweise ins Zentrum der Ordnungslehre stellen, sei hier F. X. Mayr kurz erläutert.

Franz Xaver Mayr (Arzt und Forscher 1875–1965)

F. X. Mayr bezeichnet den Magen-Darmtrakt und die dazugehörigen Organe wie Leber und Pankreas als «Wurzelsystem des Menschen». Die Darmzotten stellen darin die kleinsten «Wurzeln» dar, welche die aufzunehmende Nahrung sortieren und aufspalten. Die heutige Ernährungsweise und der schnelllebige Lebensstil des «modernen Menschen» tragen dazu bei, dass die Verdauungskräfte überfordert werden, Abfallprodukte des Stoffwechsels zu lange im Darm liegen bleiben und nicht adäquat ausgeschieden werden können.

Nahrungsmittel, welche meist in zu grossen Mengen zugeführt werden und ausserdem zu fetthaltig und schwer assimilierbar sind, belasten den ganzen Organismus und führen zur Entstehung vielfältiger Erkrankungen (z.B. Reizdarm-Syndrom, Verstopfung oder Durchfall). Weitere Beschwerden, die auf eine gestörte «Darmgesundheit» hinweisen, sind beispielsweise:

- Müdigkeit
- Magendruck, Blähungen, saures Aufstossen
- Appetitlosigkeit, Heisshungerattacken
- Herz- und Kreislaufbeschwerden
- Rücken-, Kopfschmerzen
- kalte Füsse und Hände
- Gelenkserkrankungen
- Zungenbelag, Mund- und Körpergerüche

Gemäss dem naturheilkundlichen Verständnis der TEN ist die Gesundheit des Verdauungssystems eine der wichtigsten Grundlagen für die Gesunderhaltung des Patienten. Ebenso ist sie eine Voraussetzung für die Wirksamkeit vieler anderer Therapien. Das Darmreinigungs- und Regenerationsprogramm nach Mayr beinhaltet ein eigenes Diagnostikverfahren, welches den Patienten an Hand von drei Kriterien überprüft:

1. *Messbar:* Der «epigastrische Verdauungswinkel» (Winkel zwischen den Rippenbögen an der Brustbeinspitze) beträgt bei Menschen mit gesundem Darm relativ einheitlich 30° und ermöglicht eine entsprechende Beurteilung des Patienten, ebenso die Medianrille und die U-Delle.
2. *Tastbar:* Die Bauchorgane werden auf ihre Grösse hin vor, während und nach einer Diät abgetastet.
3. *Sichtbar:* Die Bauchformen und die Haltung des Menschen sind in seiner Silhouette sichtbar. Laut F. X. Mayr macht «Darmträgheit hässlich und vorzeitig alt».

F. X. Mayr stellt durch sein eigenes Diagnose- und Therapieschema das Individuum in den Mittelpunkt. Entsprechend empfiehlt er für den einen eine Milch-Semmel-Kur und für den anderen eine milde Ableitungs- und Entschlackungsdiät oder eine Teefasten-Kur, um seine Beschwerden anzugehen.

Mayr's drei «S»

Hauptprinzipien und der «königliche» Heilweg in der Ernährung führen zur Regeneration und Stärkung des Verdauungsapparates:

- Schonung – Erholung des Darms durch flüssige oder breiige Nahrung
- Säuberung – Ausscheidungsförderung
- Schulung – Verbesserung des Kau- und Essverhaltens (jeden Bissen mind. 30–50 Mal kauen und gut einspeicheln vor dem Schlucken)

«Erst mit einer gesunden Wurzel kannst Du in voller Pracht blühen.»

Heide-Dore Bertschi-Stahl

Die Bauchtypen nach F. X. Mayr

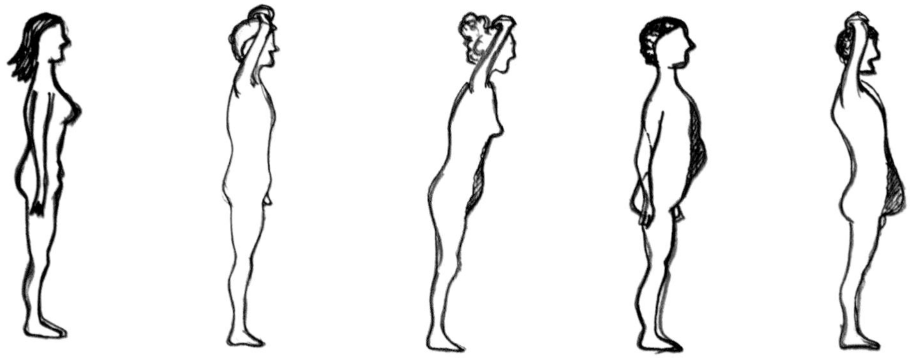

Normalbauch Frau — Normalbauch Mann — Spitzbauch Frau — beginnender Gasbauch Mann — schlaffer Kotbauch Mann

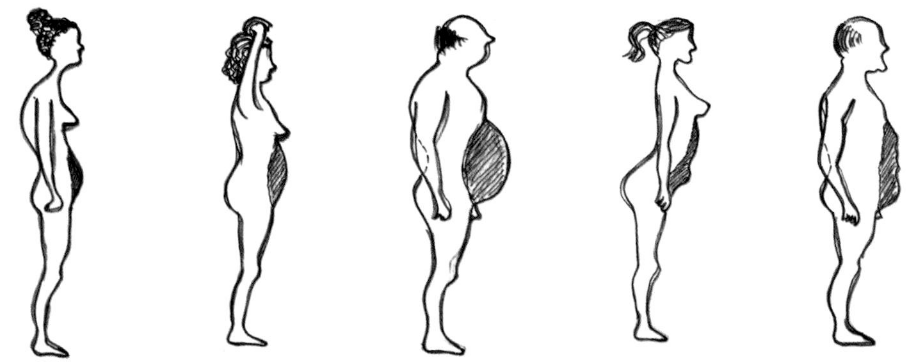

schlaffer Kotbauch Frau — eiförmiger Gasbauch Frau — kugelförmiger Gasbauch Mann — entzündlicher Gas-Kotbauch Frau — schlaffer Gas-Kotbauch Mann

(Bilder: Vera Garvelmann)

KAPITEL 7

DIAGNOSTIK

7.1. Diagnostik und Gesamtschau in der TEN

Diagnose

Der Begriff Diagnose setzt sich aus den griechischen Wortteilen «dia» = «durch» und «gnósis» = «Erkenntnis, Urteil» zusammen und bedeutet sinngemäss das «Durchschauen» einer Krankheitssituation. Dabei wird die Symptomatik geklärt sowie die Krankheitsursache und die Pathogenese ermittelt. Die schulmedizinische Diagnose erschöpft sich oft in der Zuordnung von Krankheitszeichen und Symptomen zu einem wissenschaftlichen Krankheitsnamen.

- Diagnose: Erkennung und Benennung der Krankheit
- Diagnostik: Untersuchungsgang zur Erkennung von Krankheiten
  (Pschyrembel, 556. Auflage)

Diagnostik in der TEN

Die Naturheilkunde sieht den Menschen als Ganzes und nicht als reinen Krankheitsträger. Aus dieser Prämisse leitet sich auch die Forderung nach einer vertieften und spezifischen Diagnostik ab. Für ein systemisch-funktionelles Denk- und Arbeitsmodell wie die TEN kann eine blosse Nennung von Krankheitsnamen nicht das abschliessende Ziel einer Diagnose sein. Ihr Bemühen besteht ja genau darin, den kranken Menschen und nicht bloss die Krankheit zu erkennen.

Aufgabe der TEN-Diagnostik ist es, einerseits die individuellen Hintergründe und Veranlagungen, welche den Symptomen und Befindlichkeitsstörungen zugrunde liegen, zu «durchschauen» und andererseits die pathophysiologischen Mechanismen und funktionellen Zusammenhänge hinter den Krankheitszeichen zu beleuchten. Um die individuelle Ausformung der TEN-Grundelemente in Konstitution, Temperament, Krankheitsentwicklung usw. beurteilen zu können, bedarf es einer dem Gesamtsystem entsprechenden spezifischen Diagnostik. Dazu gehören in erster Linie die Beurteilung der humoralmedizinischen Säfteprinzipien und der sich daraus entwickelnden krankhaften Veränderungen. Gemäss dem systemischen Ansatz der TEN stehen dabei in allen diagnostischen Schritten die pathophysiologischen Prozesse im Vordergrund, während die strukturellen Veränderungen von Geweben und Organen als sekundäre Folge der humoralen Situation verstanden werden.

In die Diagnostik werden die konstitutionellen Hintergründe und ebenso die Lebensgewohnheiten und -umstände, die für das Krankheitsgeschehen von Bedeutung sind, miteinbezogen. Diese sind in der Regel sehr vielfältig und können z.B. die Ernährungsweise oder auch die psychische Befindlichkeit betreffen.

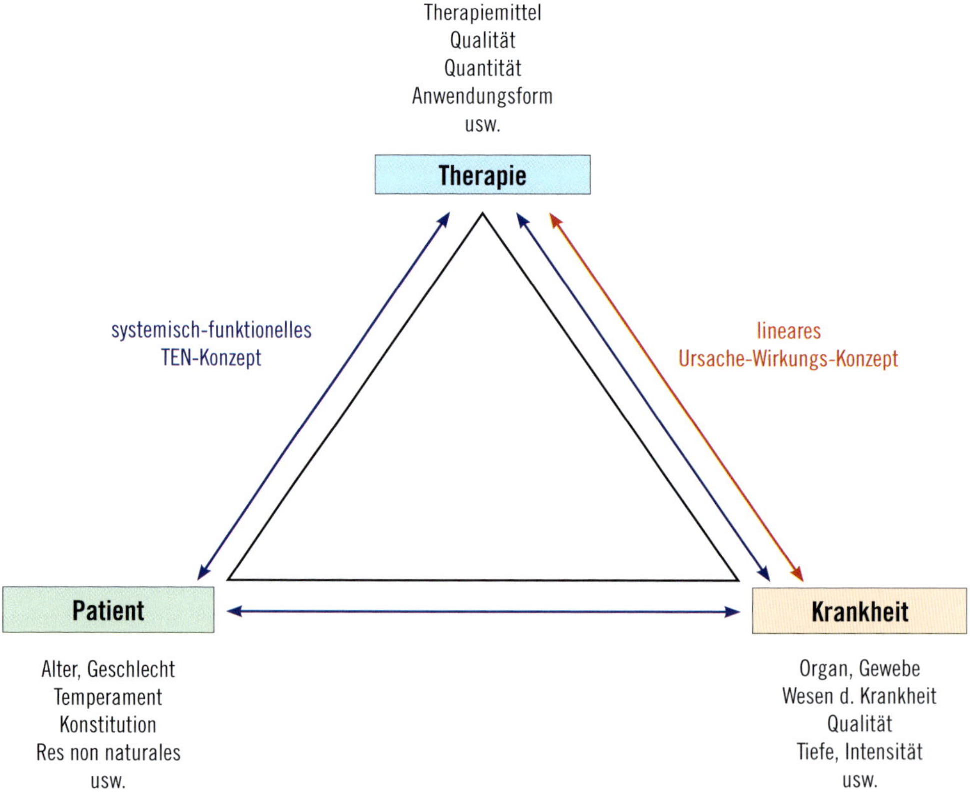

TEN-Diagnostik und Gesamtschau im Vergleich zum linearen Ursache-Wirkungs-Konzept

Ohne den Einbezug dieser multikausalen Faktoren bleibt ein Therapiekonzept rein symptomatisch – eine Veränderung der verursachenden Aspekte wird ausser Acht gelassen.

Eine schulmedizinische Behandlung rheumatischer Beschwerden beschränkt sich heute beispielsweise meist auf medikamentöse Schmerzlinderung, Entzündungshemmung und physiotherapeutische Massnahmen. Auch wenn diese Therapieanwendungen von Naturheilpraktikern mit natürlichen Mitteln durchgeführt werden, entspricht dies nicht unbedingt auch einem ganzheitlichen Ansatz im Sinne der TEN. Erst durch den Einbezug der mitverursachenden Gesichtspunkte wie z.B. Fehlernährung, Stoffwechselunterfunktion, Ausscheidungsschwäche oder auch seelischer Belastungen wird eine individuelle, ursächliche und konstitutionelle Therapie möglich.

Ein weiterer zentraler Punkt in der Beurteilung eines Patienten ist die Energie- und Ressourcenfrage, welche eng mit seinen Adaptionsbemühungen an innere und äussere Reize und seiner Krankheitsdisposition verknüpft ist. J. Broy schreibt dazu: «Energiemangel ist am Ende die Mutter aller denkbaren Krankheiten», was in gleicher Weise auch für Energieverwertungsstörungen gilt.

Aus diesen Gründen kann die Diagnose in der TEN kein einzelner Krankheitsbegriff oder Status sein, sondern verlangt nach einer ausführlichen Beschreibung der persönlichen Krankheitssituation inkl. individueller Bedingungen und Ursachen, die dann als Ausgangspunkt für mögliche Therapiekonzepte dient. Eine naturheilkundliche Therapie auf der alleinigen Basis eines schulmedizinischen Diagnosebegriffes kann der TEN folglich nicht gerecht werden.

Da die Naturheilkunde ein breites Spektrum von Behandlungsmethoden kennt, haben sich entsprechend auch verschiedene diagnostische Verfahren entwickelt, welche ihre methodenspezifischen Fragestellungen besitzen. In der TEN werden mehrere dieser Diagnosemethoden verwendet, deren Techniken und Aussagen in den folgenden Kapiteln einzeln beschrieben werden, beispielsweise die klinischen Untersuchungen, die Pulsdiagnostik oder die Irisdiagnostik.

Die Art der Beschwerden kann einen Einfluss auf die diagnostische Fragestellung haben. So bedarf eine Skoliose anderer Diagnosetechniken als eine akute Bronchitis.

Diagnostisch-therapeutisches Schema der TEN

Ziel der Diagnostik ist, ein Verständnis der individuellen Situation und den Besonderheiten der Lebensfunktion des Patienten zu erlangen, um so adäquate Therapieansätze auswählen zu können. Die dabei gewählten Massnahmen beruhen meist auf natürlicher Wahrnehmung durch die Sinne, Beobachtungen und praktischer Erfahrung. Neben objektiven Befunden spielen dabei aber auch das subjektive Krankheitserleben und Befinden des Patienten eine wichtige Rolle.

Die Diagnostik kann sich, wie in der folgenden Graphik ersichtlich wird, aus mehreren, sich ergänzenden Elementen zusammensetzen.

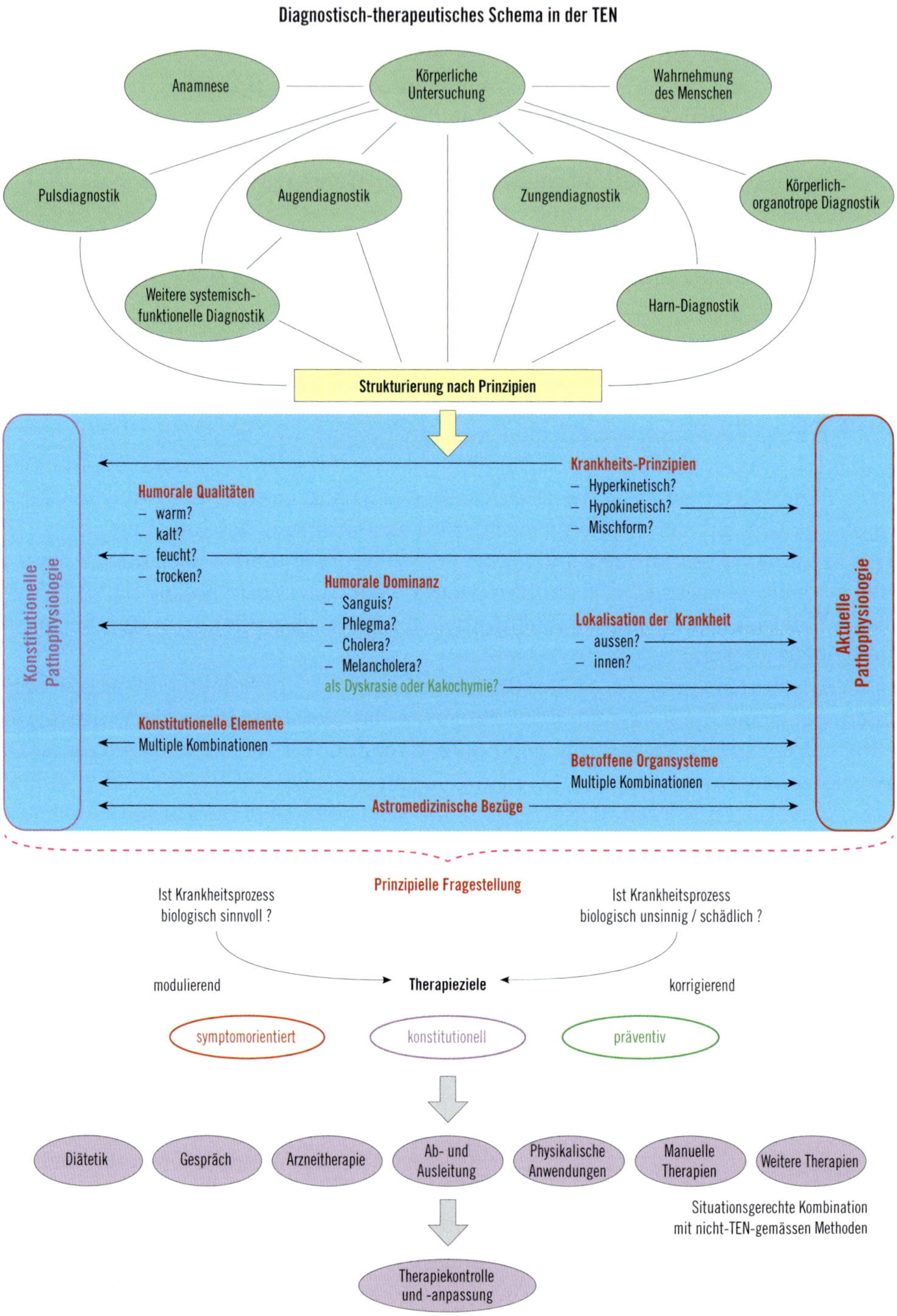

Systematisierung der Diagnostik und Therapie in der TEN

Diagnostikebene

Die Anamnese und die direkt daran geknüpfte Wahrnehmung des Menschen auf allen verbalen und nonverbalen Ebenen und die körperlichen Untersuchungen stellen die Basis der Diagnostik in der TEN dar. In vielen Fällen werden bereits dabei wesentliche Prinzipien der Krankheit selbst und ihrer pathophysiologischen Hintergründe erkennbar.

Die darauf folgende methodenspezifische Diagnostik dient der weiteren Differenzierung und beantwortet spezielle diagnostische Fragestellungen mittels der dazu adäquaten Methoden, die in nachfolgenden Kapiteln dieses Buches beschrieben sind. Die verschiedenen diagnostischen Aspekte sind aus Gründen der Übersichtlichkeit grafisch zwar getrennt dargestellt, sind aber sehr eng miteinander verknüpft und gehen teilweise direkt auseinander hervor.

Strukturierungsebene

Ziel dabei ist immer, die der individuellen Situation des Kranken grundlegenden Prinzipien gemäss dem Denk- und Arbeitsmodell der TEN zu analysieren, was als «Strukturierung nach Prinzipien» bezeichnet wird – man könnte es auch Prinzipien-Filter nennen.

Der darunter liegende Bereich der Grafik zeigt die qualitativen und humoral orientierten Fragestellungen, die jeweils in Bezug sowohl zur aktuellen als auch zur konstitutionellen Pathophysiologie gesetzt werden. Diese beiden Säulen der Pathophysiologie sind Basis der Diagnostik und der Therapie. Die darauf folgende Analyse, ob es sich bei der Krankheit um einen biologisch sinnvollen oder biologisch widersinnigen oder gar schädlichen Prozess handelt, ist für die therapeutische Weichenstellung in der TEN von absolut zentraler Bedeutung und ist Basis für die symptomorientierte, konstitutionelle und damit auch präventive Ausrichtung des Therapiekonzeptes.

Behandlungsebene

Erst an diesem Punkt folgt die Wahl einer Therapiemethode, die optimal geeignet ist, die diagnostisch definierten Therapieziele zu erreichen. In der TEN werden häufig auch synergistisch wirkende Kombinationen unterschiedlicher Verfahren verwendet. Der Verlauf der Therapie und die dabei auftretenden Veränderungen müssen regelmässig kontrolliert und das Therapiekonzept gegebenenfalls adaptiert werden.

Gesamtschau in der TEN

Verschiedene Diagnosemethoden beantworten unterschiedliche Fragestellungen. Oft ergibt erst eine sinnvolle Kombination ein umfassendes Gesamtbild – eine Gesamtschau im Sinne der Gesamtheit der Wahrnehmungen. Dieses kann durch neuere Diagnoseverfahren (die zum Teil nicht dem TEN-Konzept unterliegen, z.B. Informationsmedizin) oder schulmedizinische Diagnostik (z.B. Laborwerte) ergänzt werden. Erst diese «Dia-gnosis», dieses umfassende «Durchschauen», stellt die Basis für naturheilkundliche Therapiekonzepte dar und ermöglicht eine vorsichtige Einschätzung der zukünftigen Entwicklungstendenz und der möglichen Heilungsaussichten (Prognose).

7.2. Anamnese

Die Anamnese (griech. «anamnesis» = «Erinnerung») erfasst die Krankheitsgeschichte im Zusammenhang mit der Gesamtsituation des Patienten und ist wichtiger Teil der Diagnosefindung. In der Eigendiagnose, wie sie im Praxisalltag üblich ist, gibt der Patient Auskunft über seine Beschwerden und antwortet auf die Fragen des Therapeuten aus seiner Erinnerung und eigener Wahrnehmung heraus. Bei der Fremdanamnese geben nahestehende Personen wie Eltern oder Lebenspartner über den Patienten und den Krankheitsverlauf Auskunft.

Gezielte Fragen ermöglichen es, Zusammenhänge zu erkennen

Akute Beschwerden, chronisch-pathologische Zustände, Konstitution, Lebenssituation und soziales Umfeld weisen dem Therapeuten den Weg zur Wahl der Therapie. Gezielte Fragen an den Patienten konkretisieren die Krankheitssymptome und ermöglichen dem Therapeuten, den Menschen als Ganzes wahrzunehmen. Die Fragen des Therapeuten zielen auf Art, Stärke und Lokalisation der Beschwerden, auf die zeitlichen Aspekte, auf auslösende, verstärkende, lindernde Faktoren und Begleiterscheinungen der Beschwerden sowie auf die bisherigen Behandlungsmassnahmen. Informationen zu Ernährungsverhalten, zu Schlaf, Aktivität und Erholung, zu Körperfunktionen und über frühere Erkrankungen gehören ebenso dazu wie die soziale Anamnese und die Familienanamnese.

Eine sorgfältige Anamnese umfasst die individuelle Lebensgeschichte und -umstände des Patienten. Die dabei gewonnenen Informationen erlauben es dem Therapeuten, kausale Rückschlüsse zu ziehen und Zusammenhänge herzustellen. Ziel der Anamnese ist die grösstmögliche Eingrenzung der in Frage kommenden Krankheitsbilder, meist anhand von Leitsymptomen und mittels Ausschlusskriterien, wobei in der TEN das Erkennen der pathophysiologischen Hindergründe der zentrale Aspekt ist. Offene Fragestellungen ermöglichen dem Patienten, in seiner Art und nach seinen Möglichkeiten zu antworten.

Die Informationen aus der Anamnese werden vom Therapeuten gesammelt, dokumentiert, ausgewertet und müssen vertraulich behandelt werden (siehe Anhang Patientendokumentation, Teil 3).

Je nachdem welches naturheilkundliche Diagnoseverfahren angewendet wird, werden die konstitutionsspezifischen Hinweise aus der Irisdiagnostik, Befunde der Reflexzonen, intuitive Wahrnehmungen und pathophysiognomische Merkmale miteinbezogen. Diese Hinweise sind für die naturheilkundliche Behandlung sehr wichtig, da sie Informationen über Prozesse geben, die labortechnisch nicht nachweisbar sind.

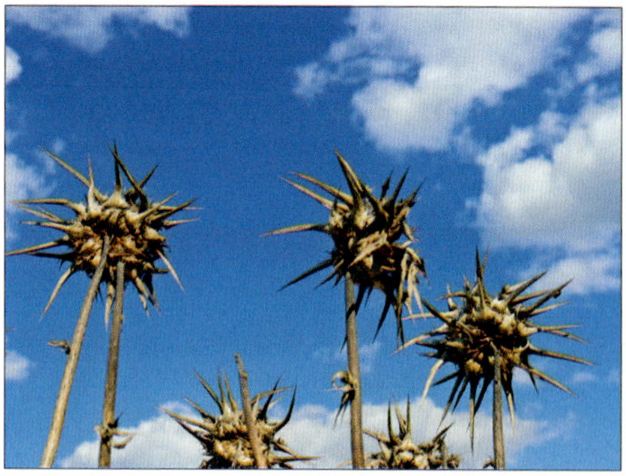

Eine sorgfältige Anamnese umfasst die individuelle Lebensgeschichte des Patienten. (Foto: Adi Gerber)

Ein Gespräch ist mehr als der Austausch von Worten

Die Anamnese beginnt mit dem ersten Kontakt zwischen Therapeuten und Klienten. Damit ein Anamnesegespräch erfolgreich ablaufen kann, sind äussere Bedingungen wie z.B. angenehme Räumlichkeiten, eine ruhige Atmosphäre wichtig und es darf kein Zeitdruck bestehen. In erster Linie sind jedoch das Verhalten und die Empathie des Therapeuten, ein aktives Zuhören und eine wertfreie Beobachtung ausschlaggebend.

Im Anamnesegespräch findet mehr statt als der Austausch von Worten. Tonfall, Körperhaltung, Redefluss und Wortwahl sind genauso wichtig wie Pausen, Stille und emotionale Äusserungen. Dabei wird auch unausgesprochene Information ausgetauscht und fliesst in die Interpretation ein. Dies geschieht in jedem Gespräch, hat aber gerade in der Anamnese der naturheilkundlichen Therapie einen grossen Stellenwert. Wir nehmen gleichzeitig auf verschiedenen Ebenen unseres Seins wahr. Im Anamnesegespräch nutzt der Therapeut Seh- und Hörsinn. Ebenso werden Wahrnehmungen, die nicht an ein Sinnesorgan gebunden sind, aufgenommen. Der Patient und der Therapeut produzieren Gedanken und Gefühle, handeln intuitiv oder rational, atmen, passen sich der Situation an, treten in Beziehung oder ziehen sich zurück. All dies geschieht gleichzeitig und in jedem Augenblick, es durchflutet unser ganzes Sein und prägt damit auch die Anamnese.

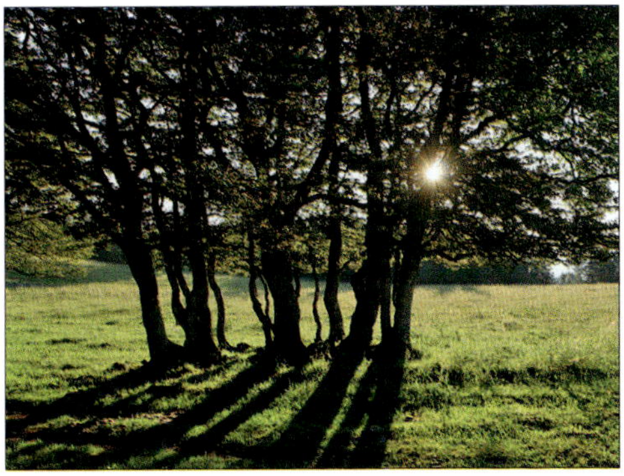

Während des Anamnesegesprächs soll sich der Patient wohl fühlen und an einem sicheren Ort wissen. (Foto: Adi Gerber)

Die TEN-spezifische Anamnese basiert auf dem Denk- und Arbeitsmodell der TEN. Auf diesem Fundament werden die Informationen aus der Anamnese ausgewertet, dies immer mit Blick auf die Individualität des einzelnen Menschen. Dabei stellen die geistigen, seelischen, sozialen, ökologischen und körperlichen Aspekte des Menschen eine untrennbare Einheit dar, die im Falle einer Erkrankung entsprechend ganzheitlich in die Anamnese und das Therapiekonzept miteinbezogen werden. Die Anamnese wird in den nächsten Sitzungen fortgesetzt und lässt die Entwicklung im Verlaufe der Behandlung erkennen. Dies führt bei Bedarf zu Anpassungen des Therapiekonzepts. Die flexible Gestaltung der Therapie, immer bezogen auf die Entwicklung und die Resonanzfähigkeit des Patienten, entspricht dem Wesen der Naturheilkunde.

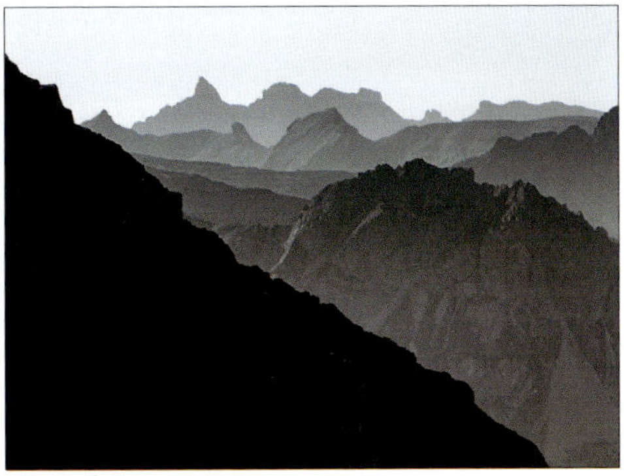

Durch achtsame Gespräche erweitert sich der Horizont und die Entwicklung wird sichtbar. (Foto: Adi Gerber)

7.3. Naturheilkundliche Untersuchung

Die Ergebnisse der nach naturheilkundlichen Kriterien ausgerichteten Untersuchung sind Teil der Gesamtschau. Neben den klassischen medizinischen Untersuchungsmethoden (siehe Anhänge Patientendokumentation und Leitfaden klinischer Untersuchungsmethoden, Teil 3) werden TEN-spezifische Aspekte miteinbezogen. Ausserdem wird durch erweiterte Fragestellungen, genaue Betrachtung sowie Abtasten und «Begreifen» ein Gesamtüberblick über Beschwerden oder Krankheitsgeschehen, aber auch über Persönlichkeit und Konstitution des Patienten gewonnen. Fundiertes Fachwissen, Wahrnehmungsfähigkeit, vernetzendes Denken und ständige praktische Erfahrung und Austausch in Fachkreisen wird vom naturheilkundlich Praktizierenden gefordert.

Der Hauptunterschied zur klassischen Untersuchung liegt in ihrem Ziel: Die TEN-spezifische Untersuchungstechniken haben nicht zum Ziel, eine Diagnose in Form des Krankheitsnamens zu stellen, wie dies in der Schulmedizin üblich ist. Vielmehr ist es ihr Ziel, die Gesamtsituation des betreffenden Menschen und insbesondere die pathophysiologischen Abweichungen seiner Lebensprozesse zu analysieren. Ein schulmedizinischer Diagnosebegriff ist als Basis für eine Therapie im Sinne der TEN völlig ungeeignet und muss durch die für die TEN entscheidenden Informationen ergänzt werden. Damit kann eine TEN-Diagnose auch nicht aus einem Begriff bestehen, sondern stellt eine komplexe pathofunktionelle Zustandsbeschreibung dar.

Stark vereinfacht gesagt, bedeutet dies für den Naturheilpraktiker, sich ein klärendes Bild bezüglich der energetischen und materiellen Verhältnisse (Wärme und Feuchtigkeit) zu verschaffen. Ebenso wichtig ist es, in einem zweiten Schritt zu beurteilen, ob die diagnostizierten Zeichen die generelle oder nur eine lokale Situation widerspiegeln.

Hauptparameter der TEN-spezifischen Untersuchung und Beispiele	
Wärme-/ Kältezeichen	– konstitutionell: z.B. ungewöhnliches Wärmegefühl / ständiges Frösteln – organpathologisch: z.B. Rötung / Blässe der Haut – hyper- oder hypokinetische Zustände – Elementen-, humoral- und astromedizinische Bezüge
Feuchtigkeits-/ Trockenheitszeichen	– konstitutionell: z.B. Übergewicht / hagere Statur – organpathologisch: z.B. Ödeme / Degeneration – Fülle- oder Leere-Zustände – Elementen-, humoral- und astromedizinische Bezüge
Generelle oder lokale Aspekte	– z.B. Fieber oder lokale Entzündung

Naturheilkundliche Inspektion – Ganzheitliche Betrachtungsweise

Die TEN setzt alle bei der umfassenden Untersuchung erkannten Merkmale zu einem Gesamtbild, zu einer ganzheitlichen Betrachtung zusammen.

Habitus

Bei der Inspektion fallen Körperformen nach den vier Elementen bzw. der individuellen Konstitution ins Gewicht. Die Bauchformen nach F. X. Mayr zeigen beispielsweise die Anlagen, den Ernährungszustand und die Verdauungsphysiologie des Betroffenen auf. Durch die Antlitzdiagnose nach Dr. Schüssler und Dr. Hickethier können bereits bei der Untersuchungsmethode Rückschlüsse auf Mangelerscheinungen und die daraus folgenden pathologischen Veränderungen im Körper geschlossen werden.

Antlitz und Körperlichkeit

Gesichtsteint, Faltenbildung, Durchblutung sind jeher für die naturheilkundliche Praxis von Bedeutung. Bereits Hildegard von Bingen beschreibt: «Die Ursache der Krankheiten liegt in einem Mangel an guten Eigenschaften (Tugenden)». Heute würden wir dazu Lebensstil sagen, der sich mit der Zeit im gesamten Erscheinungsbild eines Menschen abzeichnet (so zum Beispiel in der fahlen Gesichtshaut eines starken Rauchers).

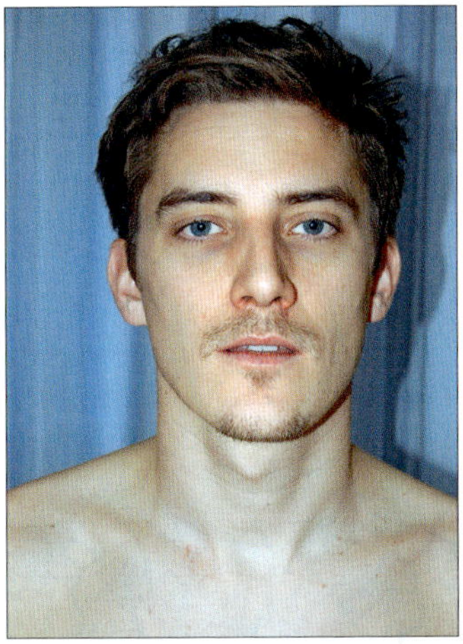

allgemeine Inspektion des Habitus

Warzen, Leberflecken, Hautverfärbungen, Hautirritationen wie Rhagaden, trockene, entzündliche oder auch eitrige Ausschläge haben in der TEN ebenso eine Bedeutung. Auch die Struktur von Haut, Haaren, Nägeln und der Zustand der Zähne geben dem Naturheilpraktiker diagnostische Hinweise.

Beim Betrachten der Augen bzw. der Skleren können zum Beispiel Störungen der Leber- und Gallenfunktionen sichtbar werden. Die Augenfarbe der Iris (siehe auch Irisdiagnose) gibt Hinweise auf die Konstitution. Ebenso können aus dem Blick, an der «Klarheit der Augen» und der Augenmotilität (Bewegungen) Rückschlüsse auf die seelische Verfassung gemacht werden. Das Gesamtbild der motorischen, sensorischen und vegetativen Reaktionen der Haut wird bei der Inspektion miteinbezogen.

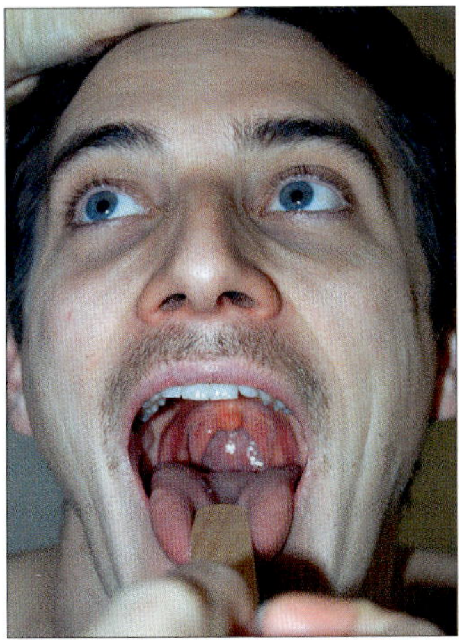

Inspektion
des Mundes und des Rachens

Auch die Inspektion der Zunge und Mundhöhle sowie die Stellung der Zähne gehören zur naturheilkundlichen Untersuchung.

Die Form der Ohren, Nase, Kinn und Hals-/Nackenpartie sind ebenso wichtig wie individuelle Gangart, Körperhaltung, Skelettform, Wirbelsäulenkrümmung, Gelenksspiel und die allgemeine Bewegungs-Koordination.

Den Füssen und Händen wird in der Reflexzonentherapie besondere Beachtung geschenkt, ebenso der

Beweglichkeit der Gelenke. Die Zehen-, Hand- und Nagelformen (mit denen sich die Chirologie befasst), Längs- und Querrillen auf den Nägeln, deren Farbe und Beschaffenheit geben Auskunft über Stoffwechsel und über Gefäss- und Herztätigkeit.

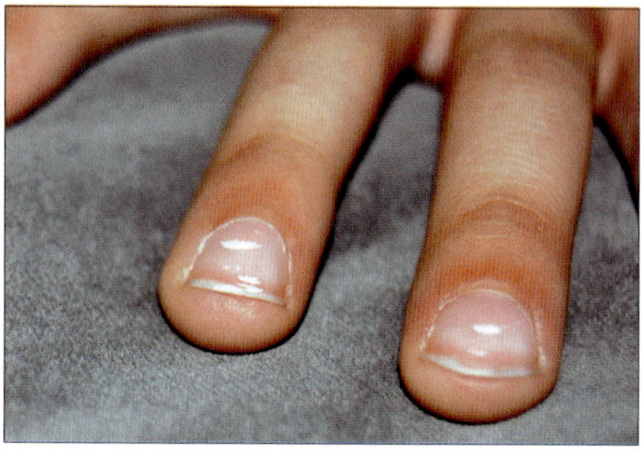

Nagelveränderungen als Zeichen für eine Stoffwechselstörung

Tonus und Turgor

Der Tonus ist die Grundspannung der Muskulatur v.a. als Ergebnis der neurovegetativen Steuerung. Als Turgor bezeichnet man den Flüssigkeitsdruck in Geweben, welcher durch das Verhältnis zwischen Zufuhr und Abtransport der interstitiellen Flüssigkeiten geregelt wird. Der Turgor gibt bei der Inspektion Auskunft über Dynamik und Regulationsfähigkeit von Blut- und Lymphgefässen und damit die physiologischen Grundlagen für Ernährung und Aussscheidung. So zeigt beispielsweise eine Verspannung der Nackenmuskulatur einen erhöhten Tonus oder ein aufgedunsenes Gesicht einen unphysiologischen Turgor.

Atmung

Bei der Untersuchung der Atmung (im speziellen in der Atemtherapie) legt der Therapeut seine Achtsamkeit auf das Atemgeschehen und beobachtet, in welchen Atemräumen z.B. am Rücken der Quellpunkt des Atems entsteht.[8] Die «Beatmung der Körperregionen» zeigt die Tiefe des Atems und somit die Dehnfähigkeit der Lungen und Bronchien. Hörbar ist der Atem (und damit die Befindlichkeit des Patienten) beim Sprechen und auch in der Stille. Eine weitere Untersuchungsmöglichkeit ergibt sich aus der Vokalarbeit, bei der z.B. der Buchstabe «U» mit dem Ausatem angetönt wird. So wird der Thorax hinten wie vorne auf seine Schwingungsfähigkeit in der jeweiligen Region untersucht, wahrnehmbar in den Vibrationen der tiefen Stimme. Das lässt Rückschlüsse auf die Lungen oder auf den angrenzenden Bauchraum zu.

Psyche

Manche Informationen bekommt der Behandler vor allem auf non-verbalem Wege. Der Zustand des «Nervenkostüms» des Menschen kann sich beispielsweise in plötzlichen farblichen Hautveränderungen wie Erröten, Erblassen, Schweissausbrüchen etc. zeigen.

Der erste Händedruck bei der Begrüssung und die Stimme offenbaren uns weitere

8 Der Quellpunkt des Atems ist die erste sichtbare Erhebung durch den Einatem z.B. am Rücken des liegenden Patienten. Es werden drei Regionen eingeteilt:
- Schulterpartie mit oberem Thorax
- mittlere Partie Brustwirbelsäule und seitliche Lendenpartie
- unterer Rücken und Gesässspalt/Gluteus maximus

Informationen, etwa über das Selbstwertgefühl oder die innere Spannkraft des Patienten.

Der versierte Naturheilkundige fügt diese Informationen zu einem Gesamtbild zusammen. Dank der Wahrnehmung des körperlichen Ausdruckes und der Ausstrahlung des Patienten ist es dem Naturheilpraktiker möglich, psychosomatische Hintergründe einer Erkrankung in die Diagnostik miteinzubeziehen.

Naturheilkundliche Palpation

Bei der Abtastung und Befühlung bzw. jeglicher Berührung des gesamten Körpers oder eines Teils davon sollte der Patient zuvor über Sinn und Zweck aufgeklärt und um Erlaubnis gefragt werden. Die ausgewählte Region wird entweder mit der ganzen Hand oder mit mehreren Fingern untersucht. Die Hände der untersuchenden Person sollten warm, sauber gewaschen und trocken sein.

Inspektion und Palpation erfolgen oft in einem Arbeitsgang. Der Patient wird grossflächig auf Wärme, Kälte, Feuchtigkeit und Trockenheit abgetastet, ebenso werden Tonus und Turgor als Mass für Fülle oder Leere wahrgenommen. Durch Verknüpfung mit der Konstitutionslehre wird die Untersuchung in einen systemischen Kontext gestellt. Mit wechselnder Intensität der Berührungen lassen sich unterschiedlich tiefe Schichten bzw. Organe palpieren.

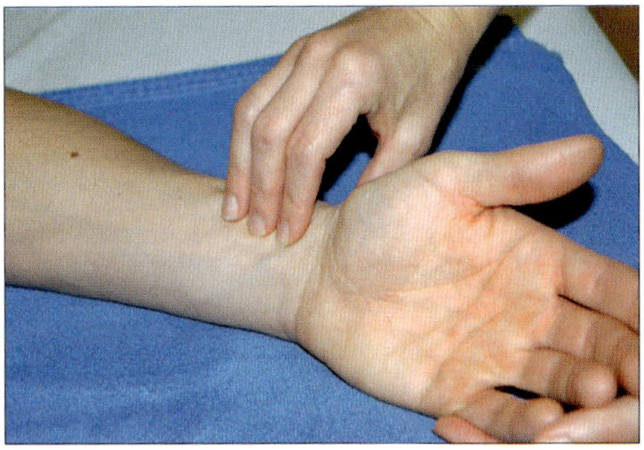
Pulstastung

Die Palpation des Pulses gibt Auskunft über Rhythmus, Geschwindigkeit, Stärke und weitere TEN-spezifische Kriterien. Neben der Erfassung der aktuellen Herzfrequenz ist die Pulsdiagnostik in der TEN eine der wichtigsten Methoden zur Analyse der aktuellen humoralen Situation des Patienten (siehe Kapitel Pulsdiagnostik).

Bei der Beweglichkeitsprüfung der Wirbelsäule und der Beine wird jeder Abschnitt und jedes Gelenk in alle physiologischen Richtungen überprüft. Ferner werden die Muskeln im Zusammenspiel mit den Gelenken, Sehnen und Bändern durch klassische Tests auf Beweglichkeit untersucht und Verspannungen der Muskulatur registriert. Muskelhartspann und Myogelosen sind häufige Symptome eines gestörten Gewebsstoffwechsels, können aber auch als reflektorische Zeichen für Erkrankungen anderer Organe gesehen werden. Regionale Rötungen nach oder während der Untersuchung zeigen z.B. eine energetische Überfülle des Gewebes an. Diagnostisch und therapeutisch kann dieser Mechanismus z.B. bei der Bindegewebsmassage und beim trockenen Schröpfen genutzt werden. Die viszerokutane und kutiviszerale Reaktion der palpierten Stelle geben weitere diagnostische Informationen über pathofunktionelle Zusammenhänge zwischen unterschiedlichen Organen und Geweben.

Zur Untersuchung gehört auch das Tasten der inneren Organe, die im weichen Bauch- oder Rückenraum liegen. Besondere Aufmerksamkeit wird dem epigastrischen Winkel beigemessen, der Auskunft über die Verdauungsorgane gibt. In der Befunderhebung nach F. X. Mayr ist dieser Winkel ein aufschlussreicher Punkt der Darmgesundheit bzw. -krankheit. Die inneren Organe können durch Fühlen der Formveränderungen des Abdomens wie Asymmetrie, Druckdolenz, Abwehrspannung oder Loslassschmerz beurteilt werden. Den Verdauungsorganen und deren Funktionen wird in der naturheilkundlichen Untersuchung grosse Beachtung geschenkt. «Der Tod sitzt im Darm» behaupten die alten Ärzte – und dies gilt noch heute: Das Abklären des Darmmilieus durch verschiedene Methoden gehört deshalb ebenfalls zur ganzheitlichen Untersuchung.

Zur Untersuchung der Lymphknoten werden in der naturheilkundlichen Praxis die tastbaren Lymphknoten auf deren Form, Dichte, Derbheit, Verschiebbarkeit, Druckempfinden sowie äussere Wärme- und Kälteabstrahlung und Schwellungen im umliegenden Gewebe untersucht. Die Funktionsfähigkeit des gesamten Lymphsystems spielt in der TEN als wichtiger Repräsentant des Phlegmaprinzips diagnostisch und therapeutisch eine grosse Rolle.

Perkussion

Unter Perkussion versteht man das Beklopfen mit den Fingern und Händen, um die Resonanz des Klopfschalls des darunterliegenden Gewebes und der Höhlen bzw. Hohlräume zu hören, um daraus Rückschlüsse über deren Grösse und Konsistenz zu ziehen. Ausserdem können durch direktes Beklopfen mit der Handkante oder der Faust ausgelöste Schmerzen, z.B. an der Wirbelsäule oder über den Nieren, auf Krankheitsprozesse hinweisen. Andere Organe wie Lunge, Darm, Muskeln und Gelenke können durch Perkussion auf Flüssigkeits- oder Luftansammlungen oder ungewöhnliche Dichte hin untersucht werden. Die Resonanztiefe liegt ca. 6–8 cm bei normalgewichtigen Personen.

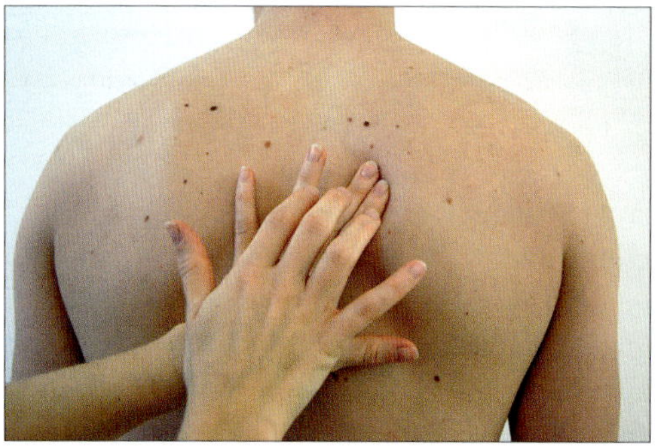

Perkussion am Thorax

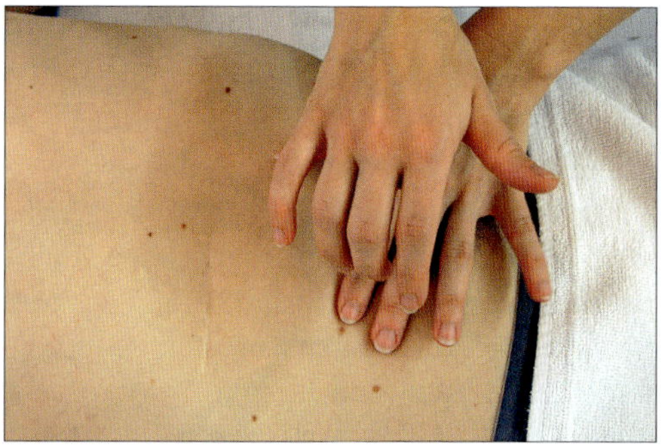

Perkussion am Bauch

Auskultation

Das Abhorchen mit dem Ohr, Stethoskop oder Holztrichter (wird v.a. von Hebammen verwendet) wird Auskultation genannt. Ohne Hilfsmittel können pathologische Geräusche bei Gelenksbewegungen, Darm- und Atemgeräusche akustisch wahrgenommen werden.

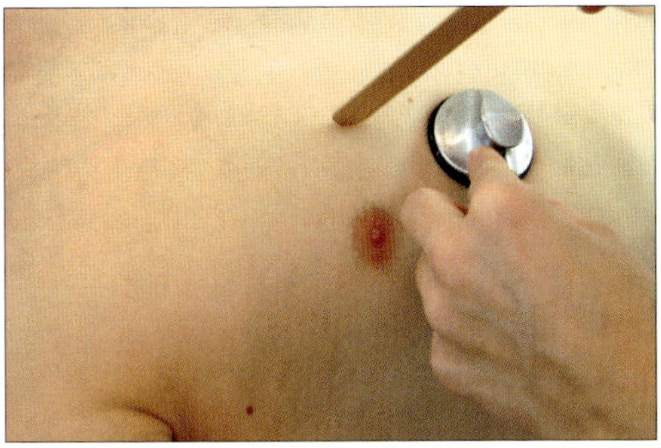

Kratzauskultation zur Bestimmung von Organgrenzen

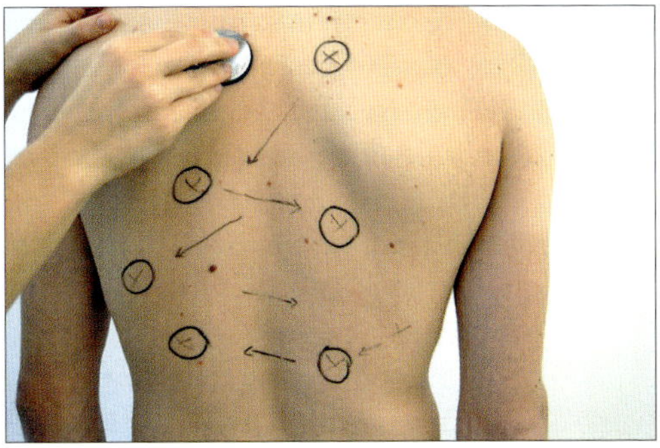

Auskultation des Thorax

Beispiele spezifischer Diagnostik

Urinstatus

Die spontane Beurteilung erfolgt zunächst im Betrachten der Farbe, der Geruchsausbreitung und später durch Absinken der schweren Bestandteile des Urins, dem Urinsediment. Heute werden zur Urindiagnostik standardisierte Teststäbchen verwendet. In der Naturheilkunde ist die Kochprobe[9] bekannt.

Stuhluntersuchung im biologischen Labor

Es werden Stuhlproben auf die Zusammensetzung der Darmflora und Besonderheiten des Darmmilieus untersucht. So können Entzündungsprozesse im Magen-Darmtrakt, Mangel an Vitaminen und Spurenelementen sowie Parasiten, unphysiologische Bakterien, Viren, Pilze und vieles mehr erkannt werden.

Blutuntersuchung

Spenglersan-Test

Dr. med. Carl Spengler entwickelte eine Testmethode, bei der die Spenglersane[10] auf speziellen Testfolien mit dem Blut des Patienten vermischt werden. Dabei wird die Antigen-Antikörper- Reaktion beobachtet. Ein makroskopisch sichtbares Verkleben und Verklumpen (Agglutination) zeigt eine Reaktion auf das entsprechende Antigen und erlaubt damit, den Schweregrad einer Erkrankung abzulesen.

9 Bei der Kochprobe wird der Urin mit verschiedenen Reagenzien versetzt und anschließend gekocht. Die dabei sichtbaren Reaktionen geben Informationen über die Funktion innerer Organe.

10 Spenglersane sind mikrobiologische Immunmodulatoren, die Antigene und Antitoxine in potenzierter Form enthalten. Die Dilutionen werden auf Haut und Schleimhaut (Mund, Nase) angewendet.

Aderlassanalyse nach Hildegard von Bingen

Man gibt das Aderlassblut in ein Reagenzglas und lässt es 24 Stunden lang stehen und koagulieren. Dabei treten spezifische Phänomene auf, die diagnostisch analysiert werden. Dazu einige Beispiele:

- Die Trennung von Serum und Blutkuchen (mit spezifischen Zeichen) deutet auf eine Entzündung hin.
- Die sogenannte «Speckschicht» liegt auf dem Blut und deutet auf eine phlegmatische Störung hin.
- Die Schichtung des Blutkuchens lässt Rückschlüsse auf die humoralmedizinische Situation zu. Beispielsweise können schwarze Ablagerungen den Blutkuchen durchziehen und Ausdruck von Kakochymie und Dyskrasie sein.
- Eine rosarote Färbung des überstehenden Serums kann ein Blutzersetzungszeichen sein.

Weitere Informationen hierzu sind im Kapitel «Ausleitungsverfahren» zu finden.

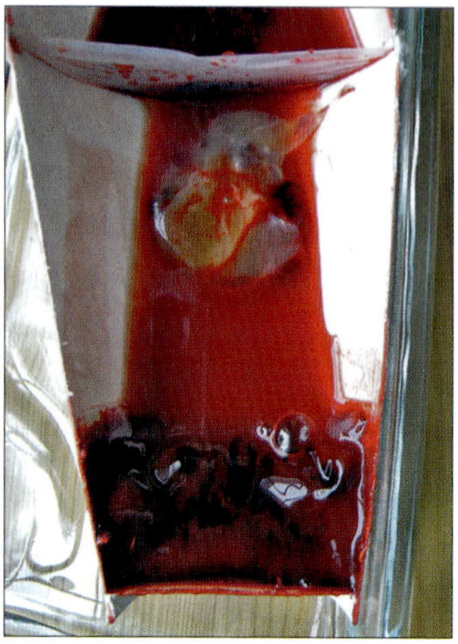

Beispiel eines Blutkuchens nach einem Aderlass nach Hildegard von Bingen. Bei der Koagulation trennt sich das Blut entsprechend den individuellen Anteilen der Kardinalsäfte.
(Foto: Claudia Bischofberger)

Dunkelfeldanalyse

Die Untersuchung des Blutes im Dunkelfeldmikroskop bietet die Möglichkeit, alle Zellen (Erythrozyten, Leukozyten, Thrombozyten) und kleinste Teilchen wie Eiweisse, Ablagerungen, Bakterien und weitere parasitäre Mikroorganismen im Blut zu sichten. Es wird eine qualitative Bewertung des Blutes vorgenommen, die u.a. Aufschluss über das innere Milieu, Störungen des Säure-Basen-Gleichgewichtes oder Stoffwechselerkrankungen gibt.

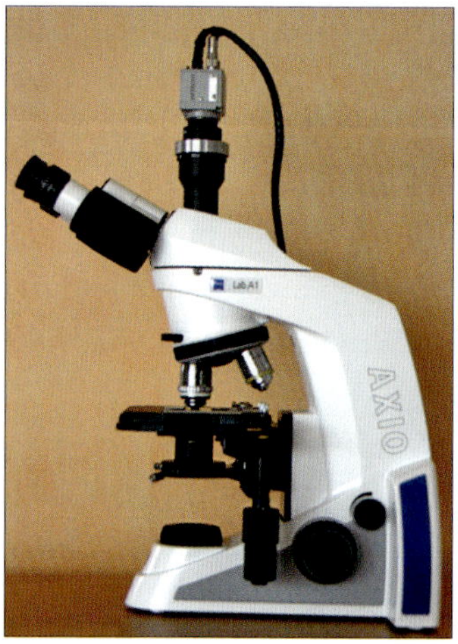

Dunkelfeld-Mikroskop

Ergänzende Methoden

Die oben beschriebenen Methoden können ergänzt werden durch weitere Untersuchungsmethoden, die kompatibel mit dem Denk- und Arbeitsmodell der TEN sind. Beispiele hierfür sind im Kapitel «Heutige Entwicklung der TEN» beschrieben.

7.4. Antlitzdiagnostik

Die Antlitzdiagnose ist eine Erfahrungsmethode – sie hat sich nicht aus wissenschaftlichen Studien, sondern empirisch aus genauer Beobachtung und Überlieferung entwickelt. Der

Fachbegriff für die Antlitzdiagnose – die Pathophysiognomik – stammt aus dem Griechischen: Pathos (das Leiden), Physis (der Körper), Gnome (die Ansicht). Die Pathophysiognomie, die Lehre, innere Erkrankungen durch äussere Phänomene im Antlitz zu erkennen, ist so alt wie der Heilberuf selbst. Ihre Entstehung ging von Hippokrates über Paracelsus und wurde in der heutigen Naturheilkunde von Heilpraktikern wie Hans-Dieter Bach oder Natale Ferronato weiterentwickelt und verfeinert. Auch Goethe hat versucht, aus anatomischen «Gesichtstypen» auf Charaktereigenschaften von Menschen zu schliessen.

«Nichts ist drinnen, nichts ist draussen: Denn was innen, das ist aussen»

Aus: Goethes Faust

Das hermetische Grundgesetz «wie innen, so aussen» hat gerade in der visuellen Diagnostik seine Richtigkeit. In Zeiten einer hochtechnisierten Medizin scheint aber eine visuelle oder gar intuitive Diagnostik nicht mehr gefragt zu sein. Apparate und Labors sind diagnostische Krücken, an die sich viele Mediziner so gewöhnt haben, dass sie verlernt haben, ihre natürlichen Sinne zur Diagnosefindung einzusetzen. Dabei ist die Antlitzdiagnostik, die Kunst, Spuren eines noch nicht manifesten Krankheitsgeschehens im menschlichen Gesicht zu lesen, ein wertvolles Instrument zur Früherkennung organischer und funktioneller Krankheiten.

Die Vorzüge einer Diagnostik, die verwertet, was mit blossem Auge erkennbar ist, sind offenkundig. Eine naturwissenschaftlich geprägte Medizin, die sich überwiegend als Reparaturbetrieb für die «Maschine Körper» versteht, greift in der Regel erst dann ein, wenn «das Kind schon in den Brunnen gefallen» ist. Dabei könnte eine frühe Ursachenerkennung mit Hilfe der Antlitzdiagnose Hinweise auf funktionelle Störungen geben, die meist mittels Laborwerten noch nicht diagnostizierbar sind.

Bei der Antlitzdiagnostik handelt es sich nicht um ein geheimnisvolles, nur Eingeweihten zugängliches Gebiet. Die meisten von uns sind beispielsweise in der Lage, einem Menschen seinen übermässigen Alkoholkonsum «an der Nase anzusehen». Dunkle Schatten unter den Augen gelten als sicheres Zeichen von Schlafmangel, eine gelbliche Gesichtsfarbe ist ein untrügliches Merkmal einer Leberfunktionsstörung.

In der Antlitzdiagnose werden Hautbereiche im Gesicht und auf den Lippen in direkte Beziehung zu entsprechenden Organen oder Funktionen gestellt. Die entsprechenden Organbereiche können beispielsweise durch folgende Hinweise noch differenzierter beurteilt werden:

Hautverfärbungen	weiss > Insuffizienz grün > Vergiftung rot > Entzündung
Schwellungen	rot > entzündliche Stauung hell > kalte Stauung
Gewebseinziehungen	Degeneration
Falten	chronische oder akute organische Funktionsstörungen
Äderchen	chronische Stauungen oder Venenerweiterungen plethorische Zustände

Die diagnostische Bedeutung erschliesst sich aus der Erkennung und Analyse der relevanten Hautbereiche. Im Gesicht einer Person kann die Haut starke Unterschiede in Struktur (fein, grob, gespannt, matt, glänzend) und in vielfältigen Farbnuancen haben. Vor allem Stoffwechselstörungen können aufgrund des jeweiligen Colorits beurteilt werden. Entgleisungen von Eiweiss-, Fett- und Kohlenhydratstoffwechsel zeigen sich frühzeitig in typischen Verfärbungen. Durch eine Anpassung der Ernährung und Lebensweise können sie sich wieder normalisieren. Damit wird deutlich, dass mit der Antlitzdiagnostik die Entstehung chronischer Krankheiten in einem sehr frühen Stadium erkannt und deren Manifestation verhindert werden kann.

Auf diesem Gesicht sind beispielsweise folgende Merkmale erkennbar:

- Der rote Unterlidstrich des linken Auges weist auf eine Stauung in den venösen Gefässen der unteren Extremitäten hin.
- Die weissliche Schwellung unter dem rechten Auge deutet auf eine Insuffizienz der Harnblase
- Die Färbung am linken Nasenflügel lässt eine Stauung im Lungentrakt vermuten.
- Weissliche Verfärbungen auf der Unterlippe können einen Hinweis auf Insuffizienz des Dickdarms geben.
- Eine rötliche Umrandung der Oberlippe lässt auf eine Stauung im Dünndarm schliessen, wodurch die Versorgung der Organe mit Nährstoffen reduziert sein kann.

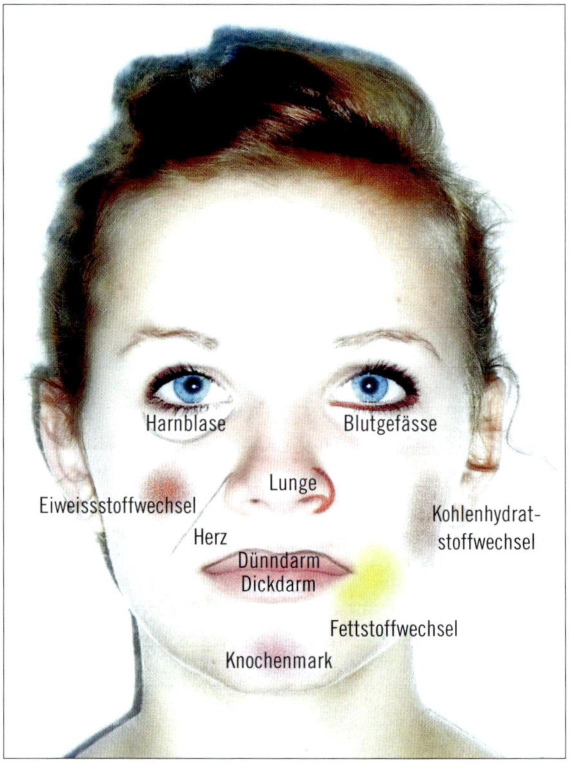

Hinweise auf die seelische Situation

Ein eigenständiges Wissensgebiet sind die äusseren Anzeichen psychischer Erkrankungen. Dass seelische Grundstimmungen, die über Jahre und Jahrzehnte einen Menschen dominieren, sein Gesicht formen können, ist allgemein bekannt. Gesichter sprechen z.B. durch Falten und verleihen dem Träger seine unverkennbaren Merkmale. Einige Zeichen werden vererbt, andere im Laufe des Lebens erworben. Ein Mensch, der viel denkt, entwickelt über der Nasenwurzel Steilfalten. Einer der viel lacht, bekommt die sogenannten «Lachfalten» neben den Augen. Ist er aber verbittert oder misstrauisch, bilden sich seitlich an den Mundwinkeln nach unten weisende Falten. Auch eine Analyse von Charaktertypen aufgrund von

Gesichtsformen wird von Bach angeregt. So deutet ein nach unten überstehendes, spitzes, kleines Kinn auf Nachgiebigkeit und mangelndes Durchsetzungsvermögen hin. Offenbar ist der Unterkiefer «Sitz» von Kraft und Aggression. Mental starke, kämpferische Menschen stellen wir uns eher mit «energischem Kinn» vor. Einzelne äussere Zeichen dürfen jedoch nicht isoliert betrachtet und gewertet werden. Entscheidend ist vielmehr die Gesamtheit der Eindrücke und vor allem ihre Verknüpfung mit weiteren diagnostischen Erkenntnissen.

7.5. Irisdiagnostik

Seit Jahrtausenden ist bekannt, dass Zeichen bzw. Veränderungen in den Augen Merkmale für bestimmte Zustände des Menschen auf körperlicher, seelischer oder geistiger Ebene sein können. Die Entwicklung zu einer systematischen, diagnostisch-analytischen Methode erfolgte jedoch erst ab Mitte des 19. Jahrhunderts. Damit ist die Augendiagnostik ein noch relativ «junges» Verfahren, das seine Wurzeln im humoralmedizinischen Denk- und Arbeitsmodell hat. Es gibt zwar Strömungen in der Irisdiagnostik (Iridologie), die versuchen, diese Methode auf der Basis eines organpathologischen Denkmodells anzuwenden, um schulmedizinische Diagnosen aus dem Auge zu erstellen. Das ist aber nachweislich nicht möglich. Die Irisdiagnose ist also nicht dazu geeignet, aktuelle organische Krankheiten zu erkennen und zu benennen.

Aufgrund ihrer humoralmedizinischen Basis ist sie zum integralen Bestandteil der heute praktizierten TEN geworden, bei der mit modernen Irismikroskopen zur Betrachtung der Augen und mit digitaler Bildverarbeitung gearbeitet wird.

Die Iris

Für die Augendiagnostik wichtigster Bereich ist die Regenbogenhaut (Iris), aber sämtliche anderen Bereiche des Auges können ebenfalls von Bedeutung sein (Augenweiss, Bindehaut, Lidränder, Wimpern, Blutgefässe).

Bei der Irisdiagnostik werden folgende Faktoren berücksichtigt:

- Grundfarbe des Irisgewebes
- Veränderungen der Faserstruktur (Lockerung, Verdichtung, Spannung, Stärke und Richtung der Irisfasern)
- Helligkeitsunterschiede
- nebel- und wolkenartige Auflagerungen auf die Iris
- Pigmentflecken und -flächen, die von der Grundfarbe der Iris abweichen

Die Iris wird dabei als reflektorischer Spiegel des Organismus betrachtet, in dem aber nicht die anatomischen oder histologischen Strukturen der Organe erkennbar werden, sondern ausschliesslich Störungen in deren Funktionalität bzw. in deren kybernetischer Regulation. Wie oben bereits erwähnt, ist die Augendiagnostik daher keine Methode für die Gewebs- bzw. Organdiagnostik, sondern sie dient ausschliesslich der Erkennung gestörter Funktionsabläufe – verknüpft mit der Analyse der konstitutionellen Situation des betreffenden Menschen. Diese Informationen geben dem Augendiagnostiker wertvolle Hinweise auf die individuellen Hintergründe der Krankheitsentstehung. So können gezielte Therapiemassnahmen angewendet werden, die nicht nur auf die aktuelle Krankheitssituation zielen, sondern den Patienten in seiner Gesamtsituation tiefgreifend und langfristig stabilisieren (Konstitutionstherapie). Damit kann die Augendiagnostik auch Grundlage einer effizienten Krankheitsprophylaxe sein.

Sie stützt sich nicht auf einzelne Zeichen im Auge, sondern immer auf Zeichenkombinationen, die miteinander verknüpft interpretiert werden müssen. Die Zuordnung der Iriszeichen erfolgt nach zwei Systemen, der zirkulären und der sektoralen Topografie:

Zirkuläre Topografie – die Aufteilung der Iris in konzentrische (schiessscheibenförmige) Ringe

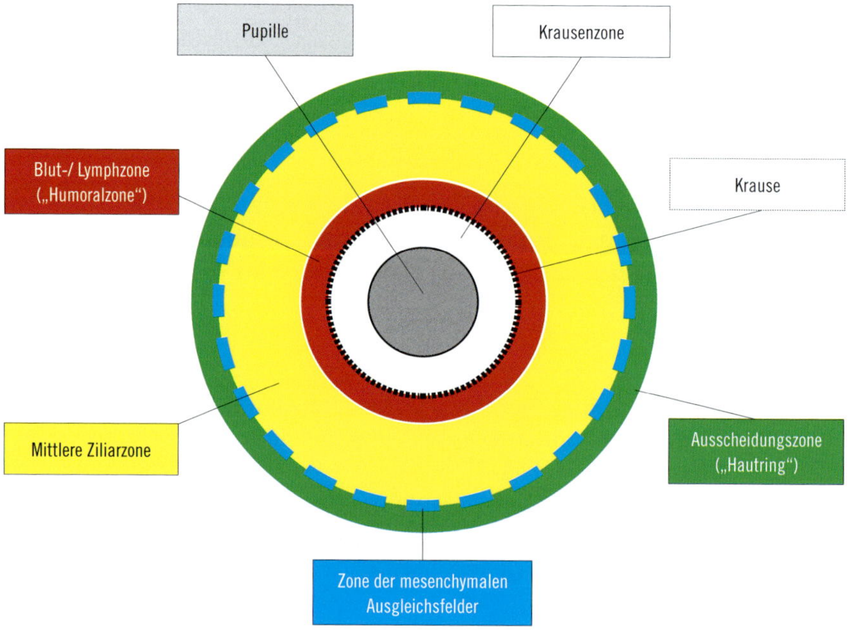

Krausenzone: Assimilation – Resorption (Stoffaufbereitung)

Krause: Vegetative Steuerung, Anpassungsfähigkeit der Enzymsysteme. Repräsentiert die funktionale Grenze zwischen «Innen» und «Aussen»

Blut-/ Lymphzone: Zustand der fliessenden Transportsysteme (v.a. «Verunreinigungen»)

Mittlere Ziliarzone: Arbeitsleistung der Parenchymgewebe

Mesenchymale Ausgleichsfelder: Darstellung kompensatorischer Ausscheidungsmechanismen («Aktive Schleimhäute»)

Ziliarrand: Zustand und Leistungsfähigkeit der physiologischen Ausscheidungsmechanismen

Diese Aufteilung der Iris zeigt von innen nach aussen den Fluss der Säfte im Organismus und die daran geknüpften Umwandlungsprozesse (Stoffwechsel).

In der *Krausenzone* ist die Fähigkeit der Assimilation zu erkennen, d.h. die Fähigkeit des Verdauungssystems, die körperfremde Nahrung in eine für den Organismus verwendbare Form umzuwandeln (humoralmedizinisch: Coctio). Damit haben die iridologischen Zeichen in dieser Zone prinzipiell eine übergeordnete Bedeutung, denn die optimale Zubereitung der Säfte ist elementare Voraussetzung für die Funktionsfähigkeit sämtlicher Gewebe. Umkehrt führt es zwangsläufig zu Störungen von Organfunktionen, wenn die Qualität der dafür notwendigen Säfte nicht optimal ist. Irisdiagnostisch bedeutsam sind hier besonders Helligkeitsunterschiede im Vergleich zum übrigen Irisgewebe. Abdunkelungen in der Krausenzone zeigen einen Mangel an physiologischer Wärme in den Verdauungsorganen, was Defizite im Assimilationsprozess und eine generell hypokinetische Situation in allen Organen bedingt, die der Regulation durch den Magen unterliegen. Aufhellungen[11] zeigen ein übermässiges Wärmeprinzip mit hyperkinetischen Zuständen, was aber in der Praxis nur ausgesprochen selten zu beobachten ist.

Die *Krause* symbolisiert die Grenze zwischen aussen und innen, insbesondere im Verdauungstrakt. Sie repräsentiert zwar nicht die Darmschleimhaut selbst, wohl aber deren vegetative Steuerung und Fähigkeit der selektiven Permeabilität.

Die *Blut-Lymph-Zone* gibt den qualitativen Zustand der Säfte in den Fliesssystemen (Blut- und Lymphsystem) wieder. Dies bezieht sich sehr häufig auf den pathofunktionellen Zustand des Bauchlymphsystems (GALT), das am Weitertransport der Nahrungssäfte beteiligt ist. Stockungen dieser phlegmatischen Säfte werden hier als wolkige oder nebelige Auflagerungen oder Verdichtungen erkennbar, die häufig mit Fremdpigmenten verfärbt sind. Dies gilt als Zeichen für eine Verunreinigungen mit Schärfen.

In der *mittleren Ziliarzone* sind die dissimilatorischen Stoffwechselvorgänge der Parenchymgewebe lokalisiert, bei denen die nährenden Säfte für die spezifischen Organfunktionen verbraucht werden. Dabei entstehen aber Metaboliten («Stoffwechselschlacken») und es bleiben Überschusssäfte übrig, die ausgeschieden werden müssen, da sie sonst stark pathogen sind.

Die Fähigkeit des Organismus, diese Stoffwechsel-Endprodukte über die physiologischen Ausscheidungsorgane zu eliminieren, zeigt sich am *Ziliarrand*. Das häufigste Zeichen für eine reduzierte Ausscheidungsleistung dieser Organe ist ein deutlich abgedunkelter Irisrand.

Sind die physiologischen Ausscheidungsorgane insuffizient, können Haut und Schleimhäute kompensatorisch Ausscheidungsfunktionen übernehmen, die sich dann als Ekzeme (Ausschlag) bzw. Katarrhe manifestieren. Irisdiagnostisch sieht man die biologische Notwendigkeit dieser Prozesse in der *Zone der mesenchymalen Ausgleichsfelder* in Form von wolkigen Flocken (Tophi). Darüber hinaus gibt diese Zone weitere Informationen über kompensatorische Ausscheidungsmechanismen des Gesamtorganismus, deren Beschreibung den hier gegebenen Rahmen aber sprengen würde.

11 Eine allgemeine Regel der Augendiagnose besagt, dass helle Zeichen immer eine gesteigerte Gewebsaktivität (Hyperkinese) zeigen, während dunkle Zeichen Hinweis auf reduzierte Aktivität (Hypokinese) sind.

Sektorale Topografie – Aufteilung der Iris in kuchenstückartige Sektoren

Auf dieser Basis sind Zuordnungen zu den Organsystemen möglich, die am Krankheitsgeschehen beteiligt sind.

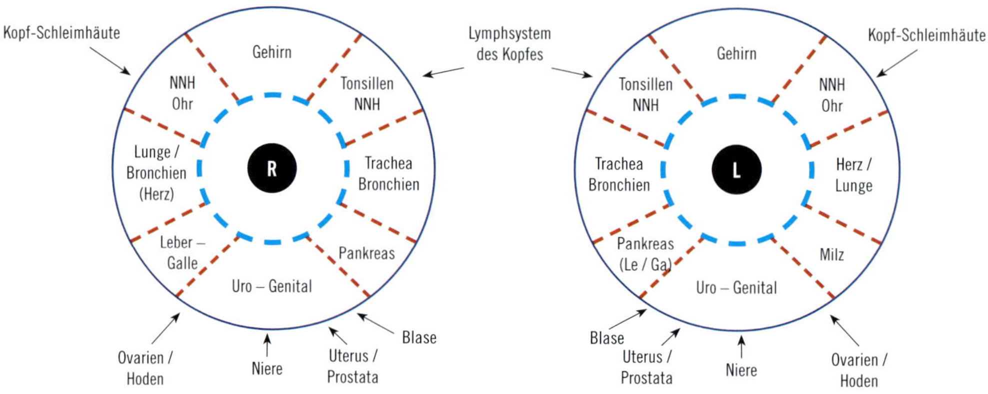

Die sektorale Aufteilung der Iris

Die beiden topografischen Systeme werden miteinander kombiniert und ihre Zeichen bei der Analyse verknüpft. Neben Zeichen in der Iris, deren Lokalisation für die Interpretation relevant ist, gibt es Phänomene, die unabhängig von ihrer Lokalisation im Auge interpretiert werden (z.B. farbige Flecken).

Irisfarbe

Es werden zwei Grundfarben der Iris unterschieden: blau und braun. Alle anderen Farben ergeben sich aus Kombinationen dieser beiden Grundfarben, wobei andersfarbige Pigmente noch hinzukommen können (gelb, orange, schwarz, ocker).

Der Eindruck von blauer Farbe entsteht allein durch Lichtbrechung, ohne dass dazu blaue Pigmente vorhanden sein müssen. Die Farbe des braunen Auges hingegen entsteht durch Farbpigmente, die in oder auf das Irisgewebe gelagert sind. Ist die Pigmentschicht sehr dicht, können dadurch die Strukturen der Iris verdeckt werden, was die Irisdiagnostik beim braunen Auge erschwert.

Die Farbe der Augen spiegelt die evolutionäre Entwicklung des Menschen in Bezug auf das klimatische Umfeld wider: Menschen in den nördlichen Kaltzonen haben vorwiegend blaue Augen, während Menschen, deren Evolution in klimatisch warmen Regionen stattgefunden hat, vorwiegend braune Augen haben. Hierbei werden wieder die Bezüge zu den humoralen Qualitäten der Vier-Säfte-Lehre erkennbar.

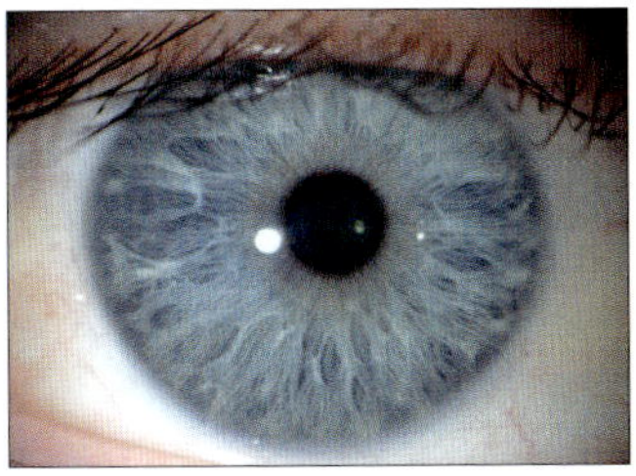

Beispiel einer blauen Iris
(lymphatische Konstitution)

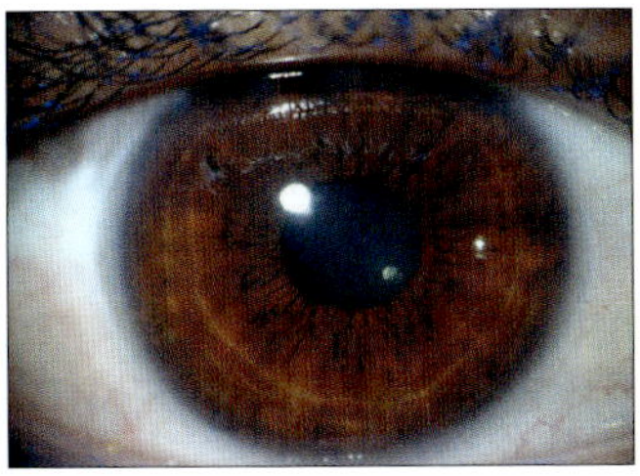

Beispiel einer braunen Iris
(hämatogene Konstitution)

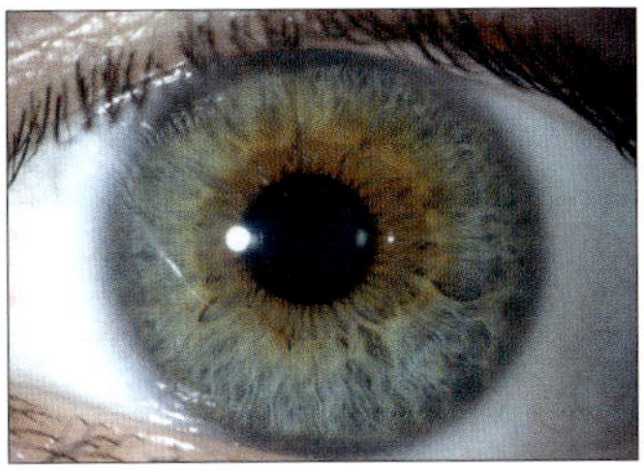

Beispiel einer Mischiris
(biliäre Konstitution)

Blaue Augen
zeigen die Dominanz des Kardinalsaftes Phlegma, dem die Qualitäten *kalt und feucht* zugeordnet sind[12]. Dabei entsteht ein scheinbarer Widerspruch zum Leben in kälteren Gefilden, der sich aber durch die humoralmedizinische Physiologie auflöst. Phlegma kann im Organismus nur dann verwertet werden, wenn es durch die aktive Wärme, die der Körper selbst erzeugt, zu Sanguis transformiert wird. Das bedeutet, dass der phlegmatisch dominierte Organismus nur dann gesund bleiben kann, wenn er *selbst* aktiv ausreichend physiologische Wärme produziert. Damit wird er von externer Wärmezufuhr weitgehend unabhängig, was ihn zum Leben in einer klimatisch kalten Umgebung befähigt. Ist die Fähigkeit der Wärmeproduktion allerdings reduziert, entstehen Krankheiten.

Braune Augen
zeigen die Dominanz des Kardinalsaftes Sanguis mit seinen *warmen und feuchten* Qualitäten. Nach dem griechischen Begriff αἰμα («haima» = «Blut») spricht man auch von hämatogener Konstitution. In Analogie zum oben Gesagten ist beim Braunäugigen das Wärmeprinzip selbstverständlicher als beim Blauäugigen. Er muss sich nicht in gleichem Masse aktiv um physiologische Wärme bemühen, denn als Bewohner warmer Umgebungen ist aktive Energie sowieso im Übermass vorhanden. Der gesamte Umgang mit Wärme ist beim Hämatogenen unkomplizierter. Gerät er aber aus seinem thermischen Gleichgewicht, neigt er einerseits zu hitzigen Krankheiten (hyperkinetischen Syndromen), wenn die Wärme unphysiologisch stark wird oder als hitzige Schärfen auftritt. Andererseits kann er auch gravierende Kältekrankheiten entwickeln, wenn seine Adaptionsfähigkeit an kaltes Klima überfordert wird.

Konstitutionsanalyse

Die Farbe der Augen lässt uns die Grundkonstitution eines Menschen erkennen. Die komplexe Differenzierung der konstitutionellen Situation erfolgt aber auf der Basis von präzise definierten Zeichenkombinationen im Auge, die aus den Elementen bestehen, die im Abschnitt «Die Iris» aufgeführt sind.

12 In Anpassung an die organotrope Terminologie der heutigen Medizin werden Blauäugige auch als Lymphatiker bezeichnet.

Bei der Analyse der konstitutionellen Situation wird nur selten ein einzelner Konstitutionstyp erkennbar. Die meisten Menschen tragen Merkmale mehrerer Konstitutionstypen (meist 2–4), die miteinander verknüpft sehr genau die individuellen pathophysiologischen Muster und Krankheitsprinzipien des Gesamtorganismus erkennbar werden lassen.

Damit liefert die Augendiagnostik entscheidende Informationen für die Konstitutionstherapie. Neben der Anamnese ermöglicht sie in Kombination mit anderen diagnostischen Verfahren eine umfassende Gesamtschau.

7.6. Pulsdiagnostik

«Wenn Du zum ersten Mal den Kranken siehst, so lass den Puls Dein Hauptführer zur Bestimmung der vier Hauptfragen sein: Welcher Stand des Lebens vorhanden sei, was für eine Krankheit es sei, welchen Charakter sie habe, ob Lebensgefahr da sei oder nicht. Es würde eher möglich sein, ohne sonst etwas von dem Kranken zu wissen, bloss nach dem Pulse ihn richtig zu beurteilen und zu behandeln, als mit der Kenntnis aller übrigen Zeichen ohne den Puls.»

Dieses Zitat des Arztes Dr. med. C. W. Hufeland macht deutlich, welch hohen Stellenwert die Pulsdiagnostik in der traditionellen Heilkunde hatte bzw. heute noch haben kann. Bei der Pulstastung, die mit drei bis vier Fingern auf der Radialisarterie proximal vom Handgelenk durchgeführt wird, wird nicht nur die Schlagfrequenz des Herzens beurteilt, sondern es geht in erster Linie darum, die feinen qualitativen Besonderheiten der Pulswelle zu erkennen und zu interpretieren. Konkret geht es um folgende Kriterien:

- Stärke bzw. Schwäche der Pulswelle
- ihre Länge und Breite
- ihre Fülle bzw. Leere
- ihren Rhythmus
- die Unterdrückbarkeit des Pulses

In der TEN werden ca. 30 verschiedene Pulsqualitäten unterschieden und benannt, die jeweils spezifische Aussagen über folgende Zustände ermöglichen:

- Kraft des Herzens und des Blutes
- Zustand der Säfte gemäss der Humoralmedizin
- Wesen der Krankheit (Stärkekrankheit = Sthenie bzw. Schwächekrankheit = Asthenie)
- Wesen und Art des Fiebers
- Stadium der Krankheit und ihre zu erwartende Entwicklung
- Bedeutung der Nervenfunktionen für die Krankheit

Die Erklärung für die Unterschiedlichkeit der Pulsqualitäten liegt in der Tatsache, dass nicht nur das Herz, sondern auch die Blutgefässe Organe sind, die in ihrem Tonus und ihrer Motorik ständig den aktuellen Begebenheiten und der Reizsituation angepasst werden müssen, sowohl generell als auch in lokal begrenzten Gewebsbereichen. Wie alle Organfunktionen unterliegt auch die Herz- und Gefässdynamik den humoralen Regulationsprozessen, was in folgendem Lehrsatz der TEN zusammengefasst wird:

«Die Wärme des Blutes ist der stärkste gefässdynamisierende Faktor.»

Das bedeutet für die Pulsdiagnostik, dass ein starkes Wärmeprinzip sich in hoher Dynamik des Blutsystems mit folgenden Pulsphänomenen manifestiert: Rasche Pulsfrequenz mit kräftiger, impulsiver Pulswelle, die auch bei kräftigem Druck des tastenden Fingers nur schwer zu unterdrücken ist.

Ein reduziertes Wärmeprinzip (Blutkälte) führt zu verlangsamter Pulsfrequenz mit schwacher Pulswelle, die sich leicht unterdrücken lässt.

Auch der Grad und die Qualität des Feuchtigkeitsprinzips werden mit der Pulstastung erkennbar. Da die Feuchtigkeit u.a. das materielle Prinzip repräsentiert, wird sie in der (durch die Wärme) bewegten Blutmenge erkennbar: Eine breite, lange oder hohe Pulswelle zeigt ein hohes Feuchtigkeitspotential, die schmale, kurze oder flache Pulswelle hingegen ein Defizit der Feuchtigkeit.

Neben diesen Aussagen sind durch spezifische Pulsbefunde auch Säfteverunreinigungen mit Schärfen erkennbar. Ein Beispiel dafür: Ein Mensch hat viel Phlegma, das aber durch gelbgallige Schärfen verunreinigt ist. In diesem Fall ist der Puls sehr breit, lang und hoch (Mass für Feuchtigkeit), hat aber eine ungewöhnlich heftige Dynamik, die sich in beschleunigter Frequenz und starker Amplitude zeigt. Zusätzlich ist der Puls nur schwer unterdrückbar.

In der praktischen Anwendung werden jeweils die beiden Aspekte Dynamik und Füllungszustand des Pulses miteinander verknüpft. Diese Grundprinzipien der Pulsdiagnostik werden durch spezifische Details weiter differenziert und benannt. Damit wird eine präzise Aussage über die aktuelle humorale Pathophysiologie zum Zeitpunkt der Pulstastung möglich. Daraus abgeleitet wird dann die therapeutische Zielrichtung der Behandlung. Die Pulsqualität kann sich sehr rasch verändern, unter Umständen innerhalb von Minuten. Solche Veränderungen lassen erkennen, wie sich die Krankheit entwickelt – ob sie in Richtung Heilung fortschreitet oder ob sie sich verschlechtert. Auch die Wirkung jeder Behandlung ist unmittelbar an Veränderungen der Pulsqualität erkennbar.

Im Rahmen dieser Zusammenfassung ist es nicht möglich, die einzelnen Pulsbilder mit ihrer jeweiligen Bedeutung detailliert zu beschreiben.

Das Mass der Unterdrückbarkeit des Pulses gibt die allgemeine Resistenzfähigkeit gegenüber potentiell schädlichen Reizen wieder. Eine Pulswelle, die sich kaum unterdrücken lässt oder bei zunehmendem Druck der tastenden Finger sogar stärker wird, lässt starke Abwehr- und Adaptionsfähigkeiten erkennen. Ist die Pulswelle aber leicht unterdrückbar, sind diese Fähigkeiten stark eingeschränkt.

Die Pulsdiagnostik ist eine TEN-Methode zur Erkennung der aktuellen humoralen

Situation. Sie zeigt kurzfristige Veränderungen auch zum Zweck der Verlaufskontrolle an. Im Gegensatz dazu stellt z.B. die Augendiagnostik die humorale Langzeitsituation (Konstitution) dar – sie ist damit aber für die Diagnostik der aktuellen Situation und für eine Verlaufskontrolle der Behandlung ungeeignet.

Aufgrund der menschlichen Individualität und der Vielfalt der Einflussfaktoren ist es nicht möglich, einen Normalpuls zu definieren, der für alle Menschen Gültigkeit hat. Jeder gesunde Mensch hat seinen individuellen Normalpuls, der von seinem Temperament und von seinem Konstitutionstyp geprägt wird und – umgekehrt auch Aussagen zu diesen Aspekten liefert. Das Fühlen des Pulses gehört in der TEN zu den unverzichtbaren diagnostischen Grundelementen und sollte bei jeder Konsultation vorgenommen werden.

Fehlerquelle Medikamente

Medikamente können die diagnostische Aussage des Pulses stark beeinflussen. Besonders deutlich ist dies bei der Einnahme von β-Blockern. Diese verlangsamen die Pulsfrequenz und lassen die Pulsqualität voller und behäbiger erscheinen, was auf einen phlegmatischen Zustand hinweist, der nicht der Patienten-Realität entspricht. Auch andere Herz-Kreislauf-Mittel können den Puls in ähnlicher Weise modifizieren, ebenso Hormonpräparate. Thyroxin beispielsweise erzeugt einen wärmeren Puls, während Östrogene einen Puls feuchter machen, als die Patientin ihn natürlicherweise hätte.

Diese Aufzählung ist nicht vollständig. Es ist in jedem Fall sinnvoll, sich die eingenommenen Medikamente nennen zu lassen, ihre Wirkungsweise in das humorale Modell zu übersetzen, um daraus eventuelle Einflüsse auf das Pulsverhalten ableiten zu können.

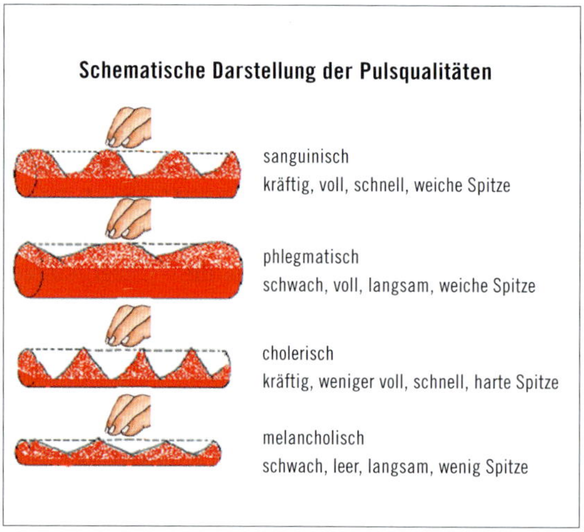

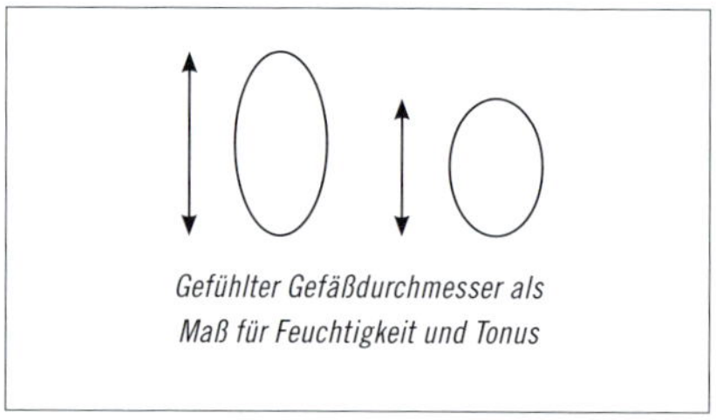

Wärme:	Hoher Tonus des Gefäßes, hohe Pulswelle, schnelle Frequenz der Pulswelle
Feuchtigkeit:	Große Füllung des Gefässes, große Länge der Pulswelle, weiche Pulsspitze
Kälte:	Niedrigere Pulswelle, langsamere Frequenz der Pulswelle
Trockenheit:	Niedrigere Gefäßfüllung, kürzere Länge der Pulswelle, wenig Pulsspitze

Schematische Puls-Darstellungen in Bezug zu den 4 Säfteprinzipien,
welche in der Realität jedoch nicht als Reinformen, sondern meist als Mischformen vorkommen

7.7. Zungendiagnostik

Jeder kennt vermutlich den Moment, an dem man – von Fieber und Grippe gezeichnet – vor dem Spiegel steht und mit Erstaunen feststellt, wie sich die eigene Zunge im Unterschied zu gesünderen Tagen verändert hat.

Um Veränderungen des Gesundheitszustandes beurteilen zu können, werden in allen traditionellen Medizinalsystemen einfache Methoden wie Puls- und Harndiagnostik verwendet. Zu diesen Methoden gehört auch die Zungendiagnostik.

Auch wenn die Zunge immer eine Rolle bei der Inspektion gespielt hat, so finden sich in alten Quellen nur wenig verwertbare Informationen. Erst im letzten Jahrhundert wurde vor allem in Deutschland die Zungendiagnostik neu aufgearbeitet und teilweise sogar organtopologisch erweitert.

Grundlage

Die menschliche Zunge erfüllt verschiedenste Funktionen: Sie prüft Geschmack und Konsistenz der Nahrung, ermöglicht das Sprechen, reinigt die Mundhöhle und Zähne und ist am Verdauungsprozess mitbeteiligt. Sie ist nerval und reflektorisch eng mit dem Hirn und den inneren Organen verbunden. So regt der Geschmack von Nahrungsmitteln über die Geschmacksrezeptoren der Zunge die Sekretion von Verdauungssäften an. Auf diesem Wege entfalten u.a. auch die Geschmacksqualitäten von Heilpflanzen ihre spezifischen Wirkungen. Bitterstoffe wie Wermut beispielsweise regen die Motorik und Drüsentätigkeit im Verdauungstrakt an. Wohldosierte Schärfe aktiviert den Säftefluss im Körper.

Der Mund und die Zunge als Anfangsort des Verdauungskanals besitzen zu diesem eine enge Verbindung, vor allem zum Magen, Darm und der Leber. Der Volksmund bezeichnet die Zunge treffenderweise gerne als «Spiegel des Magens». Diagnostisch erlaubt die Zunge Rückschlüsse auf die Verdauungsfunktion, auf den Zustand der Verdauungsorgane und die Stoffwechselsituation. Weiters ermöglicht eine Inspektion Rückschlüsse auf die Qualität und Quantität der Säfteprinzipien und den Charakter der Krankheitsprozesse. Denn das Bestreben des Körpers überschüssige oder pathologische Säfte durch Ausscheidung zu verringern, zeigt auch Spuren an den Schleimhäuten der Zunge und in der Zusammensetzung des Speichels. Sämtliche Veränderungen in Form, Farbe oder Belag können auf Störungen im Körper hinweisen und sich rasch verändern.

Systeme, welche verschiedenen Zungenarealen innere Organe zuordnen, sind im europäischen Raum – im Gegensatz zur chinesischen Medizin – erst im letzten Jahrhundert entstanden, haben aber keine vergleichbare Bedeutung erlangt.

Praktische Durchführung

Für die Inspektion sind gute Lichtverhältnisse Voraussetzung. Der Patient streckt nach Aufforderung die Zunge natürlich und locker heraus. Bereits die Art und Weise, wie er dies tut, kann diagnostische Hinweise bezüglich Reaktions- und Bewegungsmuster ergeben.

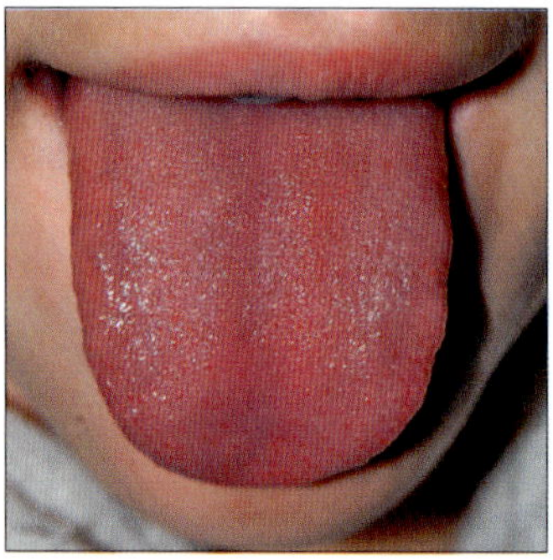

Die gut geformte Zunge mit gleichmässiger Feuchtigkeit und gesunder rötlicher Farbe zeigt eine stabile sanguinische Situation. Die roten Papillen an der Zungenspitze sind aber dezente Hinweise auf Hitze.

Zeigt er nur zögerlich die vorderste Zungenspitze oder die ganze Zunge in ihrer vollen Länge und Pracht?

Im ersten Untersuchungschritt wird die Zungenoberseite beurteilt. Eine zu lange Betrachtungsdauer verändert Tonus und Farbe der Zunge und soll deshalb vermieden werden. Falls nötig wird der Patient gebeten, seine Zunge nach einer kurzen Pause nochmals zu zeigen. In einem zweiten Schritt kann auch die Zungenunterseite beurteilt werden, indem der Patient die Zungenspitze hinter die obere Zahnreihe ans Gaumendach legt. Dies ermöglicht, Stauungen der Unterzungenvenen zu erkennen. Die Befunde werden dokumentiert, so z.B. die Lage und Ausdehnung von Belägen oder Rissen.

Manche Nahrungsmittel, Getränke, Genussmittel (z.B. Milch, Tee, Kaffee, Beeren, Rotwein, Gelbwurz, Tabak) und Medikamente (z.B. Eisenpräparate) können die Zungeneigenschaften verändern und sollten deshalb erfragt werden. Auch spezifische Lebenssituationen wie Fastenkuren, Höhenaufhalte können die Zungeneigenschaften verändern. Patienten mit der Angewohnheit, die Zunge mechanisch zu reinigen, werden gebeten, dies für einige Zeit zu unterlassen.

Folgende Aspekte werden bei der Zungendiagnostik beurteilt:

Zungenkörper	
Aspekt	**Beispiel**
Farbe	rote Zunge
Form	spitze Zunge
Feuchtigkeit	trockene Zunge
Dicke	grosse, verdickte Zunge
Tonus	schlaffe Zunge
Oberfläche	glatte Oberfläche
Schwellung	geschwollene Zunge
Zahneindrücke	seitliche Zahneindrücke
Bewegung	zitternde Zungenspitze

Belag	
Aspekt	**Beispiel**
Farbe	weisser Belag
Eigenschaft	dicker Belag
Ausdehnung	grossflächiger Belag
Feuchtigkeit	trockener Belag

Befunde

Eine «normale» Standardzunge beim Gesunden gibt es nicht – jede Zunge trägt bereits Zeichen der individuellen (konstitutionellen, humoralen) Situation eines Menschen. Auf eine gesunde Ausgangslage deutet auf jeden Fall eine wohlgeformte, gleichmässig rosa, feuchtglänzende, relativ belagsfreie oder mit wenig weisslich-klarem Belag überzogene

Zunge hin. Der Zungenkörper sollte (der geeignete Betrachtungswinkel des Inspizierenden vorausgesetzt) auf seiner ganzen Länge sichtbar sein und nicht zittern.

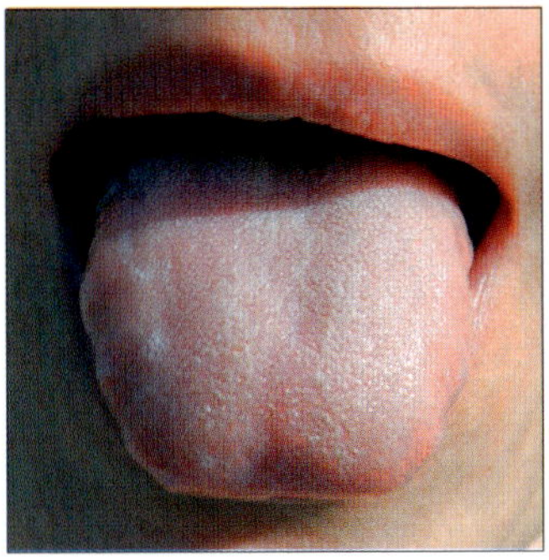

Die Breite der Zunge mit dem feuchten weissen Belag und die Zahneindrücke weisen auf gestaute Feuchtigkeit hin. Damit ist dies ist eine typisch phlegmatische Zunge.

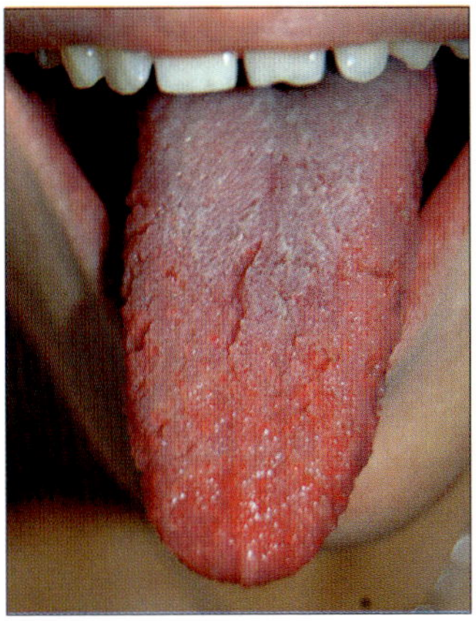

Die tiefen Risse zeigen deutlichen Mangel an physiologischer Feuchtigkeit, die Röte weist auf Hitze hin. Damit sind hier die Qualitäten der Gelbgalle erkennbar.

- Eine *sanguinische* Zunge ist rosa bis rot, breit und gut mit Blut angefüllt, die Oberfläche ist eher glatt und feucht.
- Eine *cholerische* Zunge ist geröteter, trocken und trägt Zeichen von Feuchtigkeitsmangel und Hitze. Häufig zeigen sich gelbliche Beläge, Reliefstrukturen wie Risse und Furchen oder rote Punkte auf der Oberfläche.
- Dagegen findet sich beim *Phlegmatiker* ein blasser, eher grosser und feuchter Zungenkörper mit flächendeckendem, weissem und zähem Belag.
- *Melancholische* Zeichen können eine verhärtete, kleine, spitze Zunge mit der braunschwarzen Verfärbung eines trockenen Belags sein.

Zungendiagnostische Zeichen in Bezug zu den vier Kardinalsäften zeigen jedoch häufig keine Rein-, sondern meist Mischformen.

Beispiele von Zungenbefunden
- Eine weiche, bleiche und vergrösserte Zunge mit dickem, weissem Belag deutet auf übermässige Kälte und Feuchtigkeit hin, dies z.B. infolge von zu kalter und feuchter Nahrung (Milchprodukte u.a.). Allfällige Zahneindrücke erhärten die Zeichen für eine Feuchtigkeitsstauung.
- Eine Rotfärbung und Trockenheit eines verkleinerten Zungenkörpers mit weiss-gelblichem Belag ist ein Hinweis auf überschiessende Hitze (Gelbgalle), welche die Feuchtigkeit vermindert. Teilweise sind dabei auch gerötete Zungenpapillen oder Risse zu beobachten.
- Die Entwicklung eines vermehrten Zungenbelags bei

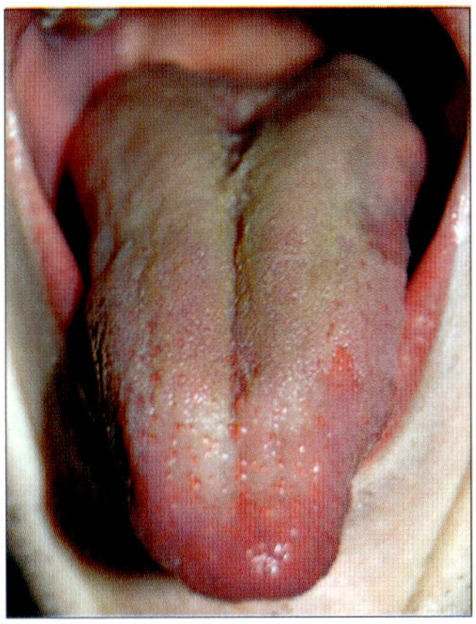

Die glatte Schleimhaut im vorderen Drittel der Zunge (Substanzmangel) zeigt ein Defizit an Feuchtigkeit. Der tiefe Längsriss, die starken Einbuchtungen am Zungenrand und der schmutzig-braune Belag weisen auf eine kalt-trockene (melancholische) Säftesituation hin. Die roten Punkte sind aber Hitzezeichen. Diese widersprüchlichen Phänomene lassen einen Patienten mit einer Mischform aus gelb- und schwarzgalligen konstitutionellen Elementen erkennen.

fieberhaften Krankheiten beginnt häufig weisslich, trocknet immer mehr und wird mit der Zeit dick und weisslich-gelb. Diese grossflächige Erscheinung kündigt oft den Höhepunkt der Erkrankung (Krisis) an – in der Lösungsphase (Lyse) wird die Zunge langsam wieder feuchter, der Belag heller und dünner. Das Bestehenbleiben des vermehrten Belags und der gelblichen Verfärbung kann auf eine unvollständige Krisis oder einen Rückfall hindeuten.

Die Bedeutung für die TEN

Die Zungendiagnostik ist eine einfach erlernbare und trotzdem aussagekräftige Technik und ein wertvoller Bestandteil einer breit abgestützten Gesamtschau. In Verbindung mit weiteren Diagnostikverfahren liefert sie wichtige Hinweise zur Stoffwechselsituation, zu allfälligen Entgleisungen des Säftegleichgewichtes und zu momentanen Krankheitsprozessen.

7.8. Harnschau

Die Beurteilung des Harns spielt seit der Antike in der Diagnostik der traditionellen Heilkunde eine bedeutende Rolle. Da der Urin – gemäss Humoralmedizin – aus den überflüssigen und ungeeigneten Anteilen der Säftebereitung entsteht, lassen sich durch ihn Rückschlüsse auf Beschaffenheit und Zusammensetzung der Säfte im Körper ziehen. An der Menge und den Qualitäten des Harns und den Umständen seiner Ausscheidung werden die Kochungen, die Säfteprozesse und deren krankhafte Veränderungen ersichtlich.

Die Uroskopie

Klassischerweise wird der Morgenurin nach einer Ruhezeit von ca. 2–6 Stunden auf folgende Aspekte untersucht:
- Menge
- Farbe (ca. 20 verschiedene Farbtöne)
- Geruch und Geschmack
- Temperatur
- Konsistenz
- Festbestandteile
- Häufigkeit
- Begleitumstände des Wasserlassens (Schmerzen, Zeitpunkt u.a.)

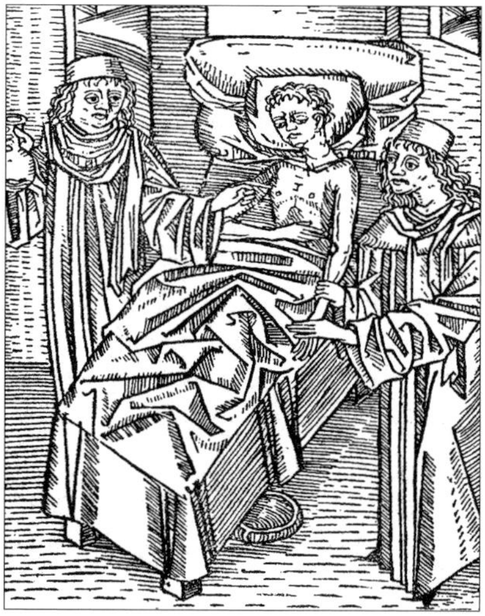

Harnschau und Pulsfühlen als wichtigste diagnostische Mittel des Arztes.
Holzschnitt aus einem Arzneibuch, Lübeck 1483.

Der Harn wird dabei in einem Uringlas bei Tageslicht begutachtet, dabei wird die Jahreszeit, die körperliche Verfassung, das Geschlecht und Temperament des Patienten mitberücksichtigt. Beim gesunden Menschen ist der Urin normalerweise hell strohfarben, wässrig und mit einem spezifischen, aber nicht stinkenden Geruch versehen.

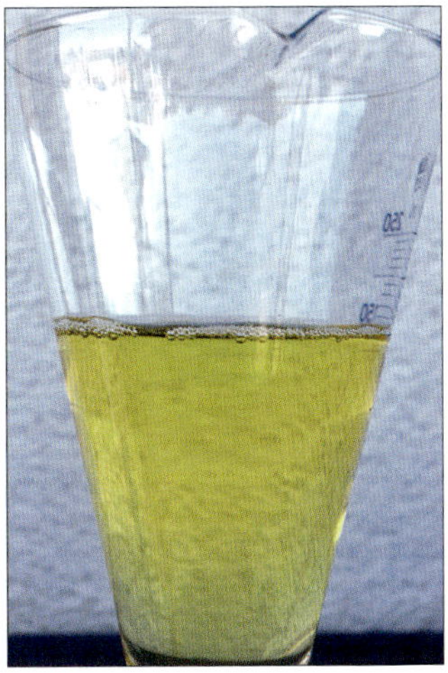

kräftig gelber Harn mit leichter Schaumkrone auf der Oberfläche

- Eine rote Färbung des Urins kann so beispielsweise als Sanguisüberfluss gedeutet werden und auf mögliche Entzündungsprozesse im Körper (Nieren-Blase, Verdauungsorgane u.a.) hinweisen.
- Choleraüberschuss zeichnet sich hingegen durch einen gelben, konzentrierten und dampfenden Harn aus, der manchmal bei der Ausscheidung sogar Schmerzen verursachen kann.
- Dickflüssiger und weisslicher Harn wird mit einem Zuviel an Phlegma in Verbindung gebracht.
- Bleibende Schaumkronen im Harn können Anzeichen einer Stoffwechselstörung oder fehlerhafter Blutzusammensetzung (mit venösen, arteriellen Störungen) sein.
- Niederschläge, die sandig, schleimig oder auch blutig sein können, werden auch anhand der Lokalisation im Uringlas (an der Oberfläche, in der Mitte oder am Grund) beurteilt.

Im Mittelalter wird die Harnschau zur wichtigsten diagnostischen Methode, mit welcher sich angeblich beinahe alle Krankheiten erkennen lassen. Die Matula, das kolbenförmige Harnglas, wird sogar zum Symbol der Ärzte erkoren.

Urin wird jedoch nicht nur diagnostisch, sondern auch therapeutisch verwendet. Die Einnahme, Injektion und äusserliche Anwendung von Eigenurin hat eine lange Tradition.

Die moderne Harnuntersuchung

Im 18. Jahrhundert werden Krankheiten vermehrt als pathologische Veränderungen im Körper und nicht mehr als Störung in der Säftezusammensetzung betrachtet. Angeregt durch die neuen Erkenntnisse in Anatomie und Pathologie wird die klassische Harnschau allmählich in eine moderne, chemische Harnanalyse umgewandelt und bekommt so ihren Stellenwert, den sie in der modernen Naturheilkunde und Schulmedizin noch heute inne hat. Dabei werden die heutzutage relevanten Qualitäten des Urins hauptsächlich mit Schnelltests (Teststreifen) und Laboruntersuchungen als fester Bestandteil der klinischen Diagnostik ermittelt:

- Leukozyten
- pH-Wert (pH-Wert < 7: sauer / pH-Wert > 7: basisch)
- Eiweisse
- Glukose
- Urobilinogen, Bilirubin
- Blut u.a.

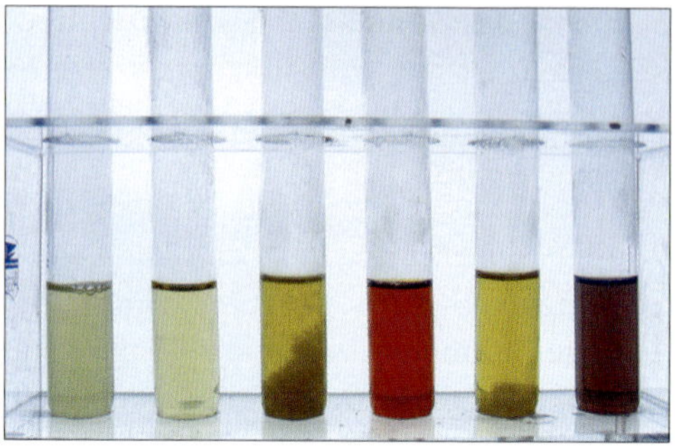
Beispiel einer Urin-Kochprobe (Foto: Susanne Alber-Jansohn)

Als junge Weiterentwicklung der Harnschau wird in der TEN die sogenannte Kochprobe verwendet, bei der dem Urin verschiedene Reagenzien zugesetzt werden. Durch Aufkochen lassen sich an Farbveränderungen und Ausfällungen krankhafte Veränderungen im Verdauungstrakt und Leber-Gallensystem erkennen.

Die Kontrolle des pH-Wertes von Urin (Mittelstrahl) mittels Teststreifen ist eine gängige Empfehlung verschiedener naturheilkundlicher Therapeuten. Da der Organismus während der Nacht Säuren zur Ausscheidung vorbereitet, zeigt der Morgenurin einen tieferen pH-Wert an. Während des Tages steigt der Wert an.

Normalwerte

Morgenurin: saurer pH-Wert ca. 6.2–6.8
Abendurin: leicht sauer bis leicht basischer pH-Wert ca. 6.8–7.4

Einzelne Messungen dieser Werte sind jedoch nur ein relativer Indikator und erlauben lediglich unspezifische Aussagen über den Säurestatus des Gewebes. Der Wunsch nach einem dauerhaft basischen Urin ist unrealistisch, da die Ausscheidung von Säuren erwünscht, ja sogar notwendig ist und eine intakte Ausscheidungsfunktion anzeigt. Ebenfalls physiologisch bedingt sind Schwankungen des pH-Wertes (z.B. während des Tages oder abhängig von zugeführten Nahrungsmitteln), welche auf eine funktionierende Regulation des Säuren-Basen-Haushaltes schliessen lassen.

Bedeutung der Harnschau

Neben den Hinweisen auf allfällige pathologische Prozesse, welche durch eine Urinbeurteilung gewonnen werden, ermöglicht diese dem TEN-Therapeuten auch eine Behandlungs- und Verlaufskontrolle. Der Harn verändert sich oft während einer Therapie, beispielsweise infolge therapeutischer Stoffwechsel- und Ausscheidungssteigerung bei Hauterkrankungen. Diese qualitativen und quantitativen Veränderungen des Urins können vom Patienten selber beobachtet und vom Therapeuten ausgewertet werden.

Eine Anekdote

Gute Harnschauer waren in der Lage, am Harn das Geschlecht des Patienten und sogar Schwangerschaften festzustellen. Die Empörung im Hofstaat des Herzogs Heinrich I. von Bayern, Bruder Otto des Grossen, war riesig, als ihm um das Jahr 950 St. Galler Mönche voraussagten, dass er in kurzer Zeit ein Kind gebären werde. Der Herzog, der die Mönche mit dem Urin einer Magd täuschen wollte, war erstaunt über deren medizinische Fachkenntnisse.

7.9. Reflexzonen und Somatotopien

Alle Gewebe und Organe des Organismus stehen in ständiger Verbindung zueinander und können jederzeit und vernetzt Informationen untereinander austauschen.

In diametralem Gegensatz zu dieser (in der Naturheilkunde selbstverständlichen) Aussage ist es charakteristisch für die Virchow'sche Zellularpathologie, einen Krankheitsprozess als Ereignis zu betrachten, das an eine bestimmte Lokalisation gebunden ist. Auf dieser Basis geht man auch davon aus, dass gleichzeitige, aber an unterschiedlichen Orten auftretende Krankheitsprozesse nichts miteinander zu tun haben – also unabhängig voneinander ablaufen.

In der Pathophysiologie der TEN bekannte Phänomene wie Vikariation, Rezidive und Strategiewechsel im Abwehr- und Heilungsgeschehen lassen jedoch eine andere Realität erkennen, die zusammengefasst zu dem Ergebnis kommt, dass die Aussage «Das Eine hat nichts mit dem Anderen zu tun» in einem lebendigen Organismus prinzipiell falsch ist – sowohl im gesunden als auch im kranken Zustand. Die Frage ist nicht, ob Beziehungen bestehen, sondern stets, ob wir sie erkennen bzw. erklären können.

Die Reflexzonenlehre oder Somatotopie liefert wichtige Schlüssel zur Beantwortung dieser Fragen, die sich einem TEN-Therapeuten täglich aufs Neue stellen.

Unter einer Reflexzone versteht man einen Bereich des Körpers, der mit einem anderen Organbereich in korrespondierender, funktioneller Verbindung steht. Reflexzonen können sowohl diagnostische als auch therapeutische Bedeutung haben. Der Begriff Somatotopie – abgeleitet von altgriechisch σῶμα (soma) = «Körper» und τόπος (topos) = «Ort, Stelle, Landstrich, Gegend, Örtlichkeit, Raum» – stammt aus der Neurologie und bezeichnet ursprünglich Hirnareale, die mit zugeordneten Körperregionen motorisch, sensibel und sensorisch korrespondieren. Weiter gefasst wird eine kartografische Darstellung des Gesamtorganismus auf einen seiner Teilbereiche als Somatotopie bezeichnet. Als gemeinsames Merkmal für Reflexzonen und Somatotopien gilt eine funktionelle Beziehung zwischen den auf der Haut bzw. Schleimhaut gelegenen Arealen und inneren oder fern liegenden Organen und Geweben. Die beiden Begriffe werden häufig als Synonyme verwendet.

Einleitung

Entsprechungen, Analogien und auch reflektorische Verbindungen sind charakteristische Elemente, sowohl in der Philosophie als auch in der praktischen naturheilkundlichen Arbeit. Diese Denk- und Arbeitsweise spiegelt sich in der Reflexzonenlehre (Reflexologie) sehr direkt durch die Erkenntnis, dass zwischen den inneren Organen und bestimmten Zonen auf der Körperoberfläche (Haut und Schleimhäute) interaktive Beziehungen bestehen. Erweitert wird dies durch die synergistischen und antagonistischen Beziehungen der Organe untereinander – in der Humoralmedizin als «Konsensus» der Organe bezeichnet. Dabei werden in der TEN verschiedene Erklärungsmodelle verwendet, die die reflektorischen Beziehungen – je nach System – als nervale, energetische oder humorale Interaktionen definieren.

Reflektorische Beziehungen lassen den hermetischen Grundsatz der Entsprechung erkennen: «Das Innere ist gleich dem Äusseren und das Äussere gleich dem Inneren.» Bestätigung und Erklärungen für diese universelle Gesetzmässigkeit auf der körperlichen Ebene liefert die moderne Neurophysiologie.

Geschichte

Der Berliner Arzt W. Fliess wurde von den Veröffentlichungen von Head, Mackenzie und Voltolini zu Versuchen angeregt, in denen er bestimmte Areale der Nasenmukosa lokal mit Kokain anästhesierte und sich damit Symptome im Urogenital-Bereich beeinflussen liessen. Er konnte damit erstmalig reflektorische Wechselwirkungen zwischen unterschiedlichen Organen bestätigen.

Besondere Verdienste bei der Erforschung reflektorischer Zusammenhänge im Organismus hat der englische Neurologe *Sir Henry Head*. 1893 veröffentlichte er die Ergebnisse seiner Forschungen, in denen er nachwies, dass jedem Spinalnerv ein definiertes Hautareal («Dermatom»), ein muskulärer Bereich («Myotom») und Bereiche innerer Organe («Viszerom») zugeordnet sind, die über die Spinalganglien und das Rückenmark in interaktiver Verbindung stehen.

Das Hautareal, das einem bestimmten Organ reflektorisch zugeordnet ist, aufgrund neuronaler Querverbindungen aber meist mehrere Dermatome umfasst, wird als *«Head'sche Zone»* bezeichnet. Die Kartografie der Head'schen Zonen, v.a. auf Rück- und Vorderseite des Thorax, stellt (als «Organ-Reflexzonen» bzw. «Somatotopie der Organe») ein in der TEN häufig verwendetes System für die Reflexzonen-Therapie zur Verfügung, basierend auf kutiviszeralen nervalen Verbindungen.

Auch die Übertragung bzw. Projektion von Schmerzen innerer Organe auf spezielle Bereiche der Körperoberfläche erfolgt diagnostisch auf der Basis der Head'schen Zonen. Typische Beispiele hierfür sind: Ausstrahlende Schmerzen im linken Arm bei Angina pectoris und Schmerzen im rechten Schulterblatt und -gelenk bei Gallenerkrankungen.

Dr. med. Johann Abele entwickelt in den 1970er und 1980er Jahren die seit Jahrtausenden verwendeten Ab- und Ausleitungsverfahren (insbesondere Schröpfverfahren) mit modernen Adaptionen weiter und beschreibt dies in seinen Büchern.

Übereinstimmende Lokalisationen von Hautarealen und meist übermässig schmerzempfindlichen Punkten, die Organen spezifisch zugeordnet werden können, werden u.a. von den Ärzten Joachim von Puttkamer und Dr. Alfons Cornelius sowie den Physiotherapeuten Elisabeth Dicke und Paul Vogler («Vogler'sche Punkte») mit den von ihnen entwickelten Massagetechniken beschrieben.

Neurophysiologische Aspekte

Die den Head'schen Zonen zugrunde liegende Verschaltung zwischen der Körperoberfläche und den inneren Organen über die Spinalganglien und das Rückenmark liefert auch die neurologische Erklärung dafür, wie und warum dermale Reize (z.B. mittels Massagen, Schröpfverfahren, Wickel) die Funktionen der Muskulatur und der inneren Organe beein-

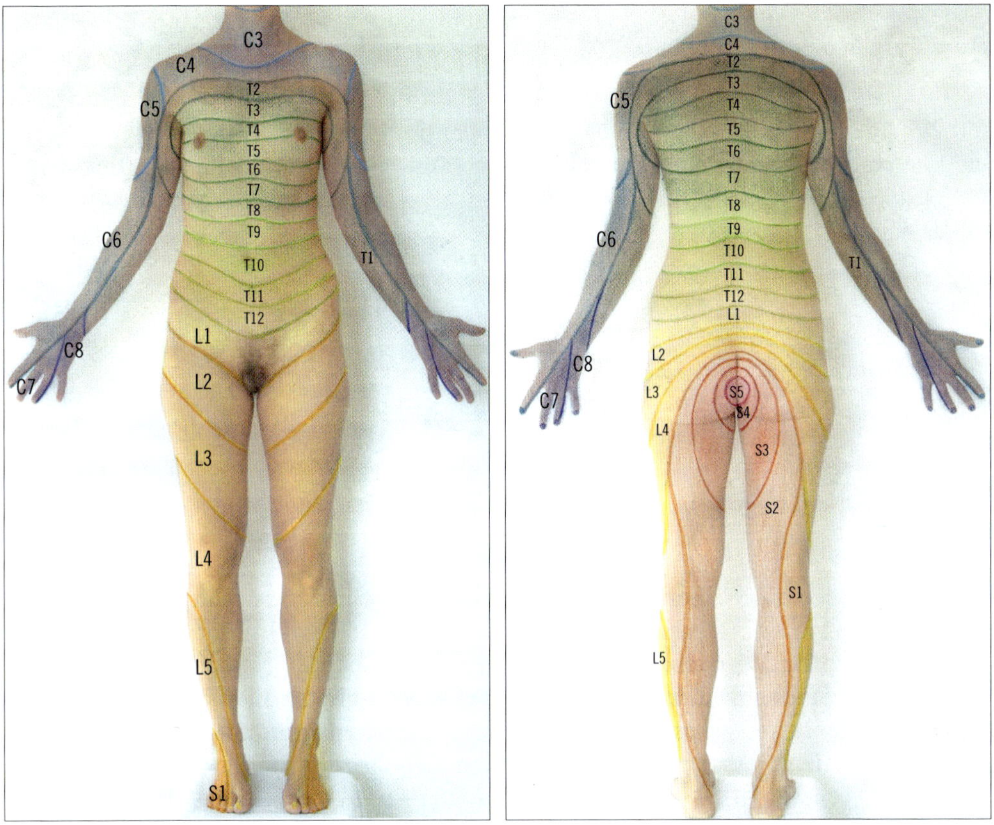

Die Dermatome nach Head

flussen, umgekehrt sich aber auch viszerale Schmerzen in bestimmten Oberflächenbereichen manifestieren können.

Zusätzlich gibt es zwischen den Segmenten vertikale Koppelungen zu Nachbarsegmenten und in entfernte Bereiche. Daraus ergeben sich Zuordnungen von Reflexzonen der inneren Organe, die über die segmentale Versorgung im Sinne der Dermatome hinausgehen und auch als Fernzonen diagnostisch und therapeutisch bedeutsam sind.

Für manche der Phänomene, die durch Reflexzonentherapie, aber auch durch physikalische Methoden (z.B. Akupunktur und Neuraltherapie) erzielt werden können, reicht jedoch das neurophysiologische Konzept als Erklärung nicht aus. Die TEN bedient sich daher energetisch-informativer Erklärungsmodelle, wie sie auch in der Humoralmedizin und der Reizlehre enthalten sind.

Begründungen dazu liefert auch das System der Grundregulation nach Alfred Pischinger, welches die neurovegetativen Steuerungsvorgänge im Gewebe beschreibt.

Humorale Aspekte

Während die Neurophysiologie Erklärungen für die Lokalisation von Reflexzonen liefert, gibt die humorale Pathophysiologie therapeutisch relevante Informationen über den qualitativen Zustand der betreffenden Gewebe und ihrer funktionellen Beziehungen. Einige diagnostische Kriterien hierbei sind:

Haut-Symptomatik	Humorale Interpretation
Rötung	aktive oder passive Blutstauung
Blässe	Blutmangel im Gewebe
Schwellung	übermässige Feuchtigkeit, Säftestagnation
Einziehung	mangelnde Feuchtigkeit
Wärme	übermässige physiologische Wärme oder hitzige Schärfen
Kälte	mangelnde physiologische Wärme
lokale Schweissbildung	Ersatzausscheidung von Schärfen

Die Interpretation nach humoralen Kriterien erlaubt die spezifische Anwendung ausgleichender Therapiereize in der betreffenden Reflexzone. So wird man bei Zeichen eines Säftemangels eine Methode anwenden, die den Säftezustrom ins Gewebe aktiviert (z.B. trockenes Schröpfen, Senf-Auflage). Bestehen aber Anzeichen für Stagnation und Übermass an Feuchtigkeit, wird man ein ausleitendes Verfahren einsetzen (z.B. blutiges Schröpfen, Cantharidenpflaster). Die Therapiereize werden durch die reflektorischen Beziehungen analog an die korrespondierenden inneren Gewebe übermittelt.

Organbeziehungen: konsensuelle (mitsinnige) Reaktionen

Ein weiteres zentrales Element der Organlehre der TEN sind die funktionalen Wechselbeziehungen der Organsysteme untereinander, die besonders von Hufeland betont werden. Auf dieser Basis werden beispielsweise Phantomschmerzen an den entsprechenden Körperteilen und Reflexzonen der Gegenseite behandelt.

Diese Wechselbeziehungen der Organe können synergistisch oder antagonistisch sein.

So kann einerseits eine gesteigerte bzw. verringerte Tätigkeit eines Organs oder Gewebes in synergistischer Weise zur Steigerung bzw. Verringerung der Tätigkeit anderer Gewebe führen. Andererseits kann in antagonistischer Wirkung eine gesteigerte Tätigkeit eines Organs die Tätigkeit eines anderen Organs reduzieren – und umgekehrt.

Diese funktionellen Wechselbeziehungen sind in der Physiologie und bei Krankheiten, aber auch im Heilungsverlauf erkennbar. Dazu einige Beispiele:

Synergistische Reaktionen
- Durch die Steigerung der Muskeltätigkeit beim Laufen wird sowohl die Tätigkeit des Herz-Kreislauf-Systems als auch die Atemtätigkeit synergistisch aktiviert.
- Bereits der Geruch einer Speise aktiviert im synergistischen Sinne die Magenfunktionen und in weiterer Folge die Tätigkeit sämtlicher Verdauungsorgane.
- Gesteigerte Nerventätigkeit bei Aufregung kann zur gesteigerten Tätigkeit der Blase führen. Häufiges Wasserlassen kleiner Mengen Urin (Pollakisurie) ist die Folge.

Antagonistische Reaktionen
- Verminderte Darmausscheidung (Obstipation) kann zu vermehrter Schweissbildung der Haut führen.
- Reduktion der Hautfunktionen (z.B. durch Symptomunterdrückung eines Ekzems) kann zu einer antagonistischen Überfunktion des Darmes mit Durchfall führen.
- Unterdrückung der Menstruationsblutung mittels antikonzeptiver Hormongabe wie «Pille», Hormonspirale, Implantat resp. Ausbleiben der Menstruationsblutung im Klimakterium oder nach Hysterektomie kann eine gesteigerte Tätigkeit des Blutsystems mit Hitzewallungen, Hypertonie und allgemeinen Unruhezuständen nach sich ziehen.

Das in der TEN stark beachtete Prinzip der kompensatorischen Ersatzausscheidung ist in der Regel als antagonistisches Reaktionsmuster zu verstehen. Auf der Basis synergistischer bzw. antagonistischer Organbeziehungen werden in der TEN durch gezielte Beeinflussung bestimmter Organe und Gewebe entsprechende reflektorische Reaktionen anderer Organe provoziert. Diese Vorgehensweise kann durchaus als erweiterte Form der Reflexzonentherapie bezeichnet werden.

Reflexzonentherapie in der TEN

Die verschiedenen Systeme der Reflexzonen und Somatotopien sind sehr vielseitig anwendbar und liegen vielen TEN-typischen Therapieverfahren zugrunde. Dazu einige Beispiele:
- trockenes und blutiges Schröpfen
- Baunscheidtverfahren
- Cantharidenpflaster
- klassische Massage
- Bindegewebsmassage
- Fussreflexzonenmassage
- Triggerpunkt-Massage
- Wickel und Auflagen
- Neuraltherapie nach Huneke

Bei all diesen Verfahren handelt es sich um Reiztherapien mit mehr oder weniger spezifischen Reizqualitäten. Damit ermöglicht die Anwendung dieser Therapiereize auf Reflexzonen eine gezielte Beeinflussung der betroffenen Gewebe und Organe, wobei die

Arndt-Schulz'sche Regel zu beachten ist, die im Kapitel Reizlehre beschrieben ist.

Sehr verbreitet ist die Reflexzonentherapie der Fusssohle, die Fitzgerald und Ingham beschrieben haben und die von Hanne Marquardt modifiziert wurde. Analog dazu gibt es ein Reflexzonen-System auf den Handflächen, das in ähnlicher Weise diagnostisch und therapeutisch genutzt werden kann.

Auch die im letzten Jahrhundert entwickelte organtopologische Zungendiagnostik basiert auf der Erkenntnis, dass die inneren Organe reflektorische Korrespondenzen zur Zungenoberfläche besitzen. Das Bürsten der Zunge ist eine Möglichkeit der reflektorischen Beeinflussung innerer Organe.

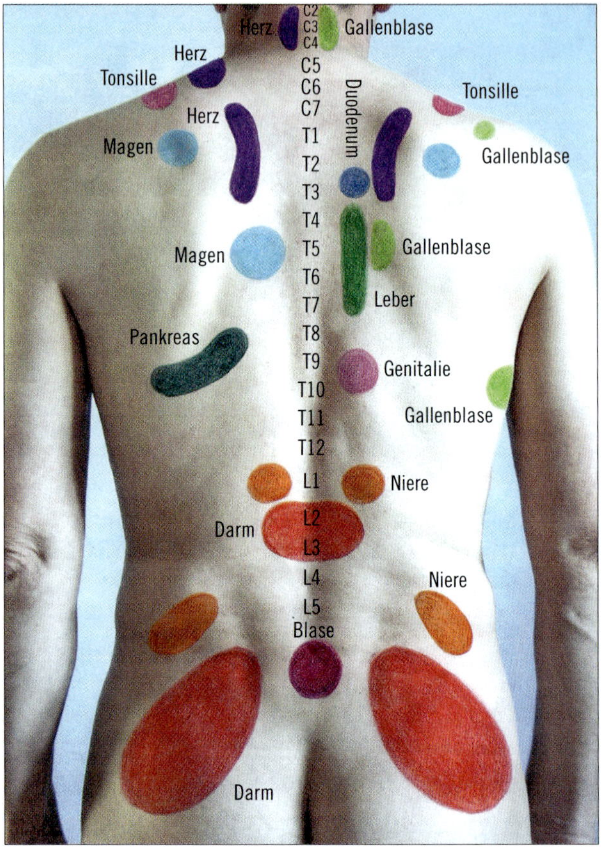

Ein Beispiel für ein praktisch bewährtes Reflexzonen-System auf dem Rücken (nach Puttkammer)

Gleditsch und andere Autoren beschreiben Zuordnungen der Zähne zu anderen Organen. Diese bekommen v.a. dann Bedeutung, wenn z.B. Wurzelspitzenvereiterungen oder devitalisierte (wurzelbehandelte) Zähne als «Herd» oder «Fokus» in der Pathogenese anderer Krankheiten fungieren.

Die Reflexzonen auf der Nasenschleimhaut finden Anwendung in der nasalen Reflexzonentherapie mit ätherischen Ölen («Nasenrödern»).

Die Augen- oder Irisdiagnose basiert u.a. auf der Erkenntnis, dass die Organsysteme mit bestimmten Arealen in der Iris korrespondieren.

Auch in den Ohrmuscheln findet sich ein Hologramm des gesamten Körpers. Dies wird in der Aurikulotherapie diagnostisch und therapeutisch genutzt.

KAPITEL 8

PRÄVENTION UND THERAPIE

8.1. Lebensstil

Kein Lebensstil gleicht dem anderen. So verschieden die Menschen sind, so unterschiedlich ist der individuelle Lebensstil. Was beeinflusst ihn? Ist es die Konstitution, der Charakter, die Gene oder sind es eher die Prägungen aus dem sozialen Umfeld?

Die Ausgangslage

Die Idee, dass die Komplexität des Menschen nur in den Genen begründet sei, wurde in den letzten Jahren eindeutig widerlegt. Seit 1953 haben Biologen angenommen, dass nur die DNS das Leben steuert. Mit dem Entschlüsseln der kompletten genetischen Struktur des Menschen brach daher im Jahr 2003 ein wichtiges Element des wissenschaftlichen Weltbildes zusammen. Man entdeckte insgesamt «nur» 24.000 Gene, obwohl 120.000 vermutet wurden: 100.000 Proteingene und mindestens 20.000 Gene für die Funktion der Steuerung. Bedenkt man, dass z.B. auch eine Maus 23.000 Gene besitzt, manche Pflanzenarten sogar noch viel mehr, dann bedeutet dies, dass die Komplexität der menschlichen Existenz nicht allein in seinen Genen zu sehen ist.[13]

Mehr als 95 % der Menschen werden mit einem intakten Genom geboren. Das bedeutet, dass diese über einen «Bauplan» für eine gesunde Existenz verfügen. Die Tatsache, dass die Wissenschaft ihren Fokus im wesentlichen auf die 5 % der Menschen mit pathologischem Genom richtet, erklärt, warum sie kaum Antworten auf die Frage findet, weshalb die Mehrheit der Menschen, welche mit intaktem Genom geboren wurden, Fehlfunktionen und Krankheiten entwickeln. Forschen wir am falschen Ende? Und es drängt sich eine weitere Frage auf: Was steuert unser Denken und Verhalten? Die Genetik[14] allein ist es jedenfalls nicht.

13 «Erbgut in Auflösung» von Ulrich Bahnen (Die Zeit, 12.6.2008)

14 Genetik: Erb-, Vererbungslehre; Wissenschaft von den Übertragungsmechanismen erblicher Merkmale sowie deren Bedeutung für Gesundheit und Krankheit (Definition Roche-Lexikon Medizin)

Prägung

Alles kommt aus einem Ursprung – darin sind sich Religionen und Naturwissenschaften einig und haben hier eine wesentliche und entscheidende Gemeinsamkeit. In der Religion war am Anfang das Wort, in der Naturwissenschaft der Urknall. Somit entstammt alles einer Quelle – aus einer Einheit. Mit dem ersten Atemzug werden wir in die Zweiheit hineingeboren und kommen unweigerlich mit den Gesetzmässigkeiten der Polarität (plus/minus, arm/reich, Opfer/Täter, gesund/krank, Leben/Tod etc.) in Kontakt. Wir werden aber auch von Ordnungen massgeblich geprägt. Doch nicht allein diese Faktoren sind verantwortlich für die Prägung, da sich bekanntlich trotz gleicher oder ähnlicher Umstände unterschiedliche Lebensmuster entwickeln können. Das heisst, nicht alleine das Umfeld bestimmt die persönliche Prägung, sondern die seelischen Aspekte scheinen hier wichtiger Taktgeber zu sein. So kann ein Kind, hineingeboren in widrigste Umstände, trotz allem ohne grosse seelische und körperliche Schäden ein gutes Leben führen – allein mit eigener Willenskraft und Zuversicht dem Leben gegenüber.

Die erste wichtige Prägung hinterlässt die Art und Weise von Zeugung, Schwangerschaft und Geburt. Hier werden erste Weichen für die emotionale und körperliche Verfassung gestellt, die weitreichende Folgen für das spätere Leben erzeugen kann (z.B. Geburtstrauma als erste seelische Blockade). Die Kleinkindphase stellt die Eltern vor die nächste wichtige Aufgabe. Die Erziehung des Kindes sollte den heranwachsenden Menschen zu eigenständigem Denken und einem gesunden Selbstvertrauen hinführen. Hier ist es entscheidend, wie bewusst sich die Eltern über ihre eigenen Prägungen und ihr entsprechendes Verhalten sind, denn unbewusst werden Gefühle, Gedanken und Verhalten auf das Kind übertragen. Dogmen (Familie, Religion, Kultur, sozialer Stand), Werturteile (gut/böse, Frau/Mann), Verluste (Krieg, Tod, Ausschluss, Trennung) und Traumata (Ereignisse, Unfälle, Abwertungen, Mobbing) können seelische Blockaden errichten, die ein Leben lang prägend sind. Ebenso speichert das Kleinkind aber auch alle positiven Erfahrungen wie Liebe, Nähe, Akzeptanz oder das Erleben eines beschützenden Zuhauses. Dies zeigt sich unter anderem in einem gesunden Urvertrauen dem Leben gegenüber.

Weit weniger bekannt ist die Tatsache, dass in diesem Alter auch die körperliche Prägung stattfindet. Denn nicht nur die Psyche wird geformt, sondern auch der Körper, so z.B. die Darmschleimhaut als wichtige Barriere von Innen- und Aussenwelt. Der Mensch kommt mit einem sterilen Darm auf die Welt. Die erste mikrobielle Besiedelung der Schleimhäute erfolgt durch die Vaginalflora der Mutter während der Geburt, was für die stabile Entwicklung des lymphatischen Systems von elementarer Bedeutung ist. Es dauert 3-4 Jahre, bis sich eine stabile Bakterienflora gebildet hat – und genau so lange benötigt das Immunsystem, sich voll zu entwickeln und diese Zeit braucht auch die Psyche, um ihre charakteristischen individuellen Merkmale zu entfalten. Die Parallelen zur Psycho-Neuro-Endokrino-Immunologie (PNEI) sind hier unübersehbar und zeigen unter anderem auf, dass eine gesunde Entwicklung der funktionellen Trias Schleimhaut – Lymphsystem – Flora entscheidend für die optimale Entwicklung des Kindes ist und seinen Weg in eine gesunde Zukunft ebnet. Ernährungsfehler, unterdrückende Behandlungen von Infekten und Impfungen in dieser prägenden Zeit hinterlassen hier oft Schäden und können die Selektions-

und Abwehrfähigkeit der Schleimhautbarrieren ein Leben lang irritieren. Auf dieser Ebene ist auch die elterliche Darmgesundheit entscheidend, insbesondere diejenige der Mutter. Eine von Lymphatismus bzw. Skrofulose geprägte Schleimhaut der Eltern wird sich auf das Kind übertragen und verbunden mit einer minderwertigen Ernährung, Impfungen und Antibiotika die Darmsituation des Kindes extrem verschlechtern. Über diese prägenden Faktoren sollten sich werdende Eltern schon vor der Zeugung bewusst sein und das ihnen Mögliche unternehmen, um optimale Voraussetzungen für das neue Leben zu schaffen.

Das Zusammenspiel von konstitutioneller Ausgangslage und Lebensstil

Unser Lebensstil hat Einfluss auf den Schaltplan der Gene. Die Epigenetik, die die Interaktionen von genetischen Faktoren und Umweltfaktoren untersucht, erklärt das Zusammenspiel von konstitutioneller Ausgangslage (Genetik) und Lebensstil.

> *«Eine der wichtigsten epigenetischen Veränderungen ist die Methylierung, die üblicherweise ausgeschaltete Gene kennzeichnet. Um die korrekten Methylierungsmuster durch die Zellteilung hindurch getreu aufrecht erhalten, werden neue Methylgruppen an frisch kopierte DNA angehängt, einschliesslich des Molekültrios Methionin, Betain und Cholin. Alternativ können wir Methylgruppen aus Vorstufen, wie zum Beispiel Folsäure, herstellen.»*
>
> (Prof. Dr. Neil Brockdorf, Epigenetiker)

Mängel an essentiellen Substanzen (wie z.B. Zink oder Vitamin B12) haben Auswirkungen auf den DNA-Methylierungsgrad. Die heutigen Essgewohnheiten bergen somit eine mögliche Erklärung für die neuen Erkrankungen unserer Zeit – wie es die altbekannte Aussage «man ist, was man isst» kurz und prägnant zusammenfasst.

Aber nicht nur die Aufnahme der Nahrungsmittel ist von Bedeutung, sondern ebenso der Umgang mit den Anforderungen unseres Alltags. Forscher haben herausgefunden, dass frühkindlicher Stress die psychische Veranlagung und Verhaltensweise des Kindes verändern kann. Die Methylierung der DNA wird durch das Zusammenspiel von Stresshormonen und Nervenproteinen gestaltet. Proteine, die für die Funktionalität der Nervenbahnen bedeutsam sind, werden dadurch fehlerhaft produziert. Unsere Lebensweise hinterlässt biochemische Spuren und einen veränderten Stoffwechsel – das heisst: unser Lebensstil beeinflusst unsere Gesundheit nachhaltig!

Prägende Faktoren für Persönlichkeit und Lebensstil

Um die prägenden Faktoren für die Persönlichkeit und den individuellen Lebensstil darzustellen, eignet sich das folgende Modell. Die Seiten des Würfels bilden die spezifischen Ebenen.

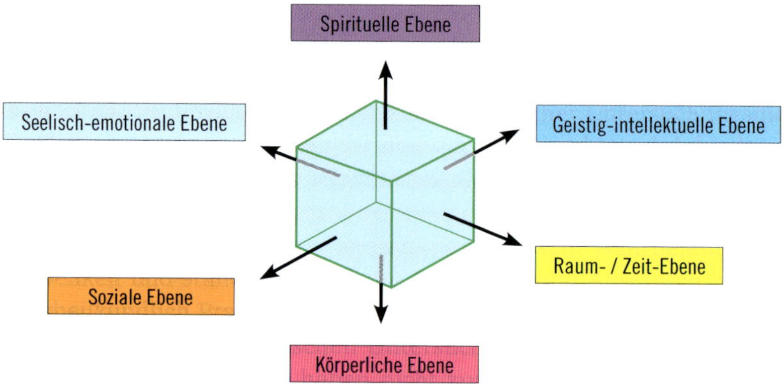

Die verschiedenen Ebenen des Menschen

Körperliche Ebene

Diese beschreibt die Elemente, die den physischen Körper und seine Physiologie betrifft, ebenso die genetischen und epigenetischen Voraussetzungen wie Herkunft, Körpergrösse, Gewicht, biologisches Alter, körperliche Entwicklungsphase, Konstitution und Temperament, Umgang mit Krankheit, Regenerationsfähigkeit, Pflege des Körpers mit Schlaf, Ernährung, Bewegung und Abhärtung, Trainingszustand sowie Erinnerung des Immunsystems an durchgemachte Erkrankungen, Unfälle, Operationen, Medikation, Impfungen etc.

Seelische Ebene – Emotionalität, psychische Reaktion

Hier befinden sich alle Gefühlszustände und Möglichkeit der seelischen Konstitution, seelisch-emotionale Prägungen und Entwicklungen, Sensibilität, Umgang mit Anforderungen, die Reaktionsmuster, seelische Belastbarkeit, Verarbeitungsstrategien, Bindungsfähigkeiten, Beziehungsmöglichkeiten, Glaubens- und Bannsätze, Tabuthemen, Geheimnisse und prägende Familienatmosphäre.

Soziale Ebene

Diese Ebene repräsentiert alle sozialen Kontakte zu Eltern, Grosseltern, Geschwistern, Verwandten sowie Beziehungen am Arbeitsplatz, zu Nachbarn, zu Freunden und Bekannten. Auch das eigene soziale Engagement in Familie, Freundeskreis und in der Gesellschaft gestaltet die soziale Ebene.

Geistig-intellektuelle Ebene

Diese Ebene beinhaltet die geistige Wachheit, Denkfähigkeit, Aufnahmefähigkeit, Intelligenz und Empathie. Hier findet sich die soziale Intelligenz gepaart mit Wissen, Menschlichkeit, Anteilnahme und Verantwortung sowie kausales und zusammenhängendes Denken.

Zeitachsen-Ebene und Raum-Ebene

Die Teilebene Zeitachse beschreibt den Zeitgeist der Epoche, in die wir hineingeboren werden, Geburtstag, Umgang mit der Tages- und Jahreszeit, die persönliche Zeiteinteilung und das Beachten der Rhythmen.

Die Teilebene Raum umfasst den äusseren Raum um uns herum wie z.B. das Land, den Kontinent, in dem wir geboren sind, die Wohnverhältnisse, den Arbeitsplatz, unsere Aufenthalte im In- und Ausland, Verwurzelung durch Tradition und Kultur, Anspruch an die Umgebung, Gestaltung der Räume mit Materialien und Möbeln sowie Dinge, die uns lieb sind.

Die Zeitachsen-Ebene und die Raum-Ebene sind eng miteinander verbunden und direkt voneinander abhängig.

Spirituelle Ebene

In der spirituellen Ebene finden wir die eigene Religion und deren transpersonale und transzendentale Richtungen, spirituelle Fähigkeiten, Weisheit, Intuition, auch Hellsehen, Hellfühlen oder Heilerfähigkeit.

Wird eine oder mehrere Ebenen längere Zeit überlastet, traumatisiert oder vernachlässigt, so können andere Ebenen eine gewisse Zeit kompensatorisch wirken. Werden zu viele Ebenen gleichzeitig belastet oder wird die Kompensation zeitlich ausgereizt, kann das gesamte System zusammenbrechen und sich z.B. in einem Burnout manifestieren.

Alle Ebenen sind Teil einer ganzheitlichen Anamnese und dienen dem therapeutischen Konzept, dass mit dem Patienten zusammen entwickelt wird.

Lebensweise

Eine gesunde Lebensweise gemäss den individuellen Gegebenheiten auf allen Ebenen bietet die beste Basis für eine stabile Gesundheit. Sie ist nicht nur Voraussetzung für den Gesundungsprozess, sondern vor allem auch für den Erhalt der Gesundheit. Ernährung, Trinken, Schlaf, Bewegung und das psychosoziale Umfeld sind die fünf Säulen des gesunden «Lebenshauses» (nach Kneipp) und das Fundament für ein gesundes Leben. Sie geben Halt und Struktur im täglichen Leben. Zusammen mit einer ausgewogenen «Work-Life-Balance» beeinflusst der Lebensstil unsere Gesundheit auf positive Weise und erzeugt einen Schutz vor Krankheit. Wir spüren, dass das Leben «im Fluss» ist und unsere körperlichen, seelischen und geistigen Bedürfnisse befriedigt werden. Sobald dieser Fluss blockiert ist, signalisiert der Körper, meist an der schwächsten Stelle, eine «Fehlermeldung» in Form diverser Symptome. Dieses Frühwarnsystem gilt es ernst zu nehmen und die lebensfeindlichen, gesundheitsschädigenden Aspekte unseres Alltags, unser Denken und Handeln zu verändern.

Ernährung

Unsere Nahrung dient zunächst einmal der ausreichenden Versorgung des Körpers mit Nährstoffen, Vitaminen, Mineralien, Spurenelementen und Faserstoffen. Essen beinhaltet aber auch psychische Aspekte – es hat mit Genuss und Lebensfreude zu tun.

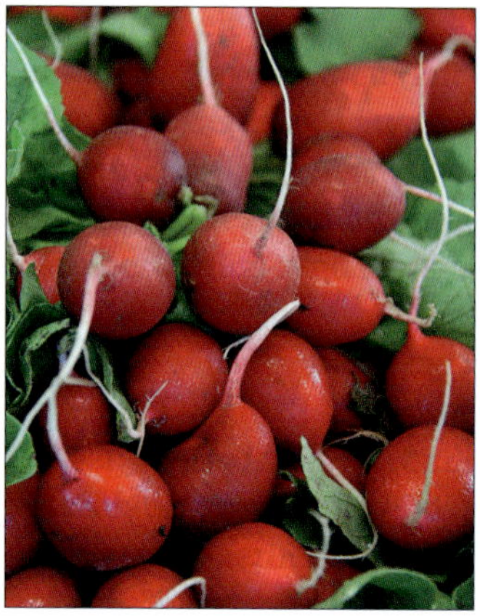

Vitale Kost

Unsere Ernährungsgewohnheiten haben sich in den letzten Jahrzehnten massiv verändert. Durch Gewinnung, Verarbeitung und Neugestaltung der Nahrungsmittel erhalten wir eine immense Anzahl Kreationen von gänzlich neuen Lebensmitteln, die diesen Namen eigentlich gar nicht verdienen – Lebensmittel sollten ja «Leben vermitteln». Denaturierte Grundnahrungsmittel (Weissmehl, Weisszucker, Kochsalz etc.), Haltbarmacher, Stabilisatoren, Geschmacksverstärker, Farbstoffe und Aromen verändern die Geschmackswahrnehmung bereits bei Kindern. Folgen davon sind Zivilisationskrankheiten wie Diabetes, Hyperaktivität, Magen-Darm-Erkrankungen, Allergien, Pilzerkrankungen, Fettleibigkeit, Unzufriedenheit bis hin zu Lethargie, psychischen Veränderungen, Verhaltensauffälligkeiten und Depressionen.

Eine Ernährung, die für alle Menschen gleichermassen richtig ist, gibt es in der TEN nicht. Jeder Mensch braucht aufgrund seiner aktuellen konstitutionellen Situation andere Nahrungsmittel und Zubereitungsarten (siehe Kapitel Konstitutionslehre, Humoralmedizin und Ernährung). Beispielsweise verträgt ein hitziger Typ (Choleriker) kühlende Gemüse mit einem eher grossen Wasseranteil sehr wohl, bei einem Phlegmatiker können dieselben Nahrungsmittel zu einer Verschlechterung seiner Gesundheit führen.

Es ist ausserdem zu beachten, dass je nach Zustand des Verdauungssystems die Nahrung anders verstoffwechselt wird. Die Fähigkeit der Verarbeitung der Nahrung im Körper (Assimilation) ist aus der Sicht der Naturheilkunde auch allgemeiner Ausdruck von Aufnahmebereitschaft, Verarbeitungsmöglichkeiten, Selektion, Transport und Ausscheidungsfähigkeit.

Das aufnehmende Prinzip findet bis zum Dünndarm statt. Dort werden die Nährstoffe den Geweben zugeführt – fein abgestimmt auf den jeweiligen Bedarf. Wenn die Aufgaben adäquat erfüllt werden können, fühlt sich der Mensch genährt und erfährt innere Zufriedenheit und Ausgeglichenheit.

Das ausscheidende Prinzip wird durch den Dickdarm und die Nieren, die ableitenden Harnwege und die Blase sowie die Haut repräsentiert. Hier zeigt sich die Fähigkeit, überschüssige oder schädliche Dinge abzugeben und auszuscheiden.

Trinken

Der Wasserhaushalt ist eine relativ konstante Grösse im «Fliesssystem Mensch». Etwa 70% der Körpermasse ist Wasser – genauso wie unser Planet, der ebenfalls zu 70% aus Wasser besteht (Entsprechung Mikrokosmos-Makrokosmos). Würde man das im Körper enthaltene Wasser als Organ betrachten, dann wäre es nicht nur unser wichtigstes, sondern auch unser grösstes Organ. Die Übereinstimmung von Mensch und Erde geht noch weiter. Wir haben in unserem Körper prozentual genauso viele unterschiedliche Salze, wie sie die Erde enthält. Darum ist es so immens wichtig, dass wir uns nicht mit Kochsalz und nur mit seinen zwei Elementen Natrium und Chlorid zufrieden geben. Wir brauchen die Vielfalt verschiedener Elemente für einen gesunden Stoffwechsel. Die Tatsache, dass wir eher verdursten als verhungern, zeigt auch, dass Wasser das Lebenselixier Nr. 1 ist. Es reguliert den Flüssigkeits-, Energie- und Elektrolythaushalt, ist Transportmittel und hält spezifische Druckverhältnisse aufrecht.

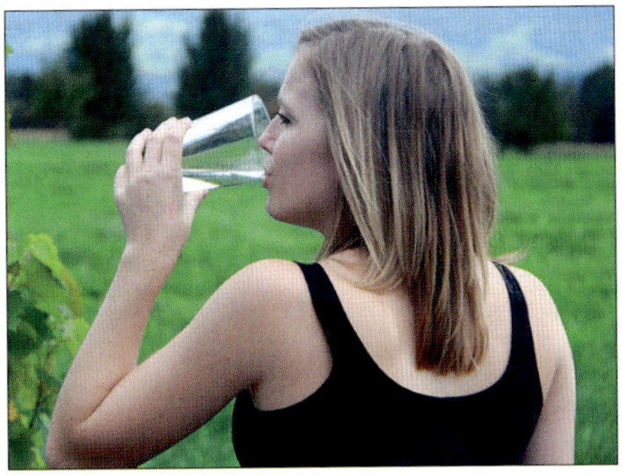

Klares Wasser reinigt Körper und Geist

Doch nicht nur die Quantität von Wasser ist ausschlaggebend, sondern auch seine Qualität. Je reiner und naturbelassener Wasser ist, desto besser wirkt es vitalisierend und entgiftend auf den Körper. Unser Organismus wird von einer Vielzahl toxischer Substanzen belastet, die entweder im Stoffwechsel entstehen oder aber als Umweltgifte von aussen zugeführt werden. Alle toxischen Substanzen müssen vom Körper über die Entgiftungsorgane entsorgt werden, wobei Wasser als Trägersubstanz eine Schlüsselrolle spielt. Täglich sollte ein Erwachsener ca. 2 Liter davon trinken, bei sportlicher Betätigung wesentlich mehr.

Schlaf

Der Schlaf ist unsere wichtigste Regenerationquelle. Der Entzug von Schlaf führt sehr schnell zu schweren psychischen, geistigen und körperlichen Symptomen. Ursachen von Schlafproblemen können sein: innere Konflikte, körperliche Schmerzen, aber auch äussere Einflüsse wie Lärm, fremde Umgebung (Ferien, Wohnungswechsel), Jahreszeitenwechsel, klimatische Umstellung, Ernährungsgewohnheiten und Genussmittelkonsum in den Abendstunden, künstliches Licht, TV- und Computerkonsum, unpassende Schlafergonomie (Schlafplatz, Bett, Matratze, Kissen), Elektrosmogbelastungen (Radio- und Funkwecker, Handy), geopathische Belastungen (Wasseradern, Erdstrahlen). Vom «sozialen Jetlag» spricht man bei Jugendlichen, Randgruppen, Künstlern etc., die sich nicht an den natürlichen Tag/Nacht-Rhythmus halten (können). Auch Schichtarbeit wirkt sich negativ auf den Schlaf und längerfristig auf die Gesundheit aus.

Ist unser vegetatives Nervensystem nicht im Gleichgewicht, werden während eines nichterholsamen Schlafes zuviel Stresshormone (Adrenalin und Cortisol) ausgeschüttet, was auf Dauer den gesamten Hormonhaushalt negativ beeinflussen kann. Fett- und Zuckerstoffwechsel und andere hormonelle Dysregulationen führen auch zu psychischen Symptomen und bringen das gesamte Individuum aus dem Lot. Körperliche Bewegung in der Natur und die dabei erfahrenen akustischen, visuellen und ol-

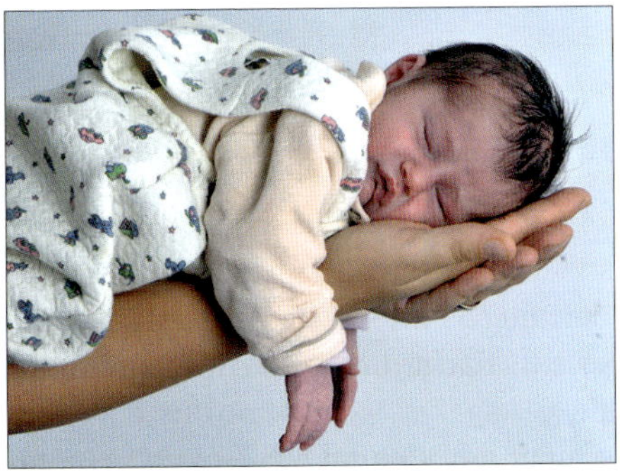

Göttlicher Schlaf

faktorischen Reize wie Vogelgezwitscher, Bachrauschen, Wellen am Strand, Schneeflocken, das Grün und die Gerüche der Natur oder auch die Farben des Regenbogens beruhigen den Stoffwechsel, indem sie auf sanfte Art und Weise unsere Sinnesorgane stimulieren. Dem persönlichen Biorhythmus zu folgen und dem Bedürfnis nach Ruhe und Entspannung nachzugeben, stärkt den Stoffwechsel, stabilisiert die nervalen Funktionen und bringt unsere Hormonlage in Ausgleich.

Die Redewendung «im Schlaf lernen» hat ihre Berechtigung, da in der Tiefschlafphase eine vermehrte Gedächtnisbildung stattfindet. Die Verarbeitung von Erfahrungen und Eindrücken aus dem Tagesgeschehen in den Träumen trägt zu innerer Zufriedenheit und Ausgeglichenheit bei. Man vermutet, dass Träume neuronale Netzwerke reizen, aktivieren und ausbauen. Gefühls- und Erlebniswelten werden so verknüpft, verarbeitet, geordnet und im Unterbewusstsein abgelegt oder gelöscht.

Bewegung

Bewegung – und damit ist nicht allein Sport gemeint – ist ein natürliches Grundbedürfnis des Körpers. Unsere modernen Lebensformen mit sitzender Tätigkeit am Arbeitsplatz, vor dem Fernseher und beim Autofahren behindern viel zu oft die notwendige tägliche Bewegung. Häufige und gesunde Bewegung (so oft wie möglich in der Natur) macht uns nicht nur «leistungsfähiger», sondern auch empfänglicher für den Dialog mit unserer Umwelt und sorgt damit für mehr Lebensfreude.

Körperliche Aktivität hat positive Auswirkungen auf unsere Gesundheit. Sich zu bewegen heisst, die Tätigkeit des Herz-Kreislauf- und des Atmungssystems anzuregen und die Aktivität der Muskulatur und den Lymphfluss zu fördern, was wiederum den Abtransport interstitieller Metaboliten bewirkt. Bewegung regt sämtliche Körpersäfte an und verbessert die Adaptionsfähigkeit und Dynamik des Körpers. Auch dient körperliche Aktivität dem Stressabbau.

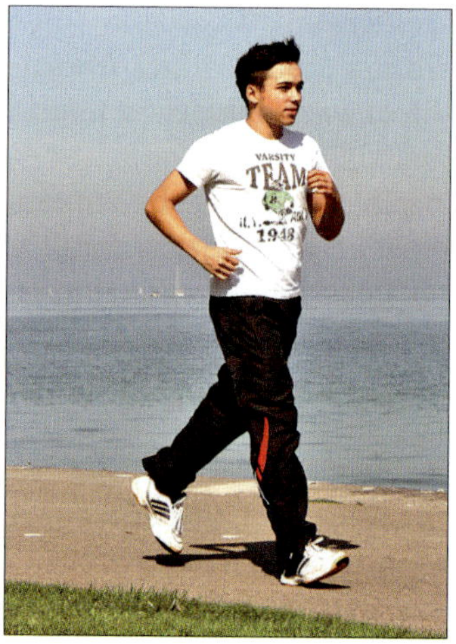
Regelmässige Bewegung an frischer Luft erwärmt den Organismus und regt den Säftefluss an.

Psychosoziales Umfeld

Damit ist die grundsätzliche psychische Situation gemeint, in der wir leben – insbesondere auch in Bezug auf die Verarbeitung von Einflüssen, denen wir täglich unterliegen. Berufliches und familiäres Umfeld fordern und formen den Menschen auf allen Ebenen, so z.B. darin, einen Beruf auszuüben, der ihm auch wirklich gefällt. Häufig sind materielle Aspekte Motivation für eine Tätigkeit, die weniger den eigenen Bedürfnissen entspricht, als vielmehr einem angestrebten Status dient. Ein gesundes Familienumfeld und eine sinnvolle Freizeitgestaltung, die nicht auf Leistung, sondern auf Lebensfreude und

Entspannung ausgerichtet ist, tragen zu einem positiven psychosozialen Umfeld bei. Je mehr wir uns der Verantwortung für unseren Lebensstil bewusst sind und damit Verantwortung für die eigene Gesundheit übernehmen, umso mehr fühlen wir uns in unserer inneren Mitte und im Reichtum des Seins.

«Was wir körperlich erfahren,
prägt uns in der Seele von der ersten Stunde an.
Was wir wahrnehmen und wie wir es
seelisch-geistig verarbeiten,
zeigt unser Körper im Laufe der Zeit.»
(HEIDE-DORE BERTSCHI-STAHL)

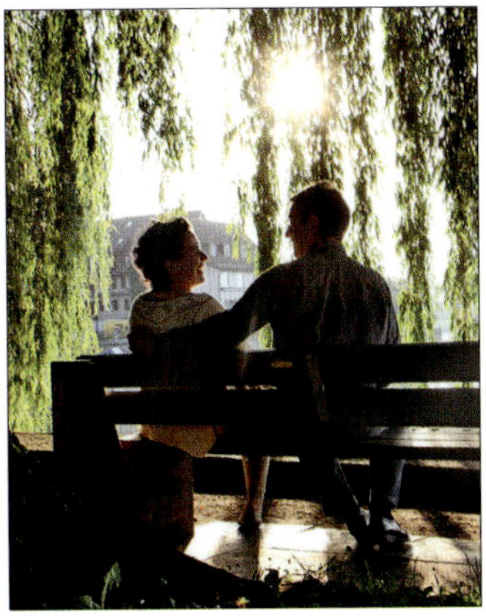

Beziehungspflege

Prävention

Ein individuell «passender» Lebensstil ist die beste Voraussetzung für die eigene Gesundheit. Je intensiver wir auf solche Lebensregeln achten und sie im Alltag umsetzen, desto stabiler sind wir als Individuum. Gesundheit ist langfristig nur in einem gesunden, naturgemässen und sozial intakten Umfeld möglich. Die Naturheilkunde legt schon immer grosses Gewicht auf diese Aspekte, indem sie einerseits wertvolle Möglichkeiten zur Vermeidung von Krankheiten und andererseits wirksame und bewährte Strategien für die schonende sowie nebenwirkungsfreie Behandlung von Krankheit bereithält. In der Naturheilkunde ist bekannt, dass man z.B. durch Fasten und Entgiften im Frühling seine Gesundheit stärken kann. Genauso selbstverständlich ist es, Krankheiten zunächst mit Heilmitteln aus der eigenen Kräuterapotheke zu behandeln, bevor widernatürliche, unterdrückende Behandlungen angewendet werden.

Die rasante Zunahme von v.a. chronischen und allergischen Krankheiten im letzten Jahrhundert spricht eine deutliche Sprache und zeigt Handlungsbedarf auf. Die Kompetenz des Körpers, mit adäquater Unterstützung selbst schwere Krankheiten und Verletzungen auszuheilen, wird massiv unterschätzt.

Die Selbstheilungskräfte werden häufig blockiert oder behindert, weil der Patient sich in passiver Erwartungshaltung Experten ausliefert, wenn eine «Schadensbehebung» oder «Reparatur» ansteht. Für Unterdrückung der Reaktionen von Körper, Seele und Geist werden suppressive, symptomunterdrückende Arzneien eingesetzt. Nach diesem Prinzip werden heute komplette Arzneimittelgruppen benannt: Antibiotika, Antihistaminika, Antimykotika, Antidepressiva, Antipyretika, Antiphlogistika, Antazida usw. Der Patient nimmt dabei in der Regel eine passive Rolle ein (patiens= erduldend, erleidend). Vorbeugenden bzw. die Gesundheit erhaltenden Massnahmen wird in der heutigen Medizin hingegen ein geringer Stellenwert zugemessen, was der Bequemlichkeit konsumorientierter Menschen entgegenkommt.

Eine zukunftsorientierte Medizin hingegen zielt auf Sanftheit, Verträglichkeit und Eigenverantwortung, sie kräftigt das Selbstvertrauen und die Selbstheilungskräfte. Die

Medizin der Zukunft arbeitet sozial und ökologisch verantwortungsbewusst, mit einem hohen Mass an Nächstenliebe. Der Schwerpunkt sollte von einer reparierenden Medizin zu einer präventiven Behandlungsweise gelenkt werden, um Erkrankungen zu verhindern, indem sie frühzeitig erkannt und therapiert werden, und zwar bevor sie einen chronischen Zustand erreichen oder sogar in ein organzerstörendes Stadium übergehen.

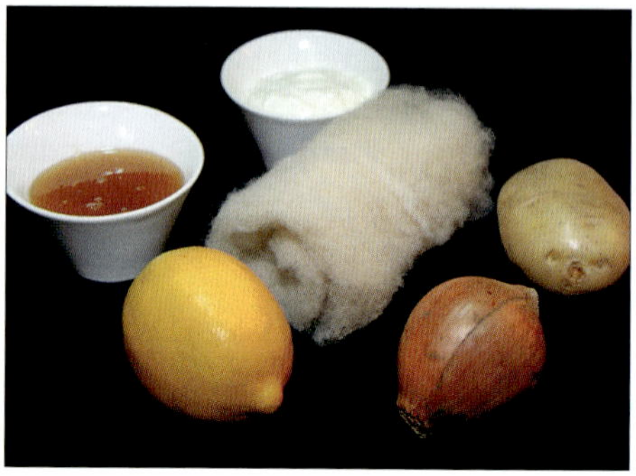

Hausmittel – einfach und immer bereit

Gesundheit ist heute auch oft eine Frage von Bildung. So wissen gut informierte Menschen, dass Gesund-Werden und Gesund-Bleiben nicht nur Aufgabe des Arztes und des Therapeuten ist. Es ist die Aufgabe desjenigen, der gesund werden will, durch seine eigene Lebensführung die Verantwortung für sich selber zu übernehmen. Es sollte wieder selbstverständlich sein, dass Menschen Hausmittel kennen, damit umzugehen wissen und sie anwenden. Aufgabe des Heilpraktikers muss es sein, sie darin zu unterstützen und sie in ihrer Selbstverantwortung und Handlungsfähigkeit zu stärken.

Das Leben im Fluss

Unter Lebensfluss versteht man die Bandbreite, in der die vorgängig beschriebenen Faktoren unsere Gesundheit beeinflussen. Mitverantwortlich sind unsere vererbten Anlagen, Prägungen in den Ebenen durch das Elternhaus, der eigene Charakter und der Lebensstil, der sich im Laufe der Zeit daraus entwickelt hat.

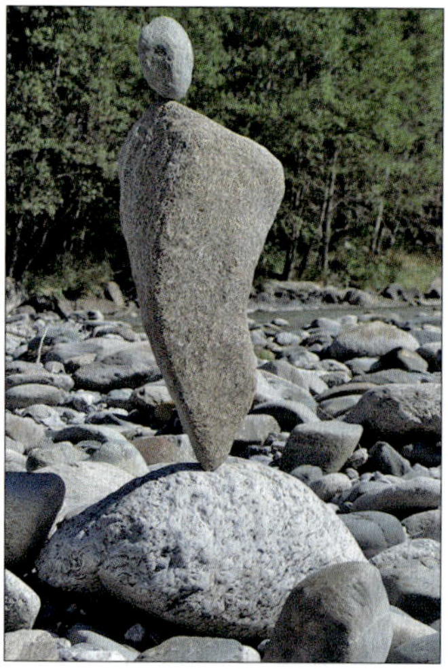

Finden des Gleichgewichts (Foto: Adi Gerber)

In dem Mass, wie wir uns durch unser persönliches Verhalten in den grundlegenden Elementen des Lebens mit Essen, Trinken, Schlafen, Bewegung und sozialen Kontakten an unsere Anlagen anpassen, unterliegt unsere Gesundheit dem stetigen Wandel, dem Fliessgleichgewicht – dem Lebensfluss.

Was uns der Körper oft in jungen Jahren an überbordendem oder süchtigem Lebensstil verzeiht, kann im Alter nur durch einen angepassten Lebensstil zu einem entsprechend angenehmen Lebensabend führen. Die Bilanz von Übermass oder Unterversorgung zeigt sich spätestens in den Wechseljahren.

Aber nicht nur Prävention auf körperlicher Ebene ist wichtig, sondern auch auf emotionaler und seelischer Ebene. Die Entwicklung eines Kindes formt seine seelischen Grundlagen entscheidend und ist wichtig für die weitere körperliche, seelische und geistige Entfaltung –

im positiven wie im negativen Sinne. Hierbei brauchen Eltern Unterstützung (denn Eltern zu werden ist einfach – ohne jegliches pädagogisches Fachwissen). Aus dieser Situation entstandene Defizite zeigen sich oft erst in der Pubertät und im Erwachsenenalter. Sie sind meist schwer korrigierbar und deutlich kostenintensiver als eine sinnvolle präventive Erziehung. Die Zusammenarbeit mit sozialen Institutionen wie Schulen oder Erziehungsberatungsstellen sollte darum für den Naturheilpraktiker eine Selbstverständlichkeit sein.

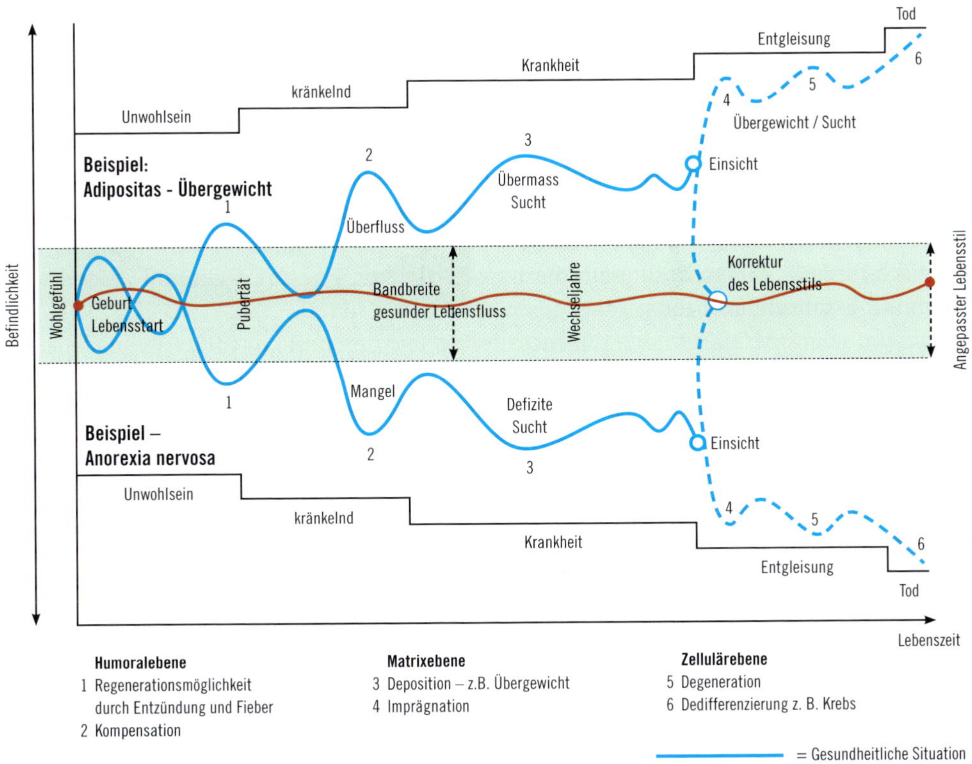

Die Humoral-, Matrix- und Zellulär-Ebene sind im 6-Phasen-Modell nach Reckeweg (Kap. 19) dargestellt und beschrieben.

Ein gutes psychosoziales Umfeld kann vor allem dann entstehen, wenn im persönlichen Umgang mit anderen Menschen die eigenständige Gefühls- und Gedankenwelt eines Kindes gefördert und geschult wird. Für seelisches Wachstum ist ein stabiles Elternhaus und eine gute Lebensführung notwendig, was wiederum auch einen gesunden Körper heranwachsen lässt. Wenn sich die Seele und der Geist im Körper geborgen fühlen, kann sich der Mensch zu einem zufriedenen Erwachsenen entwickeln – der Selbstverwirklichung stehen so Tür und Tor offen. Das seelische und geistige Potential kann genutzt und gefördert werden. Dieser Zustand beeinflusst den Menschen auf positive Weise und erzeugt einen Schutz vor Krankheit. Sein Leben mit Denken, Fühlen und Wollen ist in einem harmonischen Fluss. Sorglos und glücklich – wir *sind* einfach.

8.2. Traditionelle Arzneimitteltherapie

Die moderne Pharmakologie befasst sich im weiten Sinne mit der chemischen Zusammensetzung von Arzneimitteln, ihren Wirkungen, Zubereitungen und Anwendungen. Sie entwickelt sich im 19. Jahrhundert mit der aufkeimenden Chemie und Physiologie und basiert auf einer rein naturwissenschaftlichen Sicht von nachweisbaren Ursache-Wirkungs-Prinzipien der angewendeten Wirkstoffe.

In Abgrenzung dazu versteht die traditionelle Heilkunde unter dem Begriff «Pharmakon» ein Arzneimittel (im weiten Sinne auch Nahrungsmittel), welches neben rein chemisch nachweisbaren Stoffen auch andere Wirkprinzipien (z.B. Reizwirkung) beinhalten kann. Ihre Wirkung und Wirkmechanismen lassen sich nicht immer analytisch-messbar erfassen, sondern beruhen oft auf Erfahrungswerten.

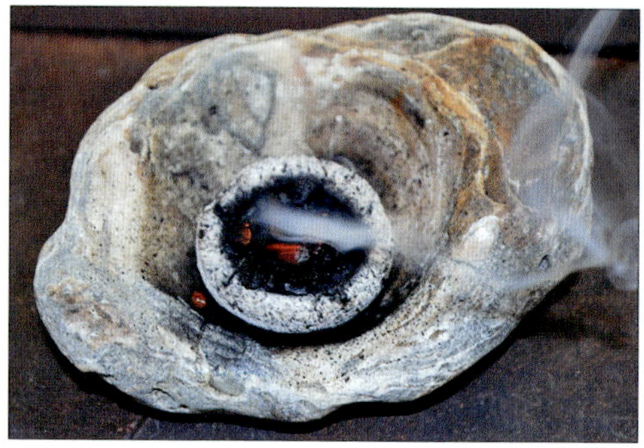

Die Räucherung ist eine der ältesten Formen der Heilmittelanwendung. Sie dient noch heute reinigenden, sakralen und spirituellen Zwecken und befreit den Menschen von der Erdenschwere.

Geschichte

Arzneimittel werden angewendet, seit es Menschen gibt. Selbst in der Tierwelt sind Heilmittel gegen spezifische Krankheiten oder bei Verletzungen bekannt. So legen gewisse Vögel ihre Nester mit antiparasitär wirkenden Pflanzenteilen aus.

Die Heilmittelkunde bringt seit der Antike unzählige Arzneimittel hervor – viele davon sind seit langem in Vergessenheit geraten, einige althergebrachte, wie beispielsweise das Meerträubchen (Ephedra sp.), haben heute aber noch immer eine gewisse Bedeutung.

Die Anwendungsformen von Arzneimittel sind vielfältig – einige sind im Laufe der Zeit in den Hintergrund gedrängt worden (z.B. Räucherung, Amulette, Unterleibsdampfbad).

Die heute üblichen Anwendungen erfolgen meist enteral, parenteral oder als Externa. Einige der traditionellen Formen werden heute glücklicherweise wieder aufgegriffen, z.B in der Altenpflege und der Geburtshilfe.

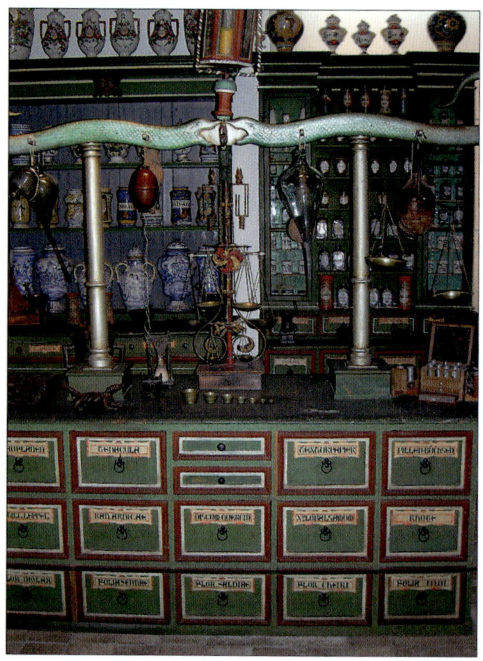

Mittelalterliche Apotheke,
Naturmedizinisches Museum Zürich

Allein fast 1000 pflanzliche Heilmittel beschreibt Dioskurides im 1. Jahrhundert in seiner «De materia medica», der umfangreichsten antiken Arzneimittellehre, daneben über 100 tierische und ca. 100 mineralische Substanzen.

Die Materia Medica

Traditionellerweise stammen die in der europäischen Materia medica – dem Arzneischatz – verwendeten Substanzen vor allem aus pflanzlichen, tierischen und mineralischen Quellen. Daneben werden jedoch auch menschliche Stoffe zu Heilzwecken eingesetzt.

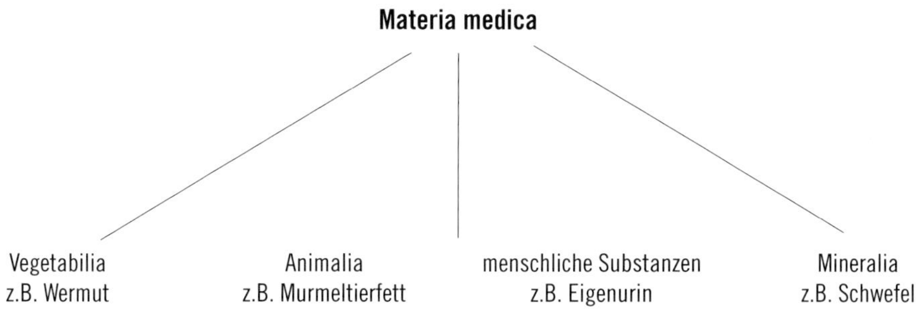

Vegetabilia – pflanzliche Heilmittel

Einheimische Pflanzen werden in allen Zeiten nicht nur als Nahrungsmittel, sondern auch als Heilpflanzen verwendet. Daneben sind in Europa seit der Antike bereits viele Heilpflanzen, Nahrungsmittel und Gewürze aus fernen Ländern bekannt. Die teuren Waren werden aus entlegenen Regionen, oft über Schiffshandelsrouten, eingeführt. Ebenso führt die Ausdehnung der griechischen und römischen Kultur in Europa zur Weiterverbreitung vieler bekannter Nutz- und Heilpflanzen. Diese werden in späteren Jahrhunderten oft in Klostergärten angebaut, gezüchtet und für Heilmittelzubereitungen verwendet. Die Erschliessung der Neuen Welt im ausgehenden Mittelalter bringt nochmals eine grosse Zahl unbekannter Nahrungsmittel und Arzneisubstanzen aus dem neuen Kontinent nach Europa, z.B. Chinarinde (Cinchonae cortex).

Animalia – tierische Heilmittel

Hildegard von Bingen (12. Jahrhundert) beschreibt in der «Physica» etwa 170 Heilmittel tierischer Herkunft. Tiere, deren Teile und Produkte haben in frühen Zeiten offensichtlich mehr Bedeutung als heute (z.B. Schlangengift, Honigbiene, spanische Fliege[15]). In

15 Spanische Fliege = Cantharis

der sogenannten Drecksapotheke des 17. Jahrhunderts hat die Verwendung tierischer und auch menschlicher Substanzen und verschiedenster Ausscheidungsprodukte ihren Höhepunkt. Die meisten davon werden ab 1800 nach und nach aus dem Arzneischatz entfernt.

Untergruppe: menschliche Heilmittel

Bis ins 20. Jahrhundert werden Teile ägyptischer Mumien für verschiedenste Zwecke eingesetzt und in den Pharmakopöen (Arzneibücher) aufgelistet. Daneben werden menschliche Produkte wie z.B. Fett, Speichel oder Plazenta zu Arzneien verarbeitet. Noch heute finden wir in der Naturheilkunde Eigenurin, Eigenblut, verschiedenste Nosoden und Autonosoden.

Mineralia

Die heilsame Wirkung gewisser anorganischer Rohstoffe ist ebenfalls seit der Antike bekannt. Die mittelalterliche Alchemie führt zu einer zunehmenden Verwendung und Bearbeitung von Mineralien, insbesonders von Metallen[16] (z.B. Silber) und erweitert damit den traditionellen Arzneimittelschatz bedeutsam. Die aufkommende Chemiatrie (v.a. durch Paracelsus) und ihre Bearbeitung von Heilsubstanzen mit alchemistischen Methoden kann dabei als Wegbereiterin der modernen pharmazeutischen Chemie betrachtet werden.

In den letzten Jahrhunderten wurden viele traditionelle Arzneimittel aus den Heilmittelverzeichnissen entfernt. Andererseits führt die moderne, naturwissenschaftliche Entdeckungsfreude zu einer grossen Menge neuartiger Arzneimittel und zu einer zunehmenden Ablösung der natürlichen Wirkstoffe durch synthetisch hergestellte Substanzen (z.B. Aspirin anstelle der Weidenrinde, Salicis cortex).

Die Arzneimittelgruppen

Aus einfachen Ausgangssubstanzen (Simplicia) oder Gemischen (Composita) werden durch verschiedenste Methoden und nach dem jeweiligen übergeordneten Konzept Heilmittelprodukte hergestellt.

Phytopharmaka, -therapeutika

Pflanzen oder aus ihnen gewonnene Zubereitungen werden zur Behandlung von Beschwerden oder zur Gesunderhaltung eingenommen, beispielsweise Kamillentee (aus Matricariae flos) bei Magenschmerzen oder Baldriantropfen (aus Valerianae radix) bei Schlafstörungen.

Spagyrika

Dies sind nach alchemistischen Herstellungsschritten zubereitete Arzneien, welche nach dem spagyrischen Weltbild die Ausgangssubstanzen in eine «gereinigte», energetisch

16 Metalle und ihre Verbindungen werden in der Systematik zu den Mineralien gezählt.

höhere Ebene überführen. Die Verarbeitungsschritte dienen der Aufschlüsselung des Ausgangsstoffes durch Gärung, Destillation und Veraschung. Anschliessend werden die daraus erhaltenen Teilprodukte in der «spagyrischen Hochzeit» zu wohlriechenden, giftfreien Essenzen zusammengefügt.

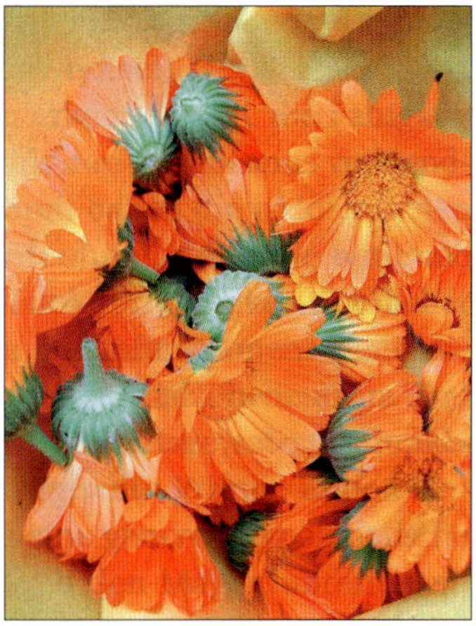

Ringelblumenblüten (Calendulae flos) können z.B. als Tee, Tinktur oder Salben ihre heilsamen Kräfte entfalten.

Homöopathika

In der TEN werden homöopathische Mittel nach funktionellen Kriterien und nicht nach den Gesetzen der klassischen Homöopathie verwendet. Diese Art der Anwendung wird als funktionelle Homöopathie bezeichnet. Ein Beispiel dafür wäre die Anwendung von Belladonna (Tollkirsche) in homöopathischer Potenz bei Krankheitsbildern mit exzessiver Hitze wie beispielsweise Fieber.

Durch die Anwendung als Homöopathika oder in spagyrischer Form ist es ausserdem möglich, extrem giftige Substanzen, z.B. Aconitum (blauer Eisenhut), einzusetzen. Viele Arzneisubstanzen sind für den Therapeuten nur in homöopathischer Potenzierung erhältlich.

Biochemie nach Dr. Schüssler

Die nach dem Arzt Wilhelm Schüssler (1821–1898) benannten Salze sind Mineralien in homöopathischer Verdünnung. Diese werden nach physiologisch-chemischen Aspekten ausgewählt und optimieren die Gewebsfunktionen durch Normalisierung des Mineralhaushaltes.

Vitalstoffe

Dies sind für den Körper wichtige Substanzen wie Mineralien, Spurenelemente, Enzyme, sekundäre Pflanzenstoffe, aber auch Fett- und Aminosäuren. Sie können pflanzlichen, tierischen oder mineralischen Ursprungs sein und werden meist im Sinne einer Ergänzung eingesetzt. Manche Vitalstoffe (z.B. Vitamine) lassen sich heute synthetisch oder mittels Fermentation herstellen.

Anthroposophische Heilmittel

Rudolf Steiner erachtete die anthroposophische Medizin als Erweiterung der Schulmedizin, ihre Heilmittel überschneiden sich aber oft mit den in der Naturheilkunde verwendeten. Die anthroposophische Therapie will nicht nur den Körper, sondern auch Geist und Seele erreichen. Für die Herstellungsprozesse werden neben üblichen Verfahren auch alchemistische Zubereitungsschritte wie z.B. Rösten, Verkohlen, Rhythmisieren, homöopathische Verdünnung und Potenzierung gewählt.

Isopathika

Isopathische Arzneien werden aus pathogenen und apathogenen Mikroorganismen homöopathisch aufbereitet und nach dem Gleichheitsgesetz (Gleiches mit Gleichem behandeln) eingesetzt.

Nosoden und Autonosoden

Als Nosoden (vom griech. «nosos» = Krankheit) werden Stoffe bezeichnet, die aus pathogenen Stoffen oder Erregern hergestellt und in homöopathischer Zubereitung in hohen Potenzen verwendet werden. Beispiele dafür sind TB-Sputum (Tuberculinum), Grippeviren (Influenzinum) und Krebsgewebe (Carcinosinum).

Autonosoden werden im Unterschied dazu aus patienteneigenen Körpersubstanzen entwickelt, beispielsweise Eigenblut, Eigenurin oder Eigenlymphe.

Heute in der Naturheilkunde häufig verwendete Heilmittel:

Bedeutsame Arzneimittelgruppen	Ausgangsstoffe	Beispiel
Phytopharmaka/-therapeutika	P	Arnika
Spagyrika	P, M	Belladonna (Tollkirsche)
Homöopathika	P, T, H, M	Lycopodium (Bärlapp)
Schüsslersalze	M	Silicea
Vitalstoffe	P, T, M	Selen
Anthroposophische Heilmittel	P, T, H, M	Stannum (Zinn)
Isopathika	T, H	Mucor racemous
P = pflanzliche, T = tierische, H = menschliche, M = mineralische Substanzen		

Das Wesen der traditionellen Arzneimittel

Im Unterschied zur wissenschaftlichen Pharmakologie werden für traditionelle Heilmittel meist keine isolierten Einzelsubstanzen verwendet, weil diese nicht dem natürlichen Vorkommen entsprechen. Ihre Wirkung entsteht vielmehr durch Wirkkomplexe, in welchen verschiedene (stoffliche und auch nicht-stoffliche) Qualitäten ineinander greifen. Die von dieser Gesamtheit hervorgebrachte Arzneimittelwirkung ist in vielen Fällen mit den heutigen analytischen Methoden nicht nachweisbar. Bei homöopathischen Arzneimitteln lassen sich in hohen Verdünnungsstufen nicht einmal mehr materielle Nachweise erbringen.

Jedes Heilmittel ist ein Gesamtkunstwerk, dessen Wesen und Wirken nicht alleinig durch seine Einzelstoffe zum Tragen kommt (siehe Einleitung Miró – Chant du Rossignol). Aus naturheilkundlicher Sicht wirken sie gerade nicht nur auf stofflicher Ebene. Genauso wichtig ist ihre regulative und energetische Wirkung auf den Menschen als Ganzes. Ebenso wenig folgt die Wahl der Heilmittel dem heute üblichen, linearen Wirkstoff-Indikations-Denken. Vielmehr spielen dabei auch Bezüge aus der Elementenlehre, Humoral- und Astromedizin wie auch Signaturentsprechungen eine Rolle. So ist es nicht möglich, die Wirkungsweise traditioneller Heilmittel nur mit modernem, rationalem Denken zu erfassen. Einige haben überdies auch suggestiven oder rituellen Charakter, welcher nur aus dem traditionellen Verständnis nachvollziehbar ist und heute häufig als eine Art von Placebowirkung interpretiert und abgewertet wird.

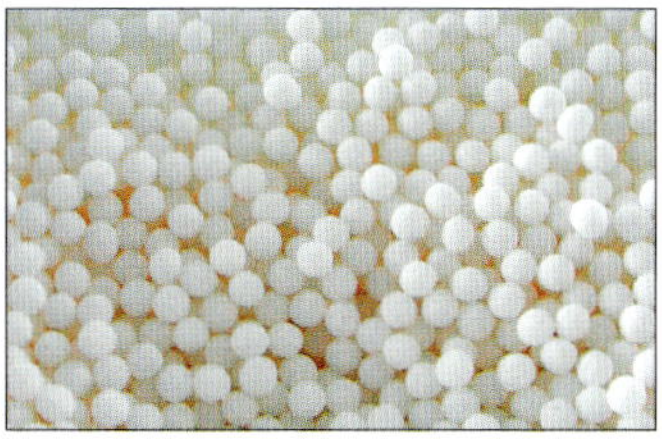

Homöopathische Globuli C30 aus der Tollkirsche (Atropa belladonna). Von ihrer Giftigkeit, Farbe oder ihren Inhaltsstoffen ist im Heilmittel nichts mehr ersichtlich oder nachweisbar.

8.3. Ab- und Ausleitungsverfahren

«Findest Du einen Schmerz irgendwo an einem Ort, so wisse, dass die Natur an diesem Ort eine Austrittsstelle haben will.
Ist sie nicht von Natur da, dann mache sie, denn die Natur muss sie hier haben und die Natur eilt nur der Austrittsstelle zu.
Nun sind keine offenen Austrittsstellen hier, weil Du aber siehst, dass sie sich dahin lenkt und sich sammelt und einen Ausgang an diesem Ort begehrt, so tue es fröhlich auf und gewähre der Natur an diesem Ort einen Austritt, da sie es haben will.»

PARACELSUS

In diesem Zitat beschreibt Paracelsus die humoralmedizinischen Hintergründe für die Anwendung ausleitender Behandlungsmethoden, die seit Jahrhunderten zu den therapeutischen Basiselementen der TEN gehören.

Sie haben ihren Ursprung in der empirisch gewonnenen Erkenntnis, dass überschüssige und pathogene Stoffwechselprodukte (Schärfen) in Form eines Ausschlages (Ekzem) ausgeschieden werden können, wenn die natürlichen Drainage- und Ausscheidungsorgane diese Aufgabe nicht in ausreichendem Masse erfüllen können. Darauf beruht die Idee, diesen Vorgang durch künstlich erzeugte Reize auf die Haut anzuregen bzw. durch Eröffnung der Haut nachzuahmen. Zu diesem Zweck werden viele Ab- und Ausleitungsverfahren entwickelt, die aufgrund ihrer spezifischen Wirkmechanismen gezielt der individuellen Krankheitssituation entsprechend angewendet werden müssen, um optimale Wirkungen zu erzielen.

Die Begriffe «Ausleitung» und «Ableitung» werden häufig fälschlich als Synonyme verwendet, unterscheiden sich aber in ihrem grundsätzlichen Wirkprinzip. Bei einem Ausleitungsverfahren werden im oben zitierten Paracelsischen Sinne künstliche Öffnungen in die Haut gemacht. Derartige Verfahren wie Aderlass und Blutegel haben prinzipiell eine systemische Wirkung auf den Gesamtorganismus und sind nur bedingt zur Lokalanwendung geeignet.

Ein Ableitungsverfahren dient dazu, die körpereigenen Transportwege und Ausscheidungsorgane so zu stimulieren, dass die deponierten Schärfen aus den betroffenen Geweben entfernt werden. Das kann einerseits durch Stimulation bestimmter Hautareale geschehen, bei denen die Hautoberfläche nicht eröffnet wird. Verfahren wie trockenes Schröpfen und Baunscheidtieren können sowohl lokal in Schmerzbereichen als auch im Sinne einer Reflexzonentherapie angewendet werden. Die Reflexwirkung kommt zustande, weil die säftebewegenden oder säfteausleitenden Hautreize durch wechselseitige Nervenverbindungen (kutiviszerale Reflexbögen) an die reflektorisch verbundenen Gewebe und Organe übertragen werden und dort ebenfalls eine der Qualität des Reizes entsprechende Wirkung ausgelöst wird.

Häufig wird eine Ableitung aber auch durch gezielte innerliche Anwendung von Arzneimitteln (z.B. Aquaretika, Cholagoga) herbeigeführt. Im Folgenden werden die heute am häufigsten angewendeten Ab- und Ausleitungsverfahren dargestellt.

Trockenes Schröpfverfahren

Das trockene Schröpfen ist ein typisches Ableitungsverfahren. Dabei werden Schröpfgläser, in denen mittels Flamme, Gummiball oder einer Pumpe ein Vakuum erzeugt wird, auf die zu behandelnde Hautzone gesetzt. Dies erzeugt nach 5-10 Minuten einen kreisrunden Bluterguss in der Haut, der einige Tage sichtbar bleibt, aber schmerzlos ist.

Trockenes Schröpfen ist ein tonisierendes Verfahren und wird angewendet, wenn ein Säfte- und Energiemangel Hintergrund der Krankheitssituation ist. Es darf daher nicht in Krankheitssituationen angewendet werden, die auf Blutfülle im Gewebe bzw. Blut- und Lymphstauungen basieren.

Blutiges Schröpfverfahren

Das blutige Schröpfen ist ein typisches Ausleitungsverfahren. Die Anwendung erfolgt wie oben beschrieben, aber zusätzlich werden vor dem Schröpfen mit einer Blutlanzette (Hämostilett) 8-10 kleine Stiche in die Haut unter dem Schröpfglas gemacht. Durch diese wird etwas Blut in das Schröpfglas gezogen, wobei die Blutmenge individuell stark

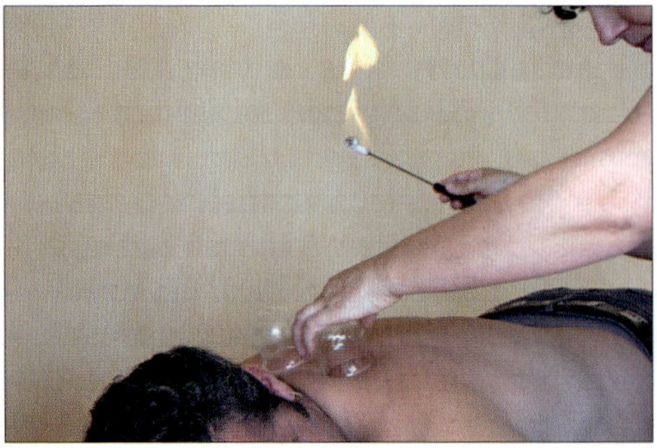

Ansetzen der Schröpfgläser

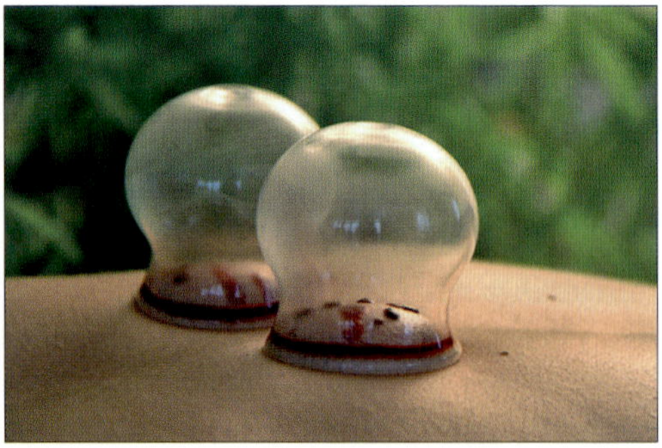

Blutiges Schröpfen

variiert, von einigen Tropfen bis zur kompletten Füllung des Glases. Damit werden lokale Stauungen im Blutsystem abgebaut, weshalb man das blutige Schröpfen bei Beschwerden anwendet, die durch Blutstauung (Kongestion bzw. Plethora) hervorgerufen werden. Blutiges Schröpfen ist ein detonisierendes, «schwächendes» Verfahren, das übermässige physiologische Blutwärme, aber auch gallige Schärfen eliminiert.

Es darf daher nicht in Krankheitssituationen angewendet werden, die auf einer Blut- und Energieleere im Gewebe basieren (beispielsweise Anämie).

Baunscheidtverfahren

Die heute übliche Methode des Baunscheidtierens mit histaminhaltigem Öl ist ein Ableitungsverfahren, das einer Hautreizung mit Brennnesseln (Urtica sp.) nachempfunden ist.

Dazu werden mit einer Nadelrolle (Vitralisator) oder einem Nadelstempel (Lebenswecker) kleine Löcher in die oberste Hautschicht der zu behandelnden Hautzone gemacht und anschliessend ein spezielles Baunscheidtöl eingerieben. Nach 5-10 Minuten bilden sich kleine intrakutane Bläschen (Quaddeln), die Lymphe enthalten. Dabei entsteht Juckreiz und leichtes Brennen. Die Quaddeln verschwinden innerhalb einer Stunde wieder und hinterlassen keinerlei bleibende Hautveränderungen. Durch die Quaddelbildung wird erkennbar, dass das Baunscheidtverfahren die ableitenden Funktionen des Lymphsystems und damit die interstitielle Entsorgung anregt. Es wird in der TEN häufig verwendet und ist bei einem breiten Spektrum von Krankheiten und Beschwerden indiziert.

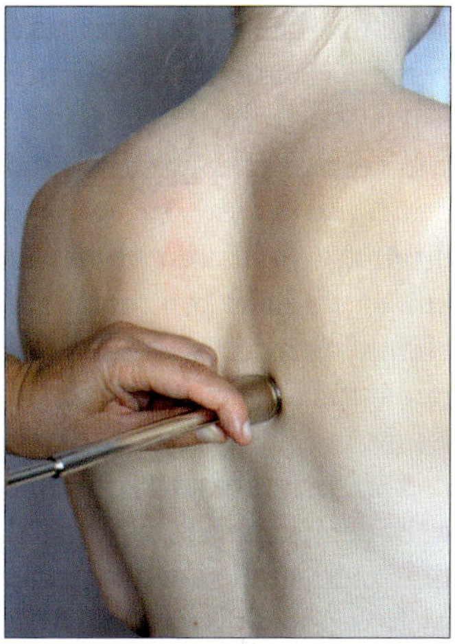

Anwendung eines Baunscheidt-Gerätes («Lebenswecker»)

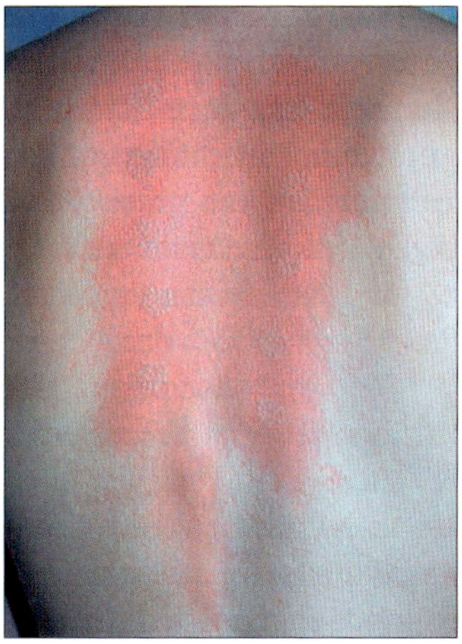

Typische Quaddeln als Reaktion auf das histaminhaltige Baunscheidtöl

Die Erfahrungen aus ca. 30.000 Baunscheidt-Behandlungen zeigen, dass auch Patienten mit allergischer Diathese in der Regel problemlos baunscheidtiert werden können. Um auch Ausnahmen rechtzeitig erkennen zu können, empfiehlt es sich bei Patienten mit allergischen Reaktionsmustern, bei den ersten beiden Behandlungen nur eine kleine Hautfläche zu sticheln, auf die max. 3 Tropfen Baunscheidtöl verteilt werden. Treten bei diesen Probebehandlungen keine Über- bzw. Unverträglichkeitsreaktionen auf, kann das Baunscheidtverfahren uneingeschränkt angewendet werden.

Einzige absolute Kontraindikation ist eine Allergie gegen einen der Inhaltsstoffe des Baunscheidtöls.

Rezeptur für ein quaddelbildendes Baunscheidtöl:

Histamindihydrochlorid: 1.3
Oleum Caryophylli: 20.0
Oleum Juniperi: 15.0
Isopropanol 70% : . . . . ad 150.0
M. f. dil. (misce fiat dilutio = Mischanweisung für Flüssigkeiten in Rezepturen)
DS: «Baunscheidtöl» – äusserlich! (D.S. = da signa = gib ab und bezeichne [schreibe drauf])

Cantharidenpflaster

Mit einer stark hautreizenden Salbe, die auf einer runden Fläche mit Durchmesser von 2–4 cm auf eine Kompresse aufgetragen und auf die Haut geklebt wird, wird eine lymphgefüllte Blase erzeugt. Die Entstehung der Blase dauert 10–12 Stunden. Anschliessend wird die Blase geöffnet und der Inhalt entleert. Um die Wirkung zu verstärken, kann auch die Haut über der Blase komplett entfernt werden. Die Wunde wird anschliessend mit sterilem Verbandsmaterial (z.B. Askina-Pad) und Hamamelis-Salbe versorgt. Der sehr stark ausleitende Effekt dieses Verfahrens auf das Lymphsystem wirkt rasch und anhaltend schmerzlindernd. Weil das Verfahren aufwendig und schmerzhaft ist, wird das Cantharidenpflaster nicht als Routine-Anwendung eingesetzt, sondern nur bei lokal begrenzten Schmerzzuständen, die auf andere Therapiemethoden nicht zufriedenstellend ansprechen. Hierbei ist es häufig aber sehr effizient.

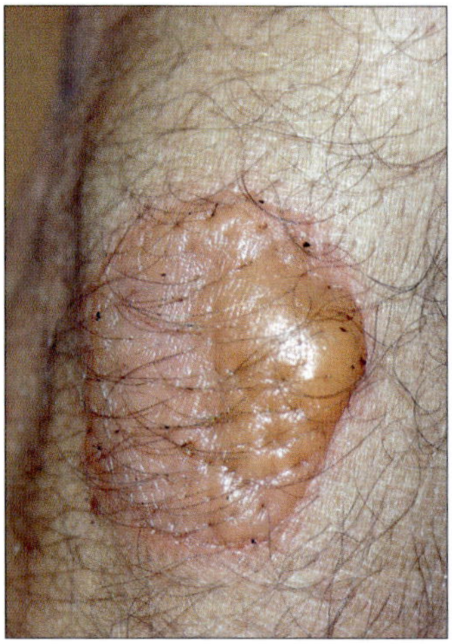

Blase nach Einwirkung eines Cantharidenpflasters bei Epicondylitis lateralis

Die Wunde verheilt in der Regel innerhalb einer Woche, es bleibt aber für ca. ein halbes Jahr an dieser Stelle eine dunklere Hautfärbung, die sich farblich langsam wieder der Umgebung anpasst. Danach sind keine Spuren des Cantharidenpflasters mehr sichtbar. Der Blaseninhalt kann zur Herstellung einer Nosode Eigenlymphe verwendet werden. Das Cantharidenpflaster darf bei Personen mit klinisch manifesten Nierenerkrankungen nicht angewendet werden.

Rezeptur einer Cantharidensalbe:

Cantharides 7.0
Terebinthina communis 15.0
Oleum Therebinthinae 15.0
Cera flava 10.0
Adeps lanae 10.0
Vaselinum album 15.0
M. f. ungt. (M. f. ungt. = Misce fiat unguentum = Mischanweisung für Salben in Rezepturen)
«Cantharidensalbe»

(Achtung: sehr aggressiv! – äusserste Vorsicht bei der Herstellung!)!

Blutegel

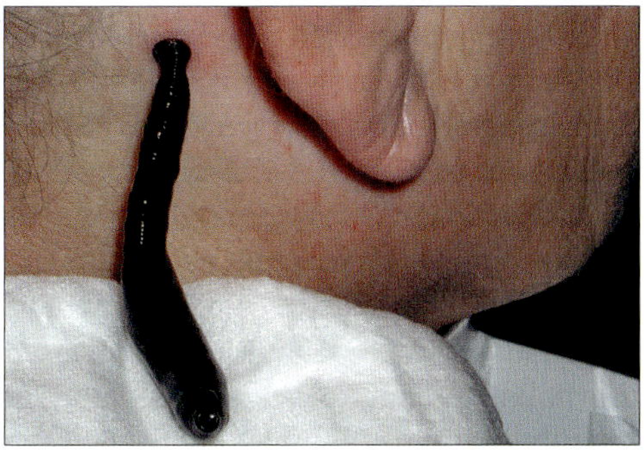

Blutegel über dem Processus mastoideus zur Tinnitus-Behandlung

Das Ansetzen von Blutegeln (Hirudo medicinalis) wirkt ausleitend und entstauend auf das Blutsystem. Durch den Wirkstoff Hirudin, den der Egel in die Bisswunde abgibt, wird die Blutgerinnung verhindert. So entsteht eine Blutung an der Bissstelle, die 10-14 Stunden anhält. Diese Nachblutung ist der wichtigste Wirkmechanismus bei der Blutegeltherapie. Humoralmedizinisch gesehen, leitet die Therapie übermässige Blutwärme v.a. gelbgallige Schärfen aus. Damit reduziert sie die auslösenden Faktoren sowohl von kongestiven als auch plethorischen Gefässfehlregulationen und kann daher bei vielen Krankheiten mit diesen pathophysiologischen Gegebenheiten angewendet werden. Symptomorientierte Indikationen für Blutegel sind v.a. chronisch venöse Insuffizienz (Varikosis), Thrombosen, aber auch Entzündungen mit starker Schwellung.

Medizinische Blutegel werden speziell für diesen Zweck gezüchtet. Jeder Egel darf aus hygienischen Gründen nur einmal angewendet werden.

Blutegel werden auf die zu behandelnden Hautzonen aufgesetzt und saugen sich dort fest, wobei sie mit ihren Beisswerkzeugen die Haut in Form eines dreizackigen Sterns aufritzen. Dies erzeugt einen leichten, stechend-schneidenden Schmerz, der aber rasch wieder aufhört. Danach saugt sich der Egel voll Blut, was zwischen 15 Minuten und 2 Stunden dauern kann. Wenn der Egel loslässt und abfällt, muss die Wunde mit gut saugendem Verbandsmaterial (z.B. einer Babywindel) versorgt werden, um das nachströmende Blut aufzufangen. Die Wunde verheilt innerhalb weniger Tage. Es bleibt eine kleine Narbe zurück, die sich aber zurückbilden wird.

Nicht angesetzt werden dürfen Blutegel bei Patienten mit Anämie, in Krankheitssituationen, die auf einer Blut- und Energieleere basieren, und bei Einnahme koagulationshemmender Medikamente (z.B. Phenprocoumon [Marcumar], Acetylsalicylsäure sowie Heparin und Cumarine in hoher Dosierung).

Aderlass

Hierbei wird durch Punktion einer Vene mit einer dicken Kanüle Blut entnommen. Die Menge des ausgeleiteten Blutes richtet sich stark nach der Konstitutions- und Krankheitssituation des Betroffenen und liegt zwischen 10 ml und 500 ml. Dieses Verfahren wird seit Jahrhunderten bei hyperaktiven Krankheiten (Sthenie), besonders bei entzündlichem Fieber angewendet. Ausserdem zur Kompensation unzureichender Menstruationsblutungen.

Aderlässe sind in Verruf gekommen, weil sie in früheren Zeiten viel zu häufig und nicht situationsgerecht angewendet wurden. Damit wurden Kranke enorm geschwächt, viele dadurch sogar getötet. Bei fachgerechter Anwendung hingegen sind Aderlässe ungefährlich und therapeutisch ausgesprochen hilfreich (als Alternative ist auch eine Blutspende sinnvoll). Die Kontraindikationen für einen Aderlass sind identisch mit denen der Blutegeltherapie.

Aderlass nach Hildegard von Bingen

Dies ist eine sanftere Form des Aderlasses, bei dem nur ca. 150 ml Blut aus einer der drei Venen in der Ellbeuge entnommen werden. Die Entnahme erfolgt aus der Vene, in der das meiste verunreinigte Blut enthalten ist. Dies zeigt sich durch eine tastbare Verhärtung der Vene, was infolge der Reizung durch Schärfen verursacht wird. Der Behandler wählt die Vene mit dem höchsten Spannungsgrad für den Aderlass aus.

Zu Beginn fliesst dunkles, stark mit Schärfen verunreinigtes Blut ab. Wenn dieses Blut entfernt ist, wird die Farbe heller und es kommt reines Blut. Dieser Farbumschlag zeigt dem Behandler, dass der Aderlass beendet werden kann. Die Methode darf nur bei abnehmendem Mond erfolgen und wird mit einer bestimmten Diät begleitet.

Indikation für den Aderlass nach Hildegard von Bingen sind sämtliche dyskratisch und kakochym verursachten Krankheiten mit Stauungen. Das durch diese Art des Aderlasses gewonnene Blut kann zusätzlich für die humorale Diagnostik verwendet werden. Dafür wird der geronnene Blutkuchen mit einem Messer längs zerteilt. An der Schnittfläche erkennt man an unterschiedlichen Farben die mengenmässigen Anteile der vier Kardinalsäfte und kann daraus Infomationen über die humorale Situation ableiten.

Forcierte Ableitung auf die Haut

Alle hautreizenden Anwendungen, die Rötung hervorrufen (Derivantien), wirken ableitend auf die Haut. Beispiele hierfür sind:
- trockene Schröpfverfahren
- Baunscheidtieren
- Anwendungen mit Senf (Senfauflagen, -wickel, -pflaster, -bäder)
- Capsicum-Pflaster (heute als Wärmepflaster im Handel)
- Zwiebelwickel (sehr bewährt bei Ohrenschmerzen)
- Schwitzpackungen in feucht-warmen Tüchern (akut-fieberhafte, katarrhalische Erkrankung, Konstitutionstherapie skrofulöser Kinder)
- Abwaschungen mit Salzlösung (u.a. zur Förderung eines Exanthems bei entsprechenden Kinderkrankheiten)

Ableitung auf die physiologischen Ausscheidungsorgane

Zusätzlich zu den genannten Hautreizverfahren zählen zu den Ableitungsmethoden auch die gezielte Anregung der körpereigenen Ausscheidungsorgane Haut, Darm, Leber-Gallen-System, Lunge, Nieren, Gebärmutter und Lymphsystem. Diese Methodik wird von Bernhard Aschner ausführlich beschrieben und dient dem Zweck, pathogene Schärfen entweder forciert über die Organe auszuleiten, die für deren Elimination zuständig sind, oder aber die Kompensation unzureichender Ausscheidungsfunktionen durch ein anderes Organ anzuregen.

Sanfte Ableitung auf die Haut

Dies erreicht man mit der innerlichen Anwendung von Lindenblüten (Tiliae flos), Holunderblüten (Sambuci flos) oder Mädesüssblüten (Spiraeae flos) als Infus. Diese Pflanzen fördern die Perspiratio insensibilis, aber auch die wahrnehmbare Schweissbildung.

Bekannt und bewährt zur Behandlung einer akut-fieberhaften katarrhalischen Erkrankung ist das Schwitzbad, indem vor und nach dem Baden eine grosse Tasse eines Infus der oben genannten Pflanzen getrunken wird. Gewünschtes Ergebnis ist ein heftiger Schweissausbruch nach dem Bad, womit häufig eine beginnende Erkältung kupiert werden kann.

Ableitung auf den Darm (Purgieren)

Das Purgieren gehört seit Hippokrates zu den wichtigsten Behandlungsmethoden bei vielen Krankheiten. Es basiert auf der empirischen Erkenntnis, dass die Krisis vieler Krankheiten mit Diarrhoe als Aspekt des Überwindungsprozesses einhergeht. Das Purgieren imitiert diesen natürlichen Heilungsmechanismus und kann durch verschiedene Techniken erreicht werden:

- pflanzliche Abführmittel, innerlich angewendet: Faulbaum (Frangula alnus), Sennes (Cassia sp.) oder Aloe (Aloe vera)
- salinische Abführmittel: Glaubersalz (Natriumsulfat), Bittersalz (Magnesiumsulfat) sowie Spezialitäten wie z.B. FX Passage
- Klistiere und Einläufe, auch mit pflanzlichen Zusätzen: z.B. Kaffee (bindet Toxine aller Art und macht sie ausscheidungsfähig)
- Eine moderne Methode des Purgierens ist die Colon-Hydro-Therapie, bei der durch zyklisches Ein- und Ausströmen von Wasser in und aus dem Dickdarm in Verbindung mit der dadurch stimulierten Peristaltik ein sehr intensiver Reinigungs- und Ausleitungseffekt erzielt wird.

Indirekt purgierend wirken alle Choleretika und Cholekinetika, weil durch die vermehrt ausgeschütteten Gallensalze die Peristaltik des gesamten Darms angeregt wird. Damit wird sogar ein therapeutischer Doppeleffekt erzielt, indem gleichzeitig die Elimination von Schärfen aus der Leber und dem Darm angeregt wird. Bewährte Mittel hierzu sind Schöllkraut (Chelidonium majus), Erdrauch (Fumaria officinalis), Löwenzahn (Taraxacum officinale), Odermennig (Agrimonia eupatoria), Podophyllum D6, Natrium sulfuricum D6 etc.

Brechverfahren

Das Purgieren durch künstlich erzeugtes Erbrechen wurde seit Hippokrates von allen humoralmedizinisch arbeitenden Heilkundigen als unersetzliche Reinigungsmethode erachtet. Er schreibt dazu: «Schmerzen über dem Zwechfell zeigen an, dass es einer Purgation nach oben (Erbrechen) bedarf, Schmerzen unterhalb hingegen, dass es einer solchen nach unten bedarf.»[17] Trotzdem wird sie heute nur noch bei akuten Vergiftungen angewendet

17 Aphor. IV, 18

und ist als Heilmethode mit systemischer Wirkung weitgehend in Vergessenheit geraten. Da es sich aber um ein Verfahren handelt, das auf dem Denk- und Arbeitsmodell der TEN basiert, steht der Anwendung des Brechverfahrens prinzipiell nichts im Wege – solange es vom Patienten akzeptiert und sachgerecht durchgeführt wird.[18]

Die Technik der Durchführung sowie die Indikationen und Kontraindikationen sind in Aschners «Konstitutionstherapie» präzise beschrieben.

Ableitung auf die Nieren (harntreibendes Verfahren nach Aschner)

Die Nieren werden in der TEN als die edelsten Ausscheidungsorgane betrachtet. Darin kommt einerseits ihre Bedeutung für die Feinabstimmung der Säftequalitäten zum Ausdruck, andererseits aber auch ihre hohe Empfindlichkeit gegenüber pathogenen Reizen. Das bedeutet, dass sie für kompensatorische Ausscheidungsfunktionen nur sehr bedingt geeignet sind, da sie leicht damit überfordert werden und ggf. Schaden nehmen. Dieses Problem hat sich in den letzten Jahrzehnten durch Umweltbelastungen, ungesunde Lebensführung und Reizüberflutung deutlich verschärft. Dem Irisdiagnostiker fällt auf, wie viele Menschen Schwächezeichen der Nieren in der Iris haben, was nicht zwangsläufig Erkrankungen dieser Organe zeigt, wohl aber deren konstitutionelle Minderbelastbarkeit und tendenzielle Überforderung. Die grosse Zahl chronisch Nierenkranker und Dialysepatienten mit dem entsprechenden Bedarf an Spendernieren für die Transplantation ist der Exzess dieser Entwicklung.

Diese Situation muss auch in der TEN berücksichtigt werden. In der Therapie soll eine Ableitung auf die Nieren nur mit Vorsicht durchgeführt werden. Einige der von Aschner zu diesem Zweck aufgeführten Arzneimittel können eine zivilisationsbelastete Niere überfordern. Entsprechende Drogen wie z.B. Wacholderbeeren sollten daher in solchen Fällen zurückhaltend und nur in geringen Dosierungen verwendet werden. Spezielle Vorsicht gilt es aber bei gewissen ätherischen Ölen wie Wacholderöl (Juniperi oleum) oder auch Terpentinöl (Terebinthinae oleum) zu wahren, deren Ausgangspflanzen und ihre Substanzen stellen jedoch in verdünnter oder homöopathischen Form kein Problem mehr dar.

In der Regel unproblematisch sind sanfte Ableitungsmittel wie Birkenblätter (Betulae folium), Brennnesselblätter (Urticae folium), Schachtelhalmkraut (Equiseti herba), Queckenrhizom (Graminis rhizoma) und Berberitzenfrüchte (Berberidis fructus).

Im Zweifelsfall sollte die Ableitung bevorzugt auf den Darm erfolgen.

Ableitung auf die Gebärmutter (Emmenagoges Verfahren nach Aschner)

Die Menstruationsblutung wird seit Urzeiten als Ausscheidungsprozess für cholerische Säfte gesehen. Das bedeutet, dass u.a. über diesen Mechanismus die Wärmequalität des Organismus geregelt wird. Damit gelingt es dem weiblichen Organismus, sein Wärmeprinzip auf einem etwas niedrigeren (phlegmatischerem) Niveau zu halten, wodurch das

18 In Zeiten von Bulimie ist das Erbrechen allerdings nicht gerade unbelastet und soll nur bei geeigneten Patienten und mit Sorgfalt in Betracht gezogen werden.

weibliche Prinzip definiert ist (für den Mann ist das etwas wärmere, cholerische Prinzip geschlechtsspezifisch).

Ist die Menstruationsblutung vermindert (Hypomenorrhoe) oder bleibt sie völlig aus (Amenorrhoe), hat das für die Frau ein unphysiologisches Ansteigen des Wärmeprinzips zur Folge und kann zum pathogenen bzw. symptomauslösenden Faktor werden. Dies erlebt man z.B. im Klimakterium regelmässig in Form der Hitzewallungen, Schweissausbrüche und Stimmungsschwankungen. Diese Symptome halten so lange an, bis der Organismus der betroffenen Frau sich an andere Mechanismen der Wärmeregulation adaptiert hat.

Ob die Menstruation durch krankhafte Veränderungen ausbleibt oder durch künstliche Zufuhr von Hormonen unterdrückt wird, spielt in Bezug auf das pathogenetische Potential der Amenorrhoe keine Rolle. In diesem Sinne zeugt die Vorgehensweise der modernen Gynäkologie, die Menstruation mittels Pille, Hormonspirale oder Implantation von hormonell wirksamen Stäbchen bedenkenlos zu unterdrücken, nicht nur von einem erschreckenden Unwissen systemischer Zusammenhänge (das häufig auch noch mit bornierter Arroganz vertreten wird), sondern ist für die konstitutionelle Situation der betroffenen Frauen schlicht als katastrophal zu bezeichnen.

Aschner hat die pathophysiologische Bedeutung der unterdrückten Menstruationsblutung systematisch erforscht und für viele unterschiedliche Erkrankungen von Störungen der Gefässdynamik (Hyper- oder Hypotonie) über rheumatische Erkrankungen und Stoffwechselerkrankungen bis hin zu Psychosen beschrieben.

In logischer Konsequenz hat die Stimulation der Menstruation (wo dies möglich ist) bzw. die Kompensation der Menstruationsblutung durch blutige Ausleitungsverfahren (z.B. nach Hysterektomie) eine nicht zu unterschätzende Wirkung auf den Heilungsprozess.

Die Stimulation der Menstruation kann durch folgende Mittel und Methoden erfolgen:

- warme Sitzbäder, Moorbäder
- Fussbäder (mit oder ohne hautreizende Zusätze)
- blutiges oder trockenes Schröpfen an der Innenseite der Oberschenkel, in der Leiste, am Unterbauch und über dem Kreuzbein
- Blutegelbehandlung: Aschner empfiehlt, diese an den grossen Schamlippen anzusetzen. Als Alternative bewährt sich auch der Ansatz über dem Kreuzbein.
- Cantharidenpflaster (5 x 5 cm) auf der Innenseite der Oberschenkel, alternativ über dem Kreuzbein
- Aderlass
- Baunscheidtverfahren an der Innenseite der Oberschenkel, in der Leiste und über dem Kreuzbein
- Bewährte Arzneipflanzen sind Beifuss (Artemisia vulgaris), Engelwurz (Angelica archangelica).
- Als homöopathische Niedrigpotenzen oder in spagyrischer Zubereitung werden Aloe, Gratiola und Sabina verwendet.

Alle weiteren von Aschner beschriebenen emmenagogen Verfahren (z.B. Hyperämisierung und Skarifikation der Portio) sind nur in der gynäkologischen Praxis durchführbar.

Anregung des Lymphflusses

Überflusssäfte und Schärfen müssen zwingend über die Ausleitungsorgane eliminiert werden. Voraussetzung dafür ist, dass sie vom Gewebe in die Fliesssysteme gelangen. Dabei spielt das Lymphsystem eine dominante Rolle. Deshalb muss das Lymphsystem bei Ausleitungstherapien immer mitaktiviert werden. Bewährte Mittel hierfür sind knotige Braunwurz (Scrophularia nodosa), Walnuss (Juglans regia), Steinklee (Melilotus officinalis) und Thuja (spagyrisch oder als Homöopathika).

Mandelabsaugverfahren (Mandelrödern)

Bei dieser Methode werden die Gaumenmandeln mit einem gebogenen Glastrichter, in dem mittels Gummiball ein Vakuum erzeugt wird, abgesaugt. Dabei wird das Mandelgewebe zum einen mechanisch gereizt und zum anderen wird der in den Krypten angesammelte Detritus entfernt. Es ist daher besonders geeignet zur Entfernung von Mandelpfröpfen und -steinen.

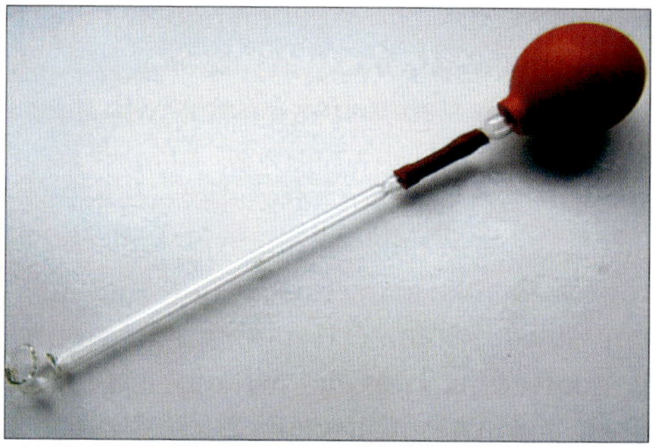

Gerät für das Mandelabsaugverfahren nach Röder

Mit dem Mandelrödern wird bei chronischer Tonsillitis eine Reaktivierung der akuten Phase erreicht, wodurch eine Ausheilung erfolgen kann. Das Verfahren eignet sich aber auch zur Konstitutionstherapie bei Lymphatismus und Skrofulose.

Wegen seiner stark aktivierenden Wirkung darf es bei akuter Tonsillitis nicht angewendet werden.

Nasale Reflexzonentherapie (Nasenrödern)

Mit einem langen Wattestäbchen wird ein spezielles ätherisches Nasenreflexöl in alle drei Nasengänge eingebracht, die dabei massiert werden.

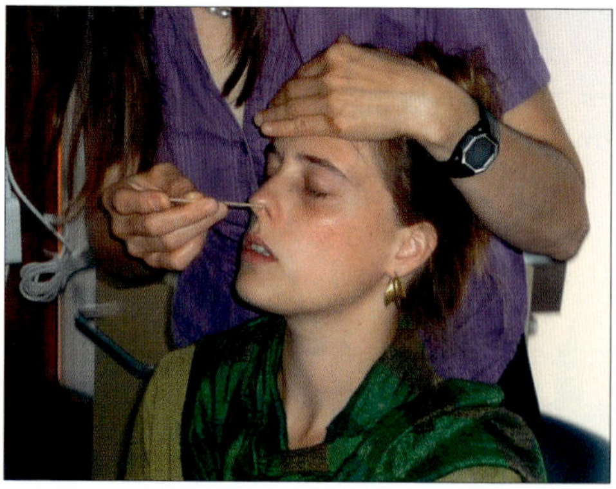

Nasen-Reflexzonen-Therapie (Nasenrödern)

Die Nasengänge haben reflektorische Verbindungen zu anderen Organen und Geweben. So hat der obere Nasengang reflektorische Beziehungen zum Gehirn und den Stirnhöhlen, der mittlere zu den Kieferhöhlen und den Abdominalorganen und der untere Nasengang zum Uro-Genitaltrakt. Aus diesem Grund eignet sich die nasale Reflexzonentherapie besonders zur Stabilisierung eines unregelmässigen Zyklus und einer Dysmenorrhoe.

Kontraindiziert ist die nasale Reflexzonentherapie bei akuter Rhinitis und Sinusitis.

Eine Rezeptur für ein mildes Nasenreflexöl:
Oleum Eucalypti 10.0
Oleum Citri 10.0
Oleum Menthae piperitae . . . 7.5
Oleum Jojobae 72.5
M. f. oleum (Mischanweisung für Öle)
DS: «Nasenreflexöl»

8.4. Manuelle Therapien

Der Überbegriff «manuelle Therapien» steht für verschiedene Behandlungstechniken, die mit der Hand (lat. manus) auf der Körperoberfläche ausgeführt werden. Mit ihnen werden primär Funktionsstörungen und Krankheiten des Statik- und Bewegungsapparates behandelt. Sekundär können aber über körperliche, energetische, nervliche und reflektorische Verbindungen auch alle anderen Organsysteme und die Befindlichkeit des Menschen als Ganzes therapeutisch beeinflusst werden. Die Methoden der manuellen Therapie kommen daher bei Gelenk-, Muskel- oder Rückenschmerzen, aber auch bei Funktionsstörungen der inneren Organe zum Einsatz (viszerale Manualtherapie). Die manuellen Therapien, die sich auf Gelenke und Wirbelsäule konzentrieren, haben ihren (patho)funktionellen Ansatz darin, dass die verschiedenen Elemente des Bewegungsapparates in dynamischer, aber dennoch anatomisch korrekter Beziehung zueinander stehen müssen. Dies zeigt sich diagnostisch in der Stellung und Beweglichkeit der Wirbelsäulen-Elemente inkl. Iliosakralgelenk, Becken und der Extremitäten-Gelenke. Auch die Therapie erfolgt über diese Elemente sowie reflektorisch über Haut und Muskulatur.

Entsprechend der ganzheitlichen Philosophie der TEN werden die körperlichen Manipulationen der manuellen Therapie mit weiteren naturheilkundlichen Massnahmen kombiniert (wie z.B. Ernährungsanpassung, Ab- und Ausleitungsverfahren, Kneipp-Therapie und Heilpflanzen). Auch können Gespräche helfen, die psychische Stabilität des Menschen zu fördern, was wiederum sein «Rückgrat» – als Symbol seiner Position zwischen Erde und Kosmos – stärkt.

«Erlanget Wissen über das Rückgrat, denn von diesem gehen viele Krankheiten aus.»

Hippokrates von Kos

Geschichte

Die Heilbehandlung mit den Händen gibt es wohl so lange, wie es Menschen gibt. In Ägypten wurden Wandgemälde von 2300 v. Chr. gefunden, die die Anwendung manueller Behandlung zeigen. In den hippokratischen Schriften wird im 4. Jahrhundert v. Chr. die Wirbelsäule bereits als Organ erwähnt, das sowohl Ursache als auch Wirkung im Krankheitsgeschehen repräsentiert, und es werden manuelle Behandlungsverfahren wie Traktionen und Reibungen aufgeführt.

Galenos von Pergamon (Galen) kannte bereits im 2. Jahrhundert n. Chr. die Bedeutung von Bewegungsblockaden der Gelenke zwischen den Wirbeln für den Gesamtorganismus. Er versteht den krankhaft veränderten Tonus der Muskelfasern als pathophysiologischen Hintergrund dieses Geschehens, wobei der Tonus wiederum Ergebnis der energetischen Qualitäten ist.

In seinem «Kanon der Medizin» beschreibt Avicenna im 10. Jahrhundert n. Chr. bereits sehr detailliert verschiedene Massagetechniken mit ihren Wirkmechanismen und Anwendungskriterien.

Im Mittelalter gerät die manuelle Therapie aufgrund der Körperfeindlichkeit der Kirche nahezu in Vergessenheit und entwickelt sich erst ab dem 16. Jahrhundert wieder weiter. In dieser Zeit werden manuelle Methoden häufig von Badern oder Barbieren angewendet, zu deren Aufgabengebiet neben der Verabreichung von Bädern auch die Chirurgie, die Behandlung von Wunden und Knochenbrüchen, Aderlässe, Schröpfverfahren und Zahnextraktionen gehören. Sie werden daher auch als «Knochensetzer» bezeichnet.

Der Amerikaner Andrew Taylor Still prägt 1885 den Begriff *Osteopathie* (engl.: osteopathy) und gilt als deren Entwickler. Er erklärt und begründet diese Heilweise mit den Denkmodellen der traditionellen Heilkunde und lehrt sie in einer Schule.

David Daniel Palmer (1845–1913) begründet in den USA die Methode der Chiropraktik (engl.: chiropractic), die um 1937 nach Deutschland gelangt und dort vor allem von Heilpraktikern angewendet und weiter entwickelt wird. Erst seit etwa 1990 wird die Chiropraktik unter dem Begriff «Chirotherapie» auch von Ärzten praktiziert.

Im Laufe der Geschichte werden in unterschiedlichen Kulturkreisen verschiedenste manuelle Methoden entwickelt, die von Generation zu Generation weiter gegeben und dabei modifiziert werden. Sie sind auch heute unverzichtbarer Bestandteil der TEN, werden weiter entwickelt und den Erfordernissen des «modernen» Lebens und Arbeitens angepasst.

Als spezielle Verfahren entstehen die Lymphdrainage, die Reflexzonenmassage am Fuss, die klassische Massage, die Bindegewebsmassage u.a., die im zweiten Teil dieses Buches näher beschrieben sind.

Wirkung manueller Techniken

Neben der gezielten Manipulation und Reizsetzung spielen auch die Berührung, der Kontakt und die Beziehung zwischen Patient und Behandler eine wichtige Rolle und unterstützen den Heilungsprozess massgeblich.

Die folgenden drei Mechanismen prägen die Wirkung der manuellen Verfahren:

- Adaption funktioneller Aspekte (z.B. Tonusregulation, Sensibilität, Irritabilität) durch spezifische Auswahl der Reizqualität und -stärke
- Anregung der Säftebewegung: Dies dient der Optimierung der Ableitung und Ausscheidung von Überschuss- und Ausscheidungssäften (Metaboliten) und schafft damit die

Voraussetzungen für die verbesserte Ernährung der Gewebe
- Optimierung der Reparation: Dies ergibt sich als Ergebnis aus den beiden oben genannten Mechanismen, ergänzt durch individuell unterschiedliche Phasen von Aktivität und Ruhe.

Die folgenden Wirkungen werden bei der Anwendung manueller Techniken erreicht:
- Korrektur und Stabilisierung reflektorischer Wechselbeziehungen zwischen Körperoberfläche (Segmente) und inneren Organen
- Mobilisation aller an der Motorik beteiligten Elemente
- Regulation des Gewebetonus
- Aktivierung des Säfteflusses (sowohl Klär- als auch Nährstrom)
- Abtransport stagnierender Gewebsflüssigkeit (Ödeme)
- Optimierung aller interstitiellen Grundfunktionen nach Pischinger
- Linderung von Schmerzzuständen
- Förderung von Heilung und Regeneration bei Verletzungen und degenerativen Prozessen
- Korrektur von Fehlstellungen in Gelenken (Subluxationen)
- Vegetative Harmonisierung
- Optimierung der Koordination motorischer Prozesse
- Unterstützung anderer Therapiemassnahmen

Manuelle Techniken in der TEN

Sowohl die Wirkungsweise als auch die Anwendungskriterien der manuellen Therapie werden in der heutigen Alternativmedizin vorwiegend durch die reflektorischen Beziehungen im Organismus (kutiviszerale bzw. viszerokutane Reflexbögen) definiert, was weitgehend neurologischen Erkenntnissen entspricht und damit ein Erklärungsmodell der Schulmedizin ist. Um diese Therapiemethoden nach TEN-Kriterien anwenden zu können, ist es notwendig, ihre Wirkmechanismen in das humorale Denk- und Arbeitsmodell der TEN zu «übersetzen». Dies ist die Voraussetzung, um sie der humoralmedizinischen Diagnostik entsprechend fachgerecht anwenden zu können.

Manuelle Techniken wirken – je nach Methode und Anwendungstechnik – erwärmend oder kühlend, befeuchtend oder trocknend. Damit können sie, entsprechend der humoralen Krankheitssituation des Patienten, Vitalprozesse anregen oder dämpfen. Sie können den stofflichen Säftefluss steigern oder reduzieren. In erster Linie aber wirken sie aktivierend auf den Säftefluss und forcieren damit den Abtransport schädlicher und überflüssiger Säfte aus dem Gewebe und deren Ausscheidung aus dem Körper. Insgesamt betrachtet führt dies zu einer Optimierung der Säftezusammensetzung und ihrer energetischer Qualität – als Basis eines effizienten Selbstheilungsprozesses.

Manuelle Techniken dienen dem Zweck, «die Abfallstoffe zu beseitigen, die sich in den Muskeln befinden und nicht durch Bewegung ausgeschieden werden».

Avicenna

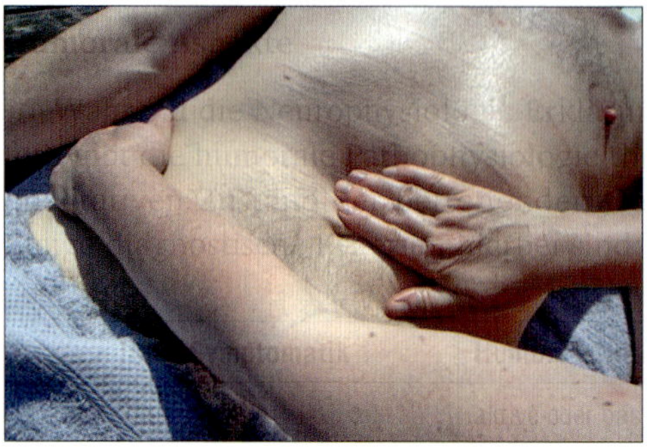
Colonmassage

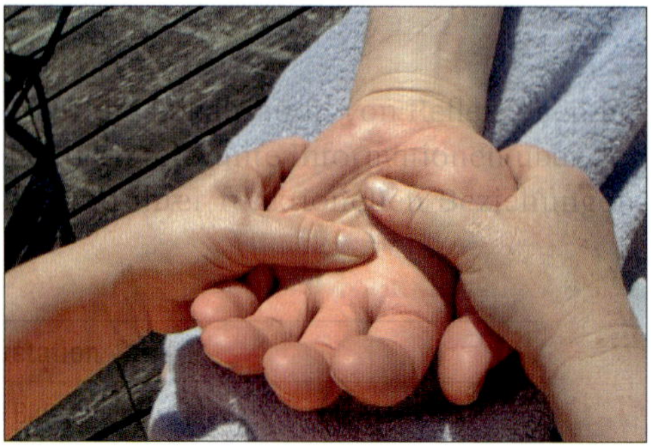
Massage der Handreflexzonen

Die Prinzipien der TEN können nach verschiedenen Kriterien in der manuellen Therapie umgesetzt werden:

Vorgehensweise bei Krankheitsprozessen, die durch eine Dominanz eines Kardinalsaftes verursacht werden:
- Ein Zustand, der auf überschiessenden *Sanguis-Prinzipien* beruht, bedarf harmonisierender, beruhigender Reizqualitäten (z.B. Atemtherapie, Dehnungen, eher sedierende Techniken).
- Ein Zustand, dem übermässige *Phlegma-Prinzipien* zugrunde liegen, muss mit erwärmenden und feuchtigkeitsableitenden Reizen behandelt werden, die den stagnierenden Säftefluss aktivieren (z.B. klassische Massage oder Lymphdrainage, Schröpfmassage, Bindegewebsmasage, Bürstenmassage, aktive Bewegung).
- Ein Zustand, der von überschiessenden *Cholera-Prinzipien* hervorgerufen wird, muss mit kühlenden und befeuchtenden Reizen behandelt werden, bei gleichzeitiger Stimulation des Gallenflusses (z.B. Leberwickel mit Schafgarbe, ausleitende Verfahren).
- Ein Zustand mit *melancholischer* Dominanz erfordert sehr sanfte Reize, die die energetischen Reserven des Organismus nicht überfordern. Hierzu eignen sich nährende und wärmende Anwendungen (z.B. warme Bäder mit Heilpflanzen, warme Ölmassage).

Vorgehensweise gemäss den drei alchemistischen Prinzipien Sulphur, Mercurius und Sal:
- *Sulphur-Qualität*: energetisierend, stimulierend, wärmend, stärkend
- *Mercurius-Qualität:* ausgleichend, befreiend, schaukelnd, vermittelnd
- *Sal-Qualität:* tief durchdringend, erdend, formend, festigend, zentrierend

Im Weiteren können sich manuelle Anwendungen beispielsweise auch an der Elementenlehre oder der Astromedizin orientieren.

8.5. Atemtherapie

Der Atem und das richtige Atmen zählen seit jeher zu den Grundelementen der Gesundheit. Sowohl das unbewusste als auch das bewusste therapeutische Atmen sind Bestandteil der ältesten Heilverfahren überhaupt. Alle Hochkulturen (wie Ägypter, Griechen, Römer, Inder u.a.) kennen und anerkennen in ihren Heilsystemen die essentielle Wirkung des Atems. In den meisten Gesundheitslehren – von Hippokrates bis Pfarrer Kneipp – wird die Atemtherapie in Kombination mit anderen Verfahren eingesetzt und ist nicht wegzudenken.

In früheren Zeiten war es für viele Menschen selbstverständlich, in der Rekonvaleszenz einige Zeit in Höhenkliniken oder Luftkurorten zu verbringen und dort die veränderten Luft- und Atembedingungen bewusst zu nutzen, um wieder auf die «Beine» zu kommen. Berühmte Höhenkliniken, beispielsweise in Wald ZH, in Davos Clavadel oder in Hundwil AR, sind auch heute noch anerkannte Kurorte und verbinden die Wirkung der Höhenluft mit anderen Heilverfahren der Schulmedizin und der Naturheilkunde, auch der TEN.

Einatmung – Ausatmung, Geburt und Tod

Der «Odem» wird nach Ansicht vieler Religionen und Philosophien dem Menschen bei der Geburt eingehaucht. Im Sterben werden wir mit dem letzten Atemzug aus dem «irdischen Kleid des Körpers» in den Tod entlassen.

Der Atem ist der Urquell des beginnenden Lebens und aller Lebensfunktionen. Ohne den regelmässigen Atemrhythmus und Atemfluss kommen die fein aufeinander abgestimmten Funktionen der Zellen und Organe nicht zur vollen Entfaltung. Der erste Atemzug eines Menschen ist für einige integrative Atemmethoden von grosser Bedeutung. Durch die erste und alle folgenden «Zellstimulierungen durch den Atem» werden prägende Eindrücke hinterlassen, welche später als Atemmuster in der Körperhaltung erkannt werden. Beispielsweise können Ereignisse, die uns den Atem rauben oder ihn stocken lassen, sich körperlich manifestieren.

In den Begriffen Odem, Prana oder Pneuma ist auch der Atem und das Atemgeschehen mit eingeschlossen. Die Beseelung des Körpers, das Beleben des Leibes und der Organe mit dem Atem haben in der heutigen Zeit nicht an Bedeutung verloren – im Gegenteil, der bewusste Umgang mit dem Atemgeschehen ist ein wichtiger Faktor bei der Stressbewältigung. So beinhaltet die Atemfunktion u.a. eine wichtige Rolle bei der Entgiftung, bei der Pufferung und Ausleitung von Säuren aus dem Körper.

Im Umgang mit dem Atem entwickeln sich in den letzten Jahrhunderten verschiedene therapeutische Richtungen. Die Atemarbeit wird therapeutisch und präventiv sowohl in der Psychotherapie als auch in der ganzheitlichen Körperarbeit eingesetzt. Die Wirkprinzipien des bewusst geführten Atems, z.B. nach Middendorf, Wolf, Glaser oder Coblenzer, verbessern die Regulation sowohl innerer Vorgänge wie auch des psychischen Wohlbefindens.

Der Atem und die Lebensfunktionen

Als eine zentral wichtige Lebensfunktion beeinflusst der Atem den Körper, unseren Geist und das seelische Wohlbefinden. Umgekehrt prägen unsere Konstitution, unser Alter und die momentane körperliche Befindlichkeit, Emotionen und Gedanken den Rhythmus des Atems, den Atemfluss und die Atemqualität.

Mit dem Ein- und Ausatmen verbindet sich der Mensch mit seiner Umgebung. Bei jeder Inspiration nimmt er einen winzigen Teil seines Umfeldes in sich auf – mit jeder Exspiration gibt er einen Teil seines Selbst in den kosmischen Weltenlauf zurück. Unbewusst nimmt er äussere und innere Reize auf und reagiert darauf auf verschiedenen Ebenen. Durch den Atem werden sämtliche Körpersysteme, das vegetative und zentrale Nervensystem, das Gehirn und seine Leistungsfähigkeit und das Herz-Kreislauf-System aktiviert. Im Zusammenspiel mit den Hormonen wirkt der Atem in der Regel rhythmisierend und harmonisierend auf die Lebensprozesse.

Mit der Einatmung werden die roten Blutkörperchen mit Sauerstoff geladen und über das Kreislauflaufsystem im Rhythmus der Pulsation und des Atems zu den inneren Organen gebracht. Die Versorgung der inneren Organe mit Sauerstoff ist ein wichtiger Bestandteil der inneren Atmung und der damit verbundenen «Säftebildung». Werden die inneren Organe gut durchlüftet, können sie ihre Arbeit entspannter und in «fliessender Energie» bewerkstelligen, so zum Beispiel die Leber bei der Bildung von Gallensäften und Enzymen.

Stellt man die verschiedenen Konstitutionstypen mit ihren Charakteren überspitzt in ihrer Körperhaltung und ihrem Atemgeschehen dar, so würde man den Sanguiniker als lebendigen, quirligen, enthusiastischen «Schnellatmer» wie eine Gazelle zeichnen. Der Choleriker hingegen würde als schnaubender «Tiefenatmer» eher einem Stier oder röhrendem Hirsch gleichen. Das Bild des Phlegmatikers zeigt einen mühsamen «Schweratmer», man stelle sich ein suhlendes Wildschwein oder einen gemächlich schreitenden Elefanten vor. Der Melancholiker zeichnet sich durch eine «schwermütige Brustatmung» im gebeugten Zustand aus, so wie man einen in der Gefangenschaft resignierenden Gorilla im Zoo erlebt.

Der Atem ist wie keine andere Körperfunktion auf das Engste mit allen physischen und psychischen Vorgängen im Menschen vernetzt und verbindet die folgenden Aspekte untereinander:

1. Kreislaufdynamisch hängt die Atembewegung eng mit der Herzfunktion und dem Körper- und Lungenkreislauf und deren Erkrankungen zusammen.
2. Mechanisch besteht eine Wechselwirkung zwischen Atembewegung und zahlreichen Körperorganen und Systemen, so sind z.B. der Venen- und Lymphfluss auf äussere Bewegung angewiesen. Der adäquate Muskeltonus, Spannung und Entspannung, wird in der Peripherie durch die Versorgung der Muskulatur mit Sauerstoff ermöglicht, was zu einer eutonischen (ausgleichenden) Spannung des Gesamtorganismus führt.
3. Chemisch wird über die Atmung die Sauerstoffversorgung, der Kohlendioxidspiegel, die Ionenkonzentration und damit die gesamte Stoffwechsellage beeinflusst. Diese Zusammenhänge werden heute teilweise auch in den modernen Neurowissenschaften erforscht.
4. Neuro-reflektorisch wirkt sich die Atmung auf die Organe und deren Funktionen z.B. auf die Organmotorik aus. Sie beeinflusst auch das Grosshirn und somit die Bewusstseinsvorgänge des Menschen und seine Sinne, sein Empfindungs- und Gefühlsleben.
5. Mit der Erfahrung des ersten Einatems werden entwicklungspsychologisch grundle-

gende Muster der Physiologie und der Verhaltensweisen des Menschen angelegt. Der Atem – in der Regel unbewusst – wird zum ständigen Lebensbegleiter, zum Ausdruck des Lebens überhaupt. Jede auch noch so kleine psychische wie auch körperliche Einwirkung beeinflusst unseren Atem.

Bewusste und unbewusste Atemführung

Durch den bewusst geführten Atem und die damit verbundene Vitalisierung aller Gewebe werden auch die Muskelspannung, die Haltung, die Bewegungs- und Wahrnehmungsfähigkeit beeinflusst. Auch unser Sprechen, der Klang der Stimme und die Intonierung gestalten sich durch den Atem. So können sich durch die bewusste Atmung die Funktionen der Körpersysteme entfalten. Bewusstseinsprozesse auf der psychodynamischen Ebene entfalten die Persönlichkeitsentwicklung.

Das unbewusste Atemmuster ist oft mit den individuellen Verhaltens- und Kontaktmustern gekoppelt und kann sich in Körperhaltung, Gang und Ausdrucksart zeigen. Wer sich beispielsweise ständig kontrollierend verhält, wird dies in seinem Atemmuster wieder finden.

Durch das freie «Atmenlassen», durch das Geschehenlassen und nicht-willentliche Hinatmen, wird der Atem zum rhythmischen Band zwischen Körper und Seele und zur Verbindung zwischen der menschlichen Existenz und dem Kosmischen. So kann auch die spirituelle Entwicklung mit verschiedenen Methoden des Atmens therapeutisch gefördert werden.

Der Atem ist die ständige rhythmische Bewegung zwischen Aufnehmen und Loslassen, zwischen Willkommen-Heissen und Verabschieden.

Psychosomatische Störungen

Oft wird man sich erst im Verlauf einer seelisch tiefgreifenden Erfahrung (wie z.B. Angst, Ärger, Kränkung oder Trauma) des eigenen Atemmusters bewusst. Mit der Atemtherapie werden körperliche und psychosomatische Beschwerden sowie stressbedingte Erkrankungen wie z.B. Schlaflosigkeit, Migräne und Verspannungen behandelt.

Die Empfindungs-, Erlebnis- und Denkfähigkeit wird durch die Atemtherapie verfeinert. Sie steigert die Widerstandskraft und aktiviert das Immunsystem, damit der Mensch auf die verschiedenen äusseren und auch inneren Einflüsse der heutigen Zeit angemessen reagieren kann. Angestrebt wird ein eutonischer Zustand (Wohlspannungsgefühl) des Körpers, des Geistes und der Seelenbefindlichkeit.

Atemtherapie und Körperarbeit

In vielen Körpertherapien wie Massage oder Physiotherapie wird der Atem begleitend eingesetzt. Einige Massagetechniken werden bewusst mit dem Atem verbunden, um die

Muskelrelaxation zu verbessern. In der Physiotherapie werden z.B. in der viszeralen Arbeit die reflektorischen Wechselwirkungen der Organe mit dem Atemrhythmus genutzt. Ebenso werden in der manuellen Lymphdrainage die Griffkombinationen mit dem Atemgeschehen abgestimmt.

Passives Atmen

Während des passiven Bewegen des Patienten wird der Atem (z.B. im Liegen) durch Locken oder/und Fordern des Atems mit Dehnungen bewusst zu den betroffenen Körperregionen hingelenkt.

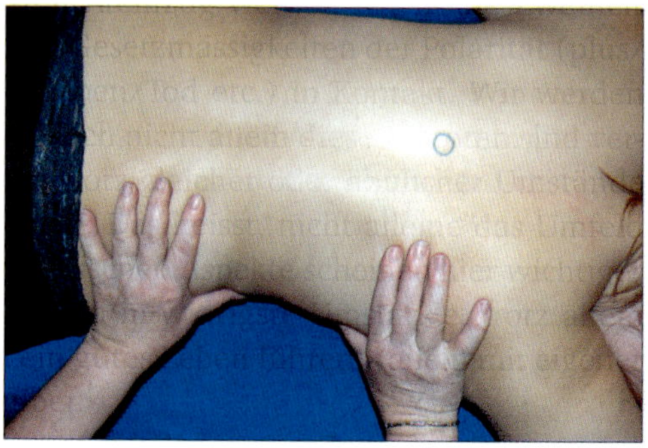

Atem fordern

Aktives Atmen

Aktives Atmen kann im Stehen, Gehen oder im Liegen in der bewussten Tiefenatmung geschehen. Das beschleunigte Atmen bis hin zur Tranceatmung, zu dem u.a. das Holotrope Atmen gehört, wird therapeutisch für verschiedene Krankheitsbilder und zur tieferen Selbsterkenntnis eingesetzt.

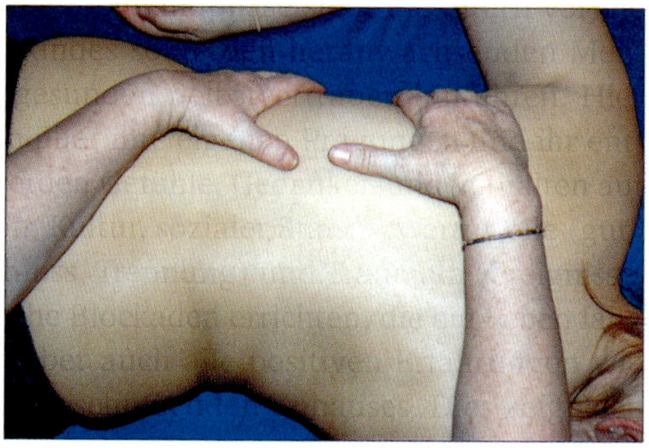

Atem locken

Hauptindikationen der Atemtherapie:

- Erkrankungen des HNO-Bereichs wie Atembeschwerden
- als Begleittherapie bei Asthma bronchiale und chronischer Bronchitis
- Rücken- und Gelenksbeschwerden, Verspannungen des muskulären Apparates
- vegetative Störungen der inneren Organe
- Menstruationsbeschwerden
- Kopfschmerzen und Migräne
- senso-motorische Beschwerden
- psychosomatische Syndrome
- depressive Verstimmungen, Ängste, Schlafprobleme, Stress, Erschöpfung, Burnout
- Schwangerschaftsbegleitung und Geburtsverarbeitung
- Verhaltens- und Bewusstseinsarbeit, Persönlichkeitsentwicklung
- ausserdem zur Stimmbildung, im Sprech- und Gesangstraining, zur Verbesserung der Ausdauer im Sport u.v.m.

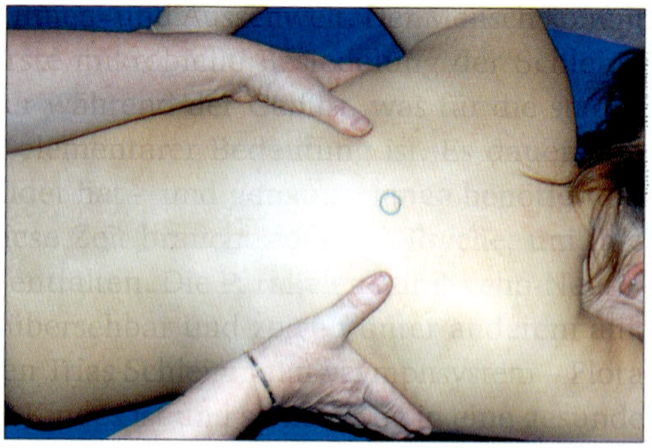

Der Quellpunkt ist der Ursprung des Atems.

Fallbeispiel: Atemtherapie in der TEN-Praxis

Biosomadynamische® Atemtherapie

Der Name «Biosomadynamische Atemtherapie» ist ein neuer, im Entstehen begriffener Ausdruck. Diese Form der Atemtherapie berücksichtigt im Speziellen die Elemente der TEN. Sie integriert Konstitution und Temperament des Patienten.

Definition

Biosomadynamik bedeutet in diesem speziellen Sinne, dass das Leben durch das Verhalten des Einzelnen und das Zusammenspiel mit Anderen und mit dessen Umwelt geprägt ist. Körperliche und seelische Befindlichkeiten sind Reaktionsmuster, die in dynamischen Atemmustern beobachtet werden können (belebter Körper im Zusammenspiel mit dem Atem).

Voraussetzung

Grundlegendes Szenarium: Um in der biosomadynamischen Atemtherapie gezielt arbeiten zu können, ist es notwendig, grundlegende Szenarien aufzugreifen. Dabei werden im therapeutischen Prozess längst überholte Verhaltensreaktionen aus allen Ebenen des Seins bewusst gemacht. Das Atemmuster spiegelt das Ergebnis der Kindheitserfahrungen.

Anamnese

Im sogenannten ASEP[19], dem grundlegenden Szenarium des Patienten, wird das psychosoziale, emotional gebundene Beziehungsmuster der Herkunftsfamilie und der heutigen sozialen Lebensform einer Eigenanalyse durch Wahrnehmungsschulung unterzogen. Diese Muster zeichnen sich im Körper als Unter- oder Überspannungen der Muskulatur ab. Bereits im Mutterleib sowie durch das Leben von Geburt bis zur Pubertät wird die Entwicklung des Kindes durch vielschichtige Erlebnisse geprägt.

Nach der Geburt und in den ersten Lebensmonaten und -jahren haben der Familienkontext und das Umfeld unterschiedlichen Einfluss auf das Kind. Erst langsam entwickelt sich die Bewusstseinsfähigkeit sowie die Möglichkeit, die eigene Kraft einzusetzen, um die eigenen Bedürfnisse klar zu verbalisieren. Manchmal aber lässt das Umfeld solche Entwicklungen nur beschränkt oder gar nicht zu. Diese Erlebnisse speichert der Körper in den Zellen. Durch das Atemmuster werden diese Erfahrungen des Klienten erkannt. Das Atemverhalten prägt die unterschiedlichsten Charakterstile.

Je nach Konstitution und Temperament ist es dem Patienten möglich, Ressourcen zu schaffen oder «Überlebensmuster» zu entwickeln.

Wenn ein Mensch im Hier und Jetzt seine Erfahrungen von Ängsten, von Trauer und Schmerz bewusst wahrnimmt, so kann er mit seinem heutigen Erwachsenen-Ich reagieren. Durch die therapeutische Arbeit ist es möglich, die längst veralteten und teilweise regressiven bzw. aggressiven Verhaltensmuster anzugehen. Biosomadynamische Atemarbeit be-

19 ASEP (Analysis der sozialen, emotionalen und psychischen Ebenen)

deutet für den Betroffenen ein bewusstes Erkennen seiner Reaktionsmuster auf verletzende Situationen im frühkindlichen und kindlichen Alter (dechiffrieren – entziffern), Ressourcensuche, Verarbeitungsmöglichkeiten zu finden und sich selbst «nachnähren» zu lernen.

Die Arbeit des Therapeuten ist es, mit dem Patienten Strategien zu entwickeln, um im Alltag problembeladene Situationen adäquat und gelassen zu meistern.

In der Arbeit der biosomadynamischen Atemtherapie werden Elemente der Gesprächs- und Gestalttherapie genauso integriert wie bedürfnisorientierte, bewusste körperzentrierte Übungen mit bewusstem Hinatmen, Massagen und Selbstberührung. Um den Gedanken der TEN gerecht zu werden, passt sich diese Form der Atemtherapie den Konstitutionen und Temperamenten an.

So werden beispielsweise Blockierungen und Panzerungen eines überwiegend cholerischen Charakters mit Atemübungen des «Dampfablassens» in Fluss gebracht. Während man dem sanguinischen Temperament mit erdenden Körperübungen Ruhe und Halt vermittelt, wird dem Melancholiker behutsam bei der Einatmungsphase Raum durch Locken des Atems geschaffen. «Nachnährung» der kindlichen Bedürfnisse kann bei allen Typen mit einer sanften rhythmischen Massage im Atemfluss oder mit täglichen Übungen zuhause erfolgen.

Biosomadynamische Atemtherapie bei einer Patientin mit Asthma bronchiale und Anorexia nervosa

Anamnese und Erstellung des Behandlungs-Konzepts:

1. Kontaktaufnahme und Anamnese
1.1. Krankheitsbild aus der Sicht der Klientin
1.2. Krankheitsbild aus der Sicht der Familienmitglieder
1.3. Entwicklung des Krankheitsbildes
2. Initialphase
2.1. Befund aus der Sicht der Therapeutin
2.2. Vorgehensweise und Abklärung
2.3. Erfassen des Typs nach TEN-Kriterien
2.4. Krise und Hypothese
3. Zielvorstellung und Therapiekonzept

1. Kontaktaufnahme und Anamnese

1.1. Krankheitsbild aus der Sicht der Klientin – Anamnese der Patientin «Rosa»

Geboren als erste von vier Töchtern. Aufgewachsen in einfachen, bäuerlichen Verhältnissen. Die Schwestern sind je zwei und fünf Jahre später zur Welt gekommen.

Herkunftsfamilie – Familienverhältnisse

In der Gesamtansicht seien die Familienverhältnisse durch Beziehungsschwierigkeiten der Eltern und den engen Finanz- und Platzverhältnissen sehr gespannt gewesen.

Mutterbeziehung: Ihre Mutter sei eine sehr strenge, aber fleissige Frau, die nie Zeit gehabt habe. Das Verhältnis zu ihr sei in den frühen Jahren leicht, in den Pubertätsjahren stärker und zum jetzigen Zeitpunkt unterschwellig aggressiv gewesen. Zu einer offenen Auseinandersetzung jedoch sei es noch nie gekommen.

Vaterbeziehung: Den Vater habe sie im Vergleich zur Mutter weniger durchsetzungsfähig und eher weich empfunden. Dennoch erlebe sie ihn als streng, wie eine «ausführende Hand» der Mutter. Traumatisch und schwerst beschämend hat «Rosa» die Bestrafungen für Unpünktlichkeit und Ungezogenheit empfunden. Ihr wurde im WC auf das entblösste Hinterteil geschlagen. Der Vater spreche heute noch stolz von diesen Erziehungsmassnahmen. Erst in letzter Zeit könne sie neben Scham auch Wut darüber spüren.

Schwesternbeziehung: Die Beziehung zu der nächst jüngeren Schwester habe sie zuerst als harmonisch beurteilt. Sie merke jedoch in den letzten Monaten zunehmend, dass auch hier nicht ausgesprochene Konflikte bestehen. Diese Schwester sei – im Gegensatz zu ihr – ein erwünschtes Kind gewesen. «Hildi» habe mit der Mutter eine engere Beziehung und auch den beruflichen Wunsch der Mutter eingeschlagen. Zu den neun Jahre jüngeren Schwestern (Zwillinge) sei der Kontakt ohne besondere Höhen und Tiefen, wofür sie den grossen Altersunterschied verantwortlich mache.

Gefühle der Patientin im Familiensystem

Insgesamt habe sie sich in der Familie während ihrer Kindheit und Jugend einsam und alleine gefühlt. Sie habe in ihrer Einsamkeit vieles für sich selbst abgemacht. Aufgrund dieser Umstände habe sie sich hinter ihre Bücher und Pflichten zurückgezogen. Dies habe sie auf der einen Seite zum ersten akademisch gebildeten Mitglied der Familie gemacht und ihr so eine gewisse Vormachtstellung verliehen, auf der anderen Seite sei sie jedoch immer stärker in soziale und emotionale Isolierung und Bedrängnis geraten.

Schulkameraden: «Rosa» beschreibt, dass sie schon in der ersten Klasse eine Einzelgängerin gewesen und als Streberin dargestellt worden sei. Eine Wiederholung dieser Konstellationen sei auch im Lehrerseminar und im Kollegium für sie typisch gewesen. Sie habe viel für die Schule gelernt, um einerseits Anerkennung zu erhalten und andererseits nicht die nagende Einsamkeit spüren zu müssen. Sport sei ein «grässliches» Fach gewesen. Da habe man sich mit und vor allen anderen Kameradinnen umziehen müssen. Das sei schambesetzt gewesen.

Körperliche Entwicklung

Geburt, Kindheit, Pubertät

Die körperliche Entwicklung sei im Vergleich zu ihren Altersgenossinnen etwas verzögert verlaufen. Die sehr schwache Brustentwicklung sei für sie problematisch gewesen. Sie habe vollentwickelte Kommilitoninnen als Konkurrenz empfunden und diese dafür gleichzeitig verachtet. Bei eigener Gewichtszunahme lehne sie ihre füllig werdende Brust jedoch ab, was sich bis heute nicht verändert hat. Sie verbinde damit animalische Triebhaftigkeit, ein für sie angstbesetztes Tabuthema.

Rückenform: Mit 17 Jahren habe sie bei sich eine «komische Rückenform» bemerkt. Der damalige Hausarzt diagnostizierte einen «skoliotischen Rundrücken».

Asthmaanfall: Kurz vor der Maturität habe sie ihren ersten Asthmaanfall erlebt. In dieser Zeit hätten auch ihre Eltern grosse Beziehungsschwierigkeiten gehabt.

Ernährung

Ernährung der Mutter – Vergleich: Von der Mutter wurde sie nie gestillt. Auch könne sie sagen, dass sich ihre Mutter immer «extra andere Menus» gekocht habe als die Familie gegessen habe. Sie bemerke, dass sie selber die gleichen Allüren aufweise.

Ihre persönliche Ernährung richtete sie vor allem vegetarisch aus. Sie müsse ihre Nahrungsmittel auf ihre Krankheit abstimmen. Aus diesem Grund esse sie anders als ihre Familie, d.h. Nahrungsmittel, von denen sie das Gefühl habe, dass sie den Schleimfluss nicht anregen, wegen ihres Asthmas. Manchmal esse sie nur einen Apfel am Tag und mache Saftkuren zur inneren Reinigung. Die Familie esse viele Milchprodukte und Kohlenhydrate, das wolle sie auf keinen Fall zu sich nehmen.

Schulische Entwicklung

Primarschule: Die schulische Entwicklung sei von Seiten der Leistungen immer unproblematisch gewesen. Die Übergänge zu den verschiedenen Schulstufen habe sie ohne Schwierigkeiten gemeistert. Da das Elternhaus unvermögend gewesen sei, erhielt sie ein Stipendium für das Lehrerseminar. Dies habe bei ihr eine starke Verpflichtung zu besonders guten Leistungen provoziert. Der Ansporn habe ihr gut getan und ihr ein Gefühl der Anerkennung gebracht.

Beruf

Ihren Beruf als Primarschullehrerin beschreibt sie als «positive Pflichterfüllung». Schwierigkeiten hätten ihr vor allem Kontakte mit den Eltern problematischer Schüler bereitet. Im emotionalen Bereich habe sie sich eher unsicher und überfordert gefühlt. 1981 begann sie mit Privatunterricht in Orgel und alten Instrumenten.

Sie sei gerne berufstätig gewesen. Ihre Tätigkeit als festangestellte Lehrerin musste sie mit der Geburt ihres ersten Kindes aufgeben, was sie als mehrheitlich belastend empfand. Heute unterrichtet sie Orgel und Spinett, sowie jeden Montag Entlastungsunterricht als Vikarin für einen Kollegen.

Sexuelle Beziehungen

Freundschaften: Ihre erste Beziehung zu einem Mann habe sie im Alter von zwanzig Jahren gehabt. Es sei zunächst eher eine nur schöngeistige Beziehung gewesen. Als es jedoch zu körperlichen Kontakten kam, habe sie «nur mitgemacht». Der Freund forderte jedoch nach einiger Zeit mehr Sexualität von ihr, was sie nicht geben konnte, und er habe sich daher einer anderen Frau zugewandt. Diesen Beziehungsverlust habe sie nur sehr schwer verkraftet. In einer zweiten und dritten kurzen Beziehung habe sie Trost gesucht.

Ehe

Ihren jetzigen Mann, einen Bergbahnführer, lernte sie – im Tiefpunkt ihrer Trauer über den obigen Beziehungsverlust – kennen. Er sei damals ihre Hilfe gewesen, ein Mann auf den «zweiten Blick». Er sei fleissig und gewissenhaft, ein warmer, herzlicher und aufgestellter Typ. Intellektuell sei er ihr unterlegen, dies tue ihr eher gut, da sie auf diese Weise zu Anerkennung und einer gewissen Macht gelänge.

Die sexuelle Beziehung werde von ihr und ihrem Mann unterschiedlich wahrgenommen. Sie erlebe seine Wünsche nach Körperlichkeit als zu häufig und manchmal «animalisch». Sie ekle sich vor sämtlichen Körpersekreten. Das sei nicht immer so gewesen. Am Anfang ihrer Beziehung zu ihrem Mann sei sie die Triebfeder gewesen und habe ihn damit überfahren. Da habe sie einen «schlafenden Riesen geweckt». So habe sie jetzt «Konsequenzen» gezogen. Sie versuche, sich dem körperlichen Kontakt zu entziehen. Ihr Mann kompensiere den Mangel an Sexualität mit verstärktem Arbeitseinsatz im Haushalt und durch Umbauarbeiten, auch in der Nachbarschaft oder durch karitative Einsätze. Er sei ausserordentlich hilfsbereit.

Heutige Familienkonstellation

Die erste Tochter wurde nach 3-jähriger Ehe geboren. Schwangerschaft und Geburt verliefen gut. Die Stillperiode habe ihr besondere Freude bereitet, da in dieser Zeit ihr Busen Form und vor allem Funktion gehabt habe.

Die zweite Tochter kam kurz darauf zur Welt. Auch hier habe sie sich wohl gefühlt und sei ihren Hausfrau- und Mutterpflichten nachgekommen. Ihr Mann habe sie nach Arbeitsschluss immer tatkräftig unterstützt.

Nach weiteren drei Jahren kam das letzte Kind zur Welt. Sie habe diese Zeit mit den drei kleinen Kindern als Überbelastung empfunden. In dieser Zeit sei es zu ersten belastenden körperlichen Anzeichen wie Rückenschmerzen, Schlafproblemen und häufigen Asthmaanfällen gekommen.

Psychisches Befinden der Patientin im Familiensystem

Zurzeit fühle sie sich wie aus dem Familienverband ausgeschlossen. Das mache ihr ziemlich zu schaffen, da sie das Gefühl aus der Jugendzeit kenne. Alle Töchter seien nun in der Pubertät, was sie als starke Herausforderung erlebe.

Pubertät der Töchter – Wechselwirkung auf die Patientin

Die ältere Tochter sei in Konkurrenz um die Gunst des Ehemanns, die jüngere Tochter spiegelte ihr die eigene Unbeholfenheit und Seiten ihres Mannes, die sie ablehne. Ihr Ehemann sei inkonsequent in der Kindererziehung, nehme seinen Kindern alles ab und verwöhne diese nach «Strich und Faden». Das mache sie «Sterns verrückt».

1.2. Krankheitsbild aus der Sicht der Familienmitglieder

Ehemann

Seine Frau tyrannisiere die ganze Familie mit ihrem Essverhalten. Manchmal entwickle sich daraus ein Streit zwischen ihm und seiner Frau. Er habe es längstens aufgegeben, irgendetwas zu sagen. Es bestehe keine Familiengemeinschaft mehr. «Rosa» sei stur in ihrem Essverhalten, wenn er etwas koche, könne er ihr nichts recht machen.

Kinder

Das Theater der Mutter gehe ihnen total auf den Geist. Mit dem Vater sei alles viel «lässiger». Er halte nicht so fest an Prinzipien wie die Mutter. Sie sei streng mit sich und den anderen. Sie stelle Familienregeln auf, was die Kinder sehr beenge.

1.3. *Entwicklung des Krankheitsbildes und Vorgeschichte*

Skoliose: Mit 17 Jahren habe sie Haltungsturnen für den Rücken verschrieben bekommen.

Sakralfistelnarbe: Mit 21 Jahren wurde eine Sakralfistel diagnostiziert. Seit der OP mit 22 Jahren habe sie im Lendenbereich in der Narbengegend kein Gefühl mehr.

Figurprobleme (Aussage der Patientin): Aus der Sicht der Therapeutin – Anorexia nervosa. Sie habe schon etwas abgenommen im Vergleich zu früher, doch fühle sie sich so wohler. Gewicht derzeit 48 kg bei 175 cm Körpergrösse.

Asthma: Zur Entwicklung ihrer asthmatischen Erkrankung berichtet «Rosa», dass sie ihren ersten Asthmaanfall als knapp 18-Jährige im Rahmen einer Mehrfachbelastung auf sozialer, körperlicher und psychischer Ebene gehabt habe. Es habe damals in der Familie viel Streit zwischen den Eltern gegeben. Sie sei in der Schule aufgrund des allgemeinen Leistungsdrucks und der sportlichen Anforderungen körperlich erschöpft gewesen und habe zudem unter der Isolation von den Mitstudierenden gelitten. Allgemein könne sie sagen, dass sie beim Zusammentreffen von Zeit- und Leistungsdruck sowie Alltagsstress asthmatisch reagiere und dabei fast nicht mehr essen möge. Der letzte grosse Asthmaanfall sei vor einem Jahr aufgetreten, als sie Schulvikarin, Orgellehrerin, Hausfrau und Mutter ohne Unterstützung ihres Ehemannes (er weilte im Ausland) hätte sein sollen.

Indikation und Medikation

Sie habe in dieser Zeit der Asthmaanfälle von ihrem Hausarzt Cortison, Antibiotika und Bronchodilatatoren bekommen. Auf diese Medikation habe sie vor allem bezüglich ihrer Haut allergisch, mit Blähungen sowie Verdauungsproblemen und mit Vaginosen reagiert. Sie habe daraufhin eine Naturheilpraktikerin mit ganzheitlichem Hintergrund aufgesucht. Dort sei eine Darmsanierung vorgenommen worden. Sie habe Mariendistel für die Leber und konstitutionelle Homöopathika bekommen und Inhalationen mit Salz und schleimlösenden Mitteln durchgeführt. Gleichzeitig wurde als unterstützende Massnahme eine Fussreflexzonenmassage abwechselnd mit biosomadynamischer Atemtherapie eingeleitet.

2. Initialphase

2.1. Befund aus der Sicht der Therapeutin

Asthma bronchiale und Anorexia nervosa

2.2. Vorgehensweise und Abklärung

Körperliche Ebene

42-jährige Patientin, deutlich untergewichtig (175 cm, 48 kg), starke Kurzsichtigkeit,

Gebiss früher mit Amalgamfüllungen, heute saniert. Nackenmuskulatur stark verspannt, schwach entwickelte Extremitäten-Muskulatur, schlaffe Beuger- und Strecker-Muskulatur. Bretthart verspannter langer Rückenmuskel, eingezogene Interkostal-Muskulatur. Hautturgo schlaff. Hautkolorit blass, Füsse und Hände kalt. Pustelähnliche Hauteffloreszensen am ganzen Rücken. Behaarung: Haupthaar dicht, starke Behaarung im Bereich der Brustwarzen und der Beine. Schwache Brustentwicklung. Knöcherner Bewegungsapparat: S-förmige Skoliose im BWS[20]-Bereich, angedeutete Trichterbrust, Gelenke im Wesentlichen frei beweglich. Füsse: Nagelmykose an der Grosszehe, Interdigitalmykose zwischen 4/5. Im distalen plantaren Bereich Hornhaut, ebenfalls rissiger Fersenbereich. Deutlich reduzierter Trainingszustand. Allgemeine Kraftlosigkeit, kaum vorhandenes Körperbewusstsein (taktile Prüfung durch Therapeutin).

Soziale Ebene

Verheiratet, eingebunden in Familie und Beruf. Lebt in einem Reiheneinfamilienhaus in einer Agglomerationsgemeinde. Arbeitet als Orgel- und Spinettlehrerin, durch den Beruf hat sie Kontakt zu Schülern und Kollegen. Gute berufliche Kompetenz, engagiert sich im kirchlichen und musikalischen Bereich.

Zeitliche Ebene

Patientin hält sich mental viel in der Vergangenheit auf. Sie hat gelegentlich Zukunftsängste. Die Gegenwart wird peinlichst genau strukturiert. Auf diese Weise gerät die Patientin immer wieder in Zeitnot und dadurch bedingten Stress. Sie hat das Gefühl, nicht genügend Zeit für sich zu haben.

Zeitkuchen: Die Patientin malt einen Kreis auf ein Papierblatt und teilt ihr Zeitmanagement als Ist-Zustand darauf ein. Auf einem zweiten Blatt mit einem Kreis zeichnet sie die Zeit, die sie für ihre ureigenen Bedürfnisse benötigt (Soll-Zustand). Diese beiden Zeichnungen werden durch die Patientin und der Therapeutin miteinander verglichen und dabei das Atemgeschehen beobachtet und verbalisiert.

Psychische Ebene

Modell: Sigmund Freud[21] und Wilhelm Reich[22] (Körperpsychotherapie)

- *Über-Ich-Strukturen:* sehr stark ausgeprägt, Patientin zeichnet Verbotstafeln
- *Es-Struktur:* unterdrückt, Vermeidung von Trieb und Animalität, Nahrung, Lustgewinn

20 BWS – Brustwirbelsäule

21 Sigmund Freud – In seiner Metapsychologie («Das Ich und das Es», 1923) unterscheidet Freud drei «Instanzen» des psychischen Apparats: «Das Es» als naturnahe Triebinstanz, «das Ich» und das «Über-Ich».

22 Freuds Schüler Wilhelm Reich gab eine neue Körper-Bedeutungsdimension dazu, indem er „das Es" in seiner „Charakteranalyse" 1933 als „funktionell identisch" mit dem psycho-physiologisch verstandenen Charakter(panzer) bezeichnete.

- *Ich-Bewusstsein:* klar, analytisch, wenig Emotionen
- *Innere Wahrnehmung:* gute Intuition für andere, Wahrnehmung der eigenen Gefühle reduziert
- *Ausdruck der Emotionen:* durch starke Strukturierung des Alltags können Gefühle nicht ausagiert werden
- *Spirituelle Ausrichtung:* Patientin ist praktizierende Christin (u.a. Orgelspiele in der Kirche)

VAKOG-Präferenzkanal (Visuell – Augen, Akustisch – Ohren, Kinästhetisch/taktil – Bewegung/Berührung, Olfaktorisch – Riechen, Gustatorisch – Geschmack)
- Äussere Wahrnehmung: ihr bevorzugter Präferenzkanal ist das Akustische und Olfaktorische. Sie wünsche sich mehr das Taktile. Anfänglich wenig Einsicht in Zusammenhänge von Körper und Seele. Bevorzugte Abwehrmechanismen: Projektion, Verdrängung, Verleugnung, Intellektualisierung

2.3. Erfassen des Typs nach TEN-Kriterien

- *Konstitution/Temperament:* Verdeckt cholerisch mit melancholichen Zügen, im Asthmaanfall lymphatisch überbordend
- Inkongruente[23] Kommunikationsformen: Wechsel zwischen zwanghaft und depressiv
- *Verhalten:* Rationalisierendes, intellektualisierendes Verhalten, anklagend und Recht einfordernd, in der Familie diktatorische Züge. Zeitliche und situative Zusammenhänge sind verschoben.
  Ihre Worte sind vernünftig, sie sucht häufig Begründungen für ihr Verhalten, rechtfertigt sich, möchte unterscheiden zwischen richtiger und falscher «inneren Stimme». Ihre Stimme ist dann leicht monoton. Ihr Körperbild zeigt sich unbewegt und sehr gespannt, Muskulatur hart, vor allem Nacken und oberer Rücken mit einer gepanzerten Muskulatur, welche die Atmung stark beeinträchtigt.
- *Atem:* Flach-«gespannt»- abwehrend, schwierig zu kontrahieren und dann loszulassen. Durch flaches Atemverhalten möglichst wenig Gefühle und Erregung zeigen. Angst vor Kontrollverlust und damit verbundenes Ausgeliefert-Sein, zeitweise depressiv auch im Atemverhalten. Oft auch kurzatmig, manchmal ganz angehalten, vor allem wenn sie sich über Kinder, Mann oder Mutter empört.
- *Stimme:* Ihre Stimme wird beim Erzählen lauter und hörbarer, zwischen Anklage und bedürftigem Kind.
- Verlangen nach «Recht haben», Anerkennung zu bekommen, oftmalig Angst, im Kontakt von Seiten der Kinder, Mutter und Schwester angegriffen zu werden. Das gibt ihr ein Gefühl von Unverstanden-Sein, unrecht behandelt zu werden sowie Neid- und Eifersuchtsgefühle. Sie erlebt beim Reflektieren tiefen Schmerz und Einsamkeit. Das alles verstärkt ihr tiefes Misstrauen.

---

23 Inkongruent: nicht übereinstimmende Kommunikation, Teile einer Person sind in Konflikt, beispielsweise verhalte ich mich angepasst, bin aber wütend.

2.4. Krise und Hypothese

Immer häufig wiederkehrende Asthmaanfälle mit Gewichtsverlust, die zeitweise vom Arzt mit Cortison, Antibiotika und Bronchodilatatoren medikamentiert werden, was allerdings nur eine vorübergehende Wirkung erziele.

Gewünschte Veränderungen wurden von Seiten der Patientin beim Arzt angesprochen, sie versuche es jetzt mit Diät, naturheilkundlichen Mitteln sowie psycho- und atemtherapeutischer Begleitung, um einen Weg zu finden.

Mehrheitlich hat die Patientin Ängste und Wut z.B. aufgrund der Erziehungsmassnahmen ihres Vaters – sie wurde in ihrer Kindheit nackt im WC aufs Hinterteil geschlagen, als Strafe für ungezogenes Verhalten. Angst äussert sich auch im Atemmuster durch einerseits «Panzerung» der Muskulaturen und andererseits «Fluchtverhalten», sichtbar an diversen körperlichen Reaktionen: kalte Füsse, Hände, niedriger Blutdruck, Kreislaufbeschwerden, Anorexia nervosa etc. Die Wut manifestiert sich in den Asthmaanfällen.

3. Zielvorstellung – Therapiekonzept

Zeiteinteilung und möglicher Therapieverlauf

Bis Herbst möchte sie sich die Hausarbeit und den Musikunterricht stressloser einteilen können. Die Therapeutin stellt sich dabei eine Kombination von verschiedenen Methoden vor:

1. Sanfte Darmsanierung, Aufbau der Darmflora durch isopathische Mittel, Ernährungskonzept gemeinsam erstellen und von Seiten der Therapeutin erklären, welcher Effekt bei der Nahrungsaufnahme im Gehirn erzielt wird, orthomolekulare Ergänzungsmittel empfohlen, pflanzliche Mittel, die den Lymphfluss, die Leber und die Schleimproduktion positiv unterstützen
2. Übungen, um den Körper wahrzunehmen und spürbar zu machen – physikalische Anwendungen mit Hydro- und Thermotherapie, Infrarotsauna, Inhalationstherapie
3. Biosomadynamisches Arbeiten – durch den Atem die «verkörperten, hinderlichen Gefühle bewusst angehen, Bewusstseinsklärung auf allen Lebens-Ebenen/Dimensionen
4. Stärkung des Selbstbewusstseins durch angeleitete Atemübungen auch für zuhause
5. «Nachnährend» und Lebenslust weckend arbeiten mit Selbstübungen wie Körperberührungen durch bewusste Körperpflege
6. Fähigkeiten entwickeln, Aggressionen zu zeigen, sie gezielt zu lenken und zu verarbeiten mit Körperübungen
7. Wehr- und Durchsetzungsübungen
8. Atemmassage mit Locken, Anfordern und Ausatemarbeit mit Tönen der Stimme, spezielle Körperarbeit am «Rückenraum» (repräsentiert die Vergangenheit, das Rückgrat) – Kontaktgrenzen spüren, Verarbeiten der traumatischen Erlebnisse aus der Kindheit und Pubertät durch mögliche Regression, um sich daraus zu befreien
9. «Nachnähren», motivieren und Teilerfolge lobend positiv unterstützen, «Haltearbeit» im Gespräch
10. «Grounding» mit Stampfübungen, um das Selbstvertrauen aufzubauen
11. Stützendes «Boden geben», Haltearbeit am Fuss, tonisieren durch Fussreflexzonenarbeit

8.6. Physikalische Therapien

Unter physikalischen Therapien versteht man verschiedene Behandlungsformen zur Gesunderhaltung, Pflege und Wiederherstellung der Körperfunktionen. Die Behandlung soll durch spezifische Reize mechanischer, klimatischer, chemischer, elektrischer Art ihre therapeutische Wirkung entfalten. Wechselwarme Badeverfahren, aufsteigende Bäder, Kälteanwendungen wie Wassertreten, Druck durch Frottieren, Abreibungen, Unterwasserstrahlung, Bäder und Massagen gehören ebenso dazu. Physikalische Therapien ermöglichen die praktische Anwendung der vier Elemente Luft, Feuer, Wasser und Erde und sind untereinander kombinierbar. Sie wirken entsprechend wärmend, kühlend, befeuchtend oder trocknend – tonisierend oder detonisierend, reizgebend oder lindernd.

Schon 2000 v. Chr. kannte man verschiedene Formen der Therapie mit Licht, Luft, Wasser und Erde. Archäologische Funde in vielen Kulturen zeigen Thermal- und Mineralquellen, Massage- und Ruheräume mit Licht und Sonnenbestrahlung sowie Dampf- und Inhalationsbäder mit Anwendung von Kräutern, Ölen und Lehm.

Generelle Wirkungsweise der thermischen Qualitäten

Wärme	Kälte	
	Kurzanwendungen	Langzeitanwendung
schmerzlindernd	schmerzlindernd	durchblutungssenkend
stoffwechselanregend	Muskelspannung erhöhend	stoffwechselreduzierend
durchblutungsanregend	durchblutungsanregend	
Steigerung der Gewebe-Dehnbarkeit und Beweglichkeit	stoffwechselanregend	
	aktivierend	
entspannend		

Beispiele für den Elementenbezug der Therapien

Luftelement	wärmend und befeuchtend	Inhalation
Feuerelement	wärmend und trocknend	Höhensonne
Wasserelement	kühlend und befeuchtend	Wassertreten
Erdelement	kühlend und trocknend	Lehmwickel

Überblicktabelle über physikalische Verfahren in Naturheilkunde und Schulmedizin[24]

Licht / Schall		
physikalische Wirkung	**Naturheilverfahren**	**physikalische Therapie / Schulmedizin**
– Hautreaktion – Bildung von Vitamin D – Adaption – Regulation – stimmungsaufhellend	– Heliotherapie: Sonnenbäder bei Knochen- und Hauterkrankungen – Rotlichttherapie – Thermotherapie – Farbpunktur nach Mandel – Hyperthermie, «Lichtbügel»	– Laserstrahlentherapie – Mikrowellen – Elektrotherapie – Ultraschall – UV-Bestrahlung

Luft		
physikalische Wirkung	**Naturheilverfahren**	**physikalische Therapie / Schulmedizin**
– Atmung – Hautreizung – Sauerstoff- Versorgung der Gewebe	– Atemtherapie, Atempflege – Inhalation von Düften, Ölen und Salzen (z.B. zur Befeuchtung der Schleimhäute) – Sauna und Dampfbäder – Klimatherapie – Luftkuren, Luftbäder – Liegekuren im Reizklima – Arbeit im Freien – Freizeit/Entspannung im Freien	– apparative Inhalationstherapie (auch mit chemischen Stoffen) – Klimakammer – O_2-, CO_2-Bäder – Sauerstoff-Inhalationstherapie: – Notfallmedizin, Narkose, Reanimation – Neonatologie

Wasser		
physikalische Wirkung	**Naturheilverfahren**	**physikalische Therapie / Schulmedizin**
– Reiz-Reaktion durch Temperaturveränderung – Abhärtung – ausgleichend auf Wärme- / Kältehaushalt	– Hydrotherapie, Kneipptherapie – Waschungen, Kompressen – Schnee-, Tau-, Wassertreten – Strahlungen unter Wasser – Trinkkuren – Balneo-, Thalassotherapie – Kälte- und Kryotherapie – Überwärmungstherapie – Sole-, Wellen-, Meerbäder – Darmbäder mit pflanzlichen und salinischen Zusätzen (Laxativa)	– Medizinalbäder (auch mit chem. Zusätzen) – Stangerbad – Bewegungsbad – apparative Saug-Druck-Massage – Unterwasserstrahlmassage

24 Diese Tabelle stammt ursprünglich aus dem Lehrbuch der Naturheilverfahren Band II Klaus-Christof Schimmel, Hippokrates-Verlag, wurde hier jedoch verändert, ergänzt und erweitert.

Erde		
physikalische Wirkung	**Naturheilverfahren**	**physikalische Therapie / Schulmedizin**
– Absorption – Wärme- und Kälteträger – beruhigend – reinigend	– Heilerde (innerlich und äusserlich) – Lehm, Moor, Fango – Sandbad – Peloide, Packungen – Trockenpflanzen (z.B. Heublumensäckchen)	– anorganische Mineralsubstanzen – Parapackungen

Die Intensität aller physikalischen Therapien orientiert sich an der Arndt-Schulz'schen Regel, die im Kapitel Reizlehre beschrieben ist.

Hydrotherapie

Wasseranwendungen spielten in der TEN seit jeher eine grosse Rolle. Die Hydrotherapie (griech. Hydros = Wasser) und ihre Weiterentwicklung ist ein bedeutender Pfeiler der naturheilkundlichen Praxis. Leider wird sie heute aus zeitlichen und organisatorischen Gründen oft vernachlässigt.

Die Hydrotherapie wird zur Vorbeugung und Behandlung von Erkrankungen eingesetzt. Schon in frühen Kulturen war die Heilkraft von Wasser bekannt, davon zeugen unter anderem älteste Literaturquellen, Bauwerke der Ägypter, Papyruszeichnungen der Babylonier, Assyrer und Juden und die römischen Thermalbäder. Im 19. Jahrhundert entwickelte sich die Hydrotherapie vor allem in Deutschland zu einem wahren Boom durch die «Wasserhähne» Johann und Siegmund Hahn, den «Kräuter- und Wasserpfarrer» Sebastian Kneipp und den «Wickelpapst» Vincenz Priessnitz.

Therapeutisch wird Wasser in allen möglichen Formen innerlich und äusserlich verabreicht und durch verschiedene Zusätze ergänzt (Quark-, Senf-, Leinsamenkompresse, Heublumenwickel, Essigsocken etc.). Zusätzlich zur Hydrotherapie werden Bewegung, eine individuelle Gesundheitserziehung (Lebens- und Ernährungsregeln) sowie Luft- und Lichtbäder empfohlen.

Thermische und mechanische Reize werden in unterschiedlichen Kombinationen angewendet. So erzeugt man mit Dauerbrause, Güssen und Unterwasserstrahlung mit verschiedenen Temperaturen die der individuellen Situation des Patienten angepasste Reizqualität. Thermische Reize werden auch durch an- und absteigende Bäder oder Teilbäder erreicht. Darunter versteht man das Zuführen von warmem bis hin zu heissem Wasser bzw. das Nachfüllen und Abkühlen des Bades oder Teilbades mit kaltem Wasser.

Die Hydrotherapie dient der allgemeinen Abhärtung und damit der Stärkung des Immunsystems, wird aber auch bei akuten Erkrankungen angewendet.

Indikationen der Hydrotherapie sind:
- rheumatische Erkrankungen
- Stoffwechselerkrankungen
- Atemwegserkrankungen

- Hauterkrankungen
- Verdauungsbeschwerden
- Muskel- und Gelenkserkrankungen
- Gefäss- und Lympherkrankungen
- Unterstützung der Rekonvaleszenz
- psycho-neuro-vegetative Dystonie

Auch die Zusammensetzung des Wassers (z.B. Kohlensäure, Sauerstoff und Schwefel) hat Bedeutung für die Wirksamkeit der Anwendung. Zahlreiche Mineral- und Heilwasser mit den unterschiedlichsten Mineraliengehalten sind bekannt. Schwefelbäder sind heilsam z.B. bei Haut-, Atemwegs- und rheumatischen Krankheiten. Paracelsus verordnete Trink- und Badekuren zur Förderung des Wohlbefindens und zur Entgiftung des Körpers. Im alten Bad Pfäffers bei Bad Ragaz, wo er für ein Jahr tätig war, findet sich noch heute die heilsame Quelle.

Aromatherapeutische Bäder und Inhalationen, Lichteffekte unter Wasser, aber auch Lichtbäder im Farbenspektrum gehören zu den neueren naturheilkundlichen Anwendungen.

Drei Parameter regulieren die Reizqualität der hydrotherapeutischen Anwendungen:
- Anwendungsdauer
- Wassertemperatur: gleichbleibend, wechselnd, steigend oder fallend
- Anwendungsort: Lokal-, Reflex- oder Segmentwirkung durch Auswahl der zu behandelnden Körperregion

Reizintensitäten der verschiedenen hydrotherapeutischen Anwendungen:
Milde Reizungen
- Waschungen und Abreibungen
- ansteigende Fuss- und Unterarmbäder
- kalte Kniegüsse, Gesichts- und Armgüsse
- Wassertreten
- Wickel bis zum Umfang eines Brustwickels
- feuchte Auflagen
- Kopfdampfbad

Mittelstarke Reizungen
- ansteigende Teilbäder und Halbbad
- Bürsten
- wechselwarme Sitzbäder
- Rumpfwickel
- Sauna

Starke Reizungen
- Überwärmungsbad
- Vollguss
- 3/4- oder Ganzpackung

TEIL 2

Im zweiten Teil dieses Buches vertiefen verschiedene Autoren Themen, die für die Arbeit mit der TEN von zentraler Bedeutung bzw. kennzeichnend sind. Darüber hinaus werden Aspekte der TEN in der heutigen Zeit behandelt, in denen einerseits deren aktuelle Weiterentwicklung und andererseits ihre differenzierende Einschätzung gegenüber gängigen wissenschaftlichen Einschätzungen zum Ausdruck kommt, wie beispielsweise in der Infektionslehre.

KAPITEL 9

HUMORALMEDIZIN

Friedemann Garvelmann

Die Humorallehre wurde in Kap. 6.5 dieses Buches bereits zusammenfassend behandelt. Aufgrund ihrer essentiellen Bedeutung für die TEN wird sie im Folgenden weiter vertieft.

9.1. Bedeutung der Humorallehre für die TEN

Während der Begriff TEN das gesamte, in diesem Buch behandelte Medizinsystem bezeichnet, ist die Vier-Säfte-Lehre eines der unverzichtbaren Grundelemente im Denk- und Arbeitsmodell der TEN – mit charakterisierender und definierender Bedeutung. Damit kommt zum Ausdruck, dass TEN und Humoralmedizin zwar keine Synonyme sind, aber diagnostische und therapeutische Methoden, die ohne humorales Konzept arbeiten, nicht zum System der TEN gezählt werden können.

Die Säftelehre ist damit für die TEN vergleichsweise das, was der Schnee für den Wintersport ist. Oder Strassen für das Verkehrswesen. Ein Aspekt also, der nicht immer zentraler Gegenstand der Betrachtung sein muss, aber dennoch essentielle Voraussetzung für die Integrität und Nutzbarkeit des betreffenden Systems ist.

Auch wenn sich in der Geschichte der TEN einige Autoren, wie z.B. Paracelsus, kritisch zur Humoralpathologie geäussert haben, bezog sich diese Kritik in erster Linie auf die wohl schon damals übliche Schematisierung und «Standardisierung»[1] in der Behandlung von Kranken, was mit dem Anspruch einer individuell situationsbezogenen Therapie absolut unvereinbar ist. Die Paracelsischen Erkenntnisse über die Naturprinzipien, die Elemente und deren Entsprechungen im menschlichen Leben, schliessen die Humorallehre ein und können als deren Erweiterung gesehen werden. Aber auch Autoren, wie z.B. Hildegard von Bingen, deren Veröffentlichungen nicht-analytisch und vorwiegend phänomenologisch ausgerichtet sind, zeigen mit Aussagen wie «Borretsch nimmt die melancholische

1 In diesem Sinne ist die heute angestrebte «Standardisierung» in Diagnostik und Therapie wohl kaum als Qualitätskriterium, sondern eher als Armutszeugnis zu bezeichnen.

Traurigkeit vom Herzen» eindeutig eine humoral basierte Denkweise. Diese war spätestens seit Hippokrates' Zeiten bis zum Paradigmenwechsel zur Zellularpathologie durch Rudolf Virchow 1858 das dominante Denk- und Arbeitsmodell, das für jeden medizinisch Tätigen selbstverständlich war.

Die Vertreter der heutigen TEN haben sich zur Aufgabe gemacht, das enorme systemisch-funktionelle Wissen der Medizin der vor-Virchow'schen Zeit, das mit dem Paradigmenwechsel fast vollständig als «überholt» eingestuft wurde, nicht nur zu erhalten, sondern zu einer modernen systemkybernetischen Medizin weiter zu entwickeln. Das kann aber nicht gelingen, wenn man versucht, die «alte» Heilkunde nach den Kriterien der «neuen» Medizin zu betreiben und zu bewerten. Daraus ergeben sich grundsätzliche, nicht auflösbare Inkompatibilitäten, die aber heute leider das prägen, was man zwar als «Naturheilkunde» bezeichnet, das in Wirklichkeit aber nichts anderes ist als eine «Schulmedizin mit biologischen Mitteln». Das ist, als wenn man versucht, sich mit einem Stadtplan von Zürich in Stuttgart zurecht zu finden – und das Scheitern damit erklärt, das der Stadtplan «schlecht» sei.

Um bei diesem Bild zu bleiben: Im «passenden Plan» der TEN ist die Humoralmedizin unverzichtbar und erst sie ermöglicht in Prävention, Salutogenese, Diätetik, Analytik, Diagnostik und Therapie die optimalen Ergebnisse der TEN-spezifischen Verfahren. Dem entsprechend hoch ist ihr Stellenwert auch bei der Definition und Systematisierung der TEN als eigenständige Medizinrichtung.

9.2. Begriffe

Basierend auf dem lateinischen Begriff «humor» für Saft/Feuchtigkeit werden heute folgende Begriffe verwendet:

Humorallehre: grundsätzliche Lehre, die auf den vier Kardinalsäften basiert

Humoralmedizin: medizinisches Konzept innerhalb der TEN, das in Physiologie, Pathophysiologie, Pathologie, Diagnostik und Therapie auf der Basis der Humorallehre arbeitet

Humoralpathologie: In direkter Übersetzung ist damit die Krankheitslehre nach den Kriterien der Säftelehre gemeint. Dieser Begriff wird in der Literatur aber häufig, nicht ganz korrekt, als Synonym für die gesamte Humoralmedizin verwendet. Er wird daher in diesem Buch bewusst vermieden bzw. nur sinnentsprechend im Zusammenhang mit Krankheiten verwendet

Humorale Diagnostik: diagnostische Massnahmen, die das Ziel haben, die humorale Pathophysiologie des Kranken zu erkennen

Humoraltherapie: jede therapeutische Intervention, die sich an der humoralen Pathophysiologie des Kranken orientiert

Humorale Qualität: Wirkprinzip nach dem System warm / kalt – feucht / trocken

Durchgehendes *Humoralross*: Metapher für rahmensprengende, nicht mehr sicher kontrollierbare mentale Exzesse des Autors beim Schreiben humoralotroper Texte

9.3. Empirische Basis der Humoralmedizin

Die Humoralmedizin ist das in die Praxis umsetzbare Ergebnis einer Philosophie, die den Menschen in nicht auflösbarer Einheit mit der Gesamtnatur sieht, als Mikrokosmos im Makrokosmos. In logischer Konsequenz sind im menschlichen Organismus die Elemente der Natur repräsentiert und es gelten in ihm die gleichen Gesetzmässigkeiten für Funktionen und Strukturen wie in der Natur. In diesem Sinne ist die Natur*heil*kunde ein Teilbereich der Naturkunde.

Die wichtigsten Erkenntnisse der TEN resultieren aus aufmerksamer Beobachtung der Reaktionen des Menschen auf die wechselnden Bedingungen seiner Umwelt, beispielsweise auf den Wechsel der Jahreszeiten und anderer Rhythmen, die Ernährung, aber auch auf seelische Faktoren, wie z.B. Freude oder Trauer.

Da Symptome immer erst dann auftreten, wenn die individuelle Anpassungsfähigkeit des betreffenden Menschen auf endogene und exogene Reize überschritten wird (siehe Kap. Konstitutionslehre), werden mit den entsprechenden Symptomen die zugrunde liegenden Reaktionen auf die «Störfaktoren» auch erst dann erkennbar, wenn bereits ein krankhafter Zustand entstanden ist. Daraus ergibt sich, dass viele physiologische Gesetzmässigkeiten erst deduktiv durch die Erkenntnisse aus der Pathophysiologie krankhafter Prozesse erfassbar werden. Dies gilt in besonderer Weise für die Humoralmedizin, bei der die pathogenetischen Prinzipien (als wichtigste Kausalfaktoren in der humoralen Diagnostik) häufig bereits in charakteristischen Merkmalen der Krankheitssymptomatik erkennbar und ansonsten durch spezifische diagnostische Methoden (z.B. Puls-, Harn-, Irisdiagnostik oder klinische Befunde) erfassbar werden.

Die Beobachtung physiologischer und pathophysiologischer Phänomene und ihre verknüpfende Analyse waren und sind die Basis jeglichen Wissens der traditionellen Heilkunde. Anatomisches Wissen wurde zwar immer schon durch die Obduktion von toten Menschen oder Tieren erlangt. Da aber die Humoralmedizin ihrem Wesen nach eine funktionsorientierte Wissenschaft ist und Funktionen nur im lebenden Organismus möglich und erkennbar sind, haben die materiellen Aspekte (welche die Anatomie repräsentiert) als «Werkzeuge für die Vitalprozesse» hier sekundäre Bedeutung. In diesem Sinne sind pathologische Organbefunde in vielen Fällen als sekundäre Folgen von Störungen in der Funktionalität zu interpretieren – und nicht umgekehrt!

Es erfüllt denjenigen, der sich ernsthaft mit dieser «alten» Wissenschaft beschäftigt, immer wieder mit ehrfurchtsvoller Faszination zu erleben, welch ein komplexes, fortschrittliches und vor allem praktikables «biokybernetisches» Medizinsystem auf weitgehend empirischer Basis entstehen konnte.

9.4. Notwendige Adaptionen

In früheren Jahrhunderten war viel heutiges Detailwissen noch nicht bekannt, weshalb in der traditionellen Literatur, vor allem in den anatomischen Ausführungen, einige Fehler enthalten sind, die in der heutigen TEN korrigiert sind.

Blutkreislauf

Dazu gehören die Vorstellungen über den Aufbau des Blutgefässsystems. Erst Mitte des 17. Jahrhunderts entdeckte der englische Arzt William Harvey, dass das Blut in einem geschlossenen Kreislauf fliesst. Bis dahin galt die galenische Lehrmeinung, dass das Blut permanent neu gebildet wird, über die Adern in die Gewebe transportiert und dort verbraucht wird. Auch wenn in dieser Vorstellung der venöse Schenkel des Gefässsystems noch nicht berücksichtigt ist, wurden doch die für die Blutbewegung und -verteilung prinzipiell notwendigen Mechanismen, Kräfte und Gesetzmässigkeiten korrekt beschrieben und lassen sich problemlos auf die Gegebenheiten eines geschlossenen Blutkreislaufes übertragen, ohne die galenischen Erkenntnisse der Hämodynamik völlig zu verwerfen. In diesem Sinne hier der Versuch einer aktualisierten humoralen Gefässphysiologie:

Der arterielle Schenkel des Gefässsystems dient dazu, die in den ersten beiden Kochungsschritten vorbereitete, aber noch nicht vollständig sanguinifizierte Vorstufe des Blutes aktiv in die Gewebe zu transportieren. D.h. hier besteht in der Blutqualität eine Dominanz der Nährsäfte in Form von physiologischer Feuchtigkeit (Phlegma) mit bereits hohem Wärmepotential, das dann aber erst im Kapillarbereich durch den Prozess der dritten Kochung die endgültige Sanguinifikation erfährt. Den attrahierenden (anziehenden) Kräften des Gewebes folgend, gelangt das Sanguis zunächst ins Interstitium, wo es durch den Einfluss seiner Wärmequalität den Nährstrom und den Klärstrom, aber auch die Leistungen der Parenchymgewebe steuert. Die Wärme des Blutes fungiert also als energetischer Impulsgeber und Regulator, während seine Feuchtigkeit die «Bausubstanz» stellt. Auch die im Interstitium wirkenden abstossenden (depulsierenden) Kräfte auf die Ausscheidungssäfte sind Ausdruck des Wärmeprinzips. Damit wird die Ausleitung von Überschusssäften und Metaboliten aus dem Interstitium über den venösen Schenkel des Blutes und die Lymphgefässe in Gang gesetzt. D.h. die humorale Qualität des venösen Blutes – und damit seine Physiologie und Pathophysiologie – wird durch die Ausscheidungssäfte dominiert.

Lymphsystem

Das gilt auch für das Lymphgefässsystem, dessen Hauptaufgaben im Abtransport überschüssiger Feuchtigkeit und «grober» Ausscheidungsstoffe liegt.

Die Dominanz des Phlegmas beim Lymphatismus führt häufig zu der gedanklichen Gleichung: Lymphe ist gleich Phlegma – was absolut nicht korrekt ist. Die Lymphe ist zwar die Körperflüssigkeit, die die kalten und feuchten Qualitäten des Phlegmas in hohem Mass repräsentiert. Daraus folgt aber auch, dass für die Bewegung der Lymphe ausreichend physiologische Wärme in den Geweben zur Verfügung stehen muss.

Das gesunde Lymphsystem steht bezüglich seiner Reizbarkeit dem arteriellen Blutsystem näher als dem venösen. Dies erklärt sich aus der sowohl anatomisch als auch funktionell deutlich ausgeprägteren muskulären Dynamik des lymphatischen Gefässsystems im Vergleich zum venösen Schenkel, dessen Leistungsfähigkeit stark von der Dynamik der umliegenden Gewebe abhängt (Muskel- und Gelenkpumpe, Bewegung der arteriellen Gefässe). Nicht zu Unrecht werden in der modernen Lymphologie die zwischen zwei

Klappen liegenden Lymphangione auch als «Lymphherzen» bezeichnet. Sie halten durch rhythmische Kontraktionen ihrer Muskulatur, die intramural und extern sympathisch (was humoralmedizinisch der physiologischen Wärme entspricht) initiiert werden, den Lymphfluss aufrecht. Dies deckt sich vollständig mit ihrer humoralmedizinischen Physiologie.

Das erklärt auch, warum ein Defizit des Wärmeprinzips, als zentraler pathophysiologischer Faktor bei der Entwicklung von Lymphatismus und Skrofulose, zur Stagnation der Feuchtigkeit in den Geweben führt. Dies tritt dann u.a. mit hyperplastischen Zuständen der betroffenen Gewebe, Ersatzausscheidungen (Katarrhe, Ekzeme) und torpiden Reaktionsmustern der Abwehrsysteme symptomatisch in Erscheinung.

Die physiologische Wärme des Blutes ist der stärkste Gefäss-dynamisierende Faktor.

Sie ist damit Impulsgeber jeder Säftebewegung.

Herz

In der TEN wird auch das Herz als integrales Element des Kreislaufsystems gesehen, das den gleichen Regulationsmechanismen unterliegt wie das Gefässsystem. Das Herz ist erster Impulsgeber der Blutbewegung und «Weiche» für die Verteilung des Blutes auf den Lungen- bzw. grossen Kreislauf.

Die Pumpkraft des Herzens kann aufgrund der Elastizität der Gefässe nur in den grossen Arterien wirksam sein. Die Blutbewegung in den Arteriolen, dem Kapillarsystem und dem venösen Schenkel muss durch den Tonus der Gefässmuskulatur, kombiniert mit der Dynamik der umliegenden Muskulatur und Gefässe, erfolgen. Die gängige Vorstellung, die Blutbewegung sei vorwiegend das Ergebnis der Druck- und Saugwirkung des Herzens ist schon von daher nicht realistisch, weil dies ein starres Röhrensystem (wie etwa bei einer Zentralheizung) voraussetzen würde – was die Blutgefässe nun mal nicht sind. Es ist daher notwendig, Herz, Gefässsystem und das Blut als komplexe funktionelle Einheit zu betrachten, deren Regulationsmechanismen nicht getrennt voneinander zu sehen sind. Sowohl das Herz als auch die Blutgefässe werden von der Wärme des Blutes aktiviert, um ihren Tonus kurzfristig an die aktuellen exo- und endogenen Bedingungen der einzelnen Organe und Gewebe anzupassen. Verändert sich die humorale Qualität des Blutes in unphysiologischer Weise (v.a. durch Schärfen), resultieren daraus sowohl Dysregulationen in der Gefässmotorik als auch krankhafte Abweichungen in der Herzdynamik, die in der humoralmedizinischen Pathophysiologie klar definiert sind.

Stofftransport

Der Blutkreislauf erklärt auch die Möglichkeiten des Organismus, jeden Stoff leicht und schnell innerhalb des Körpers von A nach B transportieren zu können. Diese Tatsache macht beispielweise auch das traditionelle Postulat eines Ganges von der Milz zum Magen überflüssig, über den die ausscheidungspflichtigen Anteile der Melancholera via Magen-Darm-Trakt eliminiert werden. Aber auch diese Adaption des Erklärungsmodelles ändert nichts an der Richtigkeit der physiologischen Bedeutung der Schwarzgalle für die Tonusregulation des Magens – wenn auch auf einem weniger direkten Weg.

9.5. Grundprinzipien des humoralen Denkmodells

Die folgenden beiden Aspekte sind sowohl für die Humoralmedizin als auch die gesamte TEN definierend und grenzen diese gegenüber dem kausal-analytischen, solidarpathologischen Arbeitsmodell der heutigen Schulmedizin ab, entsprechend der Aussage von C. W. Hufeland:

> *«Die Natur kennt keine Organe, sie kennt nur Funktionen*
> *und schuf sich das Organ als Werkzeug»,*

bedeutet dies, dass in der Humoralmedizin nicht der *materielle* Zustand des Organs im Zentrum steht, sondern stets dessen Funktionen bzw. Fehlfunktionen, die zudem niemals isoliert, sondern grundsätzlich im Kontext des Gesamtorganismus mit allen exo- und endogenen Einflüssen gesehen werden.

Die Humorallehre ist damit die Grundlage sowohl einer eigenständigen Physiologie als auch einer eigenständigen Pathophysiologie und der daraus hervorgehenden Krankheitslehre.

Parallelen

Die Humoralmedizin lässt durchaus Parallelen zur Computertechnologie erkennen, die zwischen Hardware (Materie) und Software (Information) unterscheidet. Die gewünschte Arbeitsleistung des Computers kommt erst durch die Interaktion der beiden Elemente zustande: Die Software braucht die passende Hardware, um darauf laufen zu können, und die Hardware braucht die Software, um eine Funktionalität entwickeln zu können, um quasi als Mittler die nicht-stofflichen Informationen in der materiellen Welt verfügbar zu machen.

Auch wenn der Vergleich zwischen der Funktionsweise des menschlichen Organismus und einem Computer nur in sehr engen Grenzen möglich ist, spiegelt er doch die Hufeland'sche Sicht der Dinge: Das (Hardware-analoge) Organ erfüllt nur dann seine spezifischen Aufgaben im Sinne des Gesamtorganismus, wenn es durch (Software-analoge) energetisch-informative Impulse (TEN-Terminus: «Lebenskraft») dazu angeregt und in seiner Ausführung geregelt wird.

Denkt man dies noch einen Schritt weiter, kommt man zu dem Schluss, dass es sich bei der Schulmedizin um eine «Hardware-Medizin» und bei der TEN um eine «Software-Medizin» handelt.

Humores sind Wirkprinzipien

Es sei an dieser Stelle nochmals betont, dass es sich bei den «Säften» der Humoralmedizin nicht um substanzielle Körperflüssigkeiten handelt, sondern, in allegorischem Sinne, um Repräsentanten der qualitativen Wirkprinzipien

warm / kalt
feucht / trocken,

die auch als *humorale* oder *elementare* Qualitäten bezeichnet werden.

Konkret bedeutet dies:

- Die Blut*flüssigkeit* ist nicht identisch mit Sanguis, sondern sie ist das materielle Produkt, das vom Organismus entsprechend den Wirkprinzipien aller Kardinalsäfte gebildet wird. Um Unklarheiten zu vermeiden, muss daher im Einzelfall deutlich unterschieden werden, ob mit dem Begriff «Blut» die Blutflüssigkeit oder der Kardinalsaft Sanguis gemeint ist.
- Der Schleim, der beispielsweise bei einem Schnupfen in grosser Menge von der Nasenschleimhaut produziert wird, ist nicht Phlegma selbst, sondern das materielle Substrat, das als Ergebnis eines pathologischen Zustandes des Kardinalsaftes Phlegma produziert wird.
- Die Gallenflüssigkeit ist nicht die Gelbgalle selbst, sondern sie ist in Menge und Qualität das substanzielle Ergebnis der gelbgalligen (cholerischen) Prozesse des Gesamtorganismus.
- Bei dem Kardinalsaft Schwarzgalle fällt die gedankliche Abkoppelung von einer Körperflüssigkeit am leichtesten, weil es keine einzelne «melancholische» Substanz im Organismus gibt. Das melancholische Prinzip wird ausschliesslich durch seine blockierenden und destruktiven Prinzipien im Krankheitsgeschehen erkennbar. Mehr dazu später.

Die Qualität «Wärme»

repräsentiert das Aktiv- oder Dynamikprinzip im Organismus. Da grundsätzlich keine Zell-, Gewebs- oder Organfunktion «automatisch» erfolgt, bedarf es ständig initiierender und regulativer Reize. In der Humorallehre stellt die Wärme mit ihren unterschiedlichen Intensitätsgraden diesen Reiz dar, der sämtliche Funktionen

- in Gang setzt,
- in Gang hält und
- reguliert.

Einige Beispiele, bei denen dies besonders offensichtlich ist:

- Coctio (Assimilation, Digestion)
- Blut- und Lymphbewegung
- Adaption an wechselnde Umweltbedingungen
- Abwehr- und Reorganisationsprozesse
- Heilungsprozesse

Die Qualität «Feuchtigkeit»

repräsentiert einerseits das stoffliche, materielle Prinzip als Grundlage für den Aufbau und die Regeneration sämtlicher Strukturen und Stoffe im Organismus. Andererseits steht die Feuchtigkeit auch für die Speicherform der Energie, und damit für das Mass der Energiereserven.

Interaktion

Wärme und Feuchtigkeit treten niemals als Einzelelemente in Erscheinung, sondern immer in Kombination miteinander, allerdings in kurz-, mittel- und langfristig variablen Gewichtungen («Graden»). Und sie stehen in ständiger wechselseitiger Interaktion. Das heisst, das Wärmeprinzip beeinflusst das Feuchtigkeitsprinzip – und umgekehrt. (Parallelen zum Yin/Yang-Prinzip der TCM sind hierbei sehr offensichtlich.)

Das Bild einer brennenden Kerze verdeutlicht symbolhaft die Wechselbeziehung zwischen Wärme und Feuchtigkeit: Das Wachs als Speicherform der Energie entspricht dabei der Feuchtigkeit. Das Licht und die Wärme repräsentieren die Aktivform der Energie. Ein Teil dieser Aktivenergie muss aber durch Schmelzen des Wachses am Docht die Speicherenergie verfügbar machen, was den Assimilationsprozess der Nahrung symbolisiert, der im Folgenden besprochen wird. Das «Kerzenmodell» ist aber nicht vollständig ohne die Integration der Spirituslehre. Darin repräsentiert die Flamme die Spiritus bzw. Pneuma. Mehr dazu in einem späteren Abschnitt.

In diesem Erklärungsmodell ist der ständige Einfluss der Flamme (Spiritus) als Mittler zwischen «Wärme» und «Speicherenergie» die Voraussetzung, das System «brennende Kerze» in Aktion zu halten.

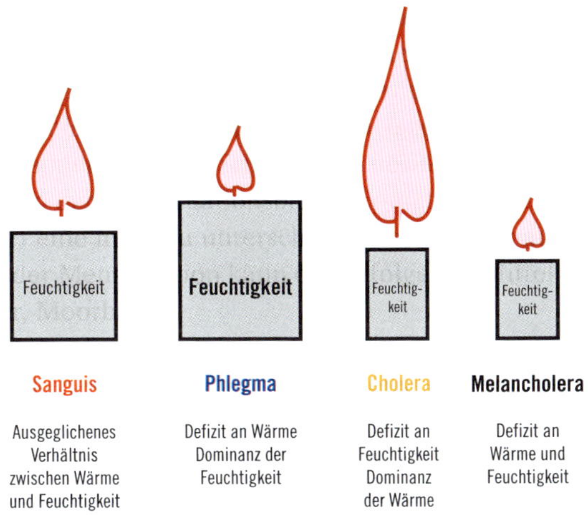

Wechselbeziehung zwischen Wärme und Feuchtigkeit am Modell der Kerze

Die Qualitäten «Kälte» und «Trockenheit» sind in der Regel als Polarität von Wärme und Feuchtigkeit zu verstehen. Das heisst konkret: Kälte ist ein Defizit an Wärme; Trockenheit ein Defizit an Feuchtigkeit.

- Kälte und Trockenheit können aber, vor allem als klimatische Störfaktoren, auch eigenständige Qualitäten mit pathogenem Potential darstellen.
- Die Intensität («Grad») und das Verhältnis zwischen Wärmeprinzip und Feuchtigkeitsprinzip reguliert die Aktivität und die Kontinuität sämtlicher Lebensprozesse.
- Die individuelle humorale «Langzeitsituation» prägt sowohl das Temperament als auch die konstitutionellen Reaktionsmuster des jeweiligen Menschen.

- Die humorale «Kurzzeitsituation» hingegen prägt die Symptomatik und den Verlauf bei aktuellen Funktionsstörungen und Krankheiten.
- Zudem wird zwischen «physiologischer» und «pathologischer» Wärme und Feuchtigkeit unterschieden, wobei die pathologischen Zustände durch verschiedene, aggressive Wirkprinzipien («Schärfen») verursacht werden, die zu pathologischer Modifikation der Humores führen.

Zusammenfassung

Physiologische Bedeutung des Wärmeprinzips:
- aktuell wirksame Energie
- Information (nicht-materielles Prinzip)
- Voraussetzung für Dynamik und Bewegung
- Voraussetzung für die Initiierung und Durchführung der physiologischen Funktionen jedes Gewebes
- Voraussetzung für die Anpassungsfähigkeit an variable exogene und endogene Bedingungen und Reize (psychisch und physisch)
- Voraussetzung für Assimilationsprozesse (v.a. Coctio)
- Körperwärme (physikalisch)
- ist Teilaspekt der «Lebenskraft» (nach Hufeland / Hahnemann)
- steht auch für positive Gefühle («Herzenswärme»)

Physiologische Bedeutung des Feuchtigkeitsprinzips:
- Speicherform der Energie, «potentielle» Energie
- Mass der Energiereserve
- Voraussetzung für jede organische Struktur oder Materie
- Basis der Körperflüssigkeiten
- Voraussetzung für die Beflutung der Gewebe

Zuordnung der Qualitäten zu den Kardinalsäften

Jeder Kardinalsaft repräsentiert eine klar definierte Kombination der Qualitäten warm und feucht bzw. deren Defizit:

Sanguis (Blut)	warm und feucht	Die Qualitäten stehen in ausgeglichenem, physiologischem Verhältnis zueinander. Sanguis stellt die Perfektionsstufe der Säfteentstehung dar, das Endprodukt der Säftemetamorphose, das erst im Gewebe entsteht, wo es für die Funktionen und den Aufbau der Gewebe verbraucht wird.
Phlegma (Schleim)	kalt und feucht	Es besteht ein Defizit des Wärmeprinzips, wodurch das Feuchtigkeitsprinzip Dominanz bekommt. Phlegma kann als «Vorstufe» der Sanguisentwicklung gesehen werden und kann durch Einfluss der Wärmeprozesse zu Sanguis perfektioniert werden. Damit repräsentiert das Phlegma die Reserveenergien. Dominanz von Phlegma ist humoraler ursächlicher Hintergrund für kalte und feuchte Krankheitsprozesse, mit hypokinetischer Symptomatik und Verlauf, sowie katarrhalische und ekzematische Ersatzausscheidungen. Für Phlegma existiert (abgesehen von physiologischen Schleimhautsekretionen) kein Ausscheidungsorgan. Demzufolge muss Phlegma zu Sanguis weiterentwickelt und verbraucht werden, ansonsten bekommt es pathogenes Potential.
Cholera Bilis (Gelbgalle)	warm und trocken	Es besteht ein Defizit des Feuchtigkeitsprinzips, wobei das Wärmeprinzip dominant wird. Cholera ist das Wirkprinzip, das alle Aktivprozesse im Organismus in Gang setzt und hält. Und es ist Voraussetzung für die Bewegung der Säfte im Körper sowie die Dynamik von Abwehr- und Heilungsprozessen. Dominanz der Cholera ist Voraussetzung aller hyperkinetischen Krankheitszustände und -verläufe. Physiologisch wird die Gelbgalle durch das Leber-Gallen-System ausgeschieden.
Melancholera Atrabilis (Schwarzgalle)	kalt und trocken	Die Melancholera repräsentiert das Defizit beider Qualitäten, wodurch sämtliche Aktivprozesse, aber auch Gewebsaufbau und -regeneration defizitär werden. Bildhaft kann man die Schwarzgalle als «Bremsklotz» in der gesamten Funktionalität des Organismus – auf allen Ebenen – sehen. Ihre Dominanz initiiert hypokinetisch-degenerative Krankheitsprozesse, auch maligne Zustände. Physiologisches Ausscheidungsorgan für die Schwarzgalle ist die Milz.

Zuordnung zu den Elementen

Die vier «Kardinalsäfte» *Sanguis* (Blut), *Phlegma* (Schleim), *Gelbgalle* (Cholera) und *Melancholera* (Schwarzgalle), die durch aktive Umwandlungsprozesse (Coctio) aus der Nahrung gebildet werden, repräsentieren die Naturelemente Luft (Sanguis), Wasser (Phlegma), Feuer (Cholera) und Erde (Melancholera) im menschlichen Organismus. Je nach Dominanz eines Saftes prägen sie das Temperament, die Konstitutionsmerkmale und die Reaktionsmuster des Menschen auf Reize, die von innen und aussen kommen.

(siehe Abbildung nächste Seite)

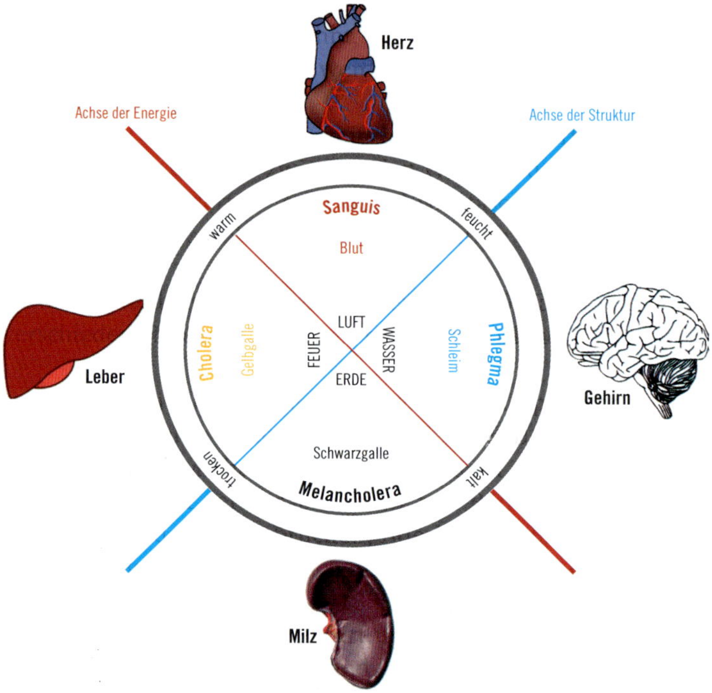

Das System der vier Kardinalsäfte

9.6. Säftemetamorphose

Alle Säfte entstehen aus der Nahrung, die – mit Ausnahme der Muttermilch – immer aus körperfremden Substanzen besteht. Diese müssen durch energieintensive Prozesse zu körpereigenen bzw. vom Organismus verwertbaren Substanzen umgewandelt werden. Dieser Vorgang wird in der Humoralmedizin als «Kochung» oder lat. «Coctio» bezeichnet. Heute wird auch der Begriff Assimilation verwendet.

Der Begriff Kochung bringt in sehr bildhafter Weise die Bedeutung des Wärmeprinzips bei diesem Vorgang zum Ausdruck. Bei der Coctio wird die (mit spezifischen Nuancierungen) prinzipiell zunächst kalte und feuchte Nahrung durch den Einfluss der physiologischen Wärme schrittweise auf ein energetisch höheres Niveau gebracht, bis sie mit ihrer finalen Perfektionierung die warmen und feuchten Qualitäten des Sanguis erreicht hat und sich damit qualitativ dem Körper angeglichen hat. Dieser Prozess läuft dynamisch von der Aufnahme der Nahrung bis zum «Verbrauch» des Sanguis im Gewebe ab und wird in drei Schritte unterteilt:

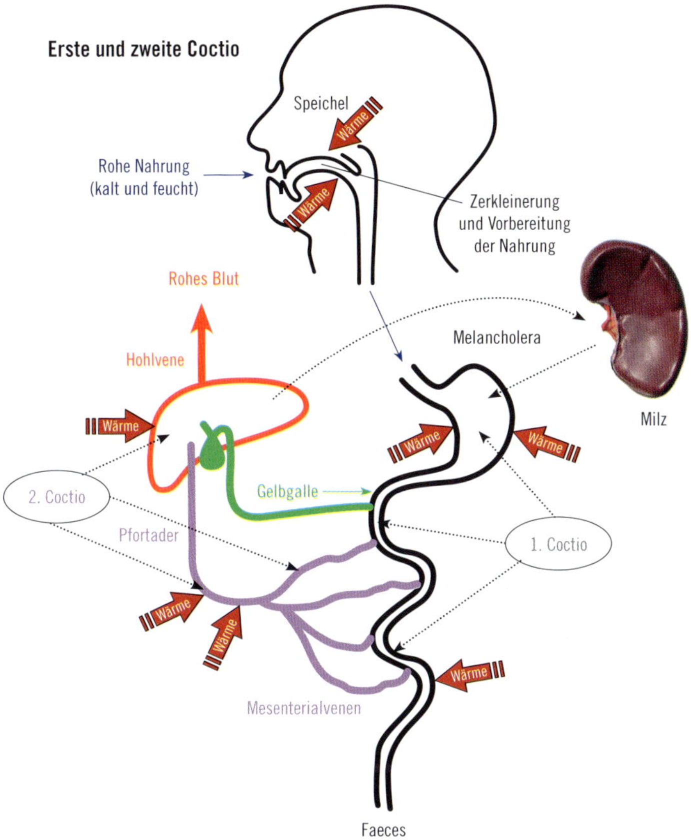

Schematische Darstellung der ersten und zweiten Coctio

Erste Coctio

Diese beginnt bereits im Mund, wo die Nahrung zerkleinert und mit dem Speichel durchmischt wird. Der Mund steht in enger konsensueller Beziehung zum Magen und wird von dessen Zuständen mit beeinflusst. Durch die Bewegungen der Zunge wird der Speisebrei in die Speiseröhre geschoben und vom Magen angezogen. Diese Anziehungskraft bewirkt eine Peristaltik der Speiseröhre, die vom Appetit abhängig ist: Je stärker der Appetit, umso stärker zieht der Magen die Nahrung an. Dort wird die Nahrung durchmischt und durch engen Kontakt mit der Magenwand geht deren Wärme auf den Speisebrei über. Dies wird zusätzlich unterstützt durch die Wärme der umliegenden Organe. Dabei hält der Magen den Nahrungsbrei fest und öffnet den Magenausgang erst, wenn die erste Kochung abgeschlossen ist. Die bei diesem Prozess entstehenden, dampfförmigen Nahrungsbestandteile stillen den «animalischen» Hunger. Der «natürliche» Hunger kann aber erst gestillt werden, wenn Sanguis entstanden ist, denn nur das Blut kann Substanz aufbauen.

Ist die erste Coctio abgeschlossen, öffnet sich der Pylorus und der nun für den Magen belastend gewordene *Nahrungsbrei* wird von der ausstossenden (expulsierenden) Kraft des Magens in den Dünndarm weiter transportiert. Damit wird der Chymus zum Chylus.

Auf der gesamten Länge des Dünndarms findet nun die Resorption der Nahrungsstoffe in die Mesenterialvenen statt. Die überflüssigen Restsubstanzen werden in den Dickdarm geleitet, wo sie bis zur Defäkation gespeichert werden.

Zweite Coctio

Über die Mesenterialvenen gelangt der Chylus in die Pfortader und von dort direkt in die Leber. Bereits in den Venen beginnt die zweite Kochung, bei der über den direkten Kontakt mit der Venenwand eine weitere Erwärmung stattfindet. Von der Leberpforte aus wird der Nährsaft über kleine Gefässe in der Leber verteilt, wo die zweite Kochung vollendet wird. Je kleiner die Gefässe sind, umso intensiver und schneller erfolgt die Energetisierung. Ein Teil des nun entstandenen «rohen» oder «jungen» Blutes ernährt die Leber. Der grösste Teil wird aber über die Hohlvene in den Körper transportiert. Die Verteilung in die verschiedenen Gewebe und deren Nutrition wird erst durch den Einfluss des Spiritus naturalis möglich, der in der Leber aus besonders reinen, dampfförmigen Anteilen des Blutes unter dem Einfluss der Leberwärme gebildet wird. Näheres hierzu im Abschnitt Spirituslehre.

Obwohl das in der zweiten Coctio erreichte Wärmepotential bereits hoch ist, handelt es sich dennoch noch nicht um vollendetes Sanguis. Dieses entsteht erst in der dritten Kochung in den Geweben, in denen es benötigt wird.

In der Leber wird nicht der gesamte Nährsaft in rohes Blut transformiert, sondern es entstehen – ähnlich wie beim Gärungsprozess des Weines – gasförmige Ausscheidungssäfte (gelbe Galle), die nach oben steigen und erdige Ausscheidungssäfte (schwarze Galle), die sich absetzen. Die Elimination der gelbgalligen Ausscheidungssäfte erfolgt über das Gallensystem, die schwarzgalligen Ausscheidungssäfte werden der Milz zugeführt, weiter verarbeitet und schliesslich ebenfalls via Magen-Darm-Trakt entsorgt.

Die galenische Heilkunde postuliert in diesem Zusammenhang ein komplexes System von diversen Gängen zwischen Leber und Milz bzw. zwischen Milz und Magen. Wie bereits im Abschnitt «Notwendige Adaptionen» erwähnt, kann und sollte heute auf dieses Konstrukt auf der Basis des Wissens um den Blutkreislauf verzichtet werden!

Dritte Coctio

Das rohe Blut wird einerseits von der Leber ausgestossen und andererseits von der Attraktionskraft der Gewebe angezogen, von denen es benötigt wird. Erst im entsprechenden Kapillarnetz wird durch weitere Übertragung physiologischer Wärme die vollendete Metamorphose zu Sanguis erreicht. Damit bekommt das Blut präzise die Qualitäten des Gewebes und kann so zum jeweiligen Gewebe werden. Über die interstitielle Transitstrecke wird es dort hin geleitet, wo es entweder durch Ankleben am Fasergerüst Strukturen aufbaut oder als aktive Energie bei den spezifischen Gewebstätigkeiten verbraucht wird.

Die Erkenntnisse von Prof. Alfred Pischinger über das interstitielle «System der Grundregulation» geben in einer Fülle von Details im Wesentlichen das wieder, was im systemischen Denken der Humoralmedizin recht «unscharf» als wärmeinduzierte Regelprozesse verstanden wird. Die Lehre Pischingers ist daher eine äusserst wertvolle Erweiterung der traditionellen Heilkunde. Sie kann aber in der TEN diagnostisch und therapeutisch nur dann sinnvoll integriert werden, wenn sie mit deren systemisch-funktionellem Denken verknüpft wird.

Im Gewebe wird das überflüssige Serum abgeschieden und bildet in den Nieren den Urin. Darüber hinaus entstehen im Gewebsstoffwechsel Schärfen und es bleiben Überflusssäfte übrig, die zwingend eliminiert werden müssen, weil sie andernfalls hoch pathogen sind. Dieses Thema wird weiter unten fortgeführt.

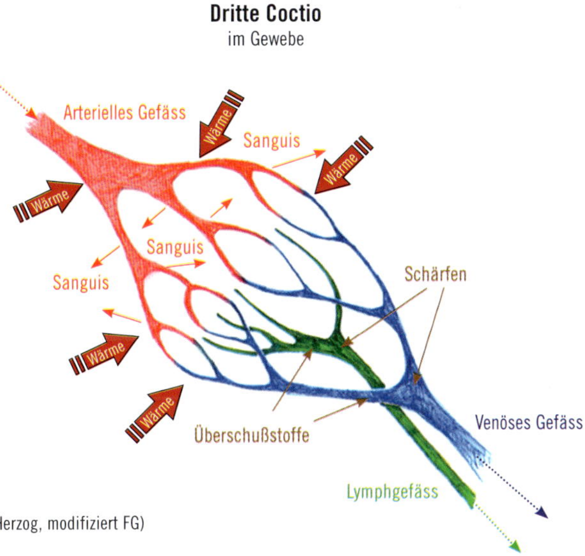

(Zeichnung: Esther Herzog, modifiziert FG)

Funktionen des Magens

Die beschriebenen physiologischen Aufgaben des Magens bei der ersten Kochung lassen die zentrale Rolle dieses Organs bei der Versorgung und Regulation des gesamten Organismus erkennen. Damit wird auch deutlich, welch weitreichende pathogenetische Folgen ein «kalter, schlaffer Magen» für den Gesamtorganismus hat. Mangelnde physiologische Wärme und die daraus resultierende Atonie des Magens ist nicht nur für die unvollständige Assimilation der Nahrung mit dyspeptischen Zuständen und daraus folgend für diverse Energiemangel-Syndrome und Versorgungsstörungen verantwortlich, sondern auch für die Regulation des Tonus aller Gewebe des gesamten Körpers. Die TEN sieht daher den Magen als Tonuszentrum, das sowohl den Spannungszustand jeder Muskulatur als auch die seelische und geistige «Spannkraft» reguliert – und nicht zuletzt auch die Sexualfunktionen.

Liegt bei einem Kranken eine reduzierte Funktionsfähigkeit des Magens vor, muss folglich dessen *Aktivierung* primäres therapeutisches Ziel sein, z.B. durch bitter schmeckende Heilpflanzen. In der heutigen Zeit ist ein kalter und atonischer Magen eher die Regel als eine Ausnahme. Irisdiagnostisch ist dieser Zustand an Abdunkelungen in der Krausenzone, meist direkt im Anschluss an den Pupillarrand, leicht erkennbar. Sodbrennen ist nur selten Zeichen einer Hyperazidität, sondern weit häufiger Symptom einer Atonie des Kardiasphinkters oder einer verlängerten Verweildauer der Speise im Magen, wobei durch Gärung Säuren entstehen, die dann aufsteigen. In solchen Situationen darf auf keinen Fall eine weitere Ruhigstellung des Magens erfolgen, weder durch Kamille noch durch Süssholzwurzel oder sog. «Basenpulver». Und die heute völlig unkritisch verabreichten Wirkstoffe Omeprazol und Pantoprazol haben aus den genannten Gründen ein kaum noch zu überbietendes Schädigungspotential, denn ihr humorales Wirkprinzip ist es, einen kalten, schlaffen Magen zu *erzeugen,* wodurch die Coctio verhindert wird!

Bedeutung der Coctio

Im humoralmedizinischen Denk- und Arbeitsmodell, das den Organismus als offenes Fliesssystem versteht, ist die Fähigkeit der Coctio (Facultas concoquens) eine Grundvoraussetzung für die sowohl stoffliche als auch energetische Versorgung des Organismus. Die assimilatorischen Fähigkeiten sind entscheidend für die Qualität von allem, was «danach» kommt. Damit ist primär die Qualität und die Menge der ausscheidungspflichtigen Säfte gemeint, die im «Stoff-Wechsel» der Funktionsgewebe entstehen (Klärstrom). Je höher die Qualität der Nährsäfte ist, umso effizienter und störungsfreier sind die Organfunktionen und umso geringer ist die Menge und die Pathogenität der «Schärfen» der Ausscheidungssäfte.

Im Weiteren hängt auch die Fähigkeit, sie aus den Geweben zu entfernen und schlussendlich über die Ausscheidungsorgane eliminieren zu können, von der Qualität der Nährsäfte ab, denn auch diese Funktionen sind sehr energieintensiv.

Jede Krankheitssituation basiert nach dem Verständnis der Humoralmedizin auf Veränderungen der gesamten Säftequalität, die sich aus der Qualität der Nähr- und Ausscheidungssäfte zusammensetzt. Da aber die direkte pathophysiologische Bedeutung schwerpunktmässig meist bei den Schärfen der Ausscheidungssäfte liegt, wird in der TEN der therapeutische Fokus häufig auf die Förderung der Ausscheidung gelegt, u.a. mit den Ab- und Ausleitungsverfahren. Das ist zweifelsfrei ein wichtiger Ansatz in der Therapie. Solange aber nicht gleichzeitig eine insuffiziente Coctio optimiert wird, muss man der vermehrten Entstehung von Schärfen ständig ausleitend «hinterher-therapieren», ohne eine dauerhafte humorale Stabilität im Gesamtsystem erreichen zu können.

Irisdiagnostisch sind die assimilatorischen Fähigkeiten in der Krausenzone, also im Zentrum der Iris, direkt um die Pupille herum, zu erkennen. In Verknüpfung mit dem oben Beschriebenen, ist folgender Lehrsatz entstanden, als Hinweis für die sinnvolle Strukturierung eines Therapiekonzeptes:

> *«Die zentralen Zeichen im Auge haben zentrale Bedeutung für die Therapie.»*
>
> (Friedemann Garvelmann)

9.7. Dienende Kräfte

Die teilweise bereits erwähnten «dienenden Kräfte» gelten als hierarchisch «weisungsgebundene» Teilleistung des Spiritus naturalis, der in Abschnitt 9.13. näher behandelt wird. Diese Kräfte haben entscheidende Bedeutung für die Bewegung und die Verteilung der Säfte und werden folgendermassen eingeteilt:

Anziehungskraft (Attraktion)

Durch die Attraktion werden «passende» Nahrungssäfte vom Gewebe angezogen. Auf diese Weise zieht die Leber den Chylus aus den Mesenterialvenen und der Pfortader an. Mittels Attraktion wird auch das, den Eigenschaften des Gewebes schon stark angeglichene, rohe Blut von den Geweben angezogen, damit es im Prozess der dritten Coctio zu vollendetem Sanguis werden kann. Die Attraktion wird mittels der längslaufenden Fasern des Gewebes realisiert.

Haltekraft (Retention)

Das Festhalten der Säfte im Gewebe schafft die Voraussetzungen für die Assimilationsprozesse zu perfekten physiologischen Nahrungssäften. Diese Prozesse benötigen Zeit, die auf diese Weise zur Verfügung steht. Die Retention wird vorwiegend durch die schrägen Fasern, gelegentlich auch durch die quer verlaufenden realisiert.

Kochung (Coctio, Digestion)

Die Coctio ist der Vorgang, bei dem die angezogenen und festgehaltenen Säfte aus ihrem rohen Zustand zum ausgereiften Nahrungssaft transformiert werden. Dieser Vorgang ist weiter oben ausführlich beschrieben.

Abstossungskraft (Depulsion)

Diese Kraft ist Voraussetzung dafür, dass überschüssige und schädliche Säfte aus dem Gewebe entfernt werden können. Avicenna differenziert nicht zwischen Abstossungs- und Ausscheidungskraft.

Ausscheidungskraft (Elimination, Expulsion)

Eliminiert werden nicht-nährende Überschuss-Stoffe aus dem Digestionsprozess, übermässige Nahrung oder Substanzen, die nicht mehr benötigt werden, nachdem sie ihre Aufgaben erfüllt haben. Die Ausscheidung erfolgt über die natürlichen Ausscheidungswege des Harns und des Stuhls.

Stehen diese Ausscheidungswege nicht zur Verfügung, werden die Abfallstoffe entweder von einem höheren Organ zu einem niedrigeren oder von einem harten auf ein weiches

Organ abgeleitet. Auch die kompensatorische Ableitung ausscheidungspflichtiger Säfte auf die Haut und das Schleimhautsystem, wo sie in Form eines Ekzems («Aus-schlag») bzw. als Katarrh eliminiert werden, wird durch die Expulsionskräfte realisiert.

Es ist ein Naturprinzip, dass das Ausscheidungssystem die Elimination von Exkrementen in den natürlichen Ausscheidungswegen grundsätzlich eher fördert als behindert. So kann beispielweise die Schwarzgalle durch Erbrechen ausgeschieden werden.

Die dienenden Kräfte werden von den vier humoralen Qualitäten beeinflusst. Das gilt in erster Linie für die Wärme, denn wie jeder aktive Vorgang sind auch die dienenden Kräfte energieverbrauchend. D.h. auch sie werden beim Fehlen physiologischer Wärme insuffizient. Dies ist einer der Gründe, warum bei kalten (phlegmatischen bzw. melancholischen) Zuständen neben der Coctio auch die Ausscheidungsprozesse insuffizient sind. Das bedeutet aber auch, dass die therapeutische Anregung der Ausscheidungsfunktionen nur dann effizient möglich ist, wenn auch die Bereitstellung der Energie im Rahmen der Assimilationsprozesse adäquat ist. Das wiederum setzt einen warmen und tonischen Magen voraus – ein entscheidender Ansatzpunkt für die Therapie.

Die anderen Qualitäten kalt, feucht und trocken haben sehr spezifische Bedeutungen und Aufgaben bei der Regulation der dienenden Kräfte. Die präzise Differenzierung würde allerdings den Rahmen dieser Arbeit sprengen.

9.8. Zuordnung der Organe

In der Grafik auf Seite 192 sind die Organe eingezeichnet, die direkt den vier Kardinalsäften zugeordnet werden.

Herz > Sanguis

Wie weiter oben bereits erwähnt, gehört hier das Gefässsystem untrennbar dazu. Die Regulationsmechanismen des Herz-Kreislauf-Systems und damit die adäquate Blutverteilung, werden direkt von der Wärmequalität des Blutes gesteuert. Daher zeigen sich Abweichungen der Blutqualität auch in erster Linie mit Symptomen des Herz-Kreislauf-Systems:

- Zu *warmes* Blut bedingt *hyper*kinetische Syndrome:
  Kongestion, arterielle Hypertonie, Wallungen, tachykarde Herzrhythmusstörungen
- Zu *kaltes* Blut bedingt *hypokinetische* Syndrome:
  Plethora, arterielle Hypotonie, kalte Extremitäten, bradykarde Herzrhythmusstörungen

Die venösen Blutgefässe und das Lymphsystem reagieren von dieser Regel abweichend, sowohl auf Hyper- als auch auf Hypothermie und insbesondere auf Säfteverunreinigungen mit Schärfen, mit Verminderung des Gefässtonus, was zu plethorischen Zuständen im Blutsystem und zu Stagnationen im Lymphfluss führt. Diese teilweise konträren Reaktionsmuster der verschiedenen Gefässabschnitte führen in der Diagnostik nicht selten zu Verwirrung. Für eine differenzierte Therapie ist es jedoch unerlässlich, den humoralen Zustand korrekt zu erkennen, denn davon hängt die passende Auswahl der Arzneimittel und sonstiger Anwendungen ab.

Dazu einige konkrete Beispiele entsprechend der traditionellen Arzneilehre:

Aktivierung der Blutwärme	viele Bitterstoff-Pflanzen (Aktivierung der Coctio): Rosmarin (Rosmarinus officinalis, neu: Salvia rosmarinus) Arnika (Arnica montana) evtl. als homöopathische Niedrigpotenz Weissdorn (Crataegus oxyacantha) Eisenkraut (Verbena officinalis)
Dämpfung der Blutwärme	Hirtentäschel (Capsella bursa pastoris) Kanadische Blutwurz (Sanguinaria canadensis) als homöopathische Niedrigpotenz Mandragora (Mandragora officinarum) als homöopathische Niedrigpotenz Besenginster (Spartium scoparium) zusätzlich: Ausleitung cholerischer Schärfen (s. u.)
Tonisierung der Venen	Schafgarbe (Achillea millefolium) Leinkraut (Linaria vulgaris) Rosskastanie (Aesculus hippocastanum) Zaubernuss (Hamamelis virginiana) zusätzlich: Ausleitung von Schärfen (s. u.)

Gehirn > Phlegma

Das Gehirn als Organ mit sehr hohem Energieumsatz ist auf ausreichende Reserven angewiesen, die ihm mit dem Phlegma zur Verfügung stehen.

Trotzdem bedeutet das nicht, dass das Gehirn direkt von Phlegma ernährt wird. Auch hier muss in der dritten Kochung die finale Metamorphose zu Sanguis erfolgen, wozu physiologische Wärme notwendig ist. Diese ist auch Bedingung für die Bewegung des Schleims im Gehirn. Fehlt die Wärme, führt dies zur Stagnation der Phlegmabewegung im Gehirn – häufiger humoralpathologischer Hintergrund für viele Krankheiten mit Symptomen im Kopf. Einige Beispiele hierzu: dumpfer, drückender Kopfschmerz, Konzentrationsstörungen, Trägheit des Denkens, Schwindel, unblutiger apoplektischer Insult (alter Begriff: «Schleimschlag»), Tinnitus, Sehschwäche, chron. Sinusitis.

Interessant ist in diesem Zusammenhang auch die Vorstellung der galenischen Heilkunde, wie überschüssiger Schleim aus dem Gehirn entsorgt wird: Er fliesst über Spalten im Gehirn in die Siebbeinzellen und tropft über die Nase nach aussen.

Dies deckt sich in verblüffender Weise mit den heutigen Erkenntnissen der lymphatischen Entsorgung des Gehirns: Statt Lymphgefässe existieren im Gehirn Lymphspalten, die sich in den Siebbeinzellen sammeln und von dort über das Kopflymphsystem entsorgt werden.

Die Entleerung über die Nasenschleimhaut ist als kompensatorischer Ausscheidungsprozess zu sehen, der später noch thematisiert wird.

Auch zu diesem Bereich einige Beispiele aus der traditionellen Pharmakotherapie, mit der therapeutischen Zielsetzung, den kalten Schleim zu erwärmen und die Stagnation aufzuheben:

Aktivierung des Wärmeprinzips	Bitterstoff- Pflanzen: Kalmus (Acorus calamus) Eberraute (Artemisia abrotanum) Angelika (Angelica archangelica) Meisterwurz (Peucedanum ostruthium)
Aktivierung der Schleimbewegung	Braunwurz (Scrophularia nodosa) Walnuss (Juglans regia) Schlüsselblume (Primula veris) Thuja (Thuja occidentalis) als homöopathische Niedrigpotenz zusätzlich: Ausleitung von Schärfen (s. u.)

Leber-Gallen-System > Cholera

Die Leber als Wärmezentrum des Körpers ist sowohl beim Aufbau der Säfte (zweite Coctio) beteiligt als auch für die Ab- und Ausscheidung sämtlicher gelbgalliger Säfte und Schärfen zuständig. Die Ausscheidung erfolgt über die Gallenwege, mit Zwischenspeicherung in der Gallenblase. Diese Organe werden auch von der physiologischen Gelbgalle ernährt. Wegen ihrer Entgiftungsfunktion wird die Galle in der TEN auch als «Mülleimer der Leber» bezeichnet.

Die heute bekannten Funktionen der Gallensalze als Emulgatoren bei der Fettverdauung sind als sinnvoller Nebeneffekt der Gallenproduktion zu sehen. Das ist aber sicher nicht ihre biologische Hauptaufgabe. Diese liegt in der Ausleitung hitziger Säfte und Schärfen. Daraus ergibt sich auch die Bedeutung der Galle in der Humoralpathologie: Ist die Cholera-Ausleitung unzureichend, entstehen hyperkinetische Krankheitsbilder auf der Basis der biliären Konstitution. Einige Beispiele hierzu sind akute Entzündungen, akute Allergien, Koliken, Spastik der Bewegungsmuskulatur, Steinbildung (Kristallose), Unruhezustände, Schlaflosigkeit, manische Zustände u.v.a.

Auch hierzu einige konkrete Beispiele aus der Arzneimittellehre der TEN:

Aktivierung der Cholera-Ausleitung	Schöllkraut (Chelidonium majus) Löwenzahn (Taraxacum officinale) Fussblatt (Podophyllum peltatum) als homöopathische Niedrigpotenz Brechnuss (Nux vomica) als homöopathische Niedrigpotenz Weisse Zaunrübe (Bryonia alba) als homöopathische Niedrigpotenz
Erwärmung der kalten Leber	Mariendistel (Silybum marianum) Bitterholz (Quassia amara) Artischocke (Cynara scolymus)

Milz > Melancholera

In der Humoralmedizin wird der Milz eine Bedeutung zugemessen, die weit über das hinaus geht, was in der heutigen Schulmedizin über sie bekannt ist.

Sie ist ein ausgesprochen «stilles» Organ, das nur selten selbst symptomatisch in Erscheinung tritt. Störungen der Milzfunktionen zeigen sich meist indirekt durch sehr unterschiedliche Krankheitsprozesse, bei denen man üblicherweise zunächst nicht an eine Beteiligung der Milz denkt. Störungen der Milzfunktionen sind auch ein häufiger Co-Faktor in der humoralen Pathophysiologie. Daraus erklärt sich, dass die Milz bei einer unüberschaubaren Vielfalt von Krankheiten beteiligt sein kann. Wichtige Hinweise für diese Zusammenhänge bekommt der TEN-Therapeut auch in diesem Fall durch die Irisdiagnose: Der Sektor der Milz liegt recht topostabil im linken Auge um 4 Uhr herum. Dort sind sehr häufig Aufhellungen oder Reizfasern (> Hyperkinese der Milz), Dunkelfelder oder Lakunen (> Milzinsuffizienz), Krausenektasierung oder Transversalen (> Plethora im Pfortadersystem) zu finden. Gelegentlich ist in diesem Sektor auch ein breiter, dunkler Ziliarrand erkennbar, als allgemeiner Hinweis auf eine Eliminationsschwäche der Milz.

Die Zuordnung der Milz zur schwarzen Galle besteht deshalb, weil sie für deren Absonderung aus dem Blut zuständig ist. Die ausscheidungspflichtigen Anteile der Melancholera leitet sie zum Magen, wodurch dieser so heftig tonisiert wird, dass er sie in den Darm weiterleitet, aus dem sie schlussendlich mit dem Stuhl ausgeschieden wird. Als einziges Organ wird die Milz teilweise sogar von Schwarzgalle ernährt.

Eine weitere physiologische Aufgabe der Milz ist die Verteilung der physiologischen Feuchtigkeit im Organismus. Folge einer Milzinsuffizienz können daher auch Ernährungsstörungen (Dystrophie) und Trockenheitssymptome (Elastizitätsverlust, Kristallose) der Gewebe sein. Auch für die Milz-Therapie einige konkrete Beispiele:

Aktivierung der Melancholera-Ausscheidung	Hirschzunge (Scolopendrium vulgare): universelles Milzmittel Borretsch (Borago officinale): Konsensus Milz-Herz Erdrauch (Fumaria officinale): Konsensus Milz-Galle Meerzwiebel (Urginea maritima): Feuchtigkeitsstagnation Grindelia (Grindelia robusta): Konsensus Milz-Atemwege Säckelblume (Ceanothus americanus): Konsensus Milz-Blut
Milzseitige Plethora der Pfortader	Hirschzunge (Scolopendrium vulgare) Odermennig (Agrimonia eupatorium)

9.9. Humoralmedizinische Pathophysiologie

Voraussetzung für Gesundheit ist einerseits ein ausgeglichenes Verhältnis zwischen den Kardinalsäften und andererseits die optimale Qualität der Säfte selbst. Insbesondere das Mischungsverhältnis darf aber nicht statisch sein, sondern *muss* der individuellen Lebenssituation entsprechend flexibel sein, um sich den wechselnden Bedingungen der Um- und Inwelt anpassen zu können. Sämtliche Reaktionsmuster des Menschen werden durch seine individuelle humorale Situation geprägt, auf allen Ebenen. So prägt die grundsätzliche und langfristige Dominanz eines der vier Kardinalsäfte das *Temperament*, das aber auch nicht statisch ist, sondern sich im Laufe der Lebensphasen in charakteristischer Weise verändert. Die langfristige humorale Situation ist auch für die Ausprägung und

Entwicklung der *Konstitution*[2] eines Menschen verantwortlich. Kurz- und mittelfristige Veränderungen im Säftehaushalt sind pathophysiologischer Hintergrund für sämtliche Befindlichkeitsstörungen und Krankheiten. Konkret sind die folgenden Zustände die Basiselemente der humoralen Pathophysiologie:

- Pathologisch verändertes *Mischungsverhältnis* der Säfte (Dyskrasie)
  Das heisst in unsere moderne Sprache übersetzt: «Störungen des Metabolismus, der Energie- und Flüssigkeitsbilanz, denn bereits die Antike stellte sich den Organismus als offenes Fliesssystem vor»[3]
- Pathologische «*Verunreinigung*» der Säfte durch sog. «Schärfen», die den Säften aggressiven Charakter geben (Kakochymie)

Krankhafte Säfte werden einerseits durch Absonderungen wie Eiter, zäher Nasenschleim oder nässende Hautausschläge erkennbar und andererseits durch die prinzipiellen Reaktionsmuster der Hyper- bzw. Hypokinese. Aus diesen Phänomenen die individuelle humorale Situation des Kranken zu erkennen, sie zu analysieren und die entsprechenden Schlüsse daraus zu ziehen, ist die zentrale Aufgabenstellung humoralmedizinischer Diagnostik. Diese bedient sich, neben Anamnese und klinischen Untersuchungen, auch spezifischer Diagnoseverfahren wie Puls-, Harn- und Irisdiagnostik, die in anderen Kapiteln dieses Buches beschrieben sind. Auf dieser Basis werden Therapiekonzepte entwickelt, die konsequent ebenfalls den Kriterien der Säfte- und Qualitätenlehre entsprechen müssen. Sie beinhalten individuell angepasste Empfehlungen zur Ernährung und Hinweise zur Lebensführung (Diätetik) sowie die TEN-spezifischen Heilmittel und Verfahren. Dabei wird nach dem Gegensatz-Prinzip vorgegangen (contraria contrariis curentur – Gegensätzliches werde mit Gegensätzlichem geheilt).

Konkret bedeutet das (schematisiert und vereinfacht):

- Bei einer hitzigen Krankheit verwendet man kühlende Mittel und Anwendungen.
- Bei einer kalten Krankheit verwendet man erwärmende Mittel und Anwendungen.
- Bei einer feuchten Krankheit verwendet man trocknende Mittel und Anwendungen.
- Bei einer trockenen Krankheit verwendet man befeuchtende Mittel und Anwendungen, entsprechend der traditionellen Diätetik und Pharmakologie.

Hinzu kommen die ab- und ausleitenden Verfahren der TEN, die dazu dienen, die Bewegung der Säfte und ihre Qualität durch Ausleitung von verunreinigenden Schärfen zu optimieren.

---

2 Auch wenn die Konstitution hier im Zusammenhang mit der humoralen Pathophysiologie erwähnt wird, muss doch explizit betont werden, dass die konstitutionelle Situation *nicht* zwangsläufig eine pathologische Situation darstellt, sondern lediglich die typischen «pathophysiologischen Themen» und Reaktionsmuster definiert. Die konstitutionelle Situation ist damit die Grundlage und der «gemeinsame Nenner» der meisten Krankheiten, auch wenn diese an unterschiedlichen Orten und zu unterschiedlichen Zeiten auftreten. Und sie lässt Krankheitsneigungen im Sinne von Disposition und Diathese erkennen, was praktische Bedeutung für die Prävention hat.

3 Zitat aus: Joachim Broy: Die Konstitution; S. 23

Dyskrasie

Veränderungen im Mischungsverhältnis der vier Kardinalsäfte führen zur Dominanz eines der vier Säfte, wodurch dessen Wirkprinzipien in den Vordergrund treten. Ist eine solche Verschiebung so moderat, dass sie noch kein oder nur unterschwelliges pathogenes Potential besitzt, prägt sie den Temperamentstyp.

Eine Dyskrasie kann genetisch determiniert sein oder temporär durch endo- und exogene Reize ausgelöst werden. Die genetisch geprägte Dominanz eines Kardinalsaftes ist Grundlage der Konstitution, die aber zeitlebens veränderlich ist.

Temporäre Dyskrasie ist eine der Ursachen für aktuelle Krankheitszustände, wobei (mit wenigen Ausnahmen) immer die konstitutionelle Situation die «humorale Richtung» vorgibt. Das ist einer der Gründe, warum auch bei akuten Krankheiten das Wissen über die konstitutionellen Hintergründe wegweisend für die therapeutische Zielrichtung sein kann.

Die Diagnostik orientiert sich immer an den beiden Qualitäten Wärme und Feuchtigkeit, die bei Funktionsstörungen und Krankheiten entweder im Übermass oder im Defizit sind. Daraus ergeben sich folgende Zuordnungen zu den Humores mit Beispielen für eine typische Symptomatik:

Vermehrtes Wärmepotential mit adäquater Feuchtigkeit (guter Ernährungszustand) –
Sanguis-Dominanz

verstärkte Herzaktivität (tachykarde Herzrhythmusstörungen, Palpitation) oder Gefässdynamik (kongestive Zustände im Kopf, Hitzewallungen, hypertone Krisen)
Irisdiagnose: hämatogenes (braunes) Auge mit hellen Reizfasern, bes. im Kopf- oder Herzsektor; Kongestionsfurchen

Vermindertes Wärmepotential mit vermehrter Feuchtigkeit –
Phlegma-Dominanz

Säftestauung (Schwellungen, Ödeme), bes. in Schleimhäuten (katarrhalische Ersatzausscheidungen), Haut (ekzematische Ersatzausscheidungen) oder serösen Häuten (z.B. Gelenkrheuma)
Trägheit der Organ-, Anpassungs- und Abwehrprozesse (chronische Entzündungen)
Irisdiagnose: lymphatisches (blaues) Auge mit Flocken, Wolken; häufig abgedunkelte Krausenzone

Gesteigertes Wärmepotential bei reduziertem Feuchtigkeitsprinzip –
Cholera-Dominanz

hitzige Abwehrprozesse (akute Entzündungen)
hyperkinetische Organfunktionen (Spasmen, Koliken, Neuralgie, Reizdarm, Reizblase u.v.a.)
Dabei Nutritionsstörungen durch mangelnde Reserven (Dystrophie, leichte Erschöpfbarkeit [«reizbare Schwäche»], reduziertes Durchhaltevermögen – auch bei der Überwindung von Krankheiten). Dies führt dazu, dass Krankheiten mit heftigen entzündlichen Reaktionen beginnen, dann aber rasch an Dynamik verlieren und in

eine chronisch-schleppende Verlaufsform übergehen.
Irisdiagnose: häufig Mischiriden mit brauner zentraler Heterochromie, Aufhellungen und Reizfasern im Leber-Gallen-Sektor, auch Transversalen, multiple winzige schwarze Krypten in der gesamten Iris (sog. «Gallenlöcher», gelten als «Trocknungszeichen»)

Reduziertes Wärmeprinzip bei defizitärem Feuchtigkeitsprinzip – *Melancholera-Dominanz*

hypokinetische Organfunktionen (Insuffizienzen) und Abwehrprozesse
massive Anpassungsstörungen in allen Bereichen, auch psychisch
primär chronisch-degenerativer Krankheitsverlauf mit Tendenz zu Malignosen
Ernährungsstörungen mit daraus resultierenden Energiemangelsyndromen
Unflexibilität und Starre in allen Bereichen
Irisdiagnose: schmutzig wirkende, ockerfarbene bis graue Pigmentierung der Iris, Lockerungszeichen, Lakunen und Transversalen im Milzsektor
(Iridologische Zeichen im Milzsektor sind wichtige Zeichen für schwarzgallige Belastung, was im Therapiekonzept unbedingt berücksichtigt werden sollte, auch prophylaktisch, wenn noch keine entsprechende Symptomatik vorhanden ist.)

Schärfen als Basis der Kakochymie

Der in der Humoralmedizin häufig verwendete Begriff «Schärfe» ist ein sehr plastischer Sammelbegriff für «humorale Störfaktoren» mit aggressivem Charakter. Schärfen verunreinigen die Säfte, vor allem das Phlegma, verfälschen deren humorale Qualität und haben damit *immer* pathogenes Potential. Schärfen entstehen entweder bei der Assimilation als Nebenprodukt einer unphysiologischen Coctio oder als ausscheidungspflichtige Stoffe im katabolen Gewebsstoffwechsel.

Man unterscheidet, entsprechend der jeweiligen Qualität, gelbgallige und schwarzgallige Schärfen. Im Zusammenhang mit der Skrofulose wird gelegentlich auch von phlegmatischen Schärfen gesprochen, die bei näherer Betrachtung aber immer cholerische oder melancholische Prinzipien erkennen lassen. Bei der hitzigen Qualität gelbgalliger Schärfen handelt es sich immer um *unphysiologische* Wärme. D.h. sie kann keine physiologischen Funktionsabläufe initiieren (z.B. Coctio oder Gefässdynamik), sondern hat ausschliesslich pathogenes Potential.

Das bedeutet aber auch, dass fehlende physiologische Wärme niemals durch heisse Schärfen kompensiert werden kann!

Es ist daher in der Diagnostik ausgesprochen wichtig, zwischen physiologischer und pathologischer Wärme zu differenzieren.

Die Verunreinigung mit Schärfen führt dazu, dass die typischen Qualitäten der Säfte von der Qualität der Schärfe überlagert werden, was zu einer unphysiologischen Veränderung ihres ursprünglichen Wirkprinzips durch die Qualität der Schärfe führt.

Konkret bedeutet das:

- Ist das Phlegma mit gelbgalligen Schärfen verunreinigt, bekommen Abwehrprozesse, die aufgrund der kalten und feuchten phlegmatischen Qualitäten zu torpiden und chronischen Verlaufsformen neigen würden, bedingt durch die cholerischen Schärfen aggressiven, hitzigen Charakter. Das zeigt sich in hyperkinetischen Reaktionsmustern, wie z.B. akute Allergien, heftige Entzündungsreaktionen, aggressive Ausscheidungsprozesse über die Haut und die Schleimhäute. Auf der Haut entstehen entzündliche Ausschläge mit starkem Juckreiz. Auf den Schleimhäuten treten heftige Katarrhe mit reizenden Sekreten auf, durch die sich die Austrittsorte röten, häufig mit Brennschmerz. Weitere Beispiele für Symptome sind: Spastik jeder Muskulatur, Neuralgie, arterielle Kongestion (Hypertonie, pulsierender Kopfschmerz, Hitzewallungen). Oder Kombinationen zwischen Katarrhen und muskulärer Hyperkinese: Asthma bronchiale, Mb. Crohn – um nur einige Beispiele zu nennen. Auch basieren viele Autoimmunerkrankungen auf dieser Pathophysiologie.
  Cholerische Schärfen können *nicht* dazu beitragen, die kalten Feuchtigkeits-Prinzipien des Phlegmas zu verwertbarem Sanguis zu perfektionieren. Sie führen sogar dazu, dass die Feuchtigkeit so verändert wird, dass sie nicht nur ihre ernährenden Qualitäten einbüsst, sondern im Zuge der dadurch gestörten Nutrition sogar weitere Schärfen entstehen können. Daraus kann sich ein Teufelskreis entwickeln. Typisch für die so entstehenden Energiemangel-Zustände sind chronische Müdigkeit, Organinsuffizienzen, Entwicklungsstörungen u.v.a.
  Therapeutische Vorgehensweise: Neben der Konsolidierung bzw. Optimierung der Assimilation (*sanfte* Stimulation der Coctio) – was immer an erster Stelle stehen sollte – wird die Ausleitung cholerischer Schärfen durch Aktivierung der Eliminationsfunktionen des Leber-Gallen-Systems erreicht (z.B. mit Chelidonium, Podophyllum, Bryonia, Taraxacum u.a.).

- Verunreinigungen mit *melancholischen Schärfen* (kalt und trocken) lassen phlegmatische Reaktionsmuster im Abwehrverhalten noch träger und ineffektiver werden, bis hin zur völligen Reaktionsstarre. Die trockene Qualität vermindert die nutritiven Funktionen der Feuchtigkeit mit den Folgen, die oben bereits beschrieben sind. Chronisch-degenerative Entzündungsprozesse, Arthrosen, Fibrosen, Sklerose, aber auch maligne Gewebsentartung sind typische Resultate dieser humoralen Situation, die sich auch in Form melancholischer Gemütszustände zeigen kann. Häufige Symptome sind trockene, schuppige Ekzeme (z.B. Psoriasis) und hartnäckige Katarrhe der Atemwege mit sehr zähem, fadenziehendem Schleim (z.B. Sinusitis, Asthma bronchiale, COPD). Ein Erkennungsmerkmal für schwarzgallige Schärfen ist also, wenn exsudative Prozesse auf Haut oder Schleimhäuten, die in ihrer «Reinform» phlegmatischen Charakter hätten, trocken sind bzw. trocken-zähe Sekrete haben. Auch hartnäckiger Juckreiz ohne Effloreszenzen (z.B. Pruritus senilis) entsteht häufig auf der Basis melancholischer Schärfen. Generelles Merkmal ist die extrem eingeschränkte Selbstheilungstendenz bei allen Krankheitszuständen, aber auch mangelhaftes Ansprechen auf Therapiereize aller Art.

Therapeutische Vorgehensweise: Neben der Konsolidierung bzw. Optimierung der Assimilation wird die Ausleitung schwarzgalliger Schärfen durch Aktivierung der entsprechenden Milzfunktionen erreicht (z.B. Scolopendrium, Borago, Grindelia, Scilla, Conium, Kalium sulf. u.a.).

Der gesamte skrofulöse Formenkreis basiert auf einer konstitutionellen Vermehrung des Phlegmas mit gleichzeitiger Verunreinigung durch gelb- oder schwarzgallige Schärfen. Die Dominanz des Phlegmas ist dabei prägend für die *torpide Skrofulose*. Dominieren jedoch cholerische Schärfen die humorale Situation, prägt dies die *erethische Skrofulose*.

Durch die Kombination der Qualitäten des «Basis-Saftes» mit denen der verunreinigenden Schärfen entstehen Krankheitsbilder oder Symptome, die den Diagnostiker heftig verwirren können, weil viele unterschiedliche und auch widersprüchliche Elemente in der Pathophysiologie vorhanden sind, die eine klare Zuordnung zu einem der Kardinalsäfte unmöglich machen.

Als Faustregel für den Praktiker kann daher gelten: Treten bei einem Patienten Symptome auf, die die typischen Qualitäten eines Kardinalsaftes nicht erkennen lassen oder sogar widersprüchlichen Charakter im Sinne der Säftelehre haben, liegen Säfteverunreinigungen (Kakochymie) vor.

Der Augendiagnostiker erkennt Schärfen durch Fremdpigmente[4], die nebel- oder wolkenartigen Zeichen (z.B. Tophi) aufgelagert sind. Typisch ist auch eine Fremdpigmentierung der Blut-Lymph-Zone direkt ausserhalb der Krause. In den folgenden Tabellen werden die charakteristischen Folgen von Veränderungen der humoralen Qualitäten zusammengefasst.

Für die humorale Diagnostik ist der absolut wichtigste Schritt, die darauf basierenden pathophysiologischen Muster in der Symptomatik und in der Gesamterscheinung des Patienten zu erkennen! Daher ist die primäre Fragestellung:
- Hyperkinetisch oder hypokinetisch?
- Zu feucht oder zu trocken?

4 «Fremdpigmente» sind Verfärbungen, die deutlich von der Grundfarbe der Iris abweichen.

9.10. Übersicht pathophysiologischer Zuordnungen

ÜBERSTEIGERTES WÄRMEPRINZIP	
pathophysiologische Muster	**hyperkinetische Syndrome** – Fieber – akute Entzündungen – muskulärer Hypertonus – Kongestion (= aktiver Blutzudrang ins Gewebe durch gesteigerte arterielle Gefässdynamik) – akute Allergien – Hypersekretion von Drüsen (endokrin und exokrin) – Auflösung verhärteter Strukturen (Kristallose-Produkte)
Schmerzwahrnehmung	– Hyperästhesie
Schmerzcharakter	– akut und heftig, pulsierend, stechend, schneidend, brennend, neuralgisch
Beispiele für typische Symptomatik in Organsystemen (ohne Anspruch auf Vollständigkeit):	
Herz und Gefässe	– tachykarde Herzrhythmusstörungen – Herzklopfen in Ruhe durch verstärkte Herzaktion – arterielle Hypertonie – Hitzewallungen – arterieller Gefässspasmus (z.B. Raynaud-Syndrom, Prinzmetal-Angina) – hämorrhagische Diathese, spontane Blutungen
Kopf	– Kopfschmerzen und Migräne mit dem o. g. Schmerzcharakter – hämorrhagischer Insult
Atemwege	– akute Entzündungen von der Nasenschleimhaut bis zur Lunge – Asthma bronchiale – akute spastische Bronchitis – Tachypnoe – starke Atemexkursion
Verdauungstrakt	– Globussyndrom – Spasmen des Magens und seiner Sphinkteren – Koliken – Meteorismus mit Spasmen – spastische Obstipation – Reizdarm – akute Gastritis – Hyperazidität des Magens

ÜBERSTEIGERTES WÄRMEPRINZIP	
Uro-Genitalsystem	– akute Zystitis – Reizblase – Pollakisurie – Nephrolithiasis (sehr komplexe Pathophysiologie) > Koliken – Dysmenorrhoe – Hypermenorrhoe
Haut	– Hyperhidrosis – Rötungen aller Art – Juckreizkrisen – subjektive und objektive Hitzeempfindungen – Berührungsempfindlichkeit
Endokrinium	– Hyperthyreose – Stresshormone vermehrt
Bewegungsapparat	– Hypertonus der Bewegungsmuskulatur – akute Arthritiden und Periarthritiden – akute Entzündungen bei Gicht (akute Entzündung dient der Auflösung von Uratkristallen)
Nervensystem und Sinnesorgane	– unmotivierte Unruhezustände – Nervosität – Schlafstörungen – Licht-, Geräusch- und Geruchsüberempfindlichkeit – Neuralgie – sympathikotone vegetative Dystonie
Psyche	– Überaktivität – manische Zustände
Modalitäten	– Ruhe und kalte Anwendungen bessern – Bewegung und warme sowie tonisierende Anwendungen verschlechtern die Beschwerden. – Indikation für detonisierende, ausleitende Verfahren: blutiges Schröpfen, Aderlass, emmenagoge Verfahren nach Aschner
augendiagnostische Phänomene	– Stromaaufhellungen – Reizfasern

DEFIZITÄRES WÄRMEPRINZIP (= KÄLTE)	
pathophysiologische Muster	**hypokinetische Syndrome** – Hypothermie – chronische Entzündungen – unzureichende Reaktionen der Abwehrsysteme, bis hin zur Reaktionsstarre – gestörte Anpassungsfähigkeit auf veränderte exo- und endogene Bedingungen – muskulärer Hypotonus bis zur Parese (betrifft glatte und quergestreifte Muskulatur) – Plethora (= passive Blutstauung aufgrund verringertem Gefässtonus der Venen und der Muskelpumpe) – Hyposekretion (endokrine und exokrine Drüsen) – Verdichtungsprozesse (Kristallose) (in Kombination mit Trockenheit) – generell verminderte Gewebsdynamik – unzureichende Assimilationsprozesse (unvollständige Coctio) > Energiemangelzustände
Schmerzwahrnehmung	– Hypoästhesie
Schmerzcharakter	– dumpf, drückend, beklemmend, Kältegefühl
Beispiele für typische Symptomatik in Organsystemen: (ohne Anspruch auf Vollständigkeit)	
Herz und Gefässe	– bradykarde Herzrhythmusstörungen mit Pausen im Herzschlag – Myokard- und Koronarinsuffizienz – arterielle Hypotonie (auch orthostatisch) – kalte Extremitäten – venöse und lymphatische Insuffizienz (in Kombination mit übermässiger Feuchtigkeit oder Schärfen)
Kopf	– Kopfschmerzen und Migräne mit dem o. g. Schmerzcharakter
Atemwege	– chronische Entzündungen von der Nasenschleimhaut bis zur Lunge – reichlicher, schwer auszuscheidender Schleim (v.a. in Kombination mit viel Feuchtigkeit) – Bradypnoe – schwache Atemexkursion
Verdauungstrakt	– Dyspepsie durch Funktionsschwäche sämtlicher Verdauungsdrüsen > Meteorismus ohne Spasmen – persistierendes Völlegefühl (Magen entleert sich zu langsam) – atonische Obstipation – Hypoazidität des Magens – Nahrungsmittelintoleranzen aller Art (Laktose, Fructose, Gluten...)
Uro-Genitalsystem	– chronische Zystitis, auch rezidivierend – Sphinkteratonie → Harninkontinenz – unvollständige Blasenentleerung – chronische Prostatitis (häufig Folge einer Plethora im kleinen Becken) – Hypomenorrhoe – Uterus- und Blasensenkung

DEFIZITÄRES WÄRMEPRINZIP (= KÄLTE)	
Haut	– kalter Schweiss – Blässe – Blaufärbung – subjektive und objektive Kälteempfindung – reduzierte Sensibilität auf Reize aller Art
Endokrinium	– Hypothyreose – Stresshormone vermindert
Bewegungsapparat	– Atonie der Bewegungsmuskulatur – chronische Arthritiden und Periarthritiden – chronische Gicht (an allen Gelenken möglich)
Nervensystem und Sinnesorgane	– Wahrnehmungsschwäche der gesamten Sensorik – Reaktionsträgheit – reduziertes Schmerzempfinden – parasympathikotone vegetative Dystonie
Psyche	– Trägheit, Antriebslosigkeit – Empfindungsarmut – Schwäche der Konzentration und der kognitiven Fähigkeiten – depressive Zustände
Modalitäten	– Bewegung und warme Anwendungen bessern die Beschwerden – Beschwerden in Ruhe und durch Kälte stärker – Indikation für erwärmende und tonisierende Verfahren: trockenes Schröpfen, Massagen, heisse Rolle, Rotlicht, Fango
augendiagnostische Phänomene	– Stromaabdunkelung (in der Krausenzone besonders relevant) – Lockerungen des Irisstromas

ÜBERSTEIGERTES FEUCHTIGKEITSPRINZIP	
pathophysiologische Muster	**hypertrophe / hyperplastische Gewebszustände, insbesondere:** – Schleimhauthypertrophie – lymphatische Hyperplasie – feuchte Katarrhe (=kompensatorische Ersatzausscheidung) – Verschleimung – wässrige Stauungen / Ödeme / Hydrops – Zysten (können als «Lymph-Seen» verstanden werden) – Trägheit in allen Funktionen und Reaktionen – Adipositas übermässige Feuchtigkeit ist meist kombiniert mit Kälte – es fehlt der kochende und bewegende Aspekt der Wärme.

ÜBERSTEIGERTES FEUCHTIGKEITSPRINZIP	
Beispiele für typische Symptomatik in Organsystemen (ohne Anspruch auf Vollständigkeit):	
Herz und Gefässe	– Hydrämie – Venosität – plethorische Zustände (in Kombination mit Kälte bzw. Schärfen)
Kopf	– Symptomatik ähnlich wie bei Kälte – dumpfes, drückendes Schwellungsgefühl – ischämischer Insult («Schleimschlag») – Schwindel – tränende Augen
Atemwege	– «feuchte» Katarrhe von der Nasenschleimhaut bis zur Lunge > viel Schleimabsonderung – verstopfte Nase durch Schleimhauthyperplasie – Polypen
Verdauungstrakt	– starker Speichelfluss – Meteorismus – häufige wässrige Stuhlentleerungen (= «Flüsse des Bauches», als kompensatorische Ersatzausscheidung über den Darm)
Uro-Genitalsystem	– Polyurie – Fluor albus (ist eine kompensatorische Ersatzausscheidung über das Endometrium und die Vaginalschleimhaut) – Myom (Feuchtigkeitsstagnation durch mangelnde physiologische Wärme) – Prostatahypertrophie und -plasie (Plethora im Becken)
Haut	– ödematöse Schwellungen – Quaddeln (Urtikaria) – feuchte Ekzeme
Endokrinium	– Myxödem (in Kombination mit Kälte) – Östrogen-Überschuss (Östrogen-Medikamente erzeugen einen iatrogenen Feuchtigkeitszustand, der sekundär die Wärme reduziert.)
Bewegungsapparat	– Gelenkschwellung, Gelenkerguss – Myogelosen – Ödeme im Bereich der Spinalnerven, radikuläre Reizsyndrome – Fibromyalgie (= Muskelrheuma): Feuchtigkeit mit Schärfen verunreinigt
Nervensystem und Sinnesorgane	– Anosmie durch Schwellung der Nasenschleimhaut – vermehrter Ohrschmalz
Modalitäten	– Bewegung, erwärmende und tonisierende Massnahmen bessern die Situation – Indikation für kräftig ausleitende Verfahren (blutiges Schröpfen, Aderlass, Canthauridenpflaster, Blutegel)
augendiagnostische Phänomene	– Wolken – Tophi – nebelartige Auflagerungen (in Blut-Lymph- und mittlerer Ziliarzone)

DEFIZITÄRES FEUCHTIGKEITSPRINZIP (= TROCKENHEIT)	
pathophysiologische Muster	– Degeneration – Dystrophie – Gewebstrocknung / Elastizitätsverlust – Schleimhautatrophie – lymphatische Hypoplasie – trockene Oberfächenorgane (Haut und Schleimhäute) – Kristallose (Steine und Ablagerungen) – Fibrosen, Zirrhosen – Sklerosen – Energiemangelsyndrome
Beispiele für typische Symptomatik in Organsystemen (ohne Anspruch auf Vollständigkeit):	
Herz und Gefässe	– hohe Blutviskosität – Thrombose – Embolie
Atemwege	– trockene Katarrhe von der Nasenschleimhaut bis zur Lunge – zäher, fadenziehender, schwer löslicher Schleim – Bronchialausgüsse bei Asthma bronchiale – chronische Heiserkeit
Verdauungstrakt	– harte Stühle
Uro-Genitalsystem	– Trockenheit der Vaginalschleimhaut
Haut	– trockene, schuppende Ekzeme – chronische Ulzerationen (Unterschenkelgeschwür)
Endokrinium	– Östrogenmangel
Bewegungsapparat	– Bewegungseinschränkung der Gelenke – Steifheit von Muskulatur und Gelenken – Mb. Bechterew
Nervensystem und Sinnesorgane	– trockene Augen
Psyche	– Unflexibilität im Verhalten und Denken – Anpassungsstörungen – mangelndes «Durchhaltevermögen» (psychisch, geistig und physisch)
Modalitäten	– Indikation für befeuchtende Anwendungen (feucht-warme Wickel, Ölwickel, Bäder)
augendiagnostische Phänomene	– Trocknungszeichen (multiple kleine Krypten, werden auch als «Gallenlöcher» bezeichnet) – Trabekel – Schnupftabakpigment

Die in diesen Tabellen zu den Organsystemen aufgeführten Krankheitsnamen sind ein Versuch, das humoralmedizinische Denkmodell mit dem schulmedizinischen zu verknüpfen, was aber nur bedingt möglich ist. Die den genannten Krankheiten zugeordneten Qualitäten kennzeichnen zwar das humorale Grundprinzip der Krankheit und treffen daher häufig zu, sind aber in keinem Fall zwingend. Für die Diagnostik und Therapie der TEN ist in jedem Fall die aktuelle individuelle humorale Situation entscheidend – nicht der Name der Krankheit!

Beim oben genannten Mb. Bechterew beispielsweise repräsentiert die Trockenheit das Grundprinzip «Elastizitätsverlust und die Einsteifung der Wirbelsäule». Trotzdem können im Verlauf der Krankheit Phasen mit Hitze-Symptomatik in Form von akuten Entzündungsprozessen auftreten. In diesen Situationen ist eine Hitze-Therapie indiziert, die aber entsprechend dem Krankheitsverlauf immer wieder modifiziert werden muss.

9.11. Wichtige pathophysiologische Mechanismen[5]

Akute Entzündung

Humoralmedizinisch werden akute Entzündungen und das Fieber als cholerisch induzierte Exzesse des Wärmeprinzips interpretiert: die akute Entzündung als lokalisierter, das Fieber als generalisierter Prozess. In der Terminologie Hufelands gehören diese Prozesse zu den «sthenischen» Krankheiten.

Die häufig zitierte Aussage «Im Feuer des Fiebers verbrennen die Krankheitsgifte» beschreibt im Wesentlichen die Bedeutung dieses Hitzeprozesses für den Gesamtorganismus, was natürlich analog auch für die akute Entzündung gilt. «Krankheitsgifte» ist ein Sammelbegriff für alle Abfallprodukte und Schärfen mit pathogenem Potential, die im Verlauf des Krankheitsprozesses anfallen und daher eliminiert werden müssen. Es ist im heutigen Sprachgebrauch sinnvoll, den Begriff «Krankheitsgifte» durch «pathogene Informationen» zu ersetzen. Damit kommt man zu der Aussage «akute Entzündung und Fieber löschen pathogene Informationen», was in den Entzündungsphasen *nach der Krisis* geschieht. Für die wirkliche Ausheilung der Krankheit (was nicht identisch ist mit Symptomlosigkeit!) ist es daher unbedingt erforderlich, den naturgemässen Ablauf des Hitzeprozesses unterstützend und ggf. modulierend zu begleiten, ihn aber auf keinen Fall zu unterdrücken. Die nicht erfolgte Löschung der Krankheitsinformationen führt in der Regel zum Rezidiv nach einer Latenzzeit von meist drei bis sechs Wochen, was sich mehrfach wiederholen kann.

Die nach den heute üblichen antiphlogistischen und antibiotischen Behandlungen regelmässig zu beobachtenden Krankheitsrezidive sind daher kein «Zufall», sondern entspringen einer unabänderlichen natürlichen Gesetzmässigkeit[6].

5 Eine ausführliche Bearbeitung dieser Pathomechanismen findet sich im Buch: Alber-Jansohn / Garvelmann: Naturheilkunde für Kinder; AT-Verlag

6 Wenn heute eine Entzündung mit der Endung -itis an einem Organnamen bezeichnet wird (z.B. Tonsillitis, Bronchitis), vollzieht sich nahezu automatisch die Fehlinterpretation, die Entzündung sei die Krankheit. Damit wird der biologisch äusserst sinnvolle Abwehr- und Überwindungsprozess zur Krankheit erklärt – und dann häufig auch noch unterdrückt. Die Folgen davon erleben wir als rasante Zunahme von Allergien, chronisch-degenerativer Erkrankungen und Malignosen.

Therapieansätze:

- Hufeland setzt den *Aderlass* als wichtigstes Behandlungsverfahren bei akuten Entzündungen und Fieber ein. Bei Beachtung der konstitutionellen Situation des Patienten und den methodenspezifischen Anwendungsregeln ist dieses Verfahren problemlos und kann bei der Behandlung überschiessender Hitzeprozesse auch heute noch durchaus erfolgreich angewendet werden.
- kühlende Nahrung und Getränke
- kühlende Wickel (z.B. Wadenwickel)
- Arzneimittel: Belladonna, Aconitum, Ferrum phosphoricum, Arnica (alle in homöopathischen Niedrigpotenzen, z.B. D6)
- Ausleitung über die Haut: Schwitzbäder
- Infus aus Holunder- (Sambucus nigra), Mädesüss- (Filipendula ulmaria) oder Lindenblüten (Tilia cordata/platyphyllos)

Chronische Entzündung

Wenn sich bei einem akuten Entzündungsprozess das Wärmeprinzip erschöpft, geht die Entzündung in einen langwierigen, schleppenden, chronischen Verlauf über. Auf diese Weise kann der Krankheitsreiz aber nicht überwunden werden. Folge ist Degeneration des betroffenen Gewebes. Humoraler Hintergrund der Chronifizierung ist entweder ein Mangel an physiologischer Wärme oder ein Versiegen der physiologischen Feuchtigkeit, womit die Reserveenergie fehlt, die zur längerfristigen Durchführung der wärmeinduzierten Aktivprozesse notwendig ist.

Das Mass der zur Verfügung stehenden Wärme und Feuchtigkeit bestimmt bekanntlich die Konstitution. Konkret bedeutet dies, dass bei trockenen, cholerischen oder melancholischen Konstitutionen die Reserven schneller verbraucht sind als bei sanguinischen oder phlegmatischen Konstitutionen. Aber auch der Phlegmatiker neigt zu chronischen Entzündungsverläufen – in diesem Fall aber aufgrund seines reduzierten Wärmeprinzips. Sanguinische Menschen neigen folglich kaum zu chronischen Entzündungen.

Eine Ausheilung von chronischen Entzündungen kann ausschliesslich über eine Aktivierung bzw. Reaktivierung in die akute Phase erfolgen – siehe oben.

Dies ist auch der Grund für die sog. «Erstverschlimmerung», die bei jeder naturgemässen Behandlung einer chronischen Krankheit auftreten kann (und sollte!). Sie ist Merkmal und Zeichen der Aktivierung der Wärmeprozesse, die entsprechend der konstitutionellen Situation stärker oder schwächer ausfallen.

Therapieansatz: Aktivierung der Wärmeprozesse

- Eigenblut-Injektionen, gemischt mit Umstimmungsmitteln, wie z.B. Acidum formicicum (evtl. auch potenziertes Eigenblut, wirkt aber schwächer)
- Arzneimittel: Sulfur D6–D12 (Vorsicht: aktiviert heftig und unkalkulierbar)
- Calcium sulfuricum D12, Kalium sulfuricum D6
- Sonnenhut (Echinacea purpurea), Kapuzinerkresse (Tropaeolum majus), Storchschnabel (Geranium robertianum)

– trockenes Schröpfen, Baunscheidtverfahren, erwärmende Anwendungen

Vikariation

Unter Vikariation (gelegentlich auch Vikarisation genannt) versteht man den *Ortswechsel* eines Krankheitsprozesses. Hufeland verwendet in diesem Zusammenhang den Ausdruck «Metastasierung», der heute aber mit der Ausbreitung von Tochtergeschwülsten bei malignen Tumoren belegt ist.

Der Mechanismus der Vikariation knüpft an die Entzündungslehre an und betrifft vor allem die Wechselbeziehungen zwischen verschiedenen Schleimhautflächen und der Haut, also den «Oberflächenorganen». Dabei läuft folgender Mechanismus ab: Kann ein Krankheitsprozess auch nach mehrmaligem Rezidiv im gleichen Gewebe nicht erfolgreich ausgeheilt werden, kommt es zu einer Verlagerung auf ein ähnliches Gewebe, dessen Abwehrkräfte noch «unverbrauchter» sind.

Beispiele dafür: Eine mehrfach antibiotisch unterdrückte Tonsillitis vikariiert zu einer Otitis media oder einer spastischen Bronchitis. Ein mit Paracetamol unterdrücktes Fieber wird zu einer Zystitis oder zu einem rezidivierenden Durchfall (als Symptom für katarrhalische Prozesse der Darmschleimhaut). Oder eine nicht ausgeheilte Zystitis vikariiert zu einem Ekzem. Dabei sind alle erdenklichen Variationen im gesamten Organismus möglich.

Relativ unproblematisch im Sinne der Humoralmedizin sind Krankheitsprozesse, solange sie sich auf den Oberflächenorganen (Haut und Schleimhäute) manifestieren. Dort ist eine Ausscheidung der Schärfen möglich, und damit die Heilung. Problematisch ist eine Vikariation nach «innen»: auf die serösen Häute («mesenchymale Ausgleichsfelder» nach Broy) oder auf Parenchymgewebe.

Therapieansatz: Zurückführen auf eine Oberfläche, idealer Weise auf das «Ursprungsgewebe» der Krankheit
– Konstitutionstherapie
– Aktivierung der Wärmeprozesse wie oben beschrieben
– alle Ab- und Ausleitungsverfahren

Ersatzausscheidung (Kompensatorische Elimination)

Dieses pathophysiologische Element ist sehr charakteristisch für die humoralmedizinische Krankheitslehre und in sehr vielen Krankheitsfällen zu erkennen. Grundsätzlich ist damit die Fähigkeit gemeint, Schärfen, die über ihr physiologisches Ausscheidungsorgan nicht in ausreichendem Mass eliminiert werden können, kompensatorisch über andere Organe auszuscheiden. So kann beispielsweise das Leber-Gallen-System teilweise die Aufgaben von insuffizienten Nieren übernehmen. Man spricht in diesem Fall von einem Hepato-Renalen-Syndrom.

Da die kompensierenden Organe für diese Aufgabe nicht vorgesehen sind, liegt die «übernommene» kompensatorische Ausscheidung ausserhalb ihrer physiologischen Anpassungsbreite. Damit entstehen Symptome des Kompensationsorgans und es entsteht der Eindruck, dieses sei erkrankt, obwohl das Grundproblem bei dem Organ liegt, dessen Funktion kompensiert wird. Das zeigt seinerseits aber häufig aufgrund seiner reduzierten Dynamik kaum Symptome. Die Komplexität einer solchen Pathophysiologie ist nur im systemischen Zusammenhang zu erkennen, wobei v.a. die Augendiagnostik eine unschätzbare Hilfestellung bietet.

Besondere Bedeutung bei kompensatorischen Ausscheidungsvorgängen haben die Oberflächenorgane Haut und das Schleimhautsystem, die in der TEN als «unedle Ausscheidungsorgane» bezeichnet werden. Dies soll zum Ausdruck bringen, dass sie im Interesse des Gesamtorganismus sehr universell als Kompensationsorgane «einspringen». Da das aber – wie oben gezeigt – nicht ohne Symptome ablaufen kann, entwickeln sich auf der Haut Ekzeme[7] (Dermatosen) und auf den betreffenden Schleimhäuten Entzündungen, die in der TEN als «Katarrh» bezeichnet werden.

Für die Diagnostik und die therapeutische Arbeit ist es notwendig, die Pathophysiologie von Ekzemen und Katarrhen weiter zu präzisieren.

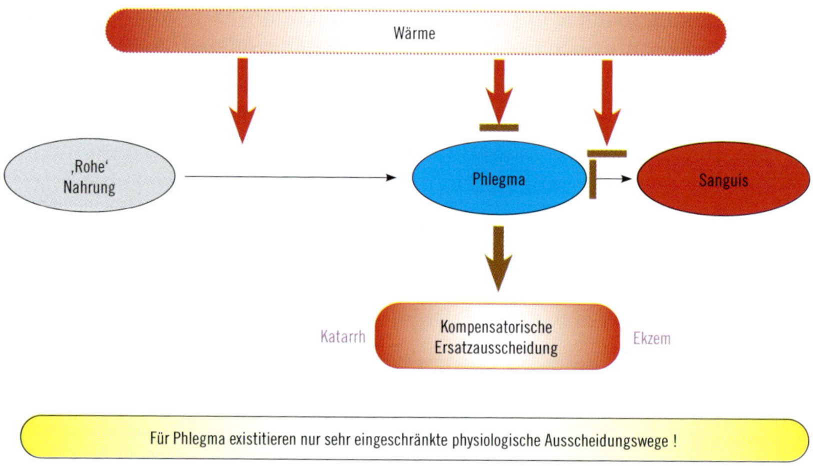

Pathophysiologie phlegmatischer Ersatzausscheidungen

Basis der Pathophysiologie ist ein Defizit an physiologischer Wärme, wodurch die dritte Coctio unvollständig ist (in der Grafik durch die Blockadestriche bei der Wärmeeinwirkung symbolisiert). Damit ist die Phlegma-Metamorphose zu Sanguis eingeschränkt, weshalb der Nahrungssaft nicht verbraucht werden kann. Als Folge davon muss das überschüssige Phlegma kompensatorisch über die Haut bzw. die Schleimhäute eliminiert werden, weil für Schleim kein physiologisches Ausscheidungsorgan existiert.

7 Das deutsche Wort «Ausschlag» bringt den Vorgang des Nach-Aussen-Schlagens klar zum Ausdruck.

Das Wissen um diese Mechanismen ist in der heutigen Medizin (und leider auch in der Alternativmedizin) weitgehend verloren gegangen. Ekzeme und Katarrhe werden als lokale Ereignisse gesehen und unterdrückend extern behandelt. Das täglich zu beobachtende Phänomen, dass ein mit Corticoid-Salbe unterdrücktes Ekzem sofort rezidiviert, sobald die Salbenbehandlung beendet wird, ist ein klarer Beweis für die Richtigkeit der humoralmedizinischen Pathophysiologie.

Eine Unterdrückung von Ekzemen ist aber auch mit Mitteln möglich, die in der Alternativmedizin häufig angewendet werden, z.B. Gerbstoffe und externe Zink-Anwendungen. Salben, Lotionen, Auflagen und Bädern usw. können folglich in der Humoralmedizin nur als symptomlinderndes Adjuvans zur innerlichen Therapie gesehen werden und sollten entsprechend sparsam verordnet werden.

Da es in der Grafik nicht aufgeführt ist, muss hier ergänzend erwähnt werden, dass das auszuscheidende Phlegma im Sinne einer Kakochymie zusätzlich mit Schärfen verunreinigt sein kann. Dies kompliziert die Pathophysiologie und verändert die Symptomatik der Ekzeme und Katarrhe entsprechend der humoralen Qualität der Schärfen zusätzlich.

Vermehrtes und mit Schärfen verunreinigtes Phlegma definiert die humorale Basis der *Skrofulose* und damit einer grossen Zahl unterschiedlicher Krankheiten, deren gemeinsame konstitutionelle Pathophysiologie nur humoraldiagnostisch zu erfassen ist.

Therapieansätze:

- Aktivierung der physiologischen Wärme zwecks Optimierung der Coctio
- Ernährung muss den konstitutionellen Fähigkeiten angepasst werden
- Auswahl an Heilpflanzen (*Bitterstoff-Pflanzen*): Eberraute (Artemisia abrotanum), Kalmus (Acorus calamus), Angelika (Angelica archangelica)
- stimulierende Unterstützung der insuffizienten Ausscheidungsorgane:
  Darm: Eberraute (Artemisia abrotanum)
  Leber-Gallen-System: Mariendistel (Silybum marianus), Benediktenkraut (Cnicus benedictus, neu: Centaurea benedicta), Bitterholz (Quassia amara)
  Niere: Goldrute (Solidago virgaurea), Stechwinde (Sarsaparilla)
  Haut: Stiefmütterchen (Viola tricolor), Labkraut (Galium verum)
- Stimulation der für die Ausscheidung der Schärfen zuständigen Organe:
  Darm: sanfte Laxantien z.B. Faulbaum (Frangula alnus)
  Leber-Gallen-System: Löwenzahn (Taraxacum officinale), Schöllkraut (Chelidonium majus), Natrium sulfuricum, Podophyllum
  Niere: Berberitze (Berberis vulgaris), Brennnessel (Urtica dioica/urens), Birke (Betula pendula), Stechwinde (Sarsaparilla)
  Haut: Lindenblüten (Tilia cordata/platyphyllos), Holunder (Sambucus nigra), Mädesüss (Filipenula ulmaria)
- dazu ergänzend immer Mittel, die Phlegmastockungen auflösen, Verunreinigungen ausleiten und die Lymphgefässe tonisieren (*sog. «Lymphmittel»*): Braunwurz (Scrophularia nodosa), Thuja (Thuja occidentalis), Walnuss (Juglans regia), Ringelblume (Calendula officinalis), Augentrost (Euphrasia officinalis)

Aufgeführt ist jeweils eine kleine Auswahl an Arzneien mit dem entsprechenden Wirkprinzip aus der praktischen Anwendungserfahrung des Autors – ohne jeden Anspruch auf Vollständigkeit.

Fazit: Die beschriebenen pathophysiologischen Mechanismen lassen erkennen, dass Krankheit weder auf einen bestimmten Ort (Vikariation) noch an ein Zeitfenster (Rezidivierung) noch auf eine bestimmte Verlaufsform (akut/chronisch/allergisch) fixiert interpretiert werden kann. Alles befindet sich in ständiger dynamischer Veränderung. Diagnostisch und therapeutisch relevant ist immer der aktuelle humorale Zustand auf der Basis der individuellen konstitutionellen Situation.

9.12. Grundlagen humoralmedizinischer Therapie

Für die Therapie im Sinne der Humoralmedizin entscheidend sind nicht die Mittel oder Methoden selbst, sondern stets deren humorale Qualitäten. Prinzipiell kann man im Wirkungsmechanismus jedes Mittels oder jeder Methode die humoralen Qualitäten erkennen, auch in chemischen Pharmaka und physikalischen Methoden. Man kann daher nicht sagen, dass sich nur bestimmte Therapiemethoden für die Humoraltherapie eignen, weil nahezu jede Behandlung nach qualitativen, humoralen Kriterien durchgeführt werden kann – mit Ausnahme chirurgischer Eingriffe. Die TEN bietet aber ein typisches Spektrum an Verfahren, die in der Humoraltherapie eingesetzt werden:

- Diätetik, im Sinne von Lebensführung, das schliesst u.a. eine individuelle Ernährungsanpassung nach humoralen Kriterien ein (siehe Kapitel 13)
- Arzneitherapie (siehe Kapitel 14)
- Ab- und Ausleitungsverfahren (siehe Kapitel 8.3)
- manuelle Therapie, Reflexzonentherapie (siehe Kapitel 16)
- physikalische Therapien z.B. Kneipp-Therapie (siehe Kapitel 15)

9.13. Pneuma- oder Spirituslehre

Der griechische Begriff «Pneuma» (πνεύμα) ist ein Synonym für den lateinischen Terminus «Spiritus». Die Pneuma- bzw. Spirituslehre stammt aus den vor-hippokratischen Urzeiten der TEN. Auch sie wurde – wie alle anderen Bereiche der Medizin – im Laufe der Zeit immer wieder modifiziert. Man findet daher bei verschiedenen Autoren auch deutliche Unterschiede, z.B. bei der Einteilung der Spiritus und deren Wirkung auf das Säftesystem.

Definition

Ein Spiritus ist ein Medium, das zwischen der Wärme und der Substanz vermittelt und so die Gewebs- und Organfunktionen steuert. Er selbst ist weder Energie noch Materie, sondern entsteht aus deren Vereinigung. Für seine Entstehung und Erhaltung ist die Luft aus der Einatmung notwendig. Diese ist einerseits Nahrung der Spiritūs, andererseits kühlt sie aber auch die Wärme und verhindert damit Hitzeexzesse. Wie die Kardinalsäfte sind auch die Spiritūs aufgrund ihrer nicht-stofflichen Qualität nicht direkt erkennbar, sondern nur indirekt durch ihre Wirkungen bei der Regulation der Körperfunktionen.

«Diese Vermittlungssubstanz muss sehr feinstofflich sein, sich mit hoher Geschwindigkeit im Körper bewegen und diesen allseits durchdringen können, damit die Wärme überall und ohne Verzögerungen ihre Wirkungen entfalten kann. Die im Körper erkennbaren Säfte sind dafür völlig ungeeignet, sind viel zu grob und zu träge.»[8]

Arten der Spiritus

In der galenischen Lehre wird unterschieden zwischen *Spiritus naturalis, Spiritus animalis* (Pneuma psychoticon, Seelenpneuma) und *Spiritus vitalis* (Pneuma zooticon, Lebenspneuma).

Spiritus naturalis

Aufgrund spezieller Kochungsschritte entsteht in der Leber aus besonders reinen, luftigen Nahrungsbestandteilen eine dünne Form des Blutes, die dampfartigen Charakter hat. Durch die Wärme der Leber wird dieser Dampf zu *Spiritus naturalis* perfektioniert, der über die Venen in die Gewebe transportiert wird. Der Spiritus naturalis wird wiederum in zwei übergeordnete, regulierende und in die untergeordneten, befolgenden Facultates unterteilt, die man als «*Dienende Kräfte*» bezeichnet. Deren Bedeutung wurde weiter oben bereits behandelt.

1. Der erste übergeordnete Aspekt dient der Erhaltung des individuellen Lebens durch Regulation von Ernährung und Wachstum.
2. Der zweite übergeordnete Aspekt dient der Fähigkeit der Fortpflanzung sowie der Struktur- und Formbildung.

Spiritus vitalis

Über die Hohlvene gelangt ein Teil des Spiritus naturalis ins Herz und wird dort durch die Wärme des Herzens zu Spiritus vitalis. Dabei verhindert die kühlende Luft aus den Lungen seine Überhitzung.

Über die Arterien wird der Spiritus vitalis im Organismus verteilt. Das noch unvollendete Blut wird aufgrund der Einwirkung des Spiritus vitalis hell, warm und bekommt eine leichtere Fliessfähigkeit und kann so durch die kleinsten Blutgefässe fliessen. Der Spiritus vitalis gelangt mit dem Blut zu den Geweben und wird bei der Entfachung des Stoffwechselfeuers verbraucht. Dabei entstehen reizende Überschussstoffe, die als «Rauch»

8 Zitat: Ingo Müller: Humoralmedizin; S. 45

bezeichnet werden. Dieser gelangt zur Lunge und der Haut, wo er abgeatmet bzw. als Perspiratio insensibilis unbemerkt ausgeschieden wird.

Spiritus animalis

Im Gehirn wird der Spiritus vitalis in Verbindung mit der durch die Nase aufgenommene Luft zu Spiritus animals, auch «Seelenpneuma» genannt, gewandelt und in den Hirnventrikeln gespeichert.

Bereits Galen erkannte das Gehirngewebe als Sitz der kognitiven, sensiblen und sensorischen Fähigkeiten. Der Spiritus animalis ist der Vermittler dieser Fähigkeiten (Facultates) in den übrigen Organismus. Der Transport zu den Organen erfolgt über die Nervenbahnen.

«Kein […] Körperteil kann ohne die einfliessenden Spiritus auch nur eine einzige Aufgabe erfüllen. Die Leber regiert über den Spiritus naturalis sämtliche Ernährungsfunktionen, das Herz über den Spiritus vitalis die Lebensfunktionen wie Atmung und Pulsschlag, das Gehirn mittels des Spiritus animalis die Sinnesfunktionen und die Willkürbewegung.»[9]

	organische Lokalisation	**Säftebezug**	**physiologische Aufgabe**	**Verteilung durch**
Spiritus naturalis	Leber	Phlegma fördert die Phlegmareifung	alle Ernährungsfunktionen	Blutgefässe («Venen»)
Spiritus animalis	Gehirn	Cholera	Nervenfunktionen: Sensorik Willkürmotorik	Nerven
Spiritus vitalis	Herz enge Kooperation mit Lungen	Sanguis, Cholera fördert das Wärmeprinzip	Vermittler der grundlegenden Vitalprozesse: Rhythmik v. Pulsation und Respiration; Aktivierung und Verteilung der Wärme	Blutgefässe («Arterien»)

Praktische Bedeutung der Spiritus-Lehre

Wie die Kardinalsäfte sind auch die Spiritus nur indirekt erkennbar durch die Gewebs- und Organfunktionen, die sie auslösen bzw. steuern. Solange diese Funktionen im physiologischen Rahmen ablaufen, bestehen keine Symptome. Physiologische Funktionen werden also nicht bewusst wahrgenommen. Erst wenn Störungen in deren Ablauf auftreten, werden diese durch Symptome erkennbar und lassen diagnostische Rückschlüsse bzgl. der dafür verantwortlichen pathophysiologischen Spiritus-Zustände zu. So gesehen ist die Funktionsstörung Parameter für den Zustand der Spiritūs. Damit wird eine funktionsregulierende Therapie auch die Spiritūs konsolidieren, denn nur über diesen «Umweg» kann

9 Zitat: Ingo Müller: Humoralmedizin; S. 45

die Normalisierung der Funktionen tatsächlich erreicht werden. Es gibt daher keine eigene «Spiritus-Therapie». In der traditionellen Arzneimittellehre finden sich allenfalls einige rudimentäre Hinweise in diese Richtung. Die Beeinflussung der Spiritus erfolgt indirekt mit jedem systemischen Therapiekonzept, das sich an den Gesetzen der Natur orientiert.

Die Spiritus-Lehre liefert theoretische Erklärungen für manche physiologischen und pathologischen Phänomene, die auf der Basis der «modernisierten» Humorallehre jedoch unkomplizierter und v.a. wesentlich praxisorientierter erklärt werden können.

Der Autor dieses Kapitels sieht sich daher zu der etwas provokanten Frage veranlasst, ob es für die Lehr- und Lernbarkeit sowie die Praktikabilität der gesamten TEN nicht von Vorteil wäre, hier einiges an unnötigem Ballast abzuwerfen...?

KAPITEL 10

DAS HAUS DER HEILKUNST BEI PARACELSUS

Christian Raimann

10.1. Eine neue Theorie der Heilkunst

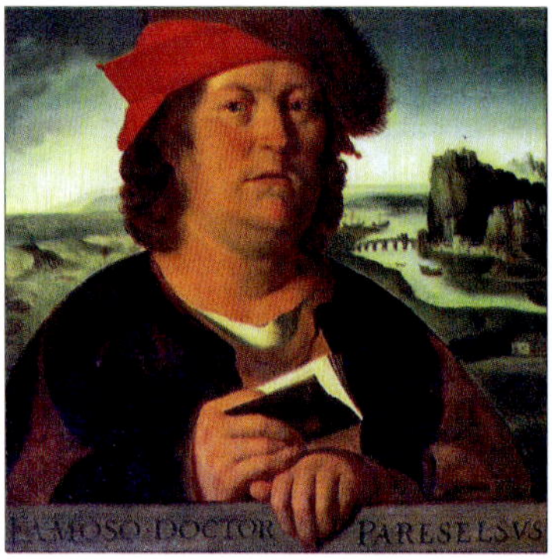

Paracelsus nach einer Darstellung von Quentin Massys (15. Jahrhundert)

In der Geschichte der Medizin ist Paracelsus sicherlich eine der herausragendsten und spannensten Persönlichkeiten. Sein Leben, Denken und Handeln beschäftigt noch heute nach Jahrhunderten viele Menschen.

Die Bedeutung des Paracelsus liegt weniger in der ihm fälschlicherweise zugeschriebenen Entdeckung der Alchemie, Spagyrik und Signaturenlehre. Seine grösste Errungenschaft ist es, einer der letzten Vertreter der abendländischen Medizin gewesen zu sein, der die vielen Einzelaspekte der damaligen Kultur in ein in sich geschlossenes Medizinsystem zusammenfügt. So vereint er Medizin, Chemie, Physik, Astronomie und Astrologie, Theologie, Alchemie und vieles mehr zu einem magischen Weltbild und zu einer synergistischen Theorie der Heilkunst. Alle Teilbereiche seiner Medizin sind Ausdruck der Elementarstoffe und -energien des Makrokosmos – alles ist als Entsprechungen miteinander verknüpft.

Paracelsus löst die damalige Medizin aus der engen Sichtweise, Gesundheit und Krankheit sei entweder eine reine Angelegenheit der Säftemischung oder eine Belohnung/Bestrafung Gottes. Die Ansicht, Laster und Sünde sei eine bedeutende Ursache für Krankheit und Leiden, hält im Mittelalter – beispielsweise auch im Denken und Wirken einer Hildegard von Bingen – als eine Art «christianisierter Schamanismus» eine dominante Stellung inne. Paracelsus hingegen erstellt ein Konzept differenzierterer Krankheitsursachen und entsprechender Therapie- und Ärztetypen. Als praktizierender Denker erarbeitet er neu die physiologischen, chemisch-physikalischen, seelisch-geistigen, sozialen und schicksalshaften Aspekte, welche die zwei Pole Gesundheit und Krankheit prägen.

Der Alchemist und Spagyriker transformiert sozusagen die vergorene antike Medizin, destilliert ihre erhaltenswerten Inhalte heraus, calciniert (verascht) die Überreste und schöpft daraus eine erhöhte, zeitgemässe Heilkunst.

10.2. Paracelsus (1493–1541)

In der Zeitenwende um 1500 endet eine verlebte Ära und eine neue Epoche bricht an. Die Kolonialfahrer entdecken die Neue Welt, Kopernikus das heliozentrische Weltbild, in dem nicht der Mensch und seine Erde, sondern die Sonne im Mittelpunkt steht. Luther stürzt die alte Kirchenordnung und der Visionär Da Vinci die Gesetze der Schwerkraft, indem er eine Flugmaschine konstruiert. Die Buchdruckkunst macht das gesammelte Wissen auch dem einfachen Volk zugänglich.

Dieses Zeitalter an der Grenze des tiefen und dunklen Mittelalters wird erfüllt mit einer erwartungsvollen Hoffnung auf eine offenere Zukunft. An dieser Schwelle, in diesen Zeitensprung in eine neue Welt wird Paracelsus als Sohn eines Pilgerarztes aus schwäbischem Rittergeschlecht und einer einheimischen Leibeigenen des Benediktinerklosters Einsiedeln geboren. Diese Ausgangslage wie auch sein Geburtshaus an der Teufelsbrücke in Einsiedeln sind ein exaktes Spiegelbild seines Grenzgängertums. Die dortige Badestube gilt als letzte weltliche Bastion auf dem Jakobspilgerweg vor dem Gang über die Brücke ins innere Klostergebiet. Hier darf noch einmal tüchtig geschlemmt, getrunken und andere leibliche Freude genossen werden. Paracelsus scheint dieser grenzüberschreitende Zeitgeist als Charaktereigenschaft in die Wiege gelegt worden zu sein, ebenso seine Vorahnung einer völlig neuen Zeit, in der die bisherigen Werte verblassen und verändert werden müssen.

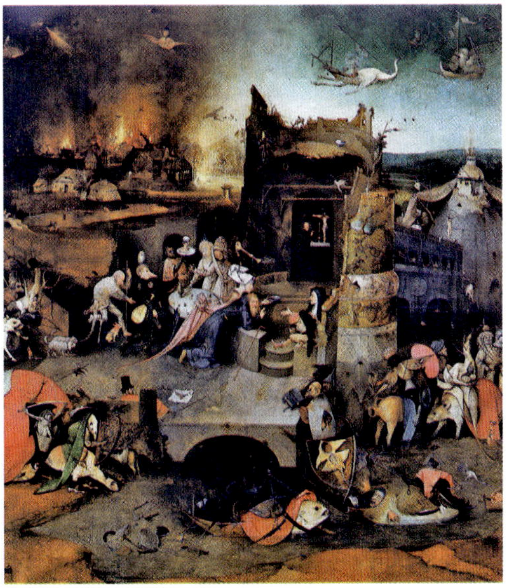

Hieronymus Bosch (um 1450–1516), ein Zeitgenosse des Paracelsus, bringt den damaligen Zeitgeist in vielen seiner Bilder zum Ausdruck.
(Mitteltafel des Triptychon «die Versuchung des hl. Antonius», Museu Nacional de Arte Antiga, Lissabon)

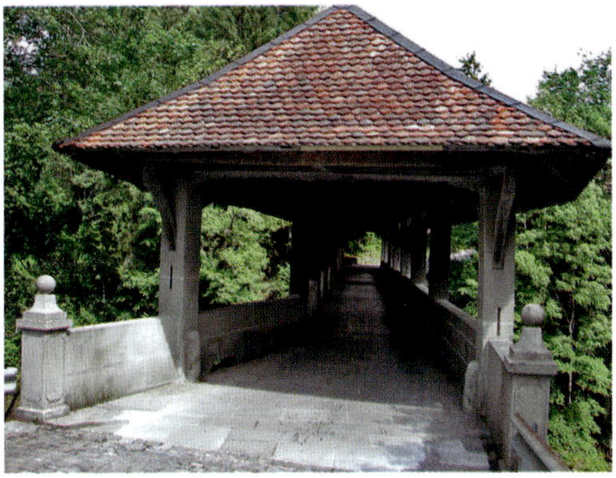

Die Teufelsbrücke neben dem Geburtshaus von Paracelsus

Im Alter von neun Jahren wandert er mit seinem Vater nach Kärnten aus, das Schicksal seiner Mutter, von der wir nicht einmal den Namen wissen, ist unbekannt.

Durch die ärztliche Tätigkeit seines Vaters im Ausland kommt er mit Berg- und Hüttenarbeitern in Kontakt, lernt Gold, Eisen, Blei und andere Metalle kennen. Vieles in seinem Gedankengebäude spiegelt symbolhaft diesen tiefen Kontakt mit der Bergwelt seiner Kindheit und Jugendjahre wider, so auch die von ihm gewählten Bezeichnungen der drei Prinzipien Sulphur, Mercurius und Sal.

Zeitlebens bleibt Paracelsus ein Suchender und Forschender, der sich nicht mit dem Altbekannten zufrieden gibt und immer offen für Neues, Unkonventionelles bleibt. Seine Lehrer, sein Wissen und seine Erfahrung sucht er während seiner ausgedehnten Reisetätigkeit beim einfachen Landvolk, bei Fahrenden und Kräuterfrauen. Mit dem Establishment, mit Ärzten, Apothekern und Obrigkeiten legt sich der im Skorpion Geborene an, wo immer sich eine Gelegenheit bietet.

Paracelsus über seine Zeitgenossen: *«Sie treiben mich aus Litauen, danach aus Polen, den Niederländern und Universitäten gefiel ich nicht, weder den Juden noch Mönchen. Ich dank aber Gott, den Kranken gefiel ich.»* (Im folgenden Text werden alle weiteren Paracelsuszitate kursiv und ohne Namensnennung aufgeführt).

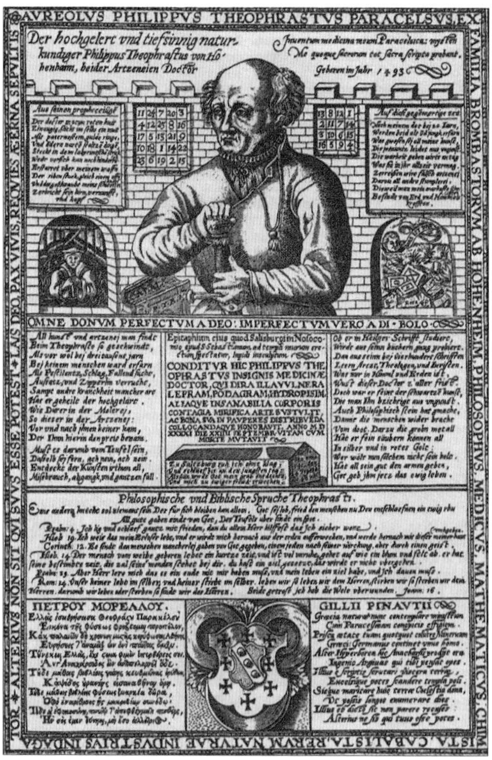
AVREOLVS PHILIPPVS THEOPHRASTVS PARACELSVS EX
Der hochgelert vnd tiefsinnig naturkundiger Philippus Theophrastus von Hohenhaim, beider Artzeneien Doctor
OMNE DONVM PERFECTVM A DEO: IMPERFECTVM VERO A DI·BOLO
Philosophische vnd Biblische Spruche Theophrasti.

«Der hochgelert und tiefsinnig naturkundiger Philippus Theophrastus von Hohenhaim, beider Arzneien Doctor…»
Flugblatt, Kupferstich aus dem 16. Jahrhundert

In Basel unterrichtet er – eine unverschämte Beleidigung für die damalige Gelehrtenwelt – auf Deutsch. Er sammelt, bündelt und umschreibt das alte Wissen, die Elementen- und Säftelehre, die Alchemie und Signaturenkunde und öffnet darüber hinaus den Blick nach vorne und für modernere Ansichten. Durch sein in den Berg- und Hüttenwerken gewonnenes Wissen gelangt Paracelsus zu einem neuen chemischen Verständnis der Lebens- und Krankheitsprozesse. Er führt als einer der ersten chemische Stoffe wie z.B. Metalle in die Heilkunde ein, wie auch das Destillieren von Arzneisubstanzen. Aus diesem Grund gilt er als Vorläufer der Chemiatrie des 16. und 17. Jahrhunderts und somit auch als Wegbereiter der heutigen pharmazeutischen Chemie. Sein bekanntester Lehrspruch wird heute noch häufig zitiert und findet in der neueren Heilkunde seinen Niederschlag auch in der Arndt-Schulz'schen Regel:

«Alle Dinge sind Gift, nur die Dosis macht das Gift.»

Der Hohenheimer glaubt aber nicht an eine ausschliesslich pflanzliche oder chemische Heilmittellehre, sondern in erster Linie an einen inneren Heiler:

«Nicht die Pflanze heilt, nicht ein chemisches Pulver, nicht Hitze und auch nicht Kälte. Heilen kann nur einer. Es ist der unfassbare, kundige und unbegrenzt starke Heilmeister in uns. Er ist imstande, alles zu kurieren. Wenn ein Mensch krank wird, dann nur deshalb, weil der innere Heilmeister durch ein falsches Leben geschwächt und behindert wurde. Wenn ich heilen will, kann ich nichts anderes tun, als ihm zu Kräften zu verhelfen.»

Bei der Veröffentlichung eines Jahreskalenders taucht 1529 zum ersten Mal als Pseudonym sein heute geläufiger Name Paracelsus[10] auf. Das Paracelsische Wissen ist in ca. 400 Schriften festgehalten, welche mehrheitlich auf Deutsch erscheinen.

Eine wichtige Motivation in seinem Werken ist die Liebe zum Menschen und zur Heilkunst. Diese treibt ihn an, sein Wissen und seine Erfahrung ständig zu erweitern und selbständiges Denken und Handeln als oberste Maxime zu erachten, ohne sich durch Konventionen und Gesetze einschränken zu lassen. Dies missfällt der Obrigkeit. Seiner Denk- und Lebensweise wegen wird Paracelsus des Öfteren gezwungen, sich vor Gericht zu rechtfertigen.

Der Naturforscher Conrad Gessner schreibt 1560: «Dieser Paracelsus war unseres Wissens ein Magier, ein merkwürdiger Mensch. (...) dass er bei den Dämonen in die Schule gegangen sei, wie dies früher die Druiden taten. Ich vermute, die Theophrasten seien letzte Überreste der Druiden, welche bei den alten Kelten in unterirdischen Lokalen von Dämonen einige Jahre unterrichtet wurden.»

10.3. Die 4 Säulen der Heilkunde

Im Buch Paragranum beschreibt Paracelsus ausführlich sein Haus der Heilkunde, welches auf vier tragenden Säulen basiert:

- die Philosophia — die Kunde von der Natur und ihren Kräften
- die Astronomia — die Kunde von der Zeit und ihren Qualitäten
- die Alchimia — die Kunde von der Wandlung und Transformation
- die ärztliche Tugend — die Kunde vom Handeln und der Sitte

Das vierteilige Modell kann als Überleitung von der antiken Humorallehre zu einem sich langsam entwickelnden, naturwissenschaftlich orientierten Medizinverständnis betrachtet werden.

10 Lat. «Para» = gegen, darüber; Celsus nach dem römischen Autor eines medizinischen Standartwerks über die Humoralmedizin, geboren vermutlich um 25 v.Chr.

Philosophie

Bei Paracelsus steht die Philosophie im Sinne einer Naturkunde (heute sprechen wir von «Naturwissenschaft») und zeugt von seiner tiefen Liebe zur Schöpfung. Medizinisches Wissen und Erfahrung wird nicht an Universitäten gelernt, sondern nur durch die Geheimnisse der Natur, durch das *«Licht der Natur»* eröffnet. Grundlegende Voraussetzung dafür ist die Offenheit und Schulung der sinnlichen und geistigen Wahrnehmung der Welt.

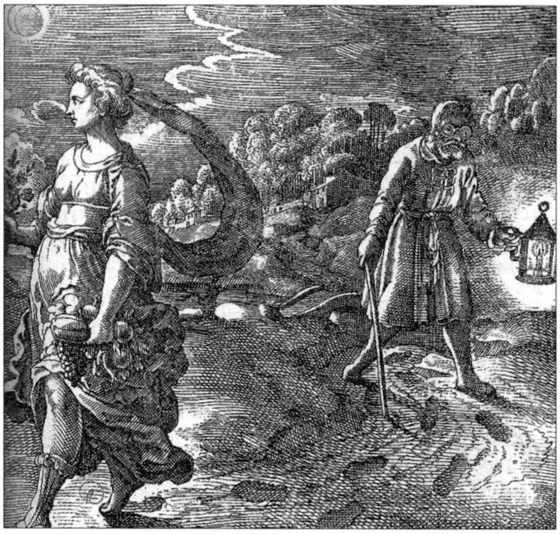

Die Natur (die Frau als Wegweiserin), die Vernunft (der Wanderstock), die Erfahrung (die Brille) und das Studium (die Laterne) gestalten den philosophischen Weg.
(Michael Maier, Atalanta fugiens, Oppenheim, 1618)

Das Studium und die Ausübung der Medizin haben im Mittelalter nicht viel mit diesem Gedankengut zu tun. Viele – aus heutiger Sicht – einfache Leiden werden als unheilbar oder als gottgegeben gewertet. Paracelsus hingegen betrachtet die Krankheit als individuelle Manifestation, die auch entsprechend behandelt werden sollte. Von seinem Vater lernte er, dass gegen jedes Leiden ein Kraut gewachsen ist. Die universitäre Ausbildung bietet ihm dementsprechend wenig an praktischem Wert. Auf seinen ausgedehnten Reisen durch die Landschaften und ganz Europa lernt er von einfachen, «ungebildeten» Menschen und von der Natur selbst.

Für ihn haben diese Menschen mehr Wissen als die gelehrten Ärzte, von denen er nicht viel hält: *«Wer die Philosophie nicht studiert hat (...), der gibt einen Arzt ab wie ein Kaminfeger einen Bäckerknecht».*

> *« (...) also dass alle Wiesen und Matten, alle Berge und Bühl Apotheken sind (....) in der Natur ist die ganze Welt ein Apotheken und nit mehr dann mit einem Dach bedeckt...»*

Paracelsus ist überzeugt, dass der natursinnige Philosoph nur durch diese Art von Feldforschung *«den Lauf des Menschen»* kennen lernt, ebenso die Gewächse, die Natur und all ihre Kräfte. Hinter diesen ahnt er eine Urkraft, die sich im Materiellen unsichtbar als heilkräftige Quintessenz verbirgt. Aus diesem Streben lässt sich auch die essentielle Bedeutung der Signaturenlehre in der Weltsicht des Paracelsus erkennen. Denn erst durch das praktische Studium der Krankheiten und der entsprechenden Heilmittel erschliessen sich diese dem Arzt. Für den grossen Gelehrten offenbart jedes Heilmittel seine Qualität durch äusserliche und innerliche Signaturen, welche sich erst mit dem intensiven Erleben, Begreifen und Verstehen der Natur erschliessen. Nur so kann ein Entsprechungsmuster zwischen einem Krankheitsbild, einem Patienten und einem passenden Heilmittel gefunden werden.

Paracelsus geht soweit, dass er die Krankheit mit dem Namen des Heilmittels bezeichnet, so spricht der beispielsweise von der «*Wolfsmilchkrankheit*». Im Erkennen und der Deutung dieser Naturgeheimnisse liegt für Paracelsus die Erfahrung des Göttlichen.

«Gott (…) hat den Arzt geschaffen und lässt ihm die Medikamente aus der Erde wachsen, und zwar in einer Weise, dass er die Anatomie dieser Erdgewächse erkennt. Dann soll sich der Arzt den Krankheitsanatomien zuwenden. Er wird dann eine Übereinstimmung von Krankheit und Heilmitteln finden und erkennen, welche zueinander gehören. Aus der Parallelität dieser beiden Anatomien erwächst der Arzt, ohne sie ist er nichts.»

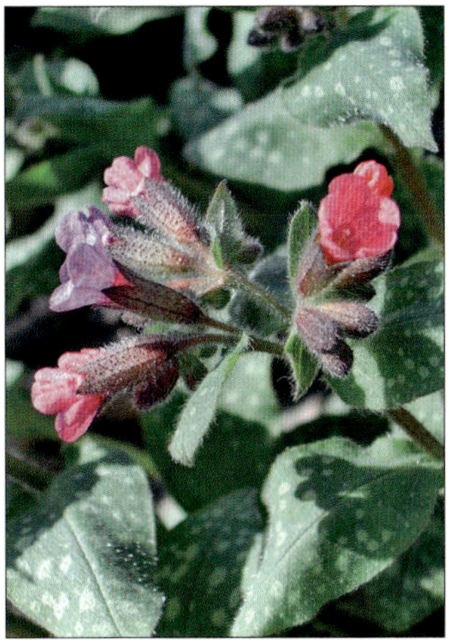

Die Signaturen des Lungenkraut (Pulmonaria officinalis):
Die lungenflügelartige Form, die Flecken und die raue Behaarung des Blattes eröffnen dem Signaturenkundigen die Heilwirkung des Lungenkrauts bei Atemwegserkrankungen. Eine weitere Entsprechung findet sich in den Blüten, welche nach der Bestäubung ihre Farbe wechseln, ähnlich dem Blut, welches in den Lungenkapillaren arterialisiert wird.

Astrologie

Aus dieser Weltsicht baut er die zweite Säule des paracelsischen Hauses der Heilkunst auf – auch in der Wahrnehmung der Gestirne und der Elementarkräfte erkennt er das Göttliche. Die astralen Qualitäten amten als geistige Lehrer, welche den Menschen den Zugang zu seiner wahren Natur eröffnen.

Wie im ersten Teil des Buches erwähnt, ist die Astrologie bei Paracelsus nicht kausal zu verstehen, sondern im Sinne einer Zeitkunde und -qualität. Ein bestimmter Moment wird nicht durch ein bestimmtes Gestirn verursacht, sondern dieser Moment wird ermöglicht, weil es der Zeitqualität entspricht (C.G. Jung spricht von Synchronizität). Die Gestirne und Tierkreiszeichen sind symbolhafte Namen für archetypische Kräfte – diese sind für Paracelsus die Mutter der wahren Heilkunde.

«Die Sterne beherrschen nichts in uns und können in uns keinerlei Eigenschaften hervorbringen, noch uns beeinflussen. Sie sind frei für sich und wir sind frei für uns. Doch merket, dass wir nicht ohne das Gestirn leben können, denn Kälte und Wärme und die Qualität der Dinge, die wir essen und verwenden, kommt von ihnen. Doch nicht der Mensch.»

Alchemie

Die Alchemie steht bei Paracelsus nicht im reduzierten Sinne einer spezifischen Arzneimittelherstellung, sondern als Suche nach den Gesetzmässigkeiten und dem Aufbau des Lebens. Sie beginnt mit der genauen Beobachtung der Natur, führt zur Nachahmung und

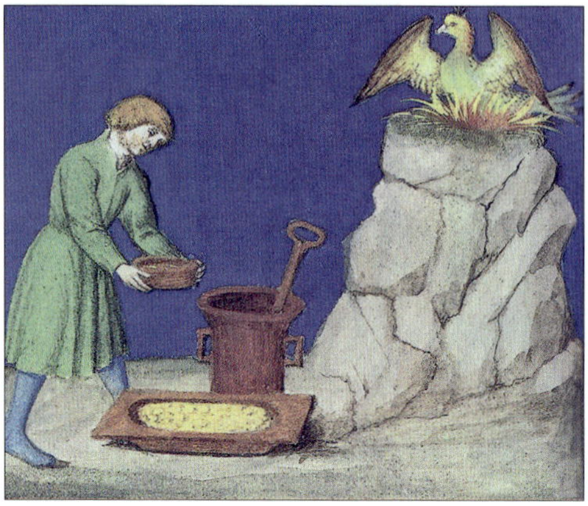

Der Alchemist als Bäcker bereitet den Teig.
(Aurora consurgens, 15. Jahrhundert)

als hohes Ziel sogar zur Optimierung der Naturprozesse. «*Wenn ihr Alchimie nicht wisst, so wisst ihr auch nicht die Materia der Natur.*»

Der Philosophie- und Astrologiekundige ist nach Paracelsus noch kein Arzt – erst wenn er die «Früchte» der Natur zum Reifen zu bringen versteht, kann er heilen. Denn die Natur ist grob und scharf in ihrem Sein, sodass sie schwerlich ohne Veränderung verwendet werden kann: «*Ein Alchimist ist der Becke, indem er Brot backet, der Rebmann, indem er den Wein macht (…) der, der es zu dem Ziele bringt, zu dem es bestimmt ist von der Natur, der ist ein Alchimist.*»

In der alchemistischen Tradition stehen Umwandlungsprozesse, Transformation und Transmutation im Mittelpunkt, diese sind jedoch nicht nur auf die Materie, auf das Stoffliche beschränkt, sondern schliessen auch geistige, seelische Erkenntnisse ein. Denn die Veredlung wird nicht nur im Materiellen, sondern auch geistig als Weg der Selbsterkenntnis gesucht und «*bringt das innere Licht des Menschen wieder zum Leuchten*». Denn Heilungsprozesse und Heilmittel sollen nicht nur die Krankheit in Gesundheit überführen, sondern dem Menschen Erkenntnisse und eine Vorahnung seiner göttlichen Vernunft ermöglichen.

Aus der Überzeugung, dass die Ursachen von Krankheit nicht nur im Körper, sondern auch im Geist des Menschen zu suchen sind, ist es für Paracelsus naheliegend, dass Therapien und Heilmittel auch geistige Aspekte beinhalten müssen. Für die moderne Medizin ist dies schwer nachvollziehbar, da das Geistartige einer Arznei unmöglich messbar und quantifizierbar ist. Da die Messbarkeit aber nur für Stoffliches gilt, kann folglich auch nur Stoffliches geheilt werden.

Die alchemistische Grundhaltung steht bei Paracelsus für die Verständnissuche nach den Kräften und Abläufen, welche die Welt im Innersten zusammenhalten, und ist damit viel mehr als eine blosse Laborantik, sondern eine Weltanschauung, eine Kunst.

Ärztliche Tugend

Diese, auch «*Proprietas*» (Redlichkeit) genannte, Stütze der Medizin steht bei Paracelsus im Sinne einer ärztlichen Ethik – als essentielles Fundament trägt sie die anderen drei Säulen der Heilkunst. Nach Paracelsus existieren drei Möglichkeiten, ein guter Arzt zu sein: Entweder man wird als Arzt geboren, man hat einen sehr guten Lehrer oder wird durch Gott berufen. Die Ausübung der Ärztetätigkeit verlangt Integrität, Können, Nächstenliebe und Demut vor Gott.

Ein Heilkundiger soll ein guter Philosoph, ein Kenner der Astromedizin und der Alchemie sein. Aber auch all diese Kenntnisse nützen nichts, wenn die Tugendhaftigkeit und die Demut fehlen. Das heutige Verständnis des Ärzteberufes unterscheidet sich diametral von dem, was Paracelsus unter der Heilkunst verstand.

Die Fixierung auf Wirkstoffe, Gensequenzen, statistische Werte ist mit einer tiefen Naturerkenntnis und einem grenzenlosen Staunen und Bewundern ihrer Phänomene nicht in Einklang zu bringen. Inwiefern heute Gewinnstreben anstelle von Nächstenliebe die höchste Maxime geworden ist, bleibe hier dahingestellt. *«Alle Erkenntnis der Welt, die wir Menschen auf Erden besitzen, stammt nur aus dem Lichte der Natur. Dieses Licht der Natur reicht vom Sichtbaren zum Unsichtbaren und ist hier so wunderbar wie dort. Im Lichte der Natur ist das Unsichtbare sichtbar.»*

Paracelsus soll bescheiden gelebt und mittellose Menschen umsonst behandelt haben. In seinen Schriften lässt er sich gerne, lange und deftig über seine Berufskollegen und andere Stände wie Apotheker aus: Sie sind *«(...) nur gut dem dumben Bauern den Seckel zu leeren.»*

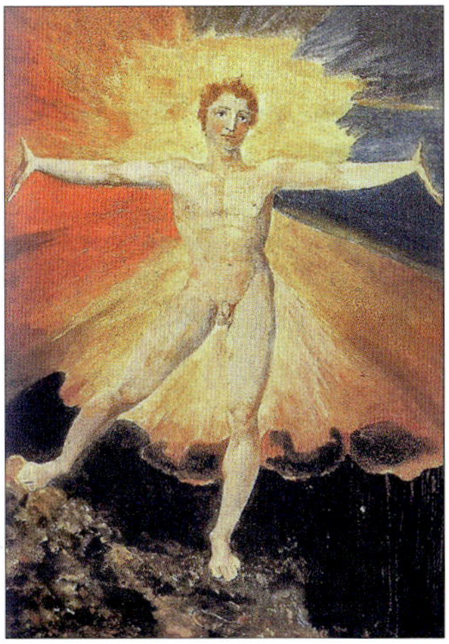

Die menschliche Natur ist mit dem Kosmos und mit göttlichen Sphären verbunden.
(W. Blake, Albions Tanz, ca. 1794 British Museum, London)

10.4. Die Entienlehre

Im mittelalterlichen Denken entstehen Krankheiten durch Säfteverunreinigung, -ungleichgewicht oder als Strafe Gottes. Dementsprechend ist auch die Bandbreite der möglichen Therapieansätze relativ schmal. Die sich anbahnende Veränderung des Weltbildes bringt neue Erkenntnisse über die Gesetzmässigkeiten der Natur hervor. Diese lassen sich nicht mehr vereinbaren mit einem magisch-mystischem Denken oder einer Säftepathologie, welche bedingungslos und buchstabengetreu den antiken Schriften folgt.

Paracelsus sprengt diese enge Pathophysiologie, indem der den Menschen, sein Gesundsein und sein Erkranken anhand der *«Seinsweise auf fünferlei Art»* durch die fünf Entien zu erklären versucht. Im seinem «Volumen Paramirum» gliedert Paracelsus das medizinische Wissen um Gesundheit und Krankheit in fünf Ebenen. Die ersten drei prägen hauptsächlich den Körper, die zwei letzten vor allem den Geist:

- Ens astrorum — die Ebene des Physikalischen, des Kosmos
- Ens veneni — die Ebene des Stoffwechsels und der Noxen
- Ens naturale — die Ebene der Konstitution und Veranlagung
- Ens spirituale — die Ebene des Geistigen
- Ens deale — die Ebene des Göttlichen

Die Entien können als fünf fundamentale Kategorien oder Seinsbereiche des gesunden und kranken Menschen betrachtet werden. Sie sind die «fünf Fürsten», die unser Dasein regieren, in Harmonie bedeuten sie Gesundheit, in Störung Krankheit.

Ens: « (...) ist ein Ursprung oder ein Ding, welches Gewalt hat, den Leib zu regieren. Dieses Ding muss in seinen 5 Aspekten betrachtet werden, um es zu erkennen. 5 Prinzipien, von denen jedes in der Lage ist, den Leib zu verderben oder genesen zu lassen. Wenn ein Arzt diese fünf Ursprünge – jedes für sich in ihrem inneren Zusammenhang nicht sieht, dann bleibt er ein Blinder; denn kein Ens nimmt eines anderen Kur an.»

J. Friedrich Helvetius, Alchemist, 17. Jahrhundert

Ens astrorum

(auch Ens astrale, lat. «astrum» = Stern, Himmel) Der Mensch ist in all seinen Aspekten in das grosse universale Geschehen eingebunden. Dieses kosmologische Gerüst trägt den Menschen und seine Umwelt.

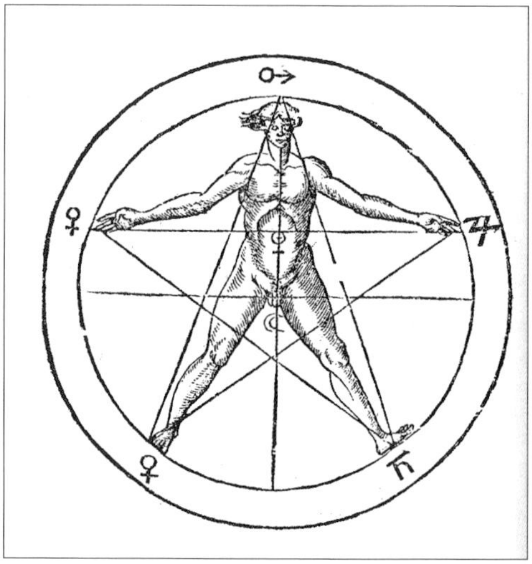

Agrippa von Nettesheim, 1486–1535, de occulta philosophia: Der Mensch im Wirkkreis der grossen Einheit (Kreis) und der Gestirne.

Das Sein hängt von lebenserhaltenden kosmischen Einflüssen wie Wärme, Jahreszeiten oder Klima ab. Der Mensch kann sich diesen Einflüssen schwer entziehen, allenfalls kann er sie modifizieren oder sie sich, durch ein Mitschwingen in diesem grossen kosmischen Tanz, zu Nutzen machen. Das Ens astrorum beschreibt das Wesen und die Einflüsse der Gestirne und der Tierkreiszeichen, ohne aber eine astrologische Determinierung zu postulieren. Paracelsus versteht unter dieser Kraft keinen schicksalsbestimmenden Einfluss, auch keine zwingende Horoskop-Prognostik, sondern vielmehr eine innere, symbolhafte Verwandschaft zwischen dem Menschen und dem Universum. Die Auswirkungen der Gestirne auf den Menschen entsprechen dem mikrokosmischen Lauf des Himmels in uns selbst.

«Ihr seid gar sehr von der Meinung eingenommen, dass der Mensch sein Glück und seine Talente dem Gestirn verdankt, so dass einer sich besser entwickelt als der andere. Der eine in den Künsten, der andere in der Fähigkeit zu Reichtum und der dritte zu Macht zu gelangen. Solche Fähigkeiten haltet ihr für Geschenke des Gestirns, wir verwerfen diese Ansicht und erklären diese Dinge folgendermassen: Das Glück entspringt der Fähigkeit und die Fähigkeit kommt vom Geiste. Nach Art des Geistes, den ein Mensch besitzt, sind seine Fähigkeiten und eben darin, wozu ein Mensch talentiert ist, hat er Glück.»

Ens veneni

(lat. «venenum» = Gift) Beschreibt Paracelsus im Ens astrorum das kosmische Einwirken auf den Menschen, handelt es sich hier um die menschliche Lebensweise, um die leiblichen Naturprozesse und um die von der Aussenwelt und den Res non naturales im Menschen selbst bewirkte Abläufe. Auf dieser Ebene setzt er das menschliche Wesen in Bezug zu seiner Umwelt, Ernährung und Atmung – alles grundlegende Bereiche der Diätetik. Auf dieser Ebene einer ökologisch orientierten Krankheitslehre ist der Mensch verschiedensten, entweder wohltuenden oder schädigenden Einflüssen z.B. endogenen und exogenen Giften, ausgesetzt. Um diese Reize zu verarbeiten und das Nützliche vom Giftigen zu trennen, bedarf es nach Paracelsus eines *«inneren Alchimisten»*. Aus heutiger Sicht betont er damit die grosse Bedeutung einer angemessenen Ernährung und eines funktionsfähigen Stoffwechsels. Da die heutige Nahrungsmittelzusammenstellung oft gekühlt, roh oder unzureichend zubereitet ist, fehlt häufig die für die Verdauung benötigte Wärme, was eine der häufigen Ursachen einer Säftepathologie darstellt. Nahrungsmittel sollen, wenn möglich, einen alchemistischen Prozess durchlaufen, gedünstet, gekocht und mit wärmenden Kräutern für die Bedürfnisse des Körpers veredelt werden.

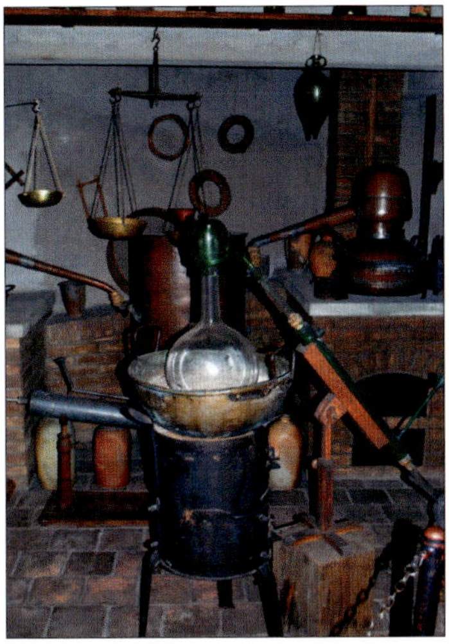

Um Nahrung zu verwerten, muss der innere Alchemist – wie in einem körpereigenen Laboratorium – diese erwärmen, vergären oder anderweitig aufschliessen und vergolden.
(Pharmazeutisches Museum, Basel)

Ens naturale

(lat. «natura» = Wesen, Eigenart) Nach der kosmischen und umweltlichen Ebene beschreibt Paracelsus die Natur des Menschen selbst, seine Konstitution, genetische Voraussetzung und die daraus resultierenden Dispositionen. Dieses Ens ist die Basis für den konstitutionsbedingten Ablauf des Lebens und endogene Ursachen für Krankheiten. Nach Paracelsus unterliegt auch diese Ebene den Einflüssen der astralen Kräfte. Die sieben Gestirne verkörpern sich in den sieben Hauptorganen (Gehirn, Leber, Lunge, Nieren, Milz, Herz, Galle) und ziehen im menschlichen Körper ihre mehr oder weniger harmonischen Bahnen.

Ens spirituale

(lat. «spiritus» = Geist, Atem) In diesem Aspekt bezieht sich Paracelsus auf den psychosozialen und psychosomatischen Anteil der Pathophysiologie, die Macht des Geistes, des Willens und der Imagination. Paracelsus zählt auch Magie, Zauberei und Hexerei zu

diesen Kräften. Der Begriff spirituell wird in diesem Sinne nicht theologisch verstanden, sondern als indirekte, auf den menschlichen Körper einwirkende Ursachen von Krankheiten, Gemüts- und psychosomatischen Beschwerden. Da die tiefste Ursache einer Krankheit im Geiste wurzelt, ist dessen Zusammenspiel mit dem Körper für Paracelsus ein essentieller Aspekt seiner umfassenden Krankheitslehre. Erst in den letzten Jahren hat sich auch die moderne Medizin diesen lange verdrängten Aspekten geöffnet und erforscht in der Disziplin der Psycho-Neuro-Immunologie, was der Hohenheimer bereits vor Jahrhunderten postulierte. Als einer der ersten Mediziner spricht Paracelsus vom menschlichen Willen, beschreibt psychische Erkrankungen, Suggestion und Autosuggestion.

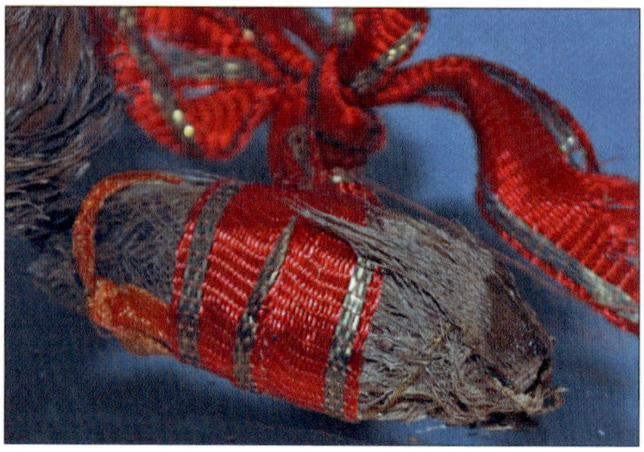

Die Wurzel des Allermannsharnisch (Allium victorialis) wurde als Heilamulett zum Schutz vor Verwundung auf sich getragen. (Pharmazeutisches Museum, Basel)

Ens deale

(auch Ens dei, lat. «deus» = Gott) Die ersten vier Entien bezeichnet Paracelsus als heidnisch – das fünfte als christlich. Im Unterschied zu ersteren vermag der Behandelnde auf diesen Krankheitsaspekt keinen Einfluss mehr zu nehmen – Gott selbst nur kann diesen beeinflussen. So finden wir auch bei ihm das Wirken Gottes als potenzielle Ursache von Gesundheit oder Krankheit und Leid. Für den modernen Menschen kann dies vielleicht mit den Begriffen Schicksal oder Karma umschrieben werden. Paracelsus selbst erachtete diese Leiden als Geisseln Gottes und als immerwährenden Beweis, dass der Mensch unvollkommen und schlussendlich auch unwissend bleibt.

Paracelsus selbst war tief gläubig – allerdings nicht im kirchlichen Sinne. In einer Zeit, in der manche Zeitgenossen und vor allem Frauen ihres freien Geistes oder Handelns wegen kirchlich verfolgt und ermordet wurden, bewegte er sich als Grenzgänger oft an der Grenze des Geduldeten.

»Ich behaupte und sage, es sei nützlicher, wenn man den Armen ihre Schäden wäscht, wenn deren Wunden verbunden werden, als wenn man in der Messe steht, um in der Prim und in der Terz in Vesper und Complet zu plärren. Ihr saget, ich sei deshalb unchristlich und handle gegen den christlichen Glauben. Ich habe es jedoch von Christus der sagt: Du sollst speisen, tränken und kleiden, an die Messe hat er aber nicht gedacht.»

10.5. Die fünf Arten von Ärzten

Den fünf Krankheitsebenen entsprechend postuliert Paracelsus fünf Arten von Ärzten, welche den jeweiligen Krankheitsursachen und Bedürfnissen gerecht werden. Wenn es fünf Krankheiten gibt, so müssen entsprechend auch fünf Wege des Heilens, fünf adäquate Behandlungskonzepte bestehen. Vor deren Einsatz steht bei Paracelsus als wichtigste Stütze der Gesundheit aber der Schutz des *«inneren Arztes»*, der eigentlichen Selbstheilungskräfte: *«Wird die Natur nur geschützt, so ist sie es selbst, die alle Krankheiten heilt, denn sie weiss, wie sie sie heilen soll. Der Arzt kann es nicht wissen und daher besteht seine Aufgabe nur darin, die Natur zu schützen.»*

Erst nach diesem präventiven Schritt stehen dem *«äusseren Arzt»* die fünf Wege der Heilung zur Wahl. Da bei vielen Krankheiten mehrere Entien involviert sind, werden häufig auch verschiedene Therapieverfahren kombiniert.

Naturalis

Der Arzt beobachtet die Natur und behandelt entsprechend nach antipathischem Konzept (Contraria contrariis curentur). Vertiefte Kenntnisse der spezifischen Therapie- und Mittelwirkungen sind für diesen Arzt nicht nötig, da die Behandlung oft rein symptomorientiert bleibt. Die eingesetzten Verfahren wirken relativ unspezifisch im Sinne einer Umstimmungs-, Reiz-, Aufbau- und Stärkungstherapie. Aschner schreibt 1926 in seinem Vorwort der Paracelsus Werke: «Man muss sich darüber klar werden, dass die heutige wissenschaftliche Medizin nur die Naturales, also nur eine von den fünf Arten der Heilkunde umfasst.»

Specificus

Diese Art von Ärzten therapiert aus ihrer Erfahrung und ihrem profunden Arzneiwissen, dabei benutzt er auch Arzneien, welche sympathisch (Gleiches mit Gleichem) wirken. *«Die Behandlung muss mit dem vorgenommen werden, was die Krankheit erzeugt hat.»*

Paracelsus geht sogar soweit, dass der die Krankheit nicht mit einem pathologiebezogenen Namen, sondern nach dem Heilmittel benennt – *«den Saturn mit dem Saturn heilen (...)»*. Diese Überlegungen lassen in Paracelsus einen Vordenker der Homöopathie erkennen.

Der Behandler verwendet antidyskratische, aus- und ableitende Verfahren wie auch spezifische Arzneimittel.

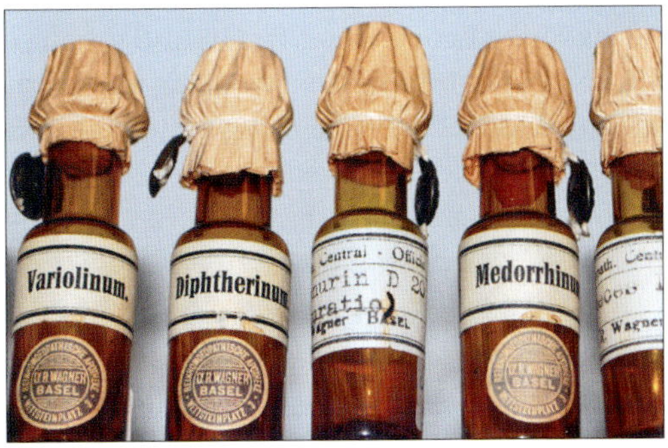

Homöopathische Nosoden, Heilmittel aus menschlichen Krankheitsgeweben und -sekreten
(Pharmazeutisches Museum, Basel)

Characteralis

Der Characteralis benötigt keine Heilmittel, seine Kunst wird aus seiner Weisheit und Erfahrung gespiesen. Er heilt durch das Wort, durch Psychologie, Hypnose und führt den Patienten so zur Selbsterkenntnis. Der Characteralis besitzt Charisma, Einfühlungsvermögen und unter Umständen sogar seherische Fähigkeiten. Zu diesem Typ Arzt gehört beispielsweise auch der Astrologe, der den Menschen mit vertieften Einblicken in die astralen Zusammenhänge zur besseren Selbstfindung geleitet.

Spiritualis

Der Arzt heilt mit geistartigen oder auch magischen Kräften. Magie bedeutet in diesem Zusammenhang nicht Zauberei, sondern das Heilen in Harmonie mit den Elementar- und Astralkräften, mit den Rhythmen der Natur. Der magische Heiler, der Schamane oder Natursinnige versteht die Zeichen der Sterne, die Sprache der Pflanzen, Tiere und Metalle und verbündet sich mit ihnen, um den kranken Menschen wieder zum Gleichgewicht zurückzuführen. Er ist ein mit höheren Kräften begnadeter Arzt.

Fidelis

Dieser Arzt, besser gesagt Priester, heilt allein durch den Glauben und die Spiritualität, zu denen er den Patienten den Zugang erleichtert, indem er ihre Sinne und ihre Seele dafür öffnet. Der Glaube kann Berge versetzen – und vermag er unter Umständen auch nicht eine Krankheit zu heilen, so erlaubt er manchmal, «geheilt» zu sterben.

10.6. Die Bedeutung der Entien- und Ärztelehre

Die Krankheitslehre des Paracelsus versucht, den gesunden und kranken Menschen in all seinen Seins-Ebenen zu erfassen und daraus eine Lebensordnung und -führung abzuleiten. Sie umfasst damit Bereiche, welche von der heutigen Medizin entweder völlig übergangen oder an andere Disziplinen abgeschoben werden, wie beispielsweise die Psychosomatik. Die gegenwärtige Medizin reduziert ihre Bemühungen, den gesunden und kranken Menschen oder Phänomene wie z.B. Schmerz zu erfassen, auf einige wenige Einzelaspekte. Krankheit wird entweder als materieller Defekt oder als Fehlfunktion des Körpers verstanden.

«Merket wohl, es gibt fünf Entia, die alle Krankheiten schaffen und verursachen. Die fünf Entia bedeuten fünf Krankheitsursprünge, das heisst also, dass es fünf Ursachen gibt, von denen eine jede alle Krankheiten mit Macht zu schaffen und hervorzubringen vermag, so viele Krankheiten je auf der Welt waren, sind und sein werden.»

Aus dieser Aussage lässt sich ableiten, dass es für ihn nicht nur eine Art Kopfschmerz gibt, sondern mindestens fünferlei, vielleicht ist sogar jeder Kopfschmerz ein ganz einzigartiges Phänomen. Ein wetterbedingter Kopfschmerz, ein alkoholbedingter, ein Leberkopfschmerz, ein psychogener sind in diesem Denken verschiedenartige Krankheiten, die auch nach unterschiedlichen Therapien verlangen. Dieses Denken lässt sich mit der simplen Fixierung auf eng umschriebene Krankheitsnamen und den dazugehörigen Standardtherapien der heutigen Medizin schwer in Einklang bringen.

Für eine umfassende Gesamtschau ist es daher unumgänglich, alle möglichen Aspekte, alle Entien, alle Bereiche des Seins miteinzubeziehen. Nur so kann der kranke Mensch und sein Kranksein erfasst und ein spezifisches, individuelles Therapiekonzept erarbeitet werden. Denn jede Krankheit, wie immer sie auch heissen möge, ruft nach einem entsprechenden Therapeuten mit adäquaten Therapiekonzepten. Entgegen dem heutigen Spezialistentum in der Medizin ist es für den Behandler aber immer oberstes Ziel, das Gesamtbild nicht aus den Augen zu verlieren. Die Aspekte des Krankseins können sich auch untereinander beeinflussen – ein schwaches Ens kann auch andere Entien affektieren (z.B. kann eine Stoffwechselstörung auch unseren Geist schwächen).

Mit seinen neuartigen Gedanken schafft Paracelsus als Gegenstück zur erstarrten mittelalterlichen Medizin eine Renaissance der Kunst des Heilens, in seinen eigenen Worten: eine neue Monarchei. Er lässt Galen hinter sich und verbrennt 1527 die Lehren der Alten im Johannisfeuer.

Der Universalgelehrte erkennt und bekräftigt öffentlich, dass Gesundheit und Krankheit nicht mehr eine reine Angelegenheit der stur tradierten griechischen Säftelehre oder der fatalistischen Unterwerfung unter eine strafende Gottheit sei. Vielmehr ist der Mensch in das grosse Welttheater eingebunden und seinen kosmologischen und biologischen Gesetzen unterstellt. Leben ist gleichbedeutend mit Veränderung, Rhythmus, Anpassung und beinhaltet biologische und alchemistische Prozesse.

Die wahrhaftigsten Dinge sind jedoch nicht mit Händen zu fassen, sie sind nur die sichtbare Einfassung der tiefen Wirklichkeit. Nicht die Erscheinungen sind Wirklichkeit, sondern die Kräfte und Prinzipien hinter ihnen. In diesem Licht erscheint der wahre Arzt nicht als allmächtiger, unfehlbarer Herr über Leben und Tod, sondern als demütig lernender Diener der Natur. Einer Natur, die nicht mehr dem religiös verbrämten, mittelalterlichen Tal der Sünde gleicht, sondern einem wunderbar erhöhten Geheimnis, an dem der Mensch teilhaben darf.

«Die Erkenntnis liegt nit im Arzt, sondern in der Natur. Und darum in der Natur: sie kann die Natur in sich wissen, der Arzt nit. Weil nun die Krankheit aus der Natur, nit vom Arzt, und die Arznei aus der Natur, nit vom Arzt kommt, so muss der Arzt der sein, der aus der Natur lernen muss.»

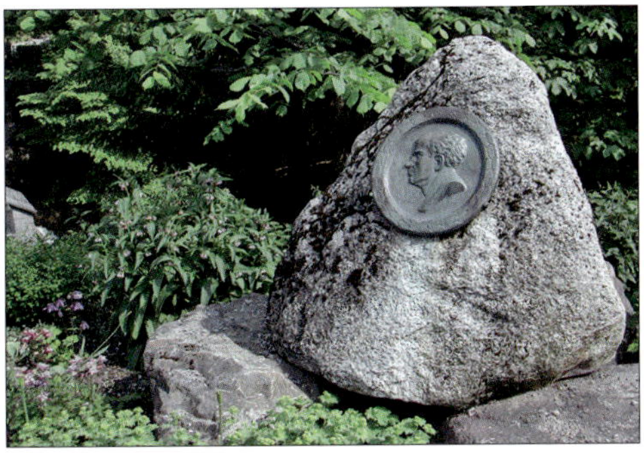

Gedenkstein am Geburtsort von Paracelsus in der Nähe von Einsiedeln, Schweiz.

KAPITEL 11

ASTROMEDIZIN – EINE MEDIZIN IN RESONANZ MIT DEN STERNEN

Christian Raimann

11.1. Einleitung

Jede Erscheinung ist beseelt, mit einem ihm eigenen (Bewusst-)Sein ausgestattet und mit allem Existierenden über unsichtbare Verbindungen verknüpft. Auch der natursichtige Mensch als Teil dieser grossen Ordnung ist mit allem verwoben – mit dem Reich der Pflanzen, der Mineralien, der Tiere und natürlich auch mit dem umgebenden Kosmos und den sich darin bewegenden Gestirnen. Diese Gewissheit war der Ausgangspunkt der menschlichen Bewusstwerdung und galt bis vor wenigen Jahrhunderten auch in unserer Kultur als selbstverständliche Tatsache.

Der Mensch der Frühzeit war von der Erscheinung der Gestirne, vor allem der Sonne und des Mondes, derart tief beeindruckt, dass er sie mit göttlichen Wesen gleichsetzte. Licht und Wärme der Sonne sind Grundvoraussetzungen für ein Leben auf Erden. Die Qualität des Mondes manifestiert sich am offensichtlichsten im Verlauf der Gezeiten – in Flut und Ebbe. Aus dieser Erkenntnis ist ein menschliches Erdendasein ohne Beeinflussung durch die Gestirne schlicht unvorstellbar.

Die Erscheinung dieser Urkräfte, ihre Art, Helligkeit, Bewegung wurde bildhaft in menschenähnliche Wesenszüge und Charaktereigenschaften überführt, mit Mythen umrankt und in Liedern besungen. Dieses archaische, auf die älteste Steinzeit zurückgehende Weltbild bildet das Grundelement der meisten traditionellen Kulturen. In ihm steht der Mensch als Mittelpunkt inmitten dieses kosmischen Reigens.

Diese sogenannte geozentrische Sicht, in der sich alles um den Menschen dreht, bildet die Grundlage der Astrologie (Astronomie und Astrologie waren bis ins 16. Jahrhundert eine Einheit). Sie bietet ordnende Prinzipien und erläutert die Verbindungen, Resonanzen zwischen den Menschen und den Gestirnen. Für die Beschreibung und Verdeutlichung der erkannten Entsprechungen bedient sich die Astrologie einer ihr eigenen Bildsprache und Symbolik – dies im Sinne einer kosmologischen Entsprechungslehre (siehe auch Signaturenlehre). Darin spiegelt der Mensch als Mikrokosmos die grossen, makrokosmischen Erscheinungen wider.

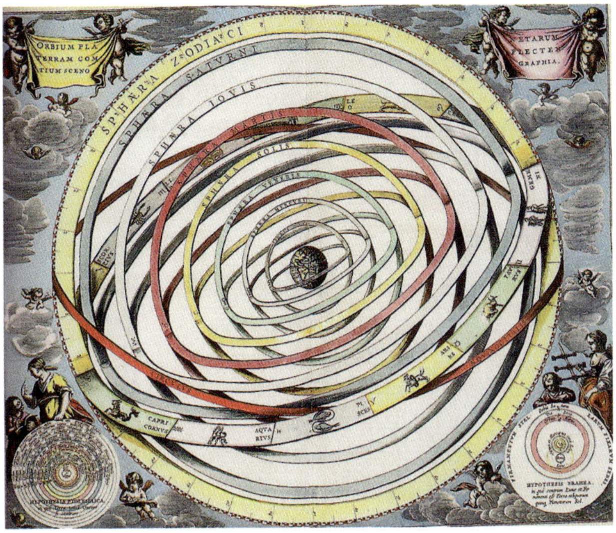

Das geozentrische Weltbild nach Andreas Cellarius
(Harmonia Macrocosmica, Amsterdam, 1660)

In dieser Welterfahrung geben die sieben sichtbaren Planeten nicht nur zeitliche Rhythmen vor (z.B. die Wochentage), sondern sind auch an der tiefen Ausgestaltung des Lebens mitbeteiligt, beispielsweise prägen sie den Zirkaseptan-Rhythmus (7 Jahresrhythmus) der menschlichen Lebensalter mit.

Die 7 Wochentage als Spiegelbilder der 7 klassischen Gestirne		
Montag		Mondtag
Dienstag	Ziu ~ röm. Mars	Marstag
Mittwoch	franz. Mercredi	Merkurtag
Donnerstag	Donar ~ röm. Jupiter	Jupitertag
Freitag	Freya ~röm. Venus	Venustag
Samstag	engl. Saturday	Saturntag
Sonntag		Sonnentag

In der europäischen Astrologie des Mittelalters sind babylonische, persische, arabische, jüdische und griechische Wurzeln ersichtlich. Die antiken Astrologen perfektionierten Beobachtung und Deutung der Himmelserscheinungen und brachten ihre Erkenntnisse als wichtige Grundlage in verschiedene Wissensgebiete, auch in die Medizin, ein. Beinahe alle grossen Vertreter der traditionellen Medizin der letzten 2500 Jahre waren überzeugt, dass die Astrologie, neben der Elementenlehre, ein essentieller Grundpfeiler einer umfassenden Heilkunde ist.

Die Astromedizin, die Verbindung von Medizin und Astrologie bietet bildhafte Erklärungen für verschiedene Bereiche wie Anatomie, Physiologie und Pathologie. Sie verknüpft alle menschlichen Prozesse mit den astrologischen Prinzipien, so auch die Lebensalter, Temperamente, Charaktereigenschaften, Körperorgane, -funktionen und Krankheitssymptome. Im Weiteren ist sie ein bedeutender Faktor für die Auswahl von Therapien und Heilmittel, ebenso für deren Bearbeitung und Verabreichung.

Die Sonne steht astromedizinisch in Beziehung zum menschlichen Herzen (Quelle der Lebensenergie, der Wärme und der Ausstrahlung), zum Sommer, Mittag und Sonntag. Mars kann sich in Krankheiten wie Fieber und Entzündungen manifestieren. In der Pflanzenwelt finden wir den Ausdruck des Planeten Merkur z.B. in der Blattatmung und in feingliedrigen Pflanzen wie den Doldenblütlern.

Die Astromedizin ist in ihrer ganzen Bedeutung schlussendlich Ausdruck des tiefen Urwissens, dass der Mensch als Teil der Natur denselben Einflüssen, Gesetzen und Prozessen unterliegt wie die Natur selbst.

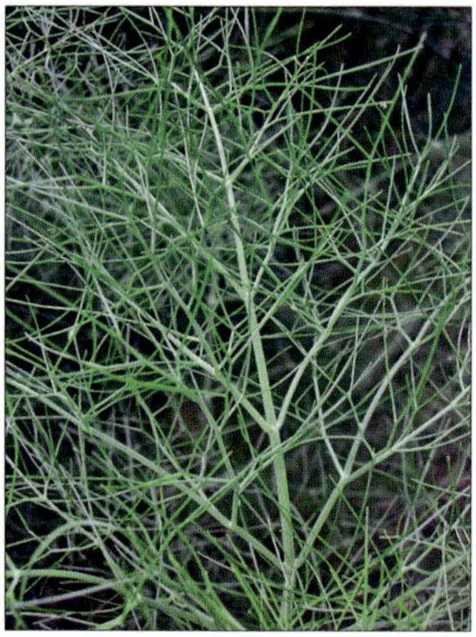
Die Blätter des Fenchels und sein ätherisches Öl zeigen sein merkurhaftes Wesen.

11.2. Der Zeitbegriff

Die Strukturierung der Zeitempfindung ist für den Menschen existenziell. Die Erkenntnis des Mondumlaufs um die Erde und die unterschiedlichen Jahreszeiten (je nach Kontinent) veranlassten den Menschen schon vor Jahrtausenden (vermutlich vor 6000–7000 Jahren), seine Zeit zu ordnen und einen Kalender zu gestalten. Der Lebensrhythmus unserer Vorfahren basierte bis vor wenigen Generationen auf einer zyklischen Zeiterfahrung. In dieser stellen immer wiederkehrende Ereignisse und Zeitqualitäten Fixpunkte dar, an denen eine Orientierung im Jahreslauf möglich wird. Der moderne Mensch hingegen bedient sich mehrheitlich einer linearen Zeitachse – Kleinkinder und Tiere jedoch noch immer zyklischer Rhythmen («noch dreimal schlafen...»).

Im Mittelmeerraum entstanden als Vorläufer unserer heutigen Zeitrechnung Mondkalender, welche sich am Umlauf des Mondes um die Erde orientierten. Die islamische Welt hat bis heute eine mondabhängige Zeitrechnung beibehalten. Auch das Osterfest als tief archaisches Fruchtbarkeitsfest ist noch heute mondgebunden und wird darum immer auf den ersten Sonntag, der dem ersten Vollmond im Frühling folgt, festgelegt.

Vorläufer von Sonnenkalendern, welche sich an den vier Jahreszeiten und damit am Sonnenstand über der Erde orientierten, waren bereits im alten Ägypten bekannt. Die Tag-und-Nachtgleichen des Frühlings und Herbstes, die Sonnenwenden des Winters und Sommers stellen im europäischen Zeitsystem noch immer charakteristische Eckpunkte dar.

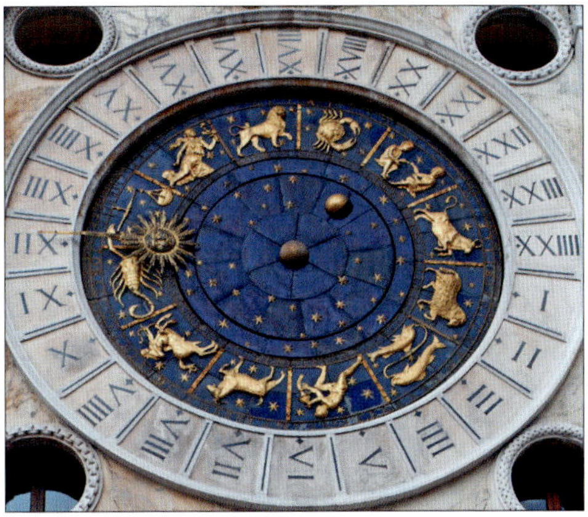

Die Uhr des Torre dell' orologio in Venedig mit Zifferblatt aus Lapislazuli zeigt Sonne, Mond und den Tierkreis an.

Mit der Einführung des julianischen Kalenders durch die Römer, ca. 46. v. Chr., entwickelte sich auch behutsam eine fortlaufende Jahreszählung. Aufgrund der ungenügenden Genauigkeit der damaligen Zeitrechnung verschärfte sich jedoch allmählich die Abweichung vom astronomischen Jahresverlauf, was im Jahre 1582 zu einer tiefgreifenden Kalenderkorrektur durch Papst Gregor führte. Dieses eine Jahr wurde um 10 Tage gekürzt, d.h. auf den 4. Oktober folgte sogleich der 15. – die Wochentage wurden einfach weitergeführt. Gleichzeitig wurde die bisherige Regelung der Schaltjahre verfeinert und optimiert. In einigen Ländern erfolgte der Wechsel zum gregorianischen Kalender sofort, andere benötigten dafür Jahrhunderte. In China wurde die Änderung beispielsweise erst Mitte des 20. Jahrhunderts endgültig vollzogen. Die orthodoxe Kirche einiger Länder berechnet ihre Feier- und Festtage noch heute nach dem julianischen Kalender.

Alle Religionen und Mythen der Welt sind tief in den Rhythmus des Jahreskreislaufs und der Zeitwahrnehmung verwurzelt. Das Werden und Vergehen im Naturkreislauf wird in unserer Kultur im Volksbrauchtum, aber auch im Kirchenjahr und in der Bibel bildlich festgehalten. So fand beispielsweise die vermutlich von den Babyloniern ersonnene Einteilung der Woche in 7 Tage Einzug in die christliche Schöpfungsgeschichte, in verschiedenste Bräuche und Märchen.

Das Zifferblatt unserer heutigen Uhr ist ein mikrokosmisches Abbild des Himmels, die Stunden entsprechen den 12 Tierkreiszeichen, der Stundenzeiger dem Sonnenlauf innerhalb eines Sonnenjahres und der Minutenzeiger dem Mondumlauf um die Erde.

11.3. Die Geschichte der Astromedizin

Das menschliche Denken und Handeln wird seit jeher tiefgründig durch das astrologische Wissen um Gestirne und Tierkreiszeichen beeinflusst. Die Astrologie gilt als eine der ältesten Wissenschaften des Menschen und kann sich auf Jahrtausende alte Erfahrungswerte stützen. Mittels Höhlenmalereien lässt sich bereits eine Auseinandersetzung des steinzeitlichen Menschen mit den himmlischen Gestirnen belegen. Uralte, nach astronomischen Grundsätzen ausgerichtete Bauwerke wie Stonehenge zeugen noch heute von der Tiefe des damaligen Wissens.

Mythologisch wird die Astrologie auf den sagenumwobenen Eingeweihten Hermes Trismegistos zurückgeführt. Seine hermetischen Grundgesetze bilden die Basis der Astrologie, so z.B. der allegorische Grundsatz: «*Wie oben so unten, wie unten so oben.*»

Die Entsprechung von Makrokosmos und Mikrokosmos ist von fundamentaler Bedeutung für die astrologische Weltsicht. Der Kosmos spiegelt sich in irdischen Erscheinungen wider und diese ihrerseits haben ihre Entsprechungen im Grossen. Die frühesten Belege für eine systematische Beobachtung und Erforschung der Gestirne liegen aus den babylonischen, sumerischen und assyrischen Hochkulturen des Zweistromlandes vor. Von dort ausgehend verbreiteten sich die Wissensinhalte vermutlich nach Persien, Indien und später auch nach Griechenland und Rom. Ähnliche Erkenntnisse entwickelten sich eigenständig aber auch im alten Amerika, in Afrika und anderen Erdteilen.

Die sieben klassischen Gestirne, ihre Bahnen und der 12-teilige Tierkreis in seiner heutigen Form ist bereits im 5. Jahrhundert v. Chr. bekannt. In Europa selbst erlebte die Astrologie im Mittelalter einen Höhepunkt, nachdem sie durch die arabische Welt weiterentwickelt und über Spanien wieder Verbreitung fand. Die Astromedizin, im Mittelalter zeitweilig auch Iathromathematik genannt, ist seit jeher ein untrennbares Teilgebiet dieser Weltsicht.

Eine Hildegard von Bingen beispielsweise betrachtet den Menschen als Spiegelbild des Kosmos und dessen Kräfte als unverzichtbarer Bestandteil einer umfassenden Heilkunde. Paracelsus erhebt die Astrologie zur «Mutter der wahren Heilkunde» und zu einer der vier tragenden Säulen der Medizin. Er verstand Astrologie allerdings nicht im Sinne der heutigen Horoskoplehre, sondern einer «Zeitqualitätslehre». Von Horoskopen selbst hielt er nicht viel und verzichtete auf ihre Deutung.

> *«Es ist zu merken, dass jeder Stern auf Erden sein Kraut hat, welches die Art seines Sternes vollbringt und den Schaden abwendet. (....) Jeder der ein Philosoph sein will, beachte diese Übereinstimmung gut. Den die Sterne lehren die Krankheiten erkennen, die Kräuter lehren sie heilen.»*
>
> Paracelsus

Im Mittelalter versuchte die Kirche, durch Verbote und Gewalt das alte Wissen zu unterdrücken und zu vernichten. Kundige Frauen und Männer dieser Jahrhunderte wurden für ihre Erfahrung und Kunst grausam bestraft oder getötet. Einer der letzten herausragenden Astromediziner im alten Sinne war Nicholas Culpeper (1616–1654), den man den englischen Paracelsus nannte. Sein Werk «The Herbal», welches 1652 unter dem Titel «The English Physitian» erschien, ist in über 100 Ausgaben verlegt worden und somit eines der meistgedrucktesten Bücher der Welt.

Noch vor wenigen Jahrhunderten waren Astrologen mächtige Berater der Gesellschaft und der Regierenden in politischen, gesundheitlichen und sozialen Dingen. Der letzte Lehrstuhl für Astrologie in Deutschland (Erlangen) wurde im Jahre 1835 aufgehoben. Einst fundamentaler Bestandteil eines kosmologischen Weltbildes hat die Astromedizin aus heutiger Sicht für viele Menschen ihre zentrale Bedeutung verloren. Ihre Inhalte haben im rational-abstrakten, naturwissenschaftlichen Denken und Tun des heutigen Homo modernus keinen Platz mehr.

11.4. Die Astromedizin – eine Resonanzlehre

Die Astrologie – ursprünglich der magisch-mystischen Glaubenswelt unserer steinzeitlichen Vorfahren entstammend – betrachtet die kosmischen Konstellationen wie das Zifferblatt einer imaginären Weltenuhr, auf dem sich die momentanen schöpferischen Qualitäten ablesen lassen. Als kosmische Entsprechungslehre versucht sie, das menschliche Begriffsdenken in ein bildhaftes, imaginatives Denken zu überführen. Dazu bildet sie mit Hilfe der Gestirnsprinzipien archetypische Symbolketten (z.B. Mars – Hitze – Wehrhaftigkeit – Durchsetzungsvermögen – Entzündung, u.s.w.). Diesen Analogien entsprechend finden sich Eigenschaften und Qualitäten der Himmelskräfte in Tieren, Mineralien und Pflanzen, ebenso im Menschen, seinen Organfunktionen und seinen Krankheiten wieder.

> *«Also versteht, dass das Hirn der Mond ist, die Lunge Mercurius, die Niere Venus, die Galle Mars, die Leber Jupiter, die Milz Saturn und das Herz ist die Sonne»*
>
> PARACELSUS

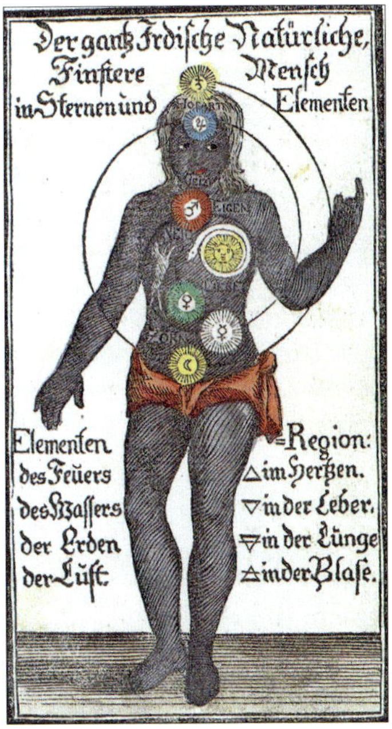

Der Mensch und seine Organe in Bezug zu den Elementen und den Gestirnen. (Georg Gichtel, 1638–1710, Theosophia practica)

Beschwerden aufgrund einer Herz-Kreislaufschwäche können in diesem Sinne auf eine Schwäche des Sonnenprinzips hindeuten, welches folglich durch sonnenartig wirkende Heilmittel wie Gold, Johanniskraut (Hypericum perforatum) oder Safran (Crocus sativus) unterstützt werden muss. Die astromedizinische Heilmittelbestimmung ist nicht dem analytischen Wirkstoffdenken der heutigen Phytotherapie unterworfen, sondern stützt sich assoziativ auf entsprechende Analogien ab.

Diese Sicht, dass zwischen Sternenwelt und irdischen Vorgängen eine Resonanz besteht, wobei Gleichartiges auf Gleichartiges anspricht, bezeichnet C.G. Jung als Synchronizität. Die Gestirne sind dabei keineswegs die kausale Ursache dieser Kräfte, sondern stellen eben bloss synchronistische (nach C.G. Jung ein «sinnvoller Zufall») Ähnlichkeiten dar.

> *«Wir sind nicht durch die Macht der Gestirne vorbestimmt. Jede Krankheit beginnt im Gestirn und kann vom Gestirn hernach in den Menschen dringen. Womit der Himmel vorangeht, das beginnt sich im Menschen zu vollenden. Nur wenn der Mensch seiner Leidenschaft freien Lauf lässt, haben die Sterne absolute Macht über ihn. Wandelt er aber weise, so ist er bald frei von jeder Knechtschaft.»*
>
> PARACELSUS

11.5. Die Gestirne

Für die Astromedizin sind die seit der Antike bekannten untersonnigen (zwischen Erde und Sonne gelegen) Gestirne Mond, Merkur, Venus, die Sonne selbst und die drei obersonnigen (weiter von der Erde entfernt als die Sonne) Gestirne Mars, Jupiter und Saturn von zentraler Bedeutung. In späteren Jahrhunderten stossen noch die, nicht mit blossem Auge beobachtbaren, sondern mit Hilfsmitteln entdeckten, Planeten Uranus, Neptun und Pluto dazu.

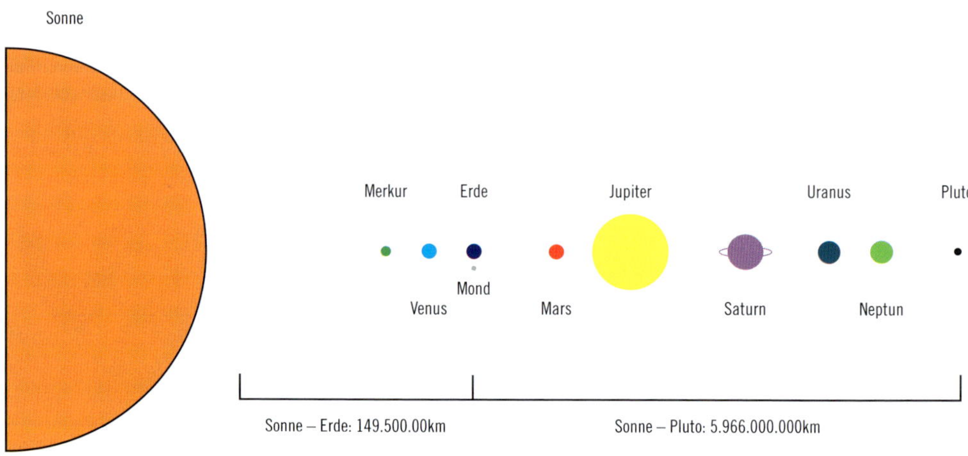

Diese sieben Gestirne und ihre Entsprechungen sind in das ineinandergreifende Ordnungssystem (Ganzheit, Polarität, Tria Principia, 4 Elemente, 7 Gestirne u.s.w.) der traditionellen europäischen Naturheilkunde eingebettet. Sie ermöglichen eine verfeinerte Betrachtung und Strukturierung der bildenden Urkräfte und Abläufe durch die alles Seiende entsteht, besteht, sich verändert und vergeht.

Das Wesen der astralen Prinzipien wird durch Personifizierung (meist als mythologische Figuren aus der griechisch-römischen Götterwelt), Assoziationsketten, Symbole und Mythen verbildlicht. Mit den Gestirnen und den Sternenbildern, durch welche sie sich bewegen, stehen alle Naturreiche in Verbindung. Kosmische Kräfte wirken überall – in der umgebenden Natur und natürlich im Menschen selbst. Jedes Gestirn wird mit menschlichen Körperorganen, Charaktereigenschaften, Krankheiten und therapeutischen Konzepten für deren Behandlung in Bezug gesetzt.

Die Symbole der Gestirne

Folgende Grundelemente bringen ihre spezifischen Grundqualitäten in Beziehung zum Menschen als zusammengesetzte Symbole zum Ausdruck:

Kreis	Geist
Halbkreis	Seele
senkrechte Linie	Verstand
waagrechte Linie	Körper
Kreuz	Materie
Pfeil	Impuls, zielgerichtete Kraft
Punkt	Ich-Bewusstsein

Die Planetenzeichen (Planetensymbole) werden aus diesen Einzelbestandteilen entsprechend ihrem Wesen kombiniert.

☉ Das Sonnensymbol stellt beispielsweise einen Kreis mit Mittelpunkt dar, da die solaren Kräfte die Quelle des Lebens und das Zentrum des Individuums verkörpern.

Heilpflanzen und ihre astromedizinischen Bezüge

Da die Pflanze eigentlich ein nach aussen orientiertes Wesen, ein nach aussen gestülptes Inneres ist (so entsprechen ihre Blätter beispielsweise den Lungenkapillaren des Menschen), ist sie besonders stark mit den hier wirksamen Gestirnskräften verbunden. Pflanzliche Heilmittel können deren Einwirkung regulieren – verstärken oder abschwächen.

«Jedes Kraut ist also ein irdischer Stern und gehört zum Himmel. Jeder Stern ist ein himmlisches Kraut in geistiger Weise und Form, das sich nicht von den Kräutern, die auf der Erde sind unterscheidet. Die Materie ist nur anders.»

«Nicht allein, dass die Kraft der Kräuter aus der Erde sei,
sondern vom Gestirn, das corpus aber von der Erde.»

PARACELSUS

Die Heilkraft der Pflanzen beruht nach Paracelsus auch auf der Wirkung der Gestirne. Diese haben den Pflanzen überdies besondere Merkmale (Signaturen) mitgegeben, damit der Mensch durch sie erkenne, wofür sie sich eignen. Die meisten Heilpflanzen lassen sich nicht nur mit einem Planeten oder Tierkreiszeichen in Verbindung setzen. Je nach Pflanzenteil, je nach Standort und Vegetationszeit können sich andere kosmische Kräfte manifestieren. Die astralen Qualitäten werden ausserdem durch den Zeitpunkt des Sammelns, die Art der Zubereitung und der Verabreichung beeinflusst. Die Heckenrose (Rosa canina) beispielsweise deutet in ihren süsslich, angenehm riechenden Rosenblüten auf ihre Verbindung mit der Venus hin – in ihren Stacheln, der roten Farbe der Hagebutte und deren juckenden Härchen zeigen sich ihre Marskräfte.

Metalle und ihre astromedizinischen Bezüge

Metalladern durchziehen gefässähnlich die Erdkruste, weshalb ihre Metalle als irdische Manifestation der Gestirne angesehen wurden. Je nach Qualität des Metalls zeigt sich die direkte Resonanz zu bestimmten Planetenkräften.

Quecksilber beispielsweise ist weder von fester noch von dünnflüssiger Konsistenz. Aus diesem Grund wird es mit Merkur in Beziehung gesetzt, dessen Qualitäten genau dieser Unbestimmbarkeit und Beweglichkeit entsprechen. Im menschlichen Körper wirken Heilmittel mit Quecksilber auf die Merkurkräfte ein – so entfalten sie u.a. Wirkung auf die Austauschflächen Haut und Schleimhaut, welche einen starken Bezug zu Merkur («der Götterbote») besitzen.

Im Gold manifestiert sich die irdische Sonne, da es das Licht in sich birgt. Als heilsame Substanz vermag es auf das Herz zu wirken, welches der mikrokosmischen Sonne im Menschen selbst entspricht (der Volksmund spricht von «Herzenswärme»). Auf die Psyche wirken Goldzubereitungen stimmungsaufhellend und stärken das Selbstbewusstsein.

Als Heilmittel in entsprechender Zubereitung (oft homöopathisch oder spagyrisch) wirken Metalle im menschlichen Körper stärkend, schwächend oder regulierend auf die astralen Kräfte der Gestirne ein. Die Homöopathie verwendet verschiedene verdünnte und potenzierte Metallzubereitungen. Die anthroposophische Heilmittellehre kennt darüber hinaus Metallspiegel. Ein Metall wird im Vakuum erhitzt bis es verdampft, dabei schlägt sich ein dünner Film als Koagulation an den Wänden der Destillationsgefässe nieder. Ausserdem werden Heilpflanzen – vereinfacht ausgedrückt – über drei Generationen «mit potenziertem Metall gedüngt». Als dermassen vegetabilisiertes Metall wird beispielsweise Hypericum Auro cultum D3 bei depressiven Verstimmungen eingesetzt.

«Es gibt also sieben Planeten und auch sieben Metalle. Die Erfahrung lehrt uns, dass die sieben Metalle in uns die Kraft besitzen, gegen die sieben Planeten zu wirken. Welcher Planet daher den Körper angreift, dessen Quinta Essentia des Metalls (alchemistische Zubereitung) gebrauche gegen ihn (.....)»

PARACELSUS

Weitere astromedizinische Bezüge naturheilkundlicher Therapien

Die Qualitäten der Gestirne werden in der traditionellen europäischen Naturheilkunde nicht nur mit metallischen und pflanzlichen Heilmittel in Verbindung gebracht. Ihre Eigenschaften finden auch in weiteren Therapieverfahren wie beispielsweise der Ernährungsheilkunde, aber auch in spezifischen manuellen Anwendungen Resonanz. So weist eine kräftige Sportmassage deutliche Marsqualitäten auf, was sich durch Rötung, Durchblutungs- und Leistungssteigerung zeigt. Dagegen bewirken die lunaren Eigenschaften einer Lymphdrainage eine Steigerung des Lymphflusses und eine Verminderung von Flüssigkeitsstauungen.

Auch durch eine spezifische Auswahl von Nahrungsmitteln kann ein zu schwaches Gestirnsprinzip unterstützt oder ein zu starkes durch seine Gegenspieler abgeschwächt werden. Öle und Nüsse besitzen z.B. jupiterhaften, scharf gewürzte oder grillierte Nahrung eher marshaften Charakter. Rohkost dagegen wirkt kühlend, ebenso einzelne Nahrungsmittel wie Tomaten und Gurken. Im Weiteren werden in gewissen Ernährungsformen die Getreide den Gestirnen zugeordnet: Weizen der Sonne, Reis dem Mond, Hirse dem Merkur, Gerste dem Mars, Hafer der Venus, Roggen dem Jupiter und Mais dem Saturn. Durch die Zubereitung am entsprechenden Wochentag – am Montag Reis, am Dienstag Gerste usw. – wird der Bezug zum Tagesregenten gestärkt. Auch in der Hydrotherapie und den physikalischen Anwendungen mit ihren wärmenden, kühlenden, befeuchtenden oder trocknenden Eigenschaften finden sich die Bezüge zu den Planetenqualitäten wieder.

Die Gestirnsqualitäten und -bezüge: Die sieben klassischen Gestirne

Sonne – die Lebensquelle ☉

Durchmesser: 1.392 Mio km
Oberflächentemperatur: 5500°C
Grösse: 333 Erden
Erdabstand: 149.6 Mio. km
Siderische Umlaufzeit: 1 Jahr (Zeit für einen Durchgang durch den Tierkreis)

Erst die Sonnenwärme ermöglicht das irdische Leben, weshalb ihre Kräfte als wohltätig und belebend für unser Dasein empfunden werden. In der griechischen Mythologie ist Helios der oberste Lenker des Lichts. Er verlässt morgens seinen Palast im Osten mit einem Pferdegespann, reist tagsüber quer durchs Himmelsgewölbe, um abends seinen Palast im Westen zu erreichen. In einer Fähre wird er nachts schlafend über den Ozean in den Osten zurückgeführt.

Symbol

- Kreis mit Mittelpunkt, der Quell allen Lebens, das Zentrum des Individuums

Stichworte

- die Urkraft des Lebens, Vitalität und Aktivität, die Lebensenergie
- Hitze, Feuer, Strahlung und Licht
- Ordnung, Bewegung
- Würde, Schönheit und Edelmut
- die Herrschaft des Herzens, gutmütige Autorität, der Wohltäter
- Zielstrebigkeit, ICH-Bewusstsein, das Zentrum der Persönlichkeit
- Individualität und Selbstdarstellung

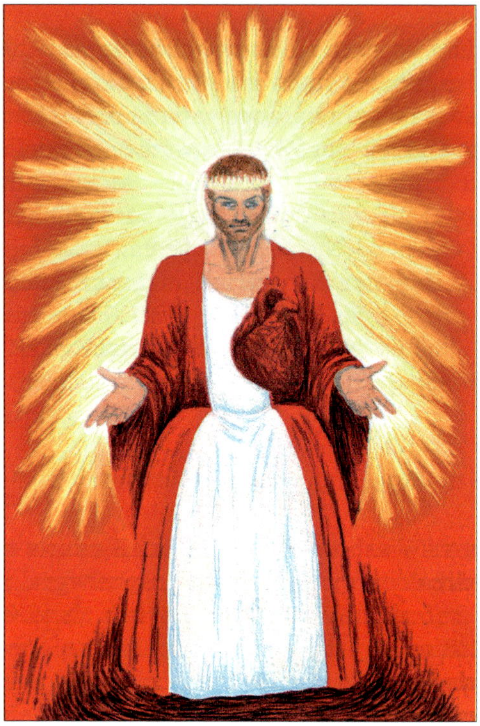

(Bild: Rahel Egli)

Qualitäten
- primär warm, trocken

Charakter
- männlich, rational
- offenherzig, grosszügig, wohlwollend, zuversichtlich
- selbstbewusst, hoch entwickelte Individualität
- warme Führungseigenschaften, begeisterungsfähig
- mit viel Leidenschaft und Ausdauer

Menschlicher Organismus
- Blutzirkulation, Herz-Kreislaufsystem
- Sehen, Gesamtbefindlichkeit
- Mit dem letzten Herzschlag endet unser Leben. Von sich selbst sprechend, deutet der Mensch mit seiner Hand auf seine Brust auf Herzhöhe – das Selbst wird mit der Herzensqualität verbunden. Als Ich-Organ reagiert das Herz schnell und empfindlich auf Befindlichkeitsveränderungen. Die «Herzensliebe» verbindet den Menschen nicht nur mit anderen, sondern vereint und nährt auch alle inneren Organe und Gewebe.

Beispiele von Störungen

- Herzkreislauferkrankungen
- **Übermass**: Hypertonie, Hitze, Fieber
  Selbstüberschätzung, Egoismus, Stolz, Selbstzerstörung, Herrschsucht
  Euphorie, Manie, Nervosität
- **Schwäche:** Hypotonie, Schwäche, Schwindel
  Sehkrankheiten, Bewusstseinsstörung
  Depression, Apathie, innere Kälte, Mangel an Selbstwertgefühl
  vorzeitige Alterung

Therapeutische Wirkung von Sonnenmittel

- vitalisierend, tonisierend, stärkend
- zentrierend, herzstärkend
- erwärmend, trocknend
- verdauungsfördernd
- stimmungsaufhellend

Heilpflanzen mit Sonnenbezug

- Wirkstoffe: viele ätherische Öle, Flavonoide
- Anwendungsformen: z.B. Ölauszüge
- Familien: viele Korbblütler
- stolze, farbige Pflanzen mit schnellem Wachstum, um einen Mittelpunkt herum konzentriert, an warmen, trockenen Standorten wachsend
- Stängel: kräftig und aufrecht
- Blätter: angenehm riechend
- Blüten: sonnenblumen- oder königskerzenähnlich, goldfarben, wohlriechend
- warme Gelb- oder Orangetöne
- mit balsamischen, aromatischen Düften
- mit gelben Säften oder Harzbildung
- Früchte: Aufteilung in Scheibenform, samenreich
- Wurzel: gross, angenehm riechend
- Beispiele: Engelwurz, Johanniskraut

Metall

- Gold (Aurum) ist ein wichtiges astromedizisches Heilmittel,
  das vor allem auf das Herz-Kreislaufsystem und das Ich-Bewusstsein wirkt.

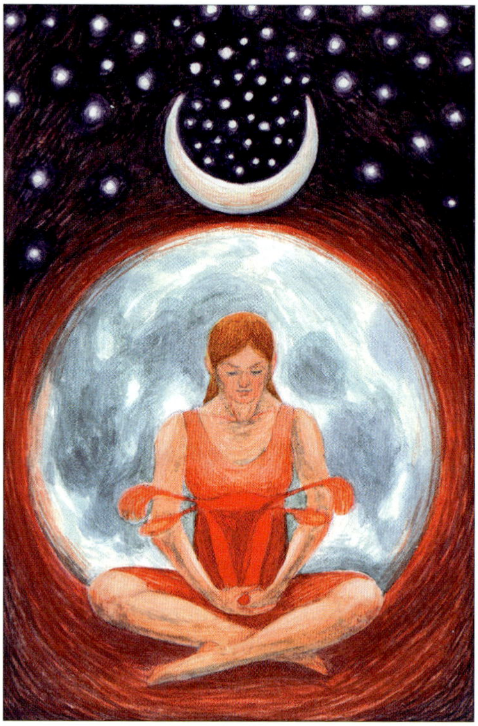

(Bild: Rahel Egli)

Mond – der Spiegel

☽

Durchmesser: 3.476 km
mittlere Oberflächentemperatur: +/–130°C
Grösse: 0,012 Erde
Erdabstand: 384.400 km
Sonnenabstand: 152 Mio. km
Erdumlauf: 27,32 Tage
Siderische Umlaufzeit: 28 Tage (Durchlauf durch den Tierkreis)

Der Mond ist der Spiegel der Sonne, sein Gegenpol – seine Wechselhaftigkeit ist ein deutlich spürbarer Wesenszug. Im Wechsel der Gezeiten, im monatlichen Menstruationszyklus manifestieren sich seine Kräfte – der Mond bewirkt nicht nur Ebbe und Flut, sondern bewegt ebenso rhythmisch die Körperflüssigkeiten. Die Mondgöttin Selene (Luna) ist die Göttin der Nacht und des Schlafes – unter ihrem Schutz stehen alle Frauen. Auch die Fruchtbarkeitsgöttin Artemis ist die Verkörperung des Mondes – als Ahnfrau des Lebens ist sie zugleich die göttliche Hebamme.

Symbol

- Halbkreis, die offene Schale als das empfangende Prinzip, als Seele. Diese ist rückwärts gewandt, also nach hinten «schauend», in die Vergangenheit gerichtet.

Stichworte

- Fremdartigkeit, Kraft der Tiefe, Unterbewusstsein, niederes Ich
- Einbildung, Instinkt, Phantasie, Mythologie
- die Reflexion als Spiegel der Sonne, Selbst-Bild, Reaktion
- das Bindeglied zwischen Geist (Sonne) und Körper (Erde)
- Beweglichkeit als Wandel, Wechselhaftigkeit
- Seele
- Fruchtbarkeit, Kindheit
- Zusammenziehung, Verdichtung, Verlangsamung, Zurückhaltung
- der Fluss der Lebenskraft, die Regenerationskraft

Qualitäten

- primär feucht, kalt

Charakter

- weiblich, kühl, passiv
- introvertiert, unbeständig (häufiger Stimmungswechsel), launisch
- träumerisch, romantisch

Menschlicher Organismus

- Körperflüssigkeiten
- weibliche Organe, Milchdrüsen, zyklische hormonelle Prozesse wie Monatsblutung, der Uterus während der Schwangerschaft
- Schleimhäute
- Lymphe
- Gehirn: Limbisches System, Hypophyse, Hypothalamus

Beispiele von Störungen

- Fruchtbarkeitsstörung, Frauenkrankheiten
- **Übermass:** Lymphatismus, Völle, Wassersucht
  Ausfluss, Zysten, Verschleimung
  Launen, Schlafsucht
  Pilze
  Hysterie
- **Schwäche:** Schlafstörungen
  Sterilität, Abort, Milchmangel, Amenorrhoe
  Schleimhautatrophie, Magerkeit, Austrocknung, Anorexie

Therapeutische Wirkung von Mondmittel

- kühlend, reizlindernd, befeuchtend
- entzündungshemmend
- schützend, beruhigend, schlaffördernd
- regenerierend, fruchtbarkeitsfördernd

Heilpflanzen mit Mondbezug

- Wirkstoffe: Schleimstoffe
- Anwendungsformen: z.B. Kaltmazerate, Bäder
- Familien: viele Kürbisgewächse
- Stängel: kreisrund, kurz, unbehaart, wasserhaltig, am Boden kriechende, fremdartig wirkende Pflanzen mit Ausläufern
- Blätter: gross, ganzrandig, hell geadert, wässrig, mit unangenehmem Geschmack, stark anschwellende Knospen
- Blüten: kurz, weisslich, oft silbrig schimmernd, weisslich oder von hellem Gelb
- fade Düfte, geschmacklos oder leicht säuerlich
- Früchte: schnellwachsend, viel Feuchtigkeit enthaltend, viel Fruchtansatz
- kühlend, saftig, schleimig oder mit weissem Milchsaft, kleine Samen
- Wurzel: kurz, glatt, weisslich
- Beispiele: Gurke, weisse Taubnessel

Metall

- Silber (Argentum) ist ein sehr guter Leiter, was eine grosse innerliche Beweglichkeit widerspiegelt. Es entfaltet seine Wirkung u.a. im Genitalbereich, auf den Schleimhäuten und im Nervensystem.

Merkur – der Vermittler ☿

Durchmesser: 4.878 km
mittlere Oberflächentemperatur.: + 350°C
Grösse: 0,055 Erde
Sonnenabstand: 58 Mio. km
Sonnenumlauf: 0,24 Jahre
Siderische Umlaufszeit: 88 Tage

Der geflügelte Götterbote Hermes (Merkur) war Vermittler zwischen Himmel, Erde und der Unterwelt. Als Gott der Händler, der Verträge, der Wege war er gleichzeitig auch der Schutzherr der Wegelagerer und Diebe. Seine Stärke in der Verhandlung ist sein ausgeprägter Charme, seine List und Beredsamkeit.

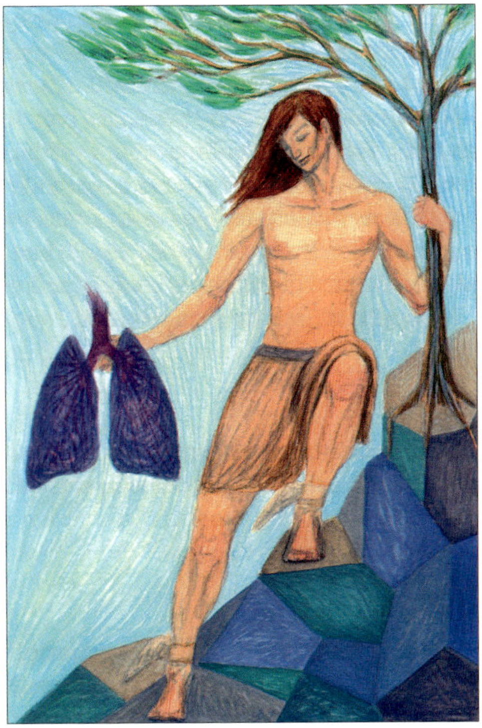

(Bild: Rahel Egli)

Symbol

- Verbindung von Seele, Geist und Materie, Synthese aller anderen Planeten und ihrer Beziehung untereinander. Die vermittelnde Seele befindet sich über dem Geist und der Materie.

Stichworte

- Vermittlung, Bote
- Kommunikation, Beweglichkeit, Intellekt, Logik
- Sprache, Schrift
- Unbestimmbarkeit, Flexibilität
- Vermittlung zwischen Materie und Geist
- Wissen und Kunst, Erfindergabe, Witz, Schlagfertigkeit, Forschergeist

Qualitäten

- wechselhaft

Charakter

- schlank, lebhaft und sensibel
- eher intellektuell

- veränderlich, geschickt, aufnahmebereit
- empfänglich für Reize aller Art
- trickreich

Menschlicher Organismus

- Atmungsorgane
- Sinnesorgane und Nerven, alle Austauschprozesse
- Hormonsystem
- Gliedmassen (Bewegung)
- Berühren, Verbindung von Sprechen und Hören
- Die Lunge nimmt bei jedem Einatmen kosmische Energie auf und gibt mit jedem Ausatmen etwas vom Menschen und seiner Seele an den Himmel zurück. So vermittelt die Atmungsfunktion zwischen Oben und Unten, zwischen Erde und Kosmos. Die Atemenergie hat auch mit unserer Menschwerdung zu tun – nicht umsonst heisst es in den Schöpfungsmythen: «(...) und er blies ihm den Odem ein (...)» Im Weiteren beendet der Mensch sein Leben, indem er seinen letzten Atemzug macht. Atmen ist zugleich der Rhythmus des Lebens.

Beispiele von Störungen

- Erkrankung der Austauschorgane (Atmung, Verdauung)
- Nervenstörung, Allergien, Kommunikationsprobleme
- **Übermass:** Zerstreutheit, Unbeständigkeit, hyperkinetische Symptome, Tremor, Redeflut
  Diarrhoe
- **Schwäche:** Asthma
  Neurasthenie
  Sprachlosigkeit, Koordinationsstörungen
  Schüchternheit
  Verstopfung, hypokinetische Symptome

Therapeutische Wirkung von Merkurmittel

- eröffnend, erleichternd, erheiternd
- inspirierend, den Geist anregend
- schleimlösend, verbindend
- rhythmisierend
- nervenregulierend

Heilpflanzen mit Merkurbezug

- Wirkstoffe: viele ätherische Öle, Saponine
- Anwendungsformen: z.B. Inhalation
- Familien: viele Doldenblütler
- schnell- und hochwachsende, rankende, schlanke Pflanzen
  mit rhythmischem Aufbau

- an Verkehrswegen wachsend
- Stängel: hohl, dünn, feingliedrig
- Blätter: lanzenförmig, stark gefiedert, vorne spitz rau, gut riechend
- Blüten: gut riechend, nicht sehr weit öffnend, in Dolden stehend, in warmem Gelb
- aromatischer Duft
- Wurzel: lang, nelkenfarbig, gut riechend
- Beispiele: Petersilie, Fenchel, Bingelkraut

Metall

- Quecksilber (Mercurius) als einziges «bewegliches» Metall hat durch seinen speziellen Aggregatzustand eine Zwischenstellung inne. Medizinisch wirkt es u.a. auf das Nervensystem, Haut und Schleimhaut und das Drüsensystem.

Mars – der Wehrhafte

♂

Durchmesser: 6.794 km
mittlere Oberflächentemperatur: -23°C
Grösse: 0,107 Erde
Sonnenabstand: 228 Mio. km
Sonnenumlauf: 1,88 Jahre
Siderische Umlaufzeit: 687 Tage

Mars, einziges und streitsüchtiges Kind von Zeus und Hera, wurde von den Römern als Kriegsgott verehrt. Seine Kinder sind Eros, Harmonia – aber auch Daimos (Furcht) und Phobos (Schrecken).

Symbol

- Ich-Impulskraft, das Körperliche steht über dem Geistigen.

Stichworte

- Stärke, Kraft, Willensstärke, Tatenergie
- Aktion, gezielte Bewegung, Initiative, Entschlossenheit
- Kampf, Tatkraft, Strebsamkeit, Widerstandskraft, Aggression
- Begierde, Männlichkeit, Zeugungskraft
- «kleines Unglück», «kleiner Übeltäter»

Qualitäten

- primär trocken, warm

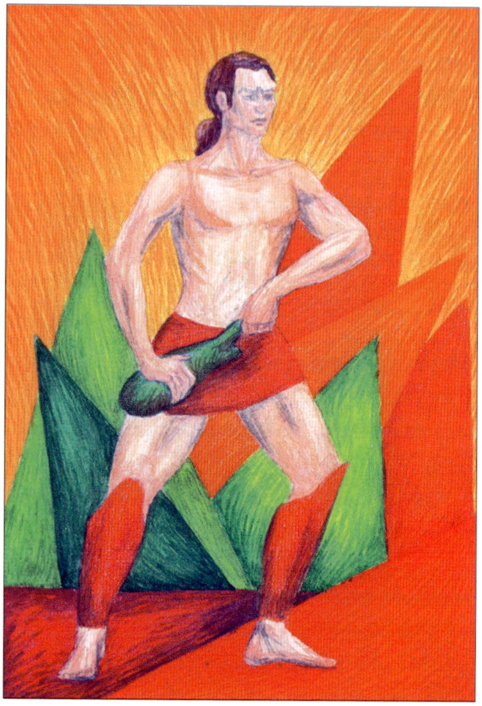

(Bild: Rahel Egli)

Charakter

- rastlos, drängend
- triebhaft, aufbrausend
- leidenschaftlich

Menschlicher Organismus

- Abwehrsystem
- Galle
- Muskeln, Sehnen
- männliche Organe
- Hämoglobin und Sauerstoffverwertung im Körper
- Riechen
- Die Gallenblase gibt ihre Flüssigkeit gezielt in den Darm ab, damit dort Nährstoffe aufgespalten werden können. Wie die Energie des Mars muss die Energie der Galle durch andere Organe geführt werden.

Beispiele von Störungen

- Gallenleiden, Störungen des Immunsystems
- **Übermass:** Überreizung, Ungeduld, Zorn
  Hypertonie

Entzündung, Fieber
Krampf, gewisse Migränetypen
Ausschlag, Geschwürsbildung

- **Schwäche:** Willenlosigkeit
  Anämie, Kreislaufschwäche, Hypotonie
  Infekte
  Schwäche, Atonie, Muskelschwäche
  sexuelle Schwäche bei Männern

Therapeutische Wirkungen von Marsmittel

- reinigend, eröffnend
- phytobiotisch, abwehrstärkend
- energetisierend, wärmend, reaktionsanstossend
- galle- und leberanregend
- blutbildend
- schleimhaut- und hautreizend
- sympathikoton

Heilpflanzen mit Marsbezug

- Wirkstoffe: Senföle, einzelne ätherische Öle
- Anwendungsformen: z.B. Urtikation, Senfmehlauflagen
- Familien: viele Kreuzblütler
- Pflanzen mit Dornen, Stacheln, Brennhaaren
- knorrige und trotzdem eher krautige Pflanzen
- ätzende und teilweise giftige Pflanzen
- Stängel: rötlich, bitterer Geschmack
- Blätter: lang, nicht behaart, eingeschnitten, rötlich überlaufen
- starke, durchdringende Düfte, senfartig, scharf, brennender Geschmack
- Blüten: gelb bis rot, rotblau
- Früchte: scharf, oft klein und weisslich
- Wurzel: rotbraun, verholzt, wenig saftig, bitter-scharf
- Beispiele: Aronstab, Berberitze, Brennnessel, Disteln

Metall

- Eisen (Ferrum) wirkt blutstillend, abwehrstärkend und fördert die Blutbildung.

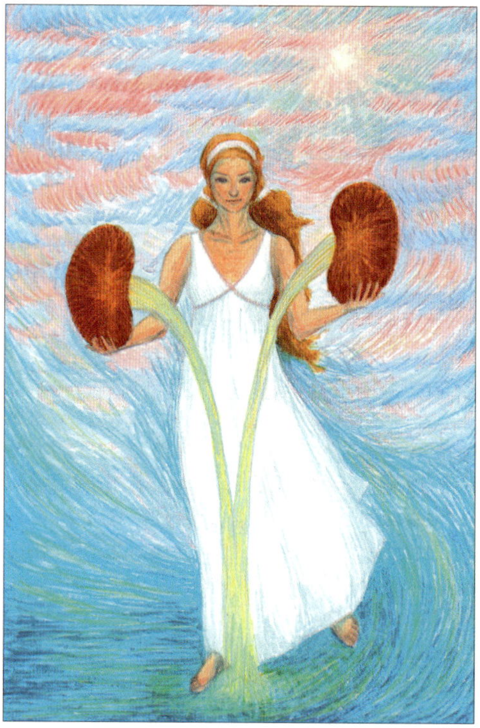

(Bild: Rahel Egli)

Venus – die Harmonische

♀

Durchmesser: 12.104 km
mittlere Oberflächentemperatur: + 480°C
Grösse: 0,815 Erde
Sonnenabstand: 108 Mio. km
Sonnenumlauf: 0,62 Jahre
siderische Umlaufszeit: 225 Tage

Venus /Aphrodite ist die Schönste im Olymp – unter ihrem Schutz steht die Liebe und die blühende Natur.

Symbol

- Das Geistige steht über dem Körperlichen und formt die Materie.

Stichworte:

- Sanftheit, Schönheit, Schönheitssinn, Harmoniebedürfnis, Anmut
- Gleichgewicht
- Empfindung, Emotion, Liebe, Weiblichkeit

- Bindung, Charme
- Entspannung, Erweichung, Leichtigkeit
- «das kleine Glück»
- Wolllust

Qualitäten
- primär feucht, kalt (in einigen Quellen auch mässig warm)

Charakter
- harmonisch, mild und wohltätig
- verführerisch
- leicht, unbeständig, träumerisch
- aufnehmend, anschmiegsam, ausgleichend
- schöpferisch

Menschlicher Organismus:
- weibliche Genitalien, Nieren, Prostata
- Venen
- Hals, Rachen
- Hormonsystem
- Fühlen
- Die Nieren harmonisieren den Menschen über ihre Ausscheidungsfunktion und die Verarbeitung seelisch-geistiger Reize.

Beispiele von Störungen
- Nierenleiden, hormonelle Störungen
- Genitalerkrankungen
- **Übermass:** Vergnügungssucht
  gesteigerte weibliche Libido, Selbstverliebtheit
- **Schwäche:** seelische Kälte
  Krampfleiden, Magerkeit, Menstruationsbeschwerden
  verminderte weibliche Libido

Therapeutische Wirkungen von Venusmittel
- regenerierend
- kühlend, entspannend, erweichend, verflüssigend, lockernd
- besänftigend, aphrodisierend
- harntreibend

Heilpflanzen mit Venusbezug
- Wirkstoffe: gewisse ätherische Öle, Salicin, Arbutin
- Anwendungsformen: z.B. Parfüm, Duftwasser
- Familien: viele Rosengewächse, Malvengewächse

- lebhafte, farbige, fröhliche Pflanzen, mit kugeligen, tellerartigen Blüten
- zarter Wuchs, angenehm duftend, süss
- Stängel: glatt, hohl, etwas abgeflacht, angenehm duftend
- Blätter: gezähnt, unbehaart, hell geadert, gut riechend, symmetrisch geordnet
- Blüten: zweifarbig, gelb und blau, hell, grün-blau, rot, rosa, gut riechend
- Früchte: essbar, süss, wohlschmeckend, mit kleinen Samen
- Wurzel: gut duftend
- Beispiele: Eibisch, Apfel, Rose

Metall

- Kupfer (Cuprum) wirkt schmerzstillend, spasmolytisch und vegetativ ausgleichend.

Jupiter – der Grossmütige ♃

Durchmesser: 143.884 km
mittllere Oberflächentemperatur: -150°C
Grösse: 318 Erden
Sonnenabstand: 778,3 Mio. km
Sonnenumlauf: 11,86 Jahre
siderische Umlaufszeit: 12 Jahre

Jupiter, der Sohn Saturns, wird im römischen Reich Zeus gleichgesetzt.

Symbol:

- Der Halbkreis steht über dem Kreuz, die Seele über der Vorherrschaft der Materie.

Stichworte

- Ausstrahlung, Formgebung, Entfaltungskraft
- Fruchtbarkeit, Fülle, Üppigkeit, Ausdehnung, Erweiterung, organisches Wachstum und Reife, Aufbau und Entwicklung
- Grösse und Würde
- Lehrer, Wissen, Recht und Gerechtigkeit
- Wohlwollen, Grossmut
- der «grosse Gönner», «das grosse Glück», «die kleine Sonne»

Qualitäten

- primär warm, trocken

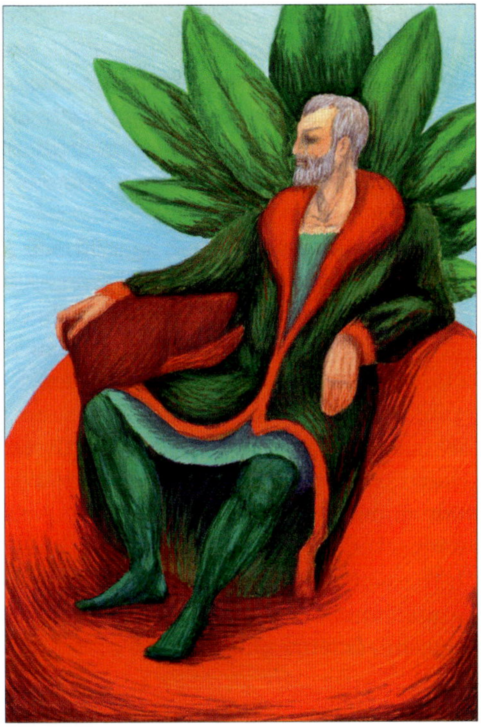

(Bild: Rahel Egli)

Charakter

- an der Schwelle des Alters stehend
- jovial, grosszügig, gerecht, massvoll
- schützend

Menschlicher Organismus

- Leber-Gallensystem, Ernährung
- Geschmack
- Unser Chemielabor Leber ist für den menschlichen Stoffwechsel und auch für die Entgiftung lebensnotwendig. Sie verzeiht Vieles und wird wegen ihrer Güte und ihrer Grösse (grösser als das menschliche Gehirn) mit Jupiter in Beziehung gebracht.

Beispiele von Störungen

- Leberleiden, Stoffwechselkrankheiten
- **Übermass:** Leberschwellung
  Zivilisationskrankheiten wie Gicht, Rheuma, Genusssucht, Prahlerei
- **Schwäche:** Bindegewebsschwäche
  Leberschwäche, Zirrhose

Therapeutische Wirkungen von Jupitermittel

- wohltuend
- allgemein regulierend, stoffwechselregulierend
- leberstärkend
- Comfortativum, bei jeglichem Zuviel oder Zuwenig verwendbar

Heilpflanzen mit Jupiterbezug

- Wirkstoffe: Bitterstoffe, fette Öle
- Zubereitungsformen: z.B. Liköre, Konfitüre u.a.
- Familien: viele Enziangewächse
- volle, üppig wachsende Pflanzen
- ausladende Blätter und Blüten, stattliche, dichte Erscheinungen
- Stängel: hart, zäh, lang und rundlich
- Blätter: lang, schmal, fein behaart, rötlich, guter Geschmack
- Blüten: blau, violett, aber auch gelb, gut riechend
- angenehm, wohltuender Duft
- Früchte: wohlschmeckend, süsser Geschmack, essbare Früchte v.a. Korn und Nüsse, fettreiche Samen, braune und rundliche Samen
- Wurzel: mittelgross, braun, saftig, Wurzelhaare, angenehmer Geruch
- Beispiele: Löwenzahn, Odermennig

Metall

- Zinn (Stannum) ist ein weiches, biegsames Metall, welches leicht aus der Form (Bezug zu Jupiter) geht.

Saturn – der Göttervater ♄

Durchmesser: 120.536 km
mittlere Oberflächentemperatur: -180°C
Grösse: 95,2 Erden
Sonnenabstand: 1.427 Mio. km
Sonnenumlauf: 29,46 Jahre
Siderisches Umlaufzeit: 29,5 Jahre

Kronos, der römische Saturn, war ursprünglich ein alter Bauern- und Erntegott.

Symbol

- Die Materie und die Grenzen von Zeit und Raum stehen über der Seele.

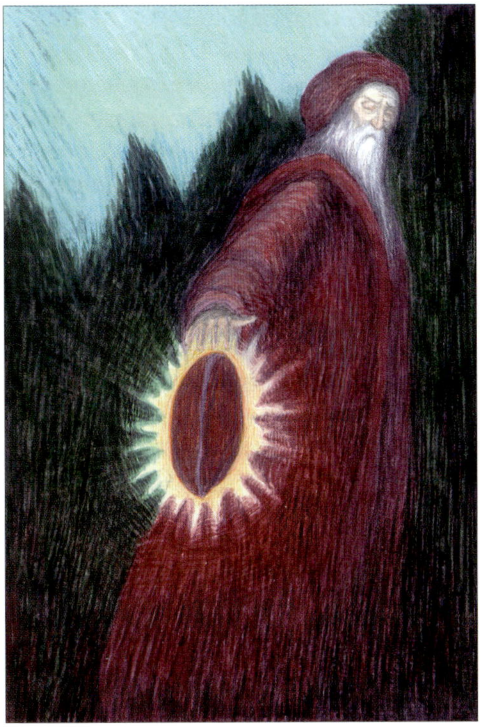

(Bild: Rahel Egli)

Stichworte

- Konzentration, Verhärtung, Verdichtung, Verlangsamung, Hemmung
- Schwere, Ernst
- Sicherheit, Norm
- «Hüter der Schwelle», Alter, Tod, aber auch der «Lichtbringer», Ernte
- Konzentration, Beharrlichkeit
- Melancholie, Argwohn
- Stabilität, Zeit und Geduld, Sorgfalt
- «grosses Unglück», «Übeltäter», «Schicksalsplanet»

Qualitäten

- primär kalt, trocken

Charakter

- rigide, langsam, verschlossen, abweisend, unnahbar, hadernd
- zuverlässig, genügsam, diszipliniert
- tiefsinnig, lähmend

Menschlicher Organismus

- Milz
- Knochen, Bänder, Zähne, Haut
- Strukturbildung und Alterungsprozess
- Hören
- Die Milz als Organ des «Sterbens», ist der Ort der Erythrozytenmauser, ebenso ein wichtiges Immunorgan für die Abgrenzung.
  Die Unterscheidung von Ich und Nicht-Ich ist lebensnotwendig.

Beispiele von Störungen

- Altersbeschwerden, Knochenerkrankung
- chronische Krankheiten, Haut- und Skelettleiden
- **Übermass:** Ängste, Enge, Zwänge, Geiz
  Intoleranz, Verschlossenheit
  Unflexibilität, Austrocknung, Unfruchtbarkeit
  Steinbildung, Ablagerung, Verhärtung
  Psoriasis
- **Schwäche:** Demenz, Sucht
  Verknöcherungsstörung, Rachitis
  Osteoporose, Bänderschwäche

Therapeutische Wirkungen von Saturnmittel:

- kräftig kühlend, festigend
- kristallisierend
- gegen unerwünschte Flüsse, austrocknend, zusammenziehend
- mineralisierend, knochenbildend

Heilpflanzen mit Saturnbezug

- Wirkstoffe: Kieselsäure, Alkaloide
- Anwendungsformen: z.B. Pulver, Presstabletten
- Familien: Koniferen, Nachtschattengewächse
- entwicklungsgeschichtlich alte Pflanzen wie Bärlapp, Farn, Schachtelhalm
- langsam wachsende, ausdauernde, zähe und trockene Pflanzen
- in extremen Bedingungen, immergrün
- Stängel: grauschwarz, knotig, unangenehm riechend, dunkle Farben
- Giftwirkung
- Blätter: rau, dunkel, bitter
- Blüten: braungrün, rundliche Blütenblätter, bitter stinkende, stark betäubende Düfte, herber, trockener Geschmack, raue Oberflächen
- Wurzel: kurz, dick, knotig, behaart, verholzt, grauschwarz, bitter schmeckend
- Samen: grosse, flache Früchte, tiefschwarz
- Beispiele: Bilsenkraut, Efeu, Schierling

Metall

- Blei (Plumbum) wird beim Röntgen als Bleischürze zur Abgrenzung eingesetzt. Medizinisch wirkt es unter anderem auf das Nervensystem.

Die Gestirnsqualitäten und -bezüge: Die drei transsaturnischen Gestirne

Bis zur Entdeckung der transsaturnischen Planeten Uranus, Neptun und Pluto war Saturn der «grosse Übeltäter» und der zwielichtige unter den Gestirnsprinzipien. Die 3 transsaturnischen Planeten übernehmen einerseits viele Qualitäten des alten Saturns, andererseits stellen sie eine höhere Tonart, eine höhere Oktave, einzelner klassischer Gestirne dar. Pluto wird beispielsweise als «dreifacher» Mars bezeichnet. Genaugenommen sind in den letzten zweihundert Jahren allein zwischen Mars und Jupiter über viertausend kleine Planeten, sogenannte Planetoiden, entdeckt worden, welche für die Astrologie aber meist keine Rolle spielen.

Uranus

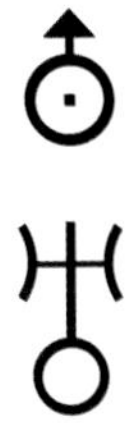

Der Planet wurde 1781 zur Zeit der Aufklärung mit dem Spiegelfernrohr entdeckt.

Durchmesser: 51.118 km
mittlere Oberflächentemperatur: -214°C
Grösse: 14,6 Erden
Sonnenabstand: 2.869 Mio. km
Sonnenumlauf: 84,02 Jahre

Uranus ist der Herrscher des Himmelsgewölbes.

Symbol

- «Sonnenblitz», die solaren Qualitäten werden mit der Impulskraft des Mars verstärkt.

Symbolvariante

- Die Seelenschalen sind rückwärts und vorwärts gerichtet – sie werden durch die Materie in ihrer Mitte verbunden.

Stichworte

- höhere Merkur-Oktave

- Wandlung, Umwälzung, Reform, Rebellion, Freiheitsdrang
- gute Auffassungsgabe
- Strahlung, Motoren
- Katastrophen, Spontanität, okkulte Phänomene
- plötzliche Veränderung, Selbständigkeit
- Austausch zwischen Geist und Materie, Rhythmus

Qualitäten
- primär warm, trocken

Charakter
- männlich, aktiv
- unkonventionell, exzentrisch, hochsensibel
- nervös, sprunghaft, unberechenbar, provozierend
- schöpferisch, pulsierend und koordinierend

Menschlicher Organismus
- Rückenmark, Nervensystem (Gehirn)
- Rhythmik (Atmung und Puls)
- Koordination von Körperaktivitäten

Beispiele von Störungen
- Nervenleiden
- Epilepsie, Schock
- Krampf
- Neurose, Stress

Therapeutische Wirkung von Uranusmittel:
- anregend, rhythmisierend
- krampflösend
- bewusstseinssteigernd
- wegen häufiger Giftigkeit oft nur homöopathisch oder spagyrisch eingesetzt

Heilpflanzen mit Uranusbezug:
- grosse, feingliedrige Stängel/Blätter
- Früchte mit Spring- und Flugvorrichtungen
- geopathische Standorte
- Fehlbildungen, antennenartige Gebilde
- teilweise giftig, halluzinogen
- violette Blüten
- Beispiele: Passionsblume, Bingelkraut

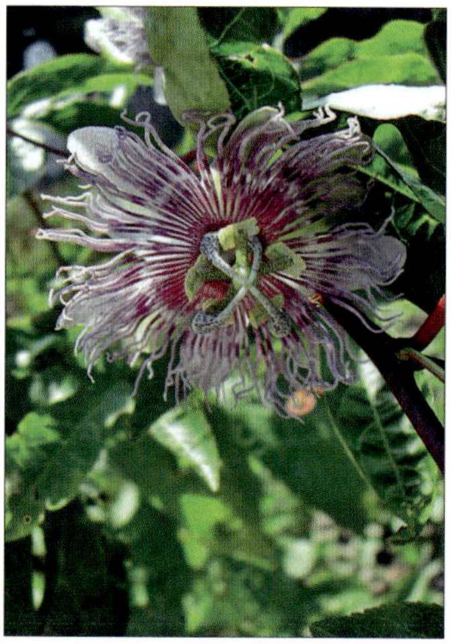

Die Passionsblume (Passiflora incarnata) weist einen starken Uranuscharakter auf.

Neptun

♆

Dieser Planet wurde 1846 entdeckt, zur Zeit der Romantik und trägt deshalb auch die Stimmung dieser Epoche in sich.

Durchmesser: 50.538 km
mittlere Oberflächentemperatur: –220°C
Grösse: 17,2 Erden
Sonnenabstand: 4.504 Mio. km
Sonnenumlauf: 164,79 Jahre

Neptun ist der Herrscher des Wasserreiches.

Symbol:

- Dreizack – der Halbkreis der Seele wird von der Materie durchdrungen.

Stichworte

- höhere Venus-Oktave
- Empfänglichkeit, Beeinflussbarkeit, Einfühlung, Urinstinkt
- Mystik, Täuschung, Phantasie
- Rauschzustände, Intuition, Traum, Drama
- Einsicht, Spiritualität, Betäubung, Sucht, Wahnsinn, Halluzinationen
- Schwärmerei, Idealismus, Panik
- selbstlose Nächstenliebe, homöopathische Medizin, Illusion, Hypnose

Qualitäten

- primär feucht, kalt

Charakter

- weiblich, passiv

Menschlicher Organismus

- Zirbeldrüse
- Sonnengeflecht
- Lymphsystem
- Nerven
- Gliedmassen, Muskeln

Beispiele von Störungen:

- Vergiftungen
- Unterfunktionen, Schlafsucht, Koma
- Nervenschwäche, Betäubung, Hysterie, Lähmung, Geistesstörung
- Alkoholsucht, psychische Erkrankungen

- starke Stimmungswechsel

Therapeutische Wirkung von Neptunmittel:
- einend und auflösend
- lähmend, betäubend, schmerzstillend
- wegen häufiger Giftigkeit oft nur homöopathisch oder spagyrisch eingesetzt

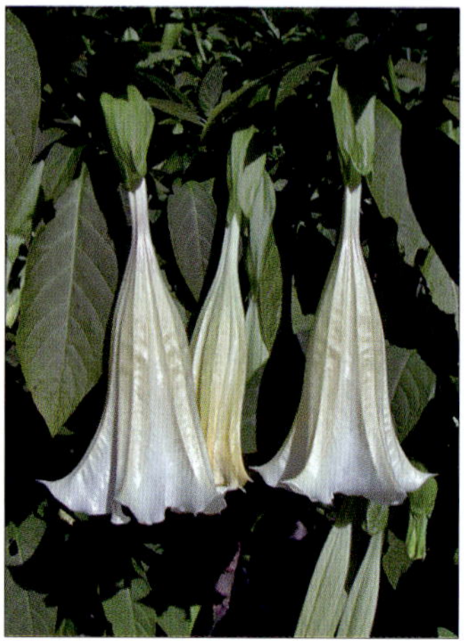

Neptun zeigt sich z.B. in der Engelstrompete (hier: Brugmansia suaveolens).

Heilpflanzen mit Neptunbezug:
- Pilze
- aussergewöhnliche Blütenformen, oft üppig
- hochwachsend
- auf Reizzonen wachsend oder in Feuchtgebieten
- zart, durchscheinend, wässrige Farben
- teilweise zarte, blasse, gelbe Blüten
- oft mit bizarrem Duft
- Beispiele: Engelstrompete, viele Farne

Pluto

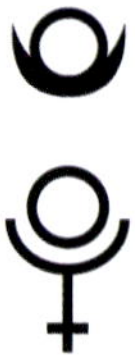

Der Planet (heute Zwergplanet) wurde 1930 entdeckt.

Durchmesser: 2.324 km
mittlere Oberflächentemperatur: -220°C
Grösse: 0,002 Erde
Sonnenabstand: 5.900 Mio. km
Sonnenumlauf: 248 Jahre

Pluto ist der Herrscher der Erdentiefe, der Unterwelt.

Symbol (Symbolvariante)
- Schale – der Geist beherrscht (die Materie) mittels der Seele.

Stichworte
- höhere Mars-Oktave, «dreifacher Mars»
- höhere Gewalt, unsichtbare Macht
- Unbewusstes, Kollektivbewusstsein
- Fanatismus, archaische Wurzeln des Unbewusstseins, Magie
- chaotische Massenbewegung
- starke Gefühle, Elimination und Transformation

Qualitäten
- wechselhaft, eher warm und trocken

Charakter
- zerstörerisch und gleichzeitig regenerierend
- kompromisslos

Menschlicher Organismus:
- Reproduktion
- Stuhlgang

Beispiele von Störungen:
- chronische Krankheiten, Krebs, AIDS
- Abszesse, bösartige Geschwulst, Fisteln
- Fanatismus, Neid, Unterdrückung

Therapeutische Wirkung von Plutomittel:
- umwandelnd, reinigend
- abwehrstärkend
- insektizid

Heilpflanzen mit Plutobezug:
- seltene Pflanzen mit düsteren, bizarren Formen
- Schmarotzer
- Mimikri (z.B. durch das Nachahmen von Insekten), Insektenfallen, Haken
- düstere Farben
- Beispiele: Thuja, Eibe

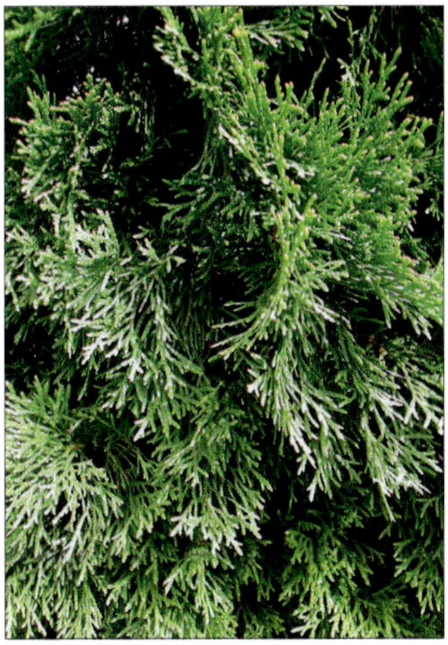

Einen starken Plutocharakter besitzt der abendländische Lebensbaum (Thuja occidentalis).

Beziehungen zwischen den Gestirnen

Auch die kosmischen Einflüsse unterliegen den strukturierenden und definierenden Kräften der qualitativen und quantitativen Prinzipien. Die Gesamtheit der sieben klassischen Gestirne bildet eine Einheit, in welcher ihrerseits die Sonne eine zentrale Bedeutung als All-Einheit einnimmt.

Aus dem Einen bilden sich Gegensatzpaare, Polaritäten wie z.B.:
- Mond – Saturn: Anfang und Ende, Regeneration und Degeneration
- Merkur – Jupiter: Bewegung und Gesetztheit, Suchen und Geniessen
- Venus – Mars: weiblich und männlich, harmonisch und aggressiv

Durch die Dreiheit kann die Gegensätzlichkeit überwunden werden:
- Mond, Merkur und Venus (die untersonnigen Gestirne) sind eher schicksals-

bestimmend – Mars, Jupiter und Saturn (die obersonnigen Gestirne) eher schicksalsbefreiende Planeten.

- Die drei kosmischen Lichter Sonne (Tag), Mond (Nacht) und Saturn (Dunkelheit) sind die Eckpunkte des aufsteigenden und absteigenden Planetenreigens.

Die Interaktionen zwischen den Gestirnen

Mars und Saturn sind die zwei «Übeltäter», deren Einflüsse oft zu Beschwerden und Krankheiten führen können – Sonne, Venus und Jupiter hingegen Wohltäter, welche für die Entfaltung des Menschen und auch für seine Gesundheit unabdingbar sind. Merkur und Mond sind diesbezüglich wechselhaft, manchmal sind sie die zweite astrologische Zuordnung bei Giftpflanzen.

Gegensätzliche, polare Wirkung

- Mond – Sonne
- Mond – Saturn
- Venus – Mars
- Jupiter – Saturn
- Jupiter – Merkur

Ausgleichende Wirkung

- Venus und Mars (Venus ist mit allen Gestirnen befreundet, v.a. aber mit Mars.)
- Jupiter und Saturn
- Merkur gilt als Friedensstifter zwischen unverträglichen Prinzipien (Merkur ist ebenfalls mit allen Gestirnen befreundet, v.a. aber mit Jupiter.)
- Venus schwächt in Rezepturen stark wirksame Mittel ab und mildert deren allfällige Nebenwirkungen.

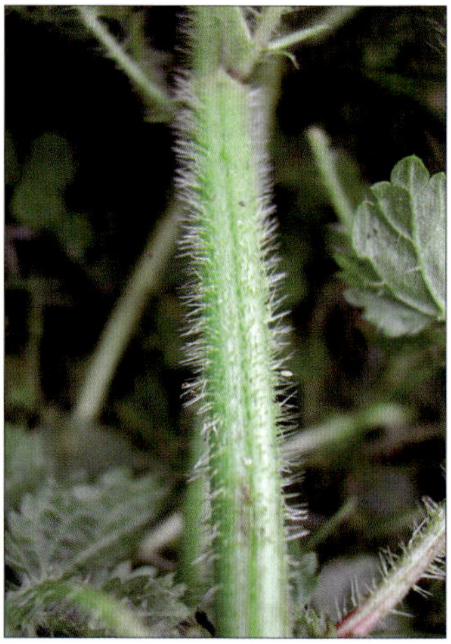

Brennhaare der Brennnessel (Urtica dioica)

Verstärkende Wirkung

- Merkur verstärkt alle anderen Planeten (auch die Übeltäter, weshalb in deren Mischungen mit Merkurheilmittel zusätzlich auch Wohltäter vorhanden sein sollten)
- Mars und Merkur bezüglich Saturn
- Sonne, Merkur, aber auch Saturn bezüglich Mars

Sympathie – Antipathie

Die Naturheilkunde kennt generell zwei gegensätzliche Behandlungsansätze, welche auch in der Astromedizin beide von Bedeutung sind:

- Die sympathische Heilweise wirkt gleichsinnig, d.h. Krankheiten und Symptome werden mit gleichartig wirkenden Heilmitteln behandelt, z.B. ein Nesselfieber mit Tee aus Brennnesselblätter (Urticae folium).

Sympathische Heilmittel in der Astromedizin regulieren und optimieren die guten Eigenschaften der Gestirnsprinzipien. Deren Kräfte werden somit nicht verstärkt, sondern qualitativ verbessert. Zu diesem Zweck werden die Heilmittel, oft nur in kleinen Mengen, spagyrisch oder als potenzierte Heilmittel eingesetzt.
Saturnische Krankheiten können derart mit Saturnmittel gelindert werden – beispielsweise arteriosklerotische Altersbeschwerden durch Anwendungen von Vinca minor, dem kleinen Immergrün.

- Die antipathische Heilweise wirkt gegensätzlich, d.h. Krankheiten und Symptome werden mit gegensätzlich wirkenden Heilmitteln behandelt, z.B. eine Verbrennung mit einer kühlenden Eisauflage.
  Antipathisch wirkende Arzneimittel vermindern eine übermässig ausgeprägte Gestirnsqualität. Dabei werden die Heilmittel meist stofflich und in mittleren bis grösseren Dosierungen verwendet.
  Lunare Krankheiten werden so mit sonnenhaften Heilmitteln – z.B. eine Verschleimung der Atemwege mit Königskerzenblüten (Verbasci flos) behandelt.

Lebensalter

Der Mensch, als irdischer Kosmos, durchläuft innerhalb seines Lebens einmal die Planetensphären. Beginnend mit dem erdnächsten Gestirn dem Mond, steigt er in siebenjährigen Schritten (Zirkaseptan-Rhythmus) bis zur Sonne auf und bewegt sich dann absteigend bis zum Hüter der Schwelle, dem Saturn. Die Planeten können dabei als Lehrer, welche die Lebensphasen begleiten und beeinflussen, betrachtet werden.

- Das Kind im Alter von 0-7 Jahren ist stark von Mondkräften beeinflusst, dies vor allem im Mutterleib und den ersten drei Lebensjahren. Es durchlebt darin mehrheitlich vegetative Lebensprozesse (die Knochen sind beispielsweise noch weich und stark wachsend).
- Im Alter von 7-14 Jahren beeinflussen die Merkurkräfte den werdenden Menschen. Bewegen, Denken und Kommunizieren sind Ausdruck dieser luftigen Lebenskräfte.
- Die Venus begleitet die Jahre vom 14.-21. Lebensalter. Ihre Obhut erlaubt es den Gefühlen aus der Tiefe an die Oberfläche zu steigen.
- Die Sonne steht über der Lebensphase von 21-42 Jahren, dem Lebenszenith.
- Das Alter von 42-49 Jahren folgt dem Zeichen des Mars, da dieser Lebensabschnitt schwierig sein kann und phasenweise viel Disziplin erfordert.
- Im Alter von 49-63 Jahren darf alles ruhiger und feierlicher angegangen werden. Das Erreichte kann unter Jupiter auch genossen und darauf etwas ausgeruht werden.
- Saturn prägt die Jahre ab 63 – die zweite Reifezeit des Lebens. In dieser Zeit können schwierige Krisen auch zu geistigen Wandlungen führen.

Bezüglich der Zuteilung der Lebensabschnitte zu den Gestirnen existieren verschiedene Systeme, welche sich teilweise von der oben genannten Zuordnung unterscheiden.

11.6. Die Tierkreiszeichen

Neben den Gestirnen stellt der Tierkreis (Zodiak) ein weiteres wichtiges Element der Astromedizin dar. Mit ihrem eigentlichen Ursprung, den Sternbildern, haben die Tierkreiszeichen allerdings eigentlich nur noch ihren Namen gemeinsam.

Die Sternbilder sind am Nachthimmel mit etwas Fantasie als konkrete Figuren erkennbar, welche sich auf eine (scheinbare – da diese im dreidimensionalen Raum ja sehr weit voneinander entfernt sein können) Ansammlung mehrerer Sterne abbilden lassen. Die Tierkreiszeichen jedoch entstehen aus einer künstlichen Einteilung des Sonnenjahres (bezüglich des scheinbaren Umlaufbandes von Sonne, Mond, Planeten um die Erde) in 12 identisch grosse Abschnitte. Diese entsprechen makrokosmisch den 12 Stunden unserer Zeiteinteilung und beschreiben symbolisch universelle Prinzipien, archetypische Bilder.

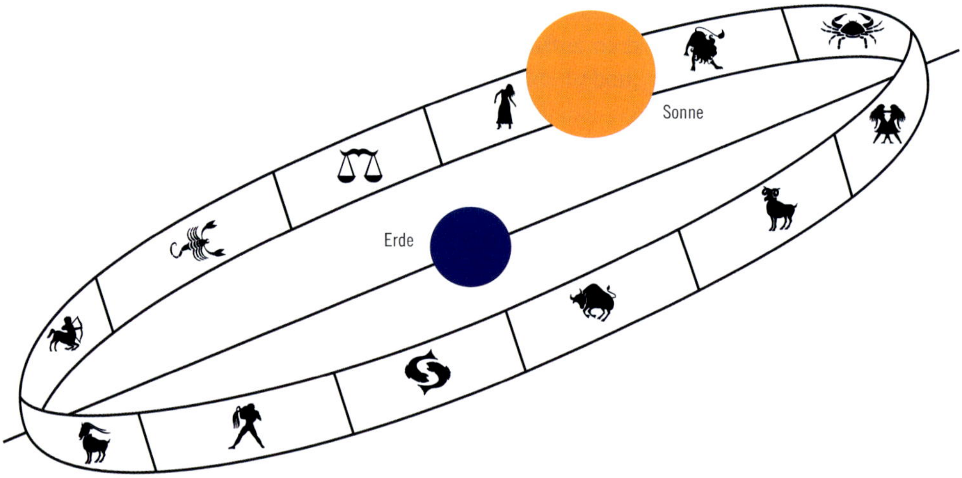

Der Zodiak als scheinbares, gleichmässig eingeteiltes Band um die Erde, welches von der Sonne durchlaufen wird.

Ursprünglich wurden die Tierkreiszeichen nach den gleichnamigen Sternbildern am Himmel, durch welche die Sonne in Verlauf eines Jahres läuft, benannt. Aufgrund der Veränderung der Erdachsenneigung verschieben sich jedoch seit der Benennung vor mehreren tausend Jahren die Tierkreiszeichen und ihre namensgebenden Sternbilder auseinander. Heute begleitet z.B. nicht mehr das Sternbild Steinbock das gleichnamige Tierkreiszeichen, sondern der Schütze.

Auch wenn dieser direkte astronomische Bezug heutzutage fehlt, ist der Tierkreis als archetypisches Bild, welches durch die jahreszeitlich bedingten Veränderungen in der

Natur entsteht, erhalten geblieben. Denn auf ihrer Umrundung des Tierkreises innerhalb eines Jahres folgt die Sonne nicht einfach gleichförmig ihrer Bahn am Himmel. Vielmehr steht ihre Position in direkter Relation zu den qualitativen Veränderungen der Natur im Jahreslauf. In Europa schlägt sich dies vor allem in den vier Jahreszeiten nieder. Im Winter folgt die Sonne einem tiefen Bogen über dem Horizont – die Tage sind kurz und kühl, die Nächte lang und dunkel. Im Sommer hingegen ist ihre Bahn über dem Horizont hoch und weit – die Tage entsprechend lang und hell. Die Winter- und Sommersonnenwende und die Tag-und-Nachtgleichen des Frühlings und Herbsts waren deshalb für unsere Vorfahren prägnante Eckpfeiler ihres Naturempfindens. Genau in diesem Sinne ist der Zodiak ein Abbild der jahreszeitlich bedingten Qualitäten und gliedert sich entsprechend auch in vier Abschnitte oder Tierkreisquadranten.

Tierkreiszeichen und Elemente

Die Feuerzeichen

Die energiereichen Zeichen Widder, Löwe und Schütze stehen in direktem Bezug zum cholerischen Prinzip. Sie ermöglichen rasche und kräftige Reaktionen, besitzen ein gutes Selbstwertgefühl, Willensstärke und viel schöpferische Dynamik.

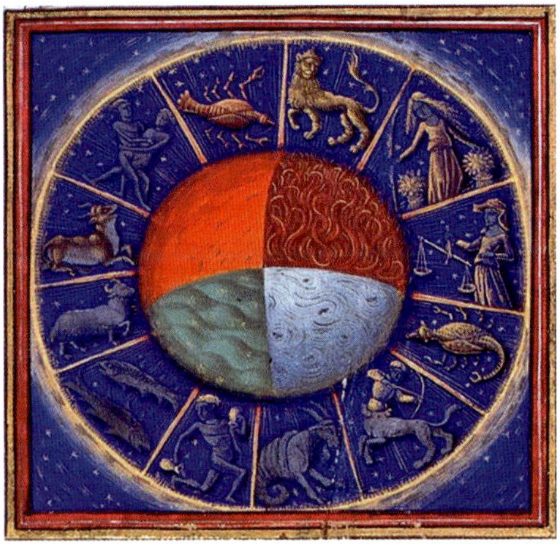

Der Tierkreis und die vier Elemente
(Bartholomeus Anglicus, On the properties of things, 15. Jahrhundert, Le Mans)

Die Erdzeichen

Die eher praktisch veranlagten Zeichen Stier, Jungfrau und Steinbock besitzen einen Bezug zum melancholischen Prinzip. Ihre Stärke (und gleichzeitig ihre Schwäche...) sind ihre Nüchternheit, ihr Realitätssinn, ihre stille Ausdauer und Geduld.

Die Luftzeichen

Die sanguinischen, beweglichen Luftzeichen Zwilling, Waage und Wassermann sind gesellig und lebhaft, schwungvoll und begeisterungsfähig. Häufig ist ihr Wesen wechselhaft und ihre Ausdauer nicht sehr ausgeprägt.

Die Wasserzeichen

Die Wasserzeichen Krebs, Skorpion und Fisch sind eher gefühlsorientiert, empfindlich, einfühlsam und besitzen einen Bezug zum phlegmatischen Prinzip.

Tierkreis-Bezüge

Jedem Tierkreiszeichen steht ein Gestirn als Regent vor – in diesem Zeichen kann dieser sich und seine Qualitäten am besten entfalten – z.B. steht die Sonne dem Löwen als Regent vor, in diesem Zeichen zeigen sich die sonnenhaften Eigenschaften am kräftigsten. Von grosser Bedeutung ist ausserdem die Stellung des Mondes im Tierkreis. Dieser durchläuft – aus geozentrischer Sicht – in knapp einem Monat sämtliche Zeichen und steht so mit jedem für einzelne Tage in enger Beziehung.

Wie durch die Gestirne wird auch mittels des Tierkreises der äussere Kosmos im Menschen zum Organkosmos. Jedem Zeichen werden ausgeprägte Charaktereigenschaften, Organe und Körperregionen, wie auch deren Krankheiten zugeordnet.

Diese Zugehörigkeiten sind u.a. bedeutsam für die Wahl des Zeitpunktes medizinischer Eingriffe. An Tagen, in denen der Mond in einem dem Organ zugehörigen Zeichen steht, sollten beispielsweise keine Operationen an diesem Organ durchgeführt werden – d.h. an den Tagen, in denen der Mond im Zeichen des Löwen steht, sind keine Eingriffe am Herzen anzusetzen.

Ebenso ist der Tierkreis richtungsweisend für die Wahl, Zubereitung und Verabreichung von Heilmitteln. Entsprechend werden Heilpflanzen nach astrologischen Bezügen gesät, geerntet, verarbeitet und angewendet.

Generelle Zuordnung der Pflanzenteile

Feuerzeichen:
Widder, Löwe, Schütze . . . . Frucht, Same
Erdzeichen:
Stier, Jungfrau, Steinbock . . . . Wurzel
Luftzeichen:
Wassermann, Zwillinge, Waage . . . . Blüte
Wasserzeichen:
Fische, Krebs, Skorpion . . . . Blatt

Aussaat und Ernte von Heil- und Nahrungspflanzen

Mond in einem Erdzeichen . . . . Wurzeltage
Mond in einem Luftzeichen . . . . Blütentage
Mond in einem Wasserzeichen . . Blatttage
Mond in einem Feuerzeichen . . Fruchttage

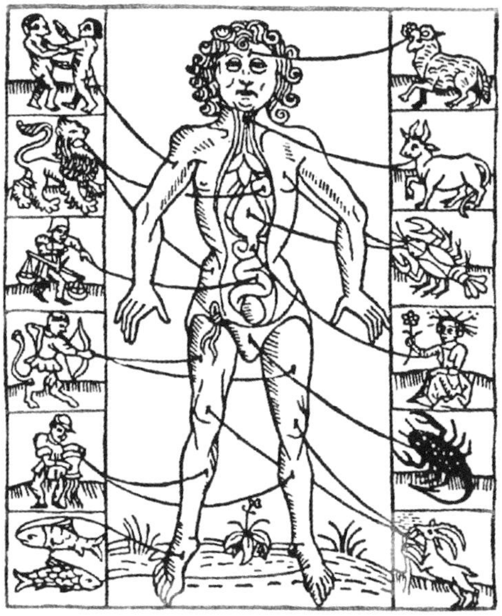

Das Aderlassmännchen half dem Heilkundigen, dem Bader oder auch dem Hausvater Zeitpunkt und Stelle für einen Eingriff zu bestimmen. (aus «Martyrologium der Heiligen nach dem Kalender», Strassburg 1484)

Karotten beispielsweise werden also optimalerweise an Tagen ausgesät, an denen der Mond in einem Erdzeichen steht, an Wurzeltagen werden sie später auch geerntet. Diese sind auch optimal für Düngung und Bearbeitung des Bodens.

Die Zuordnung von Heilpflanzen und -mitteln zu den Tierkreiszeichen ist nicht so detailliert und einheitlich ausgearbeitet wie ihre Beziehungen zu den Gestirnen. Eine tierkreisspezifische Beurteilung von Heilmitteln findet sich bei einigen Autoren – allerdings lassen sich daraus nur schwer einheitliche Kritierien für eine derartige Zuordnungen ableiten. So werden häufig dem übergeordneten Regenten oder der betreffenden Körperregion entsprechende Heilpflanzen gewählt. D.h. dem Stier zugehörige Heilpflanzen sind oft Pflanzen mit Venusqualitäten, z.B. Malve (Malva silvestris) oder Halspflanzen wie der Spitzwegerich (Plantago lanceolata). Je nach verwendetem Teil einer Heilpflanze kann die astrologische Zuordnung auch ändern.

Übersicht über die 12 Tierkreiszeichen

(Die folgende Datumsangaben sind Mittelwerte und können je nach Jahr um 1–2 Tage abweichen.)

♈	**Widder**	**21.3. - 20.4.**	**Feuerzeichen, Mars**
Stichworte	schöpferische Urkraft, Kampf und Mut, Gewalt, Selbstmächtigkeit, Robustheit, Durchsetzungsvermögen, Initiative		
Charakter	männlich, aktiv, schnell und spontan, abenteuerliebend und tollkühn, dynamisch, zielgerichtet, zügellos, jugendlich		
Organismus	Kopf, Gesicht		
Heilpflanzenbeispiel	Salbei		

♉	**Stier**	**21.4. - 20.5**	**Erdzeichen, Venus**
Stichworte	zähe Ausdauer, Ernährungsnaturell, Liebe zum Schönen, Besitz, Wert, Materialisierung, praktische Veranlagung		
Charakter	weiblich, passiv, melancholisch, langsam, schwerfällig, bedächtig, begriffstutzig, leidenschaftlich, sinnlich, genussfreudig, treu, ausgeglichen, ruhig		
Organismus	Kehle, Hals, Nacken		
Heilpflanzenbeispiel	Spitzwegerich		

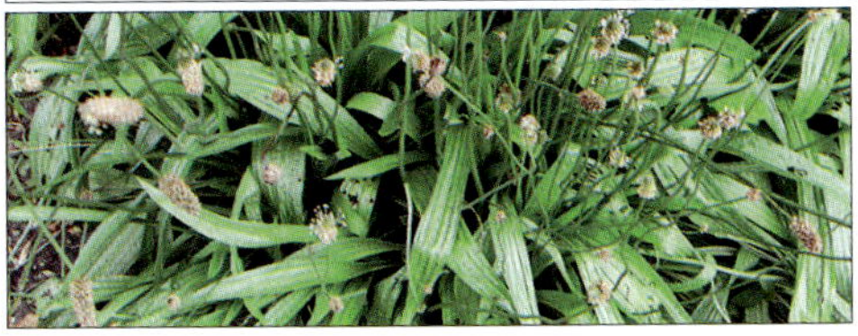

Spitzwegerich (Plantago lanceolata): Die Heilpflanze wird – u.a. wegen ihrer Verbreitung entlang von Verkehrswegen – vor allem von Merkur regiert, sie besitzt aber in ihren Schleimstoffen auch Qualitäten der Venus. Die Heilkraft ihrer Blätter ist dem Zeichen Stier zugehörig – entsprechend ihrer lindernden Wirkung bei Entzündungen des Rachens und der oberen Atemwege.

♊	Zwillinge	21.5. – 21.6.	Luftzeichen, Merkur
Stichworte	Polarität, Beweglichkeit, Kommunikation, aufspaltende Kraft, Intellekt, Freiheit und Flexibilität, Ungebundenheit – Unverbindlichkeit		
Charakter	luftig, sanguinisch, anpassungsfähig, beweglich, sprunghaft, kontaktfreudig, launisch, feingliedrig, schlank		
Organismus	Arme, Schultern, Hände		
Heilpflanzenbeispiel	Schafgarbe		

♋	Krebs	22.6. – 22.7.	Wasserzeichen, Mond
Stichworte	Empfindsamkeit, nervöse Reizbarkeit, Panzer als Schutz, harte Schale – weicher Kern, Psyche wirkt sich im Körperlichen aus, Zurückhaltung		
Charakter	weiblich-passiv, wässrig, phlegmatisch, sensibel – aber auch launisch, rückwärtsgehend, instinkthaft, häuslich und einsiedlerisch, sesshaft, unpraktisch, feingliedrig		
Organismus	Brust, Lunge, Eingeweide		
Heilpflanzenbeispiel	Weide		

♌	Löwe	23.7. – 22.8.	Feuerzeichen, Sonne
Stichworte	Machtgefühl, Wille, Selbstbewusstsein, Tatmensch, Lebensfreude, kräftiger Körperbau		
Charakter	männlich-aktiv, willensstark, feurig, ehrgeizig, tatkräftig, selbstbewusst, erobernd, vital		
Organismus	Wirbelsäule, Herz, Rücken		
Heilpflanzenbeispiel	Arnika		

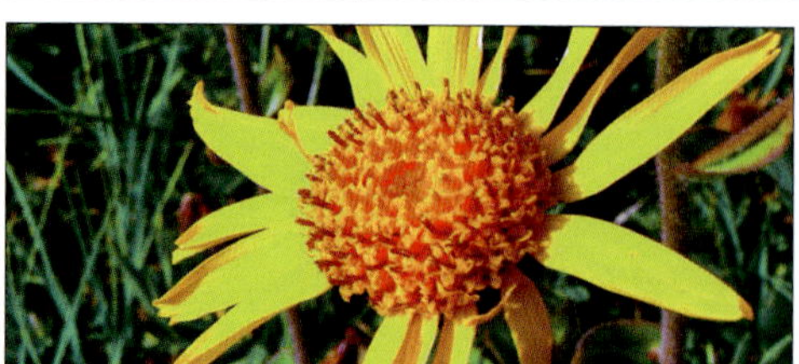

Eine löwenhafte Sonnenpflanze ist sicherlich Arnika (Arnica montana) – ihr Wirkspektrum erstreckt sich vor allem auf das Herz-Kreislaufsystem und den Bewegungsapparat.

♍	**Jungfrau**	**23.8. – 22.9.**	**Erdzeichen, Merkur**
Stichworte	Pflicht, Selbstdisziplin, Pedanterie, Zucht und Ordnung, Erkenntnis und Empfindung, Innerlichkeit		
Charakter	weiblich-passiv, irdisch, melancholisch, scheu, praktisch, schlank, zierlich mit feinen Zügen		
Organismus	Milz, Verdauungsorgane, Eingeweide		
Heilpflanzenbeispiel	Fenchel		

♎	**Waage**	**23.9. – 22.10.**	**Luftzeichen, Venus**
Stichworte	Harmonie, Beziehung, Ausgeglichenheit, Gerechtigkeit		
Charakter	männlich-luftig, sanguinisch, abwägend, elegant		
Organismus	Nieren, Blase		
Heilpflanzenbeispiel	Storchschnabel		

♏	**Skorpion**	**23.10. – 21.11.**	**Wasserzeichen, Mars (auch Pluto)**
Stichworte	Ausdauer, Intensität, innere Zerrissenheit, Triebhaftigkeit, Angst, Zerstörungswut, Giftstachel, Sexualität, Sinnesfreude		
Charakter	weiblich-passiv, wässrig, phlegmatisch, zwiespältig, widersprüchlich, fühlt sich minderwertig, einzelgängerisch, verschlossen		
Organismus	Genitalien, Ausscheidungsorgane, Gebärmutter		
Heilpflanzenbeispiel	Basilikum		

♐	**Schütze**	**22.11. – 20.12**	**Feuerzeichen, Jupiter**
Stichworte	Freiheit, innere Weisheit, Ritterlichkeit, Sportlichkeit, Produktivität		
Charakter	anpassungsfähig, widerspenstig oder freundlich, sportlich		
Organismus	Oberschenkel, Hüfte		
Heilpflanzenbeispiel	Rosskastanie		

♑	Steinbock	21.12. – 19.1.	Erdzeichen, Saturn
Stichworte	Ehrgeiz, Durchsetzungswille, Verantwortung, Respekt		
Charakter	verschlossen, distanziert, weiblich-passiv, melancholisch, kühl, spröd, geizig, unparteiisch, exakt		
Organismus	Knie, Knochen		
Heilpflanzenbeispiel	Beinwell		

♒	Wassermann	20.1. – 18.2.	Luftzeichen, Saturn (auch Uranus)
Stichworte	Visionär, Geselligkeit, Transparenz		
Charakter	luftig, sanguinisch, unsicher und ängstlich, es allen recht machen wollen, utopisch, uneigennützig, schlicht		
Organismus	Unterschenkel		
Heilpflanzenbeispiel	Rosmarin		

♓	Fische	19.2. – 20.3	Wasserzeichen, Jupiter (auch Neptun)
Stichworte	weder Fisch noch Vogel, Beweglichkeit, Mitgefühl, Verbundenheit, Vermischung von Traum und Wirklichkeit		
Charakter	weiblich-passiv, wässrig, phlegmatisch, entpersönlicht, sensibel		
Organismus	Füsse		
Heilpflanzenbeispiel	Herbstzeitlose		

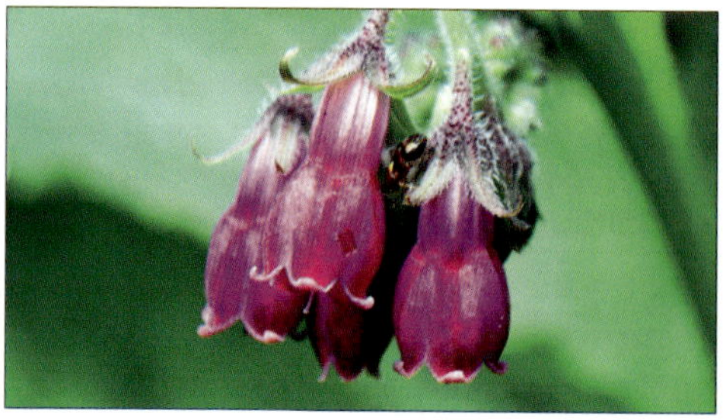

Beinwell (Symphytum officinale) hat einen starken Bezug zu Saturn, was sich in seiner Blütenfarbe und der borstigen, kieselsäurehaltigen Behaarung der ganzen Pflanze ausdrückt. Die Heilkraft ihrer Wurzel ist dem Zeichen Steinbock zugehörig und lindert u.a. Gelenk- und Knochenschmerzen.

11.7. Das Horoskop

Seit alters erstellen Astrologen und Sterndeuter Berechnungen, welche Ort und Lage der Gestirne zueinander und ihre Position im Tierkreis zu einem ganz bestimmten Zeitpunkt angeben. Bereits die babylonischen Sternkundigen vermochten derartige Konstellationen zu errechnen und als Horoskop (Stundenschau) zu deuten.

Heute noch allseits bekannt ist ein Teilstück dieses vernetzten Weltbildes, das Geburtshoroskop. Es gibt die astronomische Skizze der Himmelssituation im Augenblick der Geburt wieder und symbolisiert die persönliche potenzielle Ausgangslage eines Menschen. Die momentane Stellung der Planeten zueinander und im Tierkreis kann als Spiegel für unsere potenziellen Qualitäten, Neigungen, Stärken und Schwächen interpretiert werden. Der Mensch hat die Freiheit im Verlauf seines Lebens auf diese Ausgangslage auf die eine oder andere Art zu reagieren. So kann sie gehemmt, kompensiert oder ausgereift entwickelt werden. Unter Umständen kann sich ein im Verlauf eines Menschenlebens nicht zur Reife gebrachtes Potenzial – vereinfacht ausgedrückt – als Krankheit manifestieren.

Neben dem Geburtshoroskop werden auch Stundenhoroskope für einzelne bestimmte Zeitpunkte errechnet. An der momentanen Position und Konstellation der Gestirne werden dabei die astrologischen Rahmenbedingungen für eine spezifische Fragestellung, für die Wahl eines medizinischen Eingriffs oder einer Heilmittelanwendung abgeleitet.

11.8. Die heutige Bedeutung der Astromedizin

Jahrhunderte der Verbote, der Aufklärung und des vermeintlich rationalen Denkens vermochten das Gefühl der tiefen Verbundenheit mit den kosmischen Kräften nicht gänzlich zu tilgen – nein, ein kurzer Blick in die Auslagen von Buchhandlungen überzeugt vom Gegenteil. Das Denken und Handeln nach astrologischen Prinzipien ist vor allem in ländlichen Gegenden des Alpenraums noch immer tief verwurzelt, dies hauptsächlich in den Bereichen Landwirtschaft, Garten und Heilkunde.

Auch für die Naturheilkunde des 21. Jahrhunderts kann die Astromedizin – in Verknüpfung mit den Erkenntnissen der heutigen Zeit – noch immer eine bereichernde Erweiterung darstellen. Sie ermöglicht eine bildhafte Integration unserer Lebensprozesse, der Polarität von Gesundheit und Krankheit, von Heilmittel und Noxen in einen grossen, allumfassenden Kontext. Zudem erleichtert sie dem modernen Menschen die Wiederannäherung an die grossen Rhythmen und Zeitqualitäten, die ihn mit seiner inneren und der äusseren Natur verbinden.

In diesem Sinne kann das astromedizinische Konzept auch als naturheilkundliches Bindeglied zu relativ jungen, naturwissenschaftlichen Forschungsgebieten wie Chronobiologie und Chronomedizin angesehen werden. Diese befassen sich ebenfalls mit der Wirkung endogener (innerlicher) und exogener (äusserlicher) Rhythmen auf Lebewesen, auf deren Krankheiten und Heilungsprozesse. Bereits heute steht auch für die moderne Wissenschaft zweifelsfrei fest, dass Krankheiten und die Wirkung vieler medizinischer Interventionen und Medikamente zeitlicher und rhythmischer Dynamik unterliegen.

KAPITEL 12

JAHRESRHYTHMUS – IM FLUSS DER ZEIT

Christian Raimann

12.1. Der Mensch als Teil des kosmologischen Weltbildes

Der Weltenlauf ist ein wundersames Schauspiel, in das jedes Lebewesen, jeder Mensch, jedes Tier und jede Pflanze und jedes Sein als winziges Teilstückchen eingebunden ist. Durch die irdischen und kosmischen Abläufe – die Melodie und den Rhythmus dieses grossartigen Räderwerks – erfahren wir Leben und Veränderung. Ihre Erscheinungen sind der Puls dieses einzigartigen Organismus. Durch das Mitschwingen und Mitfliessen in diesem natürlichen Reigen schliesst sich der Mensch mit dessen Kräften kurz und wird ein Teil des universalen Tanzes. Wenn er mit wachem Geist und hellen Sinnen sich dieser Musik öffnet, kann er ihre aktivierenden und regenerierenden Qualitäten wahrnehmen und nutzen.

- Leben ist Rhythmus – ohne Rhythmus existiert kein Leben.
- Rhythmen strukturieren und bündeln Kräfte.
- Rhythmen lösen Blockaden und setzen Energie frei.
- Rhythmen steigern die Leistungsfähigkeit.
- Rhythmen sind heilsam.

Unsere vorwiegend bäuerlichen Vorfahren standen der Natur zwangsläufig näher, da ihr Bezug zur Vegetation, zu den Jahreszeiten und den klimatischen Einflüssen viel existenzieller war, als er für uns moderne Menschen ist. Diese Rhythmen hatten als lebenswichtige Taktgeber im Leben unserer Grosseltern, unserer gesamten Ahnenreihe, der mittelalterlichen Volksgruppen, unserer alemannischen, germanischen und keltischen Vorfahren eine zentrale Bedeutung. Überall, speziell aber im Alpenraum, sind ihr Einwirken in Tradition, Sagenwelt, lokalem Brauchtum und Sprache noch heute präsent. Die Verbundenheit mit der Natur, die Natursinnigkeit und das Wissen um die sicht- und unsichtbaren Kräfte und Qualitäten unserer Welt überdauern bis heute – auch wenn sich Bräuche und Lebensweise verändert haben.

Nicht erst der britische Biologe Jim Lovelock und seine Gaia-Hypothese (Gaia/Ge: griech. Erdenmutter) betrachten den Planeten Erde als lebendigen und intelligenten Organismus, welcher sich selbst steuert und reguliert, in dem sich Boden, Meere, Pflanzen, Menschen und Tiere als Organe dieses Lebewesens optimalerweise in harmonischem Gleichgewicht befinden. Nein, bereits in der keltischen und germanischen Mythologie finden wir die Vorstellung eines grossen Weltenwesens, dessen Knochen die Bergzüge und Felsen sind, die Flüsse entsprechen seinen Adern, die Sonne seinem Herzen, die Erdoberfläche der Haut, die Wälder und Steppen seinen Haaren und der Wind seinem Atem.

Genau so existiert auch heute noch ein Weltbild, in dem Alles mit Allem verknüpft ist – es findet seine praktischen, alltäglichen Bezüge z.B. in den in diesem Buch beschriebenen Grundelementen der TEN: den Elementen, den Gestirnen, den Lebensrhythmen u.v.m. Noch immer bringen Licht, Luft, Wasser, Bewegung und Ernährung den Menschen nicht nur in einen sehr direkten Bezug zur Natur und den Jahreszeiten, sie sind vielmehr die existenzielle Grundlage seines Lebens.

12.2. Natürliche Rhythmen

Dieses Wissen um das Eingebundensein in die kosmischen und elementaren Kräfte ermöglicht uns ein tiefes Verständnis des Lebens. Es ist gleichzeitig die Grundlage unseres Zeitverständnisses, unserer Kultur und unseres Brauchtums. Unsere Vorfahren erfassten ihre Erdendasein als Zyklen, z.B. durch die Tageszeiten, Mondzyklen und Jahreskreise. Der Wechsel von Licht und Dunkel, beispielsweise von Tag und Nacht, ist diesbezüglich einer der grundlegendsten Taktschläge im menschlichen Leben resp. für alle Lebewesen.

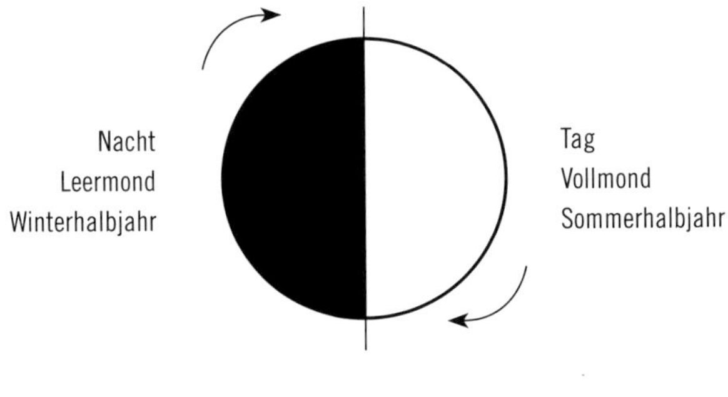

Das zyklische Zeitverständnis erfasst das Sein in Kreisen.

Jahresrhythmus

Eine weiterer wichtiger Teil dieses Weltenrhythmus ist der Jahreskreis, welcher das Jahr in 4 unterschiedlich erlebbare Zeitfenster unterteilt, deren Qualitäten auch mit den Himmelsrichtungen, den Lebensalter und den Tageszeiten korrespondieren.

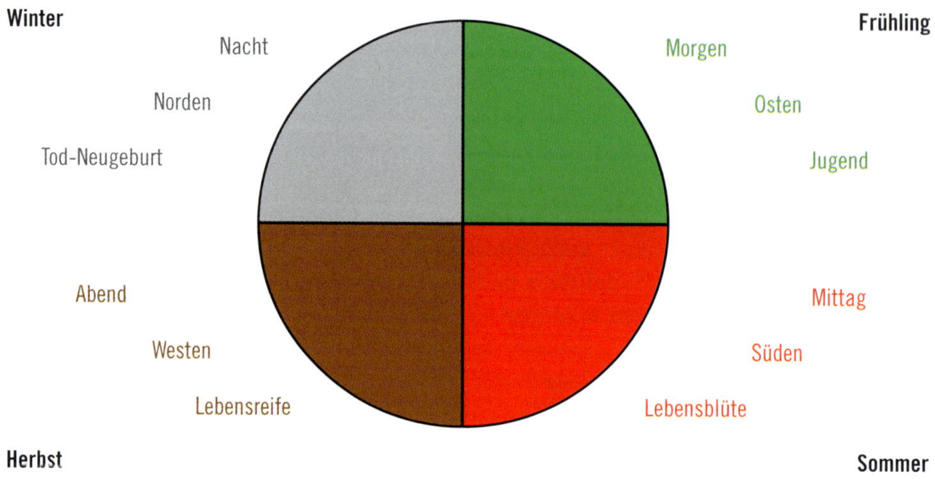

Die vier Qualitäten des Jahres- und Lebensrades.

Um die Natur in ihrem ganzen Wesen zu erfassen, genügt es kaum, ihre materiellen Eigenschaften und ihre Abläufe wissenschaftlich zu deuten und zu untersuchen. Wollen wir eine umfassende Natursinnigkeit entwickeln, bedeutet dies, ihre Qualitäten und Veränderungen mit allen Sinnen zu erleben, in ihrem Rhythmus während des Jahreslaufs mitzugehen. Ihre Atmosphäre, ihre Farben, Töne, Gerüche und Stimmungen auf uns wirken zu lassen. Nur so können wir diese Vorgänge beobachten und kennenlernen.

Früher oder später werden wir dabei nicht nur Lebewesen wie Pflanzen, Tiere und Menschen, sondern auch die Natur (vom lat. «nasci» = geboren werden) als Ganzes, ja sogar unseren Planeten Erde als ein lebendiges Wesen wahrnehmen. Die Umgestaltungen im Jahreskreis zu spüren und die jeweiligen Qualitäten zu erkennen, ist eine Voraussetzung, um die Natur und das Leben an und für sich zu verstehen. Denn Lebensprozesse definieren sich hauptsächlich durch Veränderung und ständigen Wandel.

Der Atem des Jahresrades

Neben den zwei grossen Qualitäten des Öffnens im Sommerhalbjahr und des Rückzugs im Winterhalbjahr lassen sich im Jahresverlauf zusätzlich feinere Bewegungen wahrnehmen, welche auch mit einem Atemrhythmus – Ein- und Ausatmen – oder mit einem Pulsieren verglichen werden können. Bei der Beobachtung der Pflanze beispielsweise durchzieht diese Bewegung ihre ganze Entwicklung: Im Samen zeigt sich die zurückgezogene Qualität – die Entfaltung der Keimblätter ist ein deutliches Öffnen nach aussen – die Blattknospen wiederum eine geschlossene Ausdrucksform – die Entwicklung der Blätter eine weitere öffnende Geste – die in den Blattachseln entstehenden Blütenknospen eine

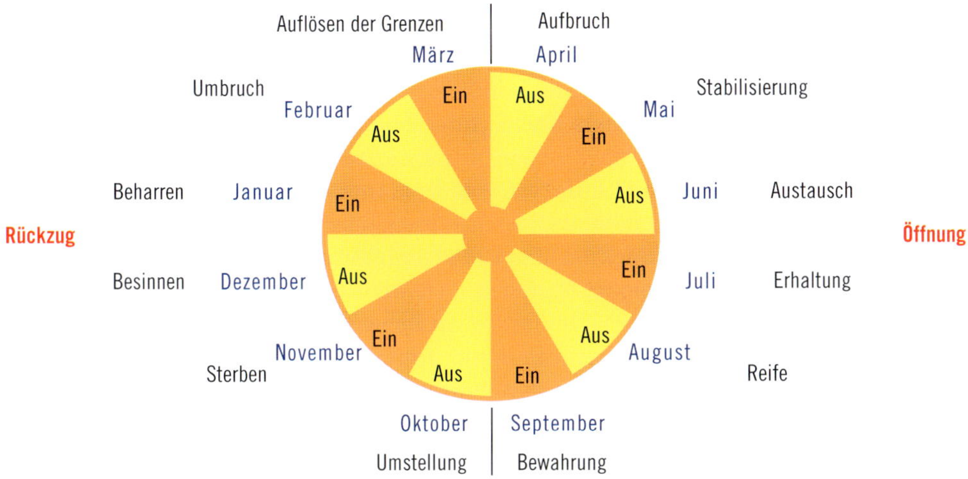

Die rhythmischen Bewegungen im Jahresverlauf – ein fortwährendes Ein- und Ausatmen

noch verschlossene Form – die Blütenbildung eine nach aussen orientierte Bewegung – die Fruchtbildung ein erneuter Rückzug – die Reife der Frucht eine zusätzliche Öffnung – die Samenbildung wiederum ein Zusammenziehen.

Der Frühling bringt Ende März/Anfangs April einen kräftigen Durchbruch mit sich. Die Tage werden wieder länger und wärmer. Mensch, Tier und Pflanze laben sich an jedem Sonnenstrahl. Die Natur ergrünt, spriesst und ist in einer spür-, hör- und beobachtbaren Aufbruchstimmung.

Im Mai werden die Kräfte gebündelt und gesammelt. Es geht jetzt darum, die aufkeimenden Prozesse zu verfestigen und zu verwurzeln.

Erst auf dieser Grundlage ermöglicht im Juni das Luftzeichen Zwilling durch seinen fröhlichen Tanz den Austausch und die Verbindung mit der Umwelt. In der Pflanzenwelt zeigt sich diese Zeitqualität in der Blüte und ihrer Bestäubung. In der Menschen- und Tierwelt wird ein gesteigertes Kontaktbedürfnis und eine Verlagerung der Aktivität nach aussen sichtbar.

Die Befruchtung der Pflanzenblüte im Monat Juli bedeutet eine Umkehr der Energie nach innen – die Fruchtbildung/«Schwangerschaft» ist für die Erhaltung des Lebens zentral. Auch der moderne Mensch macht in diesem Ferienmonat gerne etwas «für sich und seine Familie».

Der Augustlöwe ist voller Lebensfeuer und Drang nach aussen – die Frucht des Vegetationsprozesses findet hier ihren kräftigsten Ausdruck, ihre Reife.

Im September ist es von Bedeutung, die Kräfte zu bündeln und zu bewahren. Die Ernte verlangt viel Fleiss und Anstrengung. Das Eingebrachte wird in Schuppen, Säcken und Gefässen säuberlich gestapelt und eingelagert.

Nach vollbrachter Arbeit gilt es im Oktober, im Zeichen der Waage, den eigenen Rhythmus zu wählen und sich umzustellen, damit die Zeit auch für Entspannung und Regeneration genutzt werden kann.

Auf- und abbauende Kräfte befinden sich zwar im Moment noch in Harmonie – die Härte der kälteren Jahreszeiten steht aber vor der Tür.

Ende Oktober und im November ziehen sich die Lebenskräfte deutlich ins Innere zurück – das menschliche Leben spielt sich vermehrt im Inneren der Häuser und im Schutze der Familie ab. Man richtet sich ein, um zu überleben. Die Tiere säubern ihre Höhlen für den Winterschlaf. Das grosse Sterben ist in der Natur deutlich spürbar. Auch das kleine Sterben (der Schlaf wird als kleiner Bruder des Todes bezeichnet) fordert seinen Raum.

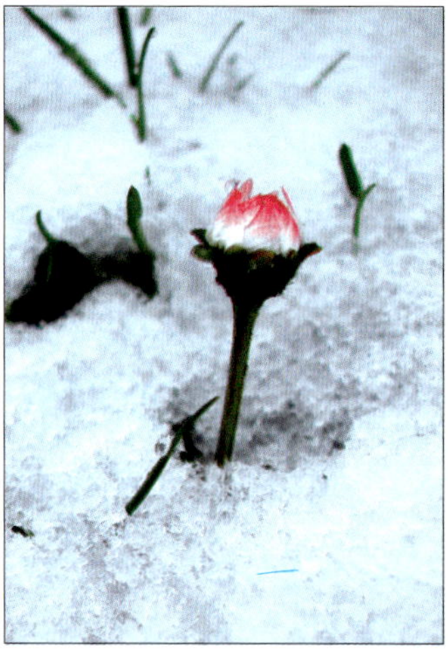
Gänseblümchenblüte im März

Im Dezember beginnt im Advent die Zeit des inneren Besinnens und des Hoffens auf einen erneuten Anfang des Naturreigens. Um Silvester, wenn die Natur ruht und der Mensch im Kreis seiner Lieben an der Wärme bleibt, gilt es auszuharren – wie der Steinbock auf dem Felsen – und sich auf den neuen Jahreskreis zu freuen. Denn bereits Ende Januar und im Februar beginnt das Eis zu brechen, die Tage werden spürbar länger – Ungeduld macht sich breit – alles wartet auf den kommenden Umbruch.

Der März ist häufig weder Fisch noch Vogel – der Schnee schmilzt, ein neuer Vegetationskreis steht vor der Türe. Die Grenzen werden beweglicher und schlussendlich ganz aufgelöst. Die Transformation des Alten ins Neue wird nach und nach vollzogen. Bald beginnt ein neues Entstehen, Entfalten und Vergehen als jährliche Wanderung.

Die Natur im Frühling

Wenn der Winter sich dem Ende nähert, wird die ansteigende Kraft der Sonne immer kräftiger spürbar, die Tageslänge nimmt zu und die Temperaturen steigen allmählich. Die sich verstärkende Sonnenkraft verdrängt den Winter und führt den Frühling herbei. Ihre Strahlen sind nicht nur als Licht, sondern auch als Wärmestrahlung wahrnehmbar. Als Motor der Fotosynthese ermöglicht erst Licht das Leben auf unserem Planeten. Die zunehmende Wärme verflüssigt das gefrorene Wasser in der Pflanzenwelt und regt den Fluss der Lebenssäfte in Tier und Mensch an. Anfänglich laufen diese Prozesse teilweise noch im Verborgenen ab. Hormone, Wuchs- und Vitalstoffe und die zunehmende Tageslänge spielen bei diesen Lebensprozessen eine wichtige Rolle. Der Frühling setzt starke Energien in uns frei, alles drängt nach aussen.

Pflanzen bilden in dieser Zeit viele Bitterstoffe, welche als Heilmittel den erlahmten Stoffwechsel wieder in Schwung und die liegengebliebenen Rückstände zur Ausscheidung bringen. Eine reinigende Frühlingskur mit den ersten kleinen Blättern des Löwenzahns ist beispielsweise eine geeignete Anwendung dieser Zeitqualität.

Das Frühlingskribbeln unterstützt uns Menschen zusätzlich, indem es unser Bedürfnis nach Aktivität und Bewegung steigert.

Die Phänologie, die Lehre von den natürlichen Erscheinungen, kennt im Naturkalender nicht einfach *den* Frühling, sondern einen Vorfrühling, Erstfrühling und einen Vollfrühling. Die Phasen der Jahreszeiten sind dabei nicht datumgebunden, sondern an sogenannte Signal- oder Kennpflanzen geknüpft. Der Vorfrühling ist die Zeit der Schneeglöckchen- und Kornelkirschenblüte, der Erstfrühling die Zeit der Forsythien- und Löwenzahnblüte, der Vollfrühling beginnt mit der Blüte der Rosskastanie und endet mit der Himbeerblüte.

Die Frühlingswärme dringt in jeden Winkel und in die Winterverstecke der Tiere. Die Bienen beginnen, ihre Stöcke von Kot und anderen Überresten zu reinigen. Schnecken drücken die Kalkdeckel ihrer Häuser nach aussen, verspeisen ihn und beginnen mit der Flüssigkeitsaufnahme. Andere Tiere fangen voller Aufregung mit dem Nestbau an.

Auch für den Menschen hat das Licht eine enorme Bedeutung. Gut ein Drittel des menschlichen Gehirns ist mit optischen Eindrücken beschäftigt. Dabei spielen auch Farben eine wichtige Rolle. Licht- und Farbenspiel erhellen und erfreuen unser Gemüt und wirken auf unser Hormonsystem.

Im Frühling werden wir uns der Kraft dieser Vorgänge besonders bewusst – sie wären allesamt ohne die wärmende Sonne nicht möglich. Es erstaunt daher nicht, dass sie in allen Kulturen besonders verehrt wird.

Die Natur im Sommer

Im Frühsommer beginnt die Sonne zu steigen und mit ihr auch die Temperaturen. Menschen- und Tierwelt werden von der zunehmenden Energie ergriffen. Sie verlagern ihre Aktivitäten jetzt spürbar nach draussen in die Natur, auf Strassen und Plätze. Das Balzen und Werben ergreift nicht nur die Tierwelt, denn die Art will erhalten werden. Die Farbtöne und Düfte der Pflanzen werden mit zunehmender Blütenbildung intensiver und vielfältiger. Dies ist die Zeit der Gewürzkräuter, denn ätherische Öle benötigen die Sommerwärme, um sich zu entfalten. Süsse Geschmäcker wie die der Himbeeren und träumerische Düfte von Holunder und Himbeere verwöhnen uns.

> *«Ich sauge den Sommer in mich ein wie die Wildbienen den Honig», sagte sie. «Ich sammle mir einen grossen Sommerklumpen zusammen und von dem werde ich leben, wenn es nicht mehr Sommer ist. Und weisst du, woraus der besteht? Es ist ein einziger grosser Kuchen von Sonnenaufgängen und Blaubeerreisig mit reifen Beeren und Sommersprossen (...) und abendlichem Mondschein über dem Fluss und Wald in der Mittagshitze, voll von Sonnenlicht....»*
>
> Aus Ronja Räubertochter, von Astrid Lindgren

Die Sonne überschreitet jedoch bereits im Hochsommer ihren Höchststand – jeder weitere Tag bringt die Natur näher zum alljährlichen Rückzug und Sterben. Die Feuerhitze des Spätsommers erzeugt endlich volle Rottöne bei einheimischen Pflanzen und verstärkt die Zuckerbildung in den Früchten zusätzlich. Dies ist die Zeit der Ernte – Obst, Getreide und

Gemüse fallen in grosser Menge und Vielfalt an. Für unsere mehrheitlich landwirtschaftlich tätigen Vorfahren war dies eine äusserst strenge und arbeitsame Jahreszeit.

Die Natur im Herbst

Bereits Ende August künden die lila Blüten der Herbstzeitlosen den Herbst an. Gleichzeitig lassen sich vielerorts in der Natur die ersten Zeichen des Rückzugs finden, Pilze unterstützen tatkräftig die zunehmenden Abbauprozesse im Jahreskreislauf.

Die wichtigsten Aufgaben im Leben vieler Tiere und Pflanzen sind für diesen Jahreskreis beinahe erfüllt – die anstrengende, energieaufwendige Zeit des Werbens und der Fortpflanzung ist vorbei. Noch immer beschert die Pflanzenwelt einen reich gedeckten, farbenfrohen Tisch voller Früchte. Hasel- und Walnüsse, Kastanien und Eicheln, Sanddorn- und Schlehdornbeeren – stolz präsentieren uns die Pflanzeneltern ihre sorgsam gehegten Kinder. Aus allen Hecken und Baumkronen leuchten die farbigen Früchte hervor. Mensch und Tier stocken ihre Nahrungsvorräte für den Winter auf.

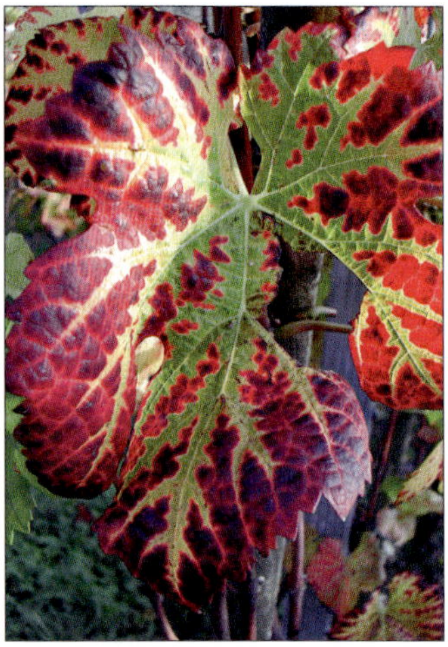

Rebenblatt im Herbst

Die Blätter der Sträucher und Laubbäume beginnen sich zu verfärben. Dies geschieht durch hormonelle Steuerung. Die Nährstoffzufuhr zum Blatt beginnt zu versiegen, sodass die Bildung von Chlorophyll eingestellt wird. Jetzt treten bereits vorhandene, aber mit den grünen Farbstoffen «überdeckte» Farbnuancen ans Tageslicht. Die Blätter leuchten nach und nach in allen Farben. Gelbe Xanthophylle, orange Karotine und rot-violette Anthocyane bestimmen im Herbst die Farbpalette. Schliesslich lassen die Pflanzen an bestehenden Sollbruchstellen am Stiel ihre Blätter fallen. Die Blätter wären im Winter durch Kälte und Frost, aber auch die zu starke Sonnenbestrahlung während des Tages gefährdet. Menschen und Tiere geniessen die letzten Sonnenstrahlen.

Die Natur im Winter

Der Winter bedeutet für viele Lebewesen eine strenge Durchhalteübung und steht im Zeichen von «Sterben und Werden». Menschen, Tiere und Pflanzen stellen sich auf eine ruhigere Jahreszeit ein, drosseln ihre Aktivität und ihren Stoffwechsel. Einjährige Kräuter sterben ab, nachdem sie ihre Aufgabe erfüllt und Samen gebildet haben. Mehrjährige Stauden ziehen ihre Kräfte in unterirdische Wurzeln, Bäume und Sträucher in ihre hölzernen Teile zurück. Bei mehrjährigen Pflanzen wird der überschüssige, durch Fotosynthese gewonnene Zucker im Herbst vermehrt in Speicherorganen als wasserarme Stärke eingelagert (Bsp. Kartoffel, Topinambur). Damit wird eine energiereiche Starthilfe für den kräftezehrenden Neubeginn im Frühling geschaffen. Sobald die frostigen Nächte im Spätwinter vorüber sind, kann aus dieser Reserve durch den wiederbelebten Stoffwechsel Zucker gewonnen werden. Für Mensch und Tier sind Wurzelgemüse gerade in der Winterzeit hochwertige Nahrungsmittel, welche die notwendige Energie und «Erdung» vermitteln können.

Während des ganzen Winters werden – vorerst unbemerkt – im Innern der Pflanzen und Samen erste Vorbereitungen für den neuen Jahreszyklus getroffen. Stoffwechselprozesse setzen an warmen Sonnentagen vorübergehend ein, Säfte und Stoffe konzentrieren sich und werden zaghaft in Bewegung gesetzt. Und schon bald künden erste, vorwitzige Blüten (z.B. Hasel, Weide, Schneeglöckchen) das nahe Ende des Winters.

Der winterschlaflose Mensch versucht zähneklappernd und zitternd seine Reserven zu schonen, damit sie bis ans Ende der Winterzeit reichen.

12.3. Jahresfeste und Brauchtum

Unsere Vorfahren fühlten sich noch viel stärker in die natürlichen Vorgänge eingebunden – das Beachten und Verstehen der Wechsel, welche das Leben ausmachen, war für sie existenziell. Auffallende qualitative Wendepunkte im Jahreslauf wurden durch besondere Feste, Rituale und Feiertage belegt, die sich teilweise bis heute erhalten haben. Bräuche wandeln sich zwar und ihre Elemente werden ausgetauscht – meist spiegeln sich darin aber die immer gleichen, archaischen Vegetationsmythen und die Vorstellung einer (oft weiblichen) Kraft, die sich in jeder einzelnen Jahreszeit in anderer Form zeigt und sich schlussendlich im Herbst wieder in die Unterwelt zurückzieht. Dort regeneriert sie sich im Stillen und wird im Frühling wieder auf die Erdoberfläche zurückkehren, um von Neuem aufzuleben, zu ergrünen und die Lebensströme fliessen zu lassen.

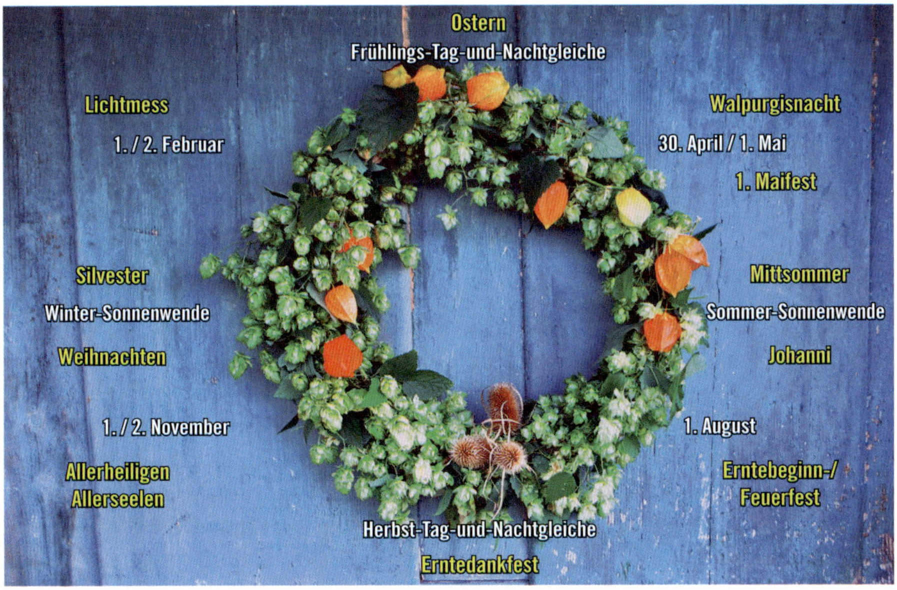

Die acht Wendepunkte im Jahreskreislauf

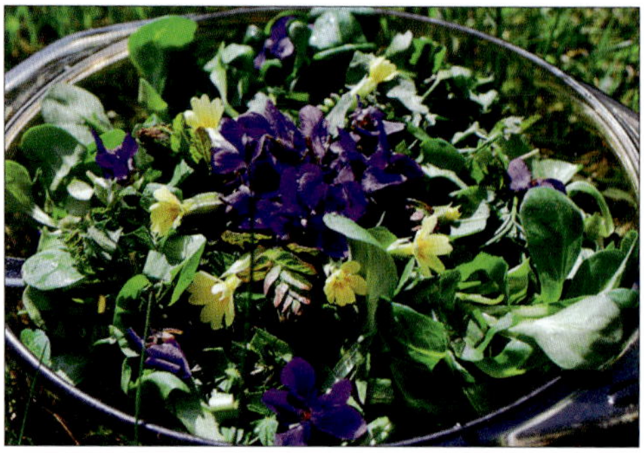

Ein warmer Frühling ermöglicht auch einen «Grüne-Neune-Salat».

Der Jahreskreis hat acht Eckpfeiler, an denen sich qualitative Übergangszeiten befinden. Die damit verbundenen Bräuche und Festigkeiten bringen den Menschen in Einklang mit der natürlichen Ordnung. Diese vier sonnenbezogenen Fixpunkte, die Sonnenwenden und die Tag-und-Nachtgleichen, ausserdem vier «Mondkalenderverbundene» (früher ursprünglich meist an Vollmond abgehaltenen) Festtage bilden derart die Speichen des Jahresrades. Diese acht Wendepunkte verdeutlichen qualitative Wechsel, an denen die bestehende Ordnung aufbricht und Neues ermöglicht wird. Sie bilden die Orientierungspunkte (Orientierung hat übrigens mit Orient zu tun, also der Ausrichtung nach Osten, wo die wohltuende Sonne und alles Neue herkommt) im ewigen Kreislauf des Vergehens und Werdens.

Festtage und Rituale im Frühling

Starke Winde fegen am Ende des Winters alles Alte und Erstarrte weg. Die Fasnachtszeit ermöglicht einen Ausbruch aus der Erstarrung. Das Frühjahr selbst bringt das Erwachen und Aufsteigen der Vegetationskräfte.

Gründonnerstag (Donnerstag vor Ostern)

Am Gründonnerstag wurde mancherorts eine rituelle Suppe aus neun grünen Kräutern («Ach du Grüne Neune»), z.B. Brennnessel (Urtica sp.), Bärlauch (Allium ursinum), Scharbock (Ranunculus ficaria), Löwenzahn (Taraxacum officinale), Vogelmiere (Stellaria media), Wiesenschaumkraut (Cardamine pratensis), Gundermann (Glechoma hederacea), Giersch (Aegopodium podagraria) und Wegerich (Plantago sp.) als Kultspeise zubereitet. Nach langer Zeit vitaminarmer Winterkost kann auf diese Weise auch heute noch die Verbindung zu den lebensspendenden Kräften (Hildegard v. Bingen spricht von Grünkraft) in der Natur erneuert werden: Ein Teil der Blätter wird in Butter leicht angedünstet, mit Bouillon abgelöscht und kurz aufgekocht. Schliesslich die Reste der Kräuter noch zufügen und für ein paar Minuten mit köcheln lassen, dann mit etwas Rahm abschmecken.

Ostern (1. Sonntag nach dem Vollmond nach Frühlingsanfang)

Dieser Wendepunkt ist eigentlich ein altes Vegetationsfest zu Ehren der Fruchtbarkeitsgöttin Ostara. Die tiefe Verwurzelung des Osterfests zeigt sich in folgender Tatsache: Als einziges Fest konnte Ostern nicht an den (mittlerweile doch schon mehr als 2000 Jahre alten) Sonnenkalender gebunden werden. Noch immer orientiert sich das Osterdatum am alten, offiziell längst totgesagten Mondkalender.

In Ostern verdeutlicht sich ein alter Vegetationsmythos, in dem das Alte sterben muss, damit etwas Neues entstehen kann. Vor der Ostermesse werden alle Feuer und Kerzen gelöscht und am Osterfeuer neu entfacht und danach nach Hause getragen. Hase, Eier und Nest sind allesamt starke Fruchtbarkeitssymbole.

Walpurgisnacht (31. April)

Die heilige Namensgeberin Walpurga (auch Walburga) schützt vor Zauber und vielerlei Unbill. Denn am Abend vor dem 1. Mai sollen die Frühlingsfestlichkeiten der Hexen mit Tanz und allerlei Ausschweifungen stattfinden. Entgegen dieser dämonisierenden Schilderung ist Walpurgisnacht allerdings vielmehr ein Überbleibsel alter Riten voller Fröhlichkeit und Sinnlichkeit zu Ehren verschiedener Fruchtbarkeitsgötter und -göttinnen im Mai.

An Walpurgisnacht wird mancherorts allerlei Unsinn getrieben, z.B. Gartentüren ausgehängt oder Fahrräder in Bäume gehängt.

1. Mai

Die Maifestlichkeiten waren ursprünglich Vegetationsriten voll ungebändigter Lust und Fruchtbarkeit. Die Bauernkultur unserer Ahnen wünschte sich dabei Kindersegen, fruchtbringende Felder und Tiere herbei. Dieser Monat bringt Fortpflanzungskraft mit sich und den Drang nach Liebe und Vereinigung.

«Gebe zu Walpurgisnacht etwas Erde auf einen Stein und pflanze darauf zwei Vergissmeinnicht. Wenn diese aufeinander zuwachsen, wird dir dein Geliebter auch treu bleiben bzw. die Hochzeit bevorstehen.» ÜBERLIEFERTES PFLANZENORAKEL

Der Mai erlaubt die Vereinigung der männlichen Energien mit den weiblichen. Ein deutliches, heute noch anzutreffendes Symbol dieser Vereinigung ist der Maibaum (die Vereinigung des Phallus-Baumes mit dem Vulva-Kranz). Die heutige Industriegesellschaft hat den Aspekt der Fruchtbarkeit mit der Produktivität des Arbeiters verbunden und diesen Inhalt zeitgemäss zum Tag der Arbeit transformiert.

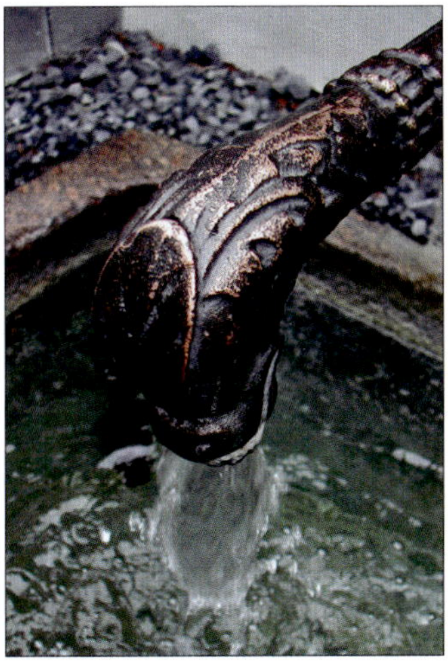

Ein Schluck Maiwasser frisch ab Thermalquelle, altes Bad Pfäffers (Schweiz)

Wasserbräuche im Mai

Im Mai wird Brunnen und Quellen, als Manifestationen der weiblichen Organe der Erde, besondere Aufmerksamkeit zuteil. Dies äussert sich in verschiedenen lokalen Wasserguss- und Brunnentauch-Bräuchen. In Bad Ragaz (Schweiz) wird beispielsweise der Maibär – resp. sein schweres, aus Zweigen gefertigtes Gewand – am Ende eines Umzugs durch das Dorf in den Fluss Tamina geworfen. Am 1. Mai in aller Frühe getrunkenes Brunnenwasser soll heilsam sein und Gesundheit für das ganze Jahr bringen.

Festtage und Rituale im Sommer

Die Sommerzeit, die Wochen der langen Tage und warmen Nächte, ist ursprünglich nicht eine Zeit der grossen Feste. Die früher vorwiegend ländliche Bevölkerung wurde zu sehr durch die Arbeit auf Feld und Hof beansprucht. Die Arbeitstage dauerten lange und waren hart – Zeit zum Feiern blieb dabei keine übrig. Erst das nahe Ende dieser mühevollen Zeit wurde bei Alp- und Hirtenfesten mit viel Musik, Gesang und allerlei Wettspielen gefeiert. Heute aber ist der Sommer eine Zeit der Lebensfülle, der Veranstaltungen und Feste.

Sommersonnenwende (astronomisch am 21.6. – Johanni am 24. Juni)

Eines der ursprünglichsten und bedeutendsten Sommerfeste ist sicherlich das Mittsommerfest. Dieser Sonnenwendtag symbolisiert – wie die Wintersonnenwende auch – die Polarität zweier Kräfte, die erst in ihrer Ganzheit den Jahreslauf ergeben. Der Höhepunkt des Sonnenjahres ist zugleich auch der Beginn seines Niedergangs – Licht und Tod, Hell und Dunkel bedingen sich gegenseitig.

Das Mittsommerfest fand seinen Ausdruck seit Urzeiten in Feuerfesten, die im Alpenkreis teilweise, vor allem aber im Norden noch heute gefeiert werden. Im Kirchenjahr wurde der Symbolgehalt dieses uralten Mysteriums vom heidnischen Sonnengott, der sterben muss, auf Johannes den Täufer übertragen und auf den 24. Juni festgelegt. Das Johannisfeuer mit Tanz war vielerorts bis Mitte des 19. Jahrhunderts gebräuchlich. Mit einem Gürtel aus Johanniskraut oder Beifuss versehen soll ein Sprung durch oder über das Feuer Liebe und Glück für den Rest des Jahreskreises bescheren. Der Gürtel wurde danach in den Flammen verbrannt, um Krankheiten und Unheil fernzuhalten. Auch das Vieh wurde durch den Rauch des Feuers geführt, damit es gesund bleibe.

Die Sonnenwendtage sind traditionell die wichtige Kräutersammelzeit: «Johanniskräuter» wie z.B. Arnika (Arnica montana), Beifuss (Artemisia vulgaris), Eisenkraut (Verbena officinalis), Kamille (Matricaria recutita), Quendel (Thymus serpyllum), Ringelblume (Calendula officinalis) und das Johanniskraut (Hypericum perforatum) selbst werden jetzt geerntet und derart in ihrer Heilkraft verstärkt. Kräuterkundige Frauen wurden früher mancherorts als Johannisweiblein bezeichnet.

August

In der Schweiz haben sich viele Sommerfestlichkeiten auf den 1. August, den Nationalfeiertag, verlagert. Ursprünglich war dieser Monat der Beginn der Erntezeit, welcher mit fröhlichen Festen, Höhenfeuer und anderen Feuerritualen gefeiert wurde. Der abnehmenden Sommerwärme wird dabei rituell nochmals tüchtig eingeheizt. Die Zeit des aufsteigenden Wachstums ist vorüber, Getreide und vieles mehr will geerntet werden. Es werden Schnitterfeste (Erntebeginnfeste) gefeiert und das erste Brot gebacken.

In der heutigen Zeit wird der Monat August vor allem als Ferienmonat geschätzt. Schon lange werden Sommerfeste ohne Rücksicht auf die allfällige Erntearbeit der Bauern angesetzt. Es ist die Zeit der Open-air-Veranstaltungen, der Freiluftkinos und der Sommerfestspiele als heutiger, moderner Ausdruck der Lebensfreude.

Maria Himmelfahrt (15. August)

Das Marienfest gehört zu den Höhepunkten des Kirchensommers. Der kirchliche Feiertag ersetzt ein heidnisches Ernte- und Naturdankfest, welches im Jahre 745 n. Chr. von der Kirche zuerst verboten, dann Maria unterstellt wurde. Anstelle von Marias Leichnam sollen die Jünger in ihrer Gruft auf der Liegestätte ein Meer blühender Blumen vorgefunden haben. Aus diesem Anlass werden an diesem Tage Blumen- und Kräuterbüschel geweiht, die aus 3 x 3 Kräutern (z.T. auch aus 77 oder 99 Kräutern) bestehen: z.B. aus Wermut (Artemisia absinthium), Beifuss (Artemisia vulgaris), Eberraute (Artemisia abrotanum), Wasserdost (Eupatorium cannabinum), Alant (Inula helenium), Rainfarn (Tanacetum vulgare), Baldrian (Valeriana officinalis) und Königskerze (Verbascum sp.). Diese ursprünglich heidnischen Pflanzenbüschel, welche die heilenden Vegetationskräfte auf den Menschen übertragen sollen, werden noch heute im Haus und Stall als Schutzamulett aufgehängt, bei Bedarf ins Feuer geworfen oder dem Vieh ins Futter gestreut.

Die Zeitspanne von Maria Himmelfahrt bis zur Geburt Marias am 8. September wird als *Frauendreissiger* bezeichnet, mit Mariengebeten und Wallfahrten gefeiert; es ist die zweite wichtige Sammelzeit für Heilpflanzen.

Festbräuche und Rituale im Herbst

Aus Sicht der bäuerlichen Vorfahren wurde nun in diesen anstrengenden Monaten der Lohn für die vorangehenden Bemühungen geerntet. Die Natur schüttet ihr Füllhorn aus und stopft Speisekammern, Vorratskammern und Geldbeutel voll. Das Ende der Erntezeit wurde mit Erntedankanlässen, Jahrmärkten und Tanzfesten entsprechend gefeiert. Noch heute sind daher viele Bräuche und Feste im Herbst angesetzt – Zibelemärit (Zwiebelmarkt in Bern, Schweiz), Alpabfahrten, Martinimähler und Chilbi (Kirchweih), um nur einige zu nennen.

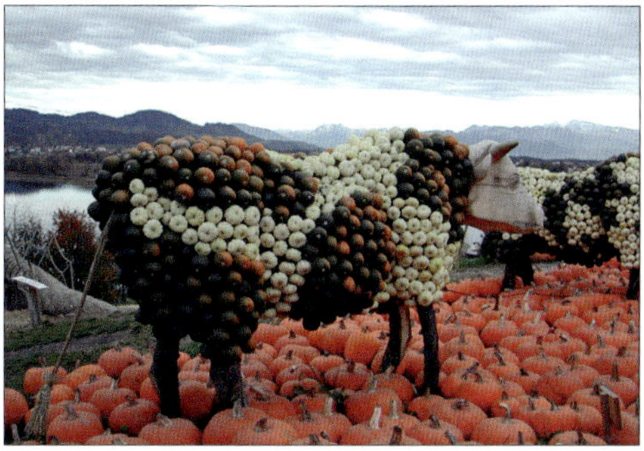

Kürbisschau in Seegräben
(Jucker Farmart, Zürcher Oberland, Schweiz)

Erntedankfest

Ende September/Anfang Oktober wird mancherorts seit Urzeiten traditionell der Ernte gedacht. In ländlichen Gegenden werden noch heute Getreide, Früchte und Gemüse in der Kirche gesegnet. In den angelsächsischen Ländern wird Thanksgiving als wichtiges Familienfest gefeiert.

Allerheiligen – Allerseelen

Diese zwei Kirchenfeste überdecken das ursprüngliche keltische Neujahr, welches mit einem Totenkult verbunden war, bei dem die Grenzen zwischen der Welt der Lebenden und der Welt der Toten und Geister überwindbar wurden. Um das Jahr 1000 fügte die Kirche Allerseelen dem Allerheiligen-Fest als Totengedenktag zu. Vom Mittagsläuten an Allerheiligen bis zum Morgen von Allerseelen können verstorbene Seelen dem Fegefeuer entrinnen und bei ihren Gräbern Trost und Stärkung durch ihre Angehörigen finden. Noch heute werden die Gräber von Angehörigen traditionell auf Allerseelen hin mit Blumenschmuck und Kerzen versehen.

Um sich vor allerlei dämonischen Wesen zu schützen oder sich mit ihnen zu versöhnen, beginnt um diese Jahreszeit die Zeit der Masken-, Lärm- und Lichterbräuche. Umzüge mit geschnitzten Räbenlichter werden durchgeführt und verzierte, mit Kerzen beleuchtete Kürbisse aufgestellt.

In den letzten Jahren gewinnt Halloween, ursprünglich aus Amerika stammend (mit irisch-keltischem Hintergrund), an Bedeutung. Dämonisch verkleidete Kinder ziehen von einer Haustüre zur nächsten und fordern «Süsses oder Saures».

Festtage und Rituale im Winter

Auch das Brauchtum der Winterzeit spiegelt die makrokosmischen Abläufe wieder. Symbolträchtige Lärm- und Lichtbräuche werden durchgeführt – ebenso beginnt nun die Saison der Einkehrbräuche und der Klausjagd.

Advent

Den Herbstfesten folgen nun Zeiten der Besinnung. Der Adventskranz und seine vier Kerzen lassen die Menschen nochmals auf die vier Jahreszeiten zurückblicken und Rechenschaft über erreichte und noch ausstehende Ziele ablegen. Ausserdem verstärkt das Anzünden jeder weiteren Kerze die Hoffnung und Erwartung auf ein Wiedererstarken der geschwächten Lebenskräfte. Bis zu diesem Ereignis werden diese mit Hilfe immergrüner Pflanzen (Eibe, Tanne, Buchs, Stechpalme), wärmendem Gebäck (Zimtsterne u.a.) und Kerzenlichtern aufrechterhalten.

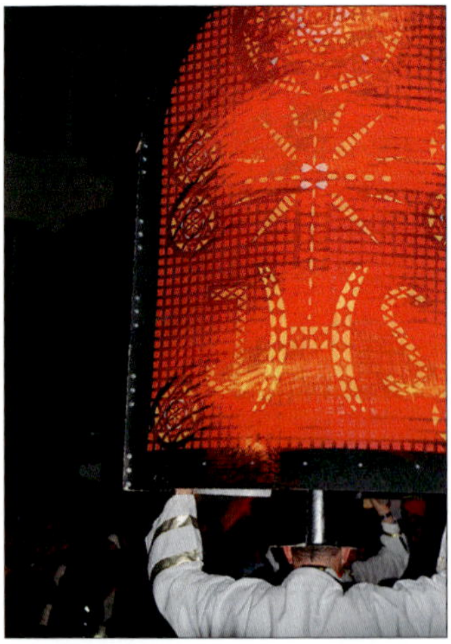

«Iffelenträger», Klausjagen in Küssnacht a. R. (Schweiz)

Barbara-Zweig

Am Barbaratag, dem 4. Dezember, werden von einem Obstbaum (meistens einem Kirschbaum) Zweige geschnitten und in einer Vase aufgestellt. Pünktlich zu

Weihnachten (es sei denn, die moderne Wohnung ist auf tropische Hitze hochgeheizt), beginnen die Zweige zu blühen. Heiratswillige junge Frauen sollen in früheren Zeiten für jeden ihrer Kandidaten einen Zweig eingestellt haben: Der Zweig, welcher zuerst blühte, machte das Rennen.

St. Nikolaus

Diese byzantinische Sagengestalt soll inkognito Geld an die Armen, vor allem an Kinder, verteilt haben und schliesslich zum Bischof gewählt worden sein. Da das Fenster der Tochter eines armen Mannes verschlossen war, sei er aufs Dach geklettert und habe ein Säckchen Gold durch den Kamin geworfen.

Noch heute bringt Nikolaus, oder auch der Weihnachtsmann, auf diese oder ähnliche Weise den Kindern die Geschenke. Seine Begleiter, Esel/Rentier und Schmutzli (Knecht Ruprecht), zeigen den heidnischen Hintergrund des Brauchs auf und deuten auf einen Walddämon oder sogar auf einen Kult Odins oder des keltischen Hirschgottes Cernunnos hin.

Weihnachten

In der Zeit der Wintersonnenwende – im dunkelsten, finstersten und unwirtlichsten Moment des Jahreskreises – wird ein mystischer Lichtfunke, in Gestalt eines schutzbedürftigen Säuglings geboren. In verschiedenen Kulturen wird genau zu diesem Zeitpunkt die Geburt des Sonnenkönigs oder eines Gottes gefeiert.

Die Bräuche der Weihnachtszeit bringen Licht, warme Farben und Gerüche ins Haus. Obwohl der Weihnachtsbaum eine relativ junge Geschichte aufweist, sind das Verehren und Schmücken von Bäumen aus alter Zeit bekannt – so z.B. in Form der legendären Weltenesche Yggdrasil. Lebensbäume und immergrüne Pflanzen, wie z.B. die Mistel, sind seit Urzeiten Ausdruck der ewig währenden Lebenskraft. Der erste christliche Weihnachtsbaum soll 1593 im Strassburger Münster gestanden haben.

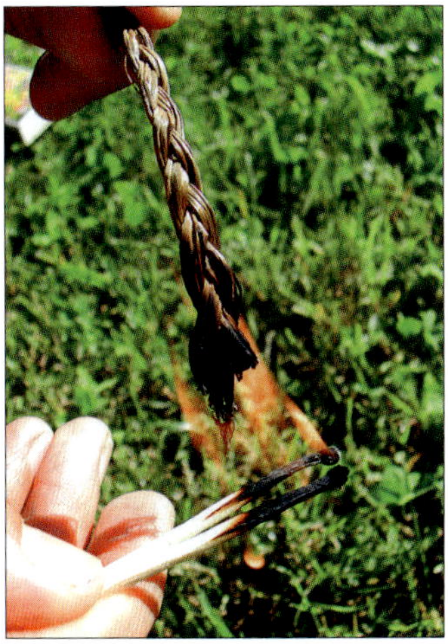

Räuchern mit Mariengraszöpfen befreit von der Schwere der dunklen Jahreszeit und schafft Raum für Neues.

Zwölf Rauhnächte

Zwischen Wintersonnenwende und Neujahr liegen «die Zwölfen» – eine stille, tote Unzeit. Der Glaube besagt, dass in diesen Tagen böse Geister und Totenseelen («die wilde Jagd», «Wüetisheer» u.a.) um die Häuser ziehen und den Höhepunkt der Herrschaft des Winterdämons, des Totengottes feiern. Es wird daher geraten, diese Zeit mit seiner Familie im Schutz des Hauses zu verbringen, zu singen und Räucherungen durchzuführen.

Silvester (31. Dezember)

Auch Feuerwerke und Silvesterfeuer zum Abschluss des alten Jahres sollen die Geister vertreiben und die schlummernden Vegetationskräfte sanft aus ihrem Tiefschlaf erwecken. An manchen Orten ziehen personifizierte Naturkräfte als Silvesterchläuse durchs Dorf (z.B. am „alten Silvester“, 13. Januar, in Urnäsch, Schweiz).

Glückssymbole werden ausgetauscht: Hufeisen, Fliegenpilze und vierblättrige Kleeblätter versprechen Glück und Segen im neuen Jahreskreis. Der goldborstige Eber der nordischen Gottheit Freyr bringt mit seiner ungeheuren Kraft in den Rauhnächten das stehengebliebene Jahresrad wieder in Schwung – aus diesem Grund wird auch das Schwein zu den Glücksbringern gezählt.

Dreikönigstag

Das Erstarken der jungen Sonne wird im christlichen Kirchenjahr als Anbetung der Heiligen Drei Könige gefeiert. Diese brachten dem jungen Jesus Weihrauch, Myrrhe und Gold als Geschenk aus dem Osten dar. In katholischen Gegenden ziehen die Sternsinger von Haus zu Haus und sammeln für wohltätige Zwecke. Als magische Schutzformel wird noch heute auf den Türbalken «C+M+B» (Christus mansionem benedictat – Christus segne dieses Haus) mit der Jahreszahl hingeschrieben.

«Ist Dreikönigstag kein Winter, folgt auch keiner mehr dahinter.» BAUERNREGEL

Lichtmess, 2. Februar

In diesen Tagen wird die Lichtdauer und damit die Tagesdauer spürbar länger. Im Kirchenjahr werden als Symbol des wachsenden Lichts Kerzen geweiht, in der heidnischen Mythologie entsteigt die Vegetationsgöttin Brigit/Brigid der Unterwelt und läutet damit das Ende des Winterreichs ein. Die Göttin der Schöpfung regt alle Lebenskräfte an – ein Hauch von Frühling wird spürbar. Der zu Weihnachten geborene Lichtfunke wird nun zur Kerzenflamme – an Ostern schlussendlich zum Feuer.

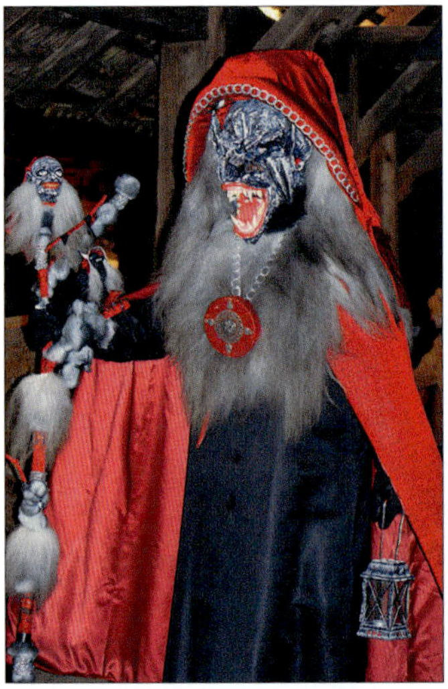

Fasnacht in Luzern (Schweiz)

Fasnacht/Karneval

In alemannischen Gebieten wird die Narrenzeit als Ausbruch aus den erstarrten Normen des übrigen Jahres gefeiert. Ihr Beginn am 11.11. des Jahres um 11.11 Uhr zeigt, dass dabei die üblichen Gesetze für einmal übertreten werden dürfen.

Über die Herkunft des Begriffs herrscht Uneinigkeit: Fasnacht als Nacht vor dem Fasten oder von «Faseln» (mit Ruten schlagen, erquicken) – einfacher gerät dies bei «Karneval» (von Carne-vale – Fleisch ade).

Was haben denn all die hier genannten Beispiele von Festen und Bräuchen mit dem Thema dieses Buches zu tun? Die Grundelemente der TEN werden mit Feierlichkeiten und Brauchtum bildhaft, mit Sinn erfüllt und spürbar erlebbar. In vielen Bräuchen und Ritualen stehen die Elemente Luft, Feuer, Wasser oder Erde im Zentrum – so z.B. bei Feuerbräuchen wie dem Osterfeuer.

12.4. Jahreskreis und Tierkreiszeichen

Wie oben – so unten; irdische Zyklen spiegeln sich in kosmischen. Wie die Natur durch den Jahreskreis wandert, so zieht die Sonne durch den Kreis der zwölf Tierkreiszeichen. Entsprechend repräsentieren sie den jeweiligen Charakter des zugehörigen Jahresradsegments.

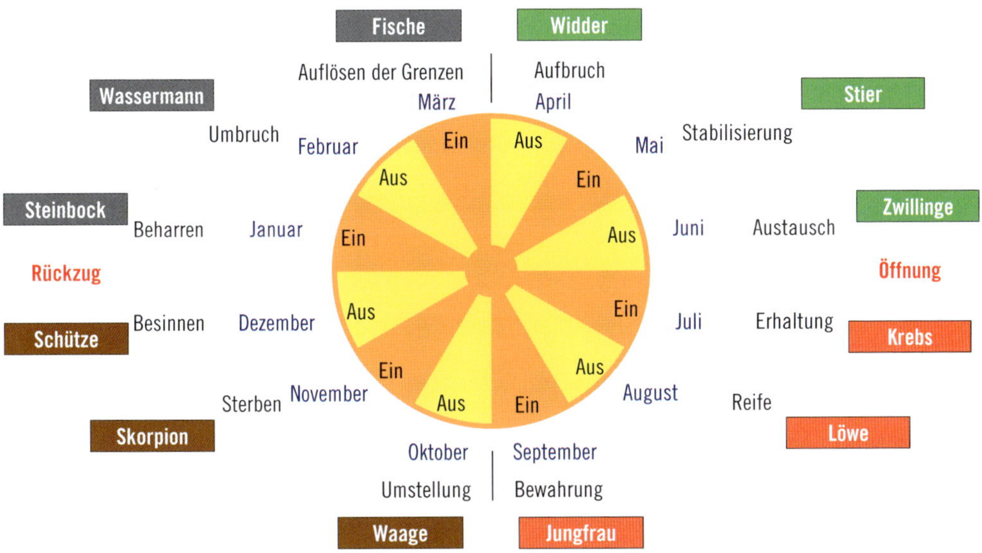

Die Tierkreiszeichen im Jahresrad

Tierkreisreigen in der Natur

Der Weg der *Sommerhalbjahreszeichen Widder* bis *Jungfrau* ist der Weg des Äusseren und der *Materialisierung*.

Die *Frühlingszeichen Widder, Stier* und *Zwillinge* beschäftigen sich mit der Initiierung und dem Aufbau der Materie:

- Der feurige Widder (ab 21.3.*) eröffnet im Frühling den Jahreskreis. Das kräftige Zeichen setzt den Zündfunken in die erwachende Natur und ermöglicht ihre Entfaltung.
- Der erdige Stier (ab 21.4.) führt die Verfestigung der angestossenen Entwicklung herbei – dabei stehen der stoffliche Aufbau, die Stabilisierung der Lebensprozesse im Zentrum.
- Für die Verbindung und den Austausch mit der Umgebung sorgt der kommunikative Zwilling (ab 21.5.). Das Luftzeichen setzt Energie frei und führt zur Ausbildung vielfältiger Farben und Düfte.

Die *Sommerzeichen Krebs, Löwe* und *Jungfrau* stehen für die zur Vollendung gelangenden Reifeprozesse:
- Der Krebs (ab 22.6.) begleitet den höchsten Sonnenstand im Jahresverlauf – die Natur geht «in sich schwanger» und sorgt um ihren Fortbestand.
- In der Sommerglut des Feuerzeichens Löwe (ab 23.7.) reift die Frucht heran.
- Unter der erdigen Jungfrau (ab 23.8.) erfolgt die strenge und arbeitsreiche Ernte.

Die *Winterhalbjahreszeichen Waage* bis *Fische* begehen den Weg des Inneren und der *Entkörperung.*

Die *Herbstzeichen Waage, Skorpion, Schütze* beschäftigen sich vor allem mit Abbau, Rückzug und Loslassen:
- Das Luftzeichen Waage (ab 23.9.) spiegelt die Harmonie von auf- und abbauenden Kräften zu Beginn des Herbstes wider.
- Das Wasserzeichen Skorpion (ab 23.10.) leitet den Rückzug der Lebenskräfte, das kleine Sterben, ein.
- Unter dem Zeichen Schütze (ab 22.11.) wird die Weiterentwicklung im Inneren fortgesetzt, in seinem Feuer kann der Keim für Neues entstehen.

Die *Winterzeichen Steinbock, Wassermann, Fische* beschäftigen sich vor allem mit der Verankerung und Verinnerlichung des bisher Erreichten und mit der Vorbereitung des neuen Jahreskreises:
- Die dunkelste Jahreszeit begleitet das Erdzeichen Steinbock (ab 21.12.), im Innern kann nun die Planung für einen neuen Jahresring beginnen.
- Im luftigen Wassermann (ab 20.1.) wird der entwickelte Entwurf nochmals überdacht und bereichert.
- Der Übergang zum Frühling wird im Zeichen Fische (ab 19.2.) vollbracht. In dieser Zwischenzeit verschwimmen die Grenzen zwischen Winter und Frühling.

12.5. Jahreskreis und Humoralmedizin

Auch die Elemente und Säfteprinzipien spiegeln sich in ihren Qualitäten im Jahresrad wieder. Sie korrespondieren bezüglich der Jahres- und Tageszeiten, Tierkreiszeichen und

* Die folgenden Datumsangaben sind Mittelwerte und können je nach Jahr um 1-2 Tage abweichen.

Lebensalter. Allerdings existieren – je nach gewählten Entscheidungskriterien – verschiedene Systeme der Zuordnung. Die ältesten Quellen ordnen der Jahreszeit Herbst die Schwarzgalle und dem Winter das Phlegma zu. Diese frühere Zuteilung ist vor allem in südlichen Ländern wie Griechenland und Italien (wo die Ursprünge der Humoralmedizin liegen), unter anderem aus klimatischer Sicht, sinnvoll und logisch.

Die folgende, heute im zentral-europäischen Raum bevorzugte Einteilung, ist sinnvoll in Verbindung mit den zugehörigen Lebensalter, den hiesigen klimatischen Verhältnissen und auch den jahreszeitlich bedingten typischen Krankheitsprozessen.

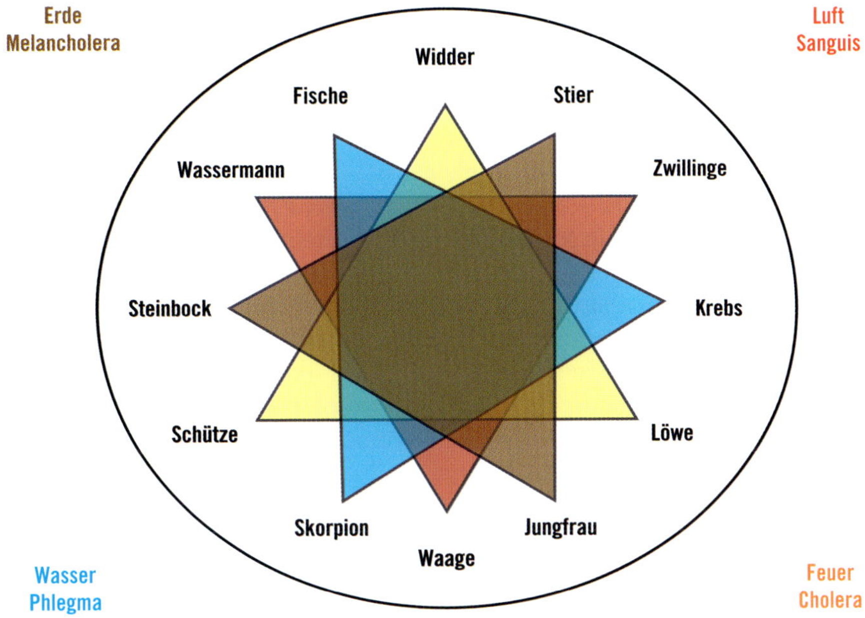

Jahreskreis in Bezug zur Humoralmedizin und Elementenlehre

So steht hier Sanguis für die überbordenden Kräfte des Frühlings und der Kindheit.

Cholera repräsentiert die Sommerhitze und die Energie des Menschen auf dem Höhepunkt seiner Lebenskurve.

Phlegma spiegelt die Feuchtigkeit des Herbsts und die träger werdenden Lebensenergien des in die Jahre gekommenen Menschen wieder.

Schliesslich zeigt sich in der Melancholera die Trockenheit des Winters, die Kälte und Reaktionsmüdigkeit des Alters.

«Die Natur ist sichtbar in ihrer Gestalt, aber unsichtbar in ihrer Kraft – beides ist aber untrennbar Eines.»

PARACELSUS

KAPITEL 13

ERNÄHRUNG

Rosmarie Fehr-Streule

Wir tun es jeden Tag: Wir essen und trinken – die Einen sehr bewusst und die Anderen, ohne viel darüber nachzudenken. Die Aufnahme von Nahrung und Wasser ist eine Grundvoraussetzung, damit die Milliarden von Körperzellen aufgebaut, regeneriert und mit Energie für ihre spezifischen Aufgaben versorgt werden können. Diese Notwendigkeit zwingt den Organismus aber auch dazu, körperfremde Substanzen aufzunehmen, die er in der ursprünglichen Form nicht verwerten kann. Viele Stoffe sind in ihrem Rohzustand sogar unverträglich. Würde man beispielsweise Milch direkt in die Blutbahn injizieren, wären lebensbedrohliche allergische Reaktionen (Anaphylaxien) die unmittelbare Folge. Es setzt höchst komplexe Assimilationsprozesse voraus, diese körperfremden Substanzen verwertbar zu machen, also «Nicht-Selbst» zu «Selbst» werden zu lassen. Dieser Vorgang wird Verdauung (Digestion) oder in der TEN «Coctio» (Kochung) genannt. Damit wird aber bereits deutlich, dass in der Ernährungslehre nicht nur die Nahrung selbst betrachtet wird, sondern diese immer im Zusammenhang mit den assimilatorischen Fähigkeiten des Menschen zu sehen ist, der die Nahrung zu sich nimmt. Die Verdauungskräfte sind aber, entsprechend der konstitutionellen und aktuellen Verfassung, von Mensch zu Mensch sehr unterschiedlich ausgeprägt. Daraus ergibt sich, dass Nahrungsmittel nicht grundsätzlich als «gesund» bezeichnet werden können, sondern nur dann, wenn derjenige, der sie isst, sie auch assimilieren kann. So kann z.B. eine vermeintlich «gesunde» rohe Karotte für einen Menschen, der sie nicht verdauen kann, höchst «ungesund» sein. Eine «gesunde» Ernährung ist daher immer und ausnahmslos individuell und niemals standardisierbar. Das gilt natürlich auch für alle Diätformen. Es ist nicht möglich, dass eine davon den Anforderungen *jedes* Menschen gerecht wird – deshalb werden auch Woche für Woche neue «Wunderdiäten» vermarktet, die dann doch die gesetzten Erwartun-

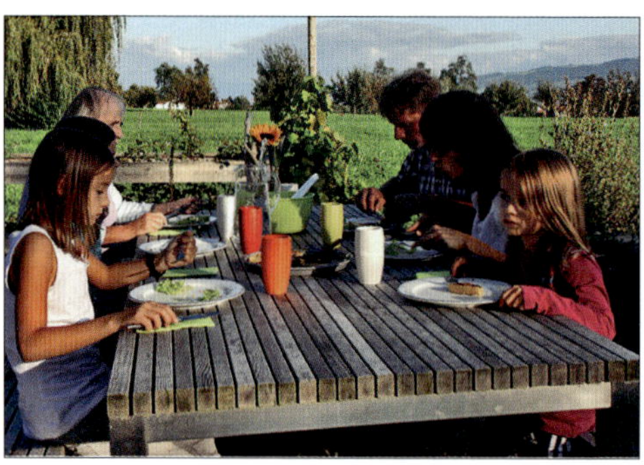

Gemeinsames Essen

gen nicht erfüllen können. Ziel eines sinnvollen Ernährungskonzepts ist es vielmehr, die Nahrungsmittel, deren Menge und Zubereitungsart auf die individuellen Verdauungskräfte eines Menschen anzupassen.

Essen ist aber bedeutend mehr als die blosse Zufuhr von Nährstoffen. Essen soll auch ein sinnliches Erlebnis sein – ein Genuss und Stimulans für Körper, Geist und Seele. «Das Auge isst mit», «Liebe geht durch den Magen» oder «Essen und Trinken halten Leib und Seele zusammen» sind drei Redewendungen, die diese Aspekte ansprechen. Miteinander Essen ist ein soziales Ereignis, das Verbindungen schafft und festigt und damit Gemeinsamkeit und Solidarität entstehen lässt, aber vielleicht auch Austragungsort von Aversionen und Aggressionen sein kann. Beim Essen lernt man sich kennen. Beim Essen werden Ideen entwickelt, Verhandlungen geführt und Verträge geschlossen. Der Rahmen, in dem ein Essen stattfindet, zeigt repräsentativ das soziale Umfeld und die Bedeutung des Anlasses, der die Menschen zusammenführt. In vielen Filmen ist das gemeinsame Essen das dramaturgische Element, mit dem (mehr oder weniger) subtile zwischenmenschliche Beziehungen in unterschiedlichsten Facetten dargestellt werden oder aus dem sich Weichenstellungen für die weitere Handlung ergeben. Das Essen selbst ist in diesem Bereich zwar nur «Mittler» für die Ereignisse in seinem Umfeld, aber seine Qualität hat wesentlichen Einfluss darauf. Ein Essen, das nicht «gut-tut», färbt auch auf die gesamte Situation um das Essen herum ab. Aber all diese Aspekte lassen sich nicht mit wissenschaftlichen Messwerten darstellen und analysieren.

Gesunde Ernährung ist einerseits eine Frage des Gespürs für die eigenen Bedürfnisse, aber auch das Ergebnis eines bewussten und aktiven Umgangs mit diesem Thema. Es vergeht kein Tag, ohne dass wir mit dem Thema Ernährung konfrontiert werden, sei es in Publikationen über gesunde Ernährung, Diäten, Lebensmittelskandale, Ernährungskrankheiten wie Diabetes und Übergewicht, Pestizidvergiftungen oder Gen-Food. Nahrungsergänzungsmittel, Light-Produkte, Functional- und Convenience-Food boomen. Fast täglich landen neue Kreationen der Food-Ingenieure in den Regalen und machen den Markt immer weniger durchschaubar.

13.1. Nahrungsmittel sind Wohlfüllmittel geworden

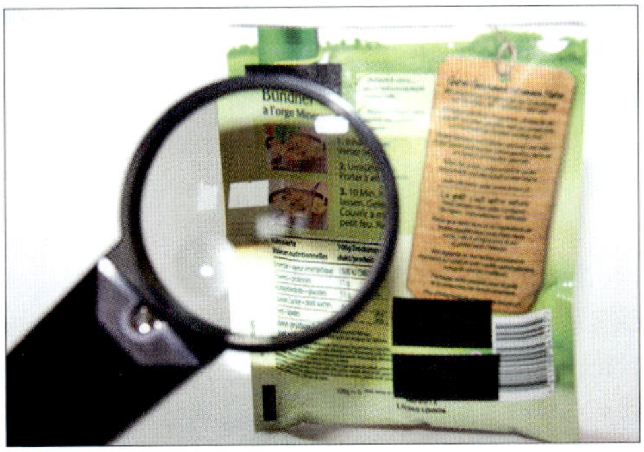

Inhalts- und Zusatzstoffe – oft nur mit Lupe lesbar

Zitat des Managers eines grossen Nahrungsmittelkonzerns: «Unsere Produkte sind nicht dazu da, Hunger zu stillen, sondern Appetit zu machen». – Kommentar überflüssig.

Es gibt kaum ein Fertiggericht, das keine Geschmacksverstärker (z.B. Glutamate) enthält. Auf den Markt kommen immer mehr Nahrungsmittel mit einem «Standardgeschmack», die in ihrem Einheitsbrei qualitativ minderwertige Inhalte geschickt verschwinden lassen können. Die Nahrungsmittel, ihr Aussehen, aber auch Geschmack und Geruch sind heutzutage designbar, was die Verbraucher jedoch meist nicht stört, da sie von der Lebensmittelindustrie längst systematisch an den salzig-süsslichen Geschmack gewöhnt wurden. Im Gehirn kann durch einen Cocktail von Zusatzstoffen wie Geschmacksverstärker, Farbstoffen und Aromastoffen die Produktion von glückshormonähnlichen Stoffen ausgelöst werden. Somit ähnelt das Gefühl beim Essen stark dem einer Suchtbefriedigung. Das natürliche Geschmacksempfinden geht verloren – und das bereits bei den Kindern, die sich, beeinflusst durch die Werbung, schon sehr früh an bestimmte, meist künstliche Nahrungsmittel gewöhnen. So wird beispielsweise ein neuer «Müeslriegel» auf den Markt gebracht, mit dem Versprechen, auf eine einfache und schmackhafte Art die empfohlene Tagesportion Obst zu liefern. Aber das, was zunächst positiv und harmlos aussehen mag, entpuppt sich als Lieferant von grossen ungesunden Fett- und Zuckermengen, welche nur im Kleingedruckten aufgeführt sind. Sie fallen aber niemandem auf, da wir im Glauben sind, etwas Gesundes zu essen. Dabei können sogar die Aromen, beispielsweise aus Sägemehl gewonnener «Erdbeergeschmack», vorgetäuscht werden. Wir werden mit solchen Nahrungsmitteln geradezu überhäuft, die wiederum früher oder später ernährungsbedingte Krankheiten auslösen können. Als klassisches Beispiel gelten die vielpropagierten Zuckeraustauschstoffe wie Aspartam und Assugrin, die als Mittel bei Diabetes und Adipositas empfohlen werden, aber de facto genau das Gegenteil erreichen und zudem u.a. für massive neurologische Schäden verantwortlich gemacht werden. Warum gibt es aber immer mehr Diabetiker und Übergewichtige? Wieso leiden heute schon Kinder an Diabetes mellitus Typ 2 (Altersdiabetes), den früher nur alte Menschen bekommen haben? Die Fragen lassen sich nicht in wenigen Sätzen oder mit Blick auf einzelne Details beantworten, sondern liegen in der grundsätzlichen Problematik, die sich aus dem heutigen System der Nahrungsmittelproduktion und dem heutigen Nahrungsverständnis ergeben und die sich wie folgt zusammenfassen lassen:

Lebensmittel sind im Interesse der Erhaltung ihrer biologischen Qualitäten prinzipiell ungeeignet für eine industrielle Verarbeitung.

Mit zunehmendem Angebot industriell gefertigter Nahrungsmittel und einseitiger «Aufklärung» seitens der Hersteller steigt daher die Verunsicherung beim Verbraucher. Der stetige Anstieg ernährungsbedingter Krankheitskosten stellt uns vor riesige Probleme – vor allem, da heute bereits Kinder an chronischen Krankheiten leiden, deren Ursache massgeblich in der falschen Ernährung liegt.

Wie schon erwähnt, ist Ernährung etwas sehr Individuelles. Was für den Einen gesund, muss für den Anderen noch lange nicht so sein. So wie jeder Mensch etwas ganz Einzigartiges ist, ist es auch seine persönliche «gesunde Ernährung». Das Wissen, dass «Nahrung eure Medizin sein soll», wie es bereits in den hippokratischen Schriften formuliert wurde, hat sich über Jahrhunderte hinweg erhalten. Hildegard von Bingen beschrieb die Lebensmittel nicht nach Energiegehalt und Vitaminen, sondern nach ihren Heilwerten und Elementarqualitäten. So gesehen ist eine klare Trennung zwischen einem Lebensmittel und einem Heilmittel gar nicht möglich. Das humoralmedizinische Denken hat nicht nur in der Heilpflanzenkunde Gültigkeit, sondern analog dazu auch in der Ernährungslehre der TEN. Der Heilungswert unserer Nahrung ist das Zünglein an der Waage von Gesundheit und Krankheit. Eine möglichst optimal an die individuellen Verdauungskräfte und Bedürfnisse angepasste Ernährung ist Grundvoraussetzung für Gesundung oder Gesunderhaltung des Menschen.

13.2. Ernährungsgeschichte des Menschen

Die Nahrungsmittelbeschaffung war für unsere Vorfahren ein täglicher Überlebenskampf. Damit sie etwas zu essen hatten, mussten sie sich vor allem bewegen. Entweder rannten sie sehr schnell etwas Essbarem hinterher oder sie mussten vor einem Angreifer davonlaufen, der sie gerne verspeist hätte resp. diesen bekämpfen. Der Energieverbrauch des sehr bewegungsintensiven Lebens in früheren Jahrhunderten musste durch entsprechende Nahrung ausgeglichen werden. Das ist mit dem heutigen Energiebedarf bei der Nahrungsmittelbeschaffung, die häufig nur aus dem Gang vom Auto bis zum Supermarkt besteht, nicht vergleichbar.

Die Ernährung der Menschen setzte sich in der Frühzeit seiner Entwicklungsgeschichte aus einer Mischung pflanzlicher und tierischer Bestandteile zusammen; dazu gehörten auch Insekten, Larven und Würmer. Erst in der Epoche der «Jäger und Sammler» steigerte sich der Fleischkonsum und die Eiweisse und Fette dominierten den Speiseplan. Folglich bestand nur noch 1/3 der Nahrung aus Kohlenhydraten (Früchte, Wurzeln, Gemüse) mit niedrigem glykämischen Index. Erst in den letzten 10 000 Jahren wurde der Mensch im heutigen Irak, dem damaligen Zweistromland zwischen Euphrat und Tigris sesshaft. Er begann Getreide, Reis und weitere Nahrungsmittel anzubauen, die über den Winter gut gelagert werden konnten – so gab es weniger Hungerphasen. Lange Zeit war auch der Ackerbau mit härterer körperlicher Arbeit verbunden, als er es heute ist. Es gab noch keinen Traktor, mit dessen Hilfe der Bauer mehrere Hektar Land in kurzer Zeit bestellen konnte. Die Menschen verbrauchten damals sehr viel Energie, um ihr Essen zu produzieren. Rund 90 % der Nahrungsmenge war pflanzlicher Herkunft. Ca. 4500–2000 Jahre v. Chr. (am Ende der Jungsteinzeit) stieg aufgrund der zunehmenden Haltung von Haus- und Nutztieren der Anteil tierischer Kost wieder an. Erst viel später (ca. ab dem

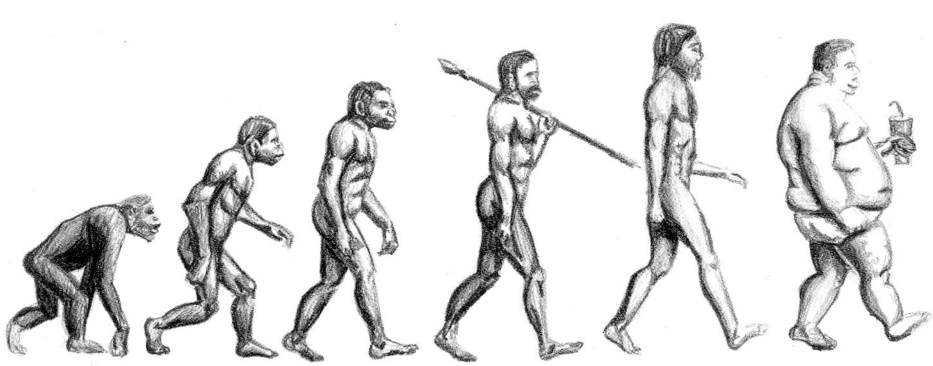

Evolution (Zeichnung: Larissa Streule)

16. Jahrhundert) gelangten durch zunehmenden Handel auch exotische Nahrungsmittel und Zutaten wie Tee, Kakao, Kaffee, Gewürze und Nachtschattengewächse (Kartoffeln, Tomaten) in grossen Mengen nach Europa. So gesehen ist der Mensch demnach zu 99,5 % seiner Entwicklungsgeschichte ein Jäger und Sammler und nur etwa zu 0,5 % ein Ackerbauer – maximal 0,005 % betrifft die Zeitspanne zu unserer heutigen Ernährungsweise.

Zugeführte Nahrung ist aus humoralmedizinischer Sicht im Verhältnis zum Wärmepotential des menschlichen Organismus grundsätzlich roh und damit kalt und feucht. Die aufgenommene Nahrung muss bezüglich ihrer Menge und ihrer Qualität dem Bedarf und der Assimilationsfähigkeit des Essenden entsprechen. Isst dieser grundsätzlich zu viel oder überfordert die Nahrung die Fähigkeiten seiner Coctio, resultiert daraus ein Zuviel an Phlegma, das sich nicht zu Sanguis weiter entwickelt und (nur in dieser Form!) «verbraucht» werden kann. In dieser Situation kommt der für die Humoralmedizin sehr charakteristische Lehrsatz zum Tragen:

«Für überschüssiges Phlegma gibt es kein physiologisches Ausscheidungsorgan.»

Aus der ernährungsgeschichtlichen Entwicklung wird auch erkennbar, warum dem so ist: Es bestand über Jahrtausende keine biologische Notwendigkeit, ein solches Organ zu entwickeln, denn ein Phlegma-Überschuss kam, bedingt durch den grossen Energiebedarf bei gleichzeitig nicht immer «sicher» verfügbarer Nahrung, in den vergangenen Jahrtausenden nur selten vor, während er heute (zumindest in den wohlhabenden Regionen der Erde) eher die Regel ist. Der über-ernährte Organismus muss das Ungleichgewicht kompensieren, indem er übermässiges Phlegma in Form von Ersatzausscheidungen über die Schleimhäute (Katarrh) bzw. über die Haut (Ekzem) eliminiert oder als Fettgewebe (Adipositas) einlagert. Umgekehrt kann daraus der pathophysiologische Schluss gezogen werden, dass katarrhalische und ekzematische Krankheiten auf Störungen des Phlegmaprinzips beruhen, was auf konstitutioneller Ebene die Basis von Lymphatismus und Skrofulose ist.

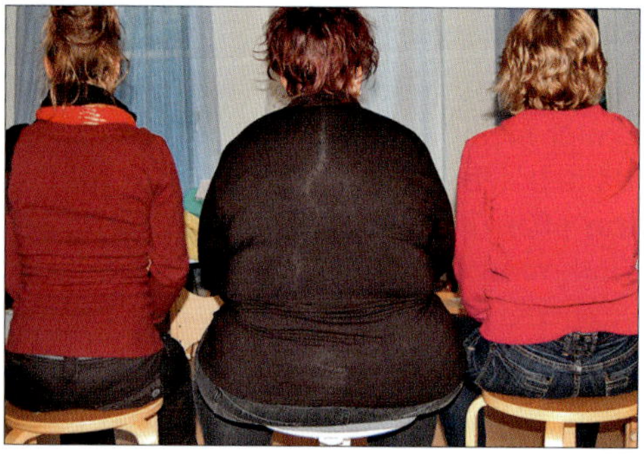

Übergewicht als Symptom von übermässigem Phlegma

13.3. Ernährungswissenschaft

Die heutige Ernährungswissenschaft basiert auf den Erkenntnissen von *Antoine Laurent de Lavoisier* (1743–1794), einem der Begründer der modernen Chemie. Bis dahin lag das Wissen der Chemie bei den Alchemisten, welche später von der Wissenschaft fast vollständig verdrängt wurden. Anfangs des 19. Jahrhunderts wurde an der Universität Giessen der Lehrstuhl für Chemie mit Justus von Liebig besetzt. Zu der Zeit wollte man erfahren, wie, was und warum Nahrungsmittel wirken, und von Liebig begann, sie in ihre Einzelbestandteile zu zerlegen und zu entschlüsseln. Er fand heraus, dass Bewegung und Aktivität aus der Interaktion zwischen Nahrung, Sauerstoff und den einzelnen Körperorganen hervorgehen. Von Liebig setzte als erster den Grundstein für ein wissenschaftliches Stoffwechselkonzept durch die Unterteilung der Nahrung in drei verschiedene Kategorien:

- kohlenstoffreiche Nahrung (Kohlenhydrate und Fette) zur Energiegewinnung
- stickstoffhaltige Nahrung (Eiweisse) für den Aufbau und die Regeneration von Zellen und Geweben sowie zur Produktion von Enzymen
- Mineralien als lebensnotwendige Stoffe für den Gewebsaufbau und die Regulation der Körperfunktionen

Eine weitere wissenschaftliche Erkenntnis war die Methode der Kalorienbestimmung. Man entdeckte, dass der Energiegehalt der Lebensmittel berechenbar und somit an den körpereigenen Energieverbrauch anpassbar ist. Die Nahrung wurde in ihre stofflichen Einzelbestandteile Kohlenhydrate, Eiweisse und Fette unterteilt. Da zu diesem Zeitpunkt die Qualität der Lebensmittel an der Menge der gelieferten Kalorien gemessen wurde, war man der Überzeugung, dass raffinierte Produkte wie z.B. Weissbrot gesünder seien, da sie höhere Kalorienmengen zur Verfügung stellen. Die fatale Folge war, dass das Getreide weltweit geschält wurde und mit der Getreidehülle (Spelz) gerade die wichtigen Mineralstoffe und Spurenelemente entfernt wurden, die auch für die Verstoffwechselung des Getreides notwendig sind.

An die Stelle der den menschlichen Bedürfnissen entsprechenden, voluminösen, überwiegend pflanzlichen und wenig verarbeiteten Nahrung trat zunehmend eine energiedichte und sehr eiweissreiche Kost. Denaturierte Nährstoffe wie Weisszucker, Weissmehl oder Kochsalz sind auch heute noch die überwiegende Grundlage vieler Nahrungsmittel bzw. im Übermass darin enthalten. Seit Beginn der industriellen Verarbeitung von Nahrungsmitteln haben sich, in einem für die genetische Anpassung völlig unzureichendem Zeitraum, unsere Ernährungsgewohnheiten in einem Umfang geändert wie nie zuvor. Eine solche Ernährung überfordert oftmals den Organismus und kann zu gesundheitlichen Störungen führen, was sich in der steigenden Zahl der Zivilisationskrankheiten zeigt.

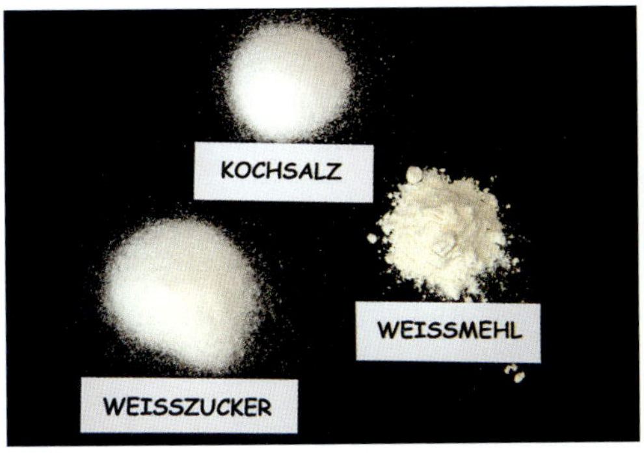

im Vergleich: raffinierte Grundnahrungsmittel …

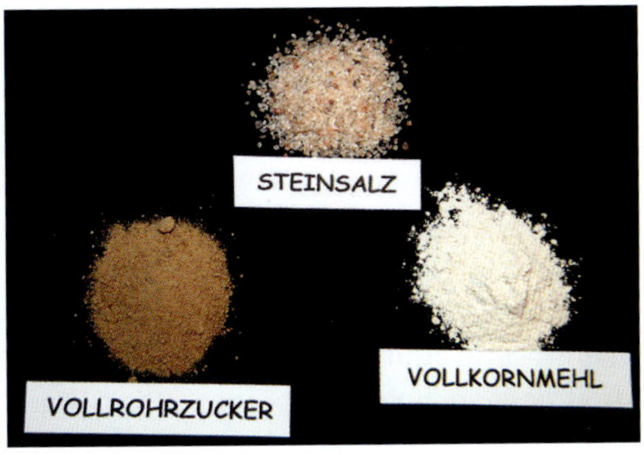

… mit vollwertigen Grundnahrungsmittel

In den Mittelpunkt der heutigen Ernährungswissenschaft werden die analytisch messbaren Nähr- und Inhalts*stoffe* gestellt und in Gruppen (Makro- und Mikronährstoffe) eingeteilt. Als empfehlenswert gelten Nahrungsmittel aus den verschiedenen Gruppen, die in einem ausgewogenen Verhältnis verzehrt werden. Die Energiegewinnung wird ebenfalls in analytischen Werten in Form von Kalorien angegeben und als Mass für die Energiezufuhr genommen, die sich an Geschlecht, Alter und der körperlichen Aktivität orientiert.

Mikronährstoffe, wie Vitamine und Mineralstoffe, liefern selbst keine Energie. Makronährstoffe, wie Kohlenhydrate, Fett und Eiweiss, sind die Energieträger, die aber nur verwertet werden können, wenn ausreichend Mikronährstoffe für ihre Verstoffwechselung vorhanden sind.

Makronährstoffe

Kohlenhydrate

Die Kohlenhydrate sind unser wichtigster Energielieferant. Sie fungieren sozusagen als unser Super-Kraftstoff, weil sie sehr viel Energie liefern und zur Energiegewinnung nur halb so viel Sauerstoff verbrauchen wie Fette und Eiweisse. Kohlenhydrate mit einem hohen glykämischen Index (Weisszucker, Weissmehl) mobilisieren weit mehr Insulin als Kohlenhydrate mit niedrigem glykämischen Index (GI), der sich bei Gemüse und Früchten stark unterscheidet. Dazu einige Beispiele:

niedriger GI (<50)	**hoher GI (> 50)**
Äpfel	Bananen
Kirschen	reife Aprikosen
Grapefruit	Karotten (bes. gekocht)
Blumenkohl	Rote Beete
Brokkoli	Reis
Tomaten	Kartoffeln
Nüsse	Kürbis

Auch die Zubereitungsart hat starken Einfluss auf den GI. So erhöht beispielsweise das Kochen von Gemüse oder Obst den GI, weil das Nahrungsmittel leichter assimiliert werden kann. Auch hat Fruchtsaft einen höheren GI als die Früchte, aus denen er gepresst wird.

Da der GI auch von der Assimilationsfähigkeit des Essenden abhängt, sind die Werte nicht absolut, sondern als Richtwerte zu verstehen.

Die heutige Nahrungszufuhr mit hohem Zuckergehalt induziert eine entsprechend hohe Insulinausschüttung, was den Blutzuckerspiegel rasch wieder sinken lässt, wodurch ein erneutes Hungergefühl entsteht. Diese kurzfristigen und starken Schwankungen des Insulin- und Blutzuckerspiegels sind die Grundursache von Heisshungerattacken und langfristig auch von Diabetes mellitus Typ 2.

So gesehen, erstaunt es nicht, dass der Pro-Kopf-Verbrauch an Weisszucker in den letzten 100 Jahren um das 60-fache gestiegen ist.

Bei ungesunder Ernährung:
kurzzeitige Sättigung mit starker Insulinausschüttung
rasch wiederkehrendes Hungergefühl

Bei gesunder Ernährung:
lang anhaltende Sättigung bei gleichmässiger
Insulinausschüttung ohne Spitzenwerte

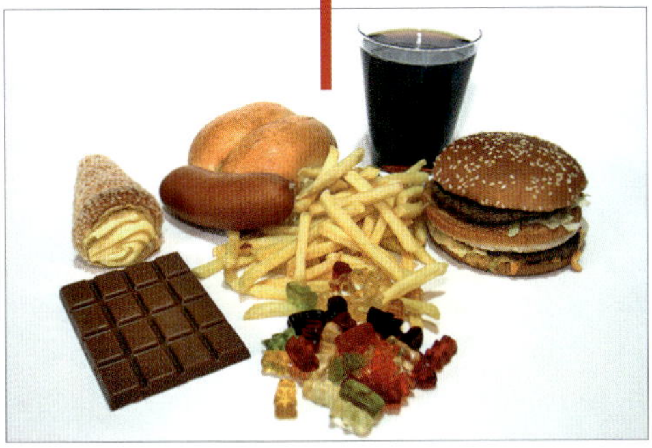

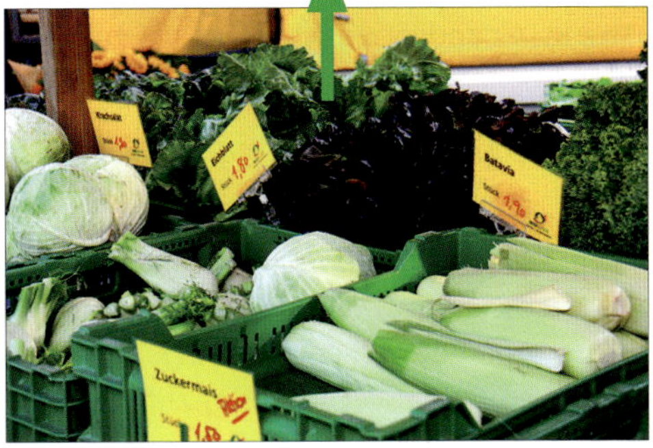

Blutzuckerspiegel im Vergleich Fastfood und Gemüse

Fette

Fette dienen dem Organismus als Träger der Energiereserven. Sie sind auch notwendig, um die Vitamine A, D, E und K resorbieren zu können. Je nach Einsatzgebiet sollten unterschiedliche Fette und Öle verwendet werden:

- Olivenöl ist sehr stabil und haltbar, kann auch erhitzt werden. Gutes Olivenöl (extra vergine) hat den typischen Eigengeschmack, der zum Essen passt und integriert sich optimal in die mediterrane Küche.
- Rapsöl ist das optimale Öl zum Kochen und Braten, kann also erhitzt werden und ist sehr lange haltbar.
- Sonnenblumenöl ist ein wertvolles, geschmacksneutrales Öl für Salate. Es sollte nicht erhitzt werden und seine Haltbarkeit ist mittelmässig.
- Distelöl ist ebenfalls geschmacksneutral und qualitativ wertvoll für Salate, sollte aber auch nicht erhitzt werden. Es hat den Nachteil, dass es relativ schnell ranzig wird, sollte also rasch verbraucht werden.
- Leinöl wurde bereits in der Steinzeit in Eurasien gewonnen. Es eignet sich sowohl als hochwertiges Nahrungsöl wie auch zur Konservierung von Holzoberflächen und anderen technischen Anwendungen. Leinöl passt gut zu Quark und anderen Milchspeisen. Es muss kühl aufbewahrt und rasch verbraucht werden, da es schnell einen bitteren Geschmack annimmt und verdirbt.

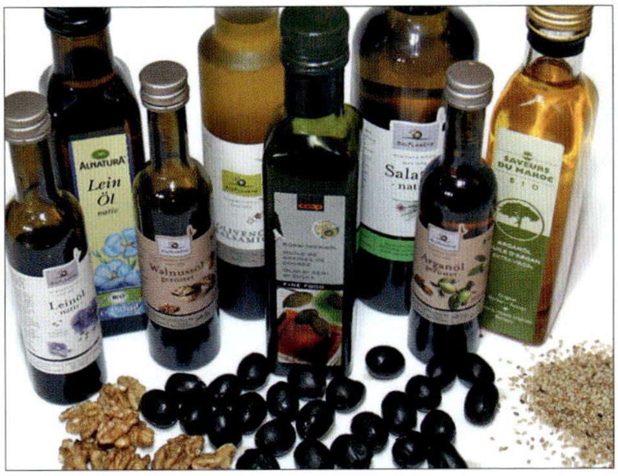

Gesunde Fettsäuren

- Butter ist ein idealer Brotaufstrich und dient zur Geschmacksverfeinerung von Speisen. Wenn sie nicht im Übermass genossen wird, ist Butter ein sehr hochwertiges Nahrungsmittel, das Margarine ernährungsphysiologisch in jeder Hinsicht weit überlegen ist.

Gerade bei Ölen muss darauf geachtet werden, dass es sehr grosse Qualitätsunterschiede auf dem Markt gibt, was sich natürlich auch auf ihren ernährungsphysiologischen Wert auswirkt. Grundsätzlich sollten alle pflanzlichen Öle kaltgepresst sein.

Eiweiss (EW)

Proteine sind die Grundbausteine des Körpers. Eiweisse sind die wichtigsten Stoffe für Aufbau und Wachstum der Zellen und bei der Enzymsynthese. Sie setzen sich aus verschiedenen Aminosäuren (AS) zusammen, die der Körper teilweise nicht selber herstellen kann (sogenannte essentielle AS). Diese müssen daher mit der Nahrung zugeführt werden. Die Kombination von pflanzlichen EW (z.B. Mais, Getreide, Reis und Hülsenfrüchte) und tierischen EW (Fleisch, Milchprodukte, Eier) erhöht ihre biologische Wertigkeit und damit die Sicherstellung der Aminosäuren. Der Schwerpunkt sollte dabei auf den pflanzlichen EW liegen. Ein Überangebot an EW (beim Erwachsenen > 40 Gramm pro Tag, bei «normaler» Tätigkeit) ist aber zu vermeiden, da dies durch Einlagerung ins Interstitium die Transitstrecke zwischen Kapillaren und Zellen blockiert und zudem die Durchlässigkeit der Kapillarwände vermindert, was als pathophysiologische Grundlage vieler Zivilisationserkrankungen zu sehen ist.

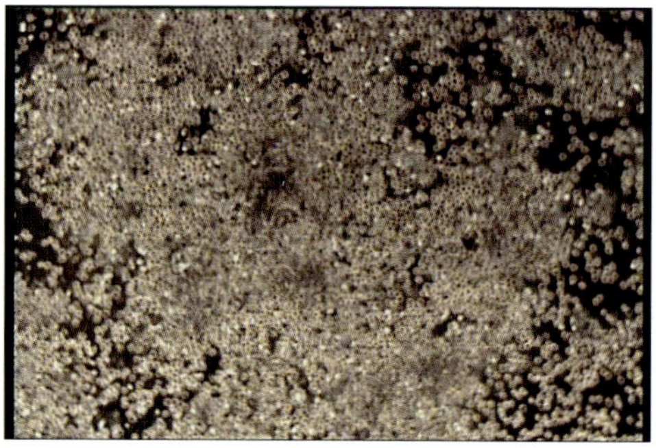

Übermässiges Eiweiss im Blut bei der Dunkelfelddiagnostik

Mikronährstoffe

Vitamine

Dies sind essentielle Stoffe, die für viele Stoffwechselprozesse unverzichtbar sind, aber vom Organismus nicht selbst oder nur teilweise synthetisiert werden können. Sie müssen daher hauptsächlich über die Nahrung zugeführt werden.

Da Vitamine nur im Verbund mit anderen Stoffen, mit denen sie in der Natur vorkommen, optimal verwertet werden können und zudem bei der Lagerung und Zubereitung der Nahrung leicht zerstört werden,

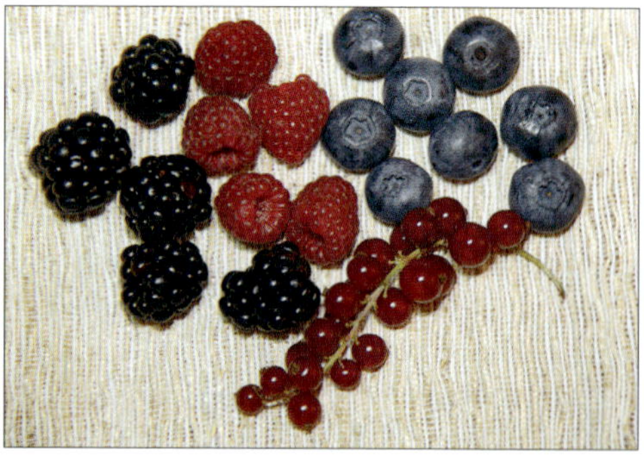

Vitaminbomben

kann eine optimale Vitaminzufuhr nur durch frische Lebensmittel gewährleistet werden, die möglichst schonend zubereitet werden. Von ihren naturgemässen Kombinationen isolierte und künstlich hergestellte Vitamine, wie sie in vielen Nahrungsergänzungsmittel angeboten werden, können niemals eine vollwertige Ernährung ersetzen.

Weitere Mikronährstoffe sind:

- Mineralstoffe (z.B. Natrium, Kalium, Kalzium, Magnesium) fungieren im Organismus als Bausubstanzen und/oder Elektrolyte mit diversen spezifischen Funktionen.
- Spurenelemente (z.B. Eisen, Kupfer, Mangan, Lithium, Selen) mit ebenfalls spezifischen Funktionen
- Sekundäre Pflanzenstoffe, auch als Phytamine bezeichnete Stoffe, haben für den Stoffwechsel der Pflanze untergeordnete Bedeutung, können aber qualitativ bedeutsam für Nahrungs- und Heilpflanzen sein. Beispiele: Coffein, Allicin (Geruchsstoff des Knoblauchs), Anthocyane (roter Farbstoff von Beeren)

13.4. Der Körper braucht das Zusammenspiel

So wie eine schöne Musik durch das harmonische Zusammenspiel der einzelnen Instrumente eines Orchesters entsteht, verhält es sich auch im Zusammenwirken der einzelnen Makro- und Mikronährstoffe in unserem Körper. Je besser dieses funktioniert, desto höher ist die Bioverfügbarkeit der Nahrung. Dazu zwei Beispiele:

- So wichtig Vitamine auch sind, ohne Mineralstoffe stehen sie dem Organismus nicht zur Verfügung, da sie nicht resorbiert werden können.
- In ständiger Wechselwirkung sind Mineralien und Spurenelemente bei ihrer Resorption, ihrem Transport im Interstitium und im Gewebsstoffwechsel von der Konzentration der jeweiligen Substanz abhängig. So kann z.B. Magnesium in eine Zelle nur dann aufgenommen werden, wenn gleichzeitig Kalzium zur Verfügung steht. Ist allerdings zu viel Kalzium vorhanden, blockiert das den Magnesium-Transport.

Aufgrund dieser Mechanismen kann eine Gabe einzelner Mikronährstoffe zur Unterdrückung anderer Elemente führen, was ein bereits bestehendes Ungleichgewicht eher verstärkt und den Haushalt der Mineralien und Spurenelemente zusätzlich «chaotisiert». In der TEN wird daher die therapeutische Gabe *isolierter* Mikronährstoffe vermieden – mit Ausnahme homöopathisch *potenzierter* Mineralien in der funktionellen Homöopathie und in der Biochemie nach Schüssler. Die TEN versucht vielmehr, die Assimilation und Resorption dieser Stoffe aus der Nahrung zu optimieren und ihren Transport im Körper zu unterstützen. Damit schafft sie die Voraussetzungen, mit denen – ganz im systemischen Sinne – der Organismus ein Ungleichgewicht nach seinen eigenen Gesetzmässigkeiten korrigieren kann.

13.5. Ernährungslehre der TEN

Eure Nahrung soll Euer Heilmittel sein und Euer Heilmittel soll Eure Nahrung sein.
HIPPOKRATES

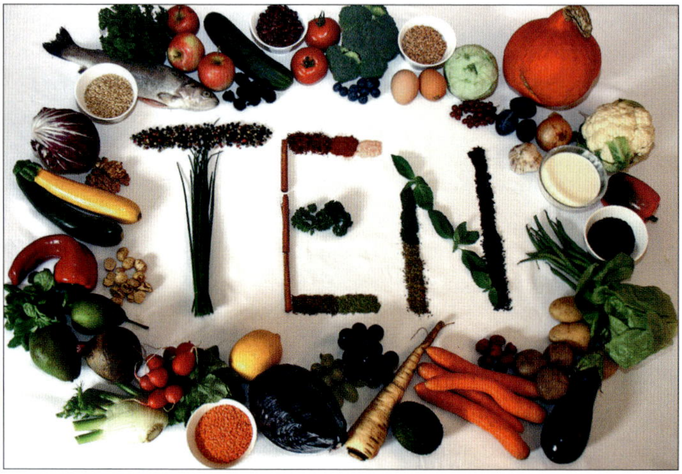

«Lebensmittel» sind auch Heilmittel.

Wie es in der heutigen Ernährungslehre üblich ist, war bisher immer nur von Nähr*stoffen* die Rede. Nach dem Verständnis der TEN beruhen aber alle Lebensprozesse auf der untrennbaren Interaktion zwischen Materie (repräsentiert durch das humorale Prinzip der Feuchtigkeit) und Energie (repräsentiert durch das humorale Prinzip der Wärme). In diesem Sinne ist es unzureichend, die Nahrung ausschliesslich nach ihrem stofflichen Prinzip zu beurteilen und daraus Ernährungsrichtlinien ableiten zu wollen. Hierbei fehlt das energetische Prinzip, das man als Mass für die Vitalität ansehen kann. Erst das Vorhandensein von energetischer Wärme macht einen Nahrungsstoff zu einem verwertbaren Lebensmittel. Nicht der Nähr*stoff* ist entscheidend für seinen Einfluss auf die Vitalprozesse im Organismus, sondern seine *Wärmequalitäten*. Die Feuchtigkeit (der stoffliche Aspekt) ist lediglich die potentielle Voraussetzung für Gewebsaufbau und Mass der Energiereserven. Die Initialisierung, Fortführung und Regulation aller aktuellen Gewebsfunktionen ist jedoch Leistung des Wärmeprinzips. Analog zur Vorgehensweise in der Heilpflanzenkunde sind in der TEN auch die Qualitäten der Nahrungsmittel nach ihrem Wärme- und Feuchtigkeitsprinzip definiert. Ausgehend von dem individuellen Bedürfnis eines Menschen nach warmen oder kalten bzw. feuchten oder trockenen Qualitäten lassen sich auf dieser Basis individuelle Ernährungsempfehlungen konzipieren.

Entsprechend ihrem Wesen kennen wir in der traditionellen europäischen Naturheilkunde keine standardisierten Ernährungsformen. Spezielle Diäten (Atkins, die Hay'sche Trennkost, Schrothkur etc.) lassen der Individualität des Menschen zu wenig Raum. Die Ernährung muss der individuellen Lebenssituation des Menschen gerecht und mit einer naturgemässen Lebensweise und Lebensführung kombiniert werden. Der langfristige Erfolg einer Therapie ist abhängig von einer sinnvollen Lebensmittelzusammensetzung, die eben «Leben-vermittelnd» wirkt und am ehesten mit einer abwechslungsreichen, naturbelassenen, vitamin- und mineralstoffreichen Nahrung realisiert wird.

Eine Ernährung nach den Kriterien der TEN unterstützt die Konstitution des Menschen und macht ihn anpassungsfähiger an die wechselnden Bedingungen seiner Umwelt und widerstandsfähiger gegenüber Krankheiten. Sie hat ihren Ursprung in der Lehre der klassischen vier Elemente Luft, Feuer, Wasser und Erde der antiken Medizin.

Elementarqualitäten der Nahrungsmittel

Wie den Arzneimitteln der TEN werden auch den Nahrungsmitteln Qualitäten gemäss ihrem Wärme- und Feuchtigkeitsvermögen zugeordnet. Dabei gibt es einige zentrale Punkte zu beachten. Da diese im Kapitel Humoralmedizin detailliert beschrieben sind, werden hier nur kurz die Aspekte erwähnt, welche für die Ernährungslehre von Bedeutung sind:

- Das energetische Prinzip (Wärme) hat immer initiierenden, prägenden, modifizierenden und regulierenden Einfluss auf das stoffliche Prinzip (Feuchtigkeit). Das Feuchtigkeitsprinzip seinerseits ist Basis und von Bedeutung für den Transport, den Aufbau und die Speicherung von Nahrungsenergie.
- Assimilation ist immer ein sehr energieaufwendiger Prozess.
- Ziel der Verdauung ist es, aus kalter und feuchter Nahrung warmes und feuchtes Sanguis zu erzeugen. Die Feuchtigkeit des Sanguis ist der unmittelbar zur Verfügung stehende Nährsaft und damit das Substrat für den Aufbau der Körperstrukturen und gleichzeitig die Speicherform der Energie als Voraussetzung für alle funktionellen Vitalprozesse.
- Während des Prozesses der Coctio wird durch Einfluss der physiologischen Wärme des Organismus die Wärmequalität des Nahrungssaftes sukzessive gesteigert, so dass sie nach Vollendung der Assimilation zu Sanguis mit warmer und feuchter Qualität wird.
- Jede Nahrung dient schlussendlich dem Zweck, den Organismus zu befeuchten. Damit hat im Prinzip *jeder* Nährstoff im Verhältnis zum Organismus *feuchte* Qualität, allerdings in unterschiedlichem Grad. «Trockene» Nahrungsmittel sind so gesehen nur etwas weniger feucht als «feuchte».
- Ebenso hat im Prinzip jeder Nährstoff in Relation zum verwertenden Organismus geringe Wärmequalität, ist also *kalt*, allerdings auch in unterschiedlichem Grad. «Warme» Nahrungsmittel sind nur etwas weniger kalt als «kalte».
- Ziel der Ernährungsanpassung ist es, dem Körper die Substanzen in der für ihn individuell optimal verwertbaren Zubereitung, Menge und Kombination zur Verfügung zu stellen.
- Die humoralen Qualitäten eines Nahrungsmittels bringen nur sein Wärme- und Feuchtigkeitsvermögen zum Ausdruck – ausschlaggebend für seinen Wert als Lebensmittel gilt schlussendlich, ob und wie der Organismus des Essenden auf diese Reize reagiert.

Da dies kein Ernährungs-Lehrbuch sein kann, folgt hier lediglich als Beispiel die Auflistung einiger wichtiger Nahrungsmittel mit ihren humoralen Qualitäten.

Getreide	Hafer	w2 / t2
	Weizen	w1 / t1
	Reis	w / f
Gemüse	Spinat roh	k2 / f2
	Karotte	w2 / f2
	Bohnen (frisch)	w / f
	Bohnen (getrocknet)	k1 / t1
	Kartoffel	neutral / feucht
	Zwiebel	w2-4 / f
Salate	Blattsalat	k2-3 / f2
	Tomaten	k / f
	Gurke	k2 / f2
	Kresse	w3 / t3
Obst	Trauben (weiss)	w1 / f
	Trauben (rot)	w2 / f
	Kirschen (je nach Süsse)	neutral-w1 / f
	Apfel (je nach Süsse bzw. Säure)	neutral-w / f
	Zitrone (Saft)	k3 / t3
Fleisch	Rind	w / f
	Kalb	neutral / f
	Schwein (je nach Alter)	k / f
	Lamm	w2 / f2
	Huhn	w / f (gut temperiert)
	Forelle	w / f
	die meisten anderen Fische	k-neutral / f
Fette und Öle	Butter	neutral-w / f2
	Olivenöl	w / f

Diese Angaben sind Richtwerte, zusammengestellt nach dem Diäteticon von Elsholtz (1682), die teilweise aber auch nicht 1:1 übernommen werden konnten, sondern aus dem Text interpretiert werden mussten. Bereits Elsholtz weist immer wieder darauf hin, dass schon die Quellen, die er verwendete, sehr unterschiedliche Informationen lieferten. Diese Situation ist in unserer Zeit eher noch komplizierter geworden, denn die Produktion der Nahrungsmittel hat sich seit dem Mittelalter völlig verändert, was nicht ohne Einfluss auf die humoralen Qualitäten bleiben konnte. Auch der Standort der Nahrungspflanze, veränderte Züchtungen, der Dünger, die Sonneneinstrahlung, der Erntezeitpunkt bzw. das Alter des geschlachteten Tieres, die Farbe einer Frucht (z.B. weisse oder rote Traube) prägen die Qualitäten des «Rohmaterials», das dann durch Zubereitungsart und Gewürze modifiziert werden kann. Trotz dieser vielen Variablen liefern die in der alten Literatur übermittelten Qualitätsangaben nach wie vor gute Richtwerte für eine praktikable Ernährungslehre. Doch ausschlaggebend ist schlussendlich die Verträglichkeit und Verwertbarkeit der Nahrungsmittel des Essenden.

Anwendungsprinzipien

Wenn man aber – über das oben stehende hinaus – den Versuch unternimmt, tabellarische Anwendungsrichtlinien zu formulieren, stellt man rasch fest, dass dies allgemeingültig gar nicht möglich ist, weil sich je nach Situationen auch die Qualität ändern oder ein anderer Schwerpunkt zum Tragen kommen kann. Dieser Textabschnitt entstand daher auch, nachdem mehrere Versuche gescheitert waren, eine Tabelle mit Zuordnung zu den Wärme- und Feuchtigkeitsprinzipien zu verfassen und spezifische Anwendungssituationen hinzuzufügen. Es stellte sich in jedem Fall heraus, dass die Zuordnungen in veränderten Verhältnissen auch ganz anders sein können, denn die Qualitäten eines Nahrungsmittels werden zum Einen immer erst durch die Interaktion mit dem Organismus erkennbar und können sich zum Anderen situationsabhängig verändern.

So kann z.B. aus Dinkel, der allgemein als warm und feucht definiert wird, bei einem Menschen, der nicht über genügend physiologische Wärme für die Coctio verfügt, kaltes, mit Schärfen verunreinigtes Phlegma entstehen, das nicht nur nicht nähren kann, sondern zu massiver Dyspepsie führt.

Die Verträglichkeit bzw. Unverträglichkeit eines Nahrungsmittels ist also von sehr vielen unterschiedlichen Faktoren abhängig. Um dennoch konkrete Ernährungshinweise für jeden einzelnen Menschen geben zu können, ist es elementare Voraussetzung, die Grundprinzipien der Wechselbeziehungen zwischen Energie und Materie zu erkennen und anzuwenden. Um dies zu erreichen, gelten für die Auswahl der Nahrungsmittel drei Kriterien, die für die Basisnahrung jedes Menschen verwendbar sind:

- frische, naturbelassene Nahrungsmittel mit Schwerpunkt auf pflanzlicher Kost
- Nahrungsmittel aus der regionalen Umgebung, da diese den gleichen Bedingungen – Sonne, Klima etc. – unterworfen sind
- saisonale Auswahl nach den naturgemässen Erntezeiten, da diese den gleichen Rhythmen ausgesetzt sind

Im folgenden Text werden die Nahrungsmittel mit diesen Kriterien als *«Basisnahrung»* bezeichnet, weil ihre Verwendung nicht grundsätzlich «falsch» sein kann – relativ unabhängig vom Menschentyp. Die «Feinabstimmung» an die temperamentsmässige und konstitutionelle Situation erfolgt über die Art der Zubereitung, Dosierung und die spezifische Modifikation durch Gewürze.

Gewürze

Diese haben grosse Bedeutung für die gezielte Veränderung der humoralen Qualitäten der Speise, denn sie haben fast ausschliesslich energetisch-informativen Charakter. Gerade bei getrockneten Gewürzen, die nur in kleinen Mengen verwendet werden wie z.B. Pfeffer, Kümmel, Wacholder, Nelken oder Chili spielt der stoffliche As-

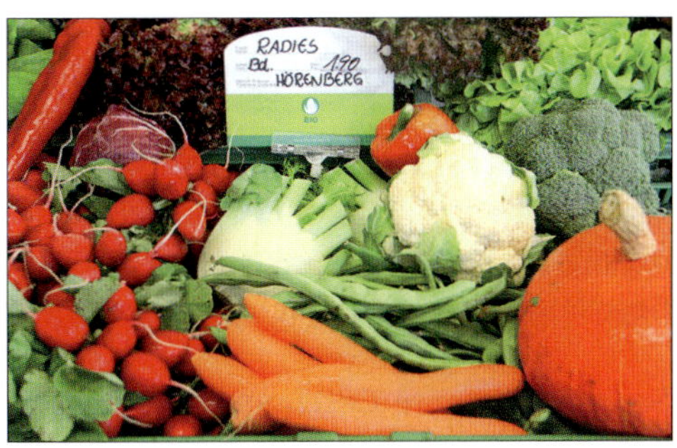

Biolandwirtschaft – unsere wichtige Lebensgrundlage

pekt keine Rolle, wohl aber die Geschmacksqualität als spezifischer Reiz auf den gesamten Organismus des Essenden.

Getrocknete Gewürze sind reine Information.

Bei frischen Küchenkräutern ist dies weniger deutlich. Sie runden die Eigenschaften einer Speise ab und verbessern grundsätzlich deren Wärmequalitäten. Mit der speziellen Auswahl bestimmter Kräuter und ihrer Menge können gezielt Modifikationen der Speisen erfolgen.

Typische Küchenkräuter: Petersilie, Schnittlauch, Bohnenkraut, Liebstöckel, Basilikum, Dill, Koriander, Estragon, Borretsch

Die Wirkungsweise von Gewürzen und damit ihre humoralen Qualitäten sind schon durch den Geschmack erkennbar. Die im Folgenden genannten Geschmacksrichtungen gelten bzgl. ihrer Wirkung natürlich auch allgemein für alle Nahrungsmittel, sind aber bei Gewürzen extrem «konzentriert». Auch hier ist die Menge entscheidend: Je schärfer die Gewürze, umso sparsamer sollten sie verwendet werden.

Geschmacksqualitäten

Scharf: Der scharfe Geschmack erwärmt eine Speise kräftig. Das wird schon daran erkennbar, dass ein scharfes Essen schnell die Schweissperlen auf die Stirn treibt. Zusätzlich regt Scharfes den Säftefluss an. Das gilt für die Verdauungssäfte des Magens, der Bauchspeicheldrüse, der Galle und der Darmdrüsen genauso wie für die Lymphe und das Blut – was wichtig für die konstitutionsorientierte Geschmacksauswahl sein kann.

Bitter: Betreffend bitteren Geschmack gibt es in der Literatur mancherlei Verwirrungen. Einige Autoren bezeichnen die Wirkung als erwärmend, andere als kühlend. Dieser Widerspruch erklärt sich durch die Primär- und Sekundärwirkungen: Die Primärwirkung von bitter ist wärmestimulierend auf den Verdauungstrakt. Deshalb sind auch bittere Schnäpse (Enzian, Artischocke, Engelwurz u.a.) auf der ganzen Welt als Verdauungshilfe beliebt.

Bitter ist aber auch ein «Warngeschmack» für Stoffe, die dem Organismus nicht zuträglich sein können. Daher aktiviert der Organismus als Reaktion auf bitteren Geschmack seine Entgiftungssysteme, insbesondere das Leber-Gallen-System. Dieses ist gemäss TEN-Physiologie verantwortlich für die Ausscheidung von Gelbgalle und gelbgalliger Schärfen, die hitzige Qualitäten haben. Damit regt der bittere Geschmack die Ausleitung von Hitze an, was für den Gesamtorganismus eine kühlende Endwirkung hat.

Die bittere Geschmacksrichtung, die in Nahrungsmitteln und Gewürzen nur in sehr dezenter Form verwendet wird, ist somit bei Personen sinnvoll, die eine Verdauungsschwäche (einen kalten Magen) oder eine Leberschwäche haben bzw. allgemein zur Entgiftungsanregung bei hitzigen Krankheiten. Interessant ist auch, dass Menschen, für die der bittere Geschmack von Vorteil ist, diesen auch gerne mögen, während andere ihn strikt ablehnen.

Sauer: Der saure Geschmack wirkt kühlend, indem er die Bildung hitziger Säfte und Schärfen vermindert. Daher sagt man auch: «Sauer kühlt die überhitzte Leber». Sauer ist daher der Geschmack für den Choleriker oder für Menschen mit biliärer Konstitution.

Darüber hinaus wirkt der saure Geschmack, ähnlich dem Herben, zusammenziehend. Das bedeutet vor allem, dass er den Tonus schlaffer Gewebe erhöht. Das geschieht primär in Schleimhäuten, die – aufgrund einer Atonie der Lymphgefässe – nur ungenügend von Feuchtigkeit entsorgt werden. Damit fördert die Geschmacksqualität herb die Straffung der Gewebe, was hauptsächlich bei kalt-feuchten Konstitutionstypen sinnvoll und notwendig ist, da deren Säfte mit gelbgalligen Schärfen verunreinigt sind (Skrofulose-Patienten, hydrogenoide Konstitution, plethorische Konstitution).

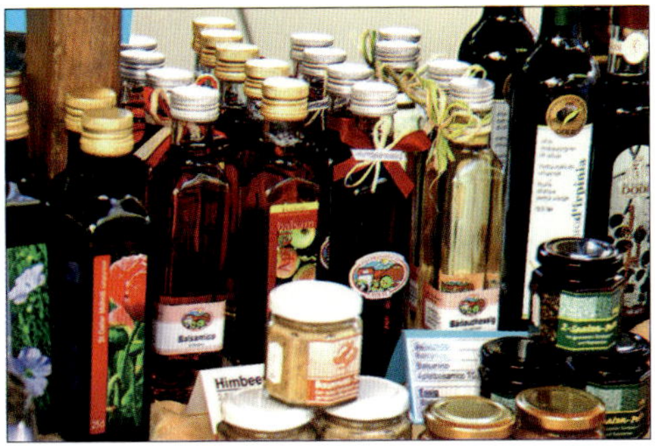

Geschmacksvielfalt auf dem Bauernmarkt

Süss: Der Geschmack Süss, der allen Getreidearten und Brot, aber auch sehr vielen anderen Grundnahrungsmitteln zugeordnet wird, ist die Basis der Nahrungsessenz schlechthin. Damit fördert natürliche Süsse (z.B. Getreide oder Honig) das physiologische Feuchtigkeitsprinzip und ist in der Basisnahrung elementar wichtig. Die denaturierte Süsse des Industriezuckers hingegen fördert die Bildung von kaltem, zähem Schleim und lässt Schärfen entstehen. Auf dieser Basis bilden sich dann Stagnationen im Säftefluss. Extrem problematisch sind die synthetischen Süssstoffe (Aspartam, Cyclamat, Acesulfam, Neohesperidin DC, Saccharin, Thaumatin) und Zuckeraustauschstoffe (Sorbit, Mannit, Isomalt, Xylit, Maltit, Laktit), die den kalten Schleim mit noch aggressiveren Schärfen (gelb- oder schwarzgallig, je nach Typus) verunreinigen.

Der natürliche süsse Geschmack ist daher für jeden Menschen prinzipiell notwendig, um Substanz aufzubauen. Welchen Anteil das Süsse in der Nahrung haben muss, hängt aber vom Temperament und der Konstitution des Essenden ab. Menschen, deren Feuchtigkeitsprinzip gestützt werden muss (Choleriker und Melancholiker), brauchen mehr süsse Nahrung als Personen mit feuchten (phlegmatischen) Temperamenten und Konstitutionen (Lymphatiker, Skrofulöse) – obwohl gerade diese Menschen ganz besonderen Appetit darauf haben. Das zunehmende Übergewicht ist eine unübersehbare Folge dieser Problematik.

Salzig: Auch beim Salz spielt die Menge eine entscheidende Rolle. Kleine Mengen hochwertigen Salzes wirken schleimverflüssigend, reinigend und fördern den Säftefluss. Bei einem Zuviel der salzigen Geschmacksqualität entwickelt es als wichtigstes Wirkprinzip eine Austrocknung der Säfte. Die kristalline Struktur des Salzes ist eine Signatur für das Starrwerden, die Reduktion auf das Materielle, das kaum noch dynamische Prinzipien verkörpert. Es ist das, was die Alchemie und Spagyrik als Sal-Prinzip bezeichnen.

Salz trocknet warme Feuchtigkeit, die dadurch trocken, zäh und schärfenbelastet werden kann. Damit sind die humoralen Qualitäten gemeint, denn auf der körperlichen Ebene führt zu hoher Salzkonsum zur Retention von Wasser in den Geweben, in Blut und Lymphe, was aber kein Widerspruch zu der humoralen Wirkungsweise ist, da viel Salz zu Stagnation im Säftefluss führt.

Wie weiter unten noch thematisiert wird, gibt es aber bzgl. der Wirkprinzipien grosse Unterschiede bei den verschiedenen Salzsorten. Qualitativ hochwertiges Salz in geringen Mengen ist bei gesunden Menschen kein Problem. Sparsam mit Salz umgehen sollten aber Menschen, die zu Blut- und Lymphstauungen neigen oder aber trockene Temperamente bzw. Konstitutionen (Choleriker und Melancholiker) besitzen, für welche alle austrocknenden Wirkprinzipien stark pathogen sein können.

Herb: Die klassischen neun Geschmäcker der Humoralmedizin sind uns modernen Menschen nicht mehr geläufig. Als «herb» wird ein Geschmack verstanden, der beispielsweise beim Biss in einen Rhabarberstängel oder eine unreife Frucht empfunden wird. Der herbe Geschmack wirkt, ähnlich dem Sauren, zusammenziehend.

Zubereitungsarten

Rohe Kost: Alle rohen Nahrungsmittel sind grundsätzlich kalt und feucht. Um sie durch die Coctio in Sanguis überführen zu können, muss physiologische Wärme in hohem Mass zur Verfügung stehen. Nur gesunde Menschen mit einem warmen und tonischen Magen können daher rohe Nahrung zu Nährsubstrat assimilieren. Sind diese Bedingungen nicht erfüllt, kann der Betreffende Rohkost nicht verdauen und sie ist für ihn ausgesprochen ungesund. Dann entsteht beim Assimilationsversuch nur kalte, rohe Feuchtigkeit, die aber nicht nähren kann. Neben diversen dyspeptischen Symptomen wird dies entweder daran sichtbar, dass die Körpersubstanz abgebaut wird und der Mensch abnimmt, manchmal bis zur völligen Ausmergelung (was ein körperliches Merkmal eines Melancholikers ist). Oder der Mensch entwickelt Feuchtigkeitseinlagerungen, ist dadurch aufgedunsen und übergewichtig (der Phlegmatiker mit kaltem Magen).

Neben der Augendiagnose, die einen kalten schlaffen Magen als Abdunkelungen in der Krausenzone erkennt, ist das allgemeine Temperaturempfinden ein wichtiger Parameter. Ein Mensch, der leicht friert oder der nach dem Essen Kälte empfindet, nimmt häufig zu kalte Nahrung zu sich.

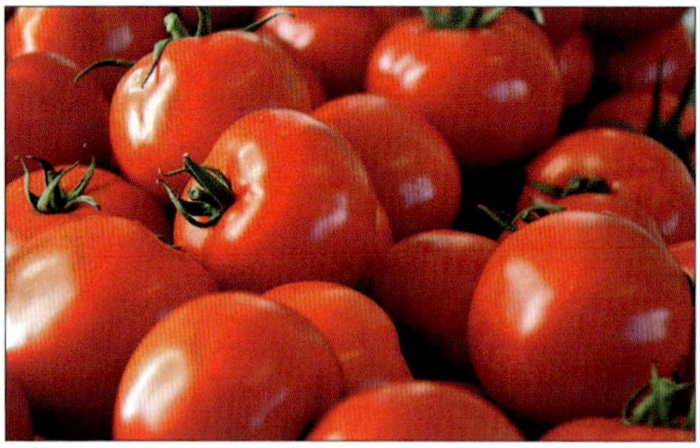

Rohkost – nicht jedermanns Sache

Eine geringe Menge von Rohkost, z.B. Salat, ist aber als energetisches Stimulans für die Wärmeprozesse im Verdauungstrakt notwendig. Ab welcher Menge allerdings die Stimulationsfähigkeit überfordert wird, ist individuell sehr unterschiedlich. Reine Rohkost ist für Kranke prinzipiell ungeeignet.

Erwärmen: Jede physikalische Erwärmung der Nahrung erhöht auch deren humorales Wärmeprinzip und macht sie damit leichter assimilierbar. Auf dieser Basis verbessern die im Folgenden beschriebenen Zubereitungsarten die Wärmequalitäten der Nahrung. Lediglich die Erwärmung in der Mikrowelle macht hier eine Ausnahme. Sie zerstört die gesamte Vitalität der Nahrung und damit auch ihre Wärmequalität. In einer bewusst geführten Küche hat daher ein Mikrowellenherd nichts zu suchen.

Blanchieren: Das kurze Eintauchen in kochendes Wasser für 10-30 Sekunden ist die einfachste Methode, ein Nahrungsmittel energetisch zu erwärmen, ohne seine stofflichen Aspekte massgeblich zu verändern. Bei Menschen, die Rohkost nicht assimilieren können, kann bereits das Blanchieren die Verträglichkeit deutlich verbessern. Reicht dies nicht aus, stellen Dämpfen oder Dünsten optimale Alternativen dar.

Dämpfen: Garen der Lebensmittel im Dampf, ohne direkten Kontakt mit dem Wasser, ist eine schonende Methode der qualitativ hochwertigen Erwärmung. Das kurze Dämpfen von kaltem Gemüse, wie z.B. Zucchini oder Tomate, macht es auch für Menschen mit sehr schwachem Magen verdaulich.

Dünsten: Das kurzzeitige Dünsten mit hochwertigem Fett oder Öl ist die Zubereitungsart, mit der man kalte Nahrung temperieren kann, wobei die humorale Feuchtigkeit durch das Fett zusätzlich gesteigert wird. Je länger eine Speise gedämpft oder gedünstet wird, umso leichter kann sie assimiliert werden, verliert dabei aber an Nährsubstanz und weiteren Qualitäten, die heute u.a. in Vitaminen gesehen werden. Durch Kochen wird z.B. Obst als Kompott auch für Kranke gut verträglich.

Braten: Kräftiges Anbraten macht Nahrungsmittel zwar qualitativ wärmer, erzeugt aber auch gelbgallige Schärfen, die bei cholerisch geprägten Menschen zu Problemen führen können.

Schmoren: Bei dieser Methode, die eine Kombination von Dünsten und Braten ist, wird das Nahrungsmittel in einer Sauce gegart. Dabei wird es zwar erwärmt, bekommt aber durch die Sauce deutlich feuchtere Qualität.

Grillen: Gleiches Prinzip wie beim Braten. Allerdings bedingt der direkte Einfluss des Elementes Feuer sowohl eine Erwärmung als auch Trocknung der gegrillten Speisen – problematisch bei cholerischen Temperamenten und Konstitutionen.

Frittieren: Dies erwärmt zwar die Speise, das Fett (das zudem häufig minderwertig ist) fördert aber eine mit Schärfen verunreinigte Feuchtigkeit.

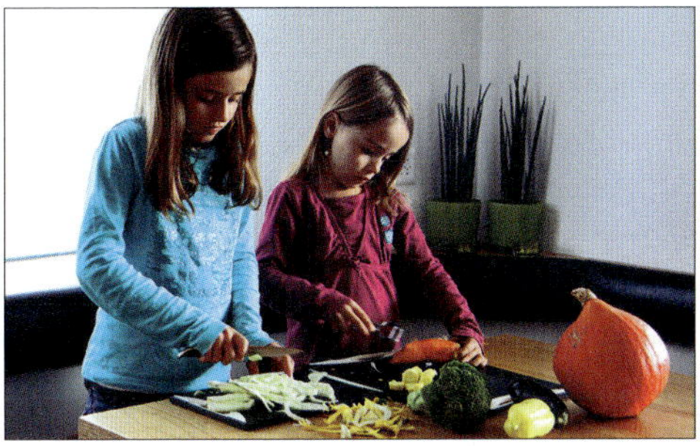

Kinder lassen sich fürs Kochen begeistern.

Backen: Dieses Verfahren dient vor allem der Zubereitung von Getreide als Brot und Kuchen. Die meisten Getreidearten werden energetisch als neutral bis warm eingestuft, sind aber feucht. Die Aufbereitung der Feuchtigkeit braucht sehr viel Energie. Das Backen ist daher für viele Menschen eine Notwendigkeit, das Getreide überhaupt «überwinden» zu können. Das Überbacken von Speisen mit Käse erwärmt die Speise zwar, fördert aber gelbgallig verunreinigtes Phlegma.

Säuerung: Der Säuerungsprozess, der meist durch Milchsäurebakterien erfolgt, erwärmt das betreffende Nahrungsmittel deutlich. Aus naturheilkundlicher Sicht macht dieser Prozess Kuhmilch überhaupt erst assimilierbar – als Joghurt, Quark, Dickmilch, Kefir.

Aber auch Gemüse kann durch Säuerung verarbeitet und damit haltbar und hochwertiger gemacht werden. Wichtigster Vertreter ist das Sauerkraut, aber auch andere Gemüse wie Randen, Karotten oder Zucchini können gesäuert werden, was sie sehr gut verträglich macht, besonders für Menschen mit schwachem Magen. Der Brottrunk ist ein «modernes» Produkt, das aus gesäuertem Getreide hergestellt wird.

Gesäuerte Nahrungsmittel sind sehr positiv auch für den Aufbau und die Stabilität der Symbiontenflora der Schleimhäute.

Enzymatische Bearbeitung (Fermentierung): Die Spaltung der Milcheiweisse mittels Labferment ist die Basis der Käseherstellung. Auch dies macht die kalte feuchte Kuhmilch deutlich wärmer und damit verdaulich.

Die Bearbeitung mittels Enzymen ist darüber hinaus in der Nahrungsmittelindustrie weit verbreitet und führt zu chemischen Kunstprodukten, die bzgl. ihrer biologischen Qualität kaum einzuordnen und nicht selten höchst problematisch sind. So wird bei der Herstellung von Orangensaft die Schale der Früchte mit Enzymen aus dem Schimmelpilz Aspergillus niger (ein Pilz, der auf feuchten Wänden den unschönen schwarz-grauen Belag bildet) aufgelöst. Diese Enzyme sind in geringer Menge im Endprodukt enthalten und können eine allergische Diathese auf Schimmelpilze aktivieren.

Tiefkühlung: Das Tiefkühlverfahren mag zur Haltbarmachung von Nahrungsmittel sehr probat und «schonend» sein. Das stimmt aber nur für die stofflichen Aspekte wie Nährstoffe, Vitamine, Mineralien und Spurenelemente. Die energetische Potenz des Nahrungsmittels wird dabei weitgehend zerstört – es wird qualitativ sehr kalt. Und diese Kälte kann auch durch die Zubereitung und Gewürze nicht vollständig kompensiert werden. Tiefkühlnahrung sollte daher bei bewusster Ernährungsweise bis auf Ausnahmefälle beschränkt bleiben.

Gemäss der Humorallehre sind immer beide Elementarqualitäten, sowohl die Wärme als auch die Feuchtigkeit, zu beachten, da sie niemals isoliert auftreten und sich zudem gegenseitig beeinflussen:

- Energetische Wärme ist notwendig, um physiologische Feuchtigkeit aufzubauen und zu bewegen. Zu viel Wärme kann aber austrocknen oder trocknen, zähen Schleim bilden, der auch mit Schärfen verunreinigt sein kann.
- Kalte Qualität befeuchtet auch, aber im pathophysiologischen Sinne durch Stagnation im Säftefluss. Jede Säftebewegung setzt Wärme voraus. Ist diese defizitär, entstehen passive Säftestockungen (Plethora).
- Feuchtigkeit dämpft die warmen Qualitäten.

– Ein Defizit an Feuchtigkeit verunmöglicht deshalb die «Zähmung» übersteigerter Wärme. Trockenheit kann damit pathologische Hitze fördern.

Was in diesem Zusammenhang als «zu viel» oder «zu wenig» ist, hängt wiederum individuell von der temperamentsmässigen und konstitutionellen Situation, aber auch von den aktuellen Lebensbedingungen des jeweiligen Menschen ab. Es unterliegt daher permanenten Veränderungen, was immer wieder Anpassungen der Ernährung notwendig macht.

Energetische Prozesse

Die Assimilation der Nahrung ist grundsätzlich ein sehr energieaufwendiger Prozess. Der Organismus muss dafür zunächst in «energetische Vorleistung» treten, damit er nach vollendeter Coctio mehr Energie aus der Nahrung gewinnen kann, als er für die Assimilation verbraucht hat. Deshalb hängt die Verdauungsfähigkeit stark vom Mass der Energiereserven ab. Reichen diese Reserven nicht aus, die Nahrung «zu überwinden» (wie man es in der alten Literatur ausdrückte), ist der Organismus auch nur begrenzt fähig, aus der Nahrung Energie zu gewinnen. Die Qualität der Kost muss also den energetischen Fähigkeiten des Organismus angepasst sein. Das bedeutet konkret: Je «wärmer» ein Nahrungsmittel ist oder durch die Zubereitung «temperiert» wurde, desto leichter kann es von unserem Verdauungssystem assimiliert werden. Für kalte Speisen, wie z.B. Rohkost, muss der Körper viel Energie aufwenden, um sie zu verdauen. Auch feuchte Nahrungsmittel verbrauchen mehr Energie für die Aufbereitung als trockene.

Ernährung nach den vier Elementen

Die folgenden Elemente-bezogenen Empfehlungen dienen zum einen dazu, durch eine optimal auf das Temperament abgestimmte Ernährung regulierend und fördernd auf die Gesundheit des Menschen einzuwirken, aber auch einen aus dem Gleichgewicht geratenen Elementhaushalt wieder zu harmonisieren. Da die Elemente bekanntlich die Grundlage der Humoral- und Astromedizin darstellen, ist die Beschreibung der folgenden Ernährungsempfehlungen sehr einfach auf die vier Temperamente oder auf die Gestirnprinzipien übertragbar.

So ist z.B. die Feuer-Ernährungsempfehlung für Menschen gedacht, bei denen das Feuerelement aktuell, aber zeitlich begrenzt gestört ist (was bei allen vier Temperamenten etwa im Verlauf einer Krankheit oder in speziellen Lebenssituation der Fall sein kann), oder aber für das feuerbetonte cholerische Temperament als solches.

Das heisst, in einer Erstuntersuchung wird aus der Diagnostik ersichtlich, welches Element aktuell gestört ist. Hat z.B. ein Feuer-Typ ein aktuelles Wasser- bzw. Phlegma-Problem, muss die Ernährung zunächst darauf abgestimmt werden. Erst nachdem das «Basis-Temperament» wieder prägend geworden ist, muss sich auch die Ernährung daran orientieren.

Diese Überlegungen sind die Grundlage für die Differenzierung der Ernährung bei gesunden bzw. kranken Menschen.

Die Vier-Elemente-Ernährung beeinflusst nicht nur den Körper, sondern auch Psyche und Geist, da alles miteinander verknüpft ist. So kann das Element Erde durch zuviel Zucker- und Milchgenuss geschwächt werden, was sich im psychischen Befinden als «Grübeln und sich Sorgen machen» manifestieren kann. Umgekehrt kann aber auch anhaltendes «Grübeln und sich Sorgen machen» zu einer Schwäche des Erdelementes führen, was der betroffene Mensch (unbewusst) versucht, mit einem erhöhten Zucker- und Milchgenuss zu kompensieren.

Die Zuordnung eines Menschen zu den Elementen und Temperamenten ist nicht als unveränderlich oder starr zu betrachten. Vielmehr ist sie zeitlebens ständigen Veränderungen unterworfen, was von Lebensepoche, Jahreszeit, Lebenssituation und weiteren Faktoren beeinflusst wird. Die Beurteilung des Temperamentes soll daher nicht dazu verleiten, sich selbst und seine Mitmenschen zu «schubladisieren». Die Elementen- bzw. Temperamentenlehre stellt dennoch ein Denk- und Arbeitsmodell zur Verfügung, das sich hervorragend dazu eignet, die Ernährung den individuellen Gegebenheiten und Notwendigkeiten anzupassen. Dabei sollen persönliche Vorstellungen wie Vegetarismus, Glaube oder Ökologie berücksichtigt werden.

Die oben beschriebene *Basisnahrung* kann bei allen Typen die Ernährungsgrundlage bilden, muss aber temperamentgerecht durch entsprechende Gewürze und Zubereitungsarten modifiziert werden.

In der Ernährungsberatung besteht also ein wichtiger Schwerpunkt darin, schädliche bzw. unverträgliche Nahrungsmittel und Modifikationen zu vermeiden.

Element Luft (Sanguiniker)

Die Eigenschaften des Luft-Typs sind warm und feucht und entsprechen damit den humoralen Qualitäten des Kardinalsaftes Blut. Damit ist der Sanguiniker der Temperamenttyp, bei dem die Assimilationsfähigkeit am stabilsten und belastbarsten ausgeprägt ist. Das bedeutet, dass er – in einem sinnvollen Rahmen – kaum Einschränkungen bei der Auswahl der Nahrungsmittel beachten muss. Das bedeutet aber auch, dass eine «ungesunde» Ernährung für ihn nur dann zum krankmachenden Faktor wird, wenn er sich sehr exzessiv und dauerhaft unpassend ernährt. Auch schwer verdauliche Nahrungsmittel stellen für ihn in der Regel kein Problem dar.

Allerdings kann eine lang andauernde Über- oder Fehlbelastung des Verdauungssystems eine Veränderung in Richtung eines anderen Temperaments begünstigen: Bei Verminderung des Wärmeprinzips gewinnt die Feuchtigkeit an Dominanz und der Mensch wird sich zum Phlegmatiker (Wasser-Typ) entwickeln. Ernährt sich der Sanguiniker mit Nahrung, die zu wenig physiologische feuchte Nährsäfte ergibt, trocknet er allmählich aus, wobei das Wärmeprinzip dominierend wird – er wird zum Choleriker (Feuer-Typ).

Empfehlenswert für den Sanguiniker ist eine vielseitige Basisnahrung mit biologisch hochwertigen Lebensmitteln, wobei Fleisch eine untergeordnete Rolle spielen sollte. Der Luft-Typ kann auch gut Rohkost assimilieren. Diese ist sogar sehr förderlich, weil sie die physiologische Wärme stimuliert.

Meiden sollte der Sanguiniker

- Häufiges sehr scharfes Essen (Chili, Cayennepfeffer, Pfeffer, Meerrettich), gelegentlicher Genuss macht aber keine Probleme.
- Häufige und reichliche Gerichte aus kalten und feuchten Nahrungsmitteln (Milchprodukte, Weissmehlprodukte, Nudeln, Zucker). Gelegentlicher Genuss macht aber auch hierbei keine Probleme.

Element Wasser (Phlegmatiker)

Dieses Temperament wird von den Qualitäten kalt und feucht geprägt. Damit ist das Wesen dieser Menschen eher ruhig und ihr Körperbau «materiebetont». Die mangelnde physiologische Wärme bedingt beim Phlegmatiker eine unvollständige Assimilation der Nahrung, was zur Bildung von übermässigem, kaltem und zähem Schleim führt, der in vielen Fällen als Adipositas die körperliche Erscheinung prägt. Dementsprechend bietet sich für Phlegmatiker oder bei konstitutionellen Störungen des Wasserelementes Nahrung zum Ausgleich an, die warm, anregend, leicht und trocken ist. Andererseits darf die Nahrung nicht zu leicht verdaulich sein, weil sonst die Stimulation der Wärmeproduktion fehlt, was die Adynamie des Phlegmatikers zusätzlich fördert. Neben ausreichender Bewegung an der frischen Luft – was grundsätzlich der wichtigste Stimulus für physiologische Wärme ist –, muss die Nahrung und deren Zubereitungsart gute Nährsubstanz liefern und stimulierend sein, ohne dabei zu viel Feuchtigkeit zu enthalten. Vor allem darf die Menge der zugeführten Mahlzeiten nicht übermässig sein. Beim gesunden Phlegmatiker sollten daher reichlich wärmende Gewürze verwendet werden (wie unten aufgeführt).

Grundsätzlich eignen sich hier die Geschmacksqualitäten scharf, bitter und herb. Der Wasser-Typ braucht hochwertige süsse Nahrungsmittel, minderwertige (Süssstoffe, Zucker, Auszugsmehl, Nudeln) sollen im «Hintergrund» bleiben, oft zum Leidwesen des Phlegmatikers.

Empfehlenswerte Nahrungsmittel

- Warm orientierte Basisnahrung mit gemässigt scharfen und leicht bitteren Gewürzen, vorzugsweise blanchiert oder gedämpft.

Nicht empfehlenswert

- Kuhmilch, Kuhmilchprodukte: Milch ist das am schwersten zu assimilierende Nahrungsmittel überhaupt; ihre Qualitäten sind sehr kalt und feucht. Damit fördern sie den Phlegmatismus, der sich v.a. bei Kindern häufig in die pathologische Richtung der Skrofulose entwickelt. (Das Hauptproblem dabei sind die Milch*eiweisse*, nicht die Laktose!)
- Der Phlegmatiker sollte Milchprodukte daher nur in gesäuerter Form (Joghurt, Quark, Kefir) und auch diese nur in kleinen Mengen zu sich nehmen.
- Zitrusfrüchte (v.a. im Winter)
- Schweinefleisch und Wurst
- Zucker und Süssigkeiten
- zuviel Salz

- Teigwaren
- Tiefkühlkost und kalte Speisen

Element Feuer (Choleriker)

Da der Feuer-Typ vom Charakter her heiss, aber trocken und damit impulsiv, leicht und beweglich ist, wirkt kühlende, beruhigende und befeuchtende Nahrung harmonisierend auf dieses Temperament. Dauerhafter und heftiger Zorn oder Ärger schadet dem Feuer – Erfolgserlebnisse, Kreativität und Grosszügigkeit stärken das Feuer. Beim Choleriker sollen Stauungen im Säftesystem vermieden werden. Daher sind *sanft* scharfe Gewürze sinnvoll. Zu scharfe Speisen sind aber nicht geeignet, da sie das Hitzeprinzip weiter stimulieren. Beim Feuer-Typ gilt es, das Feuchtigkeitsprinzip zu fördern, damit einerseits die notwendige Nährsubstanz zur Verfügung steht und andererseits eine Kontrolle des exzessiven Wärmeprinzips aufrechterhalten werden kann.

Empfehlenswerte Geschmacksqualitäten
- Süss und mässig bitter sowie wasserreiche Nahrung. Natürliche süsse Nahrungsmittel fördern die physiologische Feuchtigkeit und bringen damit gute Nährsubstanz. Süss hat auch beruhigende Wirkung, vermittelt Wohlbefinden und gibt Beständigkeit. Dies alles gilt aber nicht für Industriezucker (Saccharose), welcher kalten Schleim und/ oder gelbgallige Schärfen erzeugt. Die Geschmacksqualität bitter fördert einerseits die zur Coctio notwendige physiologische Wärme. Andererseits regt sie die Ausscheidung gelbgalliger Schärfen über das Leber-Gallen-System an.

Empfehlenswerte Nahrungsmittel
- Kühl orientierte Basisnahrung mit sauren und leicht bitteren Gewürzen. Rohkost nach individueller Verträglichkeit.
- Bei der Zubereitung der Speisen ist darauf zu achten, eine zusätzliche Steigerung der Thermik zu vermeiden. Das heisst, scharf Angebratenes, Gegrilltes oder Frittiertes soll nur in geringen Mengen gegessen werden. Kurzes Dünsten ist in diesem Fall die optimale Zubereitungsform.
- Ein Zuviel an Süssigkeiten, die der Feuer-Typ gerne zur Beruhigung seiner Gemütslage braucht, bringt ihn zu Stoffwechselproblemen wie Übergewicht, Diabetes etc. Dies droht vor allem bei denaturiertem Zucker (Weisszucker, Traubenzucker, Fruchtzucker, Glukosesirup), welcher zudem zur Übersäuerung der Gewebe beiträgt.
- Nur der Feuer- und Luft-Typ verträgt Rohkost über längere Zeit und auch im Winter gut. Die kühlende Nahrung dämpft das starke Feuerprinzip des Cholerikers und kann so überschüssige Energie mindern.

Nicht empfehlenswert
- *Stark salzig:* Derartige Speise trocknet den bereits trockenen Choleriker zusätzlich aus.
- *Scharf:* Zu scharfe Gewürze können den ohnehin hitzigen Choleriker weiter erwärmen und so pathogen wirken.

Übermässige Völlerei bekommt dem Feuer-Typen nicht gut, aber auch Fastenkuren eignen sich für ihn nur bedingt und gut dosiert. Wenn er aufs Essen verzichten muss, wird er unruhig bis unausstehlich. Er neigt auch zu starkem Schwitzen, weshalb er viel Flüssigkeit zu sich nehmen soll, um das Feuer im Zaum zu halten. Am besten eignet sich stilles Wasser, Kohlensäure reizt noch mehr. Für ihn ist es wichtig, die «goldene Mitte» zu finden, also weder Berge von Essen hinunterschlingen noch krampfhaft zu darben. Die Anfälligkeit für Übersäuerung ist stark ausgeprägt. Seine Verdauung ist rege, aber die Nährstoffaufnahme eher gering und es besteht eine Neigung zu Durchfall. Daher wird ein Feuermensch bei einer Entschlackungskur gerne ausgelaugt, eine Substitution mit Vitalstoffen und genügend Flüssigkeit muss gewährleistet sein.

Element Erde (Melancholiker)

Für den Erde-Typ, der durch einen Mangel sowohl an physiologischer Wärme (kalt) als auch an Feuchtigkeit (trocken) geprägt wird, eignen sich Lebensmittel mit den Geschmacksrichtungen scharf, bitter und süss. Der charakteristischen Steifigkeit und Unbeweglichkeit des Erd-Naturells wird durch mässig feurige und scharfe Nahrung entgegengewirkt. Optimal wäre eine Ernährungsweise mit viel gedünstetem Gemüse, Fleisch und erwärmend zubereiteten Meeresfischen. Rohe Kost kann der Melancholiker aufgrund seines Mangels an Verdauungswärme kaum assimilieren. Der Definition gemäss fehlt ihm auch die Feuchtigkeit als Grundlage für den Strukturaufbau des Körpers und Träger der Energiereserven. Daraus ergibt sich bei der Ernährung eine Wechselbeziehung, die für die Diätetik eine grosse Herausforderung darstellt: Aufgrund der fehlenden physiologischen Wärme können nur unzureichend Nährsäfte (physiologische Feuchtigkeit) aufgebaut werden. Damit fehlen aber auch die Energiereserven, die der Körper benötigt, um für die Coctio in die bereits genannte «energetische Vorleistung» treten zu können. Damit gerät dieser Menschentyp nicht selten in einen hochgradig pathogenen «Teufelskreis».

Die Nahrung eines Erde-Typs muss daher leicht verdaulich sein und viel nährende Essenz enthalten. Gleichzeitig darf sie – durch Gewürze und Zubereitungsart – die Wärmeprozesse nicht zu stark stimulieren, weil dies die Energiereserven zusätzlich erschöpfen würde.

Empfehlenswerte Nahrungsmittel

- warme und feuchte Basisnahrung mit leicht scharfen und bitteren Gewürzen
- Kürbis: Kürbissuppe mit etwas Ingwer und Knoblauch ist geradezu ein Spezifikum für den Melancholiker. Der Herbst bringt viele wertvolle Suppengemüse (Kürbis, Sellerie, Lauch u.a.) hervor – genau dann, wenn wir sie brauchen.
- Obst-Kompott (alle Sorten)
- Trauben
- warme Getränke, gesüsst mit Honig
- ab und zu ein temperiertes Bier, vorzugsweise Pils oder dunkles Bier, oder ein Glas Rotwein

Nicht empfehlenswert
- sehr scharf und bitter
- Rohkost (nur in sehr kleinen Mengen verwenden)
- Salziges
- in heissem Fett Gebratenes, Frittiertes und Gegrilltes
- Essig (dämpft die Wärme des Magens)
- Süssigkeiten (Saccharose) in grösseren Mengen

Es sei nochmals betont, dass diese Empfehlungen für den gesunden Menschen gelten. Beim Kranken wird die optimale Ernährung durch die Krankheitsprinzipien bestimmt (siehe unten).

Hildegard von Bingen

Aufzeichnungen und Hinweise auf die «Vier-Elemente-Ernährung» finden wir bereits bei Hildegard von Bingen. In ihrem Werk «Physica» teilt sie die Grundnahrungsmittel den vier Elementarqualitäten warm, kalt, trocken oder feucht zu. Dazu zwei Zitate von Hildegard von Bingen:

«Aber jedes Kraut ist entweder warm oder kalt, und so wächst es, weil die Wärme der Kräuter ihre Seele bezeichnet und die Kälte den Leib: und somit leben sie gemäss ihrer Art, wenn sie entweder an Wärme oder an Kälte überreich sind. Wenn nämlich alle Kräuter warm wären und keines kalt, würden sie (in) den sie Gebrauchenden Gegensätzliches auslösen. Wenn aber alle kalt wären und keines warm, würden sie ebenfalls in den Menschen ein Ungleichgewicht erzeugen, weil die warmen der Kälte und die kalten der Wärme des Menschen widerstehen.»

«Gott hat die Welt aus den Elementen so zusammengefügt, dass keines von einem anderen getrennt werden kann, denn die Welt könnte nicht bestehen, wenn eines vom anderen getrennt werden könnte.»

Im geordneten Zustand machen die Elemente den Menschen gesund, ist eines aber zu übermässig und wird von den anderen Elementen nicht gemässigt, schadet das der Gesundheit. Neben Farbe, Form, energetischer Wirkung und Geschmacksrichtung standen bei Hildegard von Bingen auch die Einbindung in den Kosmos, ihre entsprechende Wirkung auf zugeordnete Organe und Stoffwechselfunktionen im Vordergrund.

Die Dreiheit des Menschen in der Ernährung

Der Mensch verschmilzt im Einklang von Erde und Himmel zu einer Einheit. Über dem Mensch ist der Himmel mit der Dreiheit Sonne, Mond und Sterne, unter ihm die Erde. Diese Elemente sind untereinander verbunden und beeinflussen sich durch Rhythmen wie z.B. die der Jahreszeiten, die auch im Vegetationszyklus der Pflanzen bezüglich Aussaat, Wachstum und Ernte erkennbar werden. Die nährenden Schätze der Erde (als eines der

Elemente) werden von der drei anderen Elementen

Feuer – Sonne
Wasser – Regen
Luft – Wind

beeinflusst und in ihren Qualitäten geprägt. Alle Elemente des Kosmos sollen in der Kost vertreten sein. Deren Energie ist nicht nur materiell, sondern auch energetisch im Nahrungsmittel gespeichert. Auch der Zeitpunkt und das Vorgehen bei Saat, Anbau, Düngung und Ernte wirken auf die Qualität der Nahrung ein – diese können so nach astrologischen Aspekten beeinflusst werden. Unser Körper und unsere Seele werden also von Nahrungsmittel sowohl materiell als auch energetisch genährt. So sind wir auch über unsere Lebensmittel eingebunden in den Kosmos und verbunden mit dem «grossen Ganzen». Durch Kochung der Nahrung und die daraus entstandenen Säfte wird die Energie mit Hilfe des Atmens bis in jede kleinste Zelle verteilt. Mit der Nahrung verleiben wir uns den Kosmos ein – mit den körperlichen Ausscheidungen geben wir einen staubkorngrossen Teil unseres Selbst in den kosmischen Kreislauf zurück.

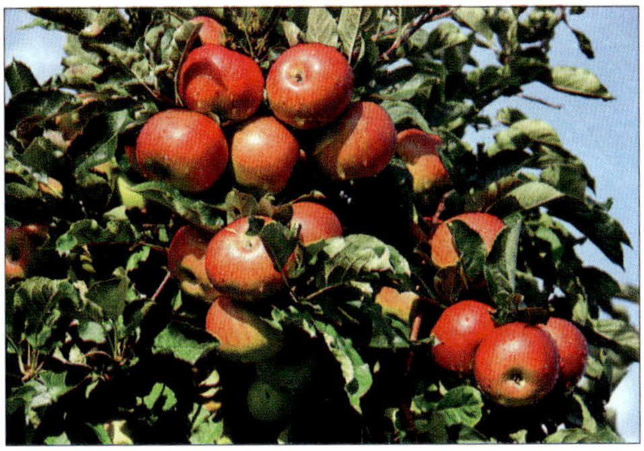

Im Einklang von Himmel und Erde

Die energetischen Vitalkräfte fehlen aber bei folgenden Arten der Nahrung:

- Hors-Sol: In künstlicher Atmosphäre produzierte Nahrungsmittel, ohne Sonne und Erde fehlen diesen die energetischen und kosmischen Kräfte (z.B manche Gewächshaus-Tomaten).
- Gen-Food: Genetisch veränderte Nahrungsmittel. Sie können auch die menschliche DNA verändern, die Langzeitfolgen gentechnologisch veränderter Nahrungsmittel sind völlig unerforscht und nicht ansatzweise absehbar.
- Fast-Food: Der Film «Supersize me» zeigt unmissverständlich die Folgen von Fast-Food.
- Functional Food: Mit synthetischen Vitaminen, Mineralien und Spurenelementen angereicherte Nahrung, sie kann keine energetischen Kräfte enthalten.
- Convenience Food (convenience = Bequemlichkeit): Industriell gefertigte, meist stark denaturierte Fertignahrung, deren Zubereitung schnell und bequem ist.

Nahrungsmittel dieser Qualität entsprechen weder energetisch noch materiell den Bedürfnissen des menschlichen Organismus. Sie können sogar dessen Regulationssysteme negativ beeinträchtigen und aus dem Gleichgewicht bringen, so dass sie schlussendlich mehr Energie rauben als spenden. Diese Nahrungsmittel sollten bestenfalls gelegentlich gegessen werden. Zur regelmässigen Ernährung sind sie völlig ungeeignet.

Paracelsus, der grosse Arzt des Mittelalters und Alchemist, ging noch einen Schritt weiter.

«In jedem Ding ist eine Essenz und ein Gift. Essentia ist das, was den Menschen am Leben erhält, Gift das, was ihm Krankheit zufügt.»

PARACELSUS

Der Mensch stellt für ihn das am höchsten entwickelte Wesen im Naturreich dar, darum muss er die Gifte der andern Naturreiche überwinden. Hierzu muss er das Essenzielle in der Nahrung in etwas Eigenes verwandeln. Dies vollbringt Archeus, ein Synonym für den «Alchemisten im Bauch», indem er das Gute vom Schlechten scheidet. Die Nahrung wird in einen Speisebrei verwandelt, das Essenzielle wird vom Materiellen getrennt und damit vollkommen gemacht. Dieser Stoffwechselprozess untersteht dem Merkur-Prinzip. Das Essenzielle kommt schliesslich in die Leber, die es weiter in Vitalenergie verwandelt. Der abgeschiedene Speisebrei wird über den Darm ausgeschieden.

Doch schon das Kochen an und für sich ist ein alchemistischer Prozess. Nehmen wir das Beispiel einer Suppe: Verschiedene Gemüse werden im Wasser weich gekocht. Vitamine, Mineralstoffe etc. lösen sich im Wasser und machen daraus eine wärmende, nährende Suppe. Durch die Zugabe von Salz, Kräutern und liebevoller und positiver Gefühle während des Kochens entsteht ein wahres «Zaubergetränk» – so hat Kochkunst auch viel mit Medizin und Magie zu tun. Bei der Auswahl und der Zubereitung der Nahrung muss unterschieden werden, ob der betreffende Mensch gesund oder krank ist.

Ernährung für Gesunde

Beim gesunden Menschen sollte die Ernährung entsprechend folgenden Kriterien ausgewählt und zubereitet werden:

- Temperamentzugehörigkeit
- konstitutionelle Situation und Alter
- Art und Intensität seiner Tätigkeiten
- Klima u.a. exogene Faktoren

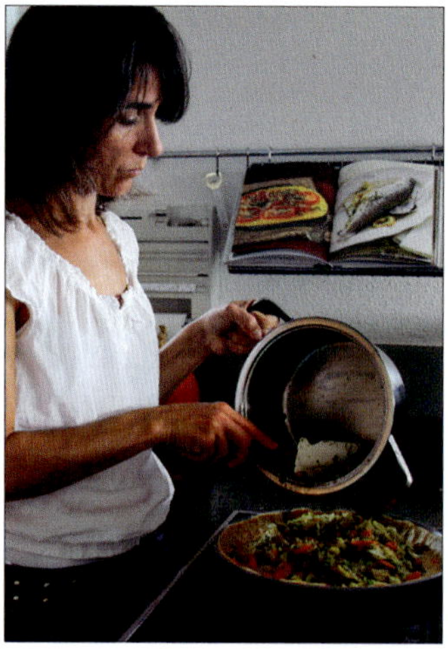

Kochen will gelernt sein.

Für humoralmedizinische Details zu Temperament und Konstitution sei auf die entsprechenden Kapitel verwiesen. In der Praxis bedeutet dies, dass ein Mensch, der aufgrund seines Temperaments und seiner Konstitution über ausreichend physiologische Wärme für die Coctio verfügt, auch «kalte» Nahrungsmittel verdauen kann, die zu ihrer Assimilation viel Energie benötigen.

«Kühle» Temperament- bzw. Konstitutionstypen mit schwacher Wärme für die Coctio hingegen brauchen Nahrung, die qualitativ «wärmer» ist und daher mit geringerem Energieaufwand verdaut werden kann. Beim Phlegmatiker besteht dabei das Problem, dass er (als «Ernährungsnaturell») gerne mehr isst, als für ihn gut ist. Damit überfordert er seine Assimilationsfähigkeiten zusätzlich, wobei kalte Feuchtigkeit entsteht, die nicht nur zu Übergewicht, sondern auch zu diversen Krankheiten des skrofulösen Formenkreises führt.

Beim Melancholiker besteht das Problem, dass er mangels der zur Assimilation notwendigen Wärme auch nicht ausreichend physiologische Feuchtigkeit als Energiereserve und «Substanzspender» entwickeln kann. Dies führt zu diversen Energiemangel-Syndromen und degenerativen Erkrankungen.

An diesen Beispielen wird erkennbar, dass eine individuell angepasste Ernährung grosse Bedeutung für Krankheitsprophylaxe, aber auch für die Erhaltung der Gesundheit hat. Diese Aspekte werden im Folgenden weiter vertieft.

Ernährung für Kranke

Die Ernährung eines kranken Menschen richtet sich nach folgenden Kriterien:

- konstitutionelle Situation (siehe oben). Sie ist ein entscheidender kausaler Hintergrund für nahezu jede Krankheit, die im Laufe des Lebens auftritt.
- das Wesen der aktuellen Krankheit

Wie auch in der Therapie mit Heilpflanzen spielen die in der aktuellen Krankheitsphase erkennbaren humoralen Prinzipien eine entscheidende Rolle bei der Auswahl der Nahrungsmittel. Konkret bedeutet dies:

- Eine hitzige Krankheit (z.B. Fieber, akute Entzündung, Krämpfe, hyperkinetische Organsyndrome) verlangt nach kühlenden Nahrungsmitteln und Getränken.
- Eine kalte Krankheit (z.B. chronische Entzündung, Infektanfälligkeit, Organinsuffizienzen) verlangt nach wärmenden Nahrungsmitteln und Getränken.
- Eine feuchte Krankheit (z.B. Adipositas, Ödeme, Katarrhe) verlangt nach trocknenden und erwärmenden Nahrungsmitteln und Getränken.
- Eine trockene Krankheit (z.B. Fibrosen, Sklerosen, Bewegungseinschränkungen der Gelenke und Wirbelsäule) verlangt nach befeuchtenden und sanft erwärmenden Nahrungsmitteln und Getränken.

Bei der Auswahl der Mengen und Art der Lebensmittel muss die konstitutionelle Situation unbedingt mit einbezogen werden. Das heisst, einem Phlegmatiker mit einer akuten Entzündung darf nie dieselbe Kost empfohlen werden wie einem Choleriker mit derselben Symptomatik!

13.6. Grundlagen einer optimalen Verstoffwechselung

Magen- und Darmschleimhaut

Für die Resorption und Verstoffwechselung der Nahrung ist eine gute Verdauung essentiell. Der Zustand und die Funktionsfähigkeit der Magen- und Darmschleimhaut beeinflussen die Assimilation der Nahrungsbestandteile. Davon ist die Versorgung aller Organ- und Zellstrukturen abhängig. Eine noch so gute Ernährung kann bei ungenügender Kochung eine bereits instabile Darmsituation weiter schwächen. Die daraus entstehende Skrofulose ist ein weit verbreiteter Grund für die heute zunehmenden Darmkrankheiten und für Folgeerkrankungen wie beispielsweise Allergien. Das gesamte Darmsystem ist nicht mehr im Gleichgewicht, was Mykosen, Dysbakterien, Gärungs- und Fäulnisprozesse, Enzymmangel etc. weiter fördert. Etwa 500 Arten von Mikroorganismen besiedeln eine gesunde Darmschleimhaut und stellen damit die Grenzfläche zwischen Darm und Aussenwelt dar. Da der Darm alle übrigen Schleimhäute beeinflusst, ist auch deren Zustand vom Darm abhängig. Damit wird ersichtlich, welch entscheidende Rolle der Darm für die Gesundheit spielt. Jede Belastung z.B. der Atemorgane, der Nasennebenhöhlen, der Harnwege oder der Haut hat einen pathophysiologischen Bezug zum Darm.

Neben der Verdauungsfunktion ist die immunologische Aktivität des Darms als wichtiger Gesundheitsfaktor zu nennen. 80% der erworbenen Immunität ist darmassoziert, das heisst, der Darm prägt die Funktionstüchtigkeit des Immunsystems entscheidend. Auch die Synthese bestimmter Vitamine findet im Darm statt (z.B. Vitamin K).

Je besser die Kochung, desto besser die Assimilation der Nahrung und deren Verstoffwechselung und desto stabiler die Darmgesundheit.

Bewusstsein

Einkauf, Zubereitung und Aufnahme der Nahrung sollen bewusst erfolgen. Eine gute Qualität der Lebensmittel hat ihren Preis, ökologische Kriterien stehen dabei im Vordergrund, d.h. saisongerechte, biologische und regionale Produkte haben Priorität. Wird einheimischen Nahrungsmitteln der Vorzug gegeben, fallen lange Transportwege, die damit verbundenen Nährstoffverluste und die ökologischen Belastungen weg. Wer beim Bauer in der Umgebung (der die Natur respektiert und zu ihr Sorge trägt) einkauft, unterstützt zudem die einheimische Landwirtschaft. Neben der Versorgung mit Nahrungsmitteln pflegen und schützen die Bauern unsere wichtigste Lebensgrundlage. Im Vergleich zur Generation unserer Grosseltern oder Urgrosseltern geben wir heute nur noch einen Bruchteil des Einkommens für Nahrung aus. Es gilt, unsere Lebensmittel bewusst auszuwählen und bei ihrer Qualität nicht zu sparen. Die ganze «Geiz-ist-geil»-Mentalität ist völlig fehl am Platz. Sie fördert eine Landwirtschaft, die nur auf Quantität

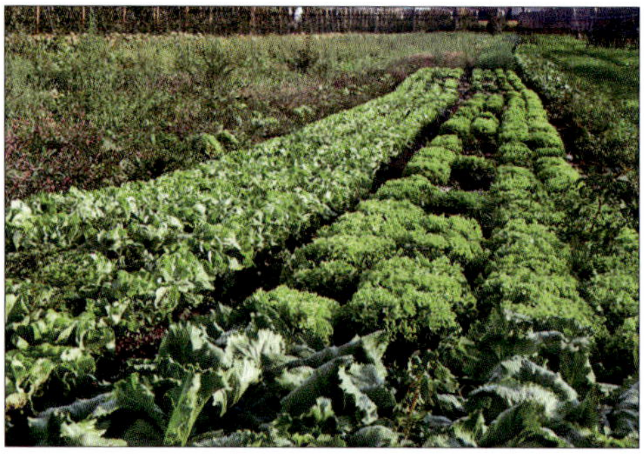

Biologischer Anbau – bewusst einkaufen

ausgerichtet ist. Die Qualität der Nahrung und die Umwelt leiden darunter und letztendlich auch unsere Gesundheit.

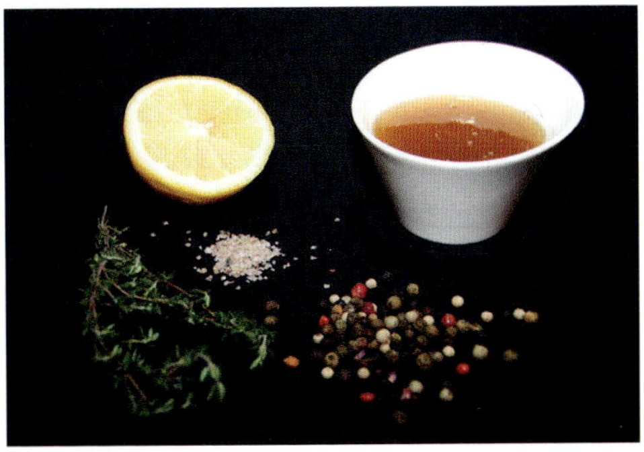

Würzen und Abschmecken

Schonende Zubereitungsarten wie Dünsten und Blanchieren erhalten die wertvollen Vitamine. Moderne Küchengeräte wie Steamer oder Dampfgarer erleichtern auch Berufstätigen eine optimale Zubereitungsart. In Öl, Essig oder Salz eingelegte Nahrungsmittel sowie Salz, Kräuter, Zucker in Form von Honig oder Vollrohrzucker spielen bei der Zubereitung eine wichtige Rolle. Gerade beim Würzen und Abschmecken von Speisen zeigt sich die Qualität des Kochens mit den Geschmacks-Elementen. Wenn ein Gericht zwar fertig, aber der Geschmack noch nicht wirklich rund ist, geht man nochmals alle «Geschmacks-Elemente» durch und gibt von jeder Geschmacksrichtung etwas dazu. Oft ist es gerade ein Spritzer Zitronensaft, der die Frische bringt, oder ein Hauch Thymian, der würzig macht, oder eine Prise Vollrohrzucker, der das Aroma abrundet, wenn das Gericht schon scharf und salzig ist. Wenn alle vier Geschmacksrichtungen in einem Essen vorkommen, entfaltet sich das Aroma besser und es wird rund und harmonisch – und das alles ohne Geschmacksverstärker oder Aromastoffe.

Kochen soll Freude machen und keine lästige Pflichterfüllung sein. Ein aus guten Grundnahrungsmitteln, mit Freude zubereitetes Essen ist eine Wohltat für Körper und Seele. Positive Gedanken und Gefühle während des Kochens und Essens sind ebenso unterstützend bei der Nährstoffaufnahme. «Liebe geht durch den Magen» – das Essen bei der Oma ist nicht nur deshalb so gut, weil sie nach alten Rezepten kocht, sondern weil sie durch die achtsame Zubereitung und die liebevollen Gedanken an ihre Familie während des Kochens die Lebenskraft in das Essen «einrührt».

Ein harmonisches Umfeld während des Essens fördert die Nahrungsaufnahme im stofflichen und im energetischen Sinne. Die gemeinsame Mahlzeit am Familientisch soll vor allem bei Kindern ein wichtiges Ritual sein. Ruhe, Wohlwollen, Dankbarkeit und Achtung der Nahrung gegenüber ermöglichen eine bessere Aufnahme und unterstützen die Freisetzung der Verdauungsenzyme. Die erste Aufspaltung der Nahrungsmittel erfolgt durch gutes Kauen. Wenn wir langsam essen, haben die enzymproduzierenden Speicheldrüsen und die Organe Magen, Bauchspeicheldrüse, Leber und Dünndarm genügend Zeit, die nötige Menge an Enzymen bereitzustellen, um so den Nahrungsbrei aufzuspalten.

All diese Aspekte gilt es gebührend im Alltag einzubauen. Essentiell dabei ist, dass Essen neben der bewussten Entscheidung für eine gesunde Ernährungsweise immer auch Genuss und Freude sein soll.

Wir essen eben auch Atmosphäre, Liebe, Gedanken und Gefühle.

Nahrungsrhythmen

Wir sind alle den natürlichen Rhythmen unterworfen. Je besser wir uns ihnen anpassen, umso wohler fühlen wir uns. Unser Körper ist den unterschiedlichen Tages- und Jahreszeiten, den Mondphasen und auch dem Lauf der Planeten ausgesetzt. Im Gleichgewicht zu leben heisst, die umweltbedingten Einflüsse zu respektieren und – so weit es uns möglich ist – nach ihnen das Leben zu gestalten. Das bedeutet, die Naturrhythmen, die Jahreszeiten und die Bedürfnisse des Körpers nach Nahrung zu beachten, seine Signale wahrzunehmen und verstehen, sich auf das wechselnde, wellenartige Auf und Ab harmonisch einzustimmen. Das ist eine unschätzbare Fähigkeit, wenn man die Stürme erfolgreich bestehen will, die das Leben für uns bereithält.

Jahreszeiten

Was unsere Vorfahren instinktiv richtig gemacht haben, ist auch in der Ernährung der TEN ein wichtiger Grundsatz: Eine saisongerechte Ernährung. Unser Körper reagiert sensibel auf die entsprechenden Jahreszeiten und die damit verbundenen Temperaturen und klimatischen Besonderheiten. Jede Jahreszeit hält die für uns nötigen Nahrungsmittel bereit – der Frühling die bitteren Wildkräuter, der Herbst die energiereichen Nüsse. So bekommen uns im kalten Winter wärmende Speisen wie Eintöpfe aus heimischem Kohl und Gemüsearten (vor allem erdende Wurzelgemüse) besser als Rohkost, die, bei sommerlichen Temperaturen genossen, eine angenehm kühlende Wirkung hat.

Mond

Ob uns eine Mahlzeit gut bekommt oder nicht, ist auch vom Stand des Mondes abhängig. Bedenkt man, dass der Mond in Ebbe und Flut die Meere bewegt, ist es naheliegend, dass er auch den Menschen beeinflusst, der ja zu 70% aus Wasser besteht. So ist beispielsweise bei zunehmendem Mond und gleichbleibenden Essgewohnheiten und Mengen ein Völlegefühl viel häufiger als bei abnehmendem Mond. Der Körper nimmt zu dieser Zeit nicht nur Nahrung, sondern auch Medikamente, Alkohol, Nikotin, Salben und Sonnenbäder besser auf. Andersherum kann man bei abnehmendem Mond oft etwas mehr essen als sonst, ohne gleich Gewicht anzusetzen. Auch so manch ausgiebige Mahlzeit wird uns der Körper nicht gleich übelnehmen. Wenn man sich bei Voll- und Neumond für einen Fasten- oder Obsttag entscheidet, stellt es eine geeignete und willkommene Entlastung für den Organismus dar. Bei Vollmond ist die Speicherfähigkeit des Körpers am höchsten, bei Neumond die Entgiftungsbereitschaft. Einen weiteren wesentlichen Einfluss auf Ernährung und Verdauung haben jedoch nicht nur die Mondphasen, sondern auch die Kräfte, die der Mondstand im Tierkreis zeigt.

«*Wer Medizin betreibt, ohne den Nutzen der Sterne zu berücksichtigen, der ist ein Narr.*»

HIPPOKRATES

Makro- und Mikronährstoffe werden nicht an jedem Tag auf die gleiche Weise verarbeitet. Der Lauf des Mondes durch die 12 Tierkreiszeichen zeigt in zwei bis dreitägigem Abstand wechselnde Impulse auf die Nahrung und die Fähigkeit des Körpers, diese Nahrung zu verwerten.

Tierkreis

Tierkreiszeichen	Nahrungsstoff	Organsystem	Pflanzenteil
Widder / Löwe / Schütze	Eiweiss	Sinnesorgane	Frucht
Stier / Jungfrau / Steinbock	Salz	Blutkreislauf	Wurzel
Zwillinge / Waage / Wassermann	Fett	Drüsensystem	Blüte
Krebs / Skorpion / Fische	Kohlenhydrate	Nervensystem	Blatt

Wenn der Mond in den *Feuer*zeichen Widder, Löwe und Schütze steht, haben gute Eiweissqualitäten einen besonderen Einfluss auf die Sinnesorgane. In der Pflanzenwelt herrschen dann die Fruchttage: Aussaat, Wachstum, Pflege, Ernten und Lagern von Früchten ist in der Regel in diesen Tagen besonders günstig.

Wenn sich der Mond in den *Erd*zeichen Stier, Jungfrau und Steinbock befindet, haben gute Salzqualitäten einen positiven Einfluss auf den Blutkreislauf. Schlechtes Salz kann sich gerade bei Hypertonikern negativ auswirken.

Fettreiche Speisen werden in den *Luft*zeichen Zwillinge, Wassermann und Waage gut vertragen, während an anderen Tagen nur schon der Geruch von Fett missfällt. Gute Fette stärken das Drüsensystem. Ist das Drüsensystem aber gestört, wird fettreiche Nahrung nicht vertragen.

Die Kohlenhydrate verhalten sich in den *Wasser*zeichen Krebs, Skorpion oder Fische auf andere Weise als an den übrigen Tagen. Isst man die falschen Kohlenhydrate (Weisszucker, Weissmehl), kann das negative Auswirkungen auf das Nervensystem haben. Wenn das Nervensystem schon schwach ist, wird es durch minderwertige Kohlenhydrate an diesen Tagen noch mehr geschwächt.

Tagesrhythmus

Dass wir stark auf Rhythmen reagieren und sie uns Stabilität geben, sehen wir spätestens dann, wenn wir einem unregelmässigen Schlafrhythmus ausgesetzt sind. In allen naturheilkundlichen Medizinsystemen sind «Organuhren» bekannt, in denen für die einzelnen Organe die Phasen ihrer maximalen Aktivität und ihre Ruhe- bzw. Regenerationszeiten dargestellt werden. Die weiter unten stehende Tabelle zeigt die Organaktivitäten während des Tages, wie sie aus der TCM bekannt sind, aber auch in der TEN verwendet werden, da sich ihre Richtigkeit in der praktischen Arbeit immer wieder bestätigt. Allerdings unterscheidet sich die Terminologie teilweise. Wie in so vielen Bereichen der Heilkunde, gibt es auch bezüglich der Organrhythmik Zeiteinteilungen, die von dem hier behandelten System abweichen, aber weit weniger bekannt sind.

Die energetische Aktivität jedes einzelnen Körperorgans ist einem Rhythmus unterworfen, der im Laufe von 24 Stunden jeweils eine Hochphase und 12 Stunden später eine Tiefphase durchläuft. Jedes Organ arbeitet zu «seiner» Zeit zwei Stunden lang besonders wirkungsvoll, hat aber eine, im Tagesverlauf gegenüberliegende, Regenerationsphase, in der es «in Ruhe gelassen» werden will.

ORGANZEITEN		
Organ	**Hochphase**	**Tiefphase**
Magen	07-09	19-21
Milz und Pankreas	09-11	21-23
Herz	11-13	23-01
Dünndarm	13-15	01-03
Harnblase	15-17	03-05
Nieren	17-19	05-07
Kreislauf	19-21	07-09
Dreifacher Erwärmer[11]	21-23	09-11
Gallenblase	23-01	11-13
Leber	01-03	13-15
Lunge	03-05	15-17
Dickdarm	05-07	17-19

Ein Beispiel mit einer praktischen Bedeutung: Der Magen ist zwischen 7 und 9 Uhr bereit für die Coctio des Frühstücks. Zwischen 9 und 11 Uhr steht dann die Milz (deren Funktionen in der TCM direkt mit denen der Bauchspeicheldrüse verknüpft sind) zur Verteilung der entstandenen Feuchtigkeit zur Verfügung.

Die Organuhr kann also ein Wegweiser sein, die Lebensaktivitäten zeitlich so zu legen, dass das dafür hauptsächlich «zuständige» Organ sich in seiner Aktivphase befindet. Umgekehrt sollten die Organe in ihren energetischen Tief- oder besser gesagt Regenerationsphasen geschont werden.

11 Der Begriff 'Dreifacher Erwärmer' steht in der TCM für einen Funktionskreis, dessen Aufgabe u.a. in der korrekten Energieverteilung zwischen den drei großen 'Etagen' des Körpers (die 'drei Erwärmer') besteht. Obwohl es diesen Begriff in der TEN nicht gibt, werden in der physiologischen Bedeutung (Verteilung der Wärmeprinzipien) Aspekte des Spiritus-Systems der Humoralmedizin erkennbar.

13.7. Qualität von Salz – ohne Salz kein Leben

Gerade an Erd-Tagen sind wir auf gute Salzqualität angewiesen. Doch was ist ein gutes Salz? Salz und Wasser gehören zu den wichtigsten Naturschätzen auf dieser Erde. Jahrhunderte altes Wissen um das Salz wurde aufgrund der zunehmenden Industrialisierung verdrängt. Ein schonender Abbau wäre für dieses wertvolle Naturgut sehr wichtig, was jedoch infolge des steigenden Verbrauchs in der Lebensmittelindustrie durch rationalisierte Abbau- und Aufbereitungsverfahren verdrängt wurde. Die Herstellung wurde stark verändert, so dass die erforderliche Ursprünglichkeit und Qualität nicht mehr gegeben sind. Wegen der Ansprüche auf Farbe, Rieselverhalten und Körnung des Kochsalzes wurden die industriellen Produktionsverfahren beeinflusst. Dabei ging die Natürlichkeit des Produktes verloren.

Dass Salz als tote Materie erscheint, trifft beim Kochsalz zu, nicht jedoch bei natürlichem Stein- oder Meersalz, das sich biophysikalisch stark vom Kochsalz unterscheidet. Steinsalz weist je nach Herkunft und Entstehungsgeschichte eine Ganzheitlichkeit im chemischen und physikalischen Charakter und einen molekular hochgradigen Ordnungszustand auf. Die Frequenzspektren der Meer- und Steinsalze haben eine individuell resonante Wirkung, was bedeutet, dass sie mit dem Organismus «kommunizieren», ihm Informationen zuführen und damit die natürliche Regulationsfähigkeit anregen.

Die biophysikalischen Qualitätskriterien der Steinsalze sind zudem abhängig vom Ort des Vorkommens. Jedes Land hat seine natürlichen Salzvorkommen. Das jeweilige Salz sollte auch von den dort lebenden Menschen benutzt werden. Stillgelegte Salzstollen werden oftmals mit Erfolg als Heilstollen weitergeführt.

Um ihre natürlichen Qualitäten nicht negativ zu beeinflussen, sollten diese Ur-Steinsalze nicht industriell bearbeitet oder verändert werden.

Natürliches Steinsalz enthält u.a. Kalzium, Kalium, Sulfate, Zink, Eisen, Kupfer und diverse andere Stoffe. Ur-Steinsalz ist somit bezüglich seiner Ernährungsqualitäten nicht zu vergleichen mit dem üblichen Kochsalz. Dieses entsteht durch industrielle Raffinierung, bei der nur noch Natriumchlorid (NaCl) übrig bleibt. Zusätzlich werden für die Rieselfähigkeit Antiklumpmittel und zur Weiterverarbeitung etliche chemische Stoffe beigefügt (z.B. Aluminiumhydroxid, Magnesiumcarbonat, Kaliumcarbonat), die teils erheblich gesundheitsschädlich sind oder irritierend auf die Regelmechanismen unseres Organismus wirken. Eigentlich haben Kochsalze nichts mehr mit natürlichem Salz zu tun. Nachweisbar ist, dass die dem übermässigen Salzkonsum zugeschriebenen Zivilisationskrankheiten auf den Entzug der wichtigen Mineralien und Spurenelemente zurückzuführen sind.

Natürliche Steinsalze enthalten die wichtigsten chemischen Elemente, aus denen unser Planet massgeblich aufgebaut ist und die auch in unserem Körper vorhanden sind. Jedes einzelne dieser Elemente hat ein bestimmtes elektromagnetisches Feld mit charakteristischen Frequenzen. Die Kombination der Elemente in natürlichem Salz ist in unserem Organismus optimal verwertbar. Unsere Blut- und Körperzellflüssigkeiten enthalten Salz in fast gleichem Mischverhältnis wie auch das Meerwasser. Denn nur im konstanten Spannungsgleichgewicht von Salz und Wasser können wir ohne Gesundheitsbeeinträchtigung leben. Das heterogene Gemisch von Mineralien und Spurenelementen, in biologisch verfügbarer

Form, kann Salz auch zu einem Heilmittel machen. Die therapeutische Anwendung von Sole- und Meerwasser ist allgemein bekannt.

Durch die Raffinierungsprozesse werden die meisten Mineralien als «Verunreinigungen» aus dem Salz herausgefiltert, so dass nur Natriumchlorid (NaCl) erhalten bleibt. Über die Nieren können wir aber nur ca. 7g NaCl ausscheiden. Die meisten Menschen nehmen pro Tag jedoch mehr als 12g auf. NaCl verbindet sich mit tierischem Eiweiss und verursacht Schäden an Gelenken und Muskeln. Auch Bluthochdruck, Allergien, Stoffwechselstörungen und Wassereinlagerung ins Gewebe können Folgen eines zu hohen Salzkonsums sein.

Aus den genannten Gründen sollte insbesondere kein raffiniertes Salz verwendet werden, da es seine biologisch wertvollen Qualitäten verloren hat. Auch die zusätzliche Beifügung von Jod und Fluor ist aus naturheilkundlicher Sicht umstritten, da dies nicht gezielt nach individuellem Bedarf erfolgt und damit bei Menschen, die keinen Mangel an diesen Stoffen haben, zu einem unter Umständen krankmachenden Überangebot führt.

13.8. Die Bedeutung des Säure-Basen-Haushalts

Zu keinem anderem naturheilkundlichen Thema sind so zahlreiche Beiträge erschienen wie zu Übersäuerung. Und bei kaum einer Problematik bestehen so viele Unklarheiten und Fehlinformationen. Der Begriff «Übersäuerung» wird recht undifferenziert für alles verwendet, was in irgend einer Form «sauer» ist, seien das saure Ausscheidungen (Schweiss, Urin, Stuhl, Darmwinde), ein saurer Geschmack im Mund oder nächtliches Sodbrennen, um nur einige Beispiele zu nennen. Diese Symptome *können* mit einer «Übersäuerung» im Zusammenhang stehen, müssen es aber nicht. Besonders problematisch wird es, wenn sogar sauer schmeckende Nahrungsmittel pauschal für eine «Übersäuerung» verantwortlich gemacht werden. Grundlegend für den Säure-Basen-Haushalt ist nämlich nicht, ob ein Lebensmittel sauer schmeckt, sondern ob es im Gewebsstoffwechsel sauer oder basisch wirkt. Am Beispiel der Zitrone lässt sich das gut erklären: Die Zitrone ist ein saures Lebensmittel, das aber im Körper letztendlich basisch bilanziert.

Die beiden Bereiche, in denen der Säure-Basen-Haushalt für die Funktionalität des Organismus von Bedeutung ist, sind das *Blut* und das *Interstitium*. Dort muss durch Pufferung mittels Basen und Ausleitung der Säuren der Zustand verhindert werden, den man in der TEN als acide Diathese (auch harnsaure Diathese oder Uratdiathese) bezeichnet. Der Säureüberschuss in Blut und Interstitium ist die pathophysiologische Grundlage für alle Krankheiten und Symptome, die auf der aciden Diathese basieren und die im Extremfall einer Acidose sogar zum Tode führen können.

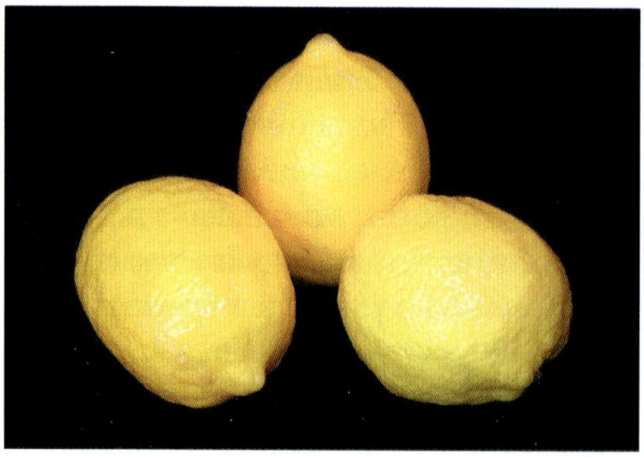

Zitronen als Basenspender

Grundlegendes Element zur Erhaltung einer gesunden Säure-Basen-Bilanz ist in der TEN auch wiederum die Kochung im Sinne der Assimilationsfähigkeit. Die einseitige Betrachtung und Auswahl nach Tabellen, die zwischen «sauren» und «basischen» Lebensmitteln unterscheiden, bringt im Sinne der TEN nicht viel, wenn die Nahrung im Körper nicht richtig verwertet werden kann. Auch die Einnahme von Basenpräparaten, wie sie heute in naturheilkundlichen Kreisen breit propagiert wird, muss kritisch hinterfragt werden, denn sie puffern die Säuren dort, wo sie für die Coctio gebraucht werden, nämlich im Magen. Ins Interstitium gelangen oral verabreichte Basen nur in geringen Mengen. Und auch dann können sie die dort deponierten Säuren bestenfalls neutralisieren – ausgeschieden sind sie damit noch nicht.

Hintergründe des Säuren-Basen-Haushalts

Aufgabe der Bauchspeicheldrüse, des Magens, der Nieren, der Lungen (flüchtige Säuren), der Leber (Neutralisation) und des Bindegewebes (Ablagerung) ist es in diesem Zusammenhang, das innere Milieu basisch und den Blut-pH in sehr engen Grenzen konstant zu halten.

Eine besonders wichtige Rolle spielen dabei die Belegzellen der Magendrüsen. Dort werden im gleichen Arbeitsgang sowohl Salzsäure gebildet, die in das Magenlumen abgegeben wird, als auch Natriumhydrogencarbonat, das ins Blut abgegeben wird. Die so freigesetzten Basen gelangen über die Blutbahn ins Interstitium, wo sie saure Metaboliten puffern und auch zu Leber und Bauchspeicheldrüse, wo sie die Basenpuffer wieder auffüllen.

Bei einem Überschuss von Säuren erfolgt die Neutralisierung durch eine gesteigerte Tätigkeit der Nieren, der Schweissdrüsen, der Galle, der Speicheldrüsen und der Bauchspeicheldrüse. Solange die Nieren mit genügend vitalem Wasser versorgt werden und konstitutionell stabil genug sind, können die Säuren auf diese Weise ausgeleitet werden. Fallen zu viele Säuren an und wird auch noch zu wenig getrunken, kann das zu einer Blockierung der Nierenfunktionen führen. Da die sauren Valenzen auf keinen Fall im Blut verbleiben dürfen, belasten sie die Ausleitungsorgane (z.B. Haut und Niere) und werden im Pischinger-Raum (Interstitium, extrazelluläre Matrix) deponiert, der wichtigster Zwischenspeicher für saure Metaboliten ist und so als «Vorniere» fungiert. Im Interstitium blockieren die Säuren aber die Transitstrecke im Pischinger Raum und wirken als Schärfen im humoralmedizinischen Sinne. Dieser Mechanismus spielt sich zwar prinzipiell im gesamten Organismus ab, besonders betroffen davon sind aber folgende drei Organsysteme:

- Gelenke, Sehnen und Bänder: Das tritt als Gicht in Erscheinung, aber auch mit den Symptomen der heute so genannten Fibromyalgie.
- Herz-Kreislauf-System: Folge sind hyperkinetische Zustände (z.B. anfallsweises Herzjagen, Hypertonie, Hitzewallungen), aber auch atonische Zustände des venösen und lymphatischen Systems (Plethora).
- Nervensystem: Typische Reaktionen sind z.B. Unruhezustände, Schlafstörungen, Neuralgie.

Bei der Behandlung einer Übersäuerung der Gewebe geht die TEN den von der Natur vorgegebenen Weg, indem sie die Drüsen des Magens stimuliert. Dazu werden vorwiegend

Bitterstoffpflanzen eingesetzt. Dies erhöht einerseits die Produktion von Natrium-Hydrogencarbonat, das als alkalische Puffersubstanz ins Blut gelangt. Andererseits optimiert die vermehrt produzierte Salzsäure (in Kombination mit den anderen Sekreten der Magenschleimhaut) den Assimilationsprozess, was wiederum sekundär die Säureproduktion im katabolen Stoffwechsel reduziert. Die Therapie des «kalten schlaffen Magens», die in der TEN grundsätzlich einen hohen Stellenwert hat, wirkt demnach sogar über zwei Mechanismen einer interstitiellen Säurebelastung entgegen.

Zur Ausleitung der Säuren werden die physiologischen Eliminationsorgane mit «antidyskratischen» Pflanzen angeregt.

Was ist entscheidend bei der Bilanzierung?

Coctio

Die Fähigkeit der Coctio ist eine Grundvoraussetzung für die stoffliche und die energetische Versorgung des Organismus. Die assimilatorischen Fähigkeiten sind entscheidend für die Qualität der Säftebildung und somit für die Nahrungsversorgung der Gewebe und Organe. Je besser die Qualität der Säfte, umso weniger Säuren entstehen im Rahmen der Assimilations- und Dissimilationsprozesse und umso weniger werden die Ausscheidungsorgane belastet. Fehlt z.B. dem Magen die Wärme zur Assimilation, liegt die Nahrung zu lange im Magen. Natürliche Konsequenz davon sind Gärprozesse, die zu Säurebildung führen. Eine Folge davon ist, dass auch basische Nahrung sauer verstoffwechselt wird, d.h. im Körper schlussendlich sauer bilanziert. Gerade Vollkornernährung und Rohkost begünstigen Gärungsprozesse und müssen bei atonischem Magen bis auf geringe Mengen gemieden werden. Zusätzlich entstehen Fuselalkohole, die im hohen Grad neurotoxisch sind und via Gallenwege wieder ausgeschieden werden müssen. Leber und Gallenblase sind damit einem dauernden Stress unterworfen, was sich auch als Nahrungsmittelunverträglichkeiten und -allergien symptomatisch manifestieren kann.

Qualität der Lebensmittel

Denaturierte Lebensmittel bilanzieren im Organismus immer sauer. Doch was genau sind denaturierte Lebensmittel? Im Prinzip alles, was industriell verarbeitet wird.

Kurzkettige Kohlenhydrate wie Industriezucker und Weissmehl (Süssigkeiten, Teigwaren, Brot, Kuchen, Süssgetränke) sind geschmacklich zwar nicht sauer, werden aber im Organismus extrem sauer verstoffwechselt. Blatt- und Wurzelgemüse, Kartoffeln, Rahm, Obst, Kräuter sind basenspendende Lebensmittel.

Gehärtete Fette wie Margarine oder erhitzte Pflanzenöle bilanzieren sauer, Butter und kaltgepresste Pflanzenöle hingegen basisch.

Tierische Eiweisse wie Fleisch, Geflügel, Wurst, Fisch, Käse, Quark werden prinzipiell sauer verstoffwechselt. Bei übermässigem Konsum belastet die entstandene Harnsäure die Qualität der Säfte. Insbesondere Schweinefleisch hat in einer gesunden Ernährung nichts zu suchen, da die daraus entstehenden Säuren und spezielle «Suistoxine» (von lat. suis =

das Schwein) den Organismus massiv belasten und durch die hohe Histaminkonzentration allergische Prozesse fördern.

Alle Eiweisse werden sauer verstoffwechselt, auch die pflanzlichen. Hier zeigt sich, dass die Entstehung von Säuren im Körper grundsätzlich ein natürlicher Vorgang ist. Die Frage ist jedoch, in welchem Mass die Säuren anfallen. Eine gesunde Kost kann langfristig nicht ausschliesslich aus basischen Lebensmitteln bestehen. Der Anteil an Basenbildern soll jedoch hoch sein.

Bestrahlte Nahrung wird sauer verstoffwechselt – gibt man Gemüse, das eigentlich basisch ist, für 10 Minuten in die Mikrowelle, bilanziert es danach sauer.

Im Überblick ist festzustellen, dass es am wichtigsten ist, für eine optimale Assimilation der Nahrung zu sorgen und alles Denaturierte und Bestrahlte wegzulassen. Wenn die Ausscheidungskraft der Organe Niere, Darm, Lunge und Haut stark ist, können die anfallenden Säuren mit genügend Wasser problemlos ausgeschieden werden.

13.9. Weitere westliche Ernährungsformen

(ohne Anspruch auf Vollständigkeit)

Vollwerternährung

Vollwerternährung ist eine Ernährungsweise, in der ernährungsphysiologisch wertvolle Lebensmittel schmackhaft und abwechslungsreich zubereitet werden. Sie besteht vornehmlich aus pflanzlichen Lebensmitteln: Vollgetreide, Gemüse und Obst, möglichst aus kontrolliertem Anbau sowie aus Milch und Milchprodukten. Etwa die Hälfte der Lebensmittel wird als Frischkost verzehrt. Fleisch, Geflügel, Fisch und Eier spielen eine untergeordnete Rolle. Vollwerternährung unterscheidet sich von der üblichen Mischkost durch das Vermeiden übertriebener Be- und Verarbeitung der Lebensmittel sowie der Zusatzstoffe und Konservierungsmittel. Im Rahmen einer Vollwerternährung werden Lebensmittel aus kontrolliertem ökologischem Anbau bevorzugt, die möglichst aus heimischen Anbaugebieten stammen und der Jahreszeit entsprechend frisch geerntet und verzehrt werden. Ziel ist eine optimale Versorgung des menschlichen Organismus zur Aufrechterhaltung und Unterstützung seiner Stoffwechselfunktionen, Abwehrkräfte und seiner Leistungsfähigkeit. Sie steht nicht nur unter dem Aspekt der Gesundheitsverträglichkeit, sondern auch der Umwelt- und sozialen Verantwortlichkeit. Wichtige Begründer der Vollwerternährung sind:

Der Schweizer Arzt und Naturheilkundler *Maximilian Bircher-Benner* (1867–1939) schuf die Grundlagen für die Vollwerternährung.

Der Arzt und Ernährungshygieniker *Prof. Werner Kollath* (1892–1970) hat den Grundsatz wie folgt formuliert: *Lasst unsere Nahrung so natürlich wie möglich.* Er teilte die Nahrungsmittel in die fünf Wertstufen ein.

Ein kurzer und unvollständiger Auszug der Tabelle gibt einen Einblick in die Einteilung dieser Wertstufen.

Lebensmittel Beispiele	**Wertstufe I besonders empfehlenswert** natürliche Lebensmittel	**Wertstufe II besonders empfehlenswert** mechanisch oder enzymatisch veränderte Lebensmittel	**Wertstufe III Empfehlenswert** erhitzte Nahrungsmittel	**Wertstufe IV nicht empfehlenswert** konservierte Nahrungsmittel	**Wertstufe V nicht empfehlenswert** isolierte und synth. Substanzen und damit hergestellte Produkte
Getreide	ganze, keimfähige Körner	Vollkornmehl, Frischkornmüesli, höhere Mehltypen	erhitzte Getreidespeisen, Getreideflocken mit Keim	polierter Reis, Auszugsmehle, Cornflakes	Stärke
Gemüse	alle rohen Gemüsesorten, gekeimte Hülsenfrüchte, Pilze	zerkleinerte rohe Gemüse, kaltgepresste Gemüsesäfte	erhitztes Gemüse, erhitzte Gemüsesäfte	Gemüsekonserven	Fertiggerichte von Gemüse
Früchte	alle Früchtesorten	zerkleinerte oder tiefgekühlte Früchte, kaltgepresste Obstsäfte	erhitzte Früchte und Obstsäfte, Obst- und Weinessig	Fruchtnektare, Fruchtsaftgetränke, Fruchtkonserven	Aromastoffe, Fertigprodukte
Nüsse, Samen	Nüsse, Mandeln, Ölfrüchte, Pflanzensamen	frisch gemahlene Nüsse, unerhitztes Nussmus, kaltgepresste Öle	Nusskuchen, Marroni, geröstete und erhitzte Samen, erhitzte kaltgepresste Öle	Brat- und Backfette, heissgepresste und extrahierte, raffinierte Fette	Nuss-, Nougat-Erzeugnisse, mehrmals erhitzte Öle
Milch, Milchprodukte	Rohmilch, Muttermilch	Rohmilchprodukte: Rahm, Butter, Buttermilch, Käse, Quark	pasteurisierte Milch und Milchprodukte	H-Milch, Käsekonserven, Schmelzkäse	Casein, Molkenprotein, Milchzucker, Glace
Eier, Fleisch, Fisch	rohe Eier, rohes Fleisch, roher Fisch	Hackfleisch	erhitzte Eier, Fleisch, Fisch	Fleisch-, Fischkonserven, konservierte Eier	Fertiggerichte
Wasser, Getränke	Quellwasser	Heilwasser, Früchte- und Kräutertees	Mineralwasser, Malzkaffee	abgekochtes Wasser, Kakao- u. Schokogetränke, Bohnenkaffee, Schwarztee, Bier, Wein	künstliches Mineralwasser, Limonaden, Instantgetränke
Gewürze	frische Kräuter und Samen	getrocknete Kräuter	erhitzte Kräuter, Sojasauce	Kräuterextrakte	Aromastoffe, künstliche Aromen
Salz			Meersalz	Kochsalz	
Süssungsmittel	frisches zuckerhaltiges Obst und Gemüse	nicht konservierte Dicksäfte, kaltgeschleuderter Honig	eingeweichtes, gequollenes Trockenobst	erhitzter Honig, Ahornsirup, konservierte Dicksäfte, Melasse	isolierter Zucker, Kunsthonig, künstliche Süssstoffe, Süsswaren

Quelle: Hauber-Schwenk Gabi, dtv-Atlas Ernährung, München 2006

Vegetarismus

Vegetarisch leben bedeutet laut Duden: «Ernährung durch pflanzliche Kost». Vegetarismus ist für viele nicht bloss eine bestimmte Ernährungsweise, sondern eine Lebensphilosophie. Das stärkste Motiv ist die Überzeugung, dass kein Tier für die menschliche Existenz getötet werden soll. Hinzu kommen die nicht tiergerechten Zustände bei der (industriellen) Tierzucht und -haltung, bei der das Tier nur als seelen- und gefühlsloser Fleischproduzent gesehen wird, sowie qualvolle Tiertransporte quer durch Europa, um auch die letzen Subventionen abschöpfen zu können. Aber auch ökologische Kriterien stehen im Vordergrund. Wenn man bedenkt, dass für 1 Kilo Rindfleisch bis zu 16 Kilo Getreide verfüttert werden müssen und dabei bis zu 15.000 Liter Wasser benötigt werden, ist das mit den Hungertragödien in anderen Regionen der Welt kaum zu vereinbaren. Der hohe Fleischkonsum in Europa, Amerika und Australien ist so gesehen auch ein humanitäres Problem, denn eine auf Fleisch basierte Ernährung für die gesamte, ständig wachsende Weltbevölkerung (2011 ca. 7 Milliarden) kann die Erde nicht hervorbringen. Die Fleischesser nehmen sich daher das Recht, denjenigen ihre Nahrungsgrundlage zu entziehen, die hinsichtlich des Nahrungsangebots nicht das Glück haben, in einem privilegierten Land leben zu dürfen.

Auch bei vegetarischer Ernährung entscheidet die konstitutionelle Situation darüber, ob eine fleischlose Kost angezeigt ist oder nicht. Die Idee, jeder Mensch müsse für eine gute Gesundheit vegetarisch leben, wird in der TEN nicht vertreten, widerspricht ihr aber auch nicht. Auch die aktuelle Lebensphase soll in die Entscheidung mit einbezogen werden.

Untergruppen des Vegetarismus

- *Ovo-lacto-Vegetarier:* Bei der ovo-lacto-vegetabilen Kost werden keine Lebensmittel, die aus dem Körper getöteter Tiere hergestellt sind, gegessen (Wurst, Geflügel, Fisch, Gelatine, Schlachtfette). Hingegen werden neben den pflanzlichen Lebensmitteln Eier, Milch und Milchprodukte verzehrt.
- *Lacto-Vegetarier*: Lacto-vegetabile Kost ist eine vegetarische Ernährungsweise mit zusätzlichem Verzicht auf Eier. Milch und Milchprodukte werden jedoch verwendet.
- *Veganer:* Jegliche aus Tieren stammende Nahrung, auch Milch, alle Milchprodukte und Honig wird vermieden; meist generell auch alle tierischen Produkte (Lederbekleidung und -schuhe, Arzneien tierischen Ursprungs etc.).
- *Rohköstler:* In diesem Fall wird pflanzliche Rohkost verzehrt, die Nahrung besteht ausschliesslich aus unerhitzten pflanzlichen Lebensmitteln.
- *Frutarier:* Diese Personen essen nur pflanzliche Nahrung, bei deren Gewinnung die Pflanze selbst nicht getötet wird. So sind z.B. Äpfel, Nüsse und andere Baumfrüchte erlaubt, während Getreide, Wurzelgemüse und Kopfsalate nicht gegessen werden.

Mögliche Probleme bei veganer und vegetarischer Kost

Eisen ist in der vegetarischen Ernährung ein kritisches Spurenelement, da Eisen aus Pflanzen vom Körper nicht so gut aufgenommen werden kann wie aus tierischen Produkten. Sind die Eisenspeicher eines Vegetariers über lange Zeit leer, kann der Körper in einer Art der Selbstregulierung die Resorption von Eisen aus Pflanzen steigern. Bestimmte Stoffe wie z.B. Vitamin C können Eisen aus Pflanzen für den Körper verfügbar machen. Empfehlenswert ist also ein Glas Orangensaft (Vitamin C-haltig) zum Linseneintopf (enthält Eisen) oder der Genuss frischer Brennnesselblätter oder -säfte, welche neben Eisen gleichzeitig auch Vitamin C enthalten. Vegetarier, die bewusst auf ihre Eisenversorgung achten, können ihren Bedarf an Eisen mit vegetarischer Ernährung jedoch ohne Mangelerscheinungen decken.

Vitamin B12 erhält der Mensch v.a. von Fleisch und Fisch, aber auch aus Eiern und Milchprodukten. Das einzige Gemüse, das für den Körper verwertbares Vitamin B12 enthält, ist Sauerkraut. Eine weitere Vitamin B12- Quelle sind verschiedene Algen-Arten (z.B. Chlorella pyrenoidosa oder Spirulina). Ein Vitamin B12-Mangel bleibt bei Vegetariern lange Zeit unentdeckt, da in der Leber grosse Reserven vorhanden sind. Selbst wenn diese leer sind, wird ein Vitamin B12-Mangel nicht immer erkannt. Um einer Schädigung des Nervensystems und Problemen bei der Blutbildung vorzubeugen, sollten Langzeitvegetarier unbedingt andere Vitamin B12-Quellen nutzen wie z.B. Eier, Milchprodukte, Soja und spezielle Hefeextrakte. Im Bezug auf die B12-Versorgung ist eine vegane Ernährung resp. reine Rohkost langfristig nicht zu empfehlen, wenn nicht gleichzeitig eine gezielte Vitamin B12-Substitution erfolgt.

Ein Eiweissmangel kann problemlos mit einer idealen Mischung aus hochwertigen pflanzlichen Eiweissen vermieden werden (Hülsenfrüchte, Nüsse, Samen, Getreide).

Anthroposophische Ernährung

Die Anthroposophie ist eine eigenständige Weltsicht, welche sich aber – bedingt durch teilweise gemeinsame Wurzeln (z.B. Alchemie oder Paracelsus) – in verschiedenen Aspekten der TEN annähert.

Die Grundlage für eine gute und richtige Ernährung ist gemäss Rudolf Steiner (1861–1925) eine hohe Nahrungsmittelqualität. Aus seiner Sicht wird der Wert der Nahrungsmittel durch ihre elementaren Bildekräfte (gestaltende, universelle Kräfte) bestimmt. Zur Gewährleistung der hohen Lebensmittelqualität entwickelte sich die anthroposophische Landwirtschaft, die auch biologisch-dynamische Landwirtschaft genannt wird. Sie strebt die Harmonisierung der irdischen und kosmischen Kräfte an. So werden beispielsweise Nahrungspflanzen ganz im alchemistischem Sinne in drei Kategorien eingeordnet:

Wurzeln wirken auf den Nerven-Sinnespol: Nerven und Sinnesorgane
Blätter/Stängel wirken auf das rhythmische System: Herz und Lunge
Früchte/Blüten wirken auf den Stoffwechselpol: Stoffwechsel und Fortpflanzung

Durch den Verzehr der jeweiligen Pflanzenteile können die entsprechenden menschlichen Aspekte beeinflusst werden: Blattsalate und Kohlsorten stärken Herz und Lungen, Wurzelgemüse sind Nerven- und Kopfnahrung, Früchte und Samen regen den Stoffwechsel an. Die gezielte Nahrungsauswahl kann auf diese Weise dazu beitragen, ein verlorenes Gleichgewicht von Körper, Geist und Seele wiederherzustellen.

Bekannt ist ausserdem die Zuordnung der sieben Getreidearten – Weizen, Reis, Gerste, Hirse, Roggen, Hafer, Mais – den einzelnen Wochentagen nach astrologischem Gedankengut.

Auch die auf anthroposophischen Erkenntnissen aufgebaute Ernährung ist eine weitgehend ovo-lacto-vegetabile Kostform, welche den gelegentlichen Fleischverzehr zulässt. Eine ausreichende Nährstoffzufuhr ist gewährleistet. Generelle Verbote gibt es nicht.

Fasten und Entgiftung

In früheren Zeiten gehörte das Fasten selbstverständlich zu jedem Frühling. Aber auch Tage kurz vor Neu- und Vollmond sind eine ideale Zeit. Längere Fastenkuren beginnt man am besten bei abnehmendem Mond, da die Entgiftungsleistung dann besser ist als beim zunehmenden Mond. Als Fastentage zwischendurch eignen sich vor allem die Fruchttage Widder, Löwe und Schütze.

Keine andere Methode führt zu einer so intensiven Reinigung und «Umstimmung» des Körpers, da der Organismus beim Fasten entwässert, seine Fettspeicher abbaut und Toxine ausscheidet. Dabei setzt sich der Körper auch mit chronischen Krankheitsprozessen aktiv auseinander und kann sich im Rahmen seines Stoffwechselgeschehens mit den ihn belastenden Stoffwechselendprodukten auseinandersetzen, ohne dass neue Belastungen hinzukommen – das setzt Regenerationsprozesse in Gang.

Was sich jedoch im Vergleich zu früheren Zeiten entscheidend geändert hat, ist der Zustand des Darmes. Durch verschiedene Einflüsse haben sich bei vielen Menschen die Darmflora und die Schleimhaut verändert. Sie wird durchlässiger, was mit dem angloamerikanischen Begriff «Leaky-gut-Syndrom» (undichter Darm) bezeichnet wird. Als Folge dessen gelangen Fremdstoffe (z.B. Gifte, Bakterientoxine, unvollständig gespaltene [grossmolekulare] Nahrungsbestandteile) aus dem Darm in das intestinale Lymph- und Blutsystem, sie überlasten diese Systeme und schlussendlich die Leber als zentrales Entgiftungsorgan. Viele Fälle mit «unerklärlicher» Erhöhung der Leberwerte (Transaminasen) entstehen durch diesen Mechanismus, z.B.:

- akute und chronische Entzündungen des Darmes mit Verdauungsstörungen wie Blähungen, Völlegefühl, Bauchkrämpfe, wechselnde Stuhlbeschaffenheit mit häufigen und teils drangvollen Durchfällen oder Phasen der Verstopfung sowie schlecht verdaute Stühle
- Allgemeinsymptome wie Infektanfälligkeit, Müdigkeit, Leistungsabfall
- allergische Diathese und Nahrungsmittelunverträglichkeiten
- Entzündungen von Haut, Schleimhäuten oder Gelenken
- Migräne
- depressive Verstimmungen

Es ist mit einer Toxinmobilisation aufgrund einer Fastenkur zu rechnen, die bereits bestehende Symptome vorübergehend verstärken kann und in sehr vielen Fällen Kopfschmerzen verursacht. Es ist daher wichtig, das Ausscheidungsorgan Darm vor einer Entgiftung so vorzubereiten, dass keine Folgeschäden durch rückresorbierte Toxine entstehen. Dies wird mit täglichen Einläufen oder in optimaler Weise mit einer begleitenden Colon-Hydro-Therapie-Kur erreicht. Damit kann man die unangenehmen Begleiterscheinungen einer Fastenkur auf ein Minimum reduzieren.

Entscheidend ist auch die richtige Vorgehensweise beim Fasten. Denn Fasten ist nicht gleichzusetzen mit Hungern, sondern es ist eine Behandlungsmethode, bei der ausser dem Körper auch das Seelisch-Geistige angesprochen wird. Da während des Fastens auch Gewohnheiten abgelegt werden können (Rauchen, Kaffee- und Alkoholgenuss), liegt hier eine echte Chance zum Neubeginn und zur Erneuerung auf vielen Ebenen.

Es gibt viele verschiedene Arten von Fastenkuren (Tee-Fasten, Molke-Fasten, normale Ernährung mit Verzicht auf Fleisch, Alkohol und Kaffee etc.).

Wie für die Ernährung kann es auch beim Fasten keine allgemeingültigen, schematischen Regeln geben. Welche Fastenart gewählt wird, wie lange die Kur dauern und individuell gestaltet werden soll, hängt auch wieder vom Temperament, der konstitutionellen Situation und den Lebensumständen des Fastenden ab. So ist z.B. für einen Melancholiker mittel- bis längerfristiges Fasten nicht geeignet, ja unter Umständen sogar gesundheitsschädigend, weil ihm die dazu notwendigen Energiereserven fehlen.

Weitere Anmerkungen

- Fastenkuren können keine «Ablassbriefe» für dauernde Fehlernährung während der übrigen Zeit sein. Ebenso wenig dürfen sie auf einem fehlgeleiteten Hygienedenken im Sinne «mein Körper ist innerlich schmutzig» basieren.
- In Fastenkuren werden körpereigene Endorphine freigesetzt, welche den Fastenden leicht und euphorisch stimmen. Durch diesen Mechanismus tritt auch kein Hungergefühl mehr auf und eine unbegrenzte Fortsetzung des Fastens scheint möglich.
- Übertriebenes Fasten kann aber unter Umständen zu irreversiblen Schäden im Organismus führen.

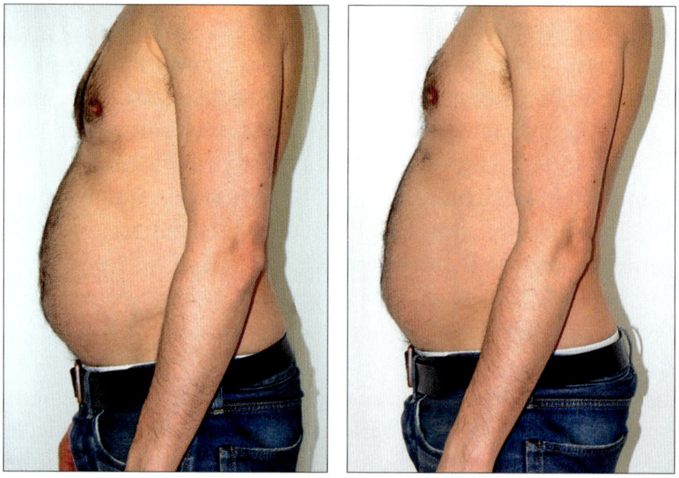

Bauchsilouette vor und nach dem Fasten nach F. X. Mayr

KAPITEL 14

TRADITIONELLE ARZNEIMITTELTHERAPIE

Christian Raimann
Friedemann Garvelmann

14.1. Einleitung

Wie im ersten Teil dieses Buches erwähnt, stehen als traditionelle Therapeutika unterschiedlichste Ausgangssubstanzen und verschiedene Zubereitungsverfahren zur Auswahl. Die Arzneimittelwahl erfolgt in der TEN primär nach dem Wirkungsvermögen eines Heilmittels, nach den Aspekten der Humoralmedizin, Elementenlehre, Astromedizin, Signaturen- und Konstitutionslehre u.a.

Die Grundfragen in der traditionellen europäischen Naturheilkunde lauten:

- Was kann ein Arzneimittel bewirken, bewegen, anstossen, unterstützen...?
- Was kann ein Heilmittel vermindern, entschärfen, regulieren...?

Dies ist der Hauptunterschied zur heutigen Medizin (einschliesslich Teile der sogenannten Alternativmedizin), welche ihre Arzneimittel indikationsbezogen, d.h. bezogen auf einen Krankheitsbegriff und dessen Symptome wählt.

Die Grundfrage einer indikationsbezogenen Anwendungsweise lautet:

- Was wirkt gegen Husten, Rheuma usw...?

Auf dem Fundament des in diesem Buch vorgestellten Denk- und Arbeitsmodells der TEN wird deutlich, dass eine auf dieser Basis erfolgte Heilmittelauswahl nicht zufriedenstellend, unter Umständen sogar schädigend sein kann.

Im Folgenden seien, ohne Anspruch auf Vollständigkeit, die wichtigsten traditionellen Arzneimittelgruppen beschrieben, welche in der TEN verwendet werden.

14.2. Heilpflanzenkunde aus der Sicht der TEN

Einleitung

In der Heilpflanzenkunde werden seit Alters Pflanzen und deren Bestandteile in verschiedensten Anwendungsformen wie z.B. Tees, Tinkturen, Tabletten, Salben und Wickeln zur Behandlung von Krankheiten und Beschwerden oder zur Vorbeugung dagegen verwendet. Manche der früher bekannten Heilpflanzen sind inzwischen vergessen – viele althergebrachte pflanzliche Arzneimittel haben aber bis heute ihre Bedeutung für die Naturheilkunde behalten oder wiedererlangt.

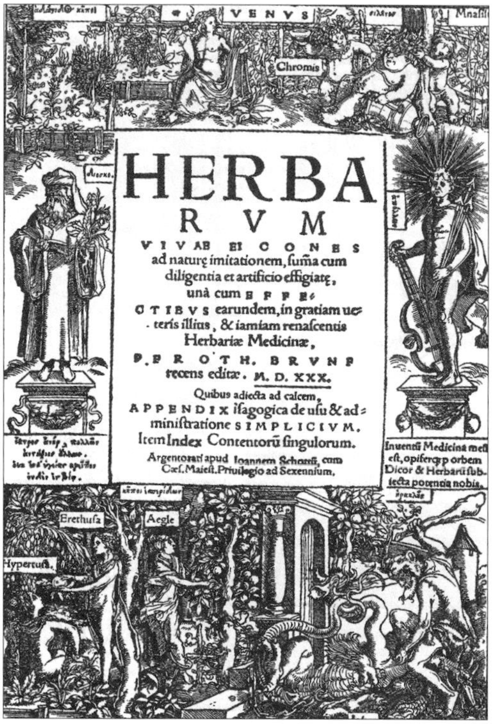

Titelbild zu O. Brunfels, Kräuterbuch, Holzschnitt von 1530

Die traditionelle Heilpflanzenkunde kennt die chemischen Inhaltsstoffe, die naturwissenschaftlichen und analytischen Massstäbe, auf die sich die moderne Phytotherapie stützt, nicht. Vielmehr ist sie eingebettet in ein zusammenhängendes, gesamtheitliches Medizinalkonzept, welches Krankheitserkenntnis und entsprechende Behandlungs- und Heilmittelwahl in systemische Zusammenhänge einfügt. Sie basiert einerseits auf fundiertem Erfahrungswissen, welches sich über Generationen bewährt hat und weitergegeben wird, andererseits aber auch auf einer traditionellen Heilmittelerkenntnis mit Hilfe der Signaturenkunde, der Elementenlehre, der Humoral- und der Astromedizin. Auch volksmedizinisches Gedankengut wie die Sympathiemedizin, z.B. das Tragen von Rosskastaniensamen (Hippocastani semen) in der Hosentasche gegen rheumatische Gelenkbeschwerden, Mythen und Sagen über die pflanzlichen Helfer haben darin ihren Platz gefunden. Diese vernetzte Sichtweise erfordert einerseits umfassendes Wissen und viel Engagement, ermöglicht anderseits aber auch ein tiefes Verständnis der Pflanzen und der Heilkunst.

Die moderne Phytotherapie hingegen ist grössenteils von ihren Wurzeln gelöst und zu einer schulmedizinischen Therapiesparte mit pflanzlichen Heilmitteln abgewertet worden. Die Quinta essentia des Mittelalters wird im 19. und 20. Jahrhundert zunehmend zum materiellen Wirkstoffprinzip entwertet. Die Tria Principia der modernen Medizin, die Heilige Dreifaltigkeit, heisst nun Zelle, Erreger und Wirkstoff. Ein übergeordnetes, verknüpfendes Konzept für die Verabreichung von Heilmitteln, wie es die traditionelle Heilkunde stellt, fehlt heutzutage. Phytopharmaka werden im Normalfall aus rein indikationsbezogenen Gründen verabreicht – konstitutionelle Aspekte und ursächliche Überlegungen sind dabei verloren gegangen.

Die in diesem Buch dargestellten Auffassungen über Heilpflanzen sollen und können die heutigen Erkenntnisse nicht ersetzen. Ihre Integration in die moderne, allzu rationale Phytotherapie, stellt aber eine sinnvolle und erweiternde Bereicherung dar.

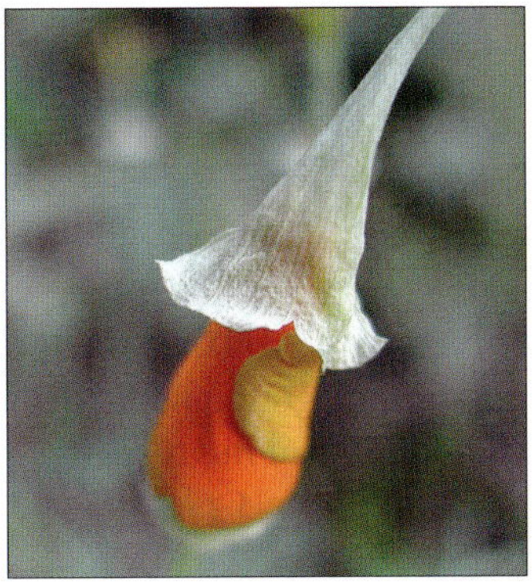

Der Kalifornische Mohn (Eschscholzia californica) wird auch Schlafmützchen genannt. Seine beruhigende Wirkung wird nicht nur in seinem volkstümlichen Namen vorweggenommen, sondern kommt ebenfalls in seiner äusseren Erscheinung zum Ausdruck.

Die Entwicklung der Heilpflanzenkunde

Das Heilen von Krankheiten mittels Pflanzen begleitet den Menschen durch seine ganze Entwicklungsgeschichte und stellt eine der Wurzeln der heutigen Medizin dar. Einiges an intuitivem oder erlerntem «Pflanzenwissen» lässt sich bereits bei verschiedenen Tierarten finden. Ameisen kultivieren den wilden Thymian (Thymus serpyllum) auf ihren Bauten, um ihre Abwehr gegen Pilze, Bakterien und Viren zu unterstützen.

Der heilkundige Centauer Chiron hat – laut der Sage – den Menschen die Heilkraft der Schafgarbe (Achillea millefolium) und des Tausendgüldenkrauts (Centaurium erythraea) gelehrt. Die Sage deutet bildhaft darauf hin, dass der Mensch diese Heilpflanzen bereits kannte, als er noch selbst zur Hälfte ein Tier war.

Schon in frühester Zeit eröffnen sich dem Menschen die ihm nützlichen Kräfte der Pflanzen, indem er sie nach oben genannten Kriterien auswählt, ausprobiert und dabei herausfindet, dass manche sich als Nahrung eignen und andere sogar spezifische Heilwirkungen haben. Aus ständigem Suchen und Erproben entwickelt sich in allen Kulturkreisen der Erde über viele Generationen ein grosser Erfahrungschatz an Heilpflanzenwissen. Dieses ist eine der ältesten Heilkünste der Menschheit und lässt sich bis in die Steinzeit zurückverfolgen.

Der Beginn seiner Entwicklung ist für den Menschen während vieler Jahrtausende mystisch, magisch geprägt. Krankheit, Heilung und auch therapeutische Anwendungen unterstehen schamanistischen, religiösen und spirituellen Aspekten. In einer Welt voller Wunder und Schrecken vermögen diese Glaubensinhalte Sinn und Ordnung zu stiften. Priester, Druiden und Schamanen bitten oder besänftigen erzürnte Gottheiten und bösartige Dämonen durch Rituale, Opfer und Beschwörungen. In den Hän-

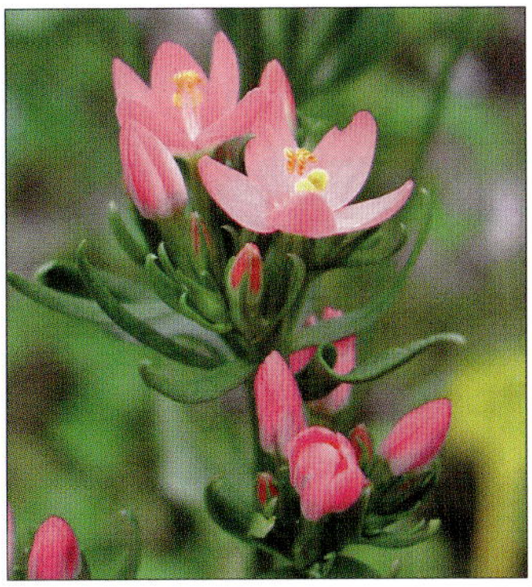

Tausendgüldenkraut (Centaurium erythraea)

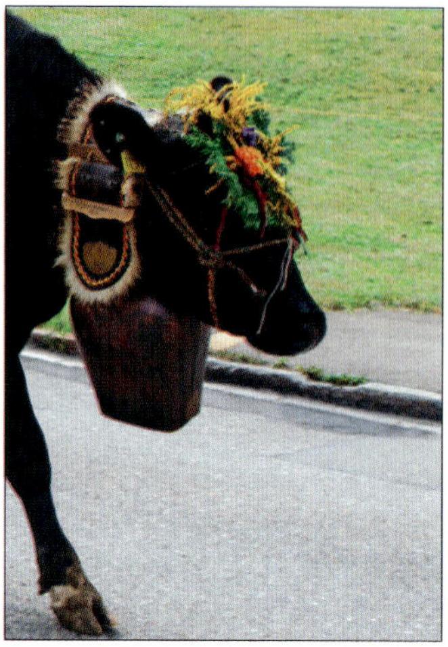

Geschmückte Kuh beim Alpabzug, Wald (Schweiz) 2009

den dieser Vermittler liegt oft auch das Wissen über die heilsame Wirkung von Heilkräutern.

Pflanzen spielen aber nicht nur als Nahrungs- und Heilmittel eine wichtige Rolle, sondern auch bei Ritualen und Festen im Verlaufe des Jahreskreises.

Einzelne dieser Bräuche haben sich durch Jahrhunderte bis in die heutige Zeit hinüber gerettet, so z.B. das Aufhängen von Mistelzweigen zur Weihnachtszeit.

Erst mit dem Aufkommen eines methodischen, rational nachvollziehbaren Medizinalkonzepts in der Antike wird das Pflanzenwissen durch die Griechen, Römer und Araber systematisiert und festgehalten. In seiner Naturalis historia beschreibt Plinius der Ältere (ca. 29–79 n. Chr.) bereits 1000 Heilpflanzen. Die Verbindung von Heilpflanzen mit einer spezifisch pharmakologischen Wirkung findet sich erstmals bei Galen, der aufgrund der wahrnehmbaren Qualitäten ihre Wirkung herleitet. Wärmende und trocknende Pflanzen können demnach bei kalten und feuchten Erkrankungen – beispielsweise einer Erkältung – Linderung verschaffen.

Die Klostermedizin und die im Mittelalter aufkommende Buchdruckerei machen dieses Wissen nach und nach auch breiteren Bevölkerungskreisen zugänglich. Da die menschliche Gesundheit stark vom Gleichgewicht der vier Säfteprinzipien abhängt, werden bei Hildegard die Pflanzen, Bäume, Tiere, Steine ausführlich beschrieben und ihre Eigenschaften genau definiert. In ihrem naturkundlich-medizinischen Werk «Physica» beschreibt sie mineralische, tierische und ca. 300 pflanzliche Arzneimittel mit deren Qualitäten, Zubereitung- und Wirkungsweisen. Heilpflanzenbücher zählen im Mittelalter zu den meistverkauften Büchern überhaupt.

Im Mittelalter versucht Paracelsus, Theophrastus Bombastus von Hohenheim, die von ihm als «verstaubt» bezeichnete galenistische Medizin zu erneuern. Als einer der ersten führt er chemische Begriffe und Prozesse in die Medizin ein und gilt deshalb als Wegbereiter der pharmazeutischen Chemie. Als Vertreter der alten Heiltraditionen, der **Signaturenlehre** und der **Spagyrik**, geht er in seinem Pflanzenverständnis weit über rein materielle Anschauungen hinaus.

Im Verlaufe der wissenschaftlichen Revolution verwerfen die universitär ausgebildeten Ärzte zunehmends die alte, griechisch-römisch-arabische Kräutertradition. Sie eliminieren sie aus der universitären Lehre und reduzieren sie auf eine reine «Volksheilkunde».

Im Laufe des 19. Jahrhunderts entstehen neue Raster, um die Wirkmechanismen und Indikationen von Heilpflanzen zu benennen. Pflanzeninhaltsstoffe werden durch die aufstrebende Chemie und Pharmakologie vermehrt entschlüsselt (entzaubert) und wenn möglich synthetisch imitiert. Nach den Kriterien ihrer chemischen Zusammensetzung können die pflanzlichen Heilmittel nach neuen Aspekten gruppiert und indiziert werden. Die der Pflanze inneliegenden Qualitäten werden dabei zunehmend in abstrakter, analytisch-messbarer Art und Weise beschrieben. Trotz allem wird bis ins 20. Jahrhundert die

Mehrzahl der verwendeten Arzneimittel auf pflanzlicher Basis entwickelt und hergestellt.

Allerdings lassen sich bei vielen Pflanzen keine wirkungsspezifischen Einzelsubstanzen und entsprechende Wirkungsprofile bestimmen. Ihre komplizierten Wirkvermögen – aus Wirkstoffen, aber auch immateriellen Wirkaspekten resultierend – können deshalb durch die Methoden der modernen Wissenschaft nicht adäquat erfasst werden.

Die Heilpflanzenkunde beinhaltet neben diesen rein naturwissenschaftlichen Anteilen aber auch heute noch traditionelles Gedankengut. Dies nicht zuletzt dank volksheilkundlicher Standardwerke von herausragenden Persönlichkeiten wie Sebastian Kneipp, Kräuterpfarrer Künzle, Maria Treben und Alfred Vogel.

Pflanzen in der Humoralmedizin

Für die Beurteilung der Heilpflanzen und ihrer Heilwirkung ist das humoralmedizinische Konzept bis ins 19. Jahrhundert von grosser Bedeutung. Als weitere Richtlinien dienen das Heilpflanzenverständnis der Signaturenlehre und der Astromedizin.

So steht beispielsweise im Kräuter-Buch des Tabernaemontanus von 1731 zum Meerrettich (Armoracia rusticana):

«Krafft und Wirckung.
Ist von Natur trocken/ und hitzig im andern Grad.
Die grüne Wurzel ist besser dann die dürre. Die Rinde
soll man dörren / die wären ein Jahr. Merrettich gessen nach
der Kost/ laxiert und macht wol harnen.»

Elementarqualitäten von Heilpflanzen und Nahrungsmitteln

Im Gedankengebäude der Säftelehre werden auch die Pflanzen in Beziehung zu den vier Säfteprinzipien – Sanguis, Phlegma, Cholera und Melancholera – gesetzt. Hier lassen sich erstmals rational ableitbare Verbindungen von Pflanzenqualitäten zu ihren therapeutischen Wirkungen finden. Heilpflanzen wirken durch die ihnen inneliegenden Qualitäten. Bis ins 19. Jahrhundert ist das humoralmedizinische Pflanzenverständnis grundlegend für die medizinische Anwendung von Heilpflanzen.

Für die humorale Einschätzung eines Heilmittels bedarf es eines relativ «objektiven» Massstabes. Die Humoralmediziner ziehen dafür die Elementarqualitäten der Heilmittel als Orientierungspunkte zu Hilfe. Diese sind Eigenschaften, die sich aus dem Elementen- und Säftebezug der Substanzen ergeben und in verschiedene Intensitätsgrade (Grade) eingeteilt werden:

1. *undeutlich spürbar*
2. *klar erkennbar*
3. *heftig spürbar*
4. *extrem stark, unter Umständen sogar schädigend*

Primäre Qualitäten

Die primären Eigenschaften sind einfach wahrnehmbar und beziehen sich auf die Wärme- und Feuchtigkeitsqualität einer Heilpflanze, die sich aus der Elementenlehre ableiten. Heilmittel können im humoralmedizinischen Sinne warm oder kalt und feucht oder trocken sein. Diese Eigenschaften müssen nicht direkt spürbar sein – eine Zwiebel fühlt sich beispielsweise kühl an, vermag aber kräftige Wärmeprozesse im Körper anzuregen. Die Pflanze hat die Fähigkeit, diese Wirkung im Körper zu entfalten, sofern dieser auf den Reiz adäquat reagieren kann.

Eine Heilpflanze wie Engelwurz (Angelica archangelica) wird beispielsweise als warm im 3. Grad und trocken im 2. Grad beschrieben – w 3 / t 2. Die Gradeinteilung ist lediglich eine grobe Einschätzung des Wirkungspotenzials einer Heilpflanze – die effektive Wirkung hängt einerseits von der Zubereitung und Anwendung des Heilmittels als auch vom Reaktionsvermögen des Patienten ab. Mohn (Papaver somniferum) resp. seine Zubereitung als Opium wird als kalt im 4. Grad und trocken im 1. Grad beurteilt. Die Kältequalität der Heilpflanze kommt nicht nur in ihrer betäubenden Wirkung, sondern auch in ihrem kühlen Grünton, den schwachen Lebenskräften (gepflückter Mohn verblüht innerhalb von wenigen Stunden) und den mehrheitlich hängenden Pflanzenteilen als Signatur zum Ausdruck.

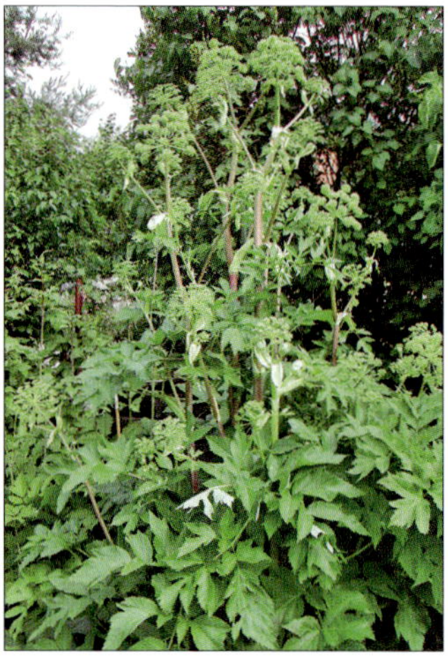

Erzengelwurz (Angelica archangelica)

In der praktischen Anwendung der galenistischen Medizin bedeutete dies, dass eine Krankheit, die beispielsweise im 2. Grad kalt ist, mit einem Mittel behandelt wird, das im 2. Grad warm ist. Dazu muss allerdings bekannt sein, welche Wärme- und Feuchtigkeitsverhältnisse in einer bestimmten Krankheit vorherrschen. Ferner, wie die Qualitäten eines kranken Körperteils von dessen normalerweise vorherrschenden, individuellen Eigenschaften abweichen. Schliesslich muss nach dem Prinzip des Gegenteils ein Heilmittel ausgewählt werden, welches das Ungleichgewicht der Qualitäten wieder auszugleichen vermag.

Eine durch übermässige Beanspruchung verursachte Sehnenscheidenentzündung als hitzige Krankheitserscheinung kann beispielsweise durch einen kühlenden und befeuchtenden Quarkwickel oder eine entzündungshemmende Heilpflanzendroge wie Weidenrinde (Salicis cortex) gelindert werden.

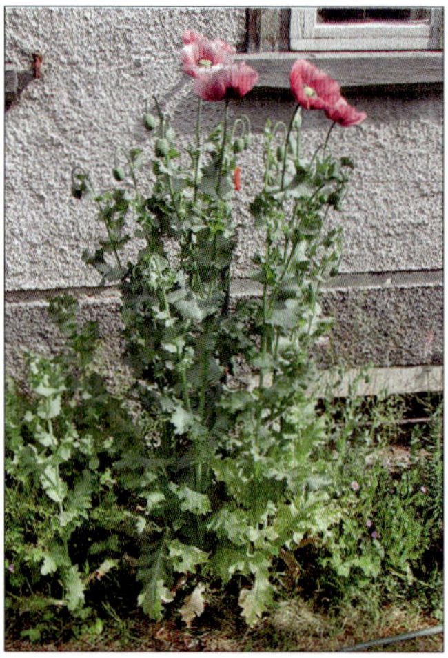

Schlafmohn (Papaver somniferum)

Wärmequalität (bzw. Wärmevermögen)			
Temperatur	**Beispiele**	**Wirkungen**	
heiss	Pfeffer	kreislauf-, durchblutungs- und blutdrucksteigernd atemfrequenzsteigernd schweisstreibend u.a.	↑ ↑ ↑
warm	Ingwer	erwärmend, vertreibt Kälte, lindert Schmerzen, öffnet und reinigt die Gefässe verdünnend, lösend, treibt Urin, Periode, Geburt, Schleim, Auswurf	↑ ↑ ↑
neutral	Spargeln	weder erwärmend noch kühlend	potenziell steigernd **Wärmeprozesse und Dynamik** potenziell hemmend
kühl	Frauenmantel	zusammenziehend, verdickt die Säfte, stillt Flüsse, verdichtet die Haut	↓ ↓ ↓
kalt	Mohn	verlangsamend, dämpfend, verdickend, betäubend, stösst die Säfte zurück	

Feuchtigkeitsqualität (bzw. Feuchtigkeitsvermögen)			
Feuchtigkeit	**Beispiele**	**Wirkungen**	
feucht	Eibisch	verflüssigend, befeuchtend, nährend erweichend, erschlaffend, erweiternd	↑ ↑ ↑
neutral	Pestwurz	weder feucht noch trocken	potenziell steigernd **Feuchtigkeitsprozesse** potenziell hemmend
trocken	Rosmarin	wärmend, verringert die Elastizität und das nährende Prinzip	↓ ↓ ↓

Die folgende Übersicht über einige Heilpflanzen zeigt, wie sich diese in ihren Primärqualitäten und damit auch in der Intensität ihrer Wirkungen unterscheiden.

Die angegebenen Wärme- und Feuchtigkeitsgrade stammen aus der alten und neueren Fachliteratur. Oft ist dabei nicht klar, ob die frische oder getrocknete Pflanze, welche Pflanzenteile und welche Zubereitungsformen zur Qualitätsbestimmung benutzt wurden. In diesem Sinne sind die Werte primär als grobe Arbeitsgrundlage zu betrachten:

Wärmequalität aktive Energie, Dynamik			
Beispiele	warm	trocken	feucht
Thymian	3	3	
Engelwurz	2	2–3	
Wacholder	3	1	
Ingwer	3		1
Wermut	1–2	3	
Ringelblume	2	2–3	
Blutwurz	0–1	3	
Frauenmantel	0–1	2-3	
Odermennig	0	2	
Süssholz	0		1
	kalt		
Flohsame	1		1
Eiche	1	3–4	
Weide	1–2	1–2	
Melone	2		1–2
Bilsenkraut	3–4	1–2	
Salat	3–4		2–3

Feuchtigkeitsqualität Reserveenergie, Materie			
Beispiele	feucht	warm	kalt
Salat	2–3		3–4
Eibisch	2		2
Ingwer	1	3	
Flohsame	1		1
Süssholz	1	0	
Pestwurz	0		0–1
	trocken		
Bilsenkraut	1–2		3–4
Gundelrebe	2	2	
Ringelblume	2–3	2	
Frauenmantel	2–3	0–1	
Wermut	3	1-2	
Eiche	3–4		1
Knoblauch	4	4	

In dieser qualitativen Betrachtung stellen Heilpflanzen kein «aktives» Wirkprinzip dar, welches im Organismus eine bestimmte Wirkung «erzwingen» kann. Vielmehr wird die Pflanzenwirkung – besser gesagt, ihr Wirkungsvermögen – als spezifischer Reiz verstanden, welcher entsprechende Reaktionen des Organismus auszulösen vermag. Konkret bedeutet das, dass eine warme Pflanze nicht aktiv Wärme in den Organismus einbringt, sondern dass sie als spezifischer Stimulus eine gesteigerte Wärmeproduktion des Körpers in Gang setzt.

Analog dazu bewirkt eine trockene Pflanze als Reizreaktion eine forcierte Ausscheidung von Feuchtigkeit, wodurch der Organismus qualitativ trockener wird. Die Stärke der Reaktion hängt einerseits vom Grad der Qualitäten einer angewendeten Pflanze ab. Andererseits aber wird sie massgeblich durch das individuelle Reaktionsvermögen des betreffenden Menschen geprägt, welches wiederum auf dessen konstitutioneller Situation und der aktuellen Krankheitssituation basiert. So kann beispielsweise eine warme Heilpflanze bei einem Menschen mit wärmebetonter Konstitution deutlich stärker wärmeaktivierend wirken als bei einer kühlen Konstitution.

Diese individuelle Reaktionsweise auf Arzneimittelreize ist eine weitere Erklärung für die teilweise sehr unterschiedliche qualitative Beurteilung von Heilpflanzen in der traditionellen Literatur.

Sekundäre Qualitäten

Diese zweite Gruppe von Eigenschaften wird mit den menschlichen Sinnen wahrgenommen, dabei unterscheidet man traditionell neun verschiedene Geschmacksrichtungen und die Festigkeiten «dick, mittel und dünn». Der Geschmack einer Pflanze oder eines Nahrungsmittels ist ein wichtiges Werkzeug, um das Wirkungsvermögen zu ermitteln.

Geschmacksqualitäten		
Geschmack	**Pflanzenbeispiele**	**Wirkung**
süss	Kastanie, Dattel, Honig	beruhigend, verlangsamend, stärkend, leicht wärmend, schmerzstillend, nährend, kochungsfördernd
scharf	Senf, Knoblauch, Thymian	kräftig wärmend, aktivierend und beschleunigend, zerteilend, durchdringend, öffnend und reinigend, wurmtreibend, trocknend äusserlich: lockernd, verflüssigend, unter Umständen blasenerzeugend
salzig	Algen, Flechten, Schachtelhalm	erweichend, nagend, durchdringend, reinigend, fäulnishindernd, austrocknend
sauer	Essig, Sauerampfer, Heidelbeere	zusammenziehend, kühlend, festigend, hitzemindernd, flüssezurückstossend äusserlich: stark adstringierend
bitter	Enzian, Wermut, Schafgarbe	leicht wärmend, anregend, verdauungsanregend, entgiftend, reinigend, gefässöffnend, austrocknend
herb	unreife Früchte, Blutwurz, Eiche	leicht zusammenziehend, aufrauend, kühlend, flüssestillend
widerlich herb	Gallapfel	unangenehmer als herber Geschmack, stärker zusammenziehend, austrocknend, abkühlend, verdichtend, verengend
fett	Lein, Olive, Mandel	ausgeglichene Wärme, geschmeidige Qualität, befeuchtend, nährend, erweichend und erschlaffend
geschmacklos	Getreidestärke, gewisse Salate	verstopfend, glättend und klebend, eher kühlend, wässrig

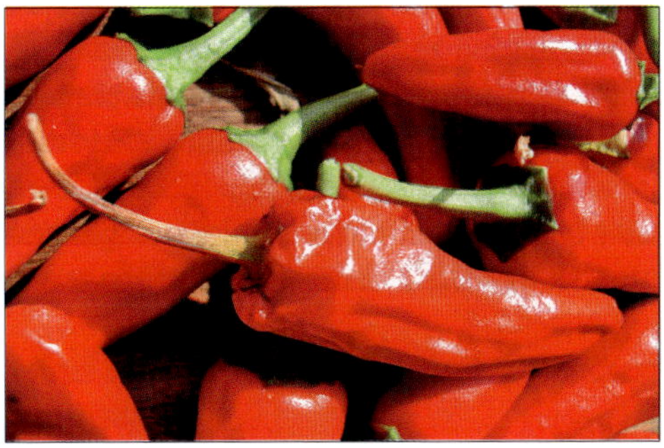

Chilischoten (Capsicum sp.) sind warm und trocken im 4. Grad, schmecken sehr scharf und wirken wärmend, öffnend, aktivierend und reinigend.

Festigkeitsqualitäten
Dünne und warme Heilpflanzen wie Anis (Pimpinella anisum) wirken öffnend, lösend und zerteilend. Sie verdünnen dicke Säfte im Körper und steigern die Ausscheidungen von Flüssigkeiten.
Dünne und kalte Heilpflanzen wie Hamamelis (Hamamelis virginiana) wirken trocknend und zusammenziehend.
Dicke Heilpflanzen wie Beinwell (Symphytum officinale) dringen nicht so tief in den Körper ein und wirken glättend, verdichtend und verklebend.

Tertiäre, okkulte Qualitäten

Diese Eigenschaften lassen sich nicht direkt sensorisch herleiten, sondern sind erst therapeutisch nach einer gewissen Anwendungsdauer erfassbar.

Tertiäre Qualität	Pflanzenbeispiele	Wirkungen
stärkend	Schachtelhalm	gewebestärkend
stopfend	Eiche	zusammenziehend
anregend	Rosmarin	kreislaufsteigernd, wärmend u.a.
beruhigend	Lavendel	krampflösend, entspannend
herzstärkend	Weissdorn	unterstützt die Herzdurchblutung und steigert die Kontraktionskraft
milchbildend	Fenchel	appetitanregende, verdauungsfördernde Wirkung auf den Säugling

Humorale Tendenzen der chemischen Wirkstoffgruppen

Auch wenn sich die traditionelle Pflanzenbeurteilung sehr von der heutigen unterscheidet, lassen sich doch gewisse Übereinstimmungen finden. Beispielsweise sind in einer Einteilung von Heilpflanzen nach ihren Primärqualitäten die Wirkstoffgruppen als Häufungen der zugehörigen Heilpflanzen deutlich ersichtlich. Das moderne Wissen über Wirkstoffe und Pharmakologie einfach zu ignorieren, ist nicht erstrebenswert. Vielmehr gilt es die traditionelle Heilkunde ins Heute zu überführen und mit den neuen Erkenntnissen zu verknüpfen.

Grobe Qualitätstendenzen der Wirkstoffgruppen

Ätherische Öle	Ae
Senföle	Sö
Bitterstoffe	Bs
Gerbstoffe	Gs
Flavonoide	Fl
Saponine	Sa
Schleimstoffe	Schl
Kieselsäure	Ks
Alkaloide	Al (1 und 2)
Salicin	Sal
Fette Öle	Fö

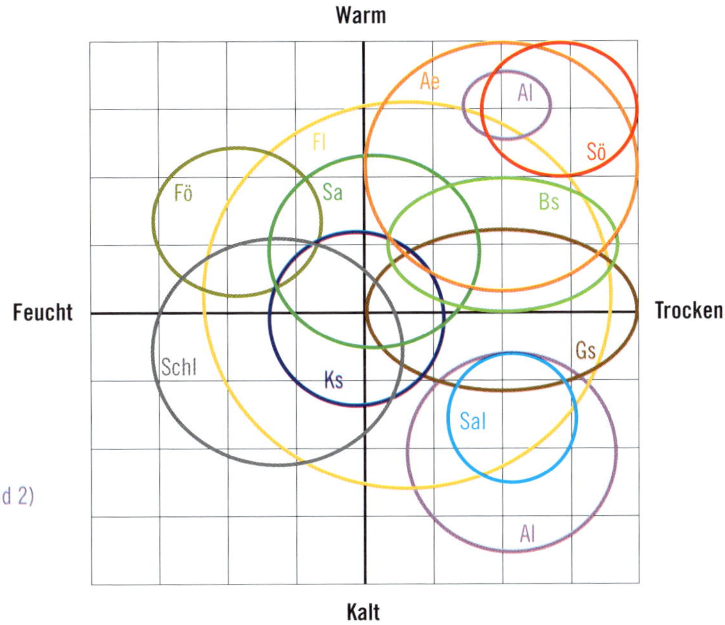

In Bezug zu den Primärqualitäten lassen die Wirkstoffgruppen folgende Tendenzen erkennen:

Gerbstoffe:	leicht kühlend bis schwach wärmend, primär austrocknend
Kieselsäure:	kühlend – neutral, teilweise befeuchtend
Bitterstoffe:	leicht wärmend (steigern die physiologische Wärme) – je nach Betrachtung auch kühlend, da sie hitzige Schärfen aus dem Leber-Gallen-System in den Darm und zur Ausscheidung bringen. Im Endeffekt kühlen sie also pathologische Hitze und regulieren auf diese Weise die Wärmebildung, austrocknend
Saponine:	leicht wärmend, verflüssigend
Senföle:	stark wärmend, trocknend
Salicylsäure:	kühlend
fette Öle:	warm und feucht
Schleimstoffe:	kühlend, befeuchtend
Ätherische Öle:	meist wärmend (Minze, Lavendel wirken allerdings äusserlich kühlend), trocknend

Im Denken der modernen Phytotherapie ist alleinig der Wirkstoff und seine Dosierung bestimmend für eine Heilwirkung. Das individuelle Reaktionsvermögen des Patienten auf den Heilreiz und die Reizstärke, welches für die TEN von grosser Bedeutung ist, wird dabei ausgeklammert.

Humorale Qualitätsbestimmung von Heilpflanzen

Nicht immer sind die humoralmedizinischen Qualitäten direkt und deutlich an der Pflanze «ablesbar» – oft werden sie sogar erst aus der Interaktion zwischen Patient und Pflanze definitiv erkennbar. Die Zwiebel (Allium cepa) beispielsweise fühlt sich erst kühl an, führt aber relativ schnell zu Wärmegefühlen bis hin zu Hautrötungen.

Vergleicht man die beschriebenen humoralen Beurteilungen von Heilpflanzen in der spärlichen Literatur, trifft man auf wenig Übereinstimmung, sehr häufig sogar auf direkte Widersprüche. Dies kann verschiedene Gründe haben.

Einerseits bestehen unterschiedliche Auffassungen über die humoralen Qualitäten: Beispielsweise wird Löwenzahn (Taraxacum officinale) in einigen Quellen als warm im 2. Grade bezeichnet in anderen als kühl im 2. Grade. Beide Ansichten sind nachvollziehbar. Die Wärme des Löwenzahns regt den Stoffwechsel an und «öffnet» die Leber. Diese Aktivierung ist nur über die wärmende Qualität der Pflanze erklärbar. Andererseits führt dies dazu, dass die Hitze des Leber-Gallen-Systems über den Darm abgeführt («dämpft gelbgallige Hitze») und ausgeschieden werden kann. Der Endeffekt ist eine Regulation der Wärmebildung, woraus sich unter Umständen eine kühlende Wirkung ableiten lässt. Der Autor selbst bevorzugt eine Heilpflanzenbeurteilung, bei welcher die im Körper ausgelösten Prozesse und nicht die möglicherweise resultierenden Endeffekte beurteilt werden.

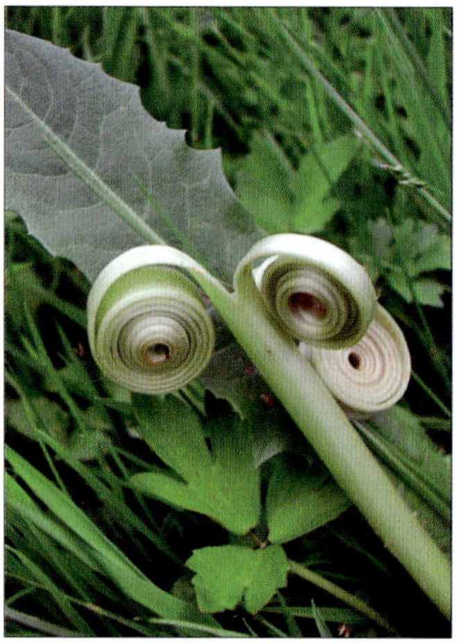
Ein aufgerissener und eingerollter Stängel des Löwenzahns bringt dessen aktivierendes Prinzip auch bildlich zum Ausdruck.

Ferner kann auch die Verwendung verschiedener Pflanzenteile eine Erklärung für unterschiedliche Werte liefern. Die bitter-scharfe Blattrinde der Aloe (Aloe vera) beispielsweise besitzt stark wärmende und austrocknende Qualitäten, was sich in ihrer abführenden Wirkung niederschlägt. Das Blattgel derselben Pflanze entfaltet jedoch kühlende und befeuchtende Wirkung.

Ebenso können verschiedene Zubereitungs- und Darreichungsformen die Qualität einer Heilpflanze beeinflussen. Ein alkoholischer Auszug einer Droge ist um 1–2°C wärmer als ein Wasserauszug derselben.

Nicht zu unterschätzen sind auch die unterschiedlichen Konstitutionen der Prüfenden, die sich automatisch als Ausgangsnorm für die Beurteilung betrachten. So sind Frauen beispielsweise qualitativ kühler und feuchter als Männer. Ältere Menschen sind eher von trockener Natur als jüngere Prüfer. Ebenso beeinflussen weitere Faktoren wie Tages- und Jahreszeit der Pflanzenbeurteilung, Klimazone etc. die Wirkung und Qualitäten.

Die Festlegung der Werte prägen ausserdem folgende Faktoren mit:

- Standort: Wasserpflanzen sind tendenziell eher kühl, z.B. Weide (Salix sp.),
- Vegetationsrhythmus: winterblühende Pflanzen besitzen eher wärmende Qualitäten, z.B. Christrose (Helleborus niger)
- Signaturen: Aussehen und Farbe, je röter die Traube, desto wärmer ist sie

Ausschlaggebend ist schlussendlich immer die Beobachtung und Auswertung der therapeutischen Anwendung. Dabei entsteht durch die Anwendung an Patienten verschiedenen Alters, Geschlechts und unterschiedlicher konstitutioneller Hintergründe mit der Zeit ein breites Erfahrungswissen.

An dieser Stelle soll betont werden, dass eine unreflektierte Übernahme der antiken und mittelalterlichen Heilpflanzenqualitäten nicht sinnvoll ist. Einerseits lassen sich bereits in alten Quellen häufig widersprüchliche Beurteilungen der humoralen Wirkungsvermögen finden. Andererseits sind Gesundheit, menschliche Konstitution und Reizempfindlichkeit keine fixen Konstanten. Sie sind vielmehr abhängig von unterschiedlichsten Faktoren wie Zeitgeist, Klima, sozialen Aspekten u.a.. Die Humoralmedizin hat sich über die Jahrhunderte und Jahrtausende immer wieder gewandelt und angepasst.

Eine wichtige Aufgabe unserer Zeit ist es daher, das humoralmedizinische Wissen an die Bedürfnisse unserer Zeit anzugleichen. Auf die Heilpflanzenqualitäten bezogen, bedingt dies eine Überprüfung und eventuelle Neubeurteilung vieler Heilpflanzen nach heutigen Kriterien. Bei der Sichtung der überlieferten Heilpflanzenqualitäten erstaunt beispielsweise die grosse Menge an wärmenden und trocknenden Heilpflanzen – befeuchtende und kühlende Qualitäten sind eher rar.

Das feucht-kalte Wetter unserer Klimazone war als pathogener Faktor für unsere Vorfahren viel existenzieller als es für uns heutige Menschen ist. Geheizte Räumlichkeiten, verändertes Essverhalten und ein komplett andersartiger Lebensstil sind nur einige Beispiele für veränderte Grundvoraussetzungen, welche in unserer Zeit auch für die Anwendung von Heilpflanzen bestimmend sind. Therapeuten stehen heute nicht selten vor der Aufgabe, das physiologische Feuchtigkeitsprinzip von Patienten zu unterstützen oder aufzubauen, obwohl häufig unphysiologische Feuchtigkeit im Übermass vorhanden ist.

Eine zeitgemässe Beurteilung der Heilpflanzen fordert daher ein flexibles und offenes Denken und Wahrnehmungs- und Experimentierfreudigkeit in der praktischen Anwendung.

Die Bedeutung der humoralen Qualitätsbestimmung

Die Bestimmung der Heilpflanzen nach humoralmedizinischen Qualitäten ist – geschichtlich gesehen – einer der ersten Klassifizierungsversuche von Heilmitteln. Dass diese Beurteilungen heutigen wissenschaftlichen Ansprüchen nicht gerecht werden können, ist naheliegend. Eine nach humoralen Kriterien erstellte Vergleichsübersicht der Heilpflanzenqualitäten ermöglicht aber eine spezifischere und individuellere Anwendung.

Die folgende Übersicht über einige wenige Heilpflanzen, welche in der Behandlung von Atemwegserkrankungen eine Rolle spielen, zeigt deutlich, wie unterschiedlich die Beurteilung ihrer Primärqualitäten ausfällt. Ebenso klar ersichtlich wird ihre Zweiteilung in eine wärmend-trocknende und eine eher kühlend-befeuchtende Gruppe. Sie entsprechen dem entweder kühl-feuchten oder entzündlich-hitzigen Charakter vieler Atemwegserkrankungen.

Je nach konstitutioneller Ausgangslage und den Qualitäten einer vorliegenden Erkrankung kann aufgrund dieser Beurteilung eine auf die Bedürfnisse des Patienten zugeschnittene Heilmittelauswahl getroffen werden.

Ist ein Patient mit Verschleimung der Atemwege eher kühler und feuchter Natur, so lindern kräftig wärmende und trocknende Heilpflanzen nicht nur seine Krankheitssymptome, sondern optimieren auch seinen konstitutionellen Mangel an Lebenswärme. Ist ein Patient mit gleicher klinischer Symptomatik aber hitziger Natur, lindern dieselben Heilpflanzen unter Umständen die Verschleimung seiner Atemwege – gleichzeitig wird aber seine konstitutionelle Schwäche verstärkt, was sich z.B. in vermehrt auftretenden Hitzesymptomen (z.B. Hautausschlag, Entzündungen) manifestieren kann. Für letzteren Patienten müssten Heilpflanzen mit weniger hitzigen Qualitäten ausgewählt oder Rezepturen in korrigierender Zusammensetzung erstellt werden. Optimalerweise werden dabei eher oberflächlich wirksame Anwendungsformen wie Wickel, Kompressen oder Salben gewählt.

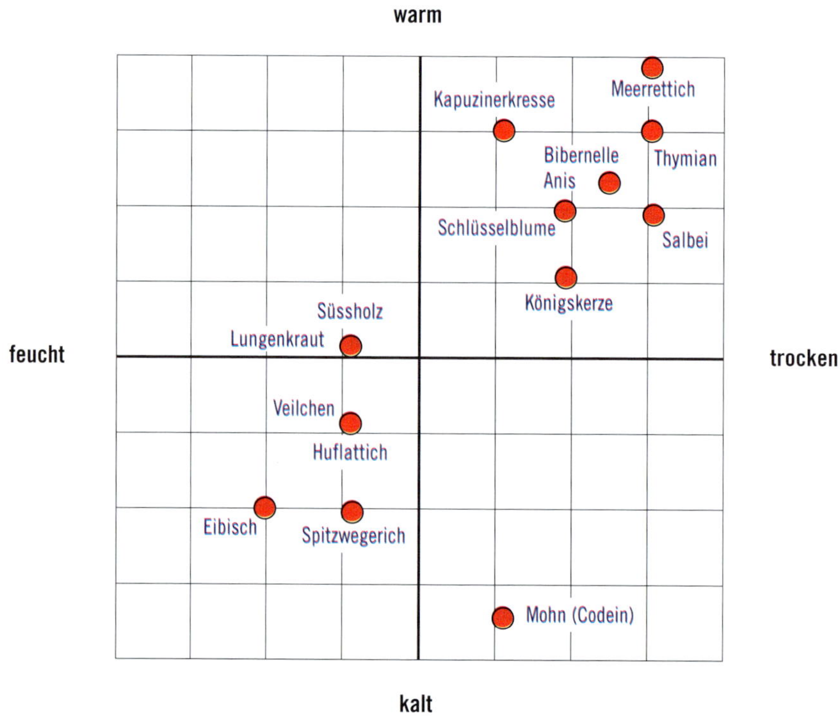

Vergleich der humoralen Qualitäten einiger Atemwegspflanzen

Die Integration der humoralen Denk- und Arbeitsweise in eine moderne Heilpflanzenkunde fördert ein tiefgreifendes Erfassen der Pflanzen mit allen Sinnen, welche weit über die heute übliche Reduktion auf Wirkstoffe und Wirkmechanismen hinausgeht.

Modifizierung der Qualitäten

Bei der qualitativen Beurteilung von Heilpflanzen spielen, wie erwähnt, auch Zubereitungsart, Darreichungsform und Anwendungsort eine Rolle:

Ernte

Beispielsweise ist Erntegut aus warmen Gegenden hitziger und schärfer, aus feuchten hingegen milder und kühler.

Zubereitung

- Die Qualitäten kalter und feuchter Heilpflanzen werden durch Dörren abgeschwächt, die Qualitäten warmer und trockener dagegen erhöht.
- Wein- und Alkoholauszüge sind wärmer als Teezubereitungen. Der Alkohol hat zwar bekanntlich einen kühlenden Ersteffekt, wirkt aber sekundär stark wärmend (daher z.B. die Nebenwirkung des Nachbrandes).
- Fette und Öle entfalten ihre Wirkung oberflächlicher, sie umhüllen, nähren und wärmen.

Anwendungsform

Jede einzelne Anwendungsform besitzt ihre eigenen Qualitäten, beispielsweise sind:

- Wickel: feucht, warm oder kalt
- Bäder: feucht, warm oder kalt
- Sandbäder: trocken, warm
- Räucherungen: trocken, warm
- Inhalationen: feucht, warm

Flüssige Arzneimittelformen dringen tiefer ein als festere (z.B. Pulver) und sind geeignet für dichte, tiefliegende Körpergewebe. Alkoholische Zubereitungen wie Tinkturen bewirken eine schnelle und tiefergreifende Verteilung der Arznei.

Äusserliche Anwendungen entfalten eine eher oberflächliche und lokale Wirkung. Sie erwärmen, lockern und können die Symptomatik über die Oberfläche ableiten. Öle wärmen und befeuchten Haut und Schleimhaut, ermöglichen aber keine schnelle und tiefe Verteilung.

Der Säftebezug von Heilpflanzen (Beispiele)

Sanguisbezug der Heilpflanzen

Kochung- und verdauungsfördernde Pflanzen wie Kalmus (Acorus calamus) stärken das Sanguisprinzip, ebenso durchblutungsfördernde, wärmende Pflanzen wie Rosmarin (Rosmarinus officinalis, neu: Salvia rosmarinus). Durch ihre wärmende Qualität fördert die Brennnessel (Urtica dioica) die Kochung und damit die Bildung von Sanguis. Arnika (Arnica montana) wirkt wärmend und tonisierend auf die Gefässe und das Herz. Engel-

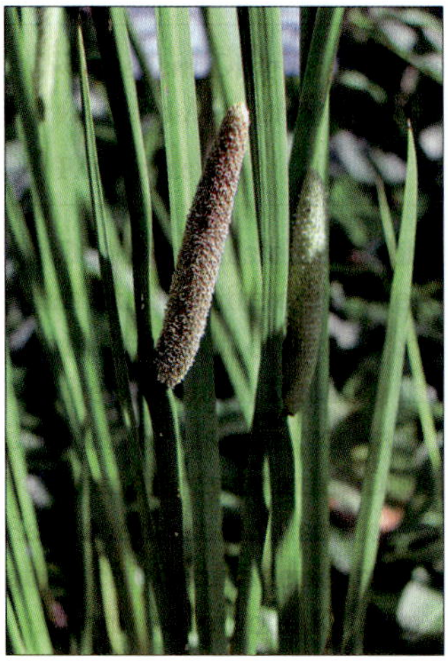

fördert die Sanguisbildung: Kalmus (Acorus calamus)

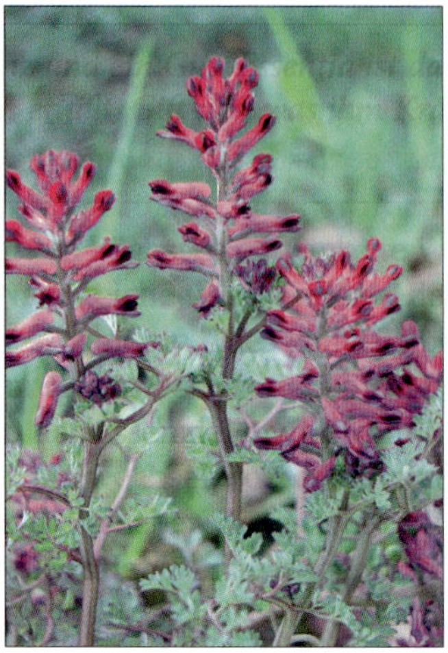

mindert Schwarzgalle: Erdrauch (Fumaria officinalis)

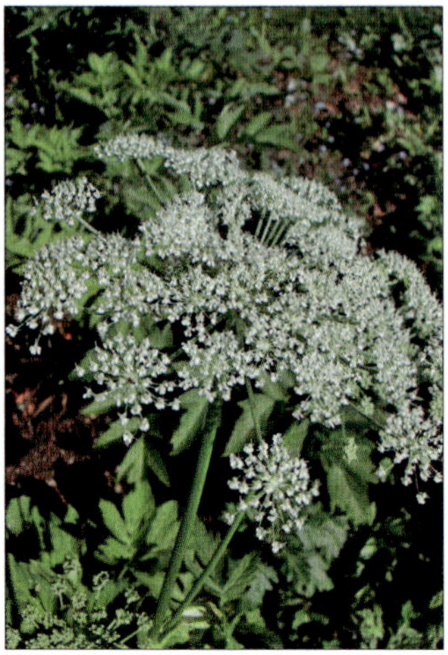

zerteilt Phlegma: Meisterwurz (Peucedanum ostruthium)

wurz (Angelica archangelica) erwärmt den Magen, die Atemfunktion, die Leber und die Gebärmutter.

Schmerzlindernde, entzündungshemmende und kühlende Heilmittel wie Weidenrinde (Salicis cortex) dämpfen überschiessende Hitze des Sanguis, ebenso spasmolytische, blutstillende, fieberregulierende Pflanzen. Befeuchtende Pflanzen wie Eibisch (Althaea officinalis) schützen hingegen vor schädigenden Auswirkungen und nähren die Schleimhäute.

Cholerabezug der Heilpflanzen

Heilpflanzen, wie die saure Berberitze (Berberis vulgaris), vermindern cholerische Schärfen durch ihre Ableitung. In ähnlicher Weise wirken schmerzstillende, fiebersenkende wie die Weide (Salix alba) oder juckreizstillende wie das Labkraut (Galium verum). Süssholz (Glycyrrhiza glabra) befeuchtet und lindert so die Trockenheit, welche infolge der gelbgalligen Hitze entsteht.

Leberregulierende Bitterpflanzen wie Löwenzahn (Taraxacum officinale) führen zu einer Anregung und Entkrampfung des Organs und erlauben so, die gelbgallige Hitze in den Darm zu leiten und auszuscheiden. Stoffwechselregulierende Pflanzen wie Erdrauch (Fumaria officinalis) optimieren die Kochung, verhindern die Bildung pathologischer Säfte und fördern deren Ausscheidung.

Phlegmabezug der Heilpflanzen

Schleimstoffpflanzen wie Malve (Malva silvestris) oder Eibisch (Althaea officinalis) wirken schützend und befeuchtend auf die Schleimhäute, wenn diese durch entzündliche Hitze, Stress oder Medikamente (z.B. Chemotherapie) geschädigt werden.

Viel häufiger gilt es jedoch kaltes Phlegma zu erwärmen, in dem die Kochungen gefördert und die Bauchorgane erwärmt werden, z.B. durch Fenchel (Foeniculum vulgare) oder Meisterwurz (Peucedanum ostruthium). Andere wärmende Pflanzendrogen wie Holunderblüten (Sambuci flos) öffnen und leiten kaltes oder mit gelbgalligen Schärfen verunreinigtes Phlegma aus.

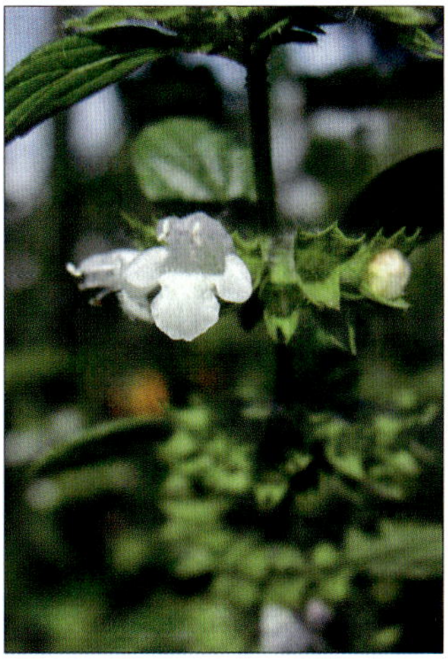

Melisse (Melissa officinalis) beruhigt und erheitert.

Melancholerabezug der Heilpflanzen

Der schwarzgallige Mangel an Wärme und Feuchtigkeit verlangt nach aktivierenden, tonisierenden und stärkenden Heilmitteln wie Ingwer (Zingiber officinale). Gleichsinnig wirken Milzmittel wie Erdrauch (Fumaria officinalis), Faulbaum (Frangula alnus) oder Hirschzungenfarn (Scolopendrium vulgare), welche zusätzlich die Ausscheidung von Melancholera anregen, ebenso aufhellende Heilpflanzen wie die Melisse (Melissa officinalis).

Therapiegrundsätze

In der Heilpflanzenkunde wird fast ausschliesslich gegensinnig nach dem Contraria-Prinzip therapiert – so werden Kälteerscheinungen mit im gleichem Masse wärmenden Pflanzen behandelt und Hitzezustände (z.B. Entzündungen) gekühlt. Feuchte Mischungsstörungen verlangen nach trocknenden Therapieansätzen und umgekehrt.

Dem Wesen der TEN entsprechend ist ein einzelner Krankheitsbegriff generell kein genügender Ausgangspunkt für eine sinnvolle Therapiewahl. Für deren Wahl bedarf es weiterer wichtiger Informationen, welche den Patienten, seine Krankheitssituation und die Qualitäten der entsprechenden Therapien oder Heilmittel betreffen. Grundsätzlich gibt es drei unterschiedliche, aber ineinandergreifende humorale Therapieansätze, welche auch für die Heilpflanzenkunde tragend sind:

- Säfte bewegen, z.B. durchblutungsfördernde Heilpflanzen wie Ginkgo (Ginkgo biloba)
- Säfte optimieren, z.B. kochungsfördernde Heilpflanzen wie Fenchel (Foeniculum vulgare)
- Säfte ausleiten, z.B. harntreibende Heilpflanzen wie Goldrute (Solidago virgaurea)

Die Behandlung mit pflanzlichen Heilmitteln soll also die Bildung der individuellen Säftemischung unterstützen, soweit diese im physiologischen Rahmen stattfindet. Übermässig vorhandene und pathologische Säfte werden aber aus-/abgeleitet, was ihre Reifung, Lösung und Bewegung voraussetzt. Dies bewerkstelligen vorrangig die klassischen Antidyskratika, welche qualitative und quantitative Säfteentgleisungen auszugleichen vermögen.

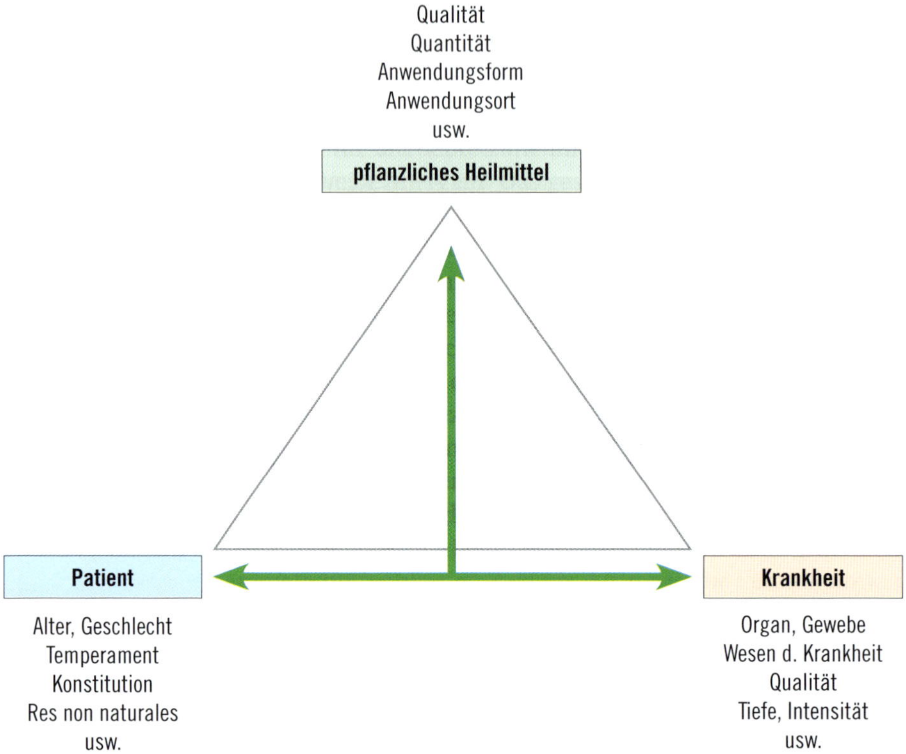

Ein umfassendes Therapiekonzept, wie bereits früher vorgestellt, und die dafür benötigten Informationen sind auch für eine heilpflanzliche Behandlung grundlegend. Ausschlaggebend für die Wirkung eines Mittels ist schlussendlich, wie der Patient mitsamt seiner Krankheit auf diesen Heilreiz reagiert.

Im heutigen Sprachgebrauch sind das hauptsächlich Cholagoga, Laxantien, Aquaretika, Diaphoretika, Expektorantien, Emmenagoga und lymphflussanregende Heilpflanzen. Ihr Einbezug in ein Therapiekonzept ist im Sinne einer Stoffwechselaktivierung und Anregung der Ausscheidung zweckmässig.

Auf die Frage nach den drei wichtigsten Therapieverfahren soll der Kräuterpfarrer Sebastian Kneipp geantwortet haben: «Erstens Entgiftung, zweitens Entgiftung und drittens Entgiftung.»

Kontrolle der humoralmedizinischen Therapieansätze

Eine Kontrolle der Arzneimittelwirkung und damit auch ihrer Qualitäten ist wichtig für eine Therapie- und Verlaufskontrolle. Bei vielen Heilpflanzen ist eine mittel- bis langfristige Einnahme dafür Voraussetzung. Einzelne Pflanzendrogen mit ausgeprägten Qualitäten lassen sich jedoch über ihre Wirkung sehr schnell kontrollieren (z.B. Senfwickel).

Eine diagnostische Nachprüfung kann beispielsweise durch das Verschwinden oder Neuauftreten von Symptomen (z.B. neue und verstärkte Hitzesymptome nach mehrmaliger Heilmitteleinnahme statt Verblassen der bestehenden) oder durch Puls-, Zungen- und Urindiagnose erfolgen. Ebenso können aufgrund spezifischer Wirkungen auf die Gewebe/Organe und den entsprechenden Symptomen und Zeichen, z.B. vermehrte Harnausscheidung durch Birkenblätter (Betulae folium), Rückschlüsse gewonnen werden.

Viel praktische Erfahrung und detailliertes Wissen ist diesbezüglich in den letzten Jahrhunderten verloren gegangen. Um die TEN-spezifischen Techniken sinnvoll anwenden zu können, müssen sie der heutigen Zeit entsprechend eingebettet und vor allem von Praktikern vielfach angewendet und erprobt werden.

Fallbeispiele humorale Heilpflanzenbeurteilung

Die folgenden Fallbeschreibungen sollen ansatzweise einen Einblick in die humorale Beurteilung und Behandlung von Krankheitsfällen geben. Aus diesem Grund sind nur die Erstkonsultationen wiedergegeben – die Verlaufskontrollen und Folgebehandlungen sind an dieser Stelle nicht aufgeführt. Ebenso wurden einige «Seitenaspekte» der Krankheitsgeschichte der Übersichtlichkeit wegen weggelassen.

Mann, 21 Jahre

Der aktuelle Konsultationsgrund ist ein anhaltender Reizhusten, der jetzt bereits seit fast einem Jahr besteht. Die trockenen und kratzenden Symptome treten jeweils nach dem Aufstehen auf und haben sich im Sommer verschlimmert. Der Patient möchte gerne ein natürliches Mittel gegen seinen chronischen Husten und zeigt anfänglich etwas Widerwille gegen eine gesamtheitliche Betrachtung seiner gesundheitlichen Situation. Dabei sticht vor allem seine Verdauungssituation hervor: Seit Jahren leidet der junge Mann an einer empfindlichen Verdauung, nachts erwacht er regelmässig mit Sodbrennen und isst zur Linderung etwas Kleines oder einige Bissen Brot. Der Patient hat grosse Lust auf Fleisch und gut gewürzte Speisen, obwohl er dieses schlecht verträgt, ebenso Gegrilltes oder Frittiertes. Überhaupt ist sein Appetit gross. Neben Sodbrennen und Magenschmerzen bestehen gelegentlich auch Krämpfe im Darm.
Er ist von sportlicher Statur, trainiert wöchentlich mehrmals Leistungssport und möchte, wenn es zeitlich drin liegt, auch noch gerne mehr trainieren. Beruflich ist er in einer Bäckerei tätig, was für ihn auch viele nächtliche Arbeitsstunden bedeutet. Im Sommer plagen ihn 1–2 mal wöchentlich Kopfschmerzen, bei Stress und Anspannung werden diese stärker. Generell bessern sich seine Beschwerden durch kühles Wetter und regelmässiges Trinken von kühler Flüssigkeit.

Puls: voll, kräftig mit etwas harter Spitze
Zunge: eher rötlich mit einigen geröteten Punkten an der Zungenspitze, trocken, leichter weiss-gelblicher Belag im hinteren Teil des Zungenkörpers

Beurteilung:

Von seiner humoralen Situation her befindet sich der Patient im Übergang vom Sanguiniker zum Choleriker. Wegen seines Arbeitsrhythmus und seines Lebensstils entwickelt er vermehrt Hitze und schädigt sein Feuchtigkeitsprinzip. Diese Entwicklung wird auch an seinem Arbeitsplatz in einer Bäckerei zusätzlich gefördert, ebenso durch sein regelmässiges Leistungstraining.

Seine humorale Situation kommt als Schleimhautthematik in den Atmungs- und in den Verdauungsorganen zum Ausdruck. Im Gegensatz zur schulmedizinischen Interpretation handelt es sich dabei nicht um verschiedene Beschwerden und Krankheiten, sondern nur um unterschiedliche «Austragungsorte» der bestehenden konstitutionellen Grundproblematik.

Therapeutische Ziele:

- Die pathologische Hitze durch die Ableitung gelbgalliger Schärfen zu senken, ohne die bereits suboptimale Kochung weiter zu schwächen.
- Die Feuchtigkeit zu stützen, dies vor allem indem die Schleimhäute und die Verdauungsfunktion unterstützt werden.

Aus diätetischer Sicht ist es wichtig, die pathogenen Hitzeprozesse nicht noch weiter anzuregen, wie das bei regelmässigem Leistungssport geschieht. Gegen gemässigtes Trainieren, entspannende körperliche Übungen wie Tai-Chi oder auch Schwimmen ist nichts einzuwenden. Von grösster Bedeutung ist ein möglichst gesundes Mass an Schlaf.

Hitzige Nahrung wie scharfe Gewürze, Gegrilltes und Frittiertes gilt es zu meiden. Rohkost und Obst in gemässigten Mengen wirken kühlend – hochwertige Öle, Suppen oder Honig befeuchtend.

Heilpflanzlich können Schleimstoffe den gereizten, ausgetrockneten Schleimhäuten etwas Linderung verschaffen, allerdings in Kombination mit milden Bitterstoffdrogen, welche die Kochung optimieren.

Eine mögliche Teerezeptur wäre:

	Tee		**Wirkung**	**humorale Qualitäten**
Rp.	Löwenzahnwurzel	30g	verdauungsfördernd	leitet gelbgallige Hitze ab
	Kümmelfrüchte	20g	karminativ	wärmend, kochungsfördernd
	Fenchelfrüchte	20g	karminativ	wärmend, kochungsfördernd
	Malvenblätter	20g	schleimhautschützend	feucht, nährt die Schleimhäute
	Süssholzwurzel	10g	schleimhautschützend	feucht, nährt die Schleimhäute
1-2 Teelöffel pro Tasse Wasser mit kochendem Wasser übergiessen, 10min ziehen lassen, 5 Tassen täglich zwischen den Mahlzeiten, 4-6 Wochen lang schluckweise einnehmen				

Oder Tinktur, falls der Tee nicht erwünscht ist – allerdings wirkt Alkohl trocknend und fördert die Hitze.				
Rp.	Löwenzahn	15ml	verdauungsfördernd	leitet gelbgallige Hitze ab
	Kümmel	15ml	karminativ	wärmend, kochungsfördernd
	Eibisch	10ml	schleimhautschützend	feucht, nährt die Schleimhäute
	Süssholz	10ml	schleimhautschützend	feucht, nährt die Schleimhäute
3-4 x täglich 25 Tropfen mit einem Glas Wasser einnehmen oder die ganze Tagesration 75-100 Tropfen in eine 1,5 l Flasche stillen Wassers geben und diese während des Tages trinken.				

Eine passende Zubereitung findet sich auch in Ursel Bührings «Praxis-Lehrbuch der modernen Heilpflanzenkunde»: *Kü-Ka-Lei-Wa (Kümmel-Kartoffel-Leinsamen-Wasser)*

Je 1–2 Esslöffel Kümmel und Leinsamen werden mit 500g Kartoffeln und 1 Liter Wasser ca. 20 Minuten aufgekocht. Die abgesiebte Flüssigkeit kann in eine Thermoskanne abgefüllt werden. Sie wird über den Tag verteilt getrunken, als Erstes morgens auf nüchternen Magen und abends als Letztes vor dem Zubettgehen.

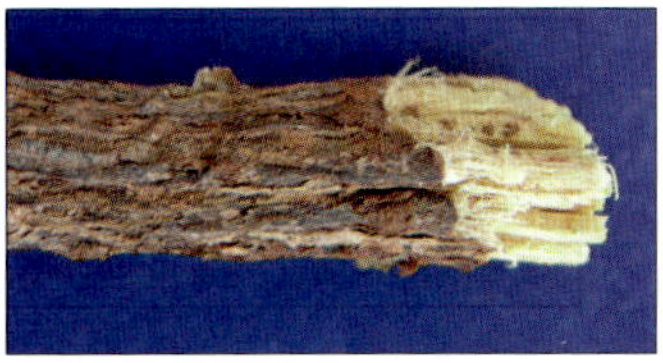

Süssholz (Glycyrrhiza glabra) ist nicht nur ein geschmacksverbesserndes Mittel in Rezepturen, sondern korrigiert häufig auch deren Trockenheit.

Mädchen, 10 Jahre

Bei der Konsultation bestehen akute Ohrenschmerzen, eine Entzündung der oberen Atemwege und starker Schnupfen. Die Lymphknoten des Mädchens sind druckdolent und leicht vergrössert, ebenso die Gaumenmandeln. Das Kind atmet durch den Mund, ist von bleichem Teint und eher übergewichtiger Statur. Die Mutter ist um ihre Tochter besorgt und befürchtet ein Wiederaufflackern der schon mehrmals durchgemachten Mittelohrentzündungen und Pseudokrupp-Anfälle.

Das Kind weist eine beachtliche Krankheitsbiografie auf: Die Geburt wurde mit einem Not-Kaiserschnitt durchgeführt. Im Alter von 8 Monaten machte es einen Fieberkrampf durch, Wochen später eine Blasen- und darauffolgend eine Nierenbeckenentzündung, welche mit Antibiotika behandelt wurde.

In den ersten drei Lebensjahren folgten nochmals vier Blasenentzündungen. Nachdem das Mädchen aber trocken wurde, fielen die Entzündungen allmählich weg. Im Alter von 4 Jahren wurde erstmals eine chronische Bronchitis diagnostiziert. Etwas später der erste Pseudokrupp-Anfall, welcher mit Cortison, Schmerzmedikamenten und Mukolytika behandelt wurde. Seither ergaben sich noch zwei weitere Pseudokrupp Anfälle. Die Patientin leidet wiederkehrend unter Soor, eitriger Angina und akuter Mittelohrentzündung.

Als Kleinkind war die Entwicklung verzögert – spätes Zahnen und eine verschobene Einschulung passen dazu. Das Mädchen ist von schüchterner Natur. Es isst wenig und ist manchmal regelrecht appetitlos – trotzdem verliert es nicht an Gewicht. Es besteht

wenig Durst, allenfalls trinkt es morgens und abends ein grosses Glas kalte Milch mit Schokoladenpulver.
Mehrmals monatlich ist der Stuhl eher weich, ab und zu besteht sogar Durchfall.

Puls: weich und langsam mit runder Pulsspitze
Zunge: grosser Zungenkörper mit seitlichen Zahneindrücken, feucht, bleiche Farbe und kräftiger, weisslicher Belag in der Mitte und im hinteren Teil der Zunge

Beurteilung:

Es zeigt sich das klassische Bild eines skrofulösen Krankheitsbildes, mit rezidivierenden Entzündungen im Hals-Nasen-Ohren-Bereich und Schleimhautkatarrhen. Erschwerend in der Krankheitsbiografie des Mädchens sind vermutlich auch die Geburtsumstände. Bei einem physiologischen Geburtsvorgang werden die Schleimhäute des Kindes durch die Flora der Mutter erstbesiedelt, was bei Kaiserschnitten nicht der Fall ist. Mit dem heftigen Fieber, welches zum Fieberkrampf geführt hat, versuchte sich der kindliche Organismus vermutlich gegen diese Fehlbesiedlung zu wehren. Da diese Reaktion nicht erfolgreich genug war, haben sich die Austragungsorte der Auseinandersetzung auf die Schleimhaut, das Lymph- und das Abwehrsystem ausgebreitet. Die frühe Beeinträchtigung der Nieren kann ebenfalls als Folge einer Fehlbesiedlung des Darms und der Harnwege betrachtet werden.

Therapeutische Ziele:

- Feuchtigkeit ausleiten
- Kochung optimieren, damit keine pathologischen Feuchtigkeiten mehr entstehen – dazu muss das Wärmeprinzip unterstützt werden.

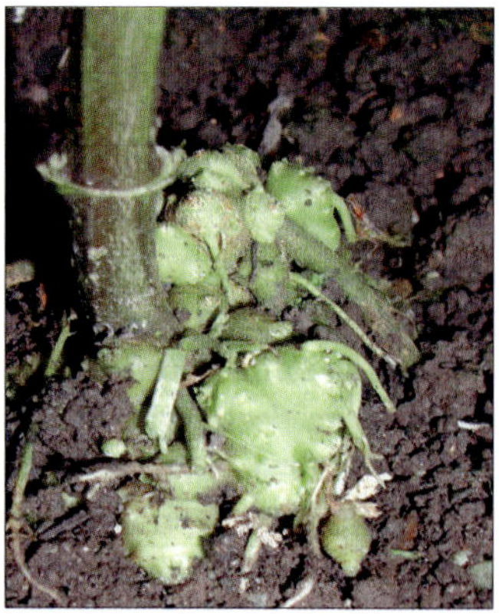

Die knotige Braunwurz (Scrophularia nodosa) zeigt beim Übergang des Stängels in die Wurzel das Bild einer geschwollenen Drüse oder eines Lymphknotens. Diese Signatur machte sie in früheren Zeiten zu einer der wichtigsten antiskrofulösen Heilmittel.

Symptomatisch können mit Gencydo Nasenspray (Weleda) und Aconitum comp. Ohrentropfen (Wala) die Symptome im HNO-Bereich gelindert werden.

Von grosser Bedeutung ist allerdings die Umstellung der Ernährung und Unterstützung der Darmflora. Hier gilt es, durch wärmende Nahrungsmittel, Gewürze und angemessene Zubereitungen die Kochungen und die Umwandlung von rohem Phlegma zu unterstützen. Dabei ist es sinnvoll, mindestens zwei warme Mahlzeiten, ev. sogar ein warm zubereitetes Frühstück, z.B. Porridge mit etwas Zimt oder Honig, in den täglichen Menüplan einzubauen. Kühlende und befeuchtende Nahrungsmittel wie Milchprodukte sollen reduziert und wenn überhaupt, dann in modifizierter Form z.B. als warme Milch mit Honig eingenommen werden.

Ursächlich kann das Lymphsystem durch Fertigarzneimittel wie Lymphdiaral oder auch Geranium robertianum (Ceres/Alcea) unterstützt werden. Ebenso lymphflussfördernd und antiskrofulös wirken folgende Heilpflanzen:

- Knotige Braunwurz (Scrophularia nodosa)
- Steinklee (Melilotus officinalis)
- Walnuss (Juglans regia)
- Kap-Pelargonie (Pelargonium sidoides)

Eine mögliche Teerezeptur wäre:

	Droge		**Wirkung**	**humorale Qualitäten**
Rp.	Kalmusrhizom	15g	karminativ, wärmend	warm, kochungsfördernd
	Schafgarbenkraut	35g	verdauungsfördernd	warm, zirkulationsfördernd
	Goldrutenkraut	20g	nierenstärkend	warm, trocken
	Holunderblüte	15g	abwehrstärkend	zerteilt Schleim, leitet ihn aus
	Steinkleekraut	15g	lymphflussaktivierend	säftebewegend
1 Teelöffel pro Tasse mit kochendem Wasser übergiessen, 5–8 Minuten ziehen lassen, 3 Tassen täglich zwischen den Mahlzeiten über 4–6 Wochen				

Patientin, 40 Jahre

Seit einem Jahr ist sie oft sehr müde, ausserdem hat sie manchmal Schmerzen in Beinen und Füssen, v.a. beim Treppensteigen. Ihre Beine beschreibt sie dabei als kalt und kraftlos. Nach dem Essen muss sich die Frau vor Erschöpfung regelmässig 10 Minuten hinliegen oder kurz schlafen. Ihre Belastung in der Familie (2 Kinder) und eine zusätzliche Teilzeitarbeit bringen die Frau an ihre Grenzen.
Der Blutdruck ist niedrig, gelegentlich wird es ihr schwarz vor den Augen. Ihre Hämoglobin- und Ferritinwerte sind so tief, dass sie bereits mehrmals orale Eisenpräparate und auch Eiseninfusionen von ihrem Arzt verschrieben bekam. Diese brachten jeweils kurz anhaltende Besserung der Müdigkeitszustände.
Vor dem Eintritt der Menstruationsblutung hat sie regelmässig Kopfschmerzen, die früher, als sie noch Kaffee trank, typische Migräneanfälle waren. Manchmal hat sie dabei Nasenbluten. Die Menstruationsblutung dauert ca. 5 Tage und kehrt im 27-tägigen Zyklus wieder, ist schmerzhaft und «klumpig».
Die Patientin ist manchmal sehr durstig, ebenso erwacht sie nachts gelegentlich mit Halsenge und dem Gefühl zu ersticken.

Puls: schwach und etwas träge, leicht unterdrückbar
Zunge: klein, trocken und eher blass – weisser, trockener Belag im hinteren Teil

Beurteilung:
Die Frau leidet, humoral betrachtet, unter einem Mangel an Wärme und Feuchtigkeit – schulmedizinisch gesehen unter einer Anämie.

Aufgrund ihrer Belastung verbraucht sie mehr Energie, als sie aufbauen kann – ihre Ressourcen sind erschöpft. Die Schmerzen in den Beinen sind auf eine Mangelversorgung mit Sauerstoff bei Anstrengung zurückzuführen. Ebenso ist die postprandiale Erschöpfung durch eine Mangelversorgung mit Blut bedingt. Da es an physiologischer Wärme mangelt, ist der Eintritt der monatlichen Blutung erschwert und wird teilweise durch vikariierende Blutungen aus der Nase kompensiert. Der Wärme- und Feuchtigkeitsmangel zeigt sich auch in der Konsistenz der Blutung. Infolge der trockenen Schleimhäute des Halses entsteht auch das Gefühl der Halsenge (eine Hypothyreose wurde ärztlicherseits ausgeschlossen).

Therapieziele:
- Feuchtigkeit fördern und schützen
- Wärme (Marsprinzip) aufbauen

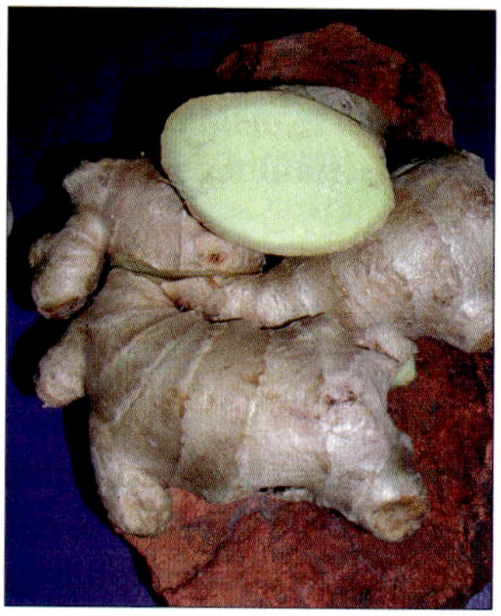

Ingwer (Zingiber officinale) unterstützt die Feuchtigkeit und damit den Substanzaufbau, ohne zu kühlen.

Ein wichtiger Parameter zur Beurteilung der zunehmenden Lebenswärme stellen die Symptome der Monatsblutung dar. Kopfschmerz, Ersatzblutung werden durch die Wärmesteigerung gemindert und die Konsistenz der Blutung wird sich positiv (weniger klumpig) verändern. Als wichtigste Symptome aber sollten die Erschöpfung und Müdigkeit wegfallen oder zumindest schwächer werden.

Betreffend Ernährung sind Suppen, Hirse, Trockenfrüchte, Randen, Hülsenfrüchte, Rahm und Honig zu empfehlen. Ingwer in Speisen und Getränken wärmt und befeuchtet gleichzeitig, ebenso tun dies hochwertige Öle (z.B. Budwig-Ernährung).

Brennnessel in der Wildkräuterküche oder als Säfte stärken das Wärme-/Marsprinzip.

Eine mögliche Teerezeptur wäre:

	Droge		**Wirkung**	**humorale Qualitäten**
Rp.	Brennnesselblätter	30g	stoffwechselanregend	fördert Sanguisbildung
	Schafgarbenkraut	20g	leberanregend	zirkulationsfördernd
	Tausendgüldenkraut	5g	magenstärkend	fördert die Kochung
	Melissenblätter	25g	nervenstärkend	leitet Schwarzgalle aus
	Fenchelfrüchte cont.	20g	verdauungsfördernd	fördert die Kochung
1-2 Teelöffel pro Tasse mit kochendem Wasser übergiessen, 5-8 Minuten ziehen lassen, 4 Tassen täglich ½ Stunde vor den Mahlzeiten, 6-8 Wochen lang – optimalerweise mit einem Stück frischem Ingwer oder etwas Honig angereichert				
	dazu Taigawurztinktur		adaptogen	nährend und aufbauend
3 x täglich 20-25 Tr. in warmem Tee oder Wasser einnehmen				

14.3. Spagyrik

Spagyrische Heilmittel sind heute buchstäblich in aller Munde – in jeder Drogerie oder Apotheke werden diverse spagyrische Medikamente zum Verkauf angeboten. Spagyrik wird dabei von den meisten Menschen mit pflanzlichen oder homöopathischen Tropfen in handlicher Sprühflaschenform gleichgesetzt.

Spagyrik ist jedoch etwas anderes und noch vielmehr: Sie ist eine auf der Grundlage einer Jahrtausende alten alchemistischen Tradition gewachsene Heilkunst und ein wichtiger Bestandteil des dazugehörigen Weltbildes. Damit stellt sie einen bedeutenden Mosaikstein unserer Heiltradition dar und ihre Kenntnis bietet uns die Chance, diese umfassender zu verstehen und unseren Wurzeln näher zu kommen.

«Spagyria ist der Zweig der Alchimie, der sich mit der Heilmittelzubereitung befasst.»

Paracelsus

Der Name wird oft als Synonym zum Begriff Alchemie verwendet. Das auch Scheidekunst genannte Verfahren ist allerdings eine Teildisziplin der Alchemie, deren Geschichte bis in alte Hochkulturen des Zweistromlandes zurückreicht und die durch die persischen, jüdischen und arabischen Einflüsse auch ein Teil der mitteleuropäischen Kultur wurde.

Die Spagyrik schliesst die verwendeten Ausgangssubstanzen in spezifischen mehrstufigen Herstellungsschritten auf, wandelt sie um und überführt sie schlussendlich in die spagyrische Arznei. Mittels Gärung, Destillation und Veraschung werden sie aufgeschlossen – im spagyrischen Sinne aus ihrer Bindung an die Materie herausgelöst, gereinigt – und auf einer höheren Ebene wieder zusammengefügt. Die Einzelschritte können je nach Hersteller zusätzlich astromedizinischen Bedingungen unterliegen. Dieses alchemistische Verfahren unterscheidet die Spagyrik deutlich von der modernen Phytotherapie, aber auch der klassischen Homöopathie.

Im Mittelalter steigt diese altehrwürdige Kunst aufgrund des Wirkens von Paracelsus noch einmal zu alter Blüte auf – der Universalgelehrte gilt deshalb heute als Vater der Spagyrik und als ihr bekanntester Vertreter. Die französische Revolution und der Beginn der naturwissenschaftlichen Umwälzung führen das Ende der alten Alchemie herbei, beflügeln allerdings auch gleichzeitig eine Erneuerung durch mehrere herausragende Spagyriker:

Graf Mattei (1809–1896), ein italienischer Arzt begründet die «Elektrohomöopathie»[12], befasst sich mit Magnetismus und der spagyrischen Heilmittelherstellung. Er legt mit seinem Denken und Handeln den Grundstein für die noch heute existierenden Iso-Werke in Deutschland.

Carl Friedrich Zimpel, Homöopath (1801–1879) und deutscher Arzt mit amerikanischem Bürgerrecht, erarbeitet die noch heute am weitesten verbreitete Methode der spagyrischen Arzneimittelherstellung. Sein Verfahren, die Spagyrik nach Zimpel, welche auf drei

---

12 Die «Elektro-Homöopathie» ist auf Elementen der Paracelsischen Lehre, der Humorallehre und der Homöopathie aufgebaut. Mit Elektrizität hat sie eigentlich nichts zu tun – Mattei ist beeindruckt von der Schnelligkeit seiner Heilmittel, was er mit der damals aufkommenden Elektrizität in Verbindung bringt.

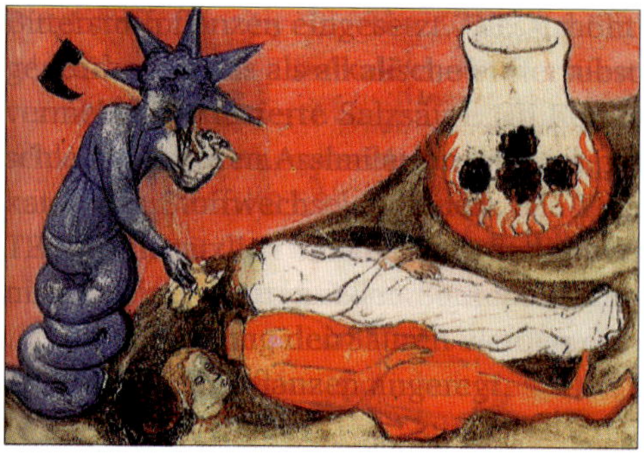

Die Zerstörung der Ausgangssubstanz ist der erste Schritt der Veredlung. Aurora consurgens, 15. Jahrhundert

Trennungs- und einem Vereinigungsschritt beruht, hat sich vor allem im deutschsprachigen Raum durchgesetzt und Aufnahme in das homöopathische Arzneibuch (HAB) gefunden.

Auch *Alexander von Bernus* (1880–1965), der mit ihm befreundete *Rudolf Steiner* (1861–1925) und der in Utah wirkende deutsche *Frater Albertus* (Dr. Albert Riedel, 1911–1984) wären hier noch als geistige und praktische Förderer der Spagyrik anzufügen.

Der alchemistische Grundgedanke, «unedle» Ausgangsstoffe zu «reineren» und damit zu wirkungsvolleren Arzneimitteln zu veredeln, hält sich durch die Jahrhunderte. Für diesen Zweck werden Pflanzen, Tiere, Mineralien, Metalle und sogar menschliche Substanzen einem umfassenden Transformationsprozess unterworfen, um die inneliegenden Heilkräfte freizusetzen. Bildlich gesprochen wird dabei der materielle Körper getötet, aufgeschlossen und als Quintessenz neu geboren.

Der physische Aspekt der Spagyrik befasst sich mit der Stoffumwandlung oder der «Wissenschaft vom Leben in der Materie». Die legendäre Suche nach dem «Stein der Weisen» ist im alchemistischen Denken und Handeln aber immer auch ein Weg der Selbsterkenntnis. Nicht umsonst interessiert sich die Psychoanalyse, z.B. C. G. Jung, für die alchemistische Tradition.

«Da, ich erkläre euch, was verborgen ist:
Das Werk ist mit euch und in euch.
Habt ihr es einmal in euch entdeckt, wo es sich
Ja ständig befindet, so werdet ihr es auf ewig besitzen,
wo immer ihr sein werdet.»

Anfangsvers der legendären Tabula Smaragdina, Hermes Trismegistos

Die heutige Bedeutung der Spagyrik

Dass gerade in den letzten Jahrzehnten das Interesse an einem «alten» Verfahren wie der Spagyrik neu auflebt, ist nicht erstaunlich. Die heutige Phytotherapie (wie auch die moderne Naturheilkunde) verschliesst sich energetischen Aspekten immer mehr und reduziert sich auf eine rationale, wirkstofforientierte Indikationsmedizin.

In der Anwendung von isolierten, angereicherten Einzelsubstanzen liegt jedoch nicht nur Heil, sondern auch Fluch. Das Risiko von Giftigkeit, Nebenwirkungen, Überreaktionen steigt mit dem Grad der Veränderung und Anreicherung von pflanzlichen Wirkstoffen. Überdies wirken die dabei verwendeten Pflanzensubstanzen hauptsächlich auf die körperliche Ebene des Menschen. Da dieser aber ein mehrgliedriges, nicht auf das körperliche Geschehen reduzierbares Wesen ist, muss eine ganzheitliche Medizin den Menschen auch auf allen oder zumindest mehreren Ebenen berühren.

Die Spagyrik ist sich bereits seit Jahrhunderten dieser Aspekte der Heilkunst bewusst und hat sie in ihr Konzept integriert. Ihr kompliziertes Herstellungsverfahren beinhaltet den Wunsch, die heilenden Substanzen aus ihrer materiellen Bindung zu lösen und zu energetisieren. Selbst aus hochgiftigen Heilpflanzen, beispielsweise aus der Tollkirsche (Atropa belladonna), vermag sie ungiftige, sogar für die Selbstmedikamentation geeignete Essenzen herzustellen.

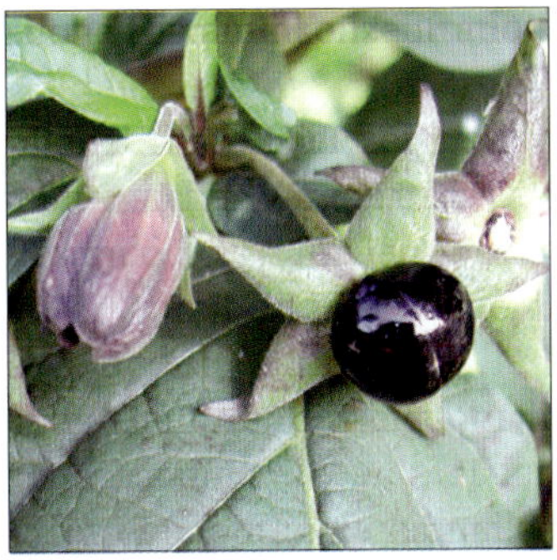

Tollkirsche (Atropa belladonna)

Das spagyrische Herstellungsverfahren

«Darumb so lern alchimiam die sonst spagyria heisst, die lehret das falsch scheiden von dem gerechten.»

PARACELSUS

In der Natur lassen sich verschiedenste Veränderungsprozesse beobachten, bei denen aus «Unedlem Edles» wird, so z.B. bei der Vergärung von Obst zu alkoholhaltigen Getränken, bei der Joghurt- oder Käseherstellung oder bei der Überführung von verfaulten Essens- und Gartenrückständen zu wertvollem Kompost. Auch in der Heilpflanzenkunde sind verschiedene Pflanzen bekannt, welche erst durch Abbauprozesse ihre Heilwirkung freisetzen, beispielsweise Steinklee (Melilotus officinalis) oder auch Baldrian (Valeriana officinalis).

Spagyrika werden durch eine Reihe spezifischer Einzelschritte hergestellt, welche sich auf das alchemistische Denken stützen. Die Ausgangssubstanzen, in den meisten Fällen Heilpflanzen, werden im Herstellungsprozess aufgeschlossen, verändert und wieder zur spagyrischen Essenz zusammengefügt. Die dabei angeregten Prozesse führen nicht nur zu einer Veränderung der pflanzlichen Inhaltsstoffe, sondern beinhalten auch philosophische und energetische Aspekte. Denn der tiefe Sinn dieser Verarbeitungsschritte ist es, die im Inneren verborgenen Heilqualitäten der Pflanze freizusetzen, von «Unedlem» zu reinigen und synergetisch erhöht wieder zu vereinen.

Der philosophische Hintergrund des Verfahrens ist es, die Substanzen den vier Elementen Wasser, Erde, Luft und Feuer auszusetzen und die dabei erarbeiteten alchemistischen Prinzipien Sulphur, Mercurius und Sal wieder zu vereinen. Das Endprodukt ist eine – bildlich gesprochen – von Schlacken gereinigte Essenz mit der eröffneten, inneren Qualität der Ausgangssubstanz. Diese wird sozusagen auf einer höheren Stufe und in verklärter Form neu geboren.

Das spagyrische Handwerk im Detail

Da die Spagyrik über Jahrhunderte als Geheimwissenschaft betrieben wird, haben sich verschiedene Verfahren entwickelt, nach denen die Essenzen hergestellt werden. In der Schweiz und in Deutschland hat sich die Spagyrik nach Zimpel gegenüber anderen Herstellungsverfahren durchgesetzt.

Scheiden

Durch die drei folgenden Trennungsstufen wird die Ausgangssubstanz (meistens Heilpflanzen) gelöst, zur möglichst grossen Reinheit geführt und so die Freisetzung der heilsamen Kräfte ermöglicht. Einzelne Firmen, z.B. die Aurora-Pharma (Affoltern a. Albis, Schweiz), führen vor der Gärung eine Destillation allfällig vorhandener ätherischer Öle durch, was im klassischen Verfahren nach Zimpel nicht vorgesehen ist.

1. Gärung (Putrefactio)

Optimalerweise wird das frische Pflanzenmaterial gesäubert, zerkleinert und als Brei mit Wasser angesetzt. Je nach Hersteller werden bestimmte Hefearten, teilweise auch Zucker, zugesetzt und das Gärgut je nach Substanz bis 5 Wochen angesetzt. Beim beginnenden Gärungsvorgang werden die Pflanzen aufgeschlossen und vom entstehenden Alkohol durchdrungen. Bei einzelnen Verfahren bildet sich der Alkohol durch den Zucker selber, sozusagen «in statu nascendi» (im Entstehungsmoment). Dies ist bis max. 16 Volumenprozent (% Vol.) möglich – ein höherer Gehalt wird nur durch Destillation oder Ergänzung mit Fremdalkohol erreicht, wie es das Verfahren nach Zimpel vorsieht. Dem Eigenalkohol wird von einzelnen Fachleuten ein höheres Aufschlussvermögen zugestanden als dem zugesetzten Alkohol.

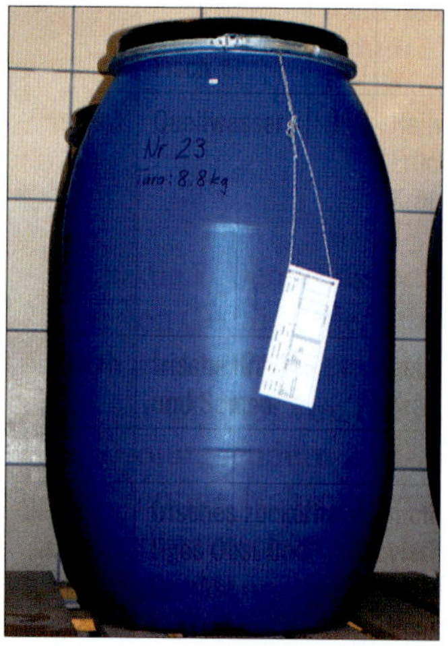

Gärung des frischen Pflanzenmaterials
Aurora Pharma, Affoltern a.A. (Schweiz)

Was bei einer Gärung im Detail abläuft, ist wissenschaftlich erst teilweise untersucht worden. Die Hefe löst in den Pflanzen vorkommende Glykoside durch die Abtrennung des Zuckers (Glykolyse), z.B. Aromastoffe, was den Geruch der hergestellten Essenzen erklärt. Bei anderen Stoffen wie Flavonoid-, Saponin-, Senfölenglykosiden u.a. wird durch die Lösung ihre Destillierbarkeit gesteigert. Interessant ist die Bildung von zahlreichen Enzymen und Vitaminen, die in der Ausgangspflanze in dieser Form nicht vorhanden sind. Beim Verfaulen wird als Gärgas auch Kohlendioxid frei, welches dem Hersteller Aufschluss über den Ablauf der Gärung gibt.

2. *Destillation*

Durch eine schonende Wasserdampfdestillation des Gärguts und der Gärflüssigkeit werden die ätherischen Öle abgetrennt und der Alkoholgehalt auf bis ca. 20% Vol. erhöht. Bei Zimpel wird in eine Vorlage von Fremdalkohol (86% Vol.) hineindestilliert. Die Firma Aurora-Pharma führt insgesamt 12 Destillationen – für jedes Element 3 – durch, was einige Wochen in Anspruch nehmen kann.

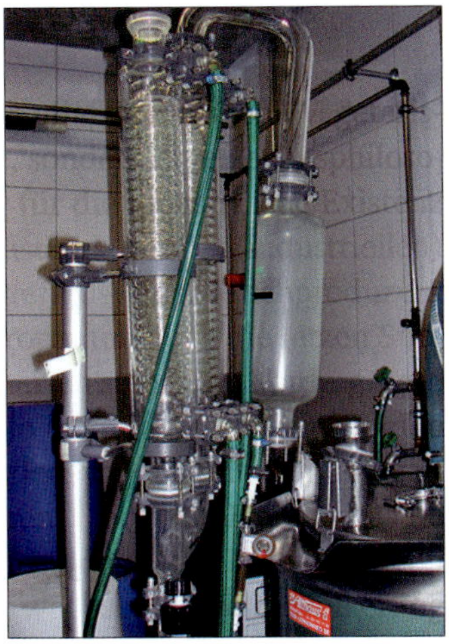

Destillationsgerät, Spagyrik AG, Burgdorf (Schweiz)

3. *Veraschung (Calcination)*

Der Destillationsrückstand wird getrocknet, erhitzt und unter hoher Temperatur (bei Zimpel bis 400°C) im Ofen mehrmals kalziniert (Calcination = Weissmachung). Die Asche, welche zuerst schwarz, dann grau ist, wird durch diese Zyklen immer weisser, dazwischen wird sie jeweils im Mörser zerrieben. Die Pflanzenasche enthält Mineralsalze und Spurenelemente, welche aus ihren organischen Verbindungen entbunden und mit Wasser herausgelöst werden können. Der Hauptanteil ist meist Kalium, weitere Mineralien und Spurenelemente kommen in schwankenden Anteilen vor: Natrium, Calcium, Magnesium, Kupfer, Zink u.a. Die Bedeutung der Veraschung im spagyrischen Prozess lässt sich jedoch nicht auf die Gewinnung dieser Mineralstoffe und Spurenelemente reduzieren.

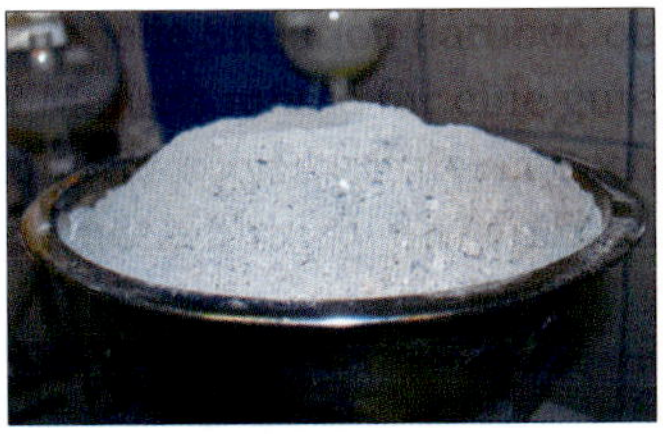

mehrmalige Calcination der Pflanzenrückstände, Aurora Pharma, Affoltern a. A. (Schweiz)

Der unlösliche Anteil (Caput mortuum = Totenkopf) wird abfiltriert und nicht verwendet. Während dieses Herstellungsschritts werden allfällige, noch im Destillationsrückstand verbliebenen Giftstoffe von Arzneipflanzen verbrannt und so unschädlich gemacht.

Vereinigung

Durch das Zusammenfügen der Destillate und der löslichen Salze wird die spagyrische Essenz hergestellt, die normalerweise giftfrei und wohlriechend ist. Geruch und Geschmack eines spagyrischen Heilmittels aus derselben Ausgangssubstanz können jedoch je nach Herstellungsverfahren ganz unterschiedlich ausfallen. Je nach Methode wird die spagyrische Essenz auf einen

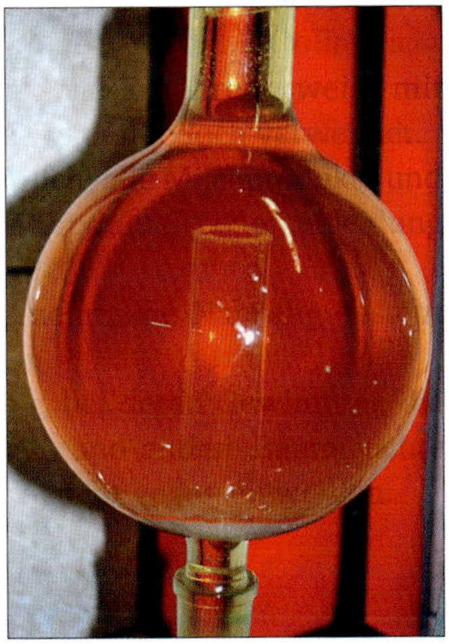

Rotation der vereinigten Essenz, Aurora Pharma, Affoltern a. A. (Schweiz), bestimmten Alkoholgehalt standardisiert und teilweise aufpotenziert, um allfällige toxische Wirkungen endgültig auszuschliessen.

Lagerung, Rotation oder Zirkulation

Abschliessend folgt je nach Hersteller eine Lagerung bzw. ein mehrmaliger Rotations- oder Zirkulationsprozess, bei welchem eine Reifung (u.a. der ätherischen Öle), ähnlich wie bei Wein, abläuft. Bei einigen Firmen wird dies durch eine mehrfache Destillation, ein Verdunsten und Kondensieren bei niederen Temperaturen, erreicht – andere setzen die Essenz rhythmisch Wärme und Kälte, Tag und Nacht aus.

Der geistige Aspekt der spagyrischen Herstellungsschritte – Tria Principia

Die alchemistische Bearbeitung der Ausgangssubstanzen hat zum Ziel, die inneren Wirkkräfte eines Arzneistoffes, die Tria Principia Sulphur, Mercurius und Sal herauszuarbeiten, um sie ins Heilmittel zu überführen.

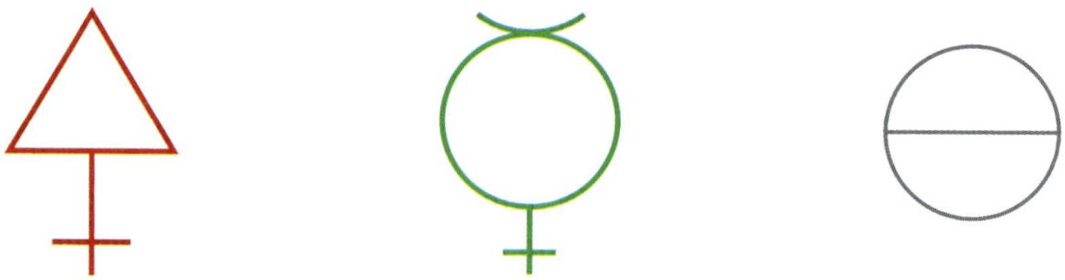

Sulphur
Individualität, Seele
Träger des ätherischen Öls

Mercurius
Lebensenergie
Träger des Alkohols

Sal
Körper
Träger der Mineralsalze

Die drei alchemistischen Prinzipien und ihre Bedeutung im spagyrischen Prozess.

In der *Gärung* verfault die Ausgangssubstanz, der Geist wird gelöst, was bildhaft mit dem «Aushauchen im Augenblick des Todes» verglichen wird. Aus Sicht des Spagyrikers wird dabei der geistige Aspekt im Sterben abgetrennt und an den entstehenden Alkohol, dem Mercurius als Träger dient, gebunden. Im Sterbeprozess wird die Substanz gereinigt und von «Unedlem» befreit. Mercurius steht in diesem Prozess für die anonymen, allen spagyrischen Heilmitteln in diesem Arbeitsschritt gemeinsamen Bestandteile wie Alkohol und Zucker.

Bei der *Wasserdampfdestillation* wird ätherisches Öl, der Sulphur, gewonnen. Aus chemischer Sicht ist der flüchtige Sulphur als ätherisches Öl, Mercurius als Träger des

Alkohols vorhanden. Sulphur manifestiert sich vor allem in den feurigen Aspekten der ätherischen Öle und eröffnet das individuelle Wirkprinzip der Ausgangssubstanz.

Bei der *Calcination* wird der edle Teil des alchemistischen Sals gelöst, der unedle Anteil bleibt unlöslich und wird als Caput mortuum verworfen. Sal stellt in Form der Mineralsalze die Inkarnation und Verfestigung von Sulphur und Mercurius dar.

Die *Vereinigung* bedeutet die chymische Hochzeit von Sonne und Mond, von Frau und Mann. Dabei wird aus der Ausgangssubstanz unter Einfluss der vier Elemente und durch die Verbindung der drei Prinzipien neues Leben geboren, die Quinta essencia, die Quintessenz.

Erst durch die *Rotation/Zirkulation* gehen die drei Prinzipien vollständig «gereinigt» hervor. Bei einzelnen Herstellern, z.B. der Firma Soluna, Donauwörth/Deutschland, wird auch dieser Herstellungsschritt nach bestimmten astrologischen Bedingungen durchgeführt.

Die drei Prinzipien in der Heilpflanze

In der Spagyrik, welche früher mit der Heilpflanzenkunde unzertrennbar vereint war, wird auch die Heilpflanze, ihre Teile und Qualitäten mit den Tria Principia verbunden. So befindet sich der wärmende, sich ausbreitende Pol der Pflanze in ihrem Blühprinzip. Der vermittelnde Aspekt findet sich in den Austauschprozessen der Blätter und Stängel. Die Wurzel stellt den kältesten, erdigsten Teil dar und steht somit in Bezug zum Salprinzip.

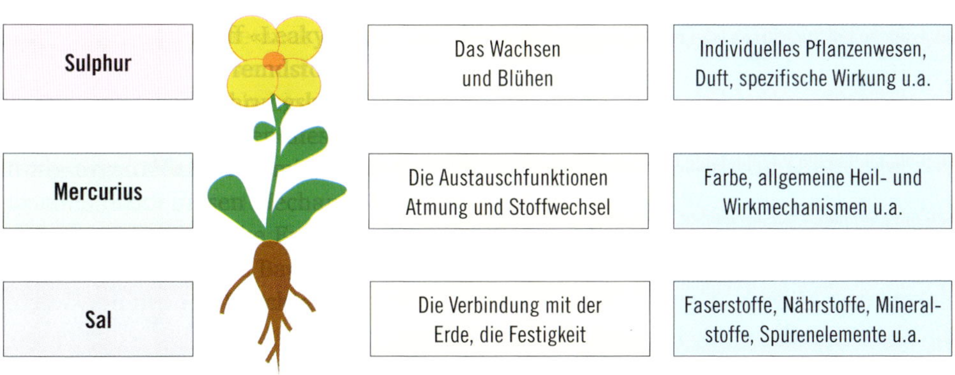
Sulphur
Das Wachsen und Blühen
Individuelles Pflanzenwesen, Duft, spezifische Wirkung u.a.
Mercurius
Die Austauschfunktionen Atmung und Stoffwechsel
Farbe, allgemeine Heil- und Wirkmechanismen u.a.
Sal
Die Verbindung mit der Erde, die Festigkeit
Faserstoffe, Nährstoffe, Mineralstoffe, Spurenelemente u.a.

- Dem *Sulphurprinzip* unterstehen Pflanzen, welche ausgeprägte Blüten, heilsame Samen oder Öle besitzen, z.B. Fenchel, Johanniskraut.
- Zu *Mercurius* gehören Pflanzen mit ausgeprägten Sprossachsen und Blättern, z.B. Brennnessel, Lungenkraut.
- *Sal* zeigt sich verstärkt in Heilpflanzen mit Wurzel- und Rindendrogen, z.B. Klette, Alraune.

Die drei Prinzipien im Menschen

Genauso wird der Mensch, seine Körperteile und -funktionen mit den Tria Principia verknüpft. Der wärmste Pol des menschlichen Körpers findet sich im Bauchraum, wo die Verdauungsprozesse stattfinden. Hier entsteht Kochungswärme, Gerüche und Gase, welche verströmen. Der vermittelnde Aspekt der Körperfunktionen finden sich im Brustraum, wo die rhythischen und austauschenden Tätigkeiten des Herzens und der Atmung stattfinden. Den Kältepol stellt das Nervensystem dar, welches ohne die entsprechende Kühlung seine Tätigkeit nicht ausüben kann.

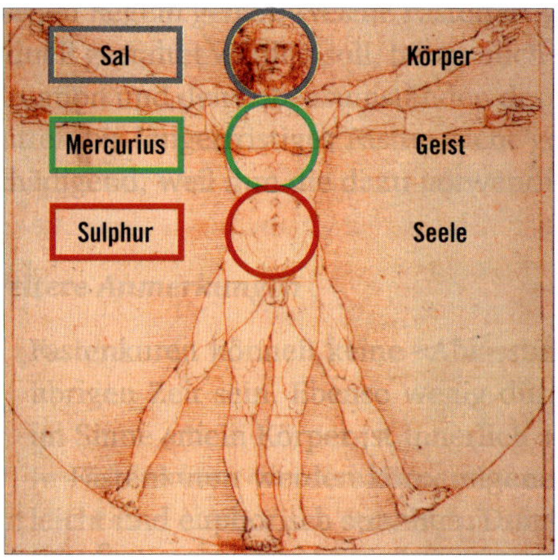

materialisierend	Nerven-Sinnes-Pol
vermittelnd, rhythmisierend	rhythmisches System: Atmung und Herz-Kreislauf
auf-/abbauend bewegend	Stoffwechsel-Gliedmassen-Pol

Leonardo da Vinci, Uomo Vitruviano, Gallerie dell Accademia, Venedig

Sulphur steht im Körper für die energie- und wärmeproduzierenden Prozesse, für die Bewegung, Muskulatur, Blutbildung, Leber-Gallentätigkeit und die Verdauungsprozesse. Kindheit und Jugend sind sulphurbetonte Lebensphasen.

Der dem Sulphur zugeordnete Begriff Seele wird in alchemistischen Quellen eher mit den «übernatürlichen» Elementen der Persönlichkeit, im heutigen Sinne mit der Gefühlswelt und den Emotionen, in Verbindung gebracht.

Eine Überbetonung des Sulphurprinzips manifestiert sich z.B. als Entzündungen, Fieber, Hypertonie oder akute Allergien.

Mercurius unterstehen die rhythmischen Ausgleichsprozesse wie die Herz- und Atmungstätigkeit, der Schlaf-Wach-Rhythmus und hormonelle Zyklen.

Auch der Mercurius zugeordnete Geist wird in der Alchemie weniger im Sinne des Denkens und Verstandes verwendet. Er steht für die Gesamtheit der psycho-vitalen Energien, die das Körperliche und das Unkörperliche der Lebensfunktion verbinden. Das Sanskritwort «Atman» bedeutet ursprünglich Hauch/Geist.

Ein zu dominanter Mercurius zeigt sich in Regulations- und Rhythmusstörungen, z.B. Herzarhythmie, hormonellen Störungen und Menstruationsproblemen.

Sal manifestiert sich in den katabolen Prozessen, in den Sinnesorganen und dem Gehirn, den Nerven, den Knochen, der Milz und den Grenzflächen des Körpers. Im Alter verstärkt sich die Dominanz des Salprinzips.

Eine zu starke Betonung des Sals kann sich u.a. in Kälte, Degeneration, chronischen Krankheiten und Sklerose niederschlagen.

Heilpflanzen im Bezug zum Menschen

Der Mensch und die Pflanze manifestieren sich in ihrem Bezug zu den drei Prinzipien also genau in umgekehrter Weise. Diese Sicht eröffnet eine weitere Möglichkeit der Heilpflanzenbestimmung, welche u.a. in der anthroposophischen Medizin noch heute von Bedeutung ist.

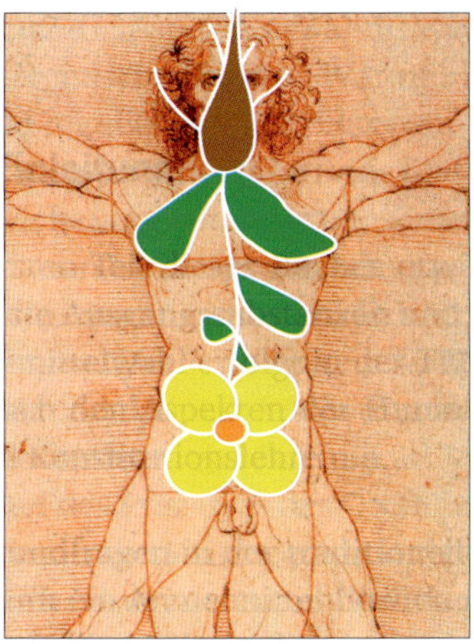

Bei Krankheiten mit Salcharakter werden mit Vorliebe Wurzel- und Rindendrogen wie z.B. die Engelwurz- oder Baldrianwurzel gewählt.

Krankheiten mit Mercuriuscharakter werden bevorzugt mit Stängel- und Blattdrogen wie z.B. Huflattichblätter, Herzgespannkraut behandelt.

Für Krankheiten mit Sulphurcharakter werden gerne Blütendrogen wie z.B. Kamillen- und Ringelblumenblüten eingesetzt.

Leonardo da Vinci, Uomo Vitruviano, Gallerie dell Accademia, Venedig

Anthroposophische Firmen wie z.B. WALA und Weleda vereinigen noch heute in vielen ihrer Medikamente die drei Prinzipien. Aconitum comp. Oleum (Wala) beispielsweise enthält: Quarz D9, Lavendelöl, Aconitum D9.

Die Suche nach dem Stein der Weisen – die Transmutation

Das eigentliche Ziel der Spagyrik ist die Transmutation, bei der die Ausgangssubstanz in die spagyrische Essenz transformiert wird. Dabei werden die drei Prinzipien Sulphur, Mercurius und Sal umgewandelt: Die mercurialen Kohlenhydrate wandeln sich zu Alkohol – die sulphurischen ätherischen Öle gehen ins Destillat über und die salinen Mineralstoffe werden in anorganische Salze überführt.

Transmutation wird als Umwandlung eines Elements in ein anderes definiert. Im Mittelpunkt vieler Sagen über die Alchemisten steht ihr Streben, aus Stein Gold zu machen. Nach Jahrhunderten vehementer Verneinung dieser Möglichkeit hat die heutige Wissenschaft erkannt, dass eine solche Umwandlung eines Elements, z.B. Blei zu Gold – wenn auch unter riesigem Energie- und Geldaufwand – in einem modernen Teilchenbeschleuniger machbar ist.

L. Kervran, ein französischer Forscher, hat wissenschaftlich belegt, dass auch durch natürliche Enzyme (wie sie auch bei der spagyrischen Herstellung entstehen) chemische Elemente transformiert werden. In dieser biologischen Transmutation, auch Kervran-Effekt genannt, werden Keimlinge in Behältnissen hermetisch eingeschlossen und in Abständen ihre chemische Zusammensetzung bestimmt. Der Laborversuch ergibt, dass durch spezifische Enzyme beispielsweise Kalium und Wasserstoff in Kalzium umgewandelt werden können.

Alchemistische Transformationsprozesse finden nicht nur im Bereich der Chemie statt, sondern im übertragenen Sinne auch in der Psychologie, in der Kunst und anderen Lebensbereichen.

Durchs Sterben zur Reinheit

Um zum Heilmittel zu werden, muss die Pflanze bearbeitet und zerstört werden. Die Alchemie vollzieht einen Sterbeprozess, um etwas Neues zu erschaffen.

Die Natur führt uns alltäglich diese schöpferischen Zerstörungskräfte vor Augen. In der menschlichen Verdauung muss der «innere Alchemist» (Paracelsus) die zugeführten Nahrungsmittel zermalmen, in ihre Einzelbestandteile auflösen, damit die für den Körper nötigen Anteile assimiliert werden können. Auch die Nahrung muss sterben, um für den Menschen heilsam zu werden. Dass sie schlussendlich in Energie und Gewebe umgewandelt werden kann, ist ein alchemistisches Wunderwerk sondergleichen.

Solve et coagula – Das Trennen und anschliessende Vereinen ist ein natürlicher Urprozess. Im spagyrischen Verfahren wird die Ausgangssubstanz aufgeschlossen und getötet, damit ihr Sulphur, Mercurius und Sal herausgearbeitet und im Heilmittel vereinigt werden kann.

Mythologische Parallelen dieses Vorgehens finden sich im ägyptischen Osiris-Mythos: Isis,

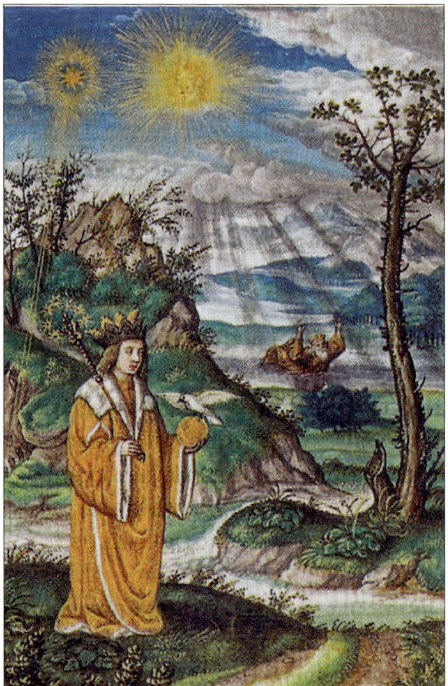

Der alte König muss sterben, damit der neue, junge König im Licht des neuen Tages aufgehen kann. S. Trismosin, Splendor solis, 16. Jahrhundert

die Mutter des Horus, lebt mit ihrem Bruder Osiris in Geschwisterehe. Als Osiris aus Neid von seinem Bruder Seth getötet und zerstückelt wird, fügt Isis die Teile ihres Bruders und Gatten wieder zusammen und schenkt ihm neues Leben.

Ebenso im griechischen Dionysos-Mythos, indem Zagreus-Dionysos, ein Kind des Zeus und der Persephone, von Titanen getötet und gefressen wird. Zeus verspeist das übrig gebliebene Herz und zeugt daraus den neuen Dionysos. Aus der Asche der zur Strafe verbrannten Riesen erschafft Zeus die Menschen.

Alle Mythen dieser Art sind Abbilder eines Vegetationsmythos, in dem die Sonne sterben muss, um neues Leben zu erschaffen. Genauso wird die Pflanze zerstückelt, im Wasser des Todes aufgelöst und verwest. Ihr Leichnam wird im Feuer geläutert, gereinigt und den Kräften der Vier Elemente ausgesetzt. In diesem Prozess wird schliesslich ein neues Wesen, die spagyrische Essenz, gezeugt.

Signaturenlehre

Ohne das Verständnis der Signatur bleibt die Alchemie und die Spagyrik schlussendlich ein grosses Rätsel. Die Entsprechungen der Signatur beschränken sich nicht auf das reine Erkennen äusserlicher Kennzeichen. Der Mystiker Jacob Böhme (1575–1624) schreibt dazu: «*Wie alle Wesen aus einem einigen Mysterio urständen, und wie sich dasselbe Mysterium von Ewigkeit in Ewigkeit immer in sich selber erbäre, und wie das Gute ins Böse, und das Böse ins Gute verwandelt werde; Item: Wie die äussere Cur des Leibes, aus der Kranckheit, durch seine Gleichheit wieder in das erste Wesen müsse geführet werden; was jedes Dinges Anfang, auch Zerbrechung und Heilung sey. Die ganze äussere sichtbare Welt mit all ihrem Wesen, ist eine Bezeichnung oder Figur der inneren geistlichen Welt; alles was im inneren ist, und wie es in der Wirckung ist, also hats auch seinen Character äusserlich: Gleichwie der Geist jeder Creatur seine innerliche Geburts-Gestaltniss mit seinem Leibe darstellt und offenbaret ...*»

Spagyrische Methoden

Durch die historisch bedingten Unterschiede in den spagyrischen Herstellungsverfahren fehlen auch gemeinsame Anwendungsrichtlinien, wie sie z.B. in der Homöopathie bestehen. Diesbezügliche Anweisungen werden im Mittelalter oft gar nicht oder nur verschlüsselt weitergegeben. Heute werden Spagyrika nach einer oder mehreren der folgenden Richtlinien ausgewählt und verabreicht.

Heilpflanzliche Spagyrik

Die klassische Heilpflanzenkunde ist schwerlich von der Spagyrik zu trennen. Im Gegensatz zur modernen Phytotherapie, welche rein wirkstofforientiert ist, interessiert sich die Spagyrik auch für die nicht-stofflichen Arzneikräfte einer Pflanze. Viele Spagyrika wer-

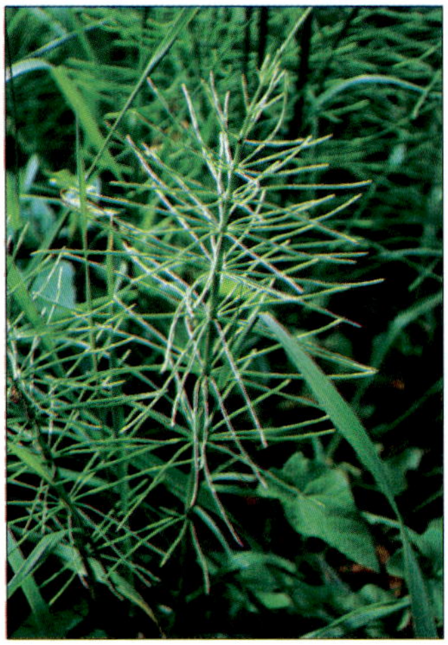

Schachtelhalm (Equisetum arvense)

den für ähnliche oder sogar dieselben Beschwerden und Krankheiten eingesetzt wie in der Heilpflanzenkunde. Viele Essenzen sind fast genauso anwendbar wie die entsprechenden pflanzlichen Tees und Tropfen. Allerdings stehen die spagyrischen Essenzen auf einer Skala zwischen den Polen materieller und informativ-energetischer Wirkung etwa in der Mitte, also zwischen pflanzlichen Heilmitteln und homöopathischen Hochpotenzen. Sie enthalten zwar materielle Bestandteile (teilweise sogar andere oder mehr als pflanzliche Heilmittel), aber auch energetische, nicht-materielle Wirkaspekte. In der Spagyrik wird oft ein weiteres Spektrum der Heilpflanze erfasst, daraus leiten sich auch teilweise Anwendungen ab, welche in der Heilpflanzenkunde nicht bekannt sind.

Ein Beispiel für die heilpflanzenkundliche Anwendung von Spagyrika ist der Schachtelhalm, der bei Nieren-Blasenleiden, Bindegewebsschwäche oder auch Hauterkrankungen eingesetzt wird.

Homöopathische Spagyrik

Einzelne Hersteller orientieren sich auch an den Anwendungsregeln der Homöopathie. Daraus folgert oft ein viel grösseres Symptomenbild eines Heilmittels, als es die Heilpflanzenkunde kennt. Allerdings haben Spagyrika ein anderes Wirkprinzip als Homöopathika, sie besitzen eine stoffliche Basis, eine anonyme Heilkraft und eine spezifische Heilwirkung. Im Weiteren unterliegen sie nicht einer Potenzierung nach homöopathischem Prinzip. Eigentlich würde die homöopathische Arzneimittelwahl auch nach einer Repertorisierung und der Anlehnung an das Arzneimittelbild der betreffenden Einzelmittel rufen. Aus den genannten Gründen ist die Grenzziehung zwischen Spagyrik und der «homöopathischen» Anwendung von Spagyrika heute etwas verschwommen.

Beispiele für eine «homöopathische» Anwendung von spagyrischen Essenzen sind Rhus toxicodendron oder auch Lycopodium, welche ebenfalls wichtige Polykreste der klassischen Homöopathie darstellen.

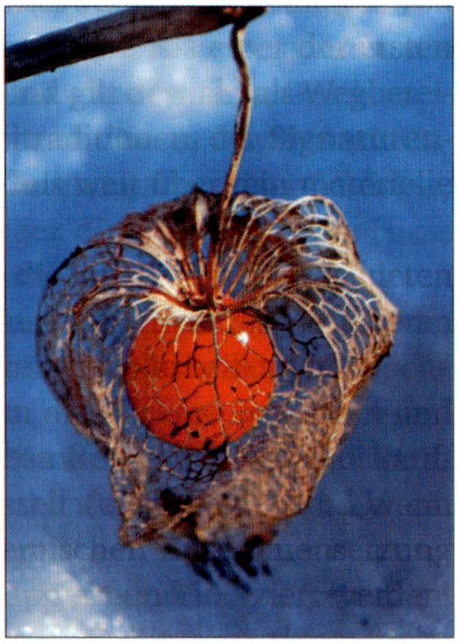

Lampionblume (Physalis alkekengi)

Signaturenbezogene Spagyrik

Die Lehre der Verbindung zwischen inneren und äusseren Eigenschaften der Pflanze und ihren Heilwirkungen kann auch für die Auswahl eines spagyrischen Mittels herbeigezogen werden, allerdings meist in Kombination mit anderen Anwendungskriterien. Ein Beispiel für eine signaturenbezogene Auswahl der spagyrischen Heilmittel ist die Judenkirsche, welche ihrer blasenähnlichen Frucht wegen bei Nieren- und Blasenleiden eingesetzt wird.

Astromedizinische Spagyrik

Herbal-astrologische Zuordnungen von Heilpflanzen zu einem bestimmten oder mehreren Planetenprinzipien können auch die Wahl von spagyrischen Mitteln beeinflussen. Die Mistel beispielsweise steht ihrer lunaren Signatur wegen in Beziehung zur Fruchtbarkeit und kann aus diesem Grunde auch zur Beeinflussung einer Infertilität gewählt werden.

Spagyrik und die anthroposophische Medizin

Die Lehre von Rudolf Steiner erstreckt sich auch auf medizinische Bereiche und hat viele Aspekte des alchemistischen, spagyrischen Denkens integriert. Wie die Spagyrik arbeitet die anthroposophische Medizin mit den drei philosophischen Prinzipien Sulphur, Mercurius und Sal. Viele alchemistische Herstellungsverfahren wie das Destillieren, Rösten und Veraschen sind heute Bestandteil ihrer eigenen Herstellungmethode, allerdings werden die entstandenen Heilsubstanzen häufig zusätzlich homöopathisch potenziert.

Die Anwendung von Spagyrika

Spagyrische Heilmittel sind giftfrei und können therapeutisch oder auch präventiv ohne Einschränkungen eingesetzt werden. Sie unterstützen den Körper modulierend und regen die Selbstheilungskräfte an.

Spagyrische Heilmittel können innerlich und äusserlich als Tropfen, Mundspray, Salbe, Einreibungen, Umschläge, Gurgellösung u.v.m. angewendet werden. Wie für die Auswahl der Mittel gibt es auch für deren Anwendung keine verbindlichen Richtlinien. Es existieren heute verschiedene diesbezügliche Methoden, welche z.T. auch untereinander kombiniert werden.

Die Anwendung geschieht entweder in Form von Einzel- oder Komplexmitteln, in denen sich die darin enthaltenen Einzelsubstanzen gegenseitig ergänzen. Die Zusammenstellung von Mischungen erfolgt nach ganz unterschiedlichen Aspekten.

Teilweise handelt es sich dabei um klassisch heilpflanzliche Mischungen, wobei die spagyrische Herstellung es ermöglicht, auch Giftpflanzen zu verwenden.

Eine schmerz- und krampflindernde Rezeptur kann wie folgt zusammengesetzt sein:

Rp:	Aconitum napellus (Eisenhut)	spag. Zimpel	30ml
	Lavandula (Lavendel)	spag. Zimpel	50ml
	Mandragora off. (Alraune)	spag. Zimpel	20ml

Verschiedene Hersteller beziehen auch hier astromedizinische Überlegungen mit ein, so z.B. die Firma Soluna in Donauwörth/Deutschland.

Eine weitere, individuellere Methode für Rezepturen ist die dreiteilige Auswahlmethode nach Hans-Josef Fritschi, in welcher drei Ebenen berücksichtig werden:
- die personotrope Ebene
- die funktiotrope Ebene
- die organotrope Ebene

personotroper Bestandteil der Mischung:
In Charakter, Konstitution und Persönlichkeit unterscheidet sich jeder Mensch vom anderen. Das passende Mittel für diese Ebene kann aus humoralen (Temperamentslehre) oder homöopathischen Überlegungen gewählt werden.

funktiotroper Bestandteil der Mischung:
Durch eine entsprechende Komponente kann auf eine verminderte oder überschiessende Funktion des Menschen Einfluss genommen werden.

organotroper Bestandteil der Mischung:
Dieser Teil der Mischung spricht direkt betroffene Organe oder Organsysteme an.

Die Metalle in der Spagyrik und in der Naturheilkunde

Metalle begleiten die menschliche Entwicklung seit alter Zeit, sei es als Werkzeug oder als Bestandteil der traditionellen Medizin. Ihre Bedeutung ist so wichtig, dass einzelne Epochen der Frühgeschichte nach ihnen benannt sind – die Bronze- und die Eisenzeit. Gold wird seit langem in der Therapie von Rheuma und Depression eingesetzt. Titan und andere Metalle dienen heute als Gelenkersatz, kolloides Silber wird als Therapiemittel gegen Mikroorganismen diskutiert.

Bedeutung der Metalle in der Heilkunde

Die Anwendung von Metallen besitzt eine lange Tradition in der Heilkunde. Sie stellen eine Erweiterung der Heilmittelerkenntnis und der Therapieansätze dar. Die Metalle können in angemessener Zubereitung eine tiefgreifende Wirkung auf Menschen haben und werden gerne auch bei chronischen Erkrankungen eingesetzt.

Bei einer therapeutischen Anwendung der Metalle geht es weniger um deren substanzielle Verwendung im physiologischen Sinne. Da die Metalle bereits in sehr geringen materiellen Dosen giftig sind, können sie den Körper und den Stoffwechsel schädigen. Sie werden daher meist homöopathisch, als Spagyrika oder antrophosophische Heilmittel eingesetzt. Dabei kommen weniger die stofflichen, physikalischen Aspekte zum Tragen, sondern ihre astralen Urprinzipien und archetypischen Analogien. In der kosmologischen Sicht durchziehen Metalladern die Erde wie Gefässe und verkörpern so die makrokosmischen Gestirnskräfte. Die sieben Hauptmetalle werden in der astromedizinischen Tradition den sieben klassischen Gestirnen zugeordnet:

Sonne	–	Gold
Mond	–	Silber
Merkur	–	Quecksilber
Venus	–	Kupfer
Mars	–	Eisen
Jupiter	–	Zinn
Saturn	–	Blei

Gemäss der kosmologischen Weltsicht durchläuft der Mensch auf seinem Erdenweg die kosmischen Planetensphären, wobei er von jedem Prinzip geprägt, astralisiert und beseelt wird. So nehmen die Metalle durch ihren informativen Impuls auch Einfluss auf die seelisch-geistige Ebene des Menschen. In der Therapie mit potenzierten Metallen kann auf das körperliche, seelische und geistige Sonnensystem des Menschen eingewirkt werden. Energetische und funktionelle, aber auch psychische Beschwerden oder Schwächen können positiv beeinflusst werden.

Die sieben Gestirnsmetalle und ihre Wirkungsbereiche

Aurum (Gold)
- Herz und Kreislauf bis in die Kapillare
- harmonisierend, rhythmisierend, bringt ins Gleichgewicht
- stimmungsaufhellend
- Herz-Kreislauferkrankungen, depressive Verstimmungen, Sklerosen

Argentum (Silber)
- Nervensystem, Gehirn, Lymphflüssigkeit, Keimdrüsen, Schleimhaut, Haut
- belebend, zellerneuernd, regenerierend, wachstumsfördernd
- Hautprobleme wie z.B. trockene, schuppige Haut
- Schleimhautaustrocknung, Pilzinfektionen, nervöse Unruhe und Erschöpfung

Mercurius (Quecksilber)
- Drüsen, Lunge, Zirkulation der Säfte
- entstauend, fördert den Gasaustausch in der Lunge
- Drüsenerkrankungen, Lungenprobleme, Eiterungen

Cuprum (Kupfer)
- Nieren, Gebärmutter und Eierstöcke, venöser Blutkreislauf
- entspannend und entkrampfend, durchwärmend
- Krämpfe z.B. Wadenkrämpfe, krampfartige Menstruationsschmerzen, Venenerkrankungen, stressbedingte Erschöpfungen

Ferrum (Eisen)
- Galle, arterielles Blut, Muskeln

- antriebssteigernd, muskelanregend, atmungsanregend, abbauend auf Fette und Ablagerungen, Gallenfluss anregend, tonussteigernd, entgiftend
- Blutarmut, Rheuma, chronische Entzündungen, Allergie
- Fettstoffwechselstörungen, Gallenleiden

Stannum (Zinn)
- Leber, Knorpel und Sehnen
- insgesamt organaufbauend und ausscheidungsanregend
- Gelenkbeschwerden, Arthrosen, Lebererkrankungen, Zysten, Verhärtung

Plumbum (Blei)
- Knochen (vor allem Wirbelsäule), Milz und Knochenmark, Blutbildung, Bindegewebe, Haut
- Steinbildungen, Osteoporose, Arteriosklerose, geistige Demenz, altersbedingte Hautprobleme

Weitere Metalle

Andere Metallverbindungen besitzen ebenfalls eine Bedeutung in der Alchemie, der Spagyrik und in der Heilkunde. Antimon (Stibium metallicum) beispielsweise hat die Fähigkeit, den Edelmetallcharakter des Goldes zu steigern, indem es Verunreinigungen aufnimmt. Daraus lässt sich auch sein Einsatz als entgiftendenes und reinigendes Mittel ableiten. Weil Antimon dabei das Edelmetall bildhaft «auffrisst und herauszieht», wird es auch «Wolf der Metalle» genannt.

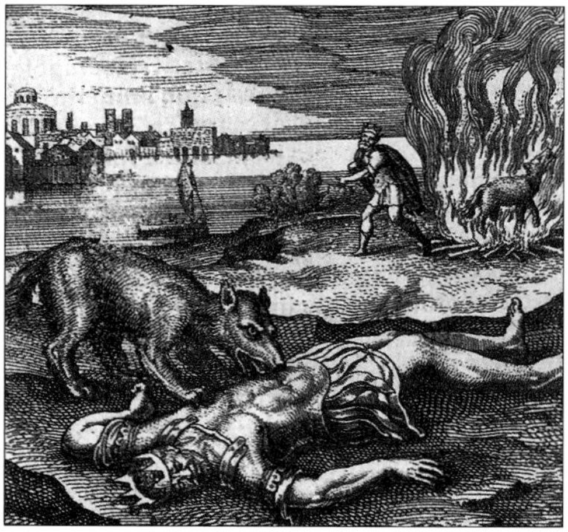

Der Wolf frisst den Leib des Königs (des Goldes) – durch die Verbrennung des Wolfs wird der König wieder freigesetzt. (Michael Maier, Atalanta fugiens, Oppenheim, 1618)

Die Anwendung von metallischen Heilmitteln in der Naturheilkunde

Die grosse Herausforderung der spagyrischen Heilmittelzubereitung ist das Aufschliessen der Metalle und Mineralien. Bei einzelnen Herstellern wird beispielsweise Weinstein als Bindeglied zwischen dem Pflanzen- und Mineralienreich verwendet.

Die Metalle werden auch in der Homöopathie und in der anthroposophischen Medizin in potenzierter Form eingesetzt, so z.B.
- Argentum nitricum (Silbernitrat)
- Arsenicum album (Arsen)
- Cuprum metallicum (Kupfer)
- Mercurius solubilis (Quecksilber)
- Zincum metallicum (Zink)

Eine weitere Verwendung finden Metalle in der Biochemie nach Schüssler, z.B. als Ferrum phosphoricum.

Spagyrische Firmen

Die folgende Zusammenstellung hat keinen Anspruch auf Vollständigkeit und soll nur einen Überblick über verschiedene Hersteller und Herstellungsverfahren geben.

Aurora-Pharma (Schweiz)
Die in Affoltern am Albis ansässige Firma verwendet ein sehr komplexes Herstellungssystem nach Josef Lüthi; mit einer vorgezogenen Destillation bei Ätherisch-Öl-Pflanzen, einer Gärung, 12-facher Destillation und einer Calcination bei hoher Hitze. Metallische und mineralische Substanzen werden ebenfalls spagyrisch aufbereitet, z.B. Rosenquarz, Gold.

Heidak (Schweiz)
Diese spagyrischen Heilmittel sind bekannt als einfach anzuwendende Mundsprays, die eine rasche Aufnahme über die Mundschleimhaut gewährleisten. Die Spagyrika werden von der Spagyrik AG in Burgdorf hergestellt, die klassisch nach Zimpel produziert. Die Anwendung erfolgt sowohl nach phytotherapeutischen als auch homöopathischen Aspekten.

Iso (Deutschland)
Theodor Krauss (1864–1924) entwickelte aus der Elektro-Homöopathie Matteis die JSO-Komplex-Heilweise, welche sich in Abgrenzung zur klassischen Spagyrik «Spagirik» nennt. Dabei werden Pflanzenteile zerkleinert, bei 36°C vergoren und abgepresst. Aus dem festen Pflanzenrückstand werden mithilfe von Alkohol weitere wasserunlösliche Inhaltsstoffe entfernt. Eine darauffolgende Potenzierung gewährleistet, dass keine toxischen Wirkungen der Inhaltsstoffe mehr zustande kommt.

Pekana (Deutschland)
Spagyrisch-homöopathische Komplexmittel werden nach einem hauseigenen Verfahren (v.a. keine Destillation) hergestellt.

Phönix (Deutschland)
Die Firma produziert nach dem spagyrischen Herstellungsverfahren nach Conrad Johann Glückselig spagyrisch-homöopathische Liquida. Anstelle der Gärung werden die Ausgangsstoffe ausgezogen und danach destilliert.

Phylak (Deutschland)
Diese Herstellerfirma produziert klassisch nach Zimpel.

Phytomed (Schweiz)
Die nach Zimpel hergestellten Produkte werden als spagyrische Einzel- und Komplexmittel, als Salben und als astromedizinische Elixiere u.a. angeboten.

Soluna (Deutschland)

Die Firma wurde1921 von Alexander von Bernus, einem Alchemisten, gegründet. Nach traditionell paracelsischen Quellen dienen viele metallische und mineralische Bestandteile als Basis der jeweiligen Präparate. Astrologische Aspekte spielen bei der Herstellung eine wichtige Rolle.

Spagyros (Schweiz)

Die Herstellung der Produkte richtet sich nach Patrick Baumann. Die Indikation wird meist nach heilpflanzlichen Aspekten in Form von Tropfen, Sprays, Salben u.a. gehandhabt.

Staufen-Pharma (Deutschland)

Diese traditionelle Spagyrikaherstellerin hält sich an die klassischen Prinzipien der Spagyrik nach Zimpel, aus dessen Grundlagenarbeit sie auch hervorgegangen ist.

14.4. Therapie mit potenzierten Arzneimitteln

Viele in der TEN übliche Arzneisubstanzen werden in homöopathisch potenzierter Zubereitungsform angewendet, meist in niedrigen Potenzstufen: D2, D3, D4, D6, gelegentlich auch D12. Damit kommen zwar die gleichen Mittel zum Einsatz, die auch in der klassischen Homöopathie verwendet werden, ihre Auswahl aber erfolgt nicht nach deren Kriterien, sondern entsprechend dem pathofunktionellen Denk- und Arbeitsmodell der TEN. Um den prinzipiellen Unterschied zu verdeutlichen, hier eine kurze Darstellung der Arbeitsweise der klassischen Homöopathie:

Arzneimittelprüfung und Mittelbild

Jedes homöopathische Arzneimittel wird in einer Arzneimittelprüfung freiwilligen, gesunden Menschen verabreicht, welche daraufhin Symptome entwickeln, die für jeden Arzneistoff absolut charakteristisch sind. Diese Symptome können sowohl auf der körperlichen (z.B. als Kopfschmerzen, Hitzegefühl, Ekzem usw.) als auch auf der seelisch-geistigen Ebene (z.B. als Euphorie, Konzentrationsstörungen, Verhaltensauffälligkeit, Traummuster) sein. Die Gesamtheit der Symptome, die in Arzneimittelprüfungen mit teilweise sehr grosser Anzahl von Probanden zusammengetragen werden, ergeben für jede Substanz ein typisches Arzneimittelbild. Diese Bilder von Tausenden unterschiedlichen Stoffe wurden von verschiedenen Autoren in der Materia medica gesammelt und werden ständig erweitert. Sie stellen die essentielle Wissensbasis eines Homöopathen dar. Je präziser er das Wesen und die typischen Merkmale jedes Mittels kennt, umso präziser ist er in der Lage, das für die individuelle Gesamtsituation des Patienten passende Arzneimittel zu finden.

Ähnlichkeitsprinzip

Der Lehrsatz «Ähnliches werde mit Ähnlichem geheilt (Similia similibus curentur)» formuliert eine weitere Gesetzmässigkeit der klassischen Homöopathie: Die Vielfalt der Symptome, die ein Mensch während einer Krankheit entwickelt, wird mit den Arzneimittelbildern verglichen. Diesen Vorgang bezeichnet man als «Repertorisation». Das Mittel, dessen Arzneimittelbild am präzisesten mit der Symptomatik des Patienten übereinstimmt, wird als Heilmittel verabreicht. Zusammengefasst heisst das: Ein Arzneimittel heilt in potenzierter Form die Krankheitssymptome, die es beim gesunden Menschen hervorruft.

Dazu ein Beispiel: Beim Schneiden einer Zwiebel (Allium cepa) beginnen die Augen mit starkem Brennen heftig zu tränen und aus der Nase fliesst wässriges Sekret. Hat ein Mensch, z.B. im Verlauf eines Schnupfens, genau diese Sympome, wird man Allium cepa in einer potenzierten Zubereitung (z.B. in D30, C200 oder LM18) anwenden, was die Symptome rasch zum Abklingen bringt und den naturgemässen Prozess der Krankheitsüberwindung unterstützt, ohne ihn zu unterdrücken.

In der klassischen Homöopathie wird in der Regel nur mit einem einzelnen Mittel gearbeitet. Viele Homöopathen lehnen auch die Kombination ihrer Heilkunde mit anderen naturheilkundlichen Methoden ab, während andere Therapeuten dies sehr zu schätzen wissen.

Potenzierung

Eine weitere Säule der Homöopathie ist die spezielle Zubereitung der Arzneimittel in dem als Potenzierung bezeichneten Prozess. Hierbei wird die Ausgangssubstanz, die in flüssiger Form auch als Urtinktur (ø) bezeichnet wird, stufenweise verdünnt und nach jedem Verdünnungsschritt entweder durch Schütteln (bei Flüssigkeiten) oder durch Verreiben (in Zucker) dynamisiert. Dabei werden Verdünnungsstufen von 1:10 (= D-Potenzen), 1:100 (= C-Potenzen) oder 1:50000 (= LM-Potenzen) verwendet. Eine Zahl hinter dem Verdünnungskürzel gibt die Anzahl der Verdünnungsschritte an. So bedeutet z.B. Belladonna C30, dass die Urtinktur der Tollkirsche 30 mal im Verhältnis 1:100 potenziert wurde.

Homöopathische Mittel sind als Flüssigkeit (Wasser-Ethanol-Mischung), Tabletten (gepresster Zucker) oder als Globuli (Kügelchen aus Zucker, auf die die flüssige Zubereitung aufgesprüht wurde) erhältlich. Einige Mittel werden auch in Pulverform (Trituration) angeboten. Die Wirkung ist bei allen Darreichungsformen identisch.

Seit der Entwicklung der Homöopathie durch Samuel Hahnemann vor ca. 200 Jahren ist es immer wieder Thema kontroverser Diskussionen, ob Mittel auch dann Wirkungen entfalten können, wenn sie so stark verdünnt sind, dass sie statistisch kein Molekül der Ausgangssubstanz mehr enthalten. Da deren Wirksamkeit für jeden, der therapeutisch mit potenzierten Arzneimitteln arbeitet, völlig offensichtlich und selbstverständlich ist, weil er sie täglich erfährt, soll hier auf diese Niederungen medizinischer Ignoranz nicht weiter eingegangen werden.

Der therapeutische Effekt erklärt sich damit, dass die Wirkprinzipien dem Organismus nicht als Substanz, sondern als Information mitgeteilt werden. Diese wird durch den Dynamisierungsprozess auf die Trägersubstanz Wasser-Ethanol-Mischung bzw. Milchzucker übertragen. Je häufiger die Dynamisierungsschritte durchgeführt werden, umso stärker wird die Informationswirkung bei gleichzeitig abnehmender Stoffmenge. Der Gedanke, dass die durch ein potenziertes Mittel weitergeleiteten Informationen nicht selbst aktiv wirken, sondern als spezifischer Reiz eine spezifische Reaktion des Organismus auslösen, deckt sich mit dem Verständnis der TEN, die diesen Mechanismus auch bei nicht-potenzierten Wirkstoffen und sonstigen Therapiereizen sieht. Es gibt also kein Argument gegen die Verwendung potenzierter Mittel in der TEN.

Potenzierte Mittel in der TEN

Die dem Denk- und Arbeitsmodell der TEN entsprechenden systemischen Wirkprinzipien, wie sie bei der Anwendung von Heilpflanzen beschrieben wurden, haben auch für andere Heilmittel Gültigkeit.

So werden in der «alten» Literatur viele nicht-pflanzliche Arzneistoffe mit ihren speziellen Wirkungen beschrieben. Das sind:

- Mineralien, z.B. Calcium carbonicum, Silicea (Kieselsäure), Graphit
- Metalle, z.B. Ferrum metallicum (Eisen), Aurum metallicum (Gold), Cuprum (Kupfer), Mercurius solubilis (Quecksilber)
- Tierprodukte, z.B. Apis mellifica (Biene), Lachesis (Schlangengift des Buschmeisters), Coccus cacti (Cochenille-Schildlaus), Acidum formicicum (Ameisensäure)
- menschliche Produkte, z.B. Psorinum (Krätzesekret)

Alle diese Mittel sind in ihrer «Reinform» entweder nicht erhältlich oder sie sind giftig. Die in der TEN üblicherweise therapeutisch genutzten stark giftigen Ausgangssubstanzen (wie z.B. Eisenhut, Quecksilber und Schlangengifte) können ab der D6 gefahrlos verwendet werden. Die meisten Stoffe mit schwächerem Giftpotential sind bereits in der D4 unproblematisch.

Ab der Potenzstufe D23 ist rechnerisch kein Molekül der Ausgangssubstanz mehr in dem Mittel enthalten.

Im Unterschied zur klassischen Homöopathie orientiert sich die TEN bei der Anwendung potenzierter Mittel weder am Arzneimittelbild noch am Ähnlichkeitsprinzip. Die Anwendung in der TEN setzt voraus, dass bekannt ist, in welcher Weise das einzelne Arz-

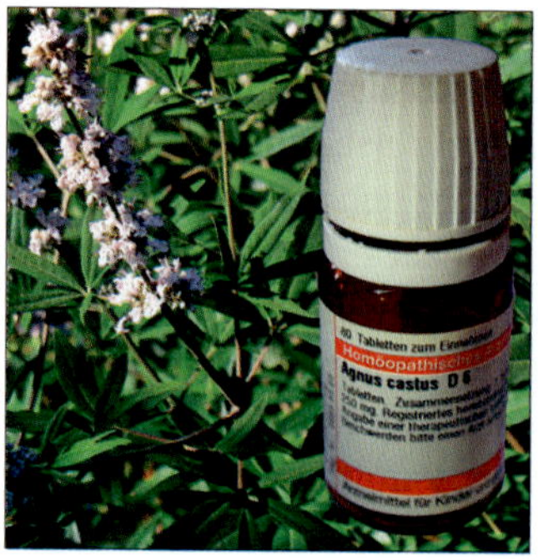

Mönchspfeffer

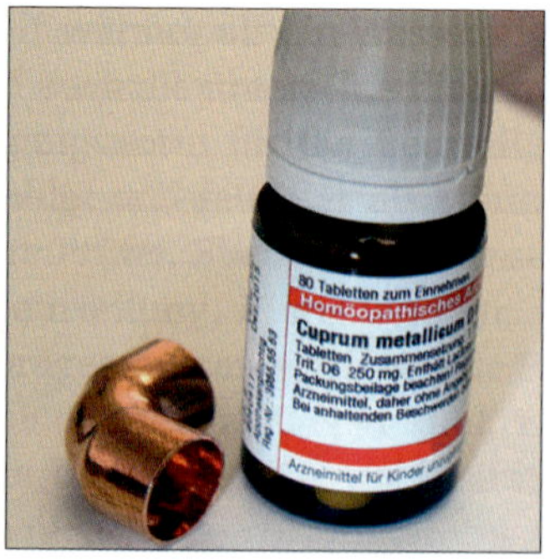

Kupfer

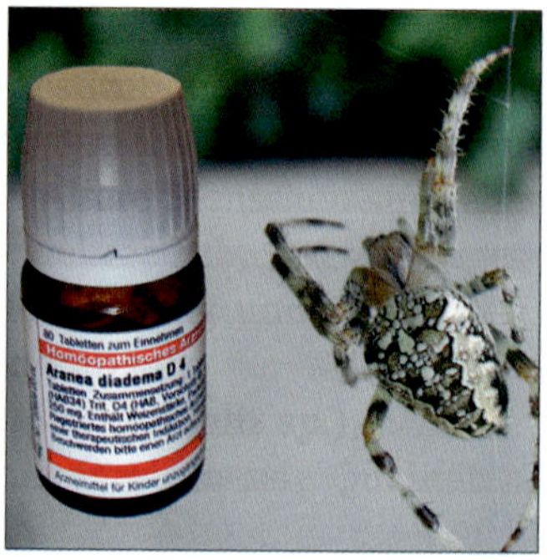

Kreuzspinne

neimittel Einfluss auf die gestörten Funktionsabläufe bei einem Kranken nimmt. Joachim Broy bezeichnet diesen Anwendungsmodus daher treffend als «funktionelle Homöopathie». Das setzt natürlich eine adäquate Diagnostik voraus, die die gestörte Funktionalität analysiert. Diese ist in dem diagnostisch-therapeutischen Schema in Teil 1 des Buches dargestellt und beschrieben. Diese Grafik stellt auch die Kriterien dar, die über die Wirkungsweise eines Arzneimittels bekannt sein müssen, um es präzise verordnen zu können.

Konkret sind in der traditionellen Pharmakologie und für die Anwendung am Kranken folgende Kriterien relevant, die aber teilweise aus einander hervorgehen:

- Wirkprinzip: tonisierend (anregend) oder detonisierend (herabstimmend)
  Eine hyperkinetische Krankheit benötigt herabstimmende Arzneimittel, während bei einer hypokinetische Krankheit tonisierende Mittel eingesetzt werden müssen.
  Beispiele:
  ein tonisierendes Mittel: Arsenicum album D6
  ein detonisierendes Mittel: Colocynthis D4

- Wirkung auf die Elementarqualitäten, Beispiele:
  ein erwärmendes Mittel: Sulfur D6
  ein kühlendes Mittel: Belladonna D6
  ein befeuchtendes Mittel: Natrium muriaticum D6
  ein trocknendes Mittel: Natrium sulfuricum D6

- Wirkungsbezug zu einem Kardinalsaft, Beispiele:
  ein Sanguis-orientiertes Mittel: Sanguinaria D4
  ein Phlegma-orientiertes Mittel: Antimonium crudum D4
  ein Cholera-orientiertes Mittel: Bryonia D4
  ein Melancholera-orientiertes Mittel: Carbo vegetabilis D4

- astromedizinischer Bezug, Beispiele:
  ein sonnenhaftes Mittel: Aurum metallicum ab D4
  ein mondhaftes Mittel: Argentum metallicum ab D4
  ein merkuriales Mittel: Mercurius solubilis ab D4
  ein martialisches Mittel: Ferrum metallicum ab D4
  ein venusisches Mittel: Cuprum metallicum ab D4
  ein joviales, jupiterhaftes Mittel: Stannum metallicum ab D4
  ein saturnisches Mittel: Plumbum metallicum ab D4

- konstitutionelle Wirkung, einige Beispiele:
  lymphatische Konstitution: Calcium carbonicum D6
  hämatogene Konstitution: Mandragora D6
  biliäre Konstitution: Nux vomica D4
  mesenchymal-hypoplastische Konstitution: Silicea D12
  oxygenoide Konstitution: Kalium jodatum D6

hydrogenoide Konstitution: Natrium muriaticum D6
plethorische Konstitution: Aloe D4
allergische Diathese: Apis D6
Uratdiathese (azide Diathese): Colchicum D4

- Wirkungsbezug zu einem Organsystem
  Obwohl jedes Mittel grundsätzlich Wirkung im gesamten Organismus entfaltet, lassen sich bei vielen Arzneimitteln Schwerpunktwirkungen auf ein bestimmtes Organsystem erkennen. Beispiele:
  Magen-Darm-Trakt: Momordica D4
  Leber-Gallen-System: Lycopodium D4
  Niere-Blasen-System: Clematis D3
  Genitalsystem der Frau: Pulsatilla D4
  Genitalsystem des Mannes: Sabal serrulata D4
  Nervensystem: Hypericum D4
  Haut: Graphites D6
  Lymphsystem: Thuja D4
  Herz-Kreislauf-System: Cactus D4
  Bei organotrop wirkenden Mittel ist es unumgänglich, sie nach tonisierenden oder detonisierenden Kriterien auszuwählen, je nachdem ob es sich um einen hyper- oder hypokinetischen Krankheitsprozess handelt.

- Wirkung nach Indikationen
  Für viele Arzneimittel der TEN werden in den verschiedenen Arzneimittellehren Symptome und Krankheiten aufgeführt, bei denen das jeweilige Mittel häufig wirksam ist. Das wird als «bewährte Indikationen» bezeichnet. Eine fundierte Arzneimittelwahl allein auf dieser Basis ist jedoch nicht möglich, sondern nur in Kombination bzw. nach Berücksichtigung der oben genannten Wirkungskriterien.
  Damit ist gemeint, dass die Frage «Welches Mittel gibt man in der TEN bei Krankheit oder Symptomen XY?» niemals allgemeingültig beantwortet werden kann, sondern erst nach Abklärung der individuellen aktuellen und konstitutionellen Besonderheiten. Dies gilt im Übrigen nicht nur für potenzierte Arzneimittel, sondern in gleicher Weise für pflanzliche Zubereitungen und auch Komplexmittel.

Homöopathische Arzneimittelbilder in der TEN

Wenn man homöopathische Arzneimittelbilder nach humoralmedizinischen Kriterien betrachtet, stellt man in vielen Fällen fest, dass sich in den genannten Symptomen ein «roter Faden» der Wirkprinzipien durchzieht – als pathophysiologischer Hintergrund der beschriebenen Symptome. Ein anschauliches Beispiel hierfür ist das Arzneimittelbild von Nux vomica: Dies beschreibt den ehrgeizigen, willensstarken, karriereorientierten, sich selbst und Andere ausbeutenden Typus, dessen Dynamik aber schnell erschöpft ist. Das kann er sich aber nicht zugestehen und versucht deshalb seine Schwächezustände durch diverse Stimulanzien (Alkohol, Zigaretten, Kaffee, Kokain...) zu kaschieren. Das wiederum führt ihn in eine zunehmende Energiekrise, die sich bei ihm als sog. «reizbare Schwäche» in Form hyperkinetischer Krankheitsbilder zeigt: Durchfälle, aber auch spastische Obstipation, Gallenwegsspasmen, kongestive Kopfschmerzen, tachykarde Herzrhythmusstörungen, Stenokardie, Hypertonie u.v.a..

Während der klassische Homöopath allein aus den Symptomen – also weitgehend ohne Analyse der Pathophysiologie – Nux vomica als passendes Mittel wahrnimmt, erkennt der TEN-Therapeut in der gesamten Symptomatik die warmen, trockenen Wirkprinzipien der Cholera und damit die «biliäre Konstitution» des Patienten. In logischer Konsequenz wird er Nux vomica als wichtiges Konstitutionsmittel bei der biliären Konstitution verwenden.

Es besteht also absolut kein Widerspruch zwischen der Anwendung eines Mittels nach hömöopathischen bzw. TEN-Kriterien – lediglich der Prozess der Mittelfindung ist völlig unterschiedlich und meist auch die Höhe der verabreichten Potenzstufen. Trotzdem können Aspekte aus dem homöopathischen Mittelbild durchaus ergänzende Informationen für die Arzneimittelwahl in der TEN sein. Es lohnt sich also für einen TEN-Therapeuten, sich auch mit den Mittelbildern der Homöopathie zu beschäftigen, zumindest mit den Polykresten.

In ähnlichem Sinne können Informationen aus dem phytotherapeutischen Wirkprofil einer Pflanze auch dann ergänzend in die Mittelwahl einfliessen, wenn diese in potenzierter Form verwendet wird.

Kombination von Arzneimitteln

Neben der Anwendung einzelner pflanzlicher oder potenzierter Einzelmittel ist es in der TEN üblich, mehrere Arzneimittel synergistisch miteinander zu kombinieren. Die biologisch orientierte pharmazeutische Industrie bietet viele solcher «Komplexmittel» an. Da diese fixen Mittelkombinationen aber der Individualität der Patienten und ihrer Krankheitsbilder häufig nicht gerecht werden, erstellen viele TEN-Therapeuten individuelle Rezepturen, in denen sowohl die aktuelle Symptomatik als auch die konstitutionelle Situation berücksichtigt wird. Dabei werden in der Regel 3-6 Bestandteile gemischt. Das können potenzierte Mittel oder pflanzliche Tinkturen sein, aber auch Kombinationen aus beiden. Auch Mischungen von handelsüblichen Spezialitäten mit zusätzlichen Komponenten sind möglich.

In der Regel sind dies flüssige Mischungen. In besonderen Fällen (wenn z.B. kein Alkohol als Trägersubstanz gewünscht ist) können potenzierte Mittel auch als Pulver gemischt werden, was aber aufwendig und entsprechend teuer ist. Als Beispiel eine typische Rezeptur für eine Tropfenmischung:

Calcium carbonicum D6 dil.
Thuja D4 dil.
Agnus castus ø
Abrotanum ø aa 20.0
M. f. dil.
DS: 3 x tgl. 10 Tropfen vor dem Essen

Diese Rezeptur passt für die Konstitutionstherapie eines torpide-lymphatischen Kindes mit Hyperplasie der Gaumen- und Rachenmandel und der daraus resultierenden Symptomatik: Katarrhneigung, Schwerhörigkeit durch Paukenerguss, Entwicklungsverzögerung, «Infektanfälligkeit», Dyspepsie mit weichen Stühlen und Meteorismus.

Biochemische Heilweise nach Dr. Schüssler

Dr. med. Wilhelm Schüssler (1821–1898) entwickelte in der Phase des Paradigmenwechsels von der Humoralmedizin zur Zellularpathologie eine Heilweise, die das funktionelle Denken der Humorallehre mit der Zytologie und Histologie verknüpfte. Er ging davon aus, dass ein intakter Mineralhaushalt entscheidende Voraussetzung für physiologische Zellfunktionen ist.

Sobald ein Mineralsalz defizitär wird, entwickelt die Zelle, und mit ihr das von ihr repräsentierte Gewebe, Fehlfunktionen, die in spezifischer Symptomatik erkennbar werden. Folglich führt die gezielte therapeutische Zufuhr des fehlenden Minerals zur Korrektur der entsprechenden Funktionen. Aus dieser Erkenntnis entwickelte Schüssler eine Therapieform, die mit den 12 Mineralsalzen arbeitet, denen er entscheidende Bedeutung für die Zellphysiologie zuschrieb. Die erste Auflage seines Basiswerkes «Eine abgekürzte Therapie – gegründet auf Histologie und Cellularpathologie» erschien 1874.

Die «Schüsslersalze» werden in der Regel als homöopathisch potenzierte Verreibung in D3, D6 oder D12 verwendet, die zu Milchzuckertabletten gepresst wird. In der potenzierten Galenik wird erkennbar, dass es sich nicht um eine stoffliche Substitution handeln kann, da die absolute Menge des Minerals in jeder Tablette dafür zu gering ist. Der Wirkmechanismus ist, wie bei allen in der TEN verwendeten Arzneimitteln, energetisch-informativ. Das bedeutet hier, dass ein potenziertes Mineralsalz dem Organismus die notwendigen Informationen vermittelt, das entsprechende Mineral effizienter aus der Nahrung zu resorbieren und korrekt im Zellstoffwechsel zu verwerten.

Die folgenden Mineralsalze sind die Basismittel der Schüssler'schen Biochemie. Zusätzlich angegeben ist bei jedem Mittel die üblicherweise verwendete Potenzstufe (sog. «Regelpotenz»)

- Nr. 1 Calcium fluoratum D12
- Nr. 2 Calcium phophoricum D6
- Nr. 3 Ferrum phosphoricum D3 (tonisierend) oder D12 (detonisierend)
- Nr. 4 Kalium chloratum D6
- Nr. 5 Kalium phosphoricum D6
- Nr. 6 Kalium sulfuricum D6
- Nr. 7 Magnesium phosphoricum D6
- Nr. 8 Natrium chloratum D6
- Nr. 9 Natrium phosphoricum D6
- Nr. 10 Natrium sulfuricum D6
- Nr. 11 Silicea D12
- Nr. 12 Calcium sulfuricum D6

Die Funktionsstörungen und Symptome, die beim Fehlen eines Minerals auftreten und daher Indikation für den therapeutischen Einsatz dieses Salzes darstellen, sind in der Arzneimittellehre der Biochemie für jedes Mittel präzise beschrieben. Daraus ergeben sich Arzneimittelbilder, die sowohl die physischen als auch die seelisch-geistigen Aspekte beinhalten. Diese können in der aufgeführten Literatur studiert werden.

Schüsslersalze werden einzeln oder in Kombination sowohl in akuten als auch in chronischen Krankheitsfällen angewendet. Auch ein prophylaktischer Einsatz ist möglich. Bei der Behandlung chronischer Krankheiten werden in der Regel 3 x täglich zwei Tabletten eingenommen. In akuten Krankheitsfällen sind unter Umständen deutlich häufigere Gaben sinnvoll: alle 10 Min. eine Tablette. Um eine optimale Wirkung durch Aufnahme über die Mundschleimhaut zu ermöglichen, sollten die Tabletten auf der Zunge zergehen.

Aus der Erkenntnis, dass mehr als 12 Mineralsalze an den Regulationsprozessen der Zellphysiologie beteiligt sind, wurde die Schüssler'sche Biochemie in den letzten Jahrzehnten um weitere 15 «Biochemische Zusatzmittel» ergänzt. Dies sind:
- Nr. 13 Kalium arsenicosum D6
- Nr. 14 Kalium bromatum D6
- Nr. 15 Kalium jodatum D6
- Nr. 16 Lithium chloratum D6
- Nr. 17 Manganum sulfuricum D6
- Nr. 18 Calcium sulfuratum (sulfid) D6
- Nr. 19 Cuprum arsenicosum D6
- Nr. 20 Kalium-Aluminium sulfuricum D6
- Nr. 21 Zincum chloratum D6
- Nr. 22 Calcium carbonicum D6
- Nr. 23 Natrium bicarbonicum D6
- Nr. 24 Arsenum jodatum D6
- Nr. 25 Aurum chloratum natronatum D6
- Nr. 26 Selenium D6
- Nr. 27 Kalium bichromicum D6

Es ist zu erwarten, dass die Liste der Schüssler-Salze im Zuge der Weiterentwicklung dieser Heilweise auch künftig immer wieder erweitert wird. Anwendungsmodus und Zubereitungsform der Zusatzmittel entspricht den Basismitteln.

Neben der Darreichungsform als Tabletten sind die Basismittel auch als Salben in der D6 im Handel. Der Herstellungsprozess sämtlicher biochemischer Mittel ist identisch mit dem homöopathischer Verreibungen. Sämtliche Schüsslersalze werden auch in der Homöopathie verwendet und stehen deshalb auch als Tropfen und Globuli zur Verfügung – mit identischer Wirkung. In flüssiger Form können sie in Mischrezepturen auch mit anderen Arzneisubstanzen kombiniert werden.

Therapie mit Nosoden

Der Begriff leitet sich von dem griechischen Wort «nosos» für Krankheit ab. Als Nosoden werden Stoffe bezeichnet, die entweder aus pathologischem Material oder aus pathogenen Stoffen hergestellt werden. Der Begriff wird aber in der Praxis sehr weitgefasst verwendet, wie später noch gezeigt wird. Die Anwendung erfolgt in der Regel in homöopathisch potenzierter Galenik, meist in Potenzstufen über C30 bzw. D30.

Prinzipiell kann jedes krankhaft veränderte Gewebe, Körpersekret oder sonstiger Stoff, der bei Einwirkung auf einen Menschen schädlich sein kann, als Nosode angewendet werden. Dementsprechend gross ist die Vielfalt an verwendeten Nosoden. Hier einige Beispiele mit ihrer pharmakologischen Bezeichnung, sortiert nach der Art des Ausgangsmaterials:

Pathologische Gewebe:
- Karzinomgewebe (Carcinosinum)
- Zahngranulom (Granuloma dentis)
- Endometriose (Nosode Endometriose)
- Nierenstein (Urolith)
- Nebenhöhlenentzündung (Nosode chron. Sinusitis)

Pathologische Sekrete:
- Sputum eines Tuberkulosekranken (Tuberculinum – verschiedene Arten)
- Sputum bei infektiöser Mononukleose (Nosode Pfeiffersches Drüsenfieber)
- Eiter (Pyrogenium)
- Fluor albus (Nosode Fluor albus)

Pathogene Mikroorganismen:
- Grippeviren (Influenzinum)
- Masernviren (Morbillinum)
- Keuchhustenbazillus (Pertussinum)
- Herpes zoster (Nosode Herpes zoster)
- Madenwürmer (Nosode Oxyuren)
- Streptokokken (Streptococcinum)

Medikamente:
- Penicillin (Penicillinum)
- Tuberculose-Impfstoff (Nosode BCG-Vaccine)
- Kortison (Cortisonum)
- Amalgam (Nosode Silberamalgam)

Darüber hinaus kann ausnahmslos jede Chemikalie in potenzierter Form als Nosode zubereitet und angewendet werden. Mit dem Potenzierungsprozess wird das pathogene Potential der Ausgangssubstanz als reine Information «herausgearbeitet», verliert dabei aber seine Pathogenität. Die Grundidee der Nosodentherapie liegt demzufolge darin, den Organismus wiederholt mit der spezifischen Information des pathogenen Reizes zu konfrontieren, um spezifische und unspezifische Heilungs- und Reorganisationsprozesse in Gang zu setzen.

Neben ihrer therapeutischen Anwendung finden Nosoden auch in der Diagnostik Verwendung. Mit verschiedenen Verfahren kann man mittels Nosoden «austesten», welche nosodologischen Faktoren massgeblich für die Krankheitsentwicklung relevant sind bzw. waren, um sie anschliessend im isopathischen Sinne therapeutisch anzuwenden.

Auch wenn es sich streng genommen nicht um Nosoden handelt, sollten in dem hier beschriebenen Bereich auch potenzierte Organpräparate aus gesunden Geweben – meist von Schafen oder Schweinen – erwähnt werden. Darauf spezialisierte Hersteller (v.a. die Fa. Wala) stellen nahezu sämtliche Körpergewebe in verschiedenen galenischen Zubereitungen zur Verfügung. Auch sie werden auf der Basis ihrer Informationswirkung nach den Kriterien der Isopathie eingesetzt, vor allem bei chronisch-degenerativen Krankheiten.

Autonosoden-Therapie

Unter diesem Begriff versteht man die Behandlung eines Kranken mit Medikamenten, die aus eigenen Körpersäften bzw. -geweben hergestellt werden. Aufgrund der leichten Verfügbarkeit und der unproblematischen Zubereitung sind Blut und Urin die am häufigsten verwendeten Ausgangsmaterialien für Autonosoden. Aber auch Stuhl, Lymphflüssigkeit, Sputum, Nabelschnurblut, Plazenta oder Muttermilch können zu Autonosoden verarbeitet werden. Diese Substanzen stehen aber entweder nicht ständig zur Verfügung oder ihre Gewinnung und Zubereitung ist sehr aufwendig und muss in dafür spezialisierten Labors erfolgen.

Die Anwendung von Autonosoden kann in folgenden Zubereitungsarten erfolgen:

- Alle Autonosoden können in homöopathischer Potenzierung eingenommen werden. Gängige Potenzstufen sind D6 und D12 bzw. C6 und C12, meist als Dilutionen (Flüssigkeit). Die Anwendung von Autonosoden muss über mindestens 3 Monate erfolgen, um die optimale Wirkung entfalten zu können. Die Dauer der Autonosodentherapie ist aber zeitlich nicht begrenzt und kann sich daher bei Bedarf auch über mehrere Jahre erstrecken.
- Blut und Urin können intramuskulär injiziert werden, wobei häufig synergistisch wirkende pflanzliche oder homöopathische Injektionspräparate zugemischt werden (etwa Lymphmittel wie z.B. Infi-Myosotis-Injektion [Infirmarius] oder 'Allergiemittel' wie z.B. Regasinum Antiallergicum [Rowa Wagner]).

Die Wirkung von Autonosoden beruht darauf, dass jede Körpersubstanz neben ihrer Materie auch sämtliche individual-spezifischen Informationen über die Gesundheits- bzw. Krankheitssituation des betreffenden Menschen enthält. Mit diesen Informationen wird das Lymphsystem während der Autonosoden-Therapie wiederholt konfrontiert. Bei oraler Einnahme wird das lymphatische System der Mundschleimhaut angesprochen, bei Injektion die gewebsständigen Abwehrsysteme im Muskel bzw. Unterhautbindegewebe. Damit wird deren gezielte Auseinandersetzung mit krankhaften Funktionsabläufen in Gang gesetzt, mit dem Ziel, die Selbstheilungsmechanismen zu optimieren bzw. biologisch unsinnige Reaktionsmuster zu korrigieren (sog. ‹Umstimmungstherapie›). Aufgrund dieser Wirkprinzipien werden Autonosoden v.a. bei allergischen Krankheiten, Autoimmunerkrankungen (z.B. Rheuma) mit regulierender Wirkung, bei chronischen Entzündungen mit aktivierender Wirkung auf die Abwehrsysteme sowie bei Erkrankungen mit Hautsymptomatik eingesetzt.

Eigenblut-Therapie (Auto-Haemo-Therapie)

Orale Anwendungsform:

Für die Zubereitung einer homöopathischen C-Potenz entnimmt man aus einem Ohrläppchen (schmerzarm!) oder einer Fingerbeere durch Stich mit einem Hämostilett einen Tropfen Blut und vermischt ihn mit 99 Tropfen Ethanol 40%[13] . Anschliessend erfolgt der erste Dynamisierungsvorgang der Flasche mit 100 Schüttelschlägen. Danach findet die Weiterverarbeitung nach folgendem Schema bis zur C6 statt, die dann eingenommen wird.

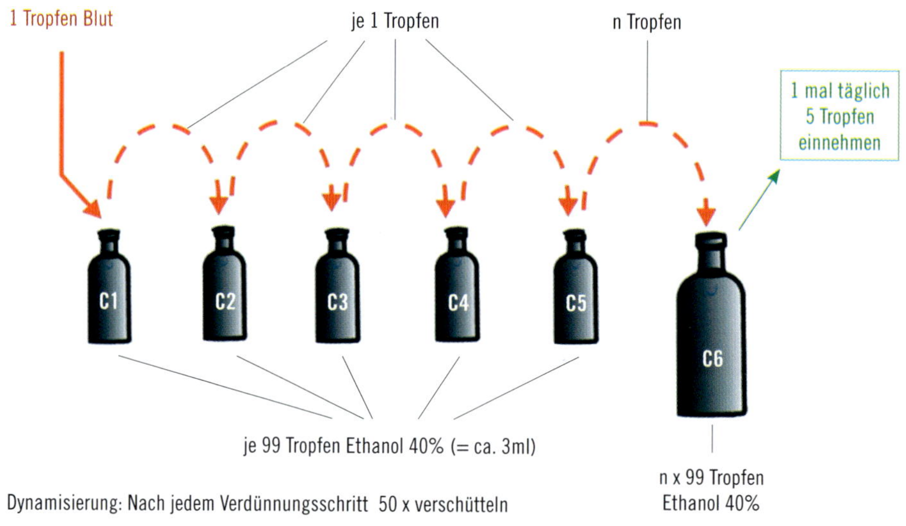

Zubereitung einer Eigenblut-Nosode in der Potenzstufe C6

Weil 100 Tropfen nur ca. 3ml sind, muss beim letzten Potenzierungsschritt ein Vielfaches der ursprünglichen Menge verwendet werden, damit die Menge für eine Anwendungs-

13 Erklärung des Mischungsverhältnisses: Wenn man 1 Tropfen Eigenblut zu 99 Tropfen Alkohol hinzufügt, hat die Gesamtmenge mathematisch ein Mischungsverhältnis von 1:100, was in der Homöopathie als C-Potenz bezeichnet wird. Dabei ist es wichtig, dass der Alkohol ohne Kampher-Zusatz ist, denn dieser Stoff blockiert die Wirkung homöopathisch potenzierter Mittel.

dauer von 6-8 Wochen ausreicht, bei der üblichen Dosierung von 1 x täglich 5 Tropfen, morgens, bei kleinen Kindern morgens 3 Tropfen.

Wenn nach dieser Zeit nur noch ein kleiner Rest in der Flasche vorhanden ist, kann man mit der gleichen Technik die C6 zu einer C7 weiter potenzieren und mit gleicher Dosierung weiter einnehmen lassen.

Die Zubereitung einer D-Potenz erfolgt analog dazu. Das Verdünnungsverhältnis ist in diesem Fall 1:10 und bei der Dynamisierung erfolgen lediglich 10 Schüttelschläge.

Bei der Herstellung von potenziertem Eigenblut sind die gesetzlichen Regelungen zu beachten. Da es sich um ein individuell gefertigtes Medikament handelt, muss (nach deutschem Recht) die Zubereitung und Abgabe des einzunehmenden Mittels in der vorgesehenen Potenz durch eine Apotheke erfolgen. Hierzu wird die C1 in der Praxis des TEN-Therapeuten zubereitet und mit einem entsprechenden Rezept an eine Apotheke weitergeleitet.

Potenziertes Eigenblut eignet sich für die Anwendung in der Kinderheilkunde, bei leicht reagierenden Personen und bei Abneigung gegen Injektionen.

Anwendung mittels Injektionen:

Kurweise Anwendung mit Serien von je 10 Injektionen, die 2 x wöchentlich verabreicht werden. Entsprechend der konstitutionellen Situation und der aktuellen Symptomatik können entsprechende Injektionspräparate mit dem Blut vermischt werden. Es bewährt sich folgendes Schema:

1. Injektion: 0,5 ml Blut (evtl. plus Zusatz)
2. Injektion: 1,0 ml Blut (evtl. plus Zusatz)
3. Injektion: 1,5 ml Blut (evtl. plus Zusatz)

ab 4. bis 10. Injektion: 2,0 ml Blut (evtl. plus Zusatz)
Injektion intramuskulär in den Gesässmuskel

Eigenurin-/Eigenharn-Therapie

Auch Eigenharn kann als homöopathisch potenziertes Mittel oder als intramuskuläre Injektionsserie angewendet werden. Die Technik der homöopathischen Zubereitung ist identisch mit der von Eigenblut, ebenso die Dosierung der Einnahme.

Anwendung mittels Injektionen:

Es wird etwas Mittelstrahlurin in einem sterilen Reagenzglas aufgefangen, wobei der Rand des Glases aus hygienischen Gründen nicht mit der Haut in Berührung kommen darf. Dann wird der Urin im Wasserbad für 5 Min. gekocht. Anschliessend wir davon 1 ml in eine Injektionsspritze aufgezogen, evtl. mit einem zusätzlichen Präparat vermischt, passend zur konstitutionellen Situation und der aktuellen Symptomatik des Patienten. Die Injektion erfolgt intramuskulär in den Gesässmuskel.

An injizierter Urinmenge ist 1 ml pro Anwendung ausreichend. Die Verabreichung erfolgt, wie beim Eigenblut, in Serien von je 10 Injektionen, 2 x wöchentlich appliziert.

Die Eigenharntherapie bewährt sich vor allem bei entzündlichen und (auto)allergischen Erkrankungen des Uro-Genitaltraktes, bei Bronchialasthma oder grundsätzlich als Alternative zur Eigenbluttherapie, auch im Wechsel damit.

Eigenlymph-Therapie

Eigenlymphe wird ausschliesslich homöopathisch potenziert angewendet. Die dafür notwendige Lymphflüssigkeit wird mit einem Cantharidenpflaster gewonnen. Indikationsgebiet für die Eigenlymphtherapie ist die Konstitutionstherapie des lymphatisch-skrofulösen Formenkreises mit allen daraus resultierenden Krankheiten.

Eigensputum-Therapie

Sputum wird ausschliesslich homöopathisch potenziert angewendet. Die Zubereitung muss in einem dafür spezialisierten Labor erfolgen (Adressen im 3. Teil). Indikationsgebiete für Eigensputum sind chronische und allergische Erkrankungen der unteren Atemwege.

Eigenstuhl-Therapie

Die Zubereitung muss in einem dafür spezialisierten Labor erfolgen. Indikationsgebiete dafür sind konstitutionelle Situationen und (auto)allergische Krankheiten des Verdauungssystems, die auf pathophysiologischen Zuständen der Trias Schleimhaut – Lymphsystem – Symbiontenflora basieren.

Therapie mit Plazenta und Nabelschnurblut

Die Anwendung erfolgt mit homöopathisch potenzierten Zubereitungen, die in einem dafür spezialisierten Labor erfolgen muss. Diese Eigennosoden finden vor allem Anwendung zur konstitutionellen Stabilisierung eines neugeborenen Kindes, bei Krankheiten, die in Folge einer Entbindung bei Mutter oder Kind entstanden sind, sowie zur Förderung der individuellen Entwicklung des Kindes.

Die Auswahl der anzuwendenden Autonosode, sowie deren optimale Anwendungsform, muss durch einen erfahrenen TEN-Therapeuten erfolgen. Die Therapie ist in der Regel nebenwirkungsfrei, es muss aber zu Beginn der Behandlung mit einer vorübergehenden Verstärkung der bestehenden Beschwerden gerechnet werden (Erstverschlimmerung), die aber als Zeichen einer biologisch sinnvollen Reaktion auf die Therapie zu werten ist und deshalb besser als *Heilreaktion* bezeichnet wird.

KAPITEL 15

PHYSIKALISCHE THERAPIEN

Heide-Dore Bertschi-Stahl

15.1. Körperkult und Gesunderhaltung

Nicht nur Wohlstand und Lebensstil prägen die heutige Zeit, auch der Körperkult ist in den letzten Jahrzehnten für das persönliche Image bedeutender geworden. Wer heute im Leben erfolgreich sein will, zeigt sich fit, schlank, gut durchtrainiert, braungebrannt und ist jugendlich bis ins Alter. Eine «exklusive Mischung der vier Temperamente der TEN» ist zwar gefragt, aber in der Realität nicht erreichbar.

Sportliche Betätigung, geplantes Bewegungstraining an der frischen Luft, gezielte Entspannungs- und Atemübungen der unterschiedlichsten philosophischen Richtungen sind heute Teil des Lifestyle-Balanceprogramms. Thermalbäderbesuche, Wellnessweekends, Licht- und Sonnenbänke, aber auch die Versprechungen der Kosmetikindustrie bezüglich der Wirksamkeit ihrer Salben, Masken usw. entspringen dem Wunsch des Menschen, jung und gesund zu bleiben.

Doch Gesundheit und Schönheit kommen bekanntlich von innen und hängen sowohl von konstitutionellen Faktoren als auch vom gewählten Lebensstil des Menschen ab.

15.2. Physikalische Anwendungen und ein gesundes Leben

Bedeutende Elemente zur Erhaltung und Wiederherstellung der Gesundheit waren schon in der Antike bekannt. Die Pfeiler eines gesunden Lebens waren Bewegung an der frischen Luft, bewusstes Atmen, Pflege des Körpers mit einer entsprechenden Ernährung sowie Wasser- und Sonnenlichtanwendungen und Klimatherapie mit Luftveränderungen.

Wenn wir heute von physikalischen Methoden und Anwendungen sprechen, so meint der grosse Teil der Bevölkerung, dies falle in den Berufsbereich der Physiotherapie. Dem ist aber nicht so, denn physikalische Anwendungen sind auch ein Aufgabenbereich der Heilpraktiker.

Aus den verschiedenen Epochen ist eine grosse Vielfalt an physikalischen Anwendungen und Methoden bekannt, die sich im Laufe der Medizinalgeschichte entwickelten. Recherchen haben gezeigt, dass das Bild des Heilpraktikers in der Bevölkerung des europäischen Raums auch heute noch als leicht «anrüchig» gilt. Seine Tätigkeit wird vielfach mit Quacksalberei verbunden, weil im Mittelalter die Bader, Barbiere, «Zahnbrecher und Einrenker», Knochensetzer (teils auf recht brachiale Weise), Felscher[14] etc. verschiedene physikalische Anwendungen tätigten. Ein Grossteil der Bevölkerung ist sich nicht bewusst, dass die vom Heilpraktiker empfohlenen und praktizierten physikalischen Methoden eine wichtige Rolle in der Gesunderhaltung und der Anregung der Selbstheilungskräfte spielen.

Versuche, die physikalischen Therapien im Rahmen der Naturheilkunde anhand naturwissenschaftlicher Parametern zu beschreiben und zu praktizieren, würde den Menschen auf seine Symptome reduzieren. Darüber hinaus würden die Möglichkeiten eingeschränkt, die physikalischen Therapiemethoden untereinander und mit anderen naturheilkundlichen Verfahren zu kombinieren. Bei der Verordnung von physikalischen Methoden bezieht der Heilpraktiker die gesamte TEN-spezifische Sicht auf den Menschen mit ein.

Übersicht über die physikalischen Therapien

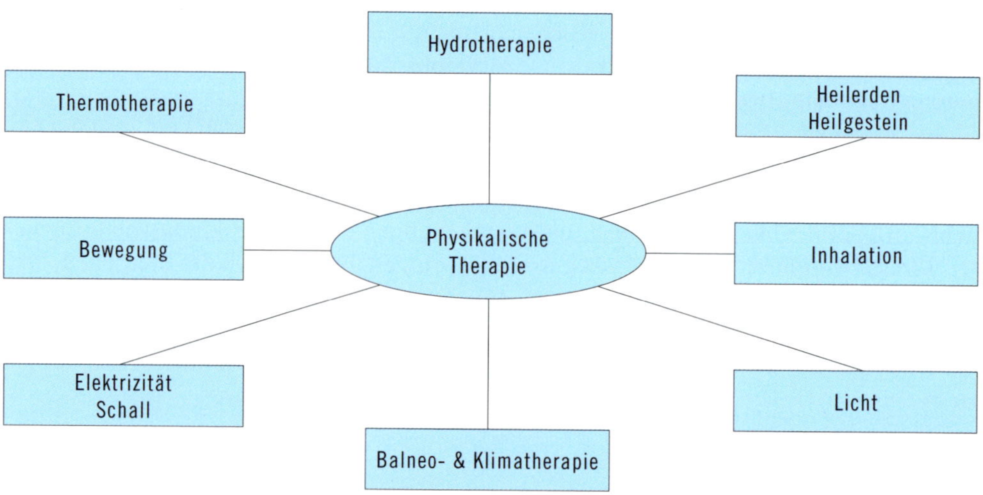

Mit physikalischen Anwendungen werden die inneren Säfte bewegt und reguliert. Bei einem Menschen mit phlegmatischer Konstitution, der z.B. ständig an Erkältungserkrankungen «herumdoktert», zeigen sich die erwärmenden Methoden wie Infrarotsauna, warme Wickel und Kompressen etc. als wirksam. Einen trockenen Husten lindert eine feucht-warme Inhalationstherapie mit den entsprechenden Heilkräuterzusätzen. Das

14 Felscher waren Soldaten, die auf dem Schlachtfeld die nötigsten medizinischen Verrichtungen wie Amputationen tätigten, Gewehrkugeln entfernen oder Verbrennungen mit Asche oder Lehm bestreuten.

cholerische Temperament leidet oft unter Hitze, Verkrampfung und überschiessenden Organfunktionen. Diese Beschwerden können durch kühlende Wasseranwendungen und Luft ausgeglichen werden. Melancholiker lieben die finnische Sauna, während Sanguiniker Bewegungsübungen in der Natur und an der frischen Luft bevorzugen.

Die Praxis vieler Heilpraktiker schliesst die physikalischen Methoden mit modernsten technischen Geräten, Applikationen und Auswertungsprofilen ebenso ein wie die althergebrachten Heilanwendungen, z.B. Wickel und Kompressen, bewusstes Atmen, Bäder- und Wasseranwendungen.

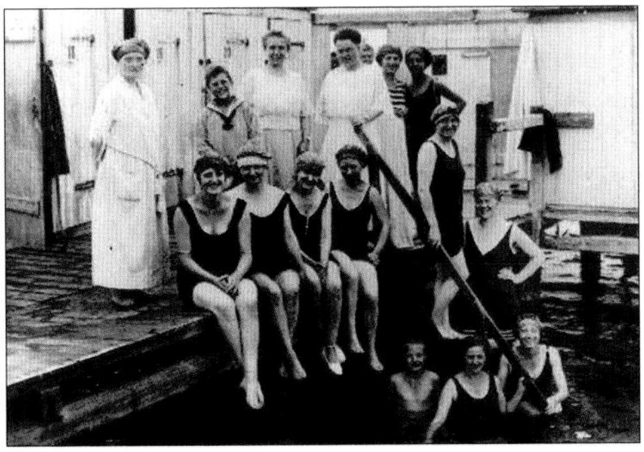

Badekultur 1920

In den folgenden Textabschnitten werden die zur TEN gehörenden Therapiemethoden kurz beschrieben. Die Bedeutung der einzelnen Methoden unterliegt stark dem Zeitgeist. Einige Methoden gerieten in Vergessenheit und wurden nach Jahrzehnten wieder «neu entdeckt».

Thermo- und Hydrotherapie

Allgemein werden unter dem Begriff Hydro- und Thermotherapie Wasseranwendungen mit unterschiedlicher Temperatur verstanden. Dabei kommen alle Aggregatzustände (Eis, Wasser, Dampf) zum Einsatz. Die Thermo- und Hydrotherapie wurde schon im Altertum praktiziert und gehört zu den wesentlichen Therapieformen der TEN.

Eispackungen wie auch verschiedene Wasser- und Dampfanwendungen mit natürlichen Heilmitteln (z.B. mit Milch, Molke) kommen ebenso zur Anwendung wie frische und getrocknete Kräuter, Peloide mit Fango, Lehm, Moor und Heilgesteinspulver. Alle Anwendungen sind sowohl zur Prävention und Abhärtung als auch zur Stabilisierung der physiologischen Regulationsvorgänge geeignet. Die Hydrotherapie wird sowohl von Heilpraktikern in der Praxis als auch von medizinischen Masseuren und Bademeistern in (Reha-)Kliniken und Sanatorien angewendet.

Thermotherapie (Wärme-/Kältetherapie)

Die Thermotherapie umfasst die nachstehend beschriebenen Massnahmen:

1. Kältetherapie mittels Kaltwickel, Kaltkompressen mit Eis, kaltem, fliessendem Wasser oder kühlenden Mitteln wie Quark, Lehm, Heilerde, Beinwell- oder Aloegel (um z.B. Prellungen, Hämatome, Entzündungen, Insektenstiche und Bisse zu lindern) sowie Kaltluft durch Höhlenbesuche, Aufenthalte in den kühlen Jahreszeiten am Meer oder im Gebirge (z.B. bei Respirationserkrankungen und Allergien).

2. Wärmetherapie mittels warmem/heissem Wasser, Heissluft als strahlende und geleitete Wärme (z.B. Sauna für den gesamten Körper und die «heisse Rolle» zur lokalen Hyperämisierung mit spasmolytischer, sedierender, schmerzlindernder Wirkung).

Wärme- und Kälteanwendungen wirken je nach Indikation, Anwendungsort und -dauer schmerzlindernd, beeinflussen den Muskeltonus, regulieren den Kreislauf und wirken reflektorisch auf innere Organe.

Hydrotherapie (Wasseranwendungen)

Unter Hydrotherapie versteht man die präventive und therapeutische Anwendung von Wasser. Wasseranwendungen werden mit Wärme- und Kältereizen kombiniert, z.B. durch Wickel, Kompressen, Teil- und Vollbäder, Güsse, Waschungen und Dauerbrause, Unterwasserdruckstrahlmassagen und Sauna.

Die Reizstärke in der Hydrotherapie wird von den folgenden Faktoren beeinflusst: Temperatur, Dosierungszeit, Dosierungsstufen des Areals der gereizten Fläche (Erwärmungsorte). Hinzu kommen zusätzliche Einflussfaktoren in Form von biochemischen oder phytotherapeutischen Mitteln sowie mechanische Reize (z.B. Bürstenbäder oder Unterwasserdruckstrahlmassage).

Klassische Dosierungsstufen

- milde Reize (kleine Hydrotherapie): Bürstungen, Waschungen, Abreibungen, Teilauflagen, Teilbäder, Güsse
- mittelstarke Reize (mittlere Hydrotherapie): Sitzbäder, kaltes Reibesitzbad, Sitzdämpfe, Halbbäder, Rumpfwickel, ansteigende Fussbäder
- stark wirkende Reize (grosse Hydrotherapie): Dreiviertelwickel, Ganzpackungen, Überwärmungsbäder, Dampf und Sauna bei 90°C, Überwärmungsbäder, Blitzgüsse über den ganzen Körper, Colon-Hydro-Therapie, Darmbad

Anwendungsformen der Hydrotherapie

- Wickel, Kompressen, Tamponaden, Packungen mit und ohne Zusätze
- Bäder, Teil- und Vollbäder, Bürstungen, Wechselwaschungen, Güsse, Brausen
- Unterwasserstrahldruckbehandlung mit und ohne Gleichströme
- Sauna, Dämpfe

Wickel und Kompressen

Der Wickel kann beispielsweise als begleitende Massnahme zur Linderung von lokalen Entzündungen und Fieber angewendet werden. In diesem Fall sollte ein kühler Wickel nach ca. 10-15 Minuten als warm empfunden werden. Nach ein bis zwei Stunden tritt ein schweisstreibender Effekt ein.

Einige historische Persönlichkeiten der Wasseranwendungen

Vincenz Priessnitz[15] entwickelte die Kaltwasserkuren und schrieb sein «Familienwasserbuch». Er systematisierte die Anwendungsmöglichkeiten und -formen der Wickel- und Leibauflagen und teilte die Wickel- und Kompressenanwendungen in Teil- bis Ganzkörperwickel ein.

Die mit kaltem Wasser angefeuchtete, innerste Leintuchlage soll gut am zu behandelnden Körperteil angebracht, aber nicht einschnürend sein. Darauf werden weiter trockene Baumwolltücher und schlussendlich eine Lage Schafwolle gewickelt.

Einige Wickelformen, die heute noch nach Priessnitz angewendet werden, sind: Halswickel, Brustwickel, Kreuzwickel, Leibwickel, Rumpfwickel, T-Hüftwickel mit Durchzug zwischen den Schenkeln, Wadenwickel, Beinwickel, Gelenkswickel und Dreiviertel-Packungen.

Spezielle Anwendungen und Empfehlungen in der heutigen TEN-Praxis:
Wickel und Kompressen können mit in Wasser gelösten Schüsslersalzen oder basischen Mineralien erweitert werden. Dies lindert Schmerzen und fördert die Entgiftung des Organismus.

In der Frauenheilkunde werden zur Entgiftung und Stabilisation des Scheidenmilieus Bifidus-Tamponaden sowie Waschungen, Einlagen mit Milchsäurebakterien und speziellen frauenheilkundlichen Heilpflanzen empfohlen.

Als bekanntester Vertreter der Wasseranwendungen und Begründer der «klassischen fünf Säulen der Gesundheit» ist Pfarrer Sebastian Kneipp[16] zu nennen, der in Bad Wörishofen wirkte und dort eine noch heute bekannte Klinik aufbaute. Kneipp entwickelte aus den Erkenntnissen von Priessnitz die weltberühmten Kneipp'schen Kuranwendungen.

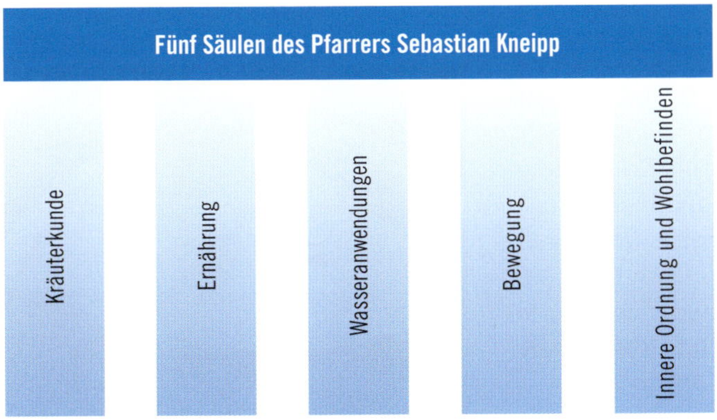
Fünf Säulen des Pfarrers Sebastian Kneipp
Kräuterkunde
Ernährung
Wasseranwendungen
Bewegung
Innere Ordnung und Wohlbefinden

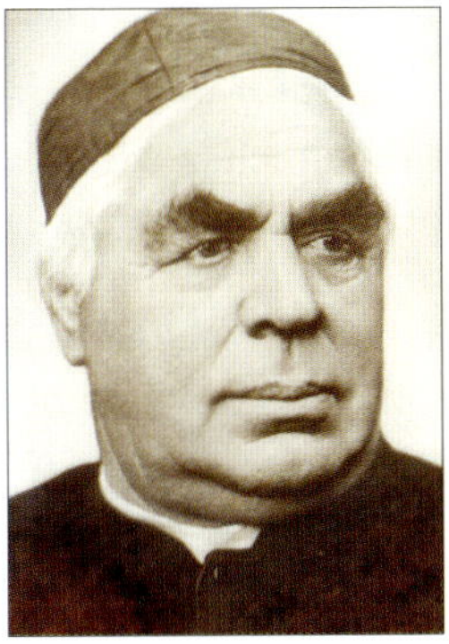
Sebastian Kneipp

15 Vincenz Priessnitz – Autodidakt in medizinischen Kaltwasseranwendungen, wurde 1799 in Gräfenberg als Sohn eines einfachen Bauern geboren und beobachtete durch einen Selbstunfall und dessen Heilung die Wirkung der Kaltwasseranwendungen und entwickelte diese weiter zu den Kaltwasserkuren.

16 Pfarrer Sebastian Kneipp, 1821–1897, geboren in Stefansried bei Ottobeuren, Deutschland

Einige Indikationen für Wickel

Bei akuten Halsentzündungen und Anginen werden kühle Halswickel mit Zitronenscheiben oder rohen Zwiebeln empfohlen. Warm können Halswickel bei Mumps und als Kompressen bei Stirnhöhlenkatarrhen aufgelegt werden, die mit verschiedenen fertigen Heilpflanzenzubereitungen oder mit einem Wasser- oder Ölauszug[17] frischer Kräuter wie Salbei, Eukalyptus, Thymian oder Heublumen getränkt sind.

Brustwickel werden sowohl kalt als auch warm und feucht angelegt. Kartoffeln im warmen Breizustand eignen sich z.B. bei Bronchitis, Asthma bronchiale oder bei Mastitis (Brustentzündung). Auch feucht-kühle Heilerde ist für Wickel geeignet.

Sämtliche Körperteile können umwickelt oder mit Kompressen belegt werden. So z.B. auch bei Sehnenscheiden- und Schleimbeutelentzündung, Gichtschüben an den Zehengelenken sowie bei Insektenstichen, Abszessen, Blutergüssen und Entzündungen der Venen.

Quark-, Latwerge- oder Melasseauflagen eignen sich besonders gut für offene Beine, um die Heilung der Haut zu unterstützen. Kalte Kompressen mit Quark helfen gegen Sonnenbrand, Akne und akuten Juckreiz.

Geriebener Meerrettich steigert die Durchblutung und wärmt. Der vorbereitete Meerrettich wird fingerdick auf eine Gaze aufgebracht. Die Kompresse wird nur für 2-4 Minuten auf die zu überwärmende Stelle aufgelegt (z.B. auf den Unterbauch bei Blasenentzündung oder auf die Stirn oder den Nacken bei chronischer Nebenhöhlenentzündung). Die Auflagen wirken bis in die tiefen Gewebe und können latente Entzündungen zur Heilung anregen oder Sekrete austrocknen. Nach der Meerettich-Anwendung wird die Paste abgewaschen und die Haut z.B. mit wärmendem Johanniskrautöl oder Thymian-Crème nachbehandelt.

Paraffine und Wachse

Paraffinanwendungen sollten aufgrund gesundheitlicher Bedenken durch Auflagen aus Bienenwachs ersetzt werden. Bienenwachs wärmt intensiv und nachhaltig bei Erkrankungen der Atemwege, bei Bauch- und Verdauungsbeschwerden sowie bei Blasenentzündungen. Die Wachsplatten werden mit einem Haarföhn erwärmt und dadurch weich und formbar. So werden sie auf die entsprechende Körperstelle gelegt und über eine gewisse Zeit belassen.

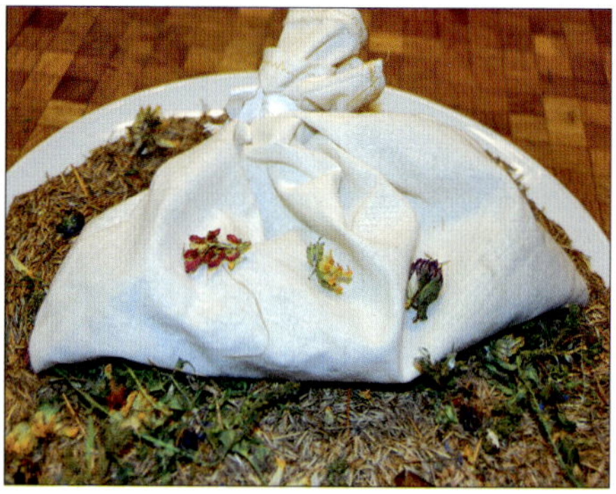
Heublumensäckchen

«Kneipp's Opium» bei allerlei Schmerzen ist das in Dampf erwärmte Heublumensäckchen.

17 Ölauszüge: Bei einem Kräuter-Ölauszug werden Kräuter für etwa vier bis sechs Wochen in Pflanzenöl eingelegt und täglich gewendet.

Bäder, Waschungen und Güsse unterschiedlicher Thermostufen mit Zusätzen

Den Bädern fügt man oft verschiedene Kräuterextrakte hinzu, um die Wirkung gezielt zu verstärken. So wird z.B. Eichenrinde bei Hautirritationen, Zinnkraut bei Frauenleiden und Rosmarin zur Verbesserung der Durchblutung eingesetzt. Bäder können als Teil-, Sitz- und Vollbad angewendet werden, sowohl mit ansteigender wie auch absteigender Temperatur.

Güsse wurden ursprünglich mit der Giesskanne durchgeführt, heute verwendet man im häuslichen Bereich einen speziellen Schlauch mit grossem Durchmesser.

Einige Beispiele für Bäder, die auch zu Hause angewendet werden können:

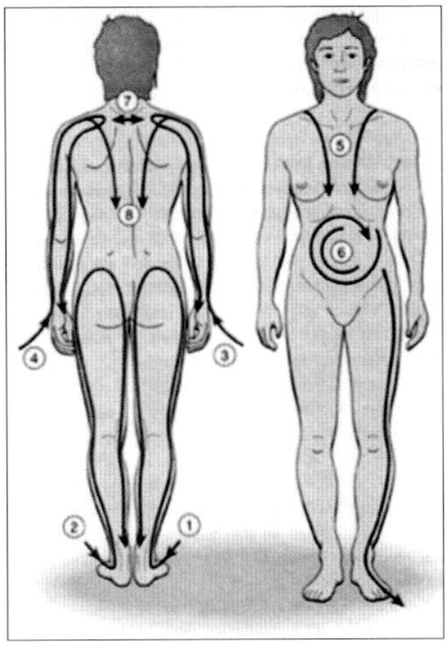

Kneipptherapie

Das Kuhne'sche Reibesitzbad

Dies ist eine besondere Form des Sitzbades und seine Anwendung hat mit Reibung nichts zu tun. Lediglich der Unterschied der Haut- und Wassertemperatur mag in gewissem Sinne «Reibung» erzeugen. Das Kuhne'sche Reibesitzbad wird bei hartnäckigen Erkrankungen aller Art, vor allem aber bei Unterleibsbeschwerden, zur Abhärtung und Regulation des Organismus verordnet und genau beschrieben und erklärt.

Die Sitzbäder des Louis Kuhne regen die Ausscheidungstätigkeiten des Körpers über Nieren, Haut und Darm an. Dadurch werden vor allem «die Ströme der Lebenskraft», die vier Säfte der Humoralmedizin wieder zum naturgemässen, harmonischen Fliessen gebracht. Das «Frauenbad von Kuhne» welches das 20-minütige Waschen der äusseren Genitalien mit 12–14°C kaltem Wasser vorschreibt, stimuliert die Nervenbahnen am Damm zwischen After und Scheideneingang.

Kuhne selbst schreibt dazu: «Durch das Reibesitzbad werden die Nerven, die Träger des Lebens, also die Lebenskraft selber im ganzen Körper in bis jetzt noch unbekannter Weise stärkend beeinflusst. Nur an den Geschlechtsteilen der Menschen ist das ganze Nervensystem des Organismus beeinflussbar. Hier ist gewissermassen die Wurzel des ganzen Lebensbaumes.»

Das Kneipp-Fussbad

Die Fusssohlen sind mit vielen Rezeptoren, speziell Thermorezeptoren durchzogen, die den Blutkreislauf und damit die Durchblutung sämtlicher Organe beeinflussen. Die Wirkungsweise von Fussbädern ist daher mit der Fussreflexzonen-Therapie vegleichbar.

Beim ansteigenden Fussbad nach Pfarrer Kneipp wird in die bereits mit Wasser gefüllte Wanne im Zeitabstand von ca. fünf Minuten zusätzlich warmes Wasser nachgefüllt. Auf diese Weise erfolgt eine schrittartige Erhöhung der Temperatur, beginnend bei 36°C ansteigend bis auf 40-45°C, je nach Verträglichkeit. Da das Wasser von oben eingefüllt wird, erreicht die eingeleitete Wärme nur langsam die auf dem Wannenboden stehenden Fusssohlen des Patienten.

Das Schiele-Fussbad

Weit intensivere Wirkung erzielt das Schiele-Fussbad, bei dem das Wasser in einer beheizten Fusswanne von unten her kontinuierlich erwärmt wird. Diese intensive Wärmewirkung hat stabilisierende und harmonisierende Wirkung auf die Regulationssysteme des Organismus. Sie kann durch Zufügen von Badezusätzen gezielt verstärkt werden.

Hyperthermie – Überwärmungsbäder – Schlenzkur

Maria Schlenz hat in ihren Werken die Überwärmungsbäder beschrieben. Diese erzeugen bei schweren Erkrankungen eine Art «künstliches Fieber». In Folge der besseren Gewebedurchblutung aktivieren sie die Abwehrprozesse des Körpers. Die Wärme stimuliert den Körper zum Um- und Abbau von geschädigtem Gewebes und fördert die Ableitung der Gewebeschlacken aus dem Interstitium und deren Ausscheidung durch die Eliminationsorgane. Der Körper wird durch Überwärmung zur eigenen Immunarbeit gezwungen, was die «Selbstheilungskräfte» aktiviert. Die Ausscheidungsorgane werden mit entsprechenden Heiltees unterstützt.

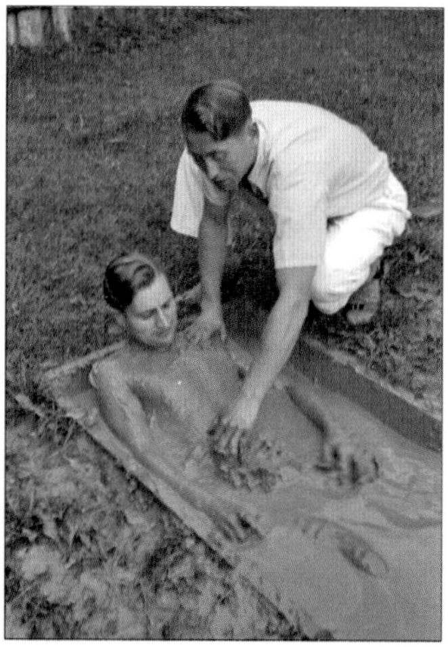
Schlammbad

Warme und feuchtkühle Moorbäder

Sie werden bei Unfruchtbarkeit, bei klimakterischen Beschwerden, bei Blasen- und Nierenerkrankungen sowie auch bei Koliken eingesetzt. Sie können sowohl in Kurhäusern als auch zu Hause angewendet werden.

Zusammenfassung der Badeformen			
Badeform	Dauer	Temperatur in °C	Bemerkungen
Überwärmungsbad	3-10 Min.	40-43	Mehrdurchblutung
Ansteigendes Bad	10-15 Min.	33-40	langsamer Anstieg
Wechselbäder	5 Min. warm 10 Sek. kalt	38 Leitungswasser 18	beginnen mit warm, beenden mit kalt oder warm je nach Konstitution und Beschwerden
Warmes Bad	10 Min.	38	Mehrdurchblutung
Temperiertes Bad	10-20 Sek.	16-22	
Kaltes Bad	5-10 Sek.	Leitungswasser	anregend

Aus der Sicht der TEN sollen chronische Erkrankungen durch Anregung der Immunabwehr in den Zustand «der leichten Akutisierung» gebracht werden, um in diesem Prozess vollständig ausgeheilt werden zu können. Hierzu gehört das Anregen von «gewolltem Fieber», was Regulationsprozesse in Gang setzt und die Immunabwehr aktiviert. Dies geschieht durch die Kombination von Wasseranwendungen mit Heilkräutern.

Bürstungen und Waschungen, Güsse, Brausen

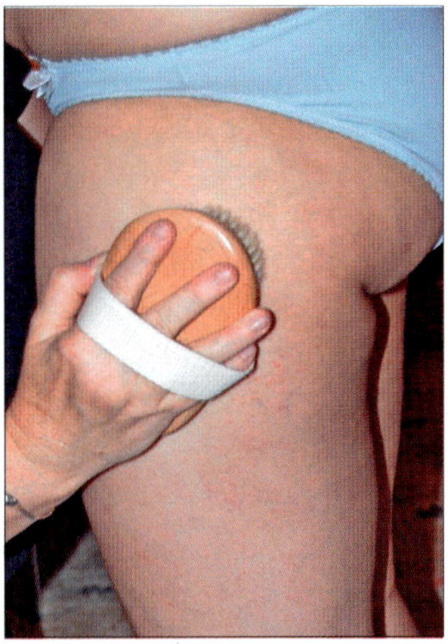

Bürstenmassage am Oberschenkel

Trockenbürstungen können vor jedem Bad, einer Waschung oder einem Guss vorgenommen werden. Verwendet wird eine Massagebürste aus Naturborsten oder einem Sisalhandschuh. Mit diesem wird mit zügigen kreisenden Bewegungen von unten nach oben (beginnend am Fussrücken) oder von aussen nach innen (beginnend am Handrücken herzwärts), vom Nacken zur Schulterpartie hin, von der Brust Richtung Brustbein und der Bauch im Uhrzeigersinn gebürstet. Durch die dadurch verbesserte Durchblutung in den Kapillaren wird der lymphatische Abfluss, die Stoffwechselaktivität, die «Hautatmung» und Elastizität der Haut gefördert. Das entlastet den Körper und wirkt reflektorisch auf die inneren Organe. Es empfiehlt sich zur Förderung der Entgiftung, die Haut anschliessend mit einem entsprechenden Öl (Weizenkeim oder Sesam) einzureiben, kurz zu ruhen und danach die ausgeschwitzten Stoffe warm abzuwaschen, ohne zu frottieren. Es folgt eine Ruhezeit von 20 Minuten.

Nach einer Ganzkörper-Bürstenmassage kann im Rahmen einer therapeutischen Entgiftungstherapie zur Schmerzlinderung ein «kaltes Leintuch» hilfreich sein. Für Patienten, deren Leber bei der Ausleitung in eine «Vergiftungs-Stagnation» mit Hitze-und Spannungsgefühlen geraten, eignet sich auch ein kalter Ganzkörperwickel. Dazu wird ein mit kaltem Wasser getränktes Leintuch zu Dreiviertel um den Patienten gelegt, so dass Arme, Hals und Kopf frei bleiben. Nieren und Unterleib sowie Füsse benötigen Wärmezufuhr und sind gleichzeitig mit entsprechenden warmen Leibwickeln zu behandeln. Als Wärmeträger dienen Bettflasche und Socken. Der Patient verweilt damit in einer viertelstündigen Ruhephase.

Kalte Waschungen werden vorzugsweise am Morgen vorgenommen. Dazu wird ein Waschhandschuh aus Leinen oder Frottee in kaltes Wasser gelegt, ausgewrungen und damit mit schnellen Bewegungen der gesamte Körper abgerieben. Der Patient wird nicht abgetrocknet, sondern in ein Tuch eingewickelt und ins Bett gelegt. Dies hilft bei Durchblutungs- und Kreislaufstörungen sowie zur Abhärtung.

Güsse können an allen Körperteilen appliziert werden. Sowohl mit kaltem als auch warmem Wasser werden die behandelnden Regionen mit fliessendem Wasser bei niedrigem Druck aus einem grossvolumigen Schlauch oder einer Giesskanne umspült. Der Strahl der Güsse wird von der Periphere her herzwärts geführt.

Dauerbrause oder Fächerdusche werden nach Kneipp zur Entspannung und Durchblutungsförderung angewendet. Durch thermische und mechanische Reize werden cutiviszerale Reflexe in Gang gesetzt, die die Funktion der inneren Organe stimulieren. Die Anwendung dauert zwischen 30 Minuten und mehreren Stunden.

Wassertreten

Das Wassertreten ist wohl die älteste Form der Kneipp-Anwendungen. In der Badewanne oder einem Tretbecken wird gerade so viel kaltes Leitungswasser eingefüllt, dass es bis zur Wade reicht. Abwechselnd werden im «Storchengang» die Füsse und Unterschenkel aus dem Wasser gehoben und wieder eingetaucht. Nach ca. 60 Sekunden wird das Wasser nur abgestreift. Danach soll der Patient barfuss schnell über Steine oder Waldboden gehen, um die Fusssohlen zu erwärmen.

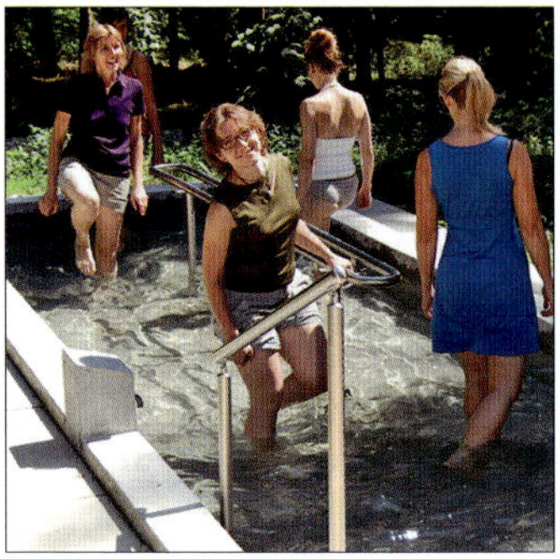

Storchengang nach Kneipp

Tautreten

Eine weitere Form der Abhärtung ist das morgendliche Tautreten. Mit noch bettwarmen Füssen wird die feuchte, taubedeckte Wiese im Storchengang betreten. Dabei werden die Stoffwechselvorgänge schon am Morgen sanft angeregt, was besonders bei Menschen mit phlegmatischem oder melancholischem Temperament die Wärmeprozesse stimuliert.

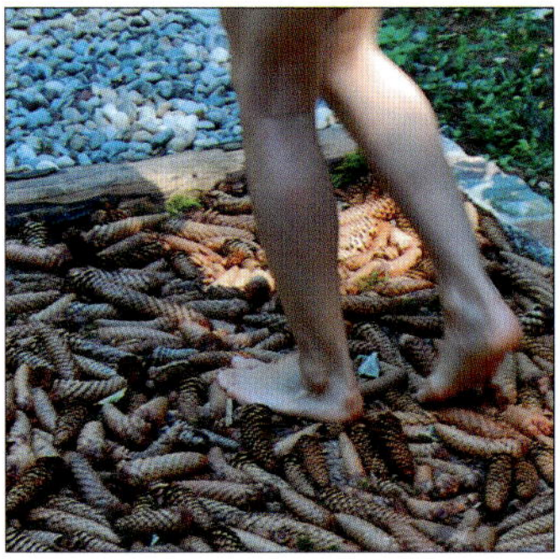

Barfussgehen auf «Waldboden»

Schneelaufen, Schneeabreibungen

Sowohl Füsse als auch Hände können mit Schnee eingerieben werden, um eine nachhaltige aktive Erwärmung zu erreichen. Besonders gut ist es, für einige Sekunden im frisch gefallenen, weichen Schnee zu stapfen. Die Füsse werden danach kurz abfrottiert und anschliessend in warme Stulpen und Strümpfe gepackt. Kontraindiziert ist diese Methode bei Polyneuropathie[18] sowie bei arteriellen Verschlusserkrankungen der Unterschenkel und Füsse.

Gut geeignet sind Schneelaufen und Schneeabreibungen für das frierende, phlegmatische oder das überhitzte, cholerische Temperament als Ausgleich. Beim melancholischen Temperament ist Vorsicht geboten, denn diese Menschen sind aufgrund ihrer kalt/trockenen humoralen Qualität meist nicht in der Lage, reaktiv die notwendige Wärme zu entwickeln, die zur Wiedererwärmung notwendig ist. Dies muss grundsätzlich bei allen Kaltanwendungen beachtet werden.

18 Polyneuropathie: Aufgrund der Minderversorgung der Blut- und Lymphgefässe werden die peripheren Nerven (motorische, sensorische und autonome Nerven) geschädigt.

Unterwasserdruckstrahlmassage

Durch variierenden Druck und die punktuelle Führung des Wasserschlauches können mit der Unterwasserdruckstrahlmassage im warmen Wannenbad verschiedene Wirkungen gezielt angeregt werden. Dabei werden mit Düsenbewegung, Intensivität und Temperatur fein aufeinander abgestimmte Reize appliziert, wodurch die Gefäss- und Gewebedurchblutung und der Abtransport abgelagerter Schlacken gefördert wird. Dies wiederum aktiviert den Gewebestoffwechsel. Verklebungen und kleine Vernarbungen im Bindegewebe werden gelöst. Zudem trägt eine vegetativ-psychische Entspannung zur Schmerzlinderung bei. Heute finden wir in vielen Thermal- und Schwimmbädern Unterwasserstrahldruckdüsen zur allgemeinen Entspannung.

Sauna und Schwitzhütten

In der Naturheilkunde haben Sauna und Schwitzhütten nicht nur abhärtende und immunstärkende Bedeutung, sondern auch rituellen Charakter im Sinne der Reinigung, Entspannung und Meditation und können Teil des persönlichen Lebensstils sein.

Heute werden die Saunaanwendungen im Wellness- und Sportbereich in ein Trainings- oder Erholungsprogramm integriert. Wichtig ist, dem Saunagang eine Abkühlung durch Laufen und Atmen an der frischen Luft oder im kalten Tauchbad folgen zu lassen, wie auch eine 20-minütige Ruhephase zwischen den Saunagängen einzulegen. In der Regel werden drei aufeinanderfolgende Sequenzen als sinnvoll erachtet. Es gibt verschiedene Anwendungstemperaturen und Feuchtigkeitsstufen der Sauna mit oder ohne Zusätze von Kräutern oder ätherischen Ölen.

Folgende Saunaformen und Wärmebäder sind bekannt:

- Das «Römische Tepidarium mit Kräutern» ist ein bis 40°C temperierter Raum. Dies wärmt den Körper und wirkt speziell auf den Respirationstrakt und die Fussreflexzonen.
- Die sogenannte «Biosauna» (bis 60°C) schont den Kreislauf und hilft bei Ausscheidung von Giftstoffen über die temperierte Haut.
- Die «Schwedische Sauna» (bis 90°C) regt durch heftige Schweisssekretion die Ausscheidung von Stoffwechsel-Endprodukten und damit das Immunsystem an.
- Die «Türkische Sauna» mit starker Dampfentwicklung beschleunigt das Schwitzen und ist zur Inhalation durch Aufgüsse geeignet.
- Eine Auswahl pflanzlicher Saunazusätze: Fichte, Eukalyptus, Heublumen, Kamille, Lavendel, Rosmarin, Salbei, Rosen. Diese Pflanzen können als Infus oder ätherische Öle, einzeln oder gemischt für Aufgüsse in der Sauna verwendet werden.

Infrarotsauna

Eine Kombination von Sauna und Lichttherapie ist die Infrarotsauna. Dabei ist die Überwärmung durch den Lichteinfluss ein Reiz für die tiefliegenden Gewebe. So werden chronische, kalte Gewebestasen[19] erwärmt und das Zwischenzellgewebe zur Regulation und Ausscheidung von belastenden Stoffen angeregt. Besonders gut helfen die Infrarotbehandlungen bei chronischen und akuten Nasennebenhöhlenerkrankungen, Bronchialkatarrhen und Lungenerkrankungen. Infrarotbestrahlungen der Wirbelsäule wirken auf alle Zonen, die in reflektorischem Zusammenhang mit den inneren Organen stehen.

Wichtigste Regeln der Hydrotherapie:

- keine kalten Wasser- oder Wickelanwendungen bei kaltem Körper oder bei Untergewicht
- Erwärmung der Körperteile durch langsam ansteigende Wassertemperatur. Ausnahme nach Kneipp zur Erlangung von warmen Gliedmassen: Einreibung der kalten Füsse und Hände mit Schnee
- Warme und heisse Glieder oder Körperflächen reagieren oftmals sehr gut auf kalte Anwendungen wie Blitzguss, Waschungen und Abreibungen.
- Kalte Hände und Füsse werden mit einem ansteigenden Hand- und Fussbad erwärmt. Der Effekt wird durch das gleichzeitige Trinken von heissem Tee (z.B. Eisenkraut) verstärkt und trägt zur Aktivierung der inneren Wärme bei.
- Bei jeder Wasseranwendung muss der aktuelle und konstitutionelle Zustand des Patienten beachtet werden.
- Keine Regel ohne Ausnahme: Die Therapie ist an den individuellen Zustand des Patienten anzupassen.
- Bei Körpersensationen wie Übelkeit, Kopfschmerzen, Herzrasen, Übermüdung sind stark variierende Temperaturunterschiede zu vermeiden.

15.3. Inhalationsbehandlungen – Aerosoltherapie

Inhalationstherapie von Düften und Salzen

Für die tägliche Inhalationstherapie, die zum Beispiel bei zystischer Fibrose (Mukoviszidose) oder Asthma bronchiale angewendet wird, benötigt man ein Inhalationsgerät, das Wirkstoffe alveolengängig macht. Diese Geräte arbeiten entweder mit Wasserdampf oder sie erzeugen kühlen Nebel, mit dem die darin gelösten Heilmittel bis zum Kapillarnetz der Lungenbläschen vordringen. Diese werden befeuchtet und gleichzeitig die Sekretion stimuliert und reguliert.

Heisse Dämpfe können bei Erkältungserkrankungen auch ohne Spezialgerät zuhause appliziert werden. Hierfür benötigt man lediglich ein Gefäss mit dampfendem Wasser, pflanzliche Zusätze (z.B. Holunder- oder Kamillenblüten) und ein grosses Lein- oder Frot-

19 Gewebestasen sind Stauungen der «Gewebewässer» wie Lymphflüssigkeit inkl. Milchsäure, «Schlacken» etc.

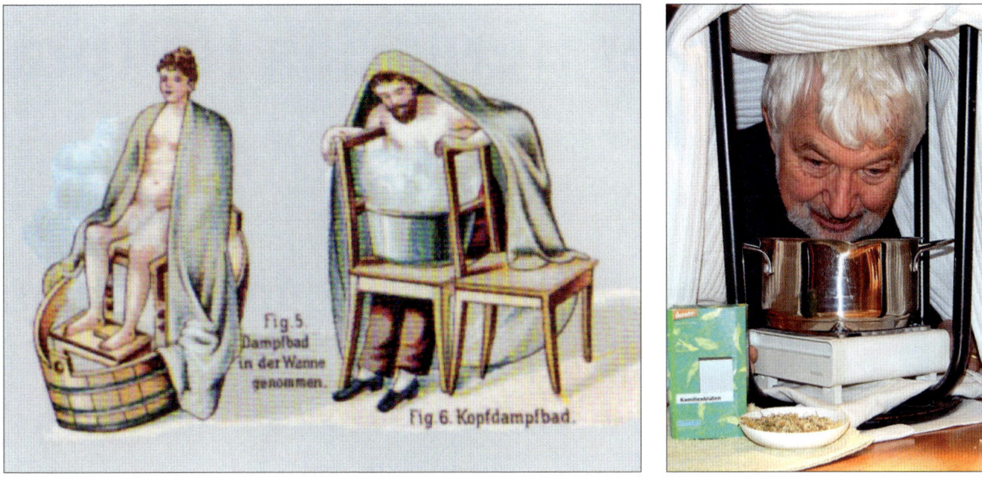

Dampfbäder gestern und heute

teetuch, das über Kopf und Gefäss gelegt wird, um während des Inhalierens den Dampf gezielt zum Gesichtsbereich zu führen.

Bei der Aerosoltherapie werden Heilwässer mit darin gelösten Arzneien zerstäubt und eingeatmet. Ziel ist das Befeuchten, das Abschwellen der Schleimhäute und das Lösen von Sekreten im Nasen-, Rachen- und Bronchialraum.

15.4. Verschiedene Erdschichten als Heilgesteine

Aus der Produktebeschreibung von «Luvos» Heilerde, einem Produkt aus Lössgestein:

«Von den vier Elementen der Antike Erde, Wasser, Luft und Feuer hat vor allem die Erde in der naturheilkundlichen Bewegung des 19. Jahrhunderts eine Renaissance als Therapieprinzip erfahren und ist auch zu Beginn des zweiten Jahrzehnts des zweiten Jahrtausends nicht aus dem therapeutischen Arsenal des Naturheilkundigen wegzudenken». (Adolf Just)

Peloide (von griechisch πέλος (pelos) = Schlamm und είδος (eídos) = Gestalt) sind Auflagen, Packungen oder Bäder mit Zubereitungen aus Kalkstein, Kreide oder Moor. Berühmtestes Pelloid ist sicher die Fangopackung aus Mineralschlamm vulkanischen Ursprungs. Lehm innerlich eingenommen und äusserliche Lehmpackungen sind bei vielen Indikationen angezeigt. Bei der äusserlichen Anwendung wird der Lehm in fingerdicker Schicht direkt auf die zu behandelnden Körperpartien aufgetragen. So ist die Wirkung effizienter als bei Wickeln mit einem wässrigen Lehmgemisch.

Die Indikationen sind vielseitig. So werden Lehmpackungen bei Verdauungsbeschwerden, Herz- und Kreislaufstörungen, Erkrankungen des Bewegungsapparates, Stoffwechselerkrankungen und Hauterkrankungen, aber auch zur allgemeinen Vorbeugung und Rehabilitation verordnet. Erfahrungen haben gezeigt, dass die Lehmtherapie besonders erfolgreich in Kombination mit Kneipp'schen Anwendungen wirkt.

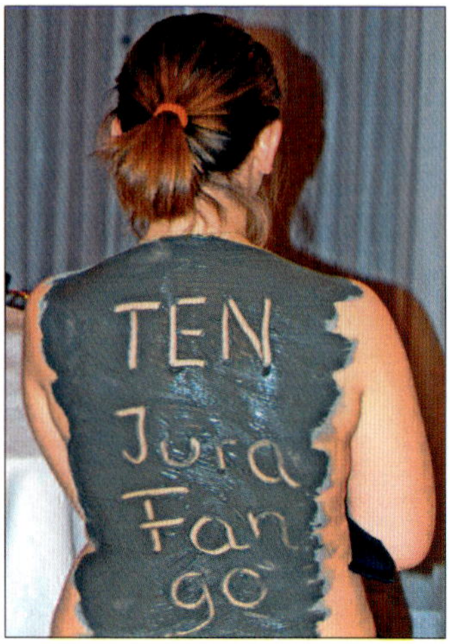

Schlammpackung auf dem Rücken

Heilerde aus Löss

Adolf Just[20] empfahl den Löss auch für die innerliche Anwendung und hat Heilerde erstmals in seiner im Jahre 1886 gegründeten Naturheilanstalt «Jungborn» mit grossem Erfolg eingesetzt.

Das in der Schweiz und weit über die Grenzen hinaus bekannte Aion-A der Emma Kunz[21], Heilerin, Forscherin und Künstlerin aus Würenlos, gehört zu den Heilgesteinen, die als Kalt- oder als Warmanwendungen äusserlich verabreicht werden können.

15.5. Elektrizität und Schall als physikalische Behandlung

Elektro- und Ultraschalltherapie

Die physikalischen Anwendungen in der Naturheilkunde, insbesondere die Elektrotherapie, haben sich in den letzten Jahren zur modernen Apparatemedizin gewandelt. Das zeigt sich durch gewisse «Hightech-Allüren» wie spezielle Wannen, Dioden und im Bedienungskomfort für den Therapeuten. In einer herkömmlichen Naturheilpraxis der TEN wird Elektrotherapie selten angewendet. Diese wird dem Patienten vor allem in biologischen und naturheilkundlichen Kliniken und während Rehabilitations-Kuren angeboten. Auch in der Pflege und der Physiotherapie wird Ultraschall- und Elektrotherapie durchgeführt.

Der Vollständigkeit halber werden hier die Anwendungsgebiete und Möglichkeiten dieser Therapieformen kurz beschrieben.

In der *Elektrotherapie* werden nieder- und mittelfrequente Stromimpulse eingesetzt. Die Mechanotherapie mit hochfrequentem Mikrovibrationsmassageeffekt kommt im Wasser- oder Öl-Wasserbad zur Wirkung. Diese Therapien dienen der Schmerzlinderung, der Durchblutungsförderung sowie zur Tonisierung bzw. Beruhigung der Muskulatur. Beide Therapieformen haben entzündungshemmende und resorptionsfördernde Wirkung und können darüber hinaus das Bindegewebe stimulieren, Sehnen und Bänder aktivieren, Muskeln kräftigen und deren Tonus regulieren.

20 Adolf Just, 1859–1936, Buchhändler und Naturheilkundiger, Jungborn-Eckerttal im Harz, Deutschland

21 Emma Kunz, geboren 1892 in Brittnau AG, 1963 gestorben in Waldstatt AR, fand das Heilgestein der Grotte in Würenlos.

Die *Wärmetherapie* mittels Ultraschall dient der Verbesserung der Durchblutung und des Stoffwechsels und der Erwärmung tiefer gelegener Gewebe.

Möglichkeiten und Massnahmen der Elektrotherapie sind:

1. konstante galvanische Ströme unter Verwendung von Stromimpulsen wie Interferenzströme, dynamische Ströme oder mittelfrequente Wechselströme
2. Reizströme nach definierten Reizparametern, die zur Behandlung von Lähmungen bei prognostischer reversibler Nervenschädigung eingesetzt werden
3. Das Stangerbad – ein hydroelektrisches Voll- oder Dreiviertel-Bad mit an den Seitenwänden der Behandlungswanne befestigten Elektroden. Durch das mit 500 bis 600 Litern gefüllte warme Bad wird mit Hilfe von Elektroden Gleichstrom ins Wasser geleitet. Der galvanische Strom, der ohne spezielle Impulse verläuft, strömt durch den Körper des Patienten. Um die Leitfähigkeit des Wassers zu erhöhen, werden dem Stangerbad arzneiliche Ingredienzen wie gerbstoffhaltige Badezusätze (u.a. Eichenrinde) oder Salze beigemischt. Dadurch wird entweder der Tonus angehoben oder die Überspannung der Muskulatur gemindert. Ein Stangerbad hilft Menschen mit rheumatischen und neurologischen Beschwerden, bei Ischias, bei Erkrankungen der Gefässe, bei posttraumatischen Zuständen, nach einer Operation oder bei Wechseljahresbeschwerden.

15.6. Balneo- und Klimatherapie

Die Balneo- und Klimatherapien sind wichtige Teilgebiete der physikalischen Medizin und bekannt für ihre heilsame Wirkung (lat. «Balneum» = dt. «Bad»). Veränderte klimatische Bedingungen wie z.B. ein Kuraufenthalt am Meer oder im Gebirge, aber auch Inhalation von Heilgasen gehören zur Klimatherapie.

Alle genannten Therapieverfahren werden häufig mit Trinkkuren von Heilwässern begleitet. Kuraufenthalte bedeuten für den Patienten immer auch eine Auszeit vom Alltag und einen «Tapetenwechsel», was die umstimmende Wirkung jeder Therapie sinnvoll unterstützt.

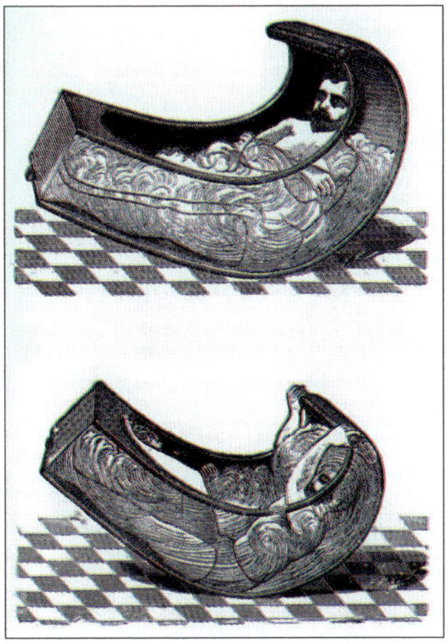

Wellenbadschaukel mit Muskelkraft

Höhlen und Heilstollen (Speläotherapie)

Eine besondere Form der Klimatherapie ist die Speläotherapie. Sie ist in jüngster Zeit wiederentdeckt worden und zeigt bei chronischen Atemwegserkrankungen (z.B. ausgelöst durch Hausmilben, Pollen und andere Allergene) beachtliche Erfolge. Die Betroffenen geniessen bei mehrstündigen Liegekuren in Höhlen und Heilstollen die heilende Kraft des reizstoffarmen Klimas.

Sonderformen der Bäderanwendungen in der Balneo- und Klimatherapie

Viele Mineral- und Heilwässer sind reich an Mikro-Mineralstoffen wie Kieselsäure, Selen und Schwefel, die über die Haut aufgenommen werden und so ihre heilende Wirkung entfalten. Je nach Region und Bodenbeschaffenheit besitzen Wasser und Luft der verschiedenen Kurorte spezifische therapeutische Eigenschaften.

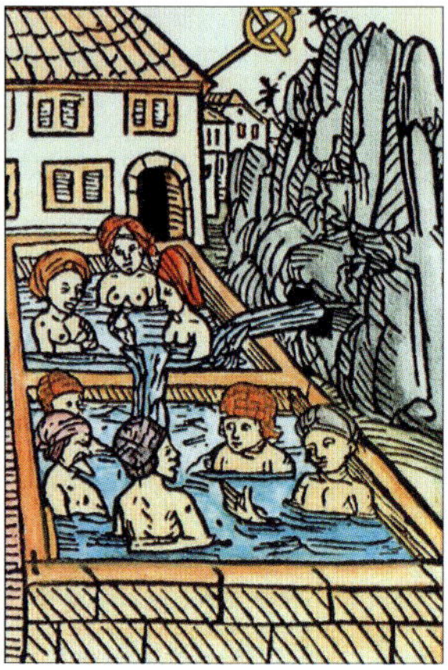

Mineralbad. (Titelholzschnitt aus J.J. Huggelin «Von heilsamen Bädern des Teutschenlands» Mühlhausen 1559)

Sauerquellen und Kohlensäurebäder

Das dabei verwendete natürliche Quellwasser kommt aus den tiefen Schichten der Erde und wird auf dem Weg nach oben mit Kohlensäure angereichert. Doch auch normalem Wasser kann künstlich Kohlensäure als Therapeutikum zugegeben werden. Die optimale Beigabemenge liegt bei etwa 1200 mg CO_2 pro Liter. Während des Bades beruhigt sich ein überaktiver Stoffwechsel und die Reizleitung des Nervensystems und die Herzfrequenz reduziert sich. Schlecht heilende Wunden, Verbrennungen, Bluthochdruck und psychosomatische Beschwerden können durch ein Kohlensäurebad gelindert werden. Der Patient liegt möglichst ohne grosse Bewegung im Becken oder in der Wanne. Der Kopf sollte über den Beckenrand ragen, damit die Dämpfe nicht ständig eingeatmet werden. Die Behandlungszeit liegt bei 20-30 Minuten, die Wassertemperatur bei 32-34°C. Nach dem Bad sollte eine Ruhephase von 60 Minuten eingehalten werden.

Schwefelbäder für Hauterkrankungen

Das hierbei verwendete Wasser enthält Stoffe wie Hydrosulfide, Thiosulfate, kolloiden Schwefel und Schwefelwasserstoff. Therapeutisch werden Teil- oder Vollbäder angewendet. Die Wassertemperatur beträgt 37-39°C und das Bad sollte nicht länger als 15-20 Minuten dauern. Schwefelbäder werden zur Linderung degenerativer und subakuter sowie chronisch entzündlicher Gelenksleiden, bei Hauterkrankungen wie Neurodermitis, Psoriasis und hartnäckigen Ekzemen empfohlen. Schwefel hat eine austrocknende Wirkung. Darum soll die Haut mit einer passenden Lotion nachbehandelt werden. Bei offenen Hautverletzungen, bei Allergien gegen einen der Inhaltsstoffe, während Schwangerschaft und Stillzeit und bei bösartigen Tumorerkrankungen ist von einer Anwendung abzuraten. Man beachte auch, dass der Schwefel die Badebekleidung verfärbt.

Salz und Jodbäder

Zur Klima- und Balneotherapie gehören auch Aufenthalte an und in salinischen[22] Ge-

22 von lateinisch Sal = Salz

wässern, die allergiemindernd wirken. Auch die dortige Sonneneinstrahlung trägt zur allgemeinen Erholung bei. Für schwer therapierbare Hauterkrankungen und andere Erkrankungen wie chronische Leiden der Atemwege und der Lunge empfehlen sich Kuren am Meer und ganz speziell am Toten Meer. Solebäder bzw. Salzlakebäder werden in der TEN seit jeher bei dermatologischen Erkrankungen sowie zur Entgiftung verordnet. Ein Solebad enthält bis zu 30% aufgelöstes Salz. Das Salzbad löst durch die osmotische Wirkung Giftstoffe aus der Haut und fördert die Durchblutung sowie die Schweissabsonderung.

Gebadet wird in der Sole über 15-20 Minuten. Im Baderaum sollte ein vorwiegend trockenes Klima herrschen. Der bei 380°C aufsteigende Dampf hat schleimlösende und entzündungshemmende Wirkung, fördert besonders die Durchblutung der Bronchien und beruhigt gereizte und spastische Atemwege. Das Bad wirkt entspannend auf den gesamten Organismus und trägt so zu Wohlbefinden von «Kopf bis Fuss» bei. Solebäder werden auch erfolgreich bei psychosomatischen Beschwerden, Schlaf- und Konzentrationsstörungen eingesetzt und lindern Haut- und Stoffwechselerkrankungen, Verdauungsprobleme, Erkrankungen des Urogenitaltraktes sowie rheumatische Beschwerden.

Jodbäder

Jodbäder und jodhaltige Wässer zu Trinkkuren dienen zur Behandlung von Jodmangelzuständen. Des Weiteren regen Bäder mit Jod das Bindegewebe an, wirken durch Gefässerweiterung antithrombotisch und schleimlösend. Sie haben entgiftende, blutdrucksenkende Wirkung und kommen daher bei arteriellen Durchblutungsstörungen wie z.B. Arteriosklerose zum Einsatz. Das Baden in jodhaltigem Wasser verbessert das Immunsystem und hilft beim Stressabbau. Jod wird auch als «Milch des Alters» beschrieben und ist für die Bildung der Schilddrüsenhormone unverzichtbar und fördert deren Produktion. Bei bestehender Schilddrüsenüberfunktion sollten daher keine Jodbäder appliziert werden!

Für Sole- und Jodbäder werden handelsübliche Badezusätze verwendet. Die Bäder können zu Hause oder professionell in entsprechenden Institutionen durchgeführt werden.

Kaliumpermanganatbäder werden nicht als Vollbäder, sondern nur als Teilbäder bei Pilzerkrankungen und bakterieller Infektionen schlecht heilender Wunden angewendet. Sie sind daher hilfreich bei Fusspilz und auch bei Unterschenkelgeschwüren. Das Kaliumpermanganat kann in jeder Apotheke als körniges Granulat bezogen werden. Davon werden beispielsweise für ein Fussbad nur 5 Körnchen aufgelöst, was das Wasser intensiv violett färbt. Durch diesen Farbstoff verfärbt sich die Haut nach einigen Anwendungen gelbbraun, was aber völlig harmlos ist und sich aber nach einigen Wochen wieder normalisiert.

Trinkkuren durch Heil- und Erdwässer

Heil- und Erdwässer werden für die innere Anwendungen als Trinkkur verwendet. Das Wasser wird mit Beigaben von Fango bzw. Schlamm, Schlick, Lehm sowie Löss getrunken, was sich in der Balneotherapie bis zum heutigen Tag bewährt hat.

In der folgenden Tabelle ist eine Auswahl von Heilwässern aufgeführt, die bei diversen Leiden und Beschwerden kurmässig getrunken werden:

Natriumhydrogenkarbonatwässer	beeinflussen die saure Diathese und wirken gegen Diabetes sowie Steinbildungen aller Art
Hydrogenkarbonatwässer	regen die Magensekretion durch Dehnungsreize an, wirken auf die Magen- und Darm-Peristaltik
Kalzium-Magnesium-Hydrogen-Karbonatwässer	wirken bei Entzündungen im Magen-Darmtrakt, beugen der Bildung von Oxalat-Nierensteinen vor und schwemmen Nieren-Griess aus
Sulfatwässer	riechen streng nach «faulen Eiern» und wirken abführend. Sie helfen bei Störungen der Darmflora, Verstopfung und Reizdarmbeschwerden. Ausserdem senken sie erhöhte Cholesterinwerte und werden auch bei Kalziumphosphatsteinen angewendet
Eisenhaltige Wässer	beugen Eisenmangelanämien vor und decken erhöhten Eisenbedarf, z.B. bei Schwangerschaft, zu starken Menstruationsblutungen oder nach Operationen

(Quelle: Schmiedel, Volker/Augustin, Matthias: Handbuch Naturheilkunde, Haug Verlag, Heidelberg 1997)

Trinkkuren alleine sind keine ausreichenden Therapieform bei Erkrankungen. Sie sind vor allem als vorbeugende oder begleitende Massnahme zu sehen.

15.7. Licht-Phototherapie

Heliotherapie – Sonnenbad, Höhensonne

Oft wird die Heliotherapie[23], damit ist die therapeutische Verwendung von natürlichem Sonnenlicht gemeint, in Kombination mit der Balneo- und Klimatherapie angewendet.

Licht ist für den Menschen von lebenswichtiger Bedeutung. So wird z.B. die Hormonproduktion der Hypophyse durch Licht stimuliert. Die dafür notwendigen Lux-Einheiten (die Masseinheit für Helligkeit ist Lux) werden über die Augen aufgenommen und als Reiz-Impulse weitergeleitet. «Mehr Licht» verlangte Goethe auf seinem Sterbebett. Licht ist Leben.

Die Forschung von Prof. Fritz Albert Popp hat Licht in Form von Biophotonen[24] auch als Informationsträger in lebenden Organismen nachgewiesen. Nicht nur die Zellen des menschlichen Körpers kommunizieren mittels Photonen, sondern auch die Qualität von Nahrungsmitteln wird dem Organismus durch Photonen vermittelt. Obst und Gemüse, aber auch Heilpflanzen produzieren und speichern Biophotonen und geben diese an die menschlichen Zellen weiter. Diese sind damit ein wichtiges Wirkungsprinzip von Heil-

23 Griechisch Helios = Sonne

24 Biophotonen sind nach Albert Popp elektromagnetische Wellen in Zellen und Zellverbänden, die sich in der Emission «ultraschwacher» Photonenstrahlung äussern. Diese Erscheinung zeigt sich bei allen Lebewesen.

pflanzen. In seinem Buch «Biophotonen» eröffnet Popp mit der therapeutischen Applikation lichtförmiger Reize neue Horizonte in der Medizin. Eine in diesem Zusammenhang interessante Tatsache ist auch, dass Hors-Sol produzierte Nahrungsmittel dem Körper Lichtenergie «abziehen». Untersuchungen aus der Praxis haben gezeigt, dass sich die Symptomatik von Patienten mit lichtabhängigen Depressionen und Hauterkrankungen innerhalb kurzer Zeit positiv verändert, wenn sie sich mit speziellen lichtspendenden Heil- und Nahrungsmitteln ernähren bzw. therapiert werden.

Um das für die Haut- und Knochenstruktur wichtige Vitamin D (Calcitriol) aus seiner Vorstufe Cholecalciferol in die Aktivform umwandeln zu können, benötigt man den Tagesrhythmus des natürlichen Sonnenlichts. Viele weitere Stoffwechselvorgänge, der Schlafrhythmus und auch die Leistungsfähigkeit des Immunsystems sind lichtabhängig.

Unsere Zeit ist geprägt von Dauerleistung und Dauerreizung. So sind unsere Sinnesorgane, insbesondere die Augen und die Haut, Überreizungen ausgesetzt. In der Balneo-Phototherapie tragen deshalb die dazwischen geschalteten Ruhephasen zum Erfolg bei.

Das Sonnenlicht besteht aus zweierlei Frequenzen der Ultraviolettstrahlung, einem Gemisch aus UV-A und UV-B Licht. Deren Intensität ist abhängig von Sonnenstand, Tages- und Jahreszeitenzyklen, Bewölkung und Luftreinheit.

Heute wird bei der Lichttherapie häufig mit künstlichen Lichtquellen gearbeitet, um Patienten mit Hauterkrankungen oder SAD (saisonal abhängigen Depressionen) in der lichtarmen Zeit zu unterstützen. Die Patienten werden mit einer Kombination aus lichtsensibilisierenden Wirkstoffen, den sogenannten Psoralenen, und Bestrahlung mit UV-A Licht (PUVA-Therapie) behandelt. Dies kann im Wechsel mit Solebädern erfolgen (z.B. bei starker Schuppenflechte und lichtabhängigen Depressionen).

Vorsicht mit Lichttherapie ist bei Personen geboten, die eine Lichtallergie, sehr helle Haut und rot- bzw. hellblonde Haare haben. Das Gleiche gilt bei der Einnahme oder Anwendung von einigen pflanzlichen Arzneien, sowohl bei Fertigprodukten als auch bei selbst hergestellten Ölen (z.B. Johanniskraut). Dessen photosensibilisierende Wirkung ist aber nur bei Präparaten wirklich bedeutsam, deren Hypericin-Gehalt über den naturgemässen Gehalt in der Pflanze (ca. 30 mg/100 Gramm der Droge) hinaus konzentriert wurde.

15.8. Infrarot-Rotlichtwärme – Farblampentherapie

Thermotherapie durch Strahlungswärme

Rotlichtwärmelampen werden für die gezielte Erwärmung bestimmter Körperregionen, z.B. bei Katarrhen der Nasen-Nebenhöhlen sowie Nieren- und Unterleibsleiden angewendet. Bei Säuglingen, die nach der Geburt eine vorübergehende Gelbsucht entwickeln, die durch den gesteigerten Abbau nach der Geburt überflüssig gewordener Erythrozyten entsteht, kann die Bestrahlung mit UV-Licht den Abbau und die Elimination des Bilirubins beschleunigen. Rotlichtbestrahlung auf die Brüste kann Frauen im Wochenbett das Stillen erleichtern, weil die Wärme den Milchfluss fördert.

In speziellen Therapieformen wird Licht mit unterschiedlichen Farben und Farbspektren eingesetzt, häufig auch auf bestimmten Punkten oder Regionen. Die Farbpunkttherapie nach Peter Mandel, ein Teil der esogetischen Medizin[25], geht davon aus, dass die Schwingungsenergie über die Haut aufgenommen und ins Körperinnere geleitet wird, was bei Akupunktur-Punkten besonders intensiv geschieht. Die Schwingungen des farbigen Lichts beeinflussen das energetische System und die Eigenschwingungen der Körperzellen. Die Abstrahlung der Biophotonen kann durch Kirlianphotographie sichtbar gemacht werden.

Balneo-Photo-Therapie

Kombinationen aus medizinischen Bädern und UV-Strahlung zur Behandlung von Hautkrankheiten wie Neurodermitis oder Schuppenflechte haben guten Erfolg. Dem Bad wird, wie oben beschrieben, konzentrierte Salzlösung zugeführt, welche die Schadstoffe aus der Haut entfernt und diese lichtempfindlicher macht. Folgt die therapeutische Bestrahlung mit UV-Licht im naturgleichen Wellenbereich, können sich neue Hautzellen bilden.

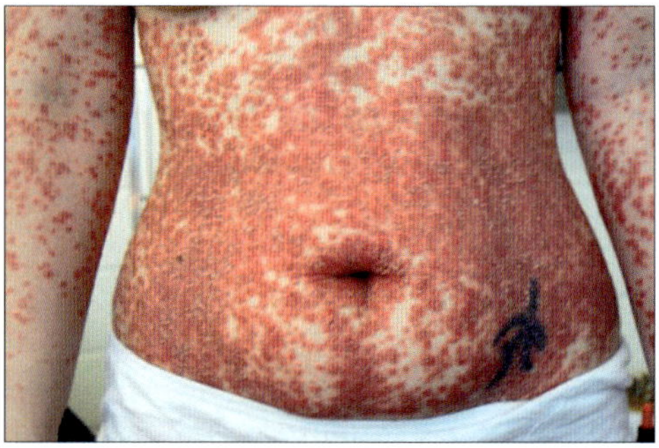
Schuppenflechte

15.9. Bewegungstherapie

Die ganzheitliche Anwendung physikalischer Therapien bindet die bewegungs- und körperorientierten Verfahren in das therapeutische Konzept mit ein.

Durch gezielte Bewegung des Körpers wird Einfluss auf den Gesamtorganismus genommen. Bewegung wird zur Linderung und Heilung zahlreicher Beschwerden und Krankheitsbilder eingesetzt und wirkt präventiv und rehabilitativ. Mit systematischen Abfolgen, sich wiederholenden Bewegungsabläufen in Koordination mit anderen physikalischen Therapien, ergibt sich eine Steigerung der physischen Leistungsfähigkeit und des körperlichen und seelischen Wohlbefindens.

Das richtige Mass an Spannung und Entspannung ist die Grundlage der Bewegungskoordination. Ein verspannter Muskel stört andere Muskelgruppen und verändert die Körperhaltung.

Ein grosses Problem in der Bewegungstherapie ist Übergewicht (Adipositas). Da dieses nicht von heute auf morgen reduziert werden kann, müssen neben Bewegung noch weitere Faktoren wie Diätetik, Darmsanierung, Anregung der Ausscheidung von Metaboliten und

25 Esogetische Medizin ist die empirische Zusammenführung von Erkenntnissen aus Medizin, Wissenschaft und Philosophie.

vieles mehr mit einbezogen werden. Trainingsprogramme sind nur dann sinnvoll, wenn diese individuell dosiert und kontrolliert werden. Bereits Teilerfolge verbessern den persönlichen Zustand deutlich und motivieren den Patienten weiter zu machen. Training bedeutet langsame, aber regelmässige und steigernde Belastung bis zur optimalen Belastungsgrenze.

In der heutigen Zeit trumpft ein Teil der Bevölkerung mit Superlativen der sportlichen Leistungsfähigkeit auf, die mit normaler Gesundheit nichts mehr zu tun haben. Andere Personen verstehen unter Sport die «passive Bewegungstherapie als Couchpotato» oder die Bewunderung ihrer Sportidole vor dem Fernseher oder in den Stadien. Für eine gesunde Lebensweise ist es notwendig, einen Mittelweg zwischen diesen Extremen zu finden, den der betreffende Mensch nicht nur vorübergehend, sondern dauerhaft beschreiten kann.

Neben Bewegung können auch gezielte Entspannungstechniken wie Autogenes Training, meditatives Organtraining durch Yoga, Biofeedback etc. die Gesundheit fördern.

Statische und dynamische Kraft

Bei Körperbewegungen sind die statische und die dynamische Kraft beteiligt. Die Statik des Körpers resultiert aus dem Zusammenspiel des passiven, knöchernen Apparates (wie Skelettknochen und Gelenke) mit dem aktiven Bewegungsapparat der Muskeln, Sehnen und Bänder. Mikrodynamische Zellanpassungen, aber auch kleine «Reparaturen in den Geweben» (z.B. bei Muskelkater) verändern die Statik des Körpers ständig.

Die dynamische Kraft des Körpers entsteht durch die Einwirkung der Muskelbewegung auf das Skelett. Mit der Aktivierung der Dynamik durch aktive und passive Bewegungsabläufe werden hypotrophe und hypoplastische Muskelgruppen aufgebaut, was z.B. nach langem Eingipsen einer Extremität, aber auch in der Rehabilitation nach schweren Krankheiten notwendig ist. Tägliche Bewegung vermehrt die Mitochondrien in den Zellen und baut die Muskelmasse auf. Sie wirkt sich auch positiv auf eine vermehrte Produktion von Transmittersubstanzen aus, was die Synapsentätigkeit und den Nervenzellenaufbau und damit auch die Belastungsfähigkeit steigert. Regelmässiger dynamischer Kraftaufbau stabilisiert die Knochenstruktur, unterstützt den Gelenkknorpelaufbau und stabilisiert Ligamente (Bänder) und Sehnenfasern.

Die Anpassungsfähigkeit des Organismus, die Flexibilität des Körpers und die Gelenkigkeit werden durch komplexe Faktoren beeinflusst, abhängig von seinem Stoffwechsel und den Möglichkeiten der Reizverarbeitung. Die Gelenkigkeit des Menschen wird durch gezieltes aktives Trainieren der Muskulatur, das Belasten der Sehnen und das Spiel der Gelenke gefördert.

Die Koordination zeigt das Zusammenwirken der Muskulatur mit Sehnen, Bändern und Gelenken und des Zentralnervensystems bei einem Bewegungsablauf. Das elegante Zusammenspiel dieser Faktoren beeinflusst die gesamte Stoffwechseltätigkeit des Organismus.

Ausdauerfähigkeit

Für eine optimale Ausdauer sind mehrere Gesichtspunkte zu betrachten. Die vorhandene Muskelmasse, das Energiepotential, die Energieversorgung während der aeroben und anaeroben Phase der Zelle, die Koordinationsmöglichkeit von Statik und dynamischer Bewegungsfähigkeit und die Anpassung des interstitiellen Stoffwechsels.

Angemessene Bewegung in optimaler Koordination, verbunden mit dem Atem
- formt den Körper sichtbar,
- gibt entsprechende Lebensqualität,
- hält den Organismus durch «innere und äussere Beweglichkeit» im Fliessgleichgewicht[26],
- steigert auf allen «Ebenen des Seins» und seiner Dynamik die Belastbarkeit sowie körperliche und geistige Flexibilität.

Um den Körper zu trainieren, sollten Belastungshäufigkeit, Belastungsdauer und Belastungsintensität aufeinander abgestimmt sein. Dies ist vom individuellen Leistungszustand, der konstitutionellen Situation und dem Krankheitsverlauf abhängig. Um auf Dauer gesund zu bleiben, ist Körperbewegung notwendig und wird somit als essentieller Stimulus aller komplexen Abläufe des Stoffwechsels und der Atmung gesehen.

Erkrankungen, die durch mangelnde Bewegung im Alltag oder eingeschränkte Bewegungsmöglichkeit über einen gewissen Zeitraum entstanden sind:
- Bewegungsapparat z.B. Osteoporose
- Nervensystem z.B. Bewegungsstörungen
- Erkrankungen des Verdauungssystems z.B. Dyspepsie, Verstopfung, Hämorrhoiden
- Atemwegserkrankungen z.B. Mukoviszidose
- funktionelle Störungen z.B. hyperkinetisches Herzsyndrom
- Kreislauferkrankungen z.B. Durchblutungsstörungen venöser Art
- klimakterische Beschwerden, Menstruationsbeschwerden
- Schmerzzustände, Schlaflosigkeit

Bewegung soll in den Alltag eingebunden werden. Dies kann durch Fahrradfahren, Treppenlaufen und Ausgleichssport geschehen und baut die Folgen von Stress ab, der z.B. in Form von Verspannungen, Migräne, Gereiztheit und Ärger erkennbar wird.

Auch bei Unterforderung können Stresssymptome wie Aggression, Melancholie und depressive Stimmungsschwankungen auftreten. Bewegung ist auch hier hilfreich.

Kontraindikation der Bewegungstherapie:
- akute, entzündliche Prozesse wie grippale Infekte, Atemwegsinfekte mit Fieber, fiebrige Rheumaschübe
- Herzentzündungen, eingeschränkte Pumpleistung (Insuffizienz) des Herzens
- Schilddrüsenüberfunktion
- schwere schmerzhafte Behinderungen im orthopädischen Bereich
- Finalstadium vieler Erkrankungen

26 Unter Fliessgleichgewicht versteht man den Zustand des Körpers, in dem die Säfte qualitativ hochwertig sind und der Fluss der nährenden und «klärenden» Säfte im Gleichgewicht ist.

Zu erwähnen sind auch die neuesten Entwicklungen passiver Bewegungstherapien wie Atlaslogie, Osteopathie, Chiropratik oder Cranio-Sacral-Therapie, die im europäischen Raum in der Heilpraxis ihren Platz gefunden haben.

Ferner sind Bewegungs- und Atemtechniken und Therapieformen wie z.B. die Biosomadynamische Atemtherapie, Alexander Technik, Yoga und Feldenkreis geeignet, um Körper, Seele und Geist mit langsamer Bewegung zur Ruhe zu bringen.

Bewegung und Sauerstoff tanken in der Natur

Bewusstes Atmen und Bewegung an der frischen Luft, möglichst im Freien, sind die besten und naturgemässen Möglichkeiten, um Sauerstoff in den Körper aufzunehmen.

Durch schnelles Gehen, konzentrierte Tiefenatmung oder Radfahren kann der Sauerstoffgehalt erhöht und die humoralen Qualitäten und Fliesseigenschaften des Blutes verbessert werden. Patienten mit Kreislaufproblemen sollten das Training schrittweise aufbauen. Bei Patienten, die an Blutarmut leiden, sollte diese Störung zunächst behandelt werden, denn durch übermässige Bewegung und Atmung treten sonst schnell Ermüdungserscheinungen und Kreislaufprobleme auf.

Eine moderne Form, um durch Bewegung Sauerstoff aufzunehmen, ist das Hüpfen auf dem Minitrampolin. So lässt sich regelmässige Bewegung am offenen Fenster mit bewusster Atmung verbinden.

In Kliniken werden heute diverse Behandlungen mit einer Sauerstoffinhalationsmaske auf dem stationären Rad (Ergometer) angeboten. Des Weiteren wird Sauerstoff aus der Flasche durch Maske oder Nasen-Inhalationsröhrchen bei Herzinsuffizienz, arteriellen Durchblutungsstörungen, chronisch-obstruktiver[27] Atemwegserkrankung (COPD) oder auch im geriatrischen Bereich zur Unterstützung der Hirnfunktionen sowie vor und nach Operationen verabreicht.

27 obstruktiv: durch Spasmus und durch viel zähen Schleim verlegt

KAPITEL 16

MANUELLE THERAPIEN

Friedemann Garvelmann

16.1. Einleitung

Als manuelle Therapieverfahren bezeichnet man Anwendungen, bei denen direkt «Hand angelegt» wird, bei Bedarf auch die Finger, der Unterarm und der Ellbogen. Zusätzlich können auch einfache Geräte und andere Hilfsmittel verwendet werden.

Eine klare Abgrenzung zu den physikalischen Therapien und den Ausleitungsverfahren ist nicht immer möglich. Die Kombination verschiedener Methoden der physikalischen und manuellen Therapie und der Ausleitungsverfahren ergänzt sich in der täglichen Praxis hervorragend und wird demzufolge auch häufig praktiziert.

Archäologische Belege für die Anwendung manueller Behandlungstechniken und Massagen lassen sich über 5000 Jahre zurückdatieren. Hippokrates von Kos (460–375 v. Chr.) beschreibt die Wirbelsäule bereits als zentrales Element, von dem sowohl Krankheiten ausgehen, an dem aber auch Auswirkungen anderer Erkrankungen sichtbar werden können. Damit erkennt er bereits die Grundprinzipien der heutigen Lehre von den reflektorischen Wechselbeziehungen im Organismus, die Basis und Wirkprinzip jeder manuellen Anwendung sind.

Organisches Zentrum der meisten manual-therapeutischen Anwendungen ist das Becken, die Wirbelsäule, die Kopf- und Kiefergelenke. Aber auch sämtliche anderen Gelenke mit der entsprechenden Muskulatur und dem dazu gehörenden Sehnen- und Bänderapparat können auf diese Weise behandelt werden.

Funktionelles Zentrum der manuellen Therapie ist die Statik des Beckens und der Wirbelsäule als Ergebnis komplexer Regulationsmechanismen, die im Denkmodell der heutigen Medizin als Leistung des Nervensystems verstanden wird, in der TEN aber als Ergebnis der bereits mehrfach beschriebenen energetischen Regulationsprinzipien. Diese beiden Arbeitsmodelle werden in der heutigen manual-therapeutischen Arbeit der TEN zwar meist miteinander kombiniert, bei der Diagnostik müssen sie aber entsprechend der diagnostischen Fragestellung streng getrennt werden.

Da in der TEN die funktionellen Aspekte prinzipiell im Vordergrund stehen, wird sich die Diagnostik und die daraus resultierende Therapie in erster Linie auf funktionelle Abweichungen konzentrieren:

- Abweichung von physiologischen Bewegungsmustern
- Hyper- bzw. Hypotonus der funktionell relevanten Muskulatur (paravertebral, Muskelketten usw.)
- Schmerzcharakter
- Hyper- bzw. Hypothermie
- Symptome vegetativer Dysregulation im Segment (Schweiss, Gänsehaut, Dermographismus usw.)

Im schulmedizinischen Sinne werden diese Phänomene meist als Störungen von neuronalen Reflexbögen interpretiert, während die TEN sie als pathogene Störung im Säftehaushalt sieht. Entsprechend unterschiedlich ist auch die Erklärung der Wirkungsweise der manuellen Therapieverfahren in den verschiedenen Medizinsystemen.

Wie auch bei anderen Krankheiten werden organische Veränderungen des Bewegungsapparates, die durch die bildgebenden Verfahren mit ständig zunehmender Perfektion dargestellt werden können, in der TEN meist als sekundäre Folgeerscheinung einer bereits länger bestehenden Störung im Säftehaushalt interpretiert. Konkret bedeutet dies, dass Ernährungsstörungen (= Feuchtigkeitspathologie) und Störungen im Tonus der Gewebe (= Wärmepathologie) als pathophysiologische Grundlage der Entstehung degenerativer Gewebsveränderungen (Arthrosen, Spondylosen, Bandscheibendegeneration, Kalzifikationen usw.) und der damit verbundenen Symptome gesehen werden – und nicht umgekehrt. Die regelmässig zu beobachtende Diskrepanz zwischen einem Befund (z.B. im Röntgenbild) und dem subjektiven Befinden des Patienten wird durch diese Erkenntnis (wenigstens teilweise) erklärt. So kommt es nicht selten vor, dass ein Patient mit starker Lumboischialgie im CT keinen nennenswerten organischen Befund erhält, ein anderer Patient aber, bei dem als «Zufallsbefund» mehrere Bandscheibenvorfälle diagnostiziert werden, keine korrelierenden Beschwerden hat.

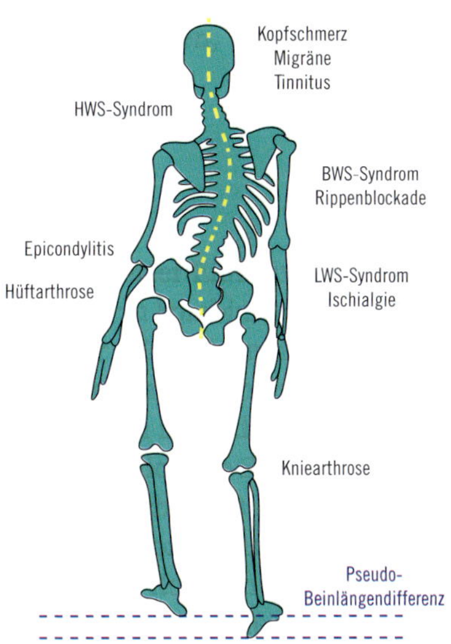

Einige Folgekrankheiten der Blockade des Ileosacralgelenkes mit Beckerverwringung

16.2. Wirkprinzipien

Alle manuellen Therapieverfahren stellen unspezifische oder spezifische *Reize* dar, die vom Organismus in der Weise wahrgenommen, verarbeitet und beantwortet werden müssen, wie es im Kapitel Reizlehre beschrieben wurde.

Voraussetzung für die Anwendung dieser Verfahren ist eine Diagnostik, die sowohl die aktuelle Krankheitssituation als auch die konstitutionellen Gegebenheiten des Patienten berücksichtigt. Im Unterschied zu den physikalischen Methoden, bei denen die Reizqualität erwärmend (tonisierend) oder kühlend (sedierend) gewählt werden kann, sind die Reize der manuellen Verfahren in der Regel tonisierend. D.h. es wird damit ein gezielter Aktivierungsreiz gesetzt, der die notwendigen Selbstheilungsmechanismen so mobilisiert, dass dies eine Symptomlinderung nach sich zieht. Die heilsame Wirkung ergibt sich also nicht direkt durch die Anwendungen, sondern in Folge sinnvoller Reaktionen des Organismus auf die Therapiereize. Das setzt aber voraus, dass dieser sowohl über eine adäquate Wahrnehmungsfähigkeit für die Reize (Sensibilität) als auch über die notwendigen Energiereserven verfügt, um die Heilungsreaktionen effizient ablaufen zu lassen. Bestehen in diesen Bereichen Defizite, kann die Anwendung einer manuellen Methode nicht den gewünschten Erfolg haben. Die Anwendung muss sich daher bzgl. Intensität und Häufigkeit an den individuellen aktuellen und konstitutionellen Möglichkeiten des Patienten orientieren. Eine Standardisierung der Anwendung ist daher auch in diesem Bereich nicht möglich.

Aufgrund der Aktivierung naturgemässer Heilungsreaktionen, die immer auf einer Steigerung des Wärmeprinzips beruht, ist eine vorübergehende Verstärkung bestehender Symptome nach der Anwendung relativ häufig – bei «warmen» Konstitutionstypen intensiver als bei «kalten». Auch dies muss im Therapiekonzept berücksichtigt werden.

16.3. Methoden der manuellen Therapie

Es gibt heute eine unüberschaubare Vielfalt unterschiedlicher Methoden im Bereich der manuellen Therapie. In einem Grundlagenbuch über die TEN wäre es jedoch unpassend, einen Überblick über diese Methodenvielfalt geben zu wollen. Es geht auch hier wieder darum, die Methoden darzustellen, die die Grundprinzipien der TEN repräsentieren. Dies ist bei folgenden Verfahren der Fall, die im Anschluss beschrieben werden:

- verschiedene Massagetechniken (Klassische Massage, BGM, Reflexzonenarbeit, Schröpfmassage)
- Chiropraktik (Manipulation der Stellung der Gelenkteile zueinander)
- Osteopathische Techniken (sanfte Mobilisation bei reflektorischen Störungen zwischen Wirbelsäule und inneren Organen)

Massagen

Sämtliche Massagen wirken über die Haut mit indirekter Reizwirkung auf die darunter liegenden Strukturen wie Muskeln, Faszien und die inneren Organe. Im neurologischen Sinne geschieht dies über kuti-viszerale Reflexbögen, die die Therapiereize an die korrespondierenden Organe übermitteln. Im Sinne der TEN ist die Haut als Oberflächenorgan (neben den Schleimhäuten) die wichtigste Eliminationsfläche für ausscheidungspflichtige Säfte, die im gesunden Zustand über Schweiss und Talg ausgeschieden werden. Sind diese physiologischen Ausscheidungen nicht ausreichend, eliminiert der Organismus die ausscheidungspflichtigen Schärfen durch einen «Aus-Schlag» (Ekzem).

Massagen können sowohl die physiologischen als auch kompensatorischen Ausscheidungsprozesse aktivieren und unterstützen damit die Rekonsolidierung des Säftesystems.

Klassische Masssage

Dies ist die bekannteste Form der Massage, die am ganzen Körper oder an bestimmten Körperteilen angewendet wird. Die klassische Massage arbeitet mit fünf Techniken, die miteinander kombiniert werden. Sie sprechen jeweils andere anatomische Strukturen an und entfalten unterschiedliche Wirkungen:

- *Streichung* (Effleurage): Sie dient vor allem dazu, ein Massageöl oder -salbe auf die Haut aufzutragen und zu verteilen. Die Streichung bereitet auf die anderen Massagegriffe vor oder schliesst eine Massage ab. Sie wirkt entspannend und unterstützt die Vertrauensbildung zwischen Patient und Therapeut. Sie kann den Fluss von Blut und Lymphe in der Haut fördern und regt damit die Zirkulation von Säften und Energie an.
- *Knetung* (Petrissage): Hierbei wird mit beiden Händen die Haut, das darunter liegende Bindegewebe und, soweit möglich, die Muskulatur alternierend geknetet. Diese Technik verbessert die interstitielle Entgiftung in den tieferen Schichten der Körperoberfläche und schafft damit die Voraussetzungen für die optimierte Ernährung der Gewebe, was in entkrampfender und schmerzlindernder Wirkung erkennbar wird.
- *Klopfung* (Tapotement): Mit den Fingerkuppen, der Handkante, der Faust oder mit der Handfläche wird die zu behandelnde Region beklopft. Diese Reize optimieren den Gefässtonus der Blut- und Lymphgefässe in der Haut und im Bindegewebe und aktivieren damit den Säftefluss. Die Intensität des Klopfens muss gefühlvoll der Sensibilität des Patienten angepasst werden.
- *Reibung* (Friktion): Mit kleinen kreisenden Bewegungen der Fingerkuppe oder mit dem Handballen werden gezielt Säftefluss-aktivierende Reize auf kleine Hautareale gesetzt. Diese Technik ist sehr wirksam bei eng begrenzten Schmerzpunkten, kann aber bei Überstimulation oder Hypersensibilität starke Erstreaktionen provozieren.
- *Vibration*: Mit den aufgelegten Händen oder den Fingerkuppen werden Vibrationen erzeugt, die die Muskulatur durch die zarten Erschütterungen zur Entkrampfung bringt. Auch diese Technik wirkt auf den Säftefluss fördernd.

Bindegewebsmassage (BGM)

Die Bindegewebsmassage, die auch als subkutane Reflextherapie bezeichnet wird, geht auf die Physiotherapeutin Elisabeth Dicke zurück. Sie setzte diese Methode 1929 zur Behandlung ihres eigenen Leidens (Zirkulationsstörung im rechten Bein) ein. Nach erfolgreicher Selbsttherapie entwickelte sie die BGM zusammen mit ihrer Kollegin Hede Teirich-Leube weiter und verfasste Fachliteratur darüber.

Bei dieser Massagetechnik werden durch relativ scharfe, ziehende Bewegungen mit der Fingerkuppe des Mittel- und Ringfingers des Masseurs Reize auf das Unterhautbindegewebe gesetzt. Das erzeugt beim Patienten ein schneidendes Gefühl. Dies wird in den Head'schen Zonen durchgeführt, die mit den erkrankten organischen Strukturen reflektorisch korrespondieren. Neben einer allgemein starken Dynamisierung hat dieses Verfahren direkte Wirkung auf alle Funktionen des interstitiellen Systems der Grundregulation nach Pischinger, wie es im entsprechenden Abschnitt im Kapitel «Heutige Entwicklung der TEN» beschrieben ist.

Reflexzonenmassagen

Es gibt viele Massageformen, die auf der Basis unterschiedlicher Reflexzonen-Systeme arbeiten. Die bekannteste davon dürfte die Fussreflexzonentherapie sein, die auf den amerikanischen Arzt William Fitzgerald (1872–1942) zurück geht, der sich dabei von traditionellen Anwendungstechniken der indianischen Urbevölkerung inspirieren liess. In Europa fördert v.a. die Heilpraktikerin Hanne Marquardt seit 1967 die Verbreitung und Lehre der Fussreflexzonentherapie. Eine andere, weniger bekannte Reflexzonenmassage ist die Handreflexzonen-Therapie.

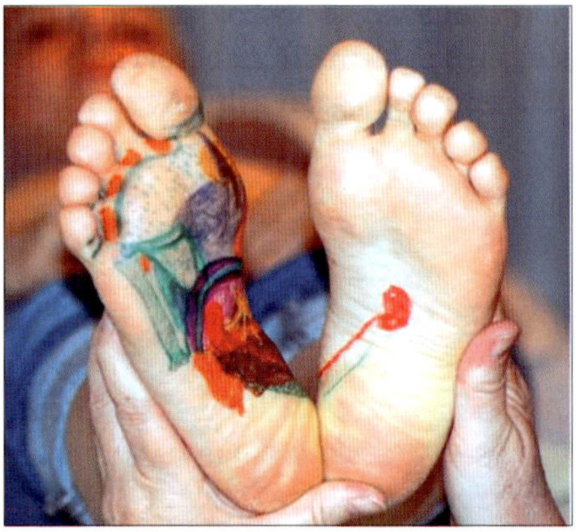

Repräsentation der inneren Organe auf der Fusssohle

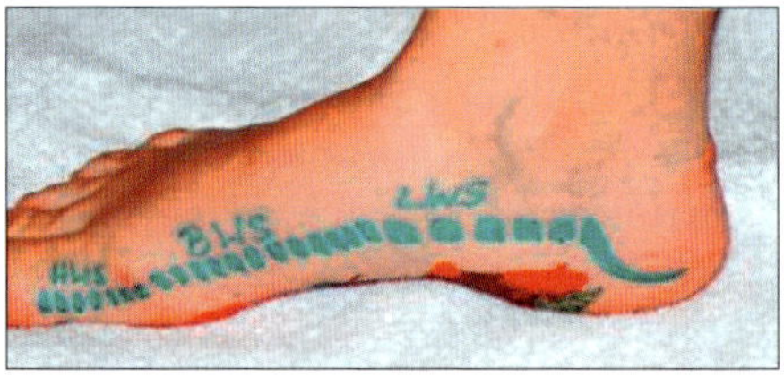

Repräsentation der Wirbelsäule am inneren Fussrand

Alle Reflexzonen-Systeme basieren auf der Erkenntnis, dass jedes Teil des Organismus mit jedem anderen in kommunikativer Verbindung steht. Daraus ergibt sich, dass sich in jedem Körperbereich der übrige Organismus in Form einer «Landkarte» widerspiegelt, hier am Beispiel der Fussreflexzonen.

Die Erklärungen, über welche «Kanäle» bzw. Medien der Kommunikationsfluss übermittelt wird, unterscheiden sich je nach Betrachtungsweise. Schulmedizinisch werden neuronale Reflexverbindungen zugrunde gelegt, während in der TEN der Fluss der Säfte und deren qualitative Veränderungen mit der entsprechenden Wirkung auf korrespondierende Gewebe als Grundlage des Informationsflusses gesehen wird.

Die Reflexzonen sind sowohl diagnostisch als auch therapeutisch nutzbar. Spontane Schmerzen oder eine erhöhte Schmerzempfindlichkeit auf den gesetzten Reiz in umschriebenen Arealen kann auf krankhafte Zustände im korrespondierenden Organsystem hinweisen. Im gleichen Arbeitsgang kann durch Reizintensivierung unmittelbar die therapeutische Beeinflussung erfolgen. Diagnostik und Therapie haben hierbei fliessende Übergänge.

Eine weitere Form der Reflexzonenmassagen, die in der TEN angewendet werden, ist die Nasenreflextherapie nach Dr. Röder (auch «Nasenrödern» genannt), die im Kapitel Ausleitungsverfahren beschrieben wird.

Schröpfmassage

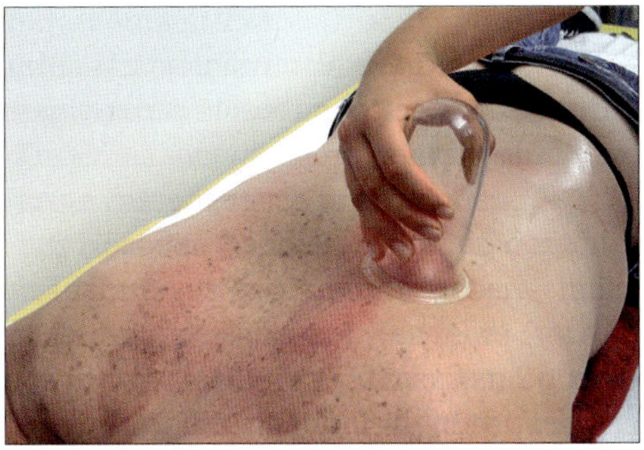

Schröpfmassage auf dem Rücken

Dieses Verfahren ist eine Variante des trockenen Schröpfens, das bei den Ausleitungsverfahren behandelt wurde.

Bei der Schröpfmassage wird ein grosses Schröpfglas mit breitem, glatten Rand verwendet, das, wie beim Schröpfen beschrieben, auf die Haut des Rückens, des Nackens oder der Extremitäten aufgesetzt wird, die zuvor reichlich mit Oliven- oder einem Massageöl eingerieben wurde. Anschliessend wird das Glas langsam und vorsichtig beidseitig der Wirbelsäule bzw. in den anderen Behandlungsgebieten hinauf und hinab geschoben. Dabei bildet sich im Verlauf der gesamten Behandlungsfläche ein bandförmiges Hämatom in der Haut, das für ca. eine Woche sichtbar bleibt, aber schmerzlos ist.

Humoralmedizinisch gesehen tonisiert die Schröpfmassage die Wärmeprinzipien des Blutes, und das nicht nur lokal, sondern in allen Organen und Geweben, die mit den behandelten Segmenten in reflektorischer Verbindung stehen. So erzielt man mit diesem Verfahren eine kräftige Steigerung des allgemeinen Tonus und damit des gesamten Säfteflusses. Es handelt sich um eine erwärmende, tonisierende und säftebewegende Methode, die sowohl als Ableitungsverfahren wie auch als manuelle Therapie eingestuft werden kann.

Chiropraktik

Die Chiropraktik hat unter dem Namen «Chirotherapie» auch Einzug in schulmedizinische Behandlungskonzepte gefunden und wird dort vorwiegend von Orthopäden angeboten. Historisch lassen sich ihre Wurzeln mehrere Jahrtausende zurück verfolgen. Bei Galen findet man das Zitat: «(...) *verloren gehen der Harmonie zwischen den Wirbeln.*» Damit ist das gemeint, was man heute als Fehlstellungen und Blockaden in der Wirbelsäule bezeichnet. In dem Begriff Harmonie wird erkennbar, dass Galen von einer aktiven Interaktion der Wirbel untereinander ausgeht – charakteristisch für das Denken in der traditionellen Heilkunde.

Ziel chiropraktischer Anwendungen ist die Wiederherstellung einer verloren gegangenen «Harmonie». Die Stellung der Beckenknochen, die v.a. durch die Kreuz-Darmbein-Gelenke (Iliosakralgelenke) geregelt wird, und die Stellung der Wirbel zueinander stehen im Zentrum sowohl der Diagnostik als auch der Therapie.

Im systemisch-funktionellen Denken der TEN handelt es sich bei einer Fehlstellung und Blockade eines Gelenks nicht um einen rein mechanischen Fehler, sondern um die Folge einer Störung im System der reflektorisch miteinander verbundenen Gewebestrukturen. Die Stellung der Gelenkflächen zueinander wird durch verschiedene Elemente gesteuert. Da sind zum einen die passiven Anteile wie die Anatomie der Gelenksanteile und der periartikuläre Bandapparat und zum anderen die Muskeln als aktive Elemente. Die korrekte Stellung der Gelenkflächen ist also Ergebnis eines adäquaten Tonus der gelenkbewegenden Muskulatur und auch der Zusammensetzung der synovialen Flüssigkeit in den Gelenken. Umgekehrt bringen unphysiologische Tonusbedingungen (sowohl Hyper- als auch Hypotonus) die Gelenkflächen in unphysiologische Positionen und schränken die Mobilität ein, was als Blockade definiert wird. Der Muskeltonus wiederum ist das dynamische Ergebnis energetischer oder nervaler Steuerungsprozesse – je nachdem aus welchem Blickwinkel man es betrachtet. Demnach ist eine Dyslokation bzw. Blockade eines Gelenkes das Ergebnis gestörter Regulationsprozesse in den verschiedenen Geweben wie Muskulatur, Knochen und bei der Produktion der Gelenksflüssigkeit, aber kein rein mechanisches Geschehen. Folglich muss die Therapie von Fehlstellungen und Blockaden auch einen energetisch-informativen Ansatz verfolgen, um zu einem dauerhaften Erfolg zu führen. Das ist durch unterschiedliche therapeutische Massnahmen aus allen Bereichen der Heilkunde zu erreichen. Bei den hier besprochenen chiropraktischen Anwendungen wird mit gezielten Griffen gearbeitet, die für jedes Gelenk und für jede Art der Dyslokation bzw. Blockade spezifisch sein müssen, um das betroffene Gelenk mit einem sanften Ruck und hörbarem «Knacks» in die richtige Position zu rücken. Dies lässt den Eindruck einer rein mechanischen Reposition entstehen, es ist aber nur einer der Wirkungsfaktoren. Darüber hinaus erfolgt mit der genannten Manipulation eine energetische Aktivierung des gesamten Reflexbogens, von dem sowohl das Gelenk als auch alle dynamischen und regulativen Strukturen (Muskeln, Nerven, Blut- und Lymphgefässe) im Gelenkbereich betroffen sind. Im humoralen Sinne ist die chiropraktische Manipulation somit ein *Wärmeimpuls*, der die Reorganisation der Physiologie des gesamten segmental-reflektorischen Systems anstösst.

In den Gelenken kommt ein Grundkonflikt zum Ausdruck, auf den viele krankhafte Zustände zurückzuführen sind: Einerseits muss ein Gelenk genug mechanische Stabilität besitzen, um die Statik zu gewährleisten. Andererseits muss es ein hohes Mass an Beweglichkeit besitzen, um die Dynamik zu ermöglichen. Dieser schwer vereinbare Widerspruch ist nur durch die oben angesprochenen energetischen Regulationsmechanismen zu lösen, wobei sich – wie in der Grafik dargestellt – die Statik, die Dynamik und die übergeordnete Energetik wechselseitig beeinflussen. Das wiederum beinhaltet ein hohes pathogenes Potential, was in der grossen Zahl von Menschen mit schmerzhaften Leiden des Rückens erkennbar wird.

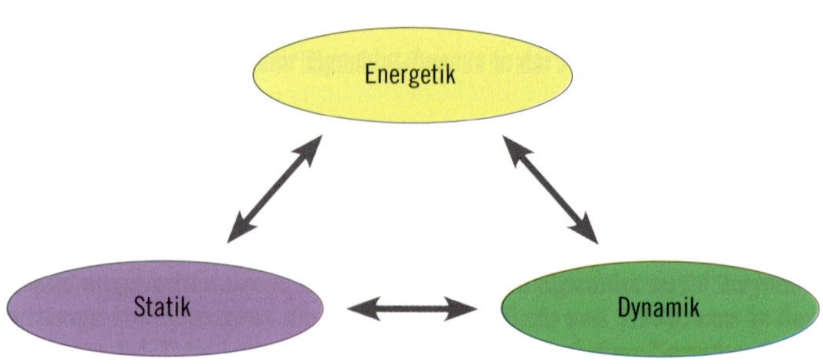

Neben der Chiropraktik gibt es mit der Osteopathie eine weitere manuelle Methode zur Beeinflussung der Gelenke und der damit verbundenen Reflextherapie korrespondierender Strukturen. Die Osteopathie strebt nicht die manipulative Reposition des Gelenkes an, sondern arbeitet mit sanfter Mobilisation. Die Differenzierung zwischen Chiropraktik und Osteopathie ist in der Praxis aber oft fliessend.

KAPITEL 17

DIE INNERE HALTUNG DER ACHTSAMKEIT

Chrischta Ganz

17.1. Begegnung

Kranke Menschen sind konfrontiert mit der Vergänglichkeit und dem Zerfallen der eigenen Person und ihrer Welt. Sie erfahren in der Krankheit grundlegende menschliche Verletzlichkeit. Die Erkrankung erfasst den Menschen als Ganzes, sowohl in seiner körperlichen, seiner seelischen als auch in seiner geistigen Existenz. Die Krankheit stellt die bisherige Identität in Frage und wandelt den Menschen schlussendlich ungefragt bis zum Sterben. Krankheit wird oft als Einbruch in das Bisherige empfunden und ist immer mit einer Ahnung von Verlust und Sterben verbunden. Die eigene Aussöhnung mit Tod und Vergänglichkeit ist Teil der notwendigen Persönlichkeitsentwicklung, die die Krankheit fordert. Das heisst auch, sich mit tiefgreifenden Veränderungen im konkreten Leben auseinandersetzen zu müssen.

Existentielle Leidenszustände wandeln die Identität ebenso umfassend wie existentielle Glücksgefühle. Als Therapeutin berühre ich die existentielle Bedrohung und alle damit verbundenen Formen des Leidens, die der Patient erlebt. Existenzielle Antworten setzen voraus, dass der Kranke und der Therapeut etwas vom Wesen der Erkrankung erfassen. Dadurch entstehen Resonanz- und Beziehungsräume, die der Therapeut in seiner Funktion als Begleiter erahnt und erkennt. Im gegenseitigen Austausch erfahre ich als Therapeutin grosse Achtung und tiefen Respekt vor dem Gegenüber – und ebenso vor den grösseren Zusammenhängen des Lebens, in der Freude wie auch im Leid.

Der Mensch steht im Spannungsfeld zwischen Anpassung an äussere Veränderungen wie Umwelt, Klima, Kultur, Lebensumstände, Gesellschaft sowie der Verwirklichung innerer persönlicher Bedürfnisse. Im anhaltenden und unablässigen Austausch auf allen Ebenen des Seins wirken das subjektive Krankheitserleben, die individuelle Suche nach Antwort, die die Krankheit auslöst, die eigene Bewertung der Situation sowie die konstitutionellen Anlagen und daraus folgenden Reaktionsmuster. All das zusammengefasst ergibt das Leiden des Patienten. Dem Therapeuten kommt es zu, dem Leiden des Patienten in aller Echtheit zu begegnen. Er ist in seiner gesamten mitmenschlichen Resonanzfähigkeit gefordert, um das Aufrechterhalten, Wiederfinden und Gestalten von Lebensrhythmen zu begleiten und zu unterstützen. Damit der Patient nach seinen Möglichkeiten antwort- und handlungsfähig bleibt.

Wir leben in einer Zeit zunehmender Beschleunigung. Alles ist im Wandel. Nichts hat Bestand. Was heute gilt, gilt morgen längst nicht mehr. Rasend schnell zieht die Welt an uns vorbei. Innere und äussere Anforderungen, Ansichten, Meinungen, Trends und Ansprüche wandeln sich. Allein die Flut an Informationen, die täglich auf uns einstürzt, wäre für einen Menschen vor ein paar tausend Jahren Stoff für ein ganzes Leben gewesen.

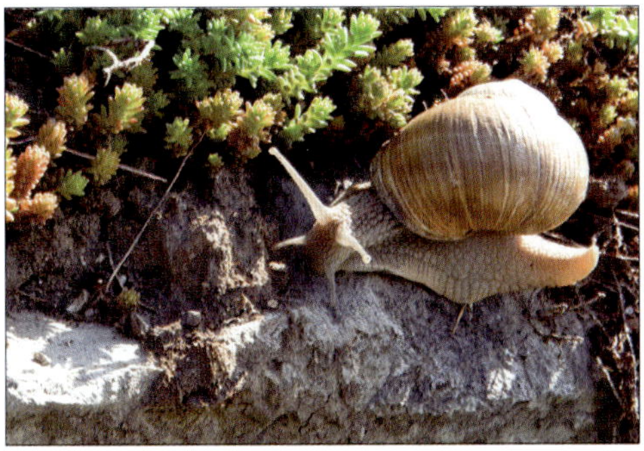
Die Schnecke als Inbegriff der Langsamkeit (Foto: Adi Gerber)

Nichts geht schnell genug, alles könnte schneller gehen. Dieses Gesetz beherrscht unser Leben. Die moderne Welt scheint in einer zunehmenden Beschleunigung zu stehen. Messen, wiegen, berechnen, kalkulieren, optimieren, verbessern, mehr, mehr und noch mehr, schneller und immer schneller, besser, immer besser. Und wer langsamer ist, kommt unter die Räder.

Ein Brief war noch vor 100 Jahren tage- und wochenlang unterwegs. Heute kommt ein Mail per Mausklick in Sekunden beim Empfänger an. Für eine Reise, die vor 200 Jahren noch Wochen in Anspruch nahm, braucht man heute ein paar Stunden. Um einen Raum zu heizen, wird die Heizung aufgedreht. Das Feuer-Machen, das Holz-Hacken und ins-Haus-Holen, eine anstrengende und zeitintensive Tätigkeit, ist nicht mehr nötig. Auf allen Ebenen dominiert dieses Prinzip: schnell, billig, einfach, besser, mehr, mehr und noch mehr!

Auch der Mensch lebt nicht einfach sein Leben. Wir alle streben danach, die besten, die erfolgreichsten, die schönsten zu sein. Ein gutes Leben zu führen, reicht längst nicht mehr – alles muss immer besser sein!

Der Mensch hat sich oberflächlich auf dieses Prinzip eingestellt. Doch im Inneren hat er eine andere Wahrnehmung. In diesem Beschleunigungs- und Wachstumswahn, in dem wir alle stehen, bleibt etwas auf der Strecke und verkümmert. Das kann sich als eine allgemeine, diffuse Unruhe und Rastlosigkeit bemerkbar machen oder sich Stellen im Körper und in der Seele suchen, an denen es zum Ausdruck kommt. Wir spüren es hautnah, herznah, im Magen, im Kopf und in der gesamten Gefühlswelt. Bei allen Erleichterungen, die die moderne Welt uns bietet (die Menschheit hatte noch nie soviel Zeit wie heute!), sind wir in ihr Räderwerk eingespannt, jeder auf seine Weise und jeder an seinem Platz. Die fortschrittliche Welt fordert ihren Preis für die Errungenschaften, von denen wir (scheinbar) profitieren.

Es gehört heute eine besondere Anstrengung dazu, sich vom allgemeinen Beschleunigungswahn nicht vollständig vereinnahmen zu lassen. Wir sind permanent in «action» und sehnen uns nach Stille. Wir sind überfüttert und niemals satt. Wir wissen ganz genau, dass wir allein von Brot nicht leben können und dass die gigantischen Lebensmittelfabriken unserer Konsumgesellschaft nichts anderes herstellen als eine grosse Übersättigung.

Therapeut und Patient sind davon gleichermassen betroffen. Doch ist es gerade Aufgabe des Therapeuten, sich dessen immer wieder bewusst zu werden. Denn seine innere Haltung während der Begegnung mit dem Patienten ist entscheidend. Eine grundsätzlich wohlwollende, wertschätzende Haltung des Heilpraktikers gegenüber dem «Heilsuchenden» und die Tatsache, dass er Zeit für den Patienten hat[28], tragen wesentlich zum Therapieerfolg bei. Der Therapeut ist immer auch Gesprächspartner – Aussenstehender mit einem anderen Blickwinkel auf die verschiedenen Lebensdimensionen. In der Begleitung von kranken Menschen treten zahlreiche Themen und Fragen aus dem Leben auf – Macht und Ohnmacht, Verantwortung und Freiheit, Schicksal, Tod und Vergänglichkeit, Geburt und Alter, Armut und Reichtum, Gerechtigkeit, Familie und Wahlverwandschaft, Sucht und freier Wille, Geborgenheit, Einsamkeit und vieles mehr. Die Sicht aufs Leben und persönliche Wertvorstellungen prägen die Lebenserfahrung ebenso wie Erziehung, Konditionierung, Sozialisierung, Bildung, Geschlechternormen, Glaubenssystem, Lebenseinstellung, eigene Gedanken-, Wahrnehmungs-, Gefühls- oder Verhaltensverbote und das Eingebettet-Sein in ein soziales, familiäres, religiöses, kulturelles, wirtschaftliches und gesellschaftliches Gefüge. Unsere Art zu kommunizieren, uns mitzuteilen und unser Inneres preiszugeben, ist geprägt durch erlernte Lebens- und Überlebensmuster. Diese Strategien, bewusste wie unbewusste, zeigen sich in unserem Leben, in unseren körperlichen Befindlichkeiten, in unseren geistigen Fähigkeiten und in unseren Emotionen.

Die innere Haltung des Therapeuten zeigt sich in seiner Empathie und seiner Resonanzfähigkeit dem Hilfesuchenden gegenüber. So erkennt der Patient, dass hier anders auf ihn eingegangen wird, als er das aus der symptombezogenen Schulmedizin kennt. Seine Persönlichkeit und seine Individualität werden respektiert. Die aktuelle Situation von Gesundheit und Krankheit wird in Würde und Achtsamkeit gemeinsam angeschaut. Ebenbürtigkeit und ein liebevolles Anerkennen von Andersartigkeit zeichnen eine ganzheitliche Therapie aus.

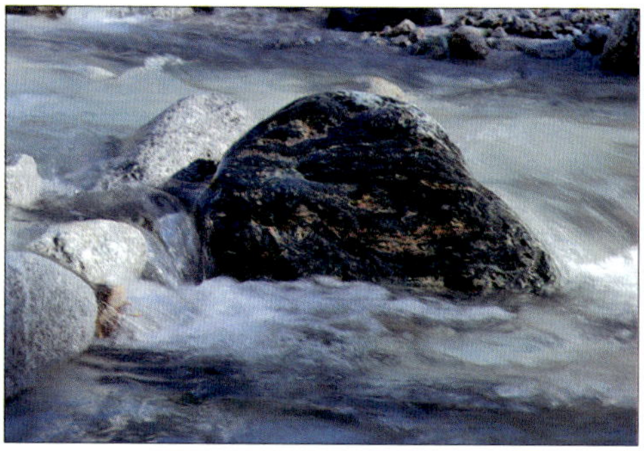

Achtsam und liebevoll wird die aktuelle Situation von Gesundheit und Krankheit betrachtet. (Foto: Adi Gerber)

Der Naturheilpraktiker will vom Patienten wissen, wie er mit seiner Krankheit umgeht, wie er darüber denkt, was er erhofft und was er befürchtet. Dabei hat jeder Patient sein eigenes Tempo, das ich als Therapeutin respektiere. Denn das Gegenüber braucht Zeit und Raum – zum Verarbeiten, zum Speichern, Klären, zum Verdauen und Weiterentwickeln. Nicht immer will der Patient, wenn er neue Lösungswege sucht, auch sein ganzes Leben verändern. Vielleicht will er nur Teilbereiche oder einzelne Symptome los werden. Das

28 Natürlich ist es in der Praxis nicht immer so, dass der Naturheilpraktiker immer und jederzeit genug Zeit für den Patienten hat, doch ist die Absicht und das Bewusstsein über die Wichtigkeit eines entspannten Settings sehr gross (was gerade bei schulmedizinischen Ärzten leider oft nicht der Fall ist). So soll der Patient einen allfälligen Zeitdruck nicht spüren und seine Therapie-Zeit darf darunter nicht leiden.

muss dann im konkreten Fall gemeinsam angeschaut werden. Jede ganzheitliche therapeutische Intervention möchte die bisherigen Gewohnheiten, die zur misslichen Situation geführt haben, ordnen und die Selbstheilungskräfte anregen. Das erst ermöglicht tiefgreifende Veränderungen.

Abhängiges Modell	**Ganzheitliches Modell**
Patient ist Laie	Patient ist als «Partner» anerkannt
Patient ist unterlegen und unwissend	Patient ist ebenbürtig und selbstständig
uninformiert und unwissend	sachkundig werden, Fragen stellen
unterwürfig	stark und integer
passiver Zuschauer	Teilnehmer und Handelnder
gibt Verantwortung ab	selbstverantwortlich, verantwortungsbewusst
angepasst, abwartend	voraus denkend
beschwichtigt	bleibt handlungs- und entscheidungsfähig
leicht führbar	behält die Führung des eigenen Lebens
verletzlich, verletzbar	Vertrauen schaffend
hilflos, Hilfe suchend	selbstständig, mutig
wankelmütig, fragt nach Meinung anderer	entschlossen, sich selbst zu helfen
ängstlich, unsicher	zuversichtlich und klar im Handeln
resigniert	zufrieden, konstruktive Lebenseinstellung

Die Frage, was den Klienten beim letzten Mal besonders berührt, was ihm gut getan hat oder was hängen geblieben ist, nimmt den Faden der Entwicklung da auf, wo der Patient im Moment steht. Was gut gelungen ist, soll verstärkt werden. Was noch unterstützungsbedürftig ist, wird gemeinsam entwickelt.

Auch nach Heilung der «störenden Symptome» ist es möglich, den Kontakt zu erhalten und von Zeit zu Zeit Befindlichkeit und Entwicklungsschritte auszutauschen, sofern der Patient das wünscht. Denn im Laufe der Lebenszyklen wird sichtbar, ob sich das gewählte Therapiekonzept auch wirklich bewährt. Am eigenen inneren Zustand erkennen Patient und Therapeut die entstandene Beziehung, die mit weiteren Begegnungen wachsen kann.

Die innere Haltung gegenüber den Herausforderungen des Lebens zeigt auch die Fähigkeit und Möglichkeit, damit umzugehen. Entscheidend ist die Entwicklung eines bejahenden Verhältnisses zu sich selbst. Eigene körperliche Befindlichkeiten und Gefühle nicht wahrnehmen zu wollen oder zu können, ist genauso wie feindselige Impulse nicht nur Ursache und Verstärker von psychogenen Erkrankungen, sondern verhindert auch die Heilung und kann bestehende Krankheitssymptome verschlechtern. Dazu gehört auch das bewusste oder unbewusste Übergehen der eigenen Bedürfnisse. Eine destruktive Haltung sich selber gegenüber ist oft für seelische und körperliche Ursachen verantwortlich. So ist es auch Ziel der Therapie, das Verhältnis zu sich selbst und seinem Umfeld zu harmonisieren. Denn negative Glaubenssätze sabotieren die Heilung. Im Sinne einer körperlichen, emotionalen und geistigen Wandlung erfährt der Patient während der Therapie auch eine Persönlichkeitsentwicklung, die seine Achtsamkeit für sich selbst fördert.

17.2. Resonanz

Eine der grundlegenden Voraussetzungen für jede Beziehung (und so auch für die Beziehung zwischen dem Therapeuten und dem Patienten) ist die Resonanzfähigkeit – die Fähigkeit, die Schwingungen des Gegenübers wahrzunehmen, darauf zu reagieren und in Resonanz zu gehen.

Resonanz, definiert als Anklang und Widerhall, steht als Sinnbild für Verständnis, für Empathie, für ein fühlendes Hören, ein Wahrnehmen mit dem Herzen und ein Sich-Einlassen auf das Gegenüber.

Schwingungen umgeben uns jeden Augenblick unseres Lebens. Wir nehmen diese Energien auf und sie beeinflussen uns. Sie durchdringen und formen uns innerlich und äusserlich. So öffnet sich ein weiter Raum, ein anderer Raum – wo es genügt wahrzunehmen und mitzuschwingen. Die Schwingung umhüllt mein Gegenüber. Wie bei einem Lied – ich höre durch den Klang hindurch. Was ist dann? Was ist dahinter? Was erklingt in mir, wenn ich ein Lied höre? Was geschieht in mir, wenn ich die Schwingungen des Gegenübers auf mich wirken lasse? Wer kennt sie nicht, die Momente, in denen man sich einfach verstanden fühlt, weil die Schwingungen auf Resonanz treffen, weil sie sich entsprechen, weil zwei Menschen die gleiche Sprache sprechen, den richtigen Ton finden, die Saite zum Klingen bringen, auf derselben Wellenlänge kommunizieren und die Zwischentöne hören.

Die innere Haltung des Therapeuten setzt eine Bereitschaft für Resonanz voraus. Der Therapeut braucht ein Herz, das hören kann. Schwingung ist Energie, die sich verschieden formen und gestalten kann. Es ist eine schöpferische Kraft, die allen lebenden Dingen innewohnt und es dem Menschen möglich macht, sein Leben zu gestalten.

Ich stelle mir den Menschen als eine Melodie vor, als eine Symphonie aus Klängen, biochemischen Stoffen, Zellen, Gefühlen, Farben und Emotionen. Die Klangfarbe jedes einzelnen Tones ist abhängig von seinen zugleich erklingenden Ober- und Untertönen. Sie sind vielleicht nicht gleich deutlich zu hören, aber alle sind wichtig, denn sie prägen den Klang entscheidend. So kann der gleiche Ton je nach Klangfarbe und Zusammensetzung seiner Ober- und Untertöne verschieden klingen. Genauso kann der Mensch auf die gleiche Situation andersartig reagieren. So kann er beispielsweise mit dem Verlust eines geliebten Menschen einmal recht gut zurecht kommen und ein anderes Mal innerlich daran zerbrechen.

Aus den verschiedenen Tönen, die aufeinander folgen, entsteht die Melodie. Alle Teilaspekte des menschlichen Seins, die vielen bewussten und unbewussten, die individuellen und kollektiven Teile prägen den Menschen, der vor mir steht. Läuft alles rund, sind wir in Harmonie mit uns selbst und mit der Welt – wir sind gut gestimmt. Geht es weniger gut, sind wir verstimmt. Genauso wie in einer Melodie der vorangegangene Ton den nächsten fordert, weil er sich auf diesen bezieht, genauso ist der kommende, der künftige Ton schon im jetzigen enthalten. Weil ein einzelner Ton noch kein Lied ist, weil erst voneinander abhängige Töne eine Melodie machen. Eine Melodie wird erst durch die bereits verklungenen und die noch kommenden Töne zur Melodie. Genauso ist der Mensch, geprägt durch das Vergangene und in Voraussicht auf das Kommende, erst in Bezug auf Vergangenheit, Gegenwart und Zukunft eine Persönlichkeit. Ich sehe den Menschen im Jetzt vor mir, verschmolzen und verbunden mit Vergangenheit und Zukunft.

Um mein Gegenüber wahrzunehmen, muss ich die ganze Melodie wahrnehmen, sie als solche in ihrer momentanen Verfassung, ihrer Welterfahrung, ihren Stärken und ihren Schwächen erkennen – um dann mit ihr in Resonanz gehen zu können. Die wahre Kunst der therapeutischen Begleitung besteht wohl darin, in Achtsamkeit den inneren Dirigenten zu finden, damit Körper, Seele und Geist in ihrer Melodie erklingen können, dass die ureigene Musik gefunden wird – und nicht die Partituren irgendwelcher Normen (seien es gesellschaftliche oder eigene, im Kopf zusammengestellte Ideale) nachgespielt werden.

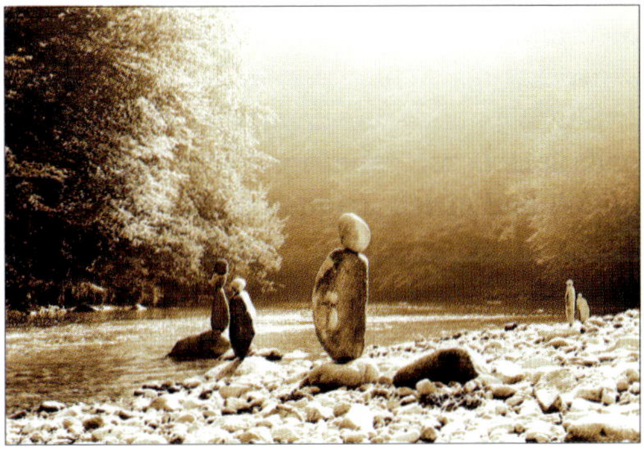

Alle Begegnungen, die wir erleben, gestalten unser Leben. (Foto: Adi Gerber)

Menschen brauchen andere Menschen, die mitschwingen, brauchen ein Gegenüber, das hört und auf das Hören reagiert, antwortet, ernst nimmt und würdigt. Menschen brauchen Resonanz. Unsere Entwicklung und Selbsterkenntnis entsteht, wächst und reift in der Begegnung mit anderen Menschen. Jede Beziehung ermöglicht Gefühle, Gedanken, Wahrnehmung, Inspiration und körperliche Erfahrungen. Alles, was wir in den Begegnungen mit anderen erfahren, was wir daraus an Erkenntnissen sammeln, formt auch die Erkenntnisse, die wir für die Beziehung zu uns selbst brauchen und nutzen.

In jedem Menschen, tief im Inneren, im Zentrum, das wir Herz oder Seele nennen, gibt es ein Verlangen. Wir werden wohl damit geboren. Dieses Verlangen wird nie vollkommen gestillt und es stirbt nie. Manchmal nehmen wir es nicht wahr, als würde es in uns schlafen, manchmal wird es geweckt, von grossen Ereignissen oder scheinbar kleinen Alltäglichkeiten. Es ist die menschliche Sehnsucht nach Liebe, nach Willkommen- und Verwurzelt-Sein und Nach-Hause-Kommen[29]. Jeder Mensch möchte lieben und geliebt sein. Obwohl dieses

29 Verwurzelt-Sein und Nach-Hause-Kommen bei den Menschen, im persönlichen Umfeld, in Partnerschaft und Familie, in der Welt, in einer Lebensphilosophie, in einer Berufung, in seinem Glauben und eigener Spiritualität.

Verlangen etwas Universelles hat, macht jeder Mensch individuelle Erfahrungen damit.

Indem sich der Mensch angesprochen und willkommen fühlt, erlebt er eine Form der Liebe. Wenn er fühlt «hier bin ich willkommen», wird ein Hauch dieses Verlangens, dieser Sehnsucht gestillt und er kann sich öffnen für das Kommende (im Praxisalltag für die therapeutische Begleitung und Behandlung). Über den Dialog, über das Erfahren der Resonanz, des Mitschwingens des Gegenübers fühlt sich der Patient willkommen und erfährt so die Möglichkeit der Veränderung.

Geliebt und verwurzelt zu sein, ist ein menschliches Grundbedürfnis. Jedes menschliche Wesen antwortet auf seine Weise auf die Tatsache seiner menschlichen Existenz, die gewisse Erinnerungen aus der Vergangenheit und gewisse Ahnungen des zukünftigen Lebens enthält. Der Mensch ist es, der entscheidet, was er für sein Dasein verwendet. Wir bauen auf den Schätzen und Abgründen der Vergangenheit auf, die wir verdaut, verdrängt, überwunden oder schöpferisch erneuert haben.

Die Sehnsucht nach Willkommen- und Verwurzelt-Sein und das Verlangen nach Liebe gehören zum Innersten jedes menschlichen Wesens. Sie sind Wegweiser und Kraftquelle auf dieser Suche. Achtsamkeit ist das Vermittelnde auf diesem Weg.

Diese innere Haltung ist das Ohr des Herzens. Sie lässt Raum und ermöglicht, die Dankbarkeit für einen schönen Tag, für eine liebevolle Begegnung, für einen glückerfüllten Moment zu fühlen. So kann sich der Mensch öffnen, dass er die Dinge im richtigen Grössenverhältnis sieht – und dass er nicht bricht. Weil Achtsamkeit den Fokus vom kleinen Ich-bezogenen Denken wegnimmt und auf das grosse Ganze lenkt. Dieser Aspekt betrifft jede Beziehung, sei es von Mensch zu Mensch, zu Tier und Pflanze, zum Sternenhimmel – oder gerade auch zum Patienten. Denn es ist ein Unterschied, ob das Leben einfach nur Spass machen soll oder ob es zuerst als Geschenk wahrgenommen wird.

Der Urkern des Selbstbewusstseins des Menschen liegt darin, als Teil unserer Welt geliebt und verwurzelt zu sein. Indem ich die eigene Geringfügigkeit angesichts der Grösse des Universums anerkenne, zugleich aber auch die Würde und den Wert als Geschöpf, als Kind der Schöpfung, als Teil des Universums, lebe ich in Achtsamkeit.

17.3. Achtsamkeit

Von einem unbekannten Verfasser kenne ich die Worte:

«*Wer mit Menschen zu tun hat, muss Menschen gern haben!*»

Diese Worte sagen in aller Einfachheit und Klarheit, worauf es ankommt, was die Grundvoraussetzung für jegliche therapeutische Tätigkeit ist. Eine solche Haltung braucht ein grosses Mass an innerer Zustimmung, ein Willkommen-Heissen des Patienten. Um Menschen gern haben zu können, muss ich ihnen als erstes Achtung entgegenbringen. Aus meiner Achtung jedem einzelnen Lebewesen gegenüber wächst die innere Haltung der Achtsamkeit.

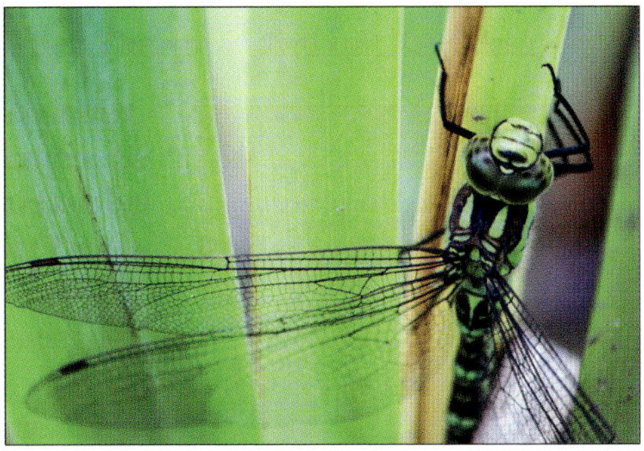

Achtsamkeit ist Achtung dem ganzen Universum gegenüber. (Foto: Adi Gerber)

Achtsamkeit ist das andere Gesicht der Liebe. Es ist das Willkommen-Sein, das ein Patient braucht, um sich als ganzes Wesen, als Mensch (mit oder trotz einem bestimmtem Leiden) geschätzt, respektiert und geliebt zu wissen. Die Zuneigung, die Empathie und das Interesse bilden die Brücke zu meinem Gegenüber. Das fordert eine bewusste Hinwendung zum Menschen vor mir. Denn der wichtigste Mensch ist der, der mir im Moment gegenüber steht. Auch das für den Patienten Schlimmste, Unangenehmste, Schamvollste soll im Rahmen der Therapie angesprochen und anvertraut werden können. Hier können die Indexpunkte des «Eigentlichen» liegen. Die naturheilkundliche Therapie ist ein Wegstück, dass der Patient gemeinsam mit dem Therapeuten geht. Der Naturheilpraktiker begleitet seinen Patienten eine Zeit lang bei seinen Genesungsschritten. Das therapeutische Setting gleicht einem «Geländer entlang von Entwicklungsstufen». Der Patient nimmt es solange in Anspruch, bis seine Selbständigkeit wiedergefunden und die Selbstheilung eingeleitet ist. Die Achtsamkeit des Therapeuten hilft dem Patienten, die Entwicklungsstufen nach dessen Möglichkeit und Tempo zu beschreiten. Dies beinhaltet auch, allenfalls eine Gewöhnung oder Stagnation in der Entwicklung anzusprechen.

Achtsamkeit und ihr Ausdruck in der Welt ist immer abhängig von der Kultur, in der wir leben, von der Geschichte, von den spirituellen und weltlichen Werten. Achtsamkeit ist Kraft, im besonderen Sinne menschliche Kraft, die Kraft zur Menschlichkeit.

Achtsamkeit ist ins Grenzenlose erweiterte Achtung dem ganzen Universum gegenüber.

Achtsamkeit unterstützt mich, mit meinem Gegenüber in Resonanz zu gehen. Sie hilft, den Schlüssel zu finden, dass das Unbekannte und Unsichtbare Gestalt annehmen kann. Sie ermöglicht eine innere Zustimmung zum Leben und Handeln und eine wertfreie Betrachtung.

Konkret heisst das:

- Achtung vor jedem Leben, Bewahrung der Integrität[30]
- Wertfreiheit von Herkunft, Religionszugehörigkeit, Geschlecht, Alter, Bedürftigkeit, Invalidität
- Respekt von kulturellem Hintergrund und der individuellen Geschichte
- Wertschätzung der Andersartigkeit, der anderen Art zu sein und zu leben
- im weiteren Sinne auch: Verantwortung für meine Gedanken, mein Nicht-Tun, meine Prioritäten im Leben (bewusste Lebensgestaltung) und meine soziale/ethische Verantwortung gegenüber anderen Lebewesen

30 Mit Integrität ist die Unverletzlichkeit eines Menschen gemeint. Der Mensch darf an Leib, Seele und Geist nicht verletzt werden, sonst verliert er seine Integrität.

Achtsamkeit ist die Basis, das allen gemeinsame Wissen, Spüren, Ahnen: da ist etwas Anderes, das all das Offensichtliche, mit dem wir uns tagtäglich beschäftigen, überschreitet. Es ist ein Staunen über das Leben. Indem wir den Menschen wahrnehmen und in Resonanz gehen, widerspiegeln wir dieses Gefühl von Wunder und Geheimnis.

Das fordert von mir als Naturheilpraktikerin die Achtsamkeit, jedem Gegenüber seine eigene, innere Suche und seine individuellen Antworten zu lassen. Erst dies ermöglicht eine Antwort auf die eigene Existenz in dieser Welt, eine Antwort aus der eigenen Seele geboren. Wir buchstabieren unser Leben, jeder Mensch macht das. Das, was uns unterscheidet, ist, dass wir alle eine andere Antwort finden. Jeder Schritt an diesem Ort, wo ich grad bin, mit dieser Zeit, in der ich lebe, mit dem Leiden oder der Freude, die den jetzigen Moment prägen, ist Ausdruck meines eigenen Lebens.

Wahrnehmung ist immer persönlich. Erfahrung ist immer persönlich. Was ich weiss, ist immer das, was ich selbst wahrnehme, wie ich es jetzt in diesem Augenblick betrachte, werte und in den Alltag integriere. Der Mensch entwickelt sich, weil verschiedene Kräfte sich in ihm häufen, die durch gegenseitige Modifizierung, Ausgleichung und Auslese eben diesen Mikrokosmos zustande bringen. Er ist mit einer Fülle latenter und wirkender Kräfte ausgestattet. Wir fassen die Summe von Erinnerungen, Aktualitäten und Vorstellungen zur Geschichte eines Individuums zusammen. Das Leben als Kind und das Leben als Erwachsener, unsere theoretischen Überzeugungen und unser praktisches Handeln, die Leistungen unserer besten und unserer schwächsten Stunden gestalten unsere Geschichte. Jede entlegendste oder noch so lange vergangene Vorstellung wirkt auf jede andere, so dass jeder Aspekt Berechtigung besitzt. In allem Sein wird der Prozess des Werdens erkennbar.

Die innere Haltung der Achtsamkeit schliesst auch mich selber mit ein. In der Funktion als Therapeutin bin ich täglich gefordert, mich auf mein Gegenüber einzulassen, auf den Patienten einzugehen und sein Wohl ins Zentrum zu stellen. Dies kann ich aber langfristig nur, wenn ich auch mir selbst Sorge trage. Meine Achtsamkeit mir selbst gegenüber ist der Schlüssel dazu.

Achtsamkeit dem Leben gegenüber schliesst auch ein, mir gegenüber achtsam zu sein!

Wenn ich meine Grenzen nicht wahrnehmen kann oder will, laufe ich Gefahr, mich längerfristig auszulaugen, innerlich auszubrennen, mich zugrunde zu schuften und für meine Patienten aufzuopfern, meinen Lebenssinn nur noch in meiner Tätigkeit für die Patienten zu sehen. So werde ich, gefangen im Helfer-Syndrom, zum hilflosen Helfer.

Als Therapeutin bin ich jedoch aufgefordert, meine eigenen Regenerations- und Kraftquellen zu kennen, diese bewusst zu achten und zu pflegen. Das beinhaltet beispielsweise, mein eigenes privates Leben nicht zu vernachlässigen, Freundschaften zu pflegen, in denen ich keine Therapeutinnen-Rolle übernehme, für genügend Abstand, Ruhe und Regeneration zu sorgen sowie mir meine eigene Seelennahrung regelmässig zu gönnen.

Das Gefühl, meine Patienten bräuchten meine selbstlose Aufopferung, ist eine Form der Selbstüberschätzung. Innere Achtsamkeit heisst damit auch, meine eigene Grösse und Bedeutung für die Welt nicht zu überschätzen.

17.4. Die eigene stille Entwicklung

Jeder Mensch trägt die Verantwortung für sein eigenes Tun und Handeln, sein Denken und Fühlen. Diese Verantwortung kann er niemals abgeben. Eine Entlastung von dieser Verantwortung würde dem Menschen eine sorglose Pseudo-Sicherheit vorgaukeln, seine Kräfte verkümmern lassen und ihm die Gelegenheit nehmen, seine Fähigkeiten zu schärfen und auszubilden. Niemand singt ein Lied, um beim Schlusston anzukommen. Wenn ich tanze, will ich kein Ziel erreichen. Wie lange schon leuchten die Sterne über uns? Gelangen sie irgendwohin? Funkeln sie heller und glitzernder, um uns jede Nacht mehr zu beeindrucken? Wie oft ist der Frühling wieder gekommen? Kehrt er jedes Jahr schneller und leuchtender zurück, um schöner zu sein als der letzte Frühling? Um schliesslich der Frühling zu werden, der alle vorangegangenen übertrifft?

Unsere heutige Zeit orientiert sich an Idealen. Wer aber durch heldenhaftes Leben, schöne Worte, Erfolg und Tugend mit dem Gegenüber in Kontakt treten will, wird nie ankommen. Dem Menschen begegnet man in der Tiefe, dort wo alle Bemühungen scheitern, in der menschlichen Bedürftigkeit, die eine Krankheit oder Lebenskrise mit sich bringen. Dort, wo der Patient nichts mehr kann, wo ihm alles aus der Hand genommen wird, wo er nur noch scheitert, gerade dort ist auch der Ort, an dem ihm nichts anderes übrigbleibt, als sich selbst loszulassen, sich dem Leben hinzugeben, seine leeren Hände hinzuhalten und sein Herz zu öffnen, jenseits aller Eitelkeiten, die der Stolz so fest umklammert.

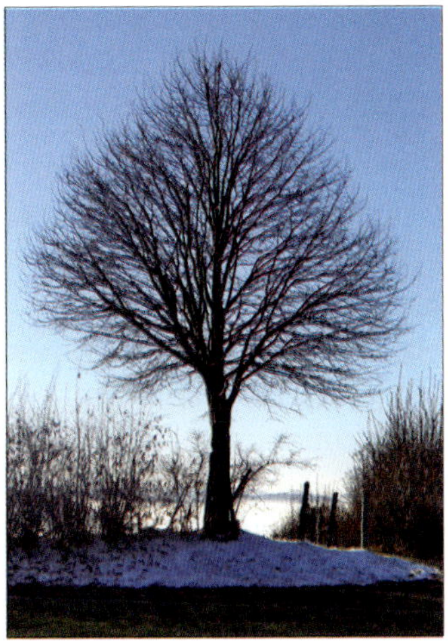
„Reifen wie der Baum (..) ohne Angst, dass kein Sommer kommen könnte."
R.M. Rilke (Foto: Adi Gerber)

Dort ist eine eigene stille Entwicklung möglich. Wie Rainer Maria Rilke sagt, indem wir die Fragen begrüssen, leben wir in die Antworten hinein.

Man muss den Dingen
die eigene stille
ungestörte Entwicklung lassen,
die tief von innen kommt
und durch nichts gedrängt
oder beschleunigt werden kann;
alles ist austragen
– und dann gebären.

Reifen wie der Baum, der seine Säfte nicht drängt
und getrost in den Stürmen des Frühlings steht,
ohne Angst, dass kein Sommer
kommen könnte.

Er kommt doch!

Aber er kommt nur zu den Geduldigen,
die da sind als ob die Ewigkeit vor ihnen läge,
so sorglos still und weit...

Man muss Geduld haben, gegen das Ungelöste im Herzen,
und versuchen, die Fragen selber lieb zu haben,
wie verschlossene Stuben,
und wie Bücher, die in einer sehr fremden Sprache
geschrieben sind.

Es handelt sich darum, alles zu leben.

Wenn man die Fragen lebt,
lebt man vielleicht,
ohne es zu merken,
eines fremden Tages
in die Antworten hinein.

Damit der Patient seine eigene stille Entwicklung machen kann, muss er dem Therapeuten vertrauen können. Er muss sicher wissen, dass achtsam mit seinem Anliegen, seiner Verfassung und seinem Leid umgegangen wird und dass seine Fragen und Zweifel liebevoll als Teil von ihm willkommen geheissen werden. Der Patient muss sich darauf verlassen können, dass seine Würde geachtet und seine Intimsphäre geschützt wird. Es darf kein Zweifel daran bestehen, dass der Therapeut mit persönlichen Informationen vertraulich umgeht und den Patienten achtsam behandelt und korrekt informiert.

Denn erst wenn sich der Patient willkommen fühlt, lernt er anzunehmen, dass es nur darum geht, dem ständigen Wechsel zuzustimmen und die Vergänglichkeit des Lebens zu begrüssen. Nicht weil die Zeit lang, sondern weil der Atem kurz ist.

«Solange du das nicht hast, dieses Stirb und Werde,
bist du nur ein trüber Gast auf dieser Erde.»

GOETHE

Um das Leid kommt keiner herum. Das Gegenteil zu behaupten, ist reine Paradies-Sehnsucht. In allen Kulturen und Religionen hat die Versöhnung mit dem Leid eine Schlüsselfunktion. Eben gerade weil es zum Leben gehört. Krankheit, Tod, schwierige Lebensumstände, Vergänglichkeit und Verlassen-Werden gehören in unsere Welt. Die innere Haltung ist das Entscheidende.

«Man kann dem Menschen alles nehmen, nur nicht: die letzte menschliche Freiheit,
sich zu den gegebenen Verhältnissen so oder so einzustellen.
Und es gab immer ein so oder so.»

VIKTOR FRANKL ÜBER SEINE ZEIT IM KZ

Achtsamkeit ermöglicht eine Grundhaltung, die diese Kräfte begrüsst und willkommen heisst. Die Resonanz, die sie im Inneren auslöst, verlangt Respekt vor dem anderen Menschen, vor dem anderen Denken, vor dem anderen Handeln. Das ist es, was der Mensch braucht, um in Frieden zu leben. Meine Haltung der Achtsamkeit für den gegenwärtigen Moment ermöglicht es dem Patienten, das Vertrauen zu finden, in die Mitte des eigenen Lebens zu treten.

Achtsamkeit ist das Fundament, um meine eigenen Erkenntnisse in ein eigenes System von Wahrheiten einzuordnen und offenen Herzens den Menschen zu begegnen. Durch die Sensibilisierung des Herzens kann ich als Therapeutin still werden, innehalten, wahrnehmen und in Resonanz gehen.

Achtsamkeit gehört zur Kunst und zur Kraft eines schöpferischen Lebens. Sie erst ermöglicht es, im Herzen zu verstehen und verstanden zu werden. Damit ich überhaupt fähig bin, mich auf die Wellenlänge des Gegenübers einzustellen, in Resonanz zu treten, den Menschen vor mir wirklich zu erkennen, ihm zuzuhören, ihn zu verstehen.

17.5. Neige deines Herzens Ohr

Eine Erkrankung bedroht. Je nach Schweregrad und Beeinträchtigung der Alltagsqualität kann die Bedrohung existentiell werden und Angst auslösen. Angst lähmt, beengt, beklemmt, verschliesst, sie lässt erzittern, schlottern, erstarren, verstummen, sprach- oder fassungslos werden. Sie beeinträchtigt alle Empfindungen und Lebensäusserungen. Das normale Leben wird nach Möglichkeit weitergelebt, innerlich herrscht unendliche Bedrohung oder Furcht. Angst schliesst Unbeschwertheit, leichtes und selbstverständliches Leben aus. Der Boden ist nicht mehr spürbar, das Vertrauen auf die eigenen Kräfte versiegt. Die Atmosphäre im Raum um den Geängstigten beengt und beklemmt oder flattert unruhig. Sie veranlasst Hinzukommende, die Atmung einzuschränken und die eigene Lebendigkeit zu reduzieren. Existentielle Angst kann ansteckend wirken und auf den anderen übergreifen und in der Folge der Ansteckung beim Gegenüber entsprechende Abwehrreaktionen hervorrufen.

Für den Therapeuten heisst das, diese existenzielle Angst mit einem offenen Herzen zuzulassen. Sie genauso willkommen zu heissen und anzunehmen wie jeden anderen menschlichen Aspekt. Erst dann kann existentielles Leid und Angst als menschliche Grunderfahrung spürbar und mitgeteilt werden. Dies kann ein Therapeut nur leisten, wenn er mit dem von Angst erfassten Menschen in Resonanz geht. Der Patient braucht einen Therapeuten, der seinen persönlichen Raum in der Atmosphäre der

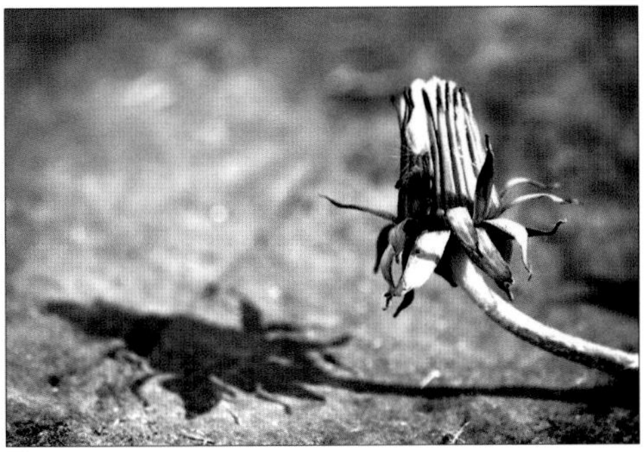

Achtsam leben heisst auch,
sich mit der Vergänglichkeit zu versöhnen. (Foto: Adi Gerber)

Bedrängnis oder der Beunruhigung bewusst auszufüllen vermag und damit dem Patienten ermöglicht, seinen eigenen Raum wiederzugewinnen. Dies zeigt sich darin, dass sich der Raum wieder weitet und Fühlen und Erleben von neuem einsetzen.

Gerade über das Gespräch kann ich mein Gegenüber weit tiefer wahrnehmen, als es alleine der Inhalt der gesprochenen Worte vermag – wenn ich dem Menschen vor mir mit offenem Herzen begegne. Worte können eine Sprache der Poesie sein, eine Sprache des Erlebens oder auch eine Sprache des Funktionierens, der Traktandenlisten und Gebrauchsanweisungen. Es kommt darauf an, das, was mein Gegenüber aussendet, wahr- und aufzunehmen, aus dem allen auszuwählen, Wesentliches von Unwesentlichem zu unterscheiden, zu erinnern, zu verinnerlichen und darauf zu reagieren, relevante und irrelevante Informationen zu filtern und die Aufmerksamkeit auf das aktuell Wichtigste zu lenken. So wie bei einem Lied nicht nur der Gesamtklang, sondern auch die einzelnen Instrumente und Stimmen herausgehört werden, ohne das Stück, das gerade gespielt wird, aus dem Sinn und Zusammenhang zu verlieren.

Der Therapeut wird zum Wahrnehmungs- und zum Resonanzorgan. Er nimmt die Umwelt wahr, hört und fühlt ins Gegenüber hinein, kümmert sich um Information und Kommunikation und reagiert darauf. Entsprechend seiner Wahrnehmungen reagiert er. Er ist ganz Ohr. Sein Herz hört. Davon lebt die Begegnung. Diese Kommunikation ist konkret, metabolisch und energetisch. Alle Reaktionen sind Austauschprozesse. Es sind Aktionen und Reaktionen der beiden Ausdrucksformen des Lebens, seiner Materialisierung und seiner Beseelung. Dies erst macht den Begriff «Begegnung» verständlich. Von dem Augenblick an, da die Beziehung entstanden ist, ist es das Zuhören und in Resonanz gehen, das der Therapeut bieten kann. Es ist das Herz, das wahrnehmen, hören, zuhören will[31]. Zuhören bedeutet, mit anderen Lebewesen ein Schwingungsfeld zu teilen, um hinter allem das Leben zu sehen.

Diese Wahrnehmung öffnet den Menschen – für den anderen wie für sich selbst. Es ist eine über alle Grenzen ausgeweitete Verbindung mit dem Ganzen, in dem sich jeder Mensch als winziger Teil der Gesamtheit begreifen kann. So wird das Leben wahrgenommen, dort wo der Körper Gestalt annimmt, sich der Atem regt und der Seele Leben einhaucht. Auf dieser Ebene lassen sich Leben, Wahrnehmung und Resonanz nicht voneinander trennen. Sie sind nur in diesem Zusammenhang erfassbar.

Achtsamkeit kann diese wirkungsvolle Kraft entschlüsseln und diese Urmelodie hörbar machen – ein harmonischer Gesang, der mein Herz berührt. Durch die Wahrnehmung der Melodie, die aus dem Inneren meines Gegenübers klingt, die von seinem innersten Wesen hervorgebracht wird, entdecke ich das Schöpferische im Menschen, seine individuelle Kraft.

Ein Sonnenaufgang voller Liebe und Achtsamkeit schimmert in jedem Teilchen des Universums, so auch in jedem Menschen.

Die innere Haltung der Achtsamkeit beinhaltet auch, unsere Beziehung zur Erde zu

31 nach Benedictus: «Höre und schweige, neige deines Herzens Ohr, suche den Frieden.»

heilen, zu leben für eine Welt, in der jeder Mensch respektiert, geliebt und gefördert wird, in Achtsamkeit im Umgang mit der Natur und all ihren Lebensformen. Sich kundig machen, wie die Natur heilt, schliesst meine eigene Natur mit ein. Es ist ein umfassender Kommunikationsprozess zwischen Mensch und Mensch, zwischen Mensch und jedem anderen Lebewesen oder Teil der Natur, zwischen Patient und Therapeut. Diese Dynamik ist chronologisch unbestimmt und offenbart eine weite Dimension.

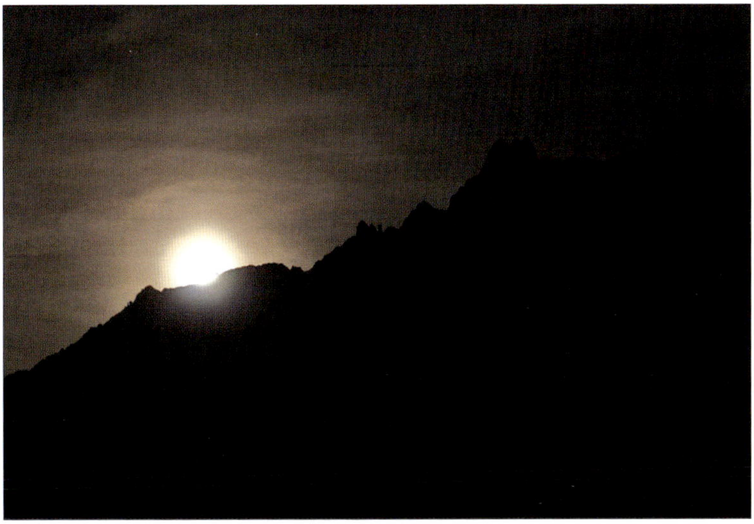

(Foto: Adi Gerber)

Achtsamkeit ist der Weg. Dass man jene Haltung erreicht, wo man weiss, dass man nichts weiss – nichts vom Leben, nichts von den Menschen, nichts vom Universum.

KAPITEL 18

SELBSTHEILUNGSKRÄFTE

Chrischta Ganz

18.1. Liebeserklärung an das Leben

Das menschliche Leben ist eine einzige Folge unbegreiflicher Wunder, ein aus unzähligen Geheimnissen zusammengesetztes Wunder. Vom Augenblick der Befruchtung bis zum letzten Atemzug vollzieht sich im Organismus eine wunderbare Unfassbarkeit nach der anderen. Ein Universum unendlich vieler winziger Welten entfaltet sich in unserem Körper, lebt, arbeitet und vergeht – meistens ohne dass wir davon etwas spüren, wissen oder bewusst etwas dazu beitragen. Das Leben braucht unseren Verstand nicht. Es besitzt seine eigene Intelligenz, glücklicherweise. Denn wenn wir organisieren müssten, dass unsere Organe funktionieren und die Stoffwechselprozesse richtig ablaufen, hätten wir keine Chance, auch nur eine Minute zu überleben.

Die Welt, in der wir leben, ist so feindselig, dass jeder Atemzug, jeder Bissen, jeder Kontakt mit der Umwelt eigentlich tödlich sein müsste. Sich davor bewusst schützen zu wollen, ist unmöglich – und alleine der Versuch wäre töricht. Jede Zelle lebt und arbeitet an ihrem für sie bestimmten Platz im Organismus. Jede ist ein kleines Meisterwerk der Natur, das atmet, mit den umliegenden Zellen kommuniziert, seine Aufgaben erfüllt, materiell und energetisch verstoffwechselt, was anfällt – und mein Leben als Mensch ermöglicht.

Wir wissen scheinbar alles über die Evolution, über die Spiralen der DNS, über die biochemischen Vorgänge in der Leber oder im Gehirn. In Wahrheit wissen wir beinahe nichts – nichts von dem, was den Zusammenschluss all unserer Zellen zu einem lebendigen Wesen werden lässt. Es ist ein Geheimnis. Keine naturwissenschaftliche Forschung wird dieses Geheimnis jemals ergründen, auch wenn die moderne Wissenschaft es immer wieder verkündet.

Es ist ein Geheimnis. Und es bleibt ein Geheimnis. Wir können es höchstens erahnen. Ein Wunder lässt sich nicht mit chemischen Formeln, Gewebsproben oder Laborwerten erklären. Ein Wunder lässt sich nur in Demut und Dankbarkeit betrachten.

Das Leben ist ein zerbrechliches Geheimnis. Wir wissen, dass wir sterben müssen und dass dieser Körper, der uns, solange wir leben, durch das Leben trägt, vergänglich ist. Unser Körper ist unser bester Freund. Er ist der einzige, der uns bis zu unserem Tod nicht verlassen wird. Ich verbringe mein ganzes Leben mit ihm.

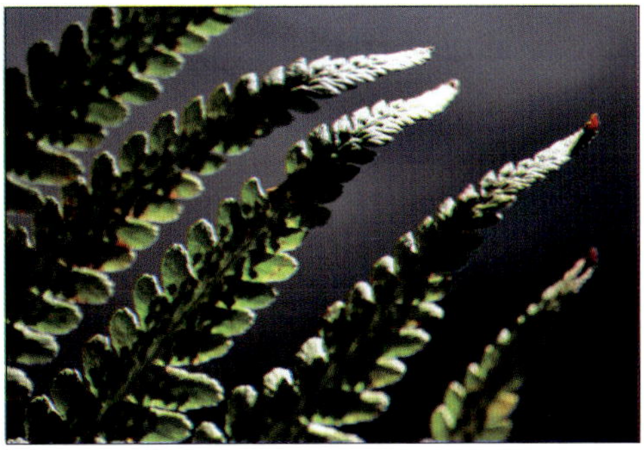
Das Leben ist ein Geheimnis. (Foto: Adi Gerber)

In unserer Gesellschaft haben wir in der Regel ein instrumentalisiertes Verhältnis zu unserem Körper, ebenso zu unserer geistigen und seelischen Leistungsfähigkeit. Wir haben auf Höchstleistungsniveau zu funktionieren. Beschwerden und Kranksein sind durch medizinische Therapien möglichst schnell zu beseitigen. Dies macht auch vor einer naturheilkundlichen Praxis nicht Halt!

Doch eine solche Haltung wird dem Geheimnis Leben nicht gerecht. Es ist Zeit, uns wieder unseren inneren Kräften zuzuwenden, darauf hinzuarbeiten, unsere Selbstheilungskräfte zu aktivieren, ihre Kraft für die eigene Gesundheit oder zum besseren Umgang mit den verschiedenen Aspekten einer Erkrankung einzusetzen. So wird es möglich, einen Krankheitsprozess neu zu beleuchten und durch liebevolle Zuwendung die Eigenverantwortung für sich selbst zurück zu gewinnen.

Das neue Denkmodell[32] geht von einem Zusammenwirken zwischen körperlichen Prozessen, geistigen und psychosozialen Wirkfaktoren wie Lebenseinstellungen, Glaubensmustern und Gefühlen aus. Diese Sichtweise von Lebensprozessen fordert auch ein anderes Verständnis von Krankheit. Eine Erkrankung ist keine zu reparierende Störung in geschlossenen und logischen Systemabläufen, sondern eine Aktion des Körpers im Zusammenspiel mit sozialen und psychisch-seelischen Einflüssen und ökologischen Wechselwirkungen. Krankheit hat eine veränderte Bedeutung, wenn sie als Ausdrucks- und Sprachmöglichkeit begriffen wird. Sie wird zur Botschaft, zum Ratgeber. Der Ausdruck Krankheit kann eine wichtige Information für den menschlichen Entwicklungs- und Wachstumsprozess sein. Dadurch wird ein Kontakt zur vermeintlichen «Gegnerin Krankheit» geschaffen. Eigenverantwortung erfordert somit nicht nur Mut. Auch eine veränderte Vorstellung von Gesundheit und Krankheit ist notwendig. Mit dieser Sichtweise ist es möglich, eine Antwort auf die eigenen Bedürfnisse zu finden und diese Antwort zu leben. Das fordert zuerst einmal die Fähigkeit, sich selbst zu trauen, Aufmerksamkeit zu schenken und auf eine Erkrankung einzugehen, hinzuhören, sich zuzuneigen, ihren Signalcharakter zu achten, sie anzuschauen und kennenlernen zu wollen, sie als Teil des Lebens zu begrüssen.

Anfang der 80-er Jahre begann sich gesellschaftlich eine neue, ganzheitliche Betrachtungsweise von Körper und Krankheit zu entwickeln. Als Nebeneffekt dieses Prozesses

32 Die Bezeichnung «neues» Denkmodell ist eigentlich nicht richtig. Neu ist diese Sichtweise lediglich, wenn man die Geschichte der heutigen Schulmedizin anschaut. Auf die Geschichte der Menschheit bezogen ist das Verständnis von Gesundheit, Krankheit und Heilkunst ein anderes. Das «neue» Denkmodell ist uralt und Teil jedes naturphilosophischen Weltbildes. Ein Ahnungsschimmer davon kann jedoch heute mit den Forschungen der Psycho-Neuro-Immunologie wissenschaftlich erklärt und bewiesen werden.

wurde das Thema «Schuld» im Zusammenhang mit Krankheit wieder gesellschaftsfähig. Besonders in Diskussionen um Ursachen von Krankheiten und um die Verteilung der Verantwortung im Arzt-Patienten-Verhältnis ist die Frage der Eigenverantwortung der Erkrankten verstärkt in den Mittelpunkt gerückt – und damit gleichzeitig die Frage nach der Schuld. Einfache Schlussfolgerung daraus ist: «Ich bin selbst schuld, dass ich krank bin.»

Die Frage, ob der Patient selbst schuld ist oder was er falsch gemacht hat, dass er krank wurde, ist jedoch eine gefährliche Sichtweise, weil sie das Selbstbewusstsein schwächt. Die Fähigkeit, sein eigenes Leben zu führen, wird grundsätzlich in Frage stellt. Die Bereitschaft, schuld an der Krankheit zu sein, erinnert an frühere Zeiten, als Krankheit als Strafe verstanden wurde, die Gott den Menschen sandte. Je nach Ansicht und Weltbild werden die Wechselwirkungen von Ursache und Wirkung als Schuld oder Schicksal bezeichnet. Bin ich krank, hab ich entweder alles selber verursacht oder aber ich bin dem Himmel ohnmächtig ausgeliefert.

Die Einstellung, «ich habe Fehler gemacht, aber ich habe es so gut gemacht, wie ich konnte....», hingegen erlaubt es, sich mit dem, was «falsch» gelaufen ist, auseinander zu setzen. Denn diese Geisteshaltung anerkennt, dass und wie etwas «falsch» ist. Eine solche Haltung verharrt nicht im Schuldigsein und Strafe-Ertragen, sondern fordert heraus zu untersuchen, wie etwas wieder «gut» zu machen ist. Im Krankheitsfall führt die Frage nach Schuld höchstens zum Beklagen vergangener Handlungen, ist rückwärts gewandt, deprimierend und wenig konstruktiv. So werden eine lebensbejahende Perspektive und ein aktiver, selbstgestalteter Umgang mit der aktuellen Situation verunmöglicht. Denn der vernichtende Gedanke, «wenn ich nicht mal fähig bin, mein Leben zu leben, werde ich kaum positiv auf meine Erkrankung einwirken können...», verneint alle Kompetenz, das eigene Leben leben zu können.

Verallgemeinerte Aussagen über Persönlichkeitsprofile und die Gründe für Krankheiten können sich auch zu Allmachtsphantasien entwickeln. «Wenn ich mich so oder so verhalte, werde ich sicher wieder gesund...». Abgesehen davon, dass solche mit Gewalt implizierten Glaubenssätze schief laufen können, weil Heilung immer ein Wunder ist, entsteht daraus wieder eine Schuldzuweisung im Sinne von «weil du so lebst, bist du immer noch krank».

Die Fragen zur Erkrankung sollten lauten: Was brauchen mein Körper, mein Geist und meine Seele für Gesundung und Wohlgefühl? Was fehlt ihnen? Welche Antworten fordern diese Informationen von mir? Durch welche alten Einstellungen dem Leben gegenüber behindere ich meine Kraft und Lebensfreude? Wovon hab ich zuviel? Was nimmt mir den Atem? Was erstickt mich? Welche Verhaltensweisen soll ich aufgeben? Was fördert meinen Mut, meine Kraft, meine Ressourcen und meine Eigenliebe?

Die Suche nach dem, was mein Krankheitssymptom ausdrücken will, soll nie eine Suche nach der eigenen Schuld oder nach der Schuld der Anderen sein, sondern eine Frage nach Eigenverantwortung und Eigenmacht – und eine Antwort auf «was mache ich jetzt damit?».

Es geht darum, sich der Konsequenzen seines heutigen Handelns bewusst zu sein. Mein Handeln und meine Lebenshaltung sind Voraussetzung für das Kommende – immer mit dem Grundgedanken, dass ich es so gut mache, wie ich es kann. Was immer ich tue, hat Auswirkungen (auch wenn ich mich entschliesse, nichts zu tun). Es trifft mich keine Schuld. Ich habe mein Bestes gegeben, das mir in der jeweiligen Situation möglich war. Alles Vergangene prägt mein Jetzt. Mein heutiges Leben ist Voraussetzung für das Zukünftige. So übernehme ich wirklich die Verantwortung für mein Leben, für mein Handeln, Fühlen und Denken. Die Verantwortlichkeit liegt insofern bei mir, weil ich in einer bestimmten, unbewussten oder bewussten Art in meinem Leben agiere.

Eigenverantwortung bedeutet, den Anteil im Leben zu entdecken, der in der eigenen Gestaltungsmacht liegt – und ebenso die Grenzen des eigenen Einflusses auf das Leben zu anerkennen.

In der Psychotherapie werden durch die Veränderung innerer Selbstgespräche bei vielen Patienten gute Erfolge erzielt. Solche inneren Selbstgespräche führen wir alle unentwegt, ohne dass wir uns dessen bewusst sind. Sie bestimmen unsere Vorstellung von der Welt und damit unser Handeln. Denn nicht die Dinge selbst beunruhigen uns, sondern unser Urteil über sie. Nicht die Zuhörer selbst bewirken Redeangst, sondern die innere Vorstellung, wie furchtbar es wäre, beim Vortrag zu stottern, und das konkrete Bild einer möglichst schrecklichen Reaktion der Zuhörer. Nicht der Kollege macht mich schüchtern, sondern die Vorstellung, von ihm abgewiesen zu werden, sowie die Bewertung, wie schlimm das wäre. Wird in der Psychologie die Beeinflussung und Veränderung innerer Selbstgespräche angewendet, so spielen in der Medizin Imaginationen und Visualisationen eine grössere Rolle.

18.2. Ressourcen

Krankheit ist Disharmonie, ist Ungleichgewicht in uns. Krankheit ist ein Wink, unser Denken und Handeln zu überprüfen. Sie ist eine Botschaft, die zu beachten sich lohnt, eine Botschaft über die Qualitäten einer Lebensweise. Der Mensch bewahrt die Erinnerung an Erlebtes, an Liebe und Gewalt, an gelebte und ungelebte Impulse und Triebe. Krankheit ist demnach eine wichtige Informationsquelle. Wir leben unsere Geschichte, wir verkörpern unsere Lebensgeschichte, wir leben unsere Gedanken. Denn die Teilung des Menschen in Körper, Seele und Geist ist (solange wir leben) eine theoretische.

Was immer im Geist und in der Seele vorgeht, beeinflusst den Körper – und umgekehrt ebenso. Jeder Körper ist eine Ver-Körperung eines Lebensweges, einer Art und Weise im Leben zu stehen. Im Körper erhält das Innere eine Form.

Der Mensch braucht den äusseren Arzt und seine Medizin mit allen ihren Möglichkeiten. Aber gleichzeitig braucht er auch den inneren Arzt. Der innere Arzt ist der Träger der persönlichen Anlagen, der Selbstheilungskräfte, des Glaubens und aller persönlichen Ressourcen, die zur Bewältigung der Krankheit zur Verfügung stehen. Selbstbewusstsein kann als Besinnungsprozess auf sich selbst verstanden werden – als Vertrauen auf die eigenen Kräfte.

Der Mensch kennt viele Strategien zur Wiederherstellung der verlorenen Balance. Diese Ressourcen und Reorganisationsmechanismen sind essentielle Grundlage jedes

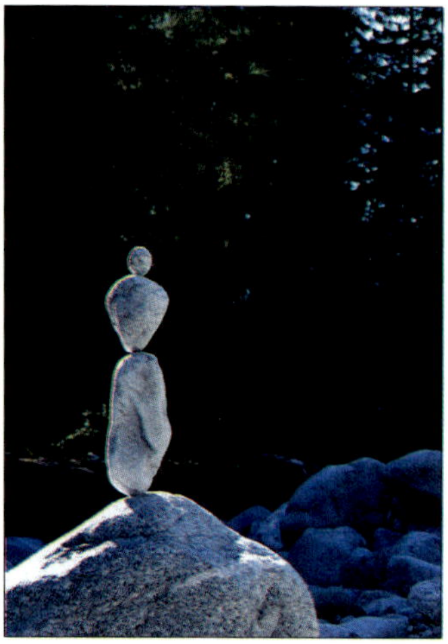

Selbstheilungskräfte basieren auf dem Vertrauen, durch die inneren Ressourcen das eigene Gleichgewicht wieder zu finden. (Foto: Adi Gerber)

Selbstheilungsprozesses[33]. Sich dem Geheimnis und dem Wunder des Lebens anzunähern, in eigener Kreativität und Inspiration, ist ein Blick auf die mutige Seite. Es ist ein Wiederfinden des eigenen Lebenswunsches, ein Aufspüren der eigenen Visionen, ein Erheben der Stimme, nach dem Ton, den das Innere vorgibt.

Das Leben ist geprägt vom Wechselspiel von Lust und Sorge, von Leid und Heiterkeit, von Gesundheit und Krankheit. Krankheit lässt sich in der Natur nicht vermeiden, denn Krankheit selbst ist ein natürlicher Prozess. In diesem Sinne spricht bereits Paracelsus in seiner umfassenden Krankheitslehre von sinnvoller und unsinniger Krankheit (wie er übrigens neben ansteckenden Krankheiten auch ganz selbstverständlich die ansteckende Gesundheit erwähnt).

Manchmal vergessen wir, dass Gesundheit mehr ist als die Abwesenheit von Krankheit. Gesundheit ist nie ein statischer Zustand. Gesundheit ist kein neutraler, unpersönlicher, sich selbst erhaltender Gleichgewichtszustand. Gesundheit ist ein ständiger Prozess des Wachsens, des Lernens, des Dialoges, der Veränderung und der Anpassung. Gesundheit ist ein endloser Weg, der durch die sich verändernden Bedingungen herausgefordert wird und dabei immer wieder Bestleistungen hervorbringt. Diese lebenslange Aufgabe braucht nicht (nur) Eingriffe medizinischer Experten. Das Lernen einfacher und wirkungsvoller Prinzipien, das Nähren heilsamer Gewohnheiten, das Suchen nach neuen Lösungen für aktuelle Probleme und das aktive und intelligente Engagement bei der Gestaltung des eigenen Lebens sind dazu ebenso nötig – vielleicht sogar viel wichtiger. Gesundheit lässt sich nie auf einmal und für alle Zeit erreichen. Es sind langsame Entwicklungen, deren Einzelelemente und Beziehungen sich untereinander in dem Mass verändern, wie wir unsere Wachstums- und Reifungsprozesse durch Eigenwahrnehmung, aktives Gestalten und Eigenverantwortung leben. Wir brauchen ein waches Verantwortungsgefühl für die Konsequenzen unseres Lebens, um uns für die Vielfalt der Prozesse, die das Leben prägen, zu sensibilisieren.

33 In diesem Zusammenhang ist in neuerer Zeit der Begriff der Salutogenese aufgekommen (Gesundheitsentwicklung; von griech. «salus» für «Gesundheit» und griech. «genese» für «Entstehung»).
Der Begriff wurde von Aaron Antonovsky (israelisch-amerikanischer Medizinsoziologe, 1923–1994) in den 1970-er Jahren als Gegenbegriff zur Pathogenese formuliert und in die Wissenschaft eingebracht. Bei der Salutogenese stehen die Ressourcen des einzelnen Menschen im Vordergrund. Die Salutogenese ist somit als «Schatzsuche» und nicht etwa als «Fehlerfahndung» zu verstehen.
Die Salutogenese behandelt Themen wie
- Warum werden einige Menschen krank, andere nicht?
- Wie geht der Mensch mit seiner Gesundheit um?
- Fragen zur Lebensbewältigung
- Umgang mit existenziellen Lebensfragen

Die Reaktion jedes Einzelnen auf eine Erkrankung ist stark subjektiv geprägt. Denn auch sie ist individuell, genauso wie das Empfinden des Leides, das eine Erkrankung auslösen kann. Eine Erkrankung registrieren wir nicht etwa als blosse Information im Gehirn, sondern es tut weh, es schränkt ein, wir leiden. In unserem Gehirn findet eine Übersetzung in eine subjektive Qualität statt, die in den Bahnen der Nerven und der Psyche transportiert wird. So ist beispielsweise die eigene Wertung von Kopfweh eine völlig andere, wenn mein Kopf nach einer fröhlich-durchzechten Nacht hämmert, als wenn ich die Diagnose «Hirntumor» erhalten habe. Eine mögliche Erklärung liegt in der Gate-Control-Theorie, die aufzeigt, dass Krankheits- und Schmerzempfindungen durch viele Faktoren beeinflussbar sind. Jede Krankheit und jeder Schmerz wird verschieden wahrgenommen. Dabei spielen soziokulturelle und kognitive Faktoren[34], die ganze Gefühlswelt, die eigene Wertung der Situation sowie Verdrängungs- und Bewältigungsstrategien eine wichtige Rolle. So verstärken beispielsweise Hilflosigkeit, eine negative Lebenseinstellung, Stress, Angst, Aggression, Anspannung und Schmerzfixierung das Krankheits- und Schmerzempfinden. Durch Selbstvertrauen, Lebenswille, Vertrauen, Entspannung und eine positive Lebenshaltung hingegen wird es vermindert. Der Mensch besitzt somit ein körpereigenes Schmerzhemmsystem, das je nach Person und Situation mehr oder weniger aktiv ist. Das verdeutlicht den Einfluss des Gehirns auf die Schmerzwahrnehmung.

Schmerz kann immer körperlicher, seelischer und geistiger Art sein. Die moderne Zeit hat sehr viel unternommen, um den Schmerz loszuwerden und ihn auszumerzen (Traum einer schmerzfreien Welt), aber Leid und Schmerz gehören zum Leben. Es sind Erinnerungen an Tod und Vergänglichkeit, sie mahnen «hier bin ich».

Jedes Individuum (sowie auch jedes Kollektiv) muss zwei Grundbedürfnisse erfüllen: das Überleben und dass es sich lohnt zu überleben.

Da es die erste Aufgabe ist, am Leben zu bleiben, sind viele unserer physiologischen Vorgänge darauf programmiert, diese existentiellen Funktionen zu erhalten. Die Aufrechterhaltung der Homöostase im Körper erfordert die Kräfte und Ressourcen des gesamten Organismus, um Schwankungen im Inneren auszugleichen, damit Körpertemperatur, Enzymaktivitäten, Hormonausschüttungen, Blutzuckergehalt und viele andere biochemische Prozesse im lebensfähigen Bereich gehalten werden. Erst dann ist das Leben überhaupt möglich. Viele dieser Vorgänge sind tief in unbewussten Teilen lebenssteuernder Mechanismen geborgen.

Bei allen diesen Prozessen geht es neben der Lebenserhaltung auch darum, dass es sich lohnt zu leben.

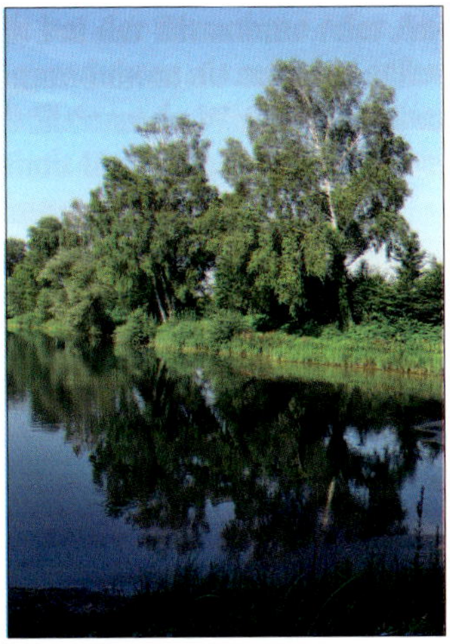

Neben der Lebenserhaltung geht es immer auch darum, dass es sich lohnt zu leben. (Foto: Adi Gerber)

34 z.B. «Es tut jetzt einen Moment lang weh, dafür wird es nachher wieder gut.»

Bei der Erforschung unserer Welt, beim Schritthalten mit den ökologischen Entwicklungen, bei den Veränderungen des eigenen Organismus und bei unseren sich wandelnden Beziehungen benötigen wir immer wieder neue Informationen, neue Strategien, neue Verhaltensweisen und Strukturen.

Das blosse Überleben ist selbst schon eine Kunst. Ein Überleben, das sich wirklich lohnt, ist das grösste Kunstwerk überhaupt.

Das Zusammenspiel von physischen und psychischen Prozessen mit Lebens- und Glaubensmustern ist eine Quelle von Handlungsmacht. Dort werden die eigenen Ressourcen aktiviert. Der Erkrankte lernt, wie er seine Selbstheilungskräfte nutzen und seine Gesundung gestalten kann, wie er selbst die Verhältnisse mit-bewirkt, wie seine Gedanken, Gefühle und Taten wirken, wie er damit sein Leben gestaltet. Es ist eine Würdigung des Vergangenen, ein Hinabsteigen zu den Wurzeln krankmachender Lebensmuster – nicht um die inneren Krankheitsverhältnisse zu bewerten, sondern vielmehr um das zu erkennen, was das Individuum braucht. Der Erkrankte findet Vertrauen für einen heilsamen Lebensalltag und er lernt, grundlegende Bedürfnisse seiner menschlichen Existenz ins Leben zu integrieren. So entwickelt und optimiert er seine Selbstheilungskräfte. Genau wie im Sport durch genaues Beobachten des Körpers die nächsten Trainingsschritte bestimmt werden, werden durch das Wahrnehmen von Körperempfindungen und durch den Dialog mit der Körperintelligenz ungenutzte oder blockierte Ressourcen für das Sein und Handeln erkennbar.[35]

Das Ich ist der Mittelpunkt im alltäglichen Leben; es ist das, was ich als eigene Persönlichkeit kenne oder zu kennen glaube. Aber gleichzeitig ist auch alles, was in meinem Leben nicht zum Ausdruck kommt, in einer unentwickelten, rudimentären Form im Unterbewusstsein enthalten. Eines der Merkmale des Lebens ist, dass es sich ständig verändert, spezialisiert und differenziert. Als ein Ganzes enthält der Mensch alle Möglichkeiten. Das Ich kann sich aber zu einem gegebenen Zeitpunkt immer nur mit einer Möglichkeit befassen. Seine Funktion liegt im Ordnen, Strukturieren und Integrieren eines bestimmten, aus den Erfahrungen gewachsenen Lebensaspektes – so verkörpere ich meine Lebensgeschichte.

Wir können nun zu ahnen beginnen, was das Unbewusste alles enthält. Freud glaubte, es sei ein Mülleimer, in den persönlich angesammelter, von einem selbst abgelehnter Schutt gekippt werde. Dass sein Inhalt beinahe ausschliesslich aus verdrängten, für das bewusste Ich und für die Gesellschaft, in der wir leben, unannehmbaren Wünschen bestehe. Zweifellos gibt es einen Stau im Unterbewusstsein jedes Menschen – wahrscheinlich direkt proportional zur «Sauberkeit» des bewussten Ichs. Zugleich gibt es aber auch einen Stau an kraftvollem Potential, an wertvollem Material. Das Unbewusste öffnet sich nach unten und nach oben, es ist voller Energien. Es endet nicht auf dem Niveau des Einzelnen, sondern mündet in ein grosses kollektives Meer jenseits aller menschlichen Grenzen.

Ich nehme Abstand davon, menschliche Erkenntnis vollständig beschreiben zu wollen und zu können oder zu glauben, irgend jemand könne das tun. Ist der Mensch nicht ein

35 Hier noch einige Worte zum Leiden: Es ist mir auch ein Anliegen, bei all diesen positiven Betrachtungen der Selbstheilungskräfte all jenen Menschen nicht respektlos oder wertend gegenüber zu stehen, die durch ein körperliches oder seelisch-geistiges Leiden an die Grenzen des Zumutbaren gekommen sind und deren Geduld und Liebe dem Leben gegenüber erschöpft ist.

Spiegel des Universums? Und wer könnte sich anmassen, das ganze Universum zu überblicken? In einem offenen, weiten Weltverständnis werden wohl Versuche und Anstrengungen unternommen, Antworten zu finden, zu erfassen und zu verstehen, ohne jedoch jemals den Anspruch oder das Ziel zu haben, die Welt vollständig zu erklären.

Es gilt, die Welt ab und zu vom Kosmos her, also von sehr weit weg, zu betrachten. Auf das ganze Universum bezogen gilt: ich bin niemals nichts, aber ich bin gleichzeitig fast nichts.

Die Grundbedingung des Lebens ist, dass das Leben sich nicht vollständig durchschauen lässt. Daraus entsteht das Spannende (die Spannung) des Lebens. Lebensfragen werden nie vollständig beantwortet. Das ist nicht möglich. Zu vieles erfahren wir, das wir uns nicht erklären können, als dass wir ernsthaft glauben könnte, jemals die Antworten auf all unsere Fragen zu finden. Ich bin aufgefordert, die Grenzen der eigenen Kraft anzunehmen. Wenn ich keine Wahl der äusseren Bedingungen habe (z.B. Tod), ist die innere Haltung dazu dennoch gestaltbar und somit entscheidend. Der Mensch steht in diesen Grenzsituationen mit sich selbst in Verbindung, ganz im Sinne des Gebets von Rainhold Niebur:

«Gott, gib mir den Mut, Dinge zu ändern, die ich ändern kann.
Gib mir die Gelassenheit, Dinge zu lassen, die ich nicht ändern kann.
Und gib mir die Weisheit, das eine von dem anderen zu unterscheiden.»

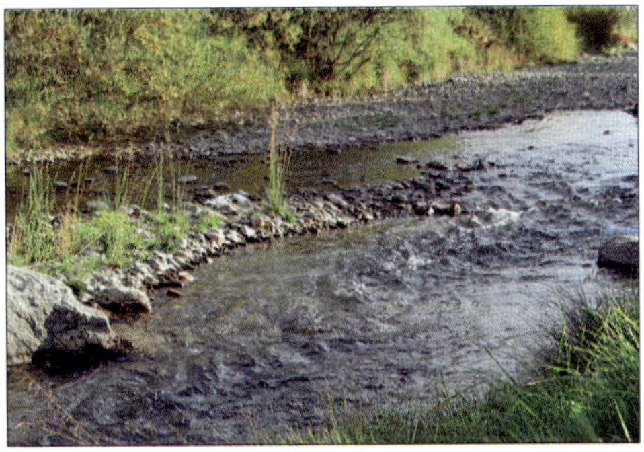

Lebensfragen lassen sich nicht vollständig klären.
(Foto: Adi Gerber)

18.3. Selbstheilungskräfte

Dass Vorstellungen heilen können, wird von der modernen Schulmedizin nicht gerne zugegeben. Die medizinische Forschung ist sich aber der Kraft von Überzeugungen und Vorstellungen sehr wohl bewusst. So müssen alle zukünftigen Medikamente entsprechenden Testverfahren unterzogen werden, in denen sie gegen sogenannte «Placebos» geprüft werden. Es handelt sich bei einem Placebo bekanntermassen um Tabletten, Säfte, Kapseln, die wie ein echtes Medikament aussehen, aber die Wirksubstanz des echten Medikamentes nicht enthalten. Sie werden einer Kontrollgruppe von Patienten verabreicht.

In den meisten Fällen bessern sich Krankheiten oder Beschwerden sowohl bei Einnahme von «echten» Medikamenten als auch bei der Einnahme eines Placebos. Die Vorstellung, etwas (möglicherweise) Wirksames erhalten zu haben, spielt beim Heilungsprozess eine wichtige Rolle. Placebowirkungen bilden somit auch einen Bestandteil in der vom Patienten verspürten normalen Wirkung aller Medikamente. Als wirksam in medizinischem Sinne gilt ein Medikament dann, wenn es statistisch nachweisbar mehr Wirkung erbringt als das Placebo, wenn also zusätzlich zur Placebowirkung noch eine Steigerung durch die Wirkung der im Medikament verabreichten Substanz messbar ist. Man geht heute davon aus, dass durchschnittlich 50-60% der Wirkung eines zugelassenen Medikamentes auf die Kraft der Vorstellung zurückzuführen sind.[36]

Die klassische Medizin bezeichnet den Placeboeffekt als etwas Unerwünschtes, da er die «reine» Wirkung der Medikamente verfälscht (nämlich verbessert!). Doch zeigt er deutlich, dass durch äussere Einwirkungen (beispielsweise die Gabe eines Mittels) Vorstellungen beim Menschen in Gang gesetzt werden können, die offensichtlich geeignet sind, die körpereigenen Heilkräfte zu mobilisieren. Wenn schon Vorstellungen Heilprozesse in Gang setzen können, liegt es nahe, diese zu optimieren, den Umweg über die Gabe von Placebos wegzulassen und sich direkt den Vorstellungen des Menschen und ihrer Wirkung auf die Selbstheilungskräfte zuzuwenden – wie das die Menschen immer schon taten. Der Einsatz von Imagination, Visualisationen und inneren Gesprächen ist eine Form davon.

Eigenverantwortung ist die Mitte des Lebens, des Erkennens und Begreifens, die Mitte, aus der neues Denken und Veränderungen entstehen können. Diese Sicht aufs Leben stellt die heute gängigen Denk- und Verhaltensmuster in Frage. Selbstheilung misstraut aller nur auf Vernunft basierenden Medizin, die mit Leib, Leben und gesellschaftlichen Bezügen nichts mehr zu tun hat. Sie vertraut der inneren Kraft und setzt auf Eigenverantwortung. Krankheit an sich erfordert hohe Aktivität und Energiekonzentration – ein äusserst kraftvolles Geschehen! Krankheit ist eine Ausdrucksmöglichkeit von Lebensenergie. Der Mensch «weiss» dabei, was er tut. Und das heisst auch, dass er von den Möglichkeiten weiss, wie die Harmonie wieder hergestellt werden kann. Wir müssen ihn nur fragen und zuhören lernen. Es geht darum, die Botschaft zu entschlüsseln und achtsam auf die Quellen der Selbstheilungskräfte zuzugehen.

Mit Mut und Intuition kann es gelingen, sich mit der Krankheit in Verbindung zu setzen und sie auf diese Weise anders zu erleben. Grundvertrauen in die Lebensprozesse und die eigene Intuition werden so gefördert. Die Selbstheilungskräfte öffnen den Zugang zu einer tieferen Lebensdimension, die dem Alltagsbewusstsein nicht zugänglich ist: eine Art energetisches Netz, gebildet aus Lebensgewohnheiten, Körperprozessen, psychisch-seelischen Mustern sowie historischen, gesellschaftspolitischen, kulturellen und ökologischen Lebensbedingungen und spirituellem Sein. All diese Lebensaspekte sind miteinander verbunden und verwoben.

Der Körper meldet sich unser Leben lang mit den unterschiedlichsten Symptomen und Beschwerden zu Wort. Mein Ich ist meine ganz persönliche Welt. Und die Qualitäten dieser Welt ergeben sich aus dem Bewusstsein meiner Persönlichkeit. Das aktive Hören auf mein Inneres kann die Quelle von unkonventionellen Lösungen sein, weil eine Erkrankung ein gutes Mittel der Wahrnehmung, des Verstehens und des Umgangs mit diesen Problemen ist.

36 Deutschland Radio, Feuilleton Wissenschaft und Technik zum Thema «Placebo – ein Nichts mit grosser Wirkung», Stephanie Kowalewsky, 6.2.2011

Im Laufe unseres Lebens machen wir alle ganz unterschiedliche Erfahrungen. Alles, was wir dabei empfinden, wird im Unterbewusstsein gespeichert und findet im Individuum Ausdruck. Jede Verletzung, sei sie körperlicher oder seelischer Art, bringt eine Verunsicherung, die sich in der Persönlichkeit manifestiert und widerspiegelt. Jeder Mensch prägt sich dabei sein ganz persönliches Verhaltensmuster ein, um sich zu schützen und um diese Unsicherheit auszugleichen. Und gleichzeitig wärmt uns jeder beglückende Moment wie die ersten Sonnenstrahlen im Frühling und bringt eine heilende Komponente in unser Leben.

Die bekannte Aussage «Gib acht auf deine Gedanken, denn sie werden dein Leben gestalten!»[37] beschreibt die Kraft unseres Geistes und das Zusammenspiel von Gedanken und äusseren Gegebenheiten im Alltag. Die zerstörerische Wirkung von Voodoozauber ist bekannt, ebenso die Kühlwagengeschichte[38]. Es ist die Verantwortung jedes einzelnen Menschen, wie er seine innere Kraft verwendet. Was ich glaube, bestimmt mein Leben. Die Hummelgeschichte beschreibt das anschaulich:

Die Hummel hat ein Gewicht von 1.2 g.
Die Hummel hat eine Flügel-Fläche von 0.7 cm².
Nach den Gesetzen der Aerodynamik
kann die Hummel nicht fliegen.
Nur – die Hummel weiss das nicht![39]

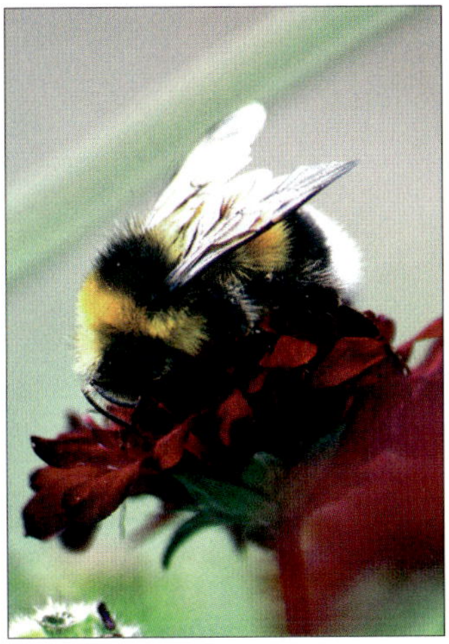

(Foto: Adi Gerber)

Jeder Mensch hat eine innere Heilerin[40], die jederzeit ansprechbar ist. Diese Beraterin kennt den Menschen seit seiner Geburt, vielleicht schon seit der Zeugung, sie kennt alle Stärken und Schwächen, seine Begeisterung und Resignation, seinen Mut und alle Ängste, seine Fähigkeiten und die noch schlummernden Potentiale. Sie kennt die ganze Geschichte des Menschen, aber auch die Geschichte der Welt und alle Gesetzmässigkeiten der Natur. Sie weiss vom Wachstum und vom Sterben. Sie gibt Trost und Halt. Und sie ist weise. Diese

37 Aus dem Talmud: «Achte auf Deine Gedanken, denn sie werden Deine Worte. Achte auf Deine Worte, denn sie werden Deine Taten. Achte auf Deine Taten, denn sie werden Deine Gewohnheiten. Achte auf Deine Gewohnheiten, denn sie werden Dein Charakter. Achte auf Deinen Charakter, denn er wird Dein Schicksal.»

38 Ein Mann wurde versehentlich in einem Kühlwagen eingeschlossen. Als er am nächsten Morgen tot gefunden wurde, zeigte sein Körper die typischen Erfrierungszeichen. Dass das Kühlaggregat nicht angeschaltet war, dass also die Temperatur die ganze Zeit im für Menschen normalen Bereich blieb, wusste er nicht. Und weil er meinte erfrieren zu müssen, erfror er.

39 Mit dieser Hummelgeschichte ärgerten wir einst unseren Physiklehrer, als er uns die Gesetze der Aerodynamik beibringen wollte. Welche Weisheit darin verborgen ist, ist mir erst viel später klar geworden.

40 Ich nenne sie «innere Heilerin», weil meine eine Frau, eine alte Weise ist. Oft spricht man auch vom inneren Arzt. Innere Helfer können aber ebenso Märchenfiguren, abstrakte Objekte, vage Vorstellungen, Klänge, Farben, selbst kreierte Lebewesen oder persönliche Schutzengel sein.

Heilerin weiss von dem, was der Erkrankte braucht. Sie ist da für reflektierende Gespräche, für Unterstützung und zeigt neue, vielleicht nie geahnte Möglichkeiten auf.

Sich auf die Suche nach der inneren Heilerin zu begeben, ist ein individueller Prozess, um zu seiner innersten Kraft und Stärke zu gelangen. Durch das Sich-Einlassen auf die eigenen Selbstheilungskräfte erhält etwas anderes in uns eine Sprache, nicht objektiv und sachlich über den Kopf, sondern aus dem Inneren, aus der Tiefe, aus einer ureigenen Kreativität heraus, aus Gedanken, Gefühlen, körperlichen Belangen und Sinnes-Empfindungen.

«Heilung ist immer ein Wunder.
Ich nenne die symbolische Figur die alte Weise,
die innere Beraterin oder den inneren Berater.
Das ist sozusagen die Schnittstelle zur Göttlichkeit,
die uns hier aus einem inneren Wissen
ein Heilungsbild schenken kann.»

Angelika Koppe

18.4. Visualisationen und Imaginationen

Es gibt in der deutschen Sprache ein Wort, das die Fähigkeit meint, sich Bilder machen zu können – die «Einbildungskraft». Die Einbildungskraft hat heute keinen guten Ruf, denn sie gilt als unrealistisch und gerät oft in die Nähe von Lügen, Erfinden oder Phantasieren. «Das bildest du dir doch nur ein!» meint, «Das, was du sagst, hat nichts mit der Wirklichkeit zu tun!». Das Wort «Einbildung» wird im Gegensatz zur «Abbildung» verwendet. Einbildungskraft gehört zu Fiktion, Phantasie und Schwärmerei. Sie scheint im Alltag wenig nützlich und unangebracht zu sein und wird mit Realitätsverlust in Bezug gebracht. Einbildungskraft ist jedoch eine reale Fähigkeit. In unserer von Bildern überfluteten Welt haben längst professionelle «Bildermacher» die Führung übernommen. Sich selbst ein Bild von etwas zu machen, gehört nicht zum westlichen Bildungsideal. Das ist in unserer heutigen Welt, die so sehr aus Bildern gemacht und von ihnen bestimmt ist, doch recht erstaunlich. Und weil wir uns selbst zuwenig eigene Bilder machen, werden wir leicht von Bildern beherrscht, die an uns herangetragen werden, die sich andere von uns und von der Welt gemacht haben. Sich eigene Bilder machen zu können, ist jedoch genauso eine Kunst, wie sich eigene Gedanken machen zu können.

Indem wir uns Bilder machen, können wir uns etwas vorstellen, was nicht wirklich da ist, aber von dem wir uns wünschen, dass es da sei. Unsere Handlungsfähigkeit hängt mit davon ab, inwiefern wir uns etwas vorstellen können, was wir verwirklichen möchten. Die Einbildungskraft nimmt sozusagen in der inneren Vorstellung das Ereignis voraus, das später in der Welt geschehen soll. Es ist die Fähigkeit, sich das zu vergegenwärtigen, was (noch) abwesend ist. Im Wort «Einbildung» steckt auch das Wort «bilden». Eigentlich ist doch alles, was wir als Menschen tun, eine Art «bilden», eine Art «machen», «formen», «umsetzen», «ausbilden» und «erlernen». Wir bilden unseren Verstand, in dem wir uns Wissen aneignen und Handlungsabfolgen erlernen. Wir formen unser Gemüt, indem wir mit unseren Emotionen «arbeiten» und uns für die Gefühle anderer Menschen interessieren. Wir bilden unseren Körper, indem wir unsere Muskeln trainieren. Wir gestalten unser ganzes Sein, indem wir möglichst viele Aspekte unserer Möglichkeiten entdecken, erfahren und ausbilden.

In inneren Bildern zeigen sich die Verbindungen zwischen Körper, Seele und Geist. Das heisst, der Körper kann Informationen des Unterbewusstseins in Form von Bildern wiedergeben. Das Bewusstsein kann diese Bilder dann erkennen und deren Inhalt ein wenig mehr begreifen. Der Körper kann in Form von inneren Bildern Informationen abgeben und empfangen. Innere Bilder sind ein Bindeglied zwischen bewusster Informationsverarbeitung und physiologischen Körperprozessen. Was ich über meine Krankheit und deren Ursache denke, ist das eine. Das andere ist, was mir mein Inneres sagt. Es weist darauf hin, wo und wie ich meine Lebensgewohnheiten ändern, wo ich alte Gewohnheiten loszulassen muss.

Eine Krankheit betrifft immer den ganzen Menschen und nie nur seinen Körper oder Teile davon, ebensowenig wie eine Erkrankung nie nur die Psyche oder nie nur den Geist betreffen kann. Entscheidend ist, dass ich mit der Frage, die mich beschäftigt, einen Dialog mit dem Körper aufnehme, mein Herz öffne, innehalte und hineinhorche. Damit ist noch nichts geheilt, doch gebe ich der Antwort, die aus meinem Inneren kommt, Raum. Und wenn die Antwort das Herz erreicht, wird spürbar, dass wir von einer Kraft umgeben sind, die Leben spendet, Leben reguliert und in uns wirkt. Die Qualität des Selbstheilungsprozesses zeichnet sich dadurch aus, dass Menschen ihre Ressourcen und ihre Intuition miteinbeziehen und nutzen können. Die innere Weisheit kann als Quelle für Reflexion aktiviert werden, um das Wissen von den eigenen Selbstheilungskräften zu entschlüsseln. Denn im Inneren «weiss» der Mensch von den ungenutzten kreativen Potentialen und Ressourcen. Er weiss über das Alltagsbewusstsein mit den dazu gehörenden Gefühlen und Entscheidungsmustern hinaus, was er braucht.

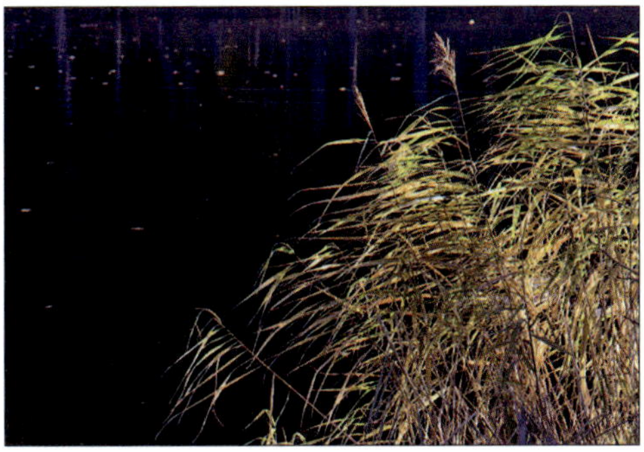

Wir sind von einer Kraft umgeben, die Leben spendet, Leben reguliert und die in uns wirkt. (Foto: Adi Gerber)

Imagination/Visualisation[41] im umgangssprachlichen Sinne ist die Fähigkeit, Ideen, Situationen, Personen, Dinge, Welten als inneres Bild zu entwickeln oder zu erinnern, die materiell nicht vorhanden sind (Vorstellungskraft, Einbildungskraft). In vielen religiösen, magischen und esoterischen Richtungen werden Visualisierungen durchgeführt, insbesondere im Schamanismus, dem Tantra, dem Daoismus, in der westlichen Magie, gewissen

41 Die Bezeichnung Visualisation ist eigentlich nicht ganz richtig, denn die inneren Bilder werden nicht nur visuell, sondern mit allen Sinnen und den verschiedensten Gefühlen wahrgenommen.

Meditationspraktiken und auch im Christentum (am bekanntesten bei den Mystikern), ausserdem in einigen Richtungen der Psychotherapie. Geistige Projektion wird aber auch ganz unesoterisch von Spitzensportlern angewendet, um Bewegungsabläufe zu optimieren und eine hohe Leistungsbereitschaft zu erzielen.

Heutige Methoden mit Imaginationstechniken sind z.B. autogenes Training, katathymes Bilderleben, Hypnose, Meditation und Klartraum. Imaginationen werden auch in der Logotherapie und Existenzanalyse oder bei der kognitiven Verhaltenstherapie eingesetzt. Sie sind von C.G. Jung in die Psychotherapie eingeführt worden, der die bewusst erlebten Bilder als Mittler zwischen Bewusstsein und Unbewusstsein sah. Die inneren Bilder ähneln Traumbildern, ihr Entstehen kann jedoch willentlich gefördert und modifiziert werden. Imaginieren heisst, mit unserer Phantasie Bilder in unserem Bewusstsein zu schaffen. Verena Kast beschreibt die Imagination als «Raum der Freiheit».

Die entstehenden Bilder können durch Vorstellungsinhalte, Sätze und Gedanken beeinflusst werden, führen aber auch eine unbewusste Eigendynamik. Sie sind damit, wie auch die Atmung, sowohl bewusst als auch unbewusst gesteuert. Der Atem steht zwischen dem willkürlichen und dem vegetativen Nervensystem, er hat Anteil an beidem. Das Vegetativum lässt sich sehr gut über den Atem ansprechen. Atmen ist die Bewegung, in der wir uns öffnen und wieder schliessen, in der wir loslassen und uns erneut finden, in der wir uns unaufhörlich verändern. Ebenso geschieht es in Imaginationen. Mit jedem Atemzug nehmen wir ein winzig kleines Stück des Kosmos in uns auf und verbinden uns mit ihm. Mit jedem Ausatmen geben wir ein winzig kleines Stück von uns ins All zurück (kosmologische Weltsicht).

Bildhafte Vorstellungen zur Beeinflussung von Lebensfunktionen wurden nicht von einzelnen Menschen einer bestimmten Zeit entwickelt. Solche bildhaften Vorstellungen sind Allgemeingut und fanden, wie bereits erwähnt, wohl in allen Zeiten und bei allen Völkern ihre Anwendung. Jede Naturphilosophie trägt dieses Wissen in sich. Es ist eine alte, einfache, beinahe vergessene Methode, mit inneren Bildern Heilung zu suchen. Seit Urzeiten hat die Welt der Träume, Phantasie, Imagination und der Wachträume die Menschen fasziniert und beschäftigt. Mit Hilfe der schamanischen Reise erhoffte man, die Seele des Menschen wieder zu finden. War sie gefunden, dann war der Mensch geheilt und wieder ganz. War es in der schamanischen Tradition der Schamane des Stammes, der sich für den Erkrankten auf die Reise begibt, ist es heute in Selbstheilungsprozessen meist der Erkrankte selbst, der seine Ressourcen und Selbstheilungskräfte zu aktivieren versucht.

In unserer Kultur wurde dieses Wissen aus der Heilkunst von einer sehr technisierten, deterministischen[42], zunächst auch recht erfolgreichen Medizin fast ganz verdrängt. Vorstellungen spielen jedoch nicht nur bei einigen bestimmten, sondern bei allen Krankheiten eine mehr oder weniger grosse Rolle. Entsprechend können sie auch zur Krankheitslinderung oder zur Förderung der Genesung eingesetzt werden. Die Bedeutung innerer Bilder liegt auf dem kreativen, individuellen, nicht-rationalen Dialog mit dem eigenen Inneren.

Traditionelle Vernunfts-Medizin ist, grob gesprochen, wenn von aussen etwas für die Gesundung getan wird. Verfahren wie die Arbeit mit inneren Bildern, Imagination oder

---

42 Determinismus: Lehre von der Unfreiheit des menschlichen Willens (Definition Duden, 21. Auflage)

Visualisationen hingegen verlangen eine innere Aktion und einen anderen Kontakt zum Sein und zur Erkrankung. Selbstbestimmte, alltagstaugliche, gesundheits- und lebenslustfördernde Massnahmen werden entwickelt. Es ist ein Prozess des menschlichen Ganz- oder Heilwerdens, mit allen Aspekten der Person und mit ihrer ganzen Geschichte.

Durch Visualisationen und Imaginationen werden einerseits
Prozesse im Inneren wahrgenommen.
Andererseits werden diese Prozesse durch innere Bilder auch beeinflusst.

Der stockende Moment zwischen dem Eindruck, etwas sicher erkannt zu haben und nun nach den passenden Worten zu suchen, ist jene kreative, kraftvolle «Wortlosigkeit», in der irgendeine innere Instanz sicher weiss, was das richtige Wort wäre. Es ist ein Ort jenseits von Richtig und Falsch. Bei der Suche, Worte für das zu finden, was man ausdrücken will, entwirft diese Instanz Bilder, die es einfacher machen, das Erkannte zu beschreiben. Sie wirken durch unsere Auffassungsgabe und Einbildungskraft direkt auch körperlich und psychisch auf uns ein. Sie festigen den Prozess in der Erfahrung und verkörpern ihn nach aussen. Der Mensch schlägt einen eigenen Weg ein, eine eigene Form des Denkens, einen kreativen Selbstausdruck des Inneren. Vorstellungen und Bilder sind konkreter als Körpersymptome. Werden beispielsweise der Druck im Kopf bei Kopfschmerzen oder das «Grau» im Gemüt bei einer Depression als Gegenstand oder Figur gesehen, können sie erfasst werden. Ich kann dann verhandeln, fragen und Antwort geben. So können Alltagsgegenstände, Blumenwiesen, Zwerge, Farben als Stellvertreter sprechen und uns neue, unkonventionelle und kreative Lösungsansätze und Heilungsprozesse eingeben. Es beginnt eine Kommunikation mit dem Innern, ein Dialog mit der Krankheit. Durch die Personifizierung wird das Leiden greifbar gemacht, sodass eine Auseinandersetzung, eine Konfrontation möglich wird. Dabei ist der Mensch, der sich auf die Reise begibt, der Erzeuger der Bilder, der Maler, der Bildhauer. Er ist der Regisseur und belebt den Film mit Gerüchen, Farben, Musik und Menschen. Sich darauf einzulassen, ermöglicht Selbsterfahrung und von daher eine Öffnung für andere Welten.

Als Weg in die andere Welt[43] werden Entspannungsmethoden, Atemtechniken, Wachträume, Trommeln u.v.m. praktiziert (oder traditionell auch bewusstseinsverändernde Mittel verwendet). Gelenkte Fantasien, bildhafte Vorstellungen haben eine ähnliche Funktion wie ein Traum oder die Vorsatzbildung des autogenen Trainings, sind aber konkret auf die zu beeinflussenden Körperfunktionen oder Lebensfragen bezogen.

Rupert Sheldrakes Theorie der morphogenetischen Felder nähert sich auf wissenschaftlichem Pfad der Lebensgrundlage, mit dem Universum verbunden zu sein und die Welt durch Bewusstseinsarbeit beeinflussen zu können. Sheldrake (*1942) beschreibt die morphogenetischen Felder als immaterielle Kraftfelder, die sich in Raum und Zeit – innerhalb des Systems und des Umfeldes, das es gestaltet und organisiert – ausbreiten. Die morphogenetischen Felder sind Formen schaffende Felder, in denen sich Organismen bewegen. Diese Felder sind nicht neutral; sie sind intelligent. Sie enthalten Informationen

43 Im Schamanismus wird die Imagination als «Reise in die nicht-alltägliche Welt» bezeichnet.

und vermögen diese auf Zellen und Lebewesen zu übertragen[44].

Der traditionelle Schamane hat beispielsweise die Intention, Regen zu rufen. Sein Rezept ist die Vorstellung, den Regen bereits zu spüren, das Gefühl von Regentropfen schon auf der Haut zu fühlen, wenn er den Regen in seinem Ritual ruft («to feel the feeling as it rains»).

Ich erinnere mich an eine Theater-Vorstellung an einem heissen Sommertag. Die Halle, in der die Aufführung stattfand, hatte keine Klimaanlage und der Raum war dementsprechend schwül und überhitzt. Die Kleider klebten auf der Haut, Schweisstropfen rannen uns übers Gesicht. Die Zuschauer fächelten sich mit dem Programmheft etwas Luft zu. Die Aufführung begann, im Dunkeln sitzend hörte man ein nahendes Gewitter, bis Donner und Blitze den Raum erfüllten. Dann plötzlich, als wär's ein richtiges Sommergewitter, entlud sich (akustisch inszeniert) der Himmel. Man hörte den Regen, anfangs nur einige Tropfen, die dann in ein richtiges Regenprasseln übergingen. Da hörten die Zuschauer, ich eingeschlossen, mit dem Fächern auf und lauschten dem kühlenden Geräusch. Die Hitze war wie weggeblasen, auch wenn das rational gesehen nicht möglich war. Noch heute bin ich überzeugt, dass die Temperatur sich durch diese akustische Inszenierung abkühlte. Man kann sagen, dass unsere Wahrnehmung durch das hörbare Gewitter manipuliert wurde – oder aber, dass das Bewusstsein der vielen Leute im Sinne von Sheldrakes morphogenetischen Feldern den Raum tatsächlich kühlte, ganz im Sinne von «to feel the feeling as it rains».

18.5. Intuition

Ununterbrochen sehen wir und hören wir. Wir machen Erfahrungen und unser Verstand wertet, bewertet und verwertet diese Fülle an Informationen. Damit bringt er scheinbar unsere Welt in Ordnung. Aber diese Ordnung ist nur eine von uns geschaffene, sie hat mit der Ordnung des Lebens nichts zu tun. Denn die Ordnung des Lebens ist für uns nicht erfassbar. Logik und Verstand sind uns oft hinderlich, denn sie vermitteln uns, dass wir die Ordnung des Lebens verstehen können. Aber wir können lernen, nicht nur oberflächlich hinzuschauen, sondern richtig zu sehen, nicht nur oberflächlich zu hören, sondern richtig hinzuhören, zu lauschen und zu horchen. Wir können lernen, die feinen Schwingungen und Informationen in unserem Leben wahrzunehmen. Es ist so etwas wie «zwischen den Zeilen lesen», es ist die Absicht, die tiefe Wahrheit aus unserer Wirklichkeit herauszufiltern. Die Intuition ist nicht wie die Logik oder der Verstand von Daten und Fakten abhängig, aber sie braucht Zeit und Raum. Es ist das ganzheitliche Erfassen einer Situation oder einer Gegebenheit. Etwas intuitiv erfassen heisst, das Richtige und Wesentliche aus einer Situation oder einem Gegenüber herauszufiltern und wahrzunehmen. Wie oft erleben wir im Praxisalltag, dass der Patient eigentlich weiss, was er braucht, was er tun oder

44 Jeder Gottesdienst, Dalai Lama-Besuch, jede Demonstration, jede Zirkusvorstellung, jeder Sportanlass funktioniert auf diese Weise.

vermeiden soll – es aber einfach vom Therapeuten hören will, weil er seiner eigenen Wahrnehmung und Intuition nicht vertraut hat.

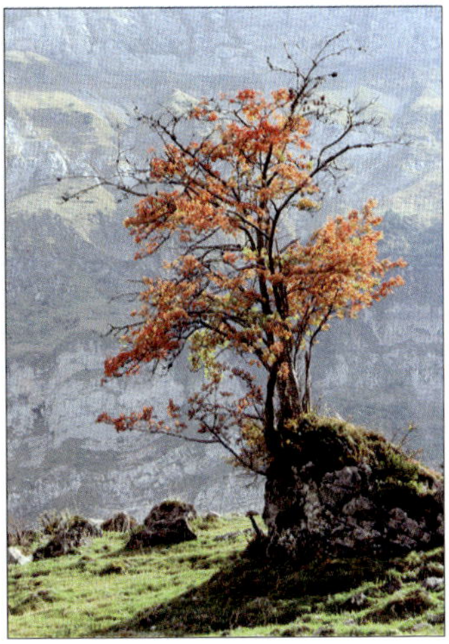

Intuition ist eine andere Form der Wahrnehmung. (Foto: Adi Gerber)

Der Intuition ihre Bedeutung zurückzugeben, setzt voraus, inne halten zu wollen, hinzuhorchen und aufzunehmen, was sich im Inneren regt. Die Intuition ist eine Form des bildhafteren Denkens und Wahrnehmens. Die intuitive Wahrnehmung wird in der patriarchalen Vernunftstradition üblicherweise dem kindlichen und auch weiblichen Denken zugeordnet und vom vernünftigen maskulinen Denken des Erwachsenen abgespalten. Sie gilt auch heute noch als unlogisch, als zu unkonkret, zu assoziativ, zu unwissenschaftlich, zu wenig fassbar oder zu mystisch. Doch zeigt sich gerade darin eine komplexere Logik, die sich aus den individuellen und kollektiven Wahrnehmungen des Lebens ergeben hat. Intuition ist die Quelle der höchsten Weisheit, die Stimme unserer inneren Kraft, die in uns spricht. Damit wir in Verbindung mit uns selbst stehen, mit allem, was unseren äusseren Augen und unserem Verstand, unserer Logik verborgen bleibt. Es heisst, sich selbst zu achten und im wahrsten Sinne des Wortes «selbstbewusst» zu sein. Die Reise zur inneren Heilerin soll einen Zugang zu solchen Lebensenergien schaffen. Sie ist ein Tor für den Kontakt zu einer Kraft, die in uns ist und doch grösser ist als wir. Sie ist die Stimme, die wir als Intuition erfahren.

Heilsame Entwicklungsprozesse beinhalten immer auch den Kontakt mit den Lebens- und Schöpfungskräften. Alle Behandlungsmassnahmen der traditionellen Naturheilkunde oder der Schulmedizin sowie alle Selbsthilfeschritte finden dort ihre Grenze, wo Heilung letztendlich ein Mysterium und Gesundung eine Gnade ist.

Allmachtsphantasien sind fehl am Platz. Heilung ist für uns Menschen nicht «machbar». Wir können unseren Körper in seinen Bedürfnissen unterstützen und für ihn sorgen. Heilung kann durch menschliches Denken und Tun lediglich beabsichtigt und begünstigt werden. Das alleine liegt im Bereich menschlicher Macht.

18.6. Der Körper ist weise

Für Hirnforscher sind innere Bilder komplexe Nerven-Verschaltungen im Gehirn. Bilder des Denkens, Fühlens und des Handelns werden durch diese Kommunikation aktiviert und wirken sich wiederum auf das Denken, Fühlen und Handeln in der Realität aus. Jenseits medizinischer Parameter und Diagnosen liefern innere Bilder Erkenntnisse für neue Strategien und einen Kontakt zur Erkrankung. Achtsam und im Vertrauen zur eigenen Wahrnehmung kann die Bedeutung der Bilder erforscht und ein eigener Selbstheilungsprozess aktiviert werden.

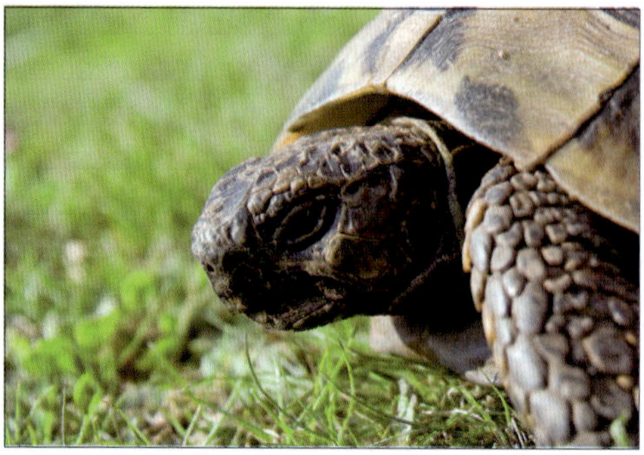

Die Schildkröte ist Symbol für die Weisheit, die in unserem Inneren schlummert. (Foto: Adi Gerber)

Da, wo der Kopf überfragt ist und die Informationen des Verstandes für eine Lösung nicht ausreichend sind, wird die Intelligenz des Körpers miteinbezogen. Spannend ist dieses Vorgehen, weil der Körper bis dahin nicht bewusst-gewusste Informationen über die Fähigkeiten der eigenen Persönlichkeit liefert und Hinweise zur Gestaltung des Lebens und der Heilung von einer Krankheit geben kann. Das innere Wissen von den Lebensgesetzen wird aufgedeckt und im Vertrauen auf die eigenen Ressourcen in die gesamte Lebenssituation gebettet.

Die wissenschaftlichen Grundlagen der Selbstheilungskräfte liefern in der heutigen Zeit die Erkenntnisse der Psycho-Neuro-Immunologie. Sie belegen, dass Impulse für Verhalten und Handeln auf der körperlichen Ebene verankert sind. Das bedeutet, dass der Körper bei jeder Aktion ein entscheidendes Wort mitspricht. Die amerikanische Psychotherapeutin Jeanne Achterberg, der in der Krebstherapie tätige Dr. Carl Simonton, die Psychologen Larry Dossey und Antonio R. Domasio sind nur einige Wissenschaftler, die das Zusammenwirken von Körper und Psyche erforschen. Bei uns bekannt geworden ist insbesondere Angelika Koppe mit ihrem Selbstheilungskonzept, dass sie «Wildwuchs» nennt.

Sie alle konnten belegen, wie gross und weitgehend die Eigenmacht im Bereich der Gesundheitsförderung sein kann, wie unmittelbar innere Bilder, Motivationen und prägende Lebenseinstellungen auf Erkrankung und Heilung wirken und messbare Reaktionen im Körper hervorrufen. Achterberg beobachtete in ihren Forschungen, dass die Menschen in ihren Visualisierungen die Art der Krebszellen und die immunologischen Prozesse genau wahrnahmen. Inzwischen konnten durch Untersuchungen und Studien die Wirkungen innerer Bilder auf Körperreaktionen wie Muskelbewegungen, Herzschlag, Durchblutung und Hauttemperatur gemessen werden. Wer sich vorstellt, in ein Stück Schokolade zu beissen, wird den süssen Geschmack auf der Zunge wahrnehmen und als körperliche Reaktion wird sich der Speichelfluss vermehren. Im Volksmund ist die Aussage «mir läuft das Wasser im Mund zusammen» bekannt. Die Vorstellung eines Bildes löst im Nervensystem einen Impuls aus. Auf ähnliche Weise können Imaginationen zum Beispiel einzelne Zellen des Immunsystems beeinflussen.

In der heutigen Wissenschaft gilt es als gesichert, dass die alte und neuere Lebensgeschichte eines Menschen in den Körperzellen gespeichert ist. Mit der Basis dieser Vor-Geschichte werden weitere Wahrnehmungen selektioniert und grundlegende Haltungen dem Leben gegenüber herausgebildet. Verhaltensmuster und gewohnte (vermeintlich «sichere») Überlebensstrategien werden kreiert. Unsere Lebenseinstellung ist verwoben mit den Zuständen und Rhythmen im Körperinnern. Sie korrespondiert mit körperlichen Prozessen, denn jedes Erleben, Verhalten und jeder Gedanke hinterlässt einen «Abdruck» im Zellgeschehen. Auf neuralen und chemischen Wegen werden diese Einflüsse als Impulse an die Körperzellen weitergegeben. Muskelaktivitäten, Hormonausschüttungen, Körperrhythmen werden beeinflusst und als Eindruck ins Körperinnere eingebaut. Die Krebsforschung anerkennt schon lange, dass beispielsweise Endorphine direkt mit Makrophagen in Kontakt stehen und so das Immunsystem beeinflussen. Heute weiss man, dass die Produktion von Serotonin durch freudige Vorstellung potenziert werden kann, d.h. der Mensch kann zur Stärkung seines Immunsystems selbst etwas tun. Imaginieren ist somit kein passiv-regressiver Vorgang, sondern ein sehr aktiver: Diverse körperliche Parameter verändern sich während einer Imagination.

Diese Forschungen bestätigen, dass innere Bilder reale, biologisch korrekte Körperzustände aufzeigen. Der Erkrankte erhält durch Imaginationen die Möglichkeit, sich körperliche Prozesse vor Augen zu führen und seine Krankheit selbst wahrzunehmen, nicht nur körperlich, sondern seine ganze Persönlichkeit betreffend. Offensichtlich wurde in den Forschungsarbeiten auch, dass körperliche Prozesse durch innere Bilder beeinflusst werden können (was Schamanen, Druiden und Kräuterhexen ja schon lange wissen....).

Auch für Kant (1724–1804) soll die Einbildungskraft grundlegender gewesen sein, als es letztlich sein Werk vorgibt. Sein Hauptwerk hätte statt «Kritik der reinen Vernunft» erst «Kritik der reinen Einbildungskraft» heissen sollen. Aber weil Kant Bedenken hatte, die gesamte Denker-Gemeinde zu brüskieren, blieb er beim alten patriarchalen Vernunftsbegriff und ordnete die Einbildungskraft als reines Sinnesvermögen dem Verstande unter. Immerhin stellte Kant die Einbildungskraft nicht ins irrationale Abseits nutzloser Phantasiererei, sondern bezeichnete sie als «reine Form aller Erkenntnis». In der «Kritik der reinen Vernunft» führte er sie als eine «unentbehrliche Funktion der Seele» ein. Ohne Einbildungskraft können wir nach Kant weder verstandesmässig im Bereich der Welterfahrung noch vernunftmässig im Bereich der Ideen etwas erkennen. Die Philosophin Hannah Arendt (1906–1975) meint: «Die Rolle, die die Einbildungskraft bei unseren erkennenden Fähigkeiten spielt, ist vielleicht die grösste Entdeckung, die Kant in der «Kritik der reinen Vernunft» gemacht hat.»

Der Mensch sieht eine Blüte im Morgenlicht. Licht trifft auf sie, manche Spektren werden aufgenommen, andere zurückgeworfen, je nach Form und Oberflächenbeschaffenheit der Blüte. Lichtwellen treffen auf die Sinneszellen der Augen und reizen dort Fotorezeptoren. Chemische Veränderungen lösen Nervenimpulse aus, diese werden ins Gehirn geleitet, wo sie weiter verarbeitet werden. Die Impulse der Nervenzellen enthalten selbst keine Blüte, keine Form und keine Farbe. Sie geben nur Impulse ab. Das Gehirn empfängt ein Muster von Nervenimpulsen und setzt daraus in vielen Verarbeitungsschritten im Menschen drin die Blüte zusammen. Erst jetzt, nach mehreren Umsetzungen «sieht» der Mensch, erkennt er die Blüte. Und dann, durch dieses «Sehen»

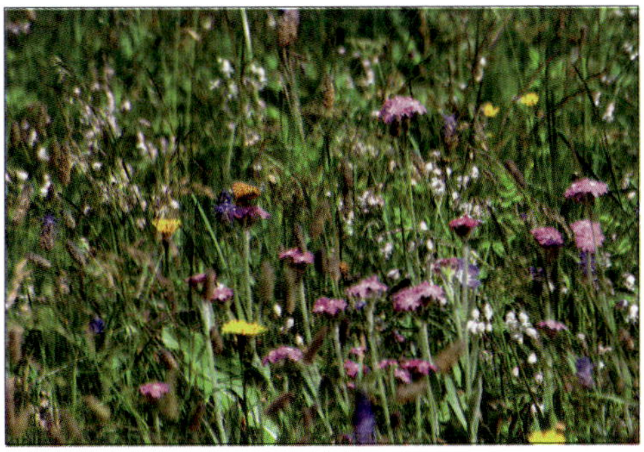

Auch jede Blumenwiese, die wir sehen, ist ein inneres Bild. (Foto: Adi Gerber)

werden Körperreaktionen wie beispielsweise eine Serotonin-Ausschüttung ausgelöst. Jedes Bild, das der Mensch sieht, ist ein inneres Bild: Wir sehen nur «innen».

Johannes Müller (1801–1858), Begründer der Sinnesphysiologie, formulierte das «Gesetz der spezifischen Sinnesenergien». Danach bestimmt nicht der Reiz die Natur der Sinnesempfindung, sondern die Sinnesrezeptoren, die durch diesen gereizt werden. Ob Fotozellen Licht empfangen, elektrisch oder mechanisch stimuliert werden, jede Reizung der Fotozellen bewirkt ein visuelles Erleben und jede Reizung der Hörzellen eine auditive Empfindung.

Es gibt somit drei Welten: Die Aussenwelt, die Welt der neuralen Impulse und die Erlebniswelt. In der Mitte steht unser Gehirn als neuronale Verbindung. Ihm sind nur die eigenen Erregungen bekannt. Daraus erschliesst es die Existenz eines Körpers und einer Welt um diesen Körper herum und setzt es im Inneren als Erlebniswelt um.

Die innere Erlebniswelt ist dabei nicht etwa ein Abbild der äusseren Welt. Sie ist eine Interpretation von Nervenimpulsen und bezieht sich nur zum Teil auf Aussenreize.

Die Interpretationen richten sich nach der Erfahrung, die im Laufe der Evolution in unserem Wesen Struktur angenommen hat. Das ist die subjektive Erfahrung des einzelnen Menschen. Fast immer sind grosse Teile dessen, was wir erleben, Zutaten aus der internen assoziativen Aktivität des Gehirns. Aus den Analysen der Impulse unserer Sinneszellen, aus unseren Ergänzungen und Assoziationen dazu konstruieren wir die Welt. Die Welt ändert sich mit unseren Erfahrungen. Unter den individuellen Erfahrungen unseres Lebens als Mensch aber liegen zusätzlich die Erfahrungen des Lebens selbst, wie sie sich im archaischen Wissen über die Lebensgesetze und im kollektiven Unbewussten festgeschrieben haben.

Sowohl innere Bilder als auch Gefühle sind eine aktuelle Gesamtdarstellung. Das limbische System fungiert als Bewertungssystem. Glück, Traurigkeit, Wut, Furcht und Ekel – unser gesamtes Gefühlsleben – sind eine Stellungnahme unseres Gehirns, zusammengefasst aus unseren gesamten bisherigen Erfahrungen. Das Bewertungssystem des Gehirns mit seinen Auswirkungen auf das Verhalten ist weit weg von allem, was mit Rationalität und Bewusstsein zu tun hat.

Glaubenssätze gehören zum Menschsein. Unsere gesamte Alltagsorganisation ist Ausdruck dessen, was wir glauben: über das Leben, wie wir als Menschen sind, welche Möglichkeiten und Chancen wir uns für die Zukunft ausmalen. Mit diesen tiefen Lebenseinstellungen bewerten wir das Leben, sie bilden die Grundlage und den Rahmen für unsere Handlungen im Alltag.

18.7. Als wäre tief innen ein Lächeln

Überall dort, wo ein Zustand der Schwäche oder der Störung die natürliche Ordnung der Dinge in Frage stellt, stabilisiert eine heilsame Imagination kraftvoll und schützend ihren rechten Lauf und stärkt als Botschaft der Hoffnung den Glauben an das Wiederfinden der Harmonie. Innere Bilder steigern die Verfügbarkeit von Ressourcen und Selbstheilungskräften. Durch die Distanz zu Alltag, Intellekt, Verstand und eigener Wertung wird eine andere Auseinandersetzung mit Problemen möglich. Imaginationen führen über neue

Assoziationen zu anderen Sichtweisen und Lösungsmöglichkeiten. Ob diese übertragen werden können und dann auch ausserhalb der therapeutischen Situation tragfähig sind, wird im Gespräch erörtert und muss sich im Alltag beweisen.

So hilfreich und kraftvoll innere Bilder im Heilungsprozess sind, offen bleibt, wie sie entstehen und wer hier wem eigentlich etwas mitteilt. Ist es die lebens- und gesundheitsbestimmende dynamische Grundidee des Menschen, ist es das höhere Selbst, sind es Spiegelungen körperinnerer Organ- oder Zellkräfte oder einfach unsere Ressourcen und Selbstheilungskräfte? Woher sie kommen, wer sie uns eingibt oder ob sie ganz einfach in uns schlummern und nur darauf warten, aktiviert zu werden, ist eine Frage, deren Antwort so intim und individuell ist, dass sie nur jeder für sich selber finden kann.

Ein Heilwerden wirft auch viele Fragen auf. Was heisst schon gesund? Wer gibt die Definiton dafür? Es ist der ganze Lebensweg mit seinen vielfältigen Erfahrungen, der gegangen sein will.

Das Leben bleibt bei aller wissenschaftlichen Erkenntnis und Handlungskompetenz immer ein Mysterium und letzlich unergründlich für das menschliche Sein. Unser kleiner menschlicher Kopf kann das Universum niemals erklären.

Imaginationen ermöglichen es, die Selbstheilungskräfte zu wecken.
In Achtsamkeit nehme ich mein eigenes Sein wahr: das Strömen der Lebenskraft und alle Ressourcen, die tief im Inneren noch schlummern.
Als wäre tief innen ein Lächeln bei allem, was lebt – manchmal verschüttet, manchmal offen.
Ich brauche nichts zu tun, als es aufzuspüren – und es dann wachsen zu lassen, im Herzschlag, im Atem, in meinen Gedanken, im eigenen Leben.

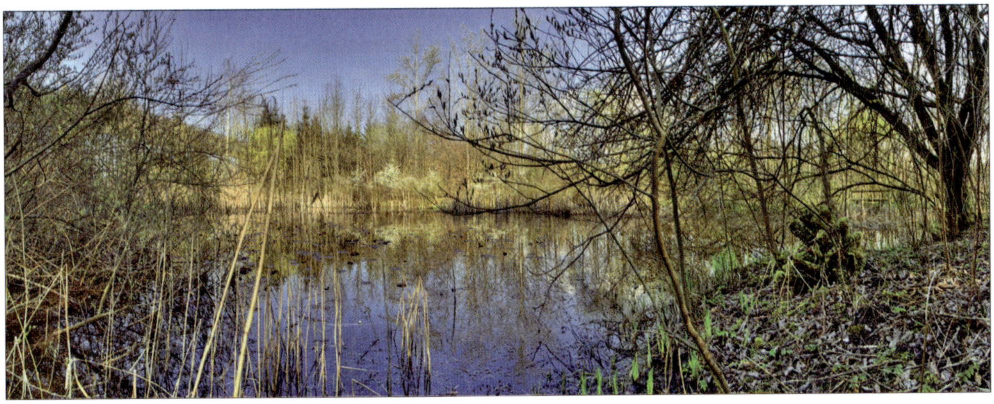

Als wäre tief innen ein Lächeln bei allem, was lebt.
(Foto: Adi Gerber)

KAPITEL 19

HEUTIGE ENTWICKLUNG DER TEN

Friedemann Garvelmann
Rosmarie Fehr-Streule
Christian Raimann

«Hütet euch, die alten Meister zu vergessen, sondern stärkt euch mit deren Erfahrungen, um Neues zu schaffen.»

ALFRED NEUGEBAUER (1924–2006), Archäologe in der Sächsischen Schweiz

Die TEN ist historisch und inhaltlich kein geschlossenes System – aber in sich kohärent. Ihre Wurzeln lassen sich nicht auf einen einzelnen Ursprung zurückführen, sondern sie ist organisch aus vielen Quellen entstanden. Ebenso wenig ist ihre Entwicklung beendet. Durch die vielen Jahrhunderte hindurch haben sich ihre Inhalte immer wieder verändert und dem jeweiligen Weltbild und Zeitgeist angepasst. Die Säftelehre beispielsweise hat sich aus ihren rein philosophischen Anfängen in der griechischen Antike zu einem ganzheitlichen Medizinalkonzept des frühen Mittelalters entwickelt. Ihre spezifische Bedeutung für das Stoffwechselgeschehen und auch für das Herz-Kreislaufsystem wird jedoch erst im 16.-19. Jahrhundert auf den heute bekannten Stand weiterentwickelt. Als offenes Medizinalsystem ist die TEN auch in der heutigen Zeit fortlaufend in einem Entwicklungsprozess und integriert die daraus entstehenden Weiterentwicklungen. Allerdings wäre es eine fehlgeleitete Schlussfolgerung, sie als Sammelbecken für sämtliche im europäischen Raum entstandenen und noch entstehenden Diagnose- und Therapieverfahren zu betrachten. Inhaltlich gesehen steht nämlich weniger die Frage im Raum, welche neuen *Verfahren* zur TEN gezählt werden und welche nicht, sondern inwiefern diese dem TEN-spezifischen System entsprechen.

Am Beispiel der modernen Phytotherapie kann leicht aufgezeigt werden, dass die Trennlinie zwischen TEN-Kompatibilität und -unvereinbarkeit sogar innerhalb eines einzelnen Verfahrens gezogen werden muss. Auf der Basis der in diesem Buch aufgezeigten Grundinhalte kann die Phytotherapie sehr wohl innerhalb des Konzepts der traditionellen europäischen Naturheilkunde angewendet werden. Wird sie aber ausschliesslich wirkstoff- und indikationsbezogen eingesetzt, bewegt sie sich ausserhalb der TEN-spezifischen Kriterien und wird Teil einer «Schulmedizin mit natürlichen Medikamenten».

Ein Beispiel dafür: Thymian ist eine bewährte Heilpflanze gegen Husten. Wird mehreren Patienten mit starkem Husten Thymiantee oder -tinktur empfohlen, wird jeder darauf in seiner individuellen Art und Weise reagieren. Ein Teil der Patienten wird erfreut mitteilen, dass sich neben ihrem Husten auch ihr häufiges Kältegefühl in den Extremitäten und ihre Verdauungschwäche gebessert haben. Ein anderer Teil wird festhalten, dass sich ihr Husten zwar gebessert habe, im Gegenzug aber trockene Mundschleimhäute und Magenbrennen eingestellt haben. Eine Patientin wird berichten, dass sich ihre Menstruationsblutung etwas früher und heftiger eingestellt hat. Aus Sicht der TEN ist einfach nachvollziehbar, warum die Reaktionen so verschieden ausfallen, denn jeder Patient reagiert – sowohl konstitutionell als auch in der aktuellen Pathophysiologie – mit seinen ganz eigenen Mustern.

Aus phytotherapeutischer Sicht betrachtet wirken die ätherischen Öle des Thymians auswurffördernd und lindern so den Husten – seiner hitzigen und austrocknenden Qualität im Gesamtorganismus wird dabei jedoch keine Bedeutung zugemessen. Die Folgerung, dass Thymian allen Patienten mit Husten gut tut, ist ein auf reines Indikationsdenken reduzierter «Kurzschluss».

Was macht schlussendlich die Eigenständigkeit der TEN und ihrer spezifischen Inhalte aus?

Im Unterschied zu vielen Bereichen der modernen Medizin und Naturheilkunde möchte die TEN den Menschen nicht als Summe seiner Bestandteile, sondern als systemisch-funktionelle Ganzheit erfassen. Im Vordergrund stehen nicht einzelne Aspekt des Menschen, sondern alle seine untereinander vernetzten Seins-Ebenen. Erst dadurch kann der Patient als Individuum erkannt und ein auf ihn und seine Ressourcen zugeschnittenes Therapiekonzept entwickelt werden. Ziel der Diagnose ist dabei nicht die Beurteilung eines statischen Zustands (Status vor / Status nach), sondern eines dynamischen pathophysiologischen Prozesses. Die der TEN zugrundeliegenden Prinzipien ermöglichen diese Gesamtschau. Sie erlauben eine Deutung, Bewertung und Zuordnung der einzelnen Detailinformationen und -befunde in ein Gesamtbild.

Die TEN unterwirft sich nicht der ab dem 17. Jahrhundert zunehmenden Mechanisierung des Weltbildes und der Reduktion des naturphilosophischen Konzepts auf einen rein naturwissenschaftlichen Kontext, der sich auch in der Medizin durchgesetzt hat. Sie folgt nicht der Descart'schen Reduktion des Körpers auf eine lebende Maschine, sondern den Grundregeln und Gesetzen der Natur. «Naturgemäss» bedeutet in diesem Zusammenhang nicht nur die Anwendung von natürlichen Heilmitteln und Therapieverfahren, sondern eben auch «im Sinne der Natur»...

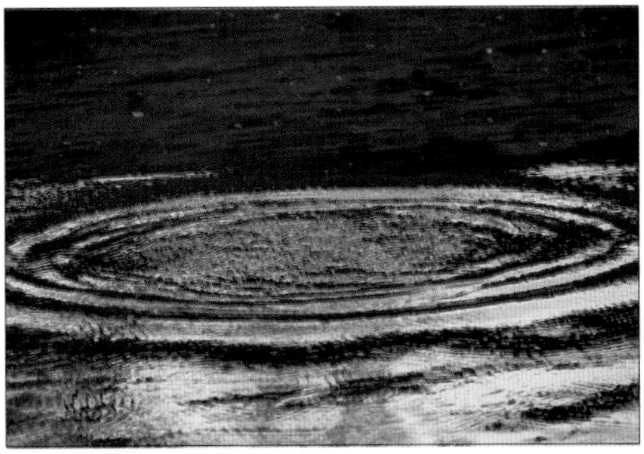
kleine Ursache – grosse Wirkung

Auf diesen Überlegungen aufbauend folgt an dieser Stelle eine lose Zusammenstellung weiterer, jetzt-zeitlicher Themen, Diagnostik- und Therapieverfahren ohne

Anspruch auf Vollständigkeit. Dabei wird dargestellt, wie und unter welchen Voraussetzungen sie in ein übergeordnetes TEN-Konzept integriert werden können, als bereichernde Weiterentwicklung der TEN.

19.1. Energie und Materie

Der Mensch, seine Funktion und seine Stellung im Kosmos ist nach wie vor ein grosses Rätsel. Wir haben oft nur rudimentäre Einblicke in diesen Bereich und auch diese sind stark von kulturellen und religiösen Vorstellungen geprägt. Es gibt unendlich viele offene Fragen, die z.B. Gewebs- und Organfunktionen, Krankheiten und deren Sinn, das Zusammenspiel von Seele und Körper sowie deren Bezüge mit dem Planet Erde und dem Universum auf vielen verschiedenen Ebenen betreffen. Offene Fragen, woher wir kommen, warum wir schlafen, warum wir altern, was der Sinn unserer Existenz ist oder die Bedeutung von «unheilbaren» Krankheiten, beschäftigen die Menschen seit Jahrtausenden. Wenn wir schon keine Gewissheit darüber haben oder die Zusammenhänge sehr komplex sind, brauchen wir zumindest eine modellhafte Vorstellung, wie ein Mensch funktionieren könnte – eben ein Paradigma.

Ein mögliches Paradigma der Naturheilkunde basiert auf 5 Ebenen des Seins. Doch das ist eigentlich nicht neu, denn für Paracelsus war schon klar, dass die 5 Entien (Umwelt-Ens, Stoffwechsel-Ens, Veranlagungs-Ens, Geistiges-Ens und Göttliches-Ens) die Grundlage unseres Seins sind. Schon er versuchte, den gesunden und den kranken Menschen in all seinen Seins-Ebenen zu erfassen und war mit seinem revolutionären Denken seiner Zeit weit voraus.

Nach religiösen Vorstellungen kommt alles, was existiert, aus einer Quelle – man nennt ES je nach Kulturkreis Gott, Jahve, den universellen Geist, Schöpfer von allem. Am Anfang war das Wort – und das Wort war Repräsentant für Information oder Urenergie. Die Energie verdichtet sich zu Materie und durchfliesst alle 5 Ebenen des Seins von oben nach unten. Alle Ebenen stehen jederzeit sowohl untereinander wie auch mit der Aussenwelt in permanenter Kommunikation und sind miteinander vernetzt. Elektrizität, Symbionten, Hormone, Zytokine, Nerven und ihre Transmittersubstanzen, Photonen (Lichtquanten), Säfte, Spiritus, Chakren, Geist etc. bilden – je nach zugrunde liegendem Denkmodell – die Kommunikationskanäle innerhalb des Individuums. Je besser diese Systeme miteinander kommunizieren, desto höher ist die Regulationsfähigkeit des Körpers zu bewerten. Bei Störungen bzw. Überlastung der Regulationssysteme können sich im Sinne eines Frühwarnsystems Symptome auf spiritueller, psychischer, energetischer, chemischer oder mechanischer Ebene zeigen. Jede Ebene erfordert daher eigene, spezifische Diagnose- und Therapieverfahren, wobei es wichtig ist, konsequent innerhalb eines Denk- und Arbeitsmodells zu bleiben bzw. sich zumindest darüber bewusst zu sein, wenn ein gedanklicher Wechsel oder eine Verknüpfung zwischen verschiedenen Modellen stattfindet. Ein konkretes Beispiel hierzu: Sobald man den Begriff «Hormon» verwendet, ist man grundsätzlich im schulmedizinischen Modell. Eine TEN-kompatible Diagnostik und Therapie «hormonell bedingter» Krankheiten ist daher nur dann möglich, wenn man sie aus dem Blickwinkel der TEN-Kriterien betrachtet und analysiert. Unreflektierte «Sprünge» zwischen verschiedenen Denk- und Arbeitsmodellen oder gar deren Vermischung in Diagnostik, Analytik und Therapie führen zu Unvereinbarkeiten und Inkompatibilitäten. Das Ziel einer ganzheitlichen Diagnose und Therapie besteht bildhaft ausgedrückt darin, die ursächliche «Fehlermeldung» zu finden, um das Fortschreiten des Krankheitsprozesses zu verhindern.

Dazu ein Beispiel: Durch einen Sturz auf das Becken hat sich die Statik des Skeletts verändert, es hat sich ein Beckenschiefstand manifestiert (mechanische Ebene). Die Fehlbelastung wirkt sich weiter auf die Muskulatur aus, was sich auf chemischer Ebene durch Hartspann der Muskeln zeigen kann, weil durch die permanente Provokation nitrosativer Stress entsteht. Dies beeinflusst die Gefässdynamik, wodurch die Körpersäfte (Lymphe und Blut) in ihrer Fliesseigenschaft blockiert werden, und wir befinden uns bereits auf der energetischen Ebene. Dass diese Kaskade Auswirkungen auf die Psyche hat, ist nur unschwer nachzuvollziehen – vor allem, wenn sie sich chronisch manifestiert.

Doch ebenso kann auf psychischer Ebene ein Gefühl von unterdrückter Wut, ausgelöst z.B. durch eine unglückliche Partnerschaft, längerfristig die energetische Ebene stören (Melancholie / Depressionen). Die nächste Steigerung liegt in der Veränderung der chemischen Ebene z.B. in der Veränderung des Leberzellstoffwechsels, der über die segmentale Reflexzone der Leber auch eine Veränderung der nervalen Versorgung der Wirbelsäule bewirken kann.

Die Grafik auf der nächsten Seite stellt Zuordnungen der verschiedenen Ebenen zu diagnostischen und therapeutischen Verfahren dar, von denen viele auch in der TEN Anwendung finden. Die Zuordnungen sind aber nicht absolut, sondern als Schwerpunkte zu verstehen, da hierbei fliessende Übergänge und auch anwendungs- und anwenderbedingt Unterschiede bestehen.

So kann beispielweise die Atemtherapie abhängig von Durchführung und Therapieziel der mechanisch-statischen, unter Umständen aber auch der psychischen oder geistigen Ebene zugeordnet werden.

Man kann davon ausgehen, dass die Ursache chronischer Erkrankungen meist nicht dort liegt, wo die Symptome auftreten. Dies widerspricht zwar dem linearen, materialistischen und symptomorientierten Denken der Schulmedizin, entspricht aber dem vernetzten, systemischen Denken der Naturheilkunde.

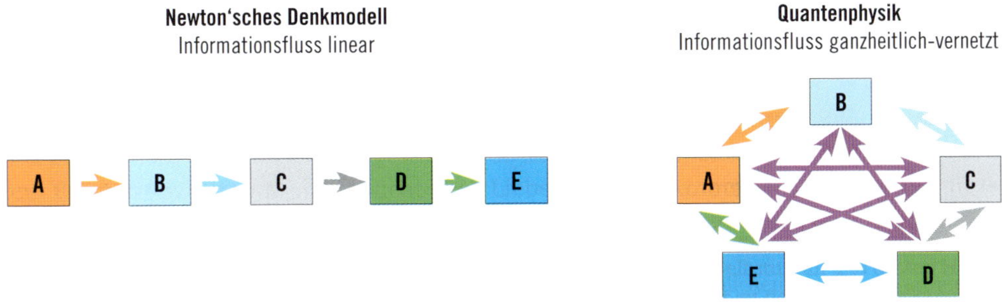

Zuordnungen diagnostischer und therapeutischer Aspekte zu den Betrachtungsebenen

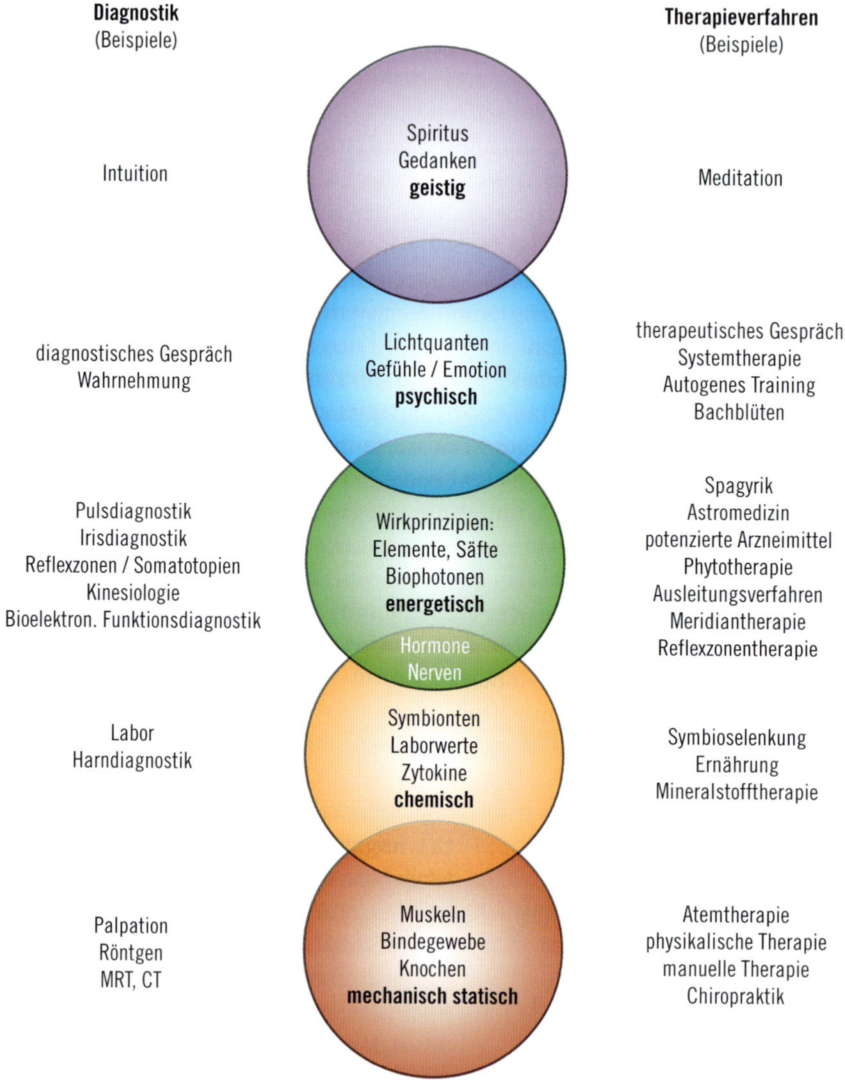

In der Schulmedizin ist der Mensch (nach dem Newtonschen Weltbild) die Summe seiner Strukturen auf materieller Ebene (rote und orange Ebene). Man reduziert damit den Gesamtorganismus auf seine Einzelteile – Moleküle bilden Substanzen und Zellen, Zellen verbinden sich zu Arbeitsgemeinschaften und Organen, die über Substanzen und physikalische Signale kommunizieren. Diese wiederum bilden Organsysteme mit ganz spezifischen Aufgaben – über die Betrachtung der Einzelteile versucht man das Ganze zu erklären

(Reduktionismus). Mit dem Aufkommen des mechanischen Weltbildes zu Beginn des 18. Jahrhunderts ist die reine Naturwissenschaft immer mehr zum alleinigen Kriterium und Standbein der Medizin geworden. Philosophie und Religion wurden als Geisteswissenschaften separiert – dies führte zum «Dualismus einer Medizin für seelenlose Körper und einer Medizin für körperlose Seelen» (*Thure von Uexhüll, Mediziner und Begründer der psychosomatischen Medizin*). In der heutigen Bedeutung der Wissenschaft in Gesellschaft und Politik wird sogar erkennbar, dass «die Wissenschaft» zu einer Art unantastbarer Ersatzreligion geworden ist.

Findet man bei einem Patienten auf den zwei Ebenen «mechanisch» und «chemisch» keine Befunde, wird das Krankheitsgeschehen meist als «psychogen» interpretiert. Die energetische und geistige Ebene wird vollständig ignoriert und bei der Diagnose «psychosomatische Erkrankung» werden oft Psychopharmaka verordnet, um die Symptome «erfolgreich» zu unterdrücken. Die Erkenntnis, dass es keine körperliche Erkrankung gibt, die nicht auch auf die Psyche wirkt (und umgekehrt), wird ignoriert. Entscheidend ist, dass die eigentlich ursächliche Ebene der Materie – die Energie – schulmedizinisch nicht wahrgenommen werden kann, obwohl sie z.B. in der Biophotonenforschung von Prof. Dr. Albert Popp eindeutig bewiesen werden konnte.

Daraus resultiert aber auch, dass nicht allein die Anwendung eines naturheilkundlichen Medikamentes oder einer Methode als definierend für Naturheilkunde zu verstehen ist. Vielmehr ist es die ganzheitliche und vernetzte Denkweise, die, quasi als «Schatz der Naturheilkunde», unverzichtbare Basis des Arbeitsmodells der TEN ist.

Zum Verständnis des «Weges» eines Gesundungsprozesses ist es wichtig, möglichst früh herauszufinden, auf welcher Stufe die pathologische Entwicklung zum Zeitpunkt der Untersuchung steht. Dabei wird jede Krankheitsentwicklung prinzipiell als dynamischer Prozess verstanden. Die Kombination von klassischen Untersuchungsverfahren, wie der gründlichen Anamnese, der Labordiagnostik und Pathophysiologie, in Kombination mit spezifischen naturheilkundlichen Untersuchungsmethoden wie z.B. Iris-, Puls- oder Zungendiagnostik, versetzt den Therapeuten erst in die Lage, sich ein wirklich umfassendes Bild über den Patienten zu machen.

Dass chronische Erkrankungen einer langen Entwicklungszeit bedürfen und dabei systematisch verschiedene pathophysiologische Schritte durchlaufen, bis sie sich im Organismus manifestiert haben, hat vor allem Reckeweg in seinem 6-Phasen-Modell dargestellt, das in einem späteren Abschnitt beschrieben ist.

Lebensstil, Konstitution etc. beeinflussen und prägen die pathogenetischen Entwicklungen massgeblich.

Doch wie genau funktioniert das? Was steuert unsere Zellfunktionen?

Vielleicht kann uns die moderne Quantenphysik einen kleinen Einblick in dieses Geheimnis des Lebens geben.

Der menschliche Körper sowie die Tier- und Pflanzenwelt bestehen nach schulmedizinischem Paradigma scheinbar nur aus Materie bzw. aus chemischen und physikalischen Aspekten – auch alle Dinge, die wir fühlen, schmecken, sehen oder hören. Doch im Grundgesetz des Hermes Trismegistos, nach dem alles Existierende Energie ist, liegt der Grundstein für ein erweitertes Verständnis allen Seins.

Jede Materie besteht aus Molekülen, die sich wiederum aus Atomen zusammensetzt. Und woraus bestehen die Atome mit ihrem Atomkern und ihren Elektronen? Aus nichts anderem als aus verdichteter Energie, den sogenannten Quanten. Bereits das kleinste Wasserstoffmolekül besteht aus ca. 1 Milliarde Quanten. Und diese Quanten sind keine Materie, sondern reine Energie. Erst vor kurzem wurde festgestellt, dass diese kleinsten Elementarteilchen zwischen Sein und Nichtsein fluktuieren. In der Sprache der Physik wird dieses Phänomen «Quantenfluktuation» genannt. Atome sind also verdichtete Energie, aber keine Materie. Somit bestehen alle Moleküle aus verdichteter Energie. Diese wiederum bilden komplexe Gebilde, die belebt oder unbelebt die sogenannte Materie in der unendlichen Vielfalt der Schöpfung bilden – die fühlbaren, tastbaren, sichtbaren und schmeckbaren Substanzen. Das biblische «Am Anfang war das Wort» bekommt damit also eine neue naturwissenschaftliche Bedeutung, denn das Wort ist nichts anderes als Information, wofür in der TEN auch der Begriff Energie verwendet wird. Ein Quantenfeld ist also ein leerer Raum, angefüllt mit unendlich vielen Informationen. Die Materie erscheint uns gedanklich fassbar, doch sind die Grössenverhältnisse eines Quantenfeldes unvorstellbar. Um sich davon eine Vorstellung zu machen, wollen wir uns ein Atom bildlich anschauen:

Brian Swimme schreibt in seinem Buch «Das Universum ist ein grüner Drache» sinngemäss: Nehmen wir ein Atom und vergrössern es auf die Ausmasse eines Olympia-Stadions, so würde es fast völlig aus leerem Raum bestehen. Das Zentrum des Atoms, der Kern, schwebte, kleiner als ein Fussball, mitten im Stadion. Die äusseren Teile des Atoms – also die Protonen, Neutronen und Elektronen – wären winzige Mücken, die in einer Höhe herumschwirren, die kein Fussballer mit einem Schuss je erreicht hat. Und was befände sich zwischen dem Fussball und den Mücken? – Nichts. Alles leer. Somit besteht alles – und auch wir Menschen – mehr aus Leere denn aus irgendetwas sonst. Ein Atom entspricht etwa einem Angström (0,1 Nanometer= 1 Zehntausendstel von einem Tausendstel Millimeter). Demnach kommen 10'000 Atome auf 1 Tausendstel Millimeter. Die Durchschnittsgrösse einer menschlichen Körperzelle beträgt 20 bis 80 Mikrometer (0.02 bis 0.08mm). Somit kommen auf nur eine Körperzelle 200'000-800'000 Atome lückenlos aneinandergereiht von Zellwand zu Zellwand. Stellen wir uns nun den daraus entstehenden Leerraum einer nur einzigen Körperzelle vor und das multipliziert mit 30 Billionen Körperzellen pro Mensch. Wenn man nun den ganzen leeren Raum aus dem Körper eines Menschen entfernen würde, wäre er eine Million Mal kleiner als das kleinste Sandkorn. Das Reich der Leere ist eine geheimnisvoll geordnete Wirklichkeit, ein Nichts, das gleichzeitig die erste und letzte Quelle aller Dinge ist.

Physikalisch gesehen sind wir und alles, was uns umgibt, das Resultat dekohärent gewordener Information.

Ein interessantes Zitat von Max Planck (1927): «Es gibt keine Materie an sich. Alle Materie entsteht und besteht nur durch eine Kraft, welche die Atomteilchen in Schwingung bringt und zum winzigsten Sonnensystem des Atoms zusammenhält. Da es aber im gesamten Weltall weder eine intelligente noch eine ewige Kraft gibt, so müssen wir hinter dieser Kraft einen bewussten intelligenten Geist annehmen. Dieser Geist ist der «Urgrund aller Materie».

Aber auch Paracelsus wusste bereits um diese Dinge: «Das ist kein Arzt, der das Unsichtbare nicht weiss, das keinen Namen trägt, keine Materie hat und doch seine Wirkung. Nicht die Materie ist die Arznei, das wahre Arkanum ist unsichtbar.»

Wie werden aber die Informationen aus unserem Quantenfeld übermittelt? Wissenschaftlicher Stand ist, dass ATP die Energieversorgung der Zelle deckt. Basis dafür ist die Thermodynamik. Fakt ist, dass in den Mitochondrien der Zellen ATP aufgebaut wird, dann ins Zytoplasma gelangt und am Zielmolekül wieder zerfällt. Dabei wird Wärmeenergie frei, je aktiver die Zelldynamik, umso mehr. Doch die wahre Aufgabe des ATP ist die Übertragung der Information, die im ATP und hier speziell im Adenin des Adenosin-Tri-Phosphats gespeichert ist. Somit ist ATP als ein Information-Transmittermolekül zu verstehen. Beim Menschen sind, abgesehen von den roten Blutkörperchen (die keinen Zellkern und keine Mitochondrien enthalten und ihre Energie enzymatisch gewinnen), alle Zellen in der Regel mit mehreren Tausend Mitochondrien besiedelt. Auch wenn in Lehrbüchern andere Angaben zu finden sind, befinden sich in jeder Zelle durchschnittlich 1500 Mitochondrien. In Nervenzellen können sogar 4000-5000 Mitochondrien vorhanden sein. Die eigentlichen Atmungsketten liegen auf den Membranen, die die Mitochondrien durchziehen. Wir finden etwa 1000 Atmungsketten pro Mitochondrium – das ergibt bei einem Menschen mit durchschnittlich 30 Billionen Körperzellen à ca. 1500 Mitochondrien pro Zelle: 50 Billiarden (50'000'000'000'000'000) Mitochondrien, 1000 Atmungsketten in jedem Mitochondrium ergibt somit 50 Trillionen (50'000'000'000'000'000'000) Atmungsketten. Dies alles in höchstem Ordnungsgrad aufeinander abgestimmt, im Nanometerabstand auf der Oberflächenstruktur der Mitochondrien, funktionierend im Pikosekunden-Abstand. Pro Tag bildet der menschliche Körper etwa so viel ATP wie sein Körpergewicht beträgt. Dabei hat ATP eine sehr kurze Halbwertszeit von etwa 5 Sekunden, es kann nicht gespeichert werden und muss daher ständig neu gebildet werden. Im 5-Sekunden-Zyklus wird so das Lichtquantenfeld jeder Zelle via Atmungsketten in den Mitochondrien erneuert und zwar im «Hier und Jetzt» des Seins. Mit andern Worten: Unser Organismus, genauer gesagt jede Zelle, wird durch diesen Informationsträger alle 5 Sekunden permanent auf den neuesten Stand gebracht. Somit ist die Zelle der kleinste Computer der Welt.

Jede dieser Zellen stellt ein eigenes Mikrouniversum dar und ist damit quasi eine eigene Persönlichkeit, die von einem eigenen elektromagnetischen Feld umgeben ist, dem sogenannten Lichtquantenfeld. Dieses Lichtquantenfeld enthält alle Informationen und damit die gesamte «Software», die für die Funktionen der Zelle selbst, aber auch für die Kommunikation mit den Nachbarzellen verantwortlich ist und damit die Funktionen des Zellverbandes gewährleistet. Sie enthält einerseits alle Informationen des Lebens allgemein und andererseits für die spezifische Zelldifferenzierung.

(Zusammenfassung aus: Bruce H. Lipton, «intelligente Zellen»).

Somit können wir den Zellkern als genetische Blaupause bezeichnen, der alle Informationen enthält, die für das Überleben und Gedeihen in der jeweiligen Umwelt erforderlich sind. Diese DNS-Kodierungen haben sich im Laufe der Evolution entwickelt und sind akkumuliert, um den Anforderungen der sich verändernden Umwelt optimal gerecht zu werden. Somit ist gewährleistet, dass durch die Zellteilung duplizierte Zellen jeweils auch mit einem Satz der lebenserhaltenden Wahrnehmungskomplexe ausgestattet sind. Gene können sich weder selbständig ein- und ausschalten noch das Verhalten einer Zelle selber steuern. Dies geschieht im Wesentlichen durch diverse Umweltsignale, weshalb wir die Vorrangigkeit der Umwelteinflüsse (gegenüber der Genetik) anerkennen müssen. Zellen erfahren ihre Umwelt, bewerten die Information und wählen daraufhin jeweils das Verhaltensprogramm, welches ihr Überleben garantiert. So beeinflussen z.B. auch negative Gedanken und Umweltbelastungen unser inneres Informationsfeld. Ist der Organismus durch pathogene Einflüsse (u.a. ungünstige Lebensführung) in seinem Milieu verändert, können die exo- und endogenen Einflüsse (Reize) nicht adäquat beantwortet werden, was auch den Zellstoffwechsel über kurz oder lang pathologisch verändern wird, wie bereits im Kapitel Reizlehre beschrieben.

Schon Voltaire, der berühmte französische Schriftsteller und Philosoph, sagte: «Nichts ist so stark wie eine Idee, für die die Zeit reif ist.» Und doch ist es mit keinem Messgerät möglich, eine Idee zu erfassen oder im Sinne der heutigen Wissenschaft nachzuweisen. Somit beschäftigen sich alle Wissenschaftszweige, die sich aufgrund ihres rein naturwissenschaftlichen Anspruches nur mit Materie befassen, mit einem winzigen Teilbereich der Wirklichkeit. Wollen wir uns mit der Natur, der Materie und den informativen Einflüssen auf unsere Wirklichkeit beschäftigen, haben wir also jede Menge guter Gründe, uns den energetischen Wirklichkeiten zu stellen, sie zu beachten und in unsere Denk- und Arbeitsweise zu integrieren. Gerade diese Wirklichkeit ist es, die die Brücke zwischen dem schulmedizinisch-rationalen Paradigma und dem Paradigma der Naturheilkunde bauen kann.

19.2. TEN und die Infektionslehre

Es ist natürlich kein Zufall, dass das Thema «Krankheitserreger» in diesem Buch nur am Rande erwähnt wird. Die Autoren sind zu der Erkenntnis gekommen, dass den pathogenen Mikroorganismen in der heutigen Medizin viel zu grosse und zudem unzutreffende Bedeutung bei der Entstehung von Krankheiten zugemessen wird, wenn Viren, Bakterien, Pilze und andere Keime in zunehmendem Masse als *die* Ursache vieler Krankheiten angesehen werden. Als Ergebnis dieser Interpretation ergibt sich die heute gängige und scheinbar logische Schlussfolgerung für die Behandlung: Wenn man die Erreger tötet, heilt die Krankheit. Wenn dieses simple Schwarz-Weiss-Denken korrekt wäre, müsste eine «bakteriell verursachte» Krankheit (z.B. eine Mandelentzündung) nach einer Behandlung mit einem Antibiotikum auch dauerhaft ausheilen. Dass dies aber nur in Ausnahmefällen funktioniert, zeigen die regelmässig auftretenden Rezidive und Vikariationen antibiotisch behandelter Krankheiten.

Eine wichtige Erkenntnis der TEN ist, dass es praktisch keine Krankheit gibt, die nur durch *eine* Ursache hervorgerufen wird. Dazu sind immer mehrere Faktoren notwendig.

Seit der Entdeckung der Mikroorganismen streitet sich die Wissenschaft über deren Bedeutung bei der Entstehung von «Infektionskrankheiten». Die eine Richtung sieht in den «Erregern» selbst *die* Ursache für übertragbare Krankheiten. Das heisst allein das

Vorhandensein eines bestimmten Mikroorganismus wird als Krankheitsursache betrachtet. Die andere Richtung betrachtet die Erreger als *einen* Aspekt bei der Entstehung einer Infektionskrankheit, der sich aber nur in einem für ihn «passenden» Umfeld («Milieu») ansiedeln und vermehren kann.

Bereits in der Pionierzeit der Infektionslehre, ab der zweiten Hälfte des 19. Jahrhunderts, entbrannte ein heftiger Wissenschaftsstreit um diese beiden Grundrichtungen. Auf der einen Seite war es Louis Pasteur (1822–1895), der die Mikroben im Zentrum des Infektionsgeschehens sah, während seine Zeitgenossen Pierre Jacques Antonie Béchamp und Claude Bernard die «Milieu-Seite» vertraten. Bernard fasste seine Erkenntnisse in dem berühmten Satz zusammen: «Der Erreger ist Nichts, das Milieu ist Alles.»[45] Die genannten Forscher lieferten sich zeitlebens einen heftigen Konkurrenzkampf, den Pasteur aufgrund seines sozialen Status (französischer Adel) und seiner finanziellen Möglichkeiten «für sich entschied». Erst auf dem Sterbebett – so wird es zumindest überliefert – hat Pasteur dann doch eingestanden, dass Bernard der Wahrheit näher war. Zudem wurden knapp hundert Jahre später (1964) bisher geheim gehaltene private Aufzeichnungen Pasteurs veröffentlicht, die belegen, dass Pasteur bewusst Forschungsergebnisse manipuliert hatte, damit sie als Beweis seiner Theorie dienen konnten. Die Süddeutsche Zeitung berichtete darüber am 18. Februar 1993: «Besonders negative Versuchsergebnisse hatte Pasteur nur darin [in seinen Privataufzeichnungen] eingetragen, die veröffentlichten Daten dagegen geschönt und manchmal – gerade bei seinen spektakulären Impf-Experimenten – bewusst gelogen.»

Man muss also festhalten, dass die heutige Infektionslehre damit auf einem Wissenschaftsbetrug basiert, der von schulmedizinischer Seite bisher nicht korrigiert wurde und nach wie vor die (wirtschaftlich äusserst lukrative) Basis für alle antibiotischen Behandlungen und für die Impfstrategie darstellt.

Mikroben sind Begleiterscheinungen einer «Infektion»

Die Tatsache, dass das Milieu – oder anders ausgedrückt die für die Ansiedlung und Vermehrung eines Mikroorganismus notwendigen Bedingungen – elementare Voraussetzung für die Entstehung einer Infektionskrankheit darstellt, ist leicht verständlich bei Bakterien und Pilzen, die einen eigenen Stoffwechsel haben. Bei Viren ist die Sache etwas komplizierter: Sie sind eigentlich keine «Lebewesen», denn sie haben weder einen eigenen Stoffwechsel noch können sie sich selbständig vermehren. Sie bestehen nur aus virusspezifischen Erbinformationen in der Form, wie diese in jedem Zellkern gespeichert sind (als sog. DNA-Strang), mit einer Hülle aussen herum. Ein Virus kann deshalb nur aktiv werden, wenn er in eine «Wirtszelle» eindringt und dort seine Erbinformation in den Zellkern einbaut. Dadurch wird diese Zelle so «umprogrammiert», dass sie ab sofort in grosser Menge neue Viren produziert und ins umliegende Gewebe freisetzt, wodurch dann im «Schneeballprinzip» weitere Wirtszellen befallen werden. Dies löst dann als sinnvolle Abwehrmassnahme eine akute Entzündung aus. Aber auch wenn der Infektionsmechanismus bei Viren ein anderer ist als bei Bakterien und Pilzen, kann ein Virus nur in seine Wirtszelle

45 Orginalzitat: «Le microbe n'est rien, le terrain c'est tout.»

eindringen, wenn das Abwehrsystem nicht «fit» genug ist, dies rechtzeitig zu verhindern. Die Schlagfertigkeit des Immunsystems wiederum hängt von dem Milieu – vor allem der Darmschleimhaut – ab. Daher kann man auch in Hinblick auf Virusinfektionen das intakte Milieu der Schleimhäute als wichtigsten Schutzmechanismus des Körpers bezeichnen.

Es wird hier nicht behauptet, dass bei «Infektionskrankheiten» keine Mikroben *vorhanden* sind. Die lassen sich durchaus in vielen Fällen nachweisen, wenn auch häufig nur indirekt über den Nachweis ihrer spezifischen Antikörper. Aber – und das ist der entscheidende Unterschied in der Betrachtungsweise – Mikroben sind *ein Faktor unter vielen*, die schlussendlich zur Entstehung der entsprechenden Krankheit führen. Ihre pathophysiologische Bedeutung liegt vor allem darin, dass sie der Krankheit die charakteristische Erscheinungs- und Verlaufsform mit ihren typischen Symptomen geben. Deshalb sind durch Behandlungsmethoden, die sich gezielt gegen die Mikroorganismen richten, auch nur vorübergehende Scheinerfolge zu erreichen. Die Abtötung der Mikroorganismen verbessert ja das unphysiologische Milieu nicht, das ursprünglich die Infektion erst ermöglicht hat. Im Gegenteil: Weil antibiotische Substanzen nicht zwischen «bösen» und «guten» Bakterien unterscheiden, zerstören sie das empfindliche Ökosystem der Schleimhautfloren, das ein sehr wichtiger, integraler Teil des Immunsystems ist. Auf diese Weise wird das Milieu zusätzlich geschädigt, weshalb alle Antibiotikatherapien unübersehbar eine «Infektanfälligkeit» erzeugen. Bekannte Folge: Nach 4-6 Wochen kommt es zum Rückfall – aber das Thema hatten wir ja schon…

Humoralmedizinisch gesehen blockieren sämtliche antibiotisch wirkenden Substanzen die Wärmeprinzipien und damit die naturgemäss hitzigen Abwehr- und Überwindungsprozesse in Form akuter Entzündungen und Fieber. Sie haben kalte Qualität und bilden daher kalten, zähen Schleim. Dies erklärt einerseits die rasche Symptomlinderung bei Krankheiten mit bakterieller Beteiligung. Andererseits ist es auch eine Erklärung für die Tatsache, dass bei Krankheiten mit viraler Beteiligung nach Einnahme eines Antibiotikums die entzündlichen und fieberhaften Reaktionen ebenfalls rasch zurück gehen.[46] Das lässt den Schluss zu, dass Antibiotika neben ihrer antibakteriellen Wirkung prinzipiell *immunsuppressiv* wirken. Dies ist – aus einem anderen Blickwinkel – eine weitere Erklärung für die nach Antibiotikatherapien auftretende Rezidivneigung und allgemeine Anfälligkeit für weitere «Infekte».

Trotz dieser Kritikpunkte soll an dieser Stelle darauf hingewiesen werden, dass auch TEN-Therapeuten sich darüber im Klaren sind, dass Antibiotika in lebensbedrohlichen Situationen durchaus Leben retten können. Beispielsweise bei Abwehrreaktionen, in denen der Körper durch seine eigenen überschiessenden Feuerprozesse die Energiereserven so ausbrennt, dass er keine Chance hat, mit dem Krankheitsprozess selbst fertig zu werden. In diesen Fällen sind sie zweifellos segensreich, aber ihr Einsatz sollte sich auf Notfälle beschränken – in dem Bewusstsein, dass dies der Krankheit zwar die lebensbedrohliche Spitze nehmen kann, die eigentliche Heilung aber anschliessend nach naturgemässen

46 Der Einsatz von Antibiotika bei viralen Infektionen ist zwar auch nach schulmedizinischen Richtlinien kontraindiziert, wird in hausärztlichen Praxen aber regelmässig praktiziert.

Prinzipien erfolgen muss. Das bedeutet konkret, dass nach einem notwendigen Antibiotikaeinsatz nicht unterlassen werden darf, den Aufbau des Milieus durch eine Konstitutionstherapie zu unterstützen, die optimaler Weise mit einer Regenerationstherapie der Symbiotenfloren zu kombinieren ist.

Freunde oder Feinde?

Es steht ausser Frage, dass es Mikroben gibt, denen man besser aus dem Weg geht. Die Haltung aber, Bakterien, Viren und Pilze prinzipiell als Bedrohung zu empfinden und mit allen Mitteln zu bekämpfen, kann nur als «kollektive Erregerneurose mit Hygienezwang» bezeichnet werden. Eine ihrer Folgen sind die zunehmenden Resistenzen, bis hin zu multiresistenten Keimen, die unempfindlich gegen jede bekannte antibiotische Substanz sind. Fatalerweise treten diese «Hospitalismuskeime» vorwiegend in Krankenhäusern auf, wo sie die Menschen bedrohen, die am wenigsten natürliche Abwehrkräfte haben. Aber was sind die Konsequenzen aus diesen wohlbekannten Tatsachen? Statt kritisch die «Vernichtungsstrategien» als solche zu überdenken und nach grundsätzlich anderen Wegen zu suchen (von denen die TEN einige zu bieten hat), versucht man sich in einem Wettlauf mit der Mikrobenwelt, indem man nach immer neuen, wirksamen Antibiotika und Desinfektionsmitteln sucht. Dabei ist vollkommen klar, dass dieser Wettlauf nicht zu gewinnen ist, weil die Mikroben bei der Resistenzbildung immer einen Schritt voraus sein werden – und diese Fähigkeiten zudem mittels DNA-Transfer an andere Spezies vermitteln können.

Es ist eine Illusion zu glauben, *gegen* die Mikrobenwelt leben zu können. Sie sind permanent um und in uns. Wir werden uns mit ihnen weitgehend arrangieren müssen und die Vernichtungsstrategien auf die Situationen beschränken, in denen es wirklich keine anderen Optionen gibt: die Notfallmedizin – auch als rettender Zugriff bei ansonsten sicher letalen Verläufen verstanden.

Die Unverzichtbarkeit physiologischer Symbiontenfloren der Schleimhäute und der Haut gehört inzwischen zum medizinischen Standardwissen. Aber es gibt sehr komplexe Lehren in diesem Bereich, die bisher keinen Eingang in die Medizin gefunden haben und ohne weitere Prüfung abgelehnt werden, weil sie nicht ins «wissenschaftlich anerkannte» Muster passen. Dazu gehört der Pleomorphismus, der vorwiegend auf Forschungen von Prof. Günther Enderlein basiert. Diese Lehre geht davon aus, dass in jedem Gewebe des Körpers physiologischerweise Mikroorganismen («Endobionten») vorhanden sind, die massgeblich die Funktionalität der Gewebe beeinflussen und mittels Dunkelfeldmikroskopie im Blut dargestellt und analysiert werden können. Diese Endobionten sind aber nicht einem starren Schema einzuordnen, sondern können sich, milieuabhängig, in andere Spezien umwandeln. So kann eine apathogene Entwicklungsstufe zu einer pathogenen Spezies werden – und auch umgekehrt. Auch die Klassifizierung der Mikroben nach Viren, Bakterien und Pilze hebt sich im Pleomorphismus auf, da die Metamorphose klassenübergreifend erfolgt. Damit wird deutlich, dass ein pathogener Keim nicht unbedingt per Infektion von aussen kommen muss, sondern durch Veränderungen im Säftehaushalt im Körper selbst entstehen kann – im Grunde genommen nur ein erweiterter Blickwinkel der Humorallehre.

Die Entwicklungszykloden der vier wichtigsten Symbionten können unter einem Dunkelfeldmikroskop sichtbar gemacht werden und haben folgende physiologischen bzw. pathophysiologische Bedeutungen:

- Der Symbiont Mucor racemosus ist für den Aufbau des Blut- und Gefässystems und die Fliessfähigkeit des Blutes verantwortlich. Bei einer pathogenen Säfteverschiebung entwickeln sich via Pleomorphismus Gefäss- und Kreislaufkrankheiten, Stoffwechselstörungen und Drüsenerkrankungen.
- Der Symbiont Mucor mucedo sorgt für den Aufbau des zentralen Nervensystems, des Vegetativums und des Hormonsystems. Bei einer ungünstigen Säfteverschiebung können sich daraus neurovegetative Störungen wie Angst und Depressionen, neurologische Erkrankungen und Hormonstörungen entwickeln.
- Der Symbiont Aspergillus niger ist für den Aufbau des Skelettsystems, die Knochenzellen und den Mineralstoffwechsel zuständig. Bei pathogener Veränderung führt er in der Jugend oft zu lymphatischen Leiden und zu Allergien, in zunehmendem Alter kommen degenerative Aspekte zum Vorschein und zeigen sich z.B. in Veränderungen des Skelett- und Halteapparates, in rheumatischen Erkrankungen und Nierenproblemen. Zusammenfassend wird er mit dem skrofulösen Formenkreis in Verbindung gebracht – typisches Ergebnis einer Phlegma-Pathophysiologie.
- Der Symbiont Penicillinum notatum ist einer von den Mikroorganismen, die für den Aufbau der Bakterienflora im Darm verantwortlich ist. Bei einer Störung des Säftehaushalts kann er sich als Vereiterungen, Entzündungen und Herdgeschehen zeigen. Er prädestiniert eher zu überschiessenden (hyperkinetischen) Reaktionen.

Diese krankhaften, endobiontischen Zustandsformen können mit entsprechenden homöopathisch aufbereiteten Symbionten wieder in ihre apathogene Form zurückgeführt werden, um ihre ursprünglichen physiologischen Funktionen erneut wahrnehmen zu können. Mit Hilfe der Dunkelfeldmikroskopie kann man in einem Blutstropfen die Milieuverschiebung und Symbiontenmutation beobachten und auch therapeutisch «überwachen». Wenn nach 2-5 Tagen der Blutstropfen eingetrocknet ist, sieht man das Millieu in «trockener Form». Es stellt sich dar wie ein Blick ins Universum mit Sternen und Milchstrassen – das Kleine im Grossen, der Mikrokosmos im Makrokosmos.

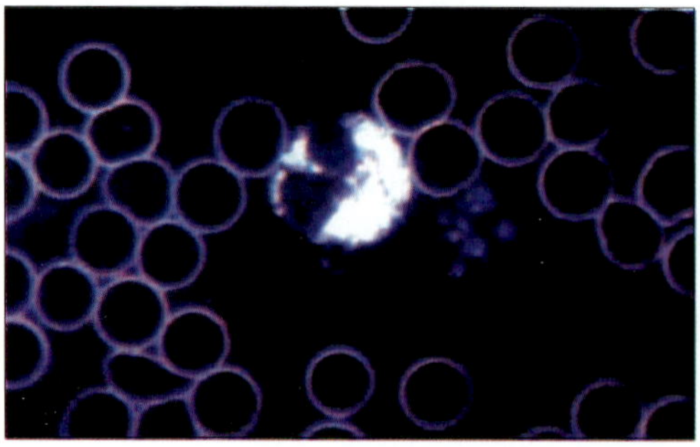

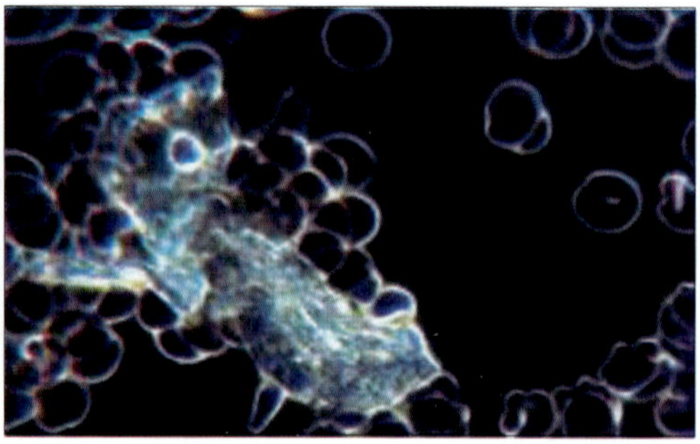

Das Dunkelfeldbild zeigt links ein gesundes Blutbild (schöne, gleich grosse feine Erythrozyten mit dünnen Wänden, Leukozyt, ein Häufchen Thrombozyten), das rechte Dunkelfeldbild zeigt ein mit Aspergillus niger belastetes Blut.

Katarrh

Aber schauen wir uns ein weiteres Thema an, das in der TEN völlig anders gesehen wird als in der Schulmedizin: Die Katarrhe.

In der Medizin ist ein Katarrh lediglich ein etwas angestaubter Begriff für Entzündung einer Schleimhaut, meist verursacht durch Viren, Bakterien oder auch Pilze. Der Katarrh ist in diesem Fall das Zeichen dafür, dass das Immunsystem der Schleimhaut nicht «stark» genug war, den entsprechenden Keim rechtzeitig zu vernichten.

In der TEN ist ein Katarrh definiert als kompensatorischer Ausscheidungsprozess über eine Schleimhaut, bei der überschüssiges und stagnierendes Phlegma ausgeschieden wird, das zusätzlich durch Schärfen verunreinigt sein kann. Also ein für den Gesamtorganismus durchaus «gesunder» Prozess, bei dem die Schleimhautsymptomatik in Kauf genommen wird, um Schlimmeres zu verhindern (siehe dazu Kapitel 6.3). Verknüpft man diese Sichtweise mit der Theorie, die ein Virus (dessen *Existenz* ja nicht bestritten wird) als Auslöser der Krankheit sieht, kommt man unweigerlich zu der Erkenntnis, dass z.B. ein «Erkältungsvirus» auch als *«Helfer»* gesehen werden kann, der dem betreffenden Menschen einen gerade notwendigen katarrhalischen Ausscheidungsprozess ermöglicht.

Ähnlich sieht die Situation auch bei einem «Darminfekt» aus, der dem Menschen ermöglicht, für ihn Unverdauliches so schnell wie möglich wieder los zu werden.

Oder eine Vaginalmykose: Sie setzt kompensatorische Ausscheidungsprozesse über die Vaginalschleimhaut in Gang. Die Beispiele liessen sich beliebig fortsetzen.

Freund oder Feind? Es ist immer eine Frage der Sichtweise...

19.3. Schleimhaut-Ökologie und Symbioselenkung

Die jüngeren Forschungen zur Bedeutung der Bakterienflora der Schleimhäute allgemein und der Darmschleimhaut im Besonderen haben Detailinformationen und Erkenntnisse hervorgebracht, die erst durch die Erfindung des Mikroskops möglich wurden. Diese Forschungsergebnisse lassen sich aber hervorragend mit dem Denk- und Arbeitsmodell der TEN verknüpfen und können Basis für «systemkompatible» Erweiterungen in deren Diagnostik- und Therapiespektrum sein.

«Insgesamt 10^{14}–10^{15} bakterielle Keime sind bei einem erwachsenen Mensch im Darm beheimatet. Das sind 10–100 Mal mehr, als der Mensch an Körperzellen besitzt. Bei einem Erwachsenen steuert die Darmflora immerhin ca. 700 g zum Körpergewicht bei. Diese starke Keimbesiedelung besteht allerdings nicht von Geburt an, sondern baut sich im Laufe der Individualentwicklung auf.»[47] Auch nach der Aufbauphase im Kindesalter befindet sich das mikrobielle System in ständigem Wandel. Es weist in den unterschiedlichen Lebensphasen typische Zusammensetzungen auf, ist aber auch sehr anfällig für Störfaktoren. Das sind alle Substanzen, die dazu konstruiert wurden, bakterielles Wachstum zu

47 Aus: Beckmann / Rüffer: Mikroökologie des Darmes; Seite 5

unterdrücken. Dazu gehören neben Konservierungsmitteln, die wir u.a. mit der Nahrung aufnehmen, auch Desinfektionsmittel, die aufgrund eines fehlgeleiteten Hygienewahns unser mikrobielles Umfeld völlig verändern und resistent machen, was nicht ohne Folgen für den menschlichen Organismus bleiben kann. Auch Zucker sowie einige Zusatzstoffe der Nahrungsmittelindustrie führen zu deutlichen Veränderungen der Keimzusammensetzung. Die massivste Störwirkung auf die Symbiontenflora geht aber von antibiotischen Medikamenten aus, deren bakteriostatische bzw. bakterizide Wirkung nicht zwischen physiologischen und pathogenen Keimen unterscheidet. D.h., nach *jeder* antibiotischen Behandlung ist das mikrobielle Ökosystem massiv gestört – und baut sich nicht ohne Weiteres «von selbst» wieder auf. Die Folgen werden später dargestellt.

Voraussetzung für den Aufbau und die Kontinuität einer physiologischen Flora ist ein adäquater «Nährboden», was mit dem Überbegriff «Milieu» beschrieben wird. Der Milieu-Begriff ist quasi die Schnittstelle zwischen der modernen Mikrobiologie und der TEN, denn das Milieu ist im Sinne der TEN das Ergebnis der humoralen Regulationsvorgänge auf den Schleimhäuten. Die humorale Situation ist demnach verantwortlich dafür, welche Mikroorganismen in welchen Kombinationen dort leben können, und damit ist dieses System auch humoraltherapeutisch beeinflussbar.

Die physiologische Symbiontenflora der Schleimhäute wird heute als integraler Teil des Immunsystems betrachtet. Daher führen unphysiologische Veränderungen der Flora auch zu massiven Störungen im Immunverhalten (allergische Diathese, rezidivierende akute Entzündungen, chronische Entzündungen, Autoimmunprozesse). Vereinfacht dargestellt sind es drei Mechanismen, über die die Symbiontenflora mit dem MALT (mucosa associated lymphoid tissue) bzw. im Darm mit dem GALT (gut associated lymphoid tissue) interagiert:

- *Barrierefunktion durch Konkurrenz gegenüber Fremdkeimen* (extrinsische Barriere) «Lücken» in der Flora sind quasi offene Eintrittspforten für Fremdkeime aller Art. Die nach Antibiotika-Einnahme regelmässig auftretenden Vaginalmykosen sind ein typisches Beispiel für diesen Pathomechanismus.

- *Regulation der Permeabilität* der Schleimhaut
  Eine unphysiologische Flora erhöht die Durchlässigkeit der Mucosa für grossmolekulare Substanzen. Im Darm handelt es sich dabei um unvollständig enzymatisch aufgespaltene Nährstoffe (humoralmedizinisch: kalter, roher Chymus), wobei v.a. die Eiweisse besondere pathogene Bedeutung haben. Diese Substanzen reizen und überlasten die Stoffwechselfunktionen und im Besonderen das Lymphsystem, was u.a. lymphatische Dysregulationen (Skrofulose) begünstigt.
  Der therapeutische Aufbau einer intakten Flora verringert die Permeabilität und entlastet damit den Stoffwechsel und das Lymphsystem. Damit ist dieser Mechanismus essentiell für die Konstitutionstherapie bei allergischer Diathese.

- *Vermittlung von Antigen-Informationen* an das MALT / GALT, repräsentiert durch die Peyer'schen Plaques. Dies ist eine wichtige Funktion vor allem der Coli-Stämme.

Ergebnis ist ein permanenter Trainingseffekt des Lymphsystems, entsprechend der aktuellen Antigen-Situation auf der Schleimhaut.

(Wichtig für die Therapie: Coli-Präparate stimulieren zwar das intestinale Immunsystem, fördern aber – entgegen den Aussagen der Hersteller! – *nicht* den Aufbau der Symbiontenflora.)

Die folgende Grafik zeigt die systemische Pathophysiologie vieler GALT-assoziierter Erkrankungen:

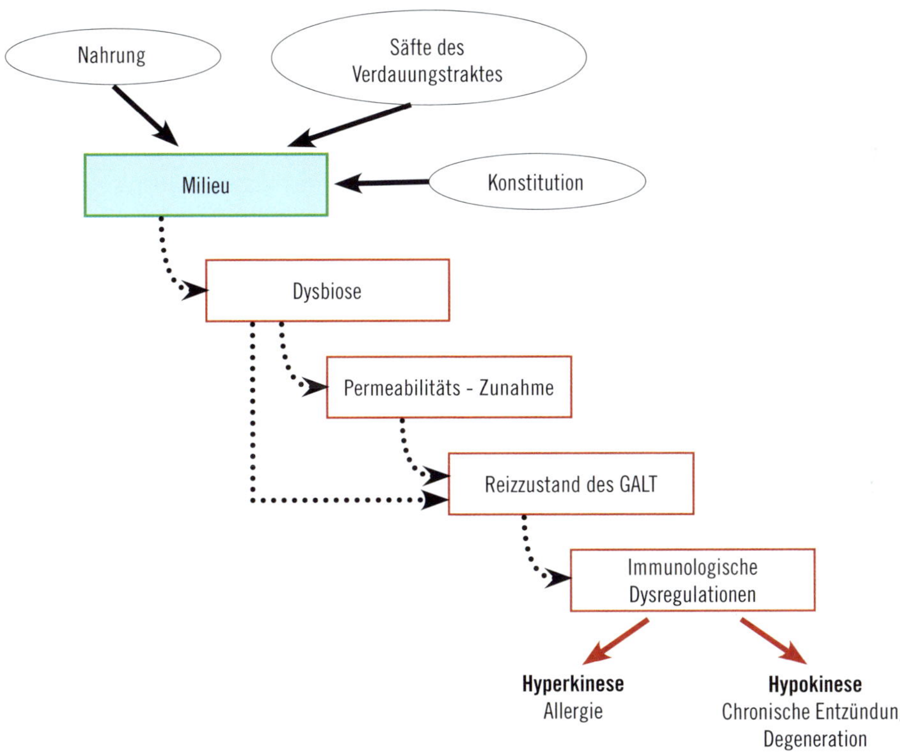

Pathogenetische Kaskade des intestinalen Schleimhaut- und Lymphsystems

Die komplexen Wechselbeziehungen der genannten Faktoren lassen sich im Modell der folgenden «funktionellen Trias» zusammenfassen, da keines der drei Elemente isoliert betrachtet werden kann, sondern immer im Kontext zu einander:

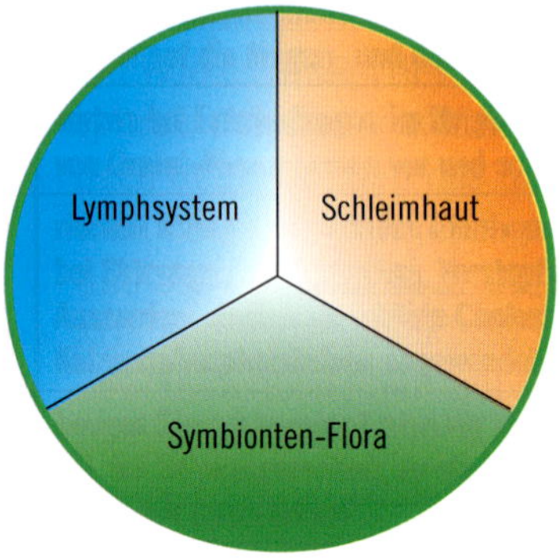

Dieses Modell ist sowohl eine Erklärungsbasis für die Physiologie als auch für die Pathophysiologie dieses Systems. Und es stellt zudem ein sinnvolles und bewährtes *Raster für Therapiekonzepte* zur Verfügung, das heisst in einer umfassenden Therapie sollten alle drei Elemente der Trias berücksichtigt werden.[48]

In der TEN bekommt diese Trias im Zusammenhang mit Lymphatismus und Skrofulose zentrale Bedeutung, weil es – ergänzend zu der seit Jahrhunderten bekannten humoralen Pathophysiologie – «moderne» Erklärungen zu den Krankheitserscheinungen der Schleimhäute (und auch der Haut) liefert, die kennzeichnend für die Skrofulose sind. Und es ist damit eine rationale Grundlage, die «traditionelle» Skrofulose-Therapie synergistisch mit einer Symbionten-Aufbautherapie (Synonyme: Symbioselenkung, mikrobiologische Antagonistentherapie) zu ergänzen, was sich in der Praxis hervorragend bewährt.

Es sind viele Präparate mit verschiedenen physiologischen Bakterienstämmen im Handel. Diese aber ohne begleitende «Milieu-Therapie» zu verabreichen, entspricht dem Versuch, Pflanzensamen auf trockene, unbearbeitete Erde zu streuen und zu erwarten, dass die Pflanzen dort keimen und gedeihen.

Ohne Aufbau eines adäquaten Milieus wird auch die Restaurierung der Symbiotenflora nicht gelingen. Praktisch bedeutet das: Stimulation der Coctio (vorwiegend durch pflanzliche Bittermittel) im Rahmen einer Konstitutionstherapie. Werden hierzu ergänzend Bakterienpräparate gegeben, erfolgt ein rascher und stabiler Aufbau der Schleimhautfloren, was die Konstitutionstherapie der TEN synergistisch ergänzt.

Um die Hintergründe des Milieu-Zustandes und dessen therapeutische Beeinflussung nach modernen wissenschaftlichen Kriterien erklären zu können, eignet sich hervorragend das System der Grundregulation nach Pischinger, das im folgenden Kapitel behandelt wird.

48 Weiterführende Informationen zu dieser Thematik in: Alber-Jansohn / Garvelmann: Naturheilkunde für Kinder, AT-Verlag, Baden 2009

19.4. System der Grundregulation nach Pischinger

Die Grundlagen der Lehre Prof. Alfred Pischingers von den interstitiellen Grundfunktionen müssen als bekannt vorausgesetzt werden. In diesem Abschnitt geht es primär um die Bedeutung und Integration dieses wissenschaftlichen Modells in die TEN.

Die räumliche und funktionelle Eingliederung der Zellen in das Bindegewebe verlagert den Fokus der Betrachtung von der Zelle selbst auf deren Umfeld. Damit wird die Zelle, die in der reinen Virchow'schen Lehre als Zentrum aller organischen Aspekte gesehen wird, zu einem hierarchisch untergeordneten Element, das in allen strukturellen und funktionellen Bereichen in vollständiger Abhängigkeit von der Versorgung und der Steuerung durch das Interstitium steht. Das betrifft sämtliche Grundfunktionen, denen in der folgenden Aufstellung die Analogien in der TEN-Physiologie gegenüber gestellt werden.

Grundsätzlich muss betont werden, dass in der galenistischen Lehre die Zelle im heutigen Sinne noch nicht bekannt war, wohl aber die Basis-Gewebsfunktionen, die als Leistung des gesamten Gewebes verstanden wurden, ohne dessen anatomische Details mit der heutigen Präzision benennen zu können. Das entspricht dem Wesen der TEN als funktionell orientiertes Medizinsystem und engt ihren Handlungsspielraum auf der funktionellen Ebene in keiner Weise ein.

Grundfunktion	Pischinger	Analogie in der TEN
Versorgung («Nährstrom»)	Sämtliche über das arterielle Gefässsystem herangeführten nutritiven Stoffe und O_2 müssen aus der Kapillare ins Interstitium austreten und über die «Transitstrecke» zur Zelle transportiert werden, bevor sie aufgenommen und verstoffwechselt werden können.	Hierbei werden die ernährenden Aspekte der dritten Coctio erkennbar, bei der in der letzten Stufe der Sanguifikation die *physiologische Feuchtigkeit* in eine für den Gewebsaufbau und die Ernährung verwertbare Form gewandelt wird.
Entsorgung («Klärstrom»)	Sämtliche von der Zelle produzierten Metaboliten werden ins Interstitium abgegeben und müssen über die Transitstrecke zur Blut- bzw. terminalen Lymphkapillare transportiert werden, um aus dem Gewebe eliminiert werden zu können.	Die bei der Gewebstätigkeit entstehenden Schärfen und Überschussstoffe müssen aus dem Gewebe entfernt werden. In der galenischen Lehre bleiben die Mechanismen, mit denen dies geschieht, sehr vage (das Wissen um den geschlossenen Blutkreislauf war noch nicht vorhanden). Die heutige TEN orientiert sich an der Lehre Pischingers, legt aber die regulativen energetischen Prinzipien der Humorallehre zugrunde.
Regulation	Sämtliche *Hormone* werden über das Blutsystem herangeführt und gelangen nach Transport durch die Transitstrecke zu den Zielzellen. Die *vegetativen* Endfasern enden ebenfalls im Interstitium. Die nerval induzierte Antwort der Zelle erfolgt nach Transport der Transmittersubstanzen durch die Transitstrecke.	Die Gewebsregulation in seiner Gesamtheit ist die Leistung des sanguinischen Wärmeprinzips, das nach der dritten Coctio präzise den Anforderungen des Gewebes entspricht. Die Nerven wurden als Röhrensystem für den Transport des Spiritus animalis gesehen. Damit entspricht die nervale Steuerung den Spiritus-Funktionen. Hormone waren in der galenischen Lehre noch unbekannt.

Grundfunktion	Pischinger	Analogie in der TEN
Abwehr	Fixe und bewegliche Abwehrzellen schaffen im Interstitium die Voraussetzung für Schutz- und Abwehrmechanismen für die Parenchymzellen. U.a. läuft mit der *akuten Entzündung* der elementarste aller Abwehrprozesse im interstitiellen Bindegewebe ab.	Ein zentraler Begriff der traditionellen Krankheitslehre war aber die akute Entzündung als Exzess der Wärmeprinzipien («Feuer der Entzündung / des Fiebers»). Die anatomischen Details des Immunsystems waren in der galenischen Lehre noch unbekannt.
Mechanik	Stabilität bzw. Elastizität des Gewebes ist das Ergebnis des Verhältnisses zwischen Kollagen- und Elastinfasern.	Die Gewebsfasern sind Grundlage der Formgebung und des Gewebsaufbaus. Biologischer Sinn von Gewebsstabilität bzw. -elastizität («Tonus der Fasern») war seit Urzeiten bekannt und wichtiges Kriterium der Therapie.

Verlängerung der Transitstrecke

Ein wichtiges pathophysiologisches Element im System der Grundregulation ist die Retention von Metaboliten im Interstitium aufgrund gestörter Eliminationsprozesse. Dies wird als «Verlängerung der Transitstrecke» bezeichnet, was nicht im anatomischen, sondern im funktionellen Sinne zu verstehen ist.

Die Verlängerung der Transitstrecke hat Einfluss auf alle anderen interstitiellen Grundfunktionen, indem es sie erschwert und unter Umständen sogar blockiert. Konkret heisst das, dass sowohl die Versorgung der Zellen als auch die Regulations- und Abwehrprozesse durch Ablagerung von Stoffwechsel-Endprodukten in der Transitstrecke reduziert ablaufen, was ein entscheidender pathophysiologischer Faktor bei einer Vielzahl unterschiedlicher

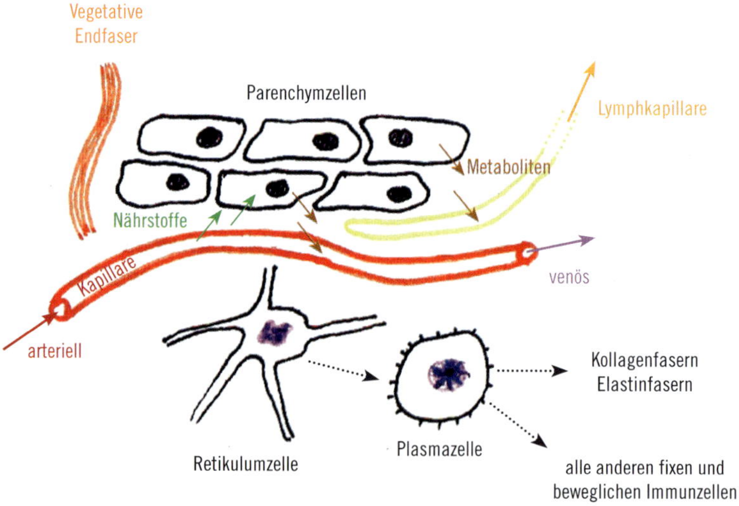

Schematische Darstellung der Funktionalität im interstitellen Bindegewebe (System der Grundregulation nach Pischinger)

Krankheiten ist. Diese Situation wird im Volksmund häufig als «Verschlackung» bezeichnet. Dies bestätigt und erklärt auf wissenschaftlicher Basis die empirisch gewonnenen Erkenntnisse der TEN als Grundlage aller ab- und ausleitenden Therapieverfahren.

Fazit

Die Lehre vom interstitiellen System der Grundregulation ist eine wichtige Schnittstelle zwischen dem schulmedizinischen und dem naturheilkundlichen Denkmodell. Es liefert plausible theoretische Hintergründe, das empirisch gewonnene Wissen der TEN über die Funktionsabläufe im Gewebe und deren pathologische Abweichungen nach heute üblichen wissenschaftlichen Kriterien zu erklären.

Weil es damit aber nicht dem TEN-spezifischen humoralen Denken entspricht, ist es auch nicht «nahtlos» in die diagnostischen und therapeutischen Konzepte der TEN integrierbar, stellt aber ein hervorragendes Kommunikationsmedium zwischen den Medizinsystemen dar.

19.5. Manuelle Lymphdrainage (MLD)

Der dänische Physiotherapeut Dr. Emil Vodder (1896–1986) entwickelte die Manuelle Lymphdrainage. Die Ärzte Johannes Asdonk und Michael Földi waren enge Mitarbeiter von Dr. Vodder und sind verantwortlich dafür, dass die MLD in der Schulmedizin einen beachtlichen Stellenwert besitzt. Sie gehört aber auch zum Angebot vieler naturheilkundlicher Praxis, da sie als *säftebewegendes Verfahren* mit spezifischer Wirkung auf das Lymphsystem eine Weiterentwicklung der klassischen Lymphtherapie der TEN ist und diese hervorragend ergänzen kann.

Ihre Wirkungsweise ist eng mit der Physiologie des oben beschriebenen interstitiellen Systems der Grundregulation verknüpft, da der durch die MLD verstärkte Abtransport interstitieller Lymphlast direkt zur Verkürzung der Transitstrecke führt und damit sowohl die Ernährungsstituation des Gewebes verbessert als auch die Belastung durch Schärfen reduziert. Damit wirkt sie auch optimierend auf die Säftequalität im Sinne der Humoralmedizin.

Die MLD verbessert den lymphatischen Abfluss in Fällen, bei denen krankheits- oder konstitutionsbedingt die Eigendynamik der Lymphgefässe reduziert ist oder bei denen in Folge operativer Entfernung von Lymphknoten (vorwiegend im Zuge der chirurgischen Entfernung bösartiger Tumore) die anatomischen Voraussetzungen der lymphatischen Entsorgung fehlen. In diesen Fällen, bei denen meist massive Lymphödeme vorhanden sind, kann die MLD die Ausbildung von Umgehungsverbindungen (Anastomosen) fördern und damit die Voraussetzung einer lymphatischen Entsorgung überhaupt erst wieder schaffen.

Auch in Krankheitssituationen, in denen eine Leistungsschwäche des Lymphsystems wichtiges Element der Pathophysiologie ist, kann die MLD wesentlich zur Genesung beitragen. Dies ist häufig sinnvoll und notwendig nach hochdosierter medikamentöser Therapie (z.B. mit Kortikoiden und einigen Antibiotika) und bei chronischen Entzündungen (beispielsweise bei chronischer Sinusitis) als Ergänzung zu innerlich verabreichten

Lymphmitteln. Eine weitere bewährte Indikation für die MLD ist die Anwendung nach Zahnextraktionen. In diesem Fall lindert sie die Wundschmerzen durch raschen Abfluss des Ödems, fördert die Wundheilung und spart damit Schmerzmittel.

Die MLD zeichnet sich vor allem durch ihre «Sanftheit» aus. Mit typischen kreisenden Handbewegungen wie z.B. stehende Kreise oder Pumpgriff wird der Lymphfluss angeregt. Durch sanften Dehnungsreiz in der Schubphase wird die Lymphflüssigkeit in die jeweils nächstliegende Lymphsammelstelle geführt. Im Ein-Sekunden-Rhythmus wird im Wechsel zwischen Spannung und Entspannung gearbeitet, was etwa dem physiologischen Rhythmus der Kontraktionen der Lymphkapillaren entspricht. Die Phasen und Griffe sind mit gleichbleibenden rhythmischen anschwellender und abschwellender Intensität auszuführen. Die Berührungsqualität ist fliessend und weich, um somit einen Wiederholungseffekt zu erzielen. Die Hände sollten sich so anfühlen, als ob sie sanft die Oberfläche eines Sees berührten. Dabei muss der MLD-Therapeut präzise die Gesetzmässigkeiten des Lymphflusses bzgl. Anatomie und Physiologie beachten, da eine falsche Vorgehensweise die Grundprobleme sogar verstärken kann.

19.6. Das Sechs-Phasen-Modell nach Reckeweg

Ein interessantes Konzept zur Verknüpfung der TEN mit der Medizin der Neuzeit stammt von Dr. Reckeweg (1905–1985). Es bietet einerseits Erklärungen zur Dynamik und Entwicklung des Krankseins, erlaubt eine zusammenhängende Beurteilung des Krankheitsverlaufs und damit neue Aspekte für ein vertieftes Krankheitsverständnis. Andererseits ist Reckewegs Modell auch Basis für die Wahl der Therapie und deren Verlaufskontrolle.

Das von Reckeweg erstellte homotoxikologische Konzept betrachtet alle heute als Krankheit bezeichneten Vorgänge als zweckmässige Anpassungs-, Kompensations- und Abwehrmassnahmen gegen endogene und exogene Reize.

Homotoxikologie: Lehre vom Einfluss der Gifte auf den Menschen

Das zentrale Element seines Konzepts ist das sogenannte Sechs-Phasen-Modell, welches die Gesetzmässigkeiten einer zunehmenden Beeinträchtigung der Organe und deren Funktionen durch schädigende Toxine und Reize zeigt. Bei den dabei ablaufenden Regulationsbestrebungen des Körpers lassen sich sechs verschiedene Phasen erkennen. Der Krankheitsverlauf ist schematisch dargestellt – in der Realität kann er auch einzelne Phasen überspringen.

Für die Wiederherstellung des Gleichgewichts entwickelte Reckeweg eine spezifische antihomotoxische Arzneimittellehre. Diese komplexhomöopathischen Heilmittel leiten verstärkt Toxine aus und unterstützen die beeinträchtigten Organe und Funktionen. Die antihomotoxische Arzneimitteltherapie an dieser Stelle näher zu erläutern, ist nicht das Ziel dieses Kapitels, es sei auf entsprechende Fachliteratur verwiesen.

Sechs-Phasen-Modell

Die Krankheitsentwicklung verläuft nach Reckeweg dreiteilig – in einer ersten Stufe auf der humoralen-, dann auf der Matrix- und schlussendlich auf der Zellebene. Da Reckeweg anfänglich das System der Grundregulation Pischingers (Veröffentlichung 1975) noch nicht bekannt war, folgte in seinem ursprünglichen Schema auf die humorale Ebene direkt die zelluläre Ebene. In späteren Anpassungen wurden Ende der 80-er Jahre die neuen Erkenntnisse über die interstitiellen Grundfunktionen in das Modell eingefügt, so dass nun nach der ersten Phase die Krankheitsentwicklung von der humoralen Ebene auf die Matrix, das Grundgewebe (Bindegewebe) übergreift.

Humorale Ebene	Exkretionsphase	Regressive Vikariation
	Inflammationsphase	
Matrix-Ebene	Depositionsphase	Biologischer Schnitt
	Imprägnationsphase	
Zelluläre Ebene	Degenerationsphase	Progressive Vikariation
	Dedifferenzierungsphase	

Sechs-Phasen-Modell der Homotoxikologie nach Reckeweg

A. Humorale Ebene

Der Schauplatz der Regulationsversuche des Körpers befindet sich im direkten Einflussbereich des Blutes und der Flüssigkeitssysteme des Körpers. Der Begriff humoral wird von Reckeweg in diesem Zusammenhang anders, d.h. in einer engeren Bedeutung, verwendet, als ihn die Humoralmedizin definiert.

1. Exkretions- oder Ausscheidungsphase

In einer ersten Phase versucht sich der Körper mittels erhöhter physiologischer Ausscheidungsaktivität resp. der Sekretion von Flüssigkeiten gegen die pathogenen Faktoren zur Wehr zu setzen. Seine Reaktion ist aktiv und zielgerichtet, indem er die natürlichen Ventile öffnet, um sich durch Erbrechen, Schweissausbrüche, Durchfall etc. zu reinigen. In dieser Krankheitsphase ist es wichtig, die Bemühungen des Körpers zu unterstützen und nicht zu blockieren.

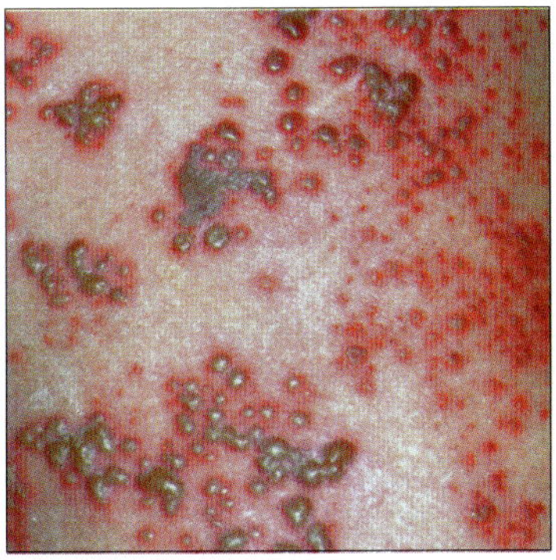

Hautentzündung bei Herpes Zoster – naturheilkundlich wird diese als Ausleitungsreaktion des Körpers über die Haut gedeutet.

2. Inflammations- oder Entzündungsphase

Genügen die physiologischen Aktivitäten des Körpers nicht, versucht das Abwehrsystem mittels Entzündung (z.B. Bronchitis), die pathogenen Reize durch gesteigerte pathologische Mechanismen zu verarbeiten (z.B. als Eiter). In der Hitze der Entzündung und des Fiebers soll der pathogene Einfluss «verbrannt» werden. Falls die Einwirkung dieser Reize anhält und die Kompensationsversuche des Körpers nicht den gewünschten Erfolg bringen, verlagert sich das Geschehen auf die nächste Ebene.

B. Matrix-Ebene

Die Krankheitsprozesse spielen sich auf der Ebene der Grundsubstanz ab, die auch als Pischinger-Raum oder Grundregulationssystem nach Pischinger bezeichnet wird. Auch wenn die Vorgänge auf dieser Ebene oft relativ symptomarm ablaufen, kommt dieser Ebene eine entscheidende Bedeutung zu, da hier – nach Reckeweg – der Schritt von der extrazellulären Ebene zur intrazellulären erfolgt. Eine gut funktionierende Matrix ist für die Prävention chronischer Erkrankungen grundlegend.

3. Verschlackungs- oder Depositionsphase

In dieser Phase werden die entstehenden endogenen und exogenen Toxine und Entzündungsprodukte abgelagert, z.B. im Rahmen einer Arteriosklerose. Der Körper hat seine aktiven Reaktionen mehrheitlich eingestellt und beginnt nun die störenden Faktoren an – aus seiner Sicht – geeigneten Orten abzulagern, z.B. im Bindegewebe. Dieses hat als Übertragungszone zwischen den regulativen Systemen (Nervensystem, Kreislauf u.a.) und der Zelle selbst eine äusserst wichtige Bedeutung. Die «mit Ablagerungen verstopfte» Matrix behindert den Transport essentieller Stoffe zu den Zellen, reduziert so das Fliessgleichgewicht im Organismus und stört wichtige Lebensfunktionen. Der Mensch fühlt sich in dieser Phase der Krankheitsentwicklung nicht direkt krank – aber auch nicht gesund, unter Umständen energielos und müde. Diagnostisch sind die entsprechenden Vorgänge oft schwer erfassbar.

4. Rückvergiftungs- oder Imprägnationsphase

Der Krankheitsprozess entgleitet den natürlichen Regulationsmechanismen immer mehr und beeinträchtigt zunehmend auch intrazelluläre Strukturen. Schwere Entzündungen am Ort des geringsten Widerstands, z.B. im Verdauungstrakt, können die Folge davon sein.

C. Zelluläre Ebene

Auf dieser Ebene entgleisen die Zellfunktionen und die Zellstrukturen werden verändert oder zerstört.

5. Entartungs- oder Degenerationsphase

Die Körperzellen werden nun irreparabel geschädigt, z.B. in Form einer Leberzirrhose. Die Organgewebe werden zerstört und damit die von ihnen ausgeübten Funktionen vermindert oder verunmöglicht.

6. Krebsbildungs- oder Dedifferenzierungsphase

Die Zellen entarten unter dem stark anhaltenden pathogenen Einfluss zu undifferenzierten Zellen. Zellproliferation, Neoplasien prägen diese, letztendlich den Körper zerstörende Phase.

Der biologische Schnitt und das Vikariationsprinzip

In den ersten drei Phasen des Modells hat der Körper die Reizeinwirkung ohne Zell- und Organschädigung abgewehrt. Falls Zellen im Verlauf des Entzündungsprozesses verloren gehen, werden diese wieder durch intakte ersetzt.

Zwischen der dritten und vierten Phase liegt die von Reckeweg «*biologischer Schnitt*» genannte Grenze, nach der durch die pathogenen Einflüsse auch die Körperzellen und deren Funktionen affektiert werden. Der Körper versucht zwar auch in den folgenden Phasen zu regulieren, dies aber mittels teilweise tiefgreifender Beeinträchtigung der Gewebe und Funktionen, z.B. durch Fistel- oder Geschwürbildung. Die Trennlinie scheidet Selbstregulation und Selbstregulations-Unvermögen des Körpers, aber auch die entsprechenden pathogenetischen Abläufe und therapeutischen Prinzipien.

An dieser Scheidelinie setzt auch das *Vikariationsprinzip* Reckewegs an. Der Körper spricht auf eine Therapie an, wenn die Krankheitserscheinungen rückläufig werden, d.h. Reaktionsmuster aus vorherigen Phasen als regressive Vikariation aufweisen – während eine Weiterentwicklung gemäss den beschriebenen Phasen, also eine progressive Vikariation, die auf eine Verschlechterung der Reaktionsmuster und damit des Krankheitszustandes hindeutet.

19.7. Impfungen

> *«Einen gewissen Beitrag zur Lebensverlängerung vermag die Medizin zu leisten, wenn sie sinnvoll gebraucht wird. Z.B. ist immer zu bedenken, dass jede Anwendung eines Arzneimittels an und für sich schon schädlich und nur dann zu rechtfertigen ist, wenn dadurch ein im Körper existierender krankhafter Zustand aufgehoben wird. Wenn aber das Mittel überflüssig war, wird der Patient durch diese Gabe erst richtig krank gemacht, oder wenn es nicht die passende Arznei war, erwirbt er sich durch deren Wirkung zusätzlich eine zweite Krankheit.»*
>
> Dr. med. Christoph Wilhelm Hufeland, Berlin 1860

Die meisten Menschen in westlichen Ländern machen sich wenig Gedanken darüber, was Impfungen für unseren Organismus bedeuten, denn es wird uns von klein auf vermittelt, Impfungen seien sinnvolle, zuverlässige und harmlose Massnahmen, mit denen man sich vor gefährlichen Krankheiten sicher schützen kann. Dies ist die «offizielle» schulmedizinische Auffassung, die mit enormem propagandistischem Aufwand gebetsmühlenartig in allen Massenmedien verbreitet wird. Das «erwünschte» Ergebnis ist, dass nur wenige Menschen die offiziellen Verlautbarungen zum Thema Impfen hinterfragen und ihre Kinder dementsprechend kritiklos durchimpfen lassen. Manche Eltern sind sogar der Meinung, sie seien gesetzlich dazu verpflichtet, sich und ihre Kinder impfen zu lassen, was absolut nicht stimmt: *Es gibt weder in Deutschland noch in Österreich eine Impfpflicht. In der Schweiz ist in den Kantonen Freiburg, Genf, Neuenburg und Tessin lediglich die Impfung gegen Diphtherie obligatorisch. Im Kanton Freiburg zusätzlich die Tetanus-Impfung.*

Zweifellos wäre es eine faszinierende und unterstützenswerte Sache, wenn man mit Impfungen tatsächlich zuverlässig und ohne Folgeprobleme Krankheiten verhindern könnte. Die Erfahrungen in der Praxis zeigen aber deutlich, dass die Realität völlig anders aussieht: Weder ist ihre Schutzwirkung sicher (Es gibt *keinen* wissenschaftlichen Beweis für die Wirksamkeit von Impfungen!) noch ist ihre Anwendung so problemlos, wie es immer wieder dargestellt wird. Aber leider wird das den betroffenen Personen erst dann klar, wenn sie durch eine Impfung bereits in irgendeiner Weise gesundheitlich geschädigt wurden. Erst dann wird die Notwendigkeit erkennbar, sich die *unabhängigen* Informationen zu holen, die sie eigentlich *vor* der Impfung gebraucht hätten, um umfassend informiert ihre bewusste und eigenständige Zustimmung zu der Impfung geben zu können. Eigentlich ist es die gesetzliche Pflicht des impfenden Arztes, die Eltern umfassend über die positiven *und* negativen Aspekte der vorgesehenen Impfung aufzuklären, was aber de facto nur selten geschieht.

Zumindest der Beipackzettel des Impfstoffs sollte als Informationsgrundlage dienen. Aber – und hierzu sei ein Kinderarzt zitiert: «Welche Mutter lässt ihr Kind noch impfen, wenn ich ihr den Beipackzettel zeige?» Damit ist vieles gesagt.

Nachdem in anderen Kapiteln dieses Buches die wichtigsten Gesetzmässigkeiten und Prinzipien naturgemässer Heilkunde zusammengetragen wurden, kann bei diesem Thema darauf Bezug genommen werden. Die sich aus den Impfungen ergebenden Konsequenzen erschliessen sich weitgehend aus der Logik des Beschriebenen.

Es sind viele Bücher verfasst worden und es gibt viele Veröffentlichungen zu diesem Thema im Internet, die ihre Schlussfolgerungen aus den Daten wissenschaftlicher Studien ziehen, was für eine kritische Auseinandersetzung mit dem Thema «Impfen» zweifellos *ein* wichtiger Aspekt unter vielen ist. Da aber die Fixierung auf Zahlen, Prozentwerte und andere Daten auch bei diesem Thema den Blick aufs «Ganze» eher verschleiert als Klarheit schafft, sehen die Autoren dieses Buches keinen Sinn darin, hier Statistiken und Studien zu zitieren, bei denen ein Unbeteiligter nicht beurteilen kann, wie vertrauenswürdig und realistisch die zugrunde liegenden Daten sind. So gesehen ist es dringend notwendig, das Thema Impfungen aus anderen, in bisherigen Veröffentlichungen kaum berücksichtigten Blickwinkeln zu betrachten. Die Thematik wird daher hier konsequent in die konstitutionelle Gesundheits- und Krankheitslehre der TEN integriert.

Was bewirkt eine Impfung?

Zunächst – etwas vereinfacht – die schulmedizinische Erklärung für das Wirkprinzip von Impfungen: Man injiziert einen toten oder abgeschwächten Krankheitserreger in den Körper. In dieser Form kann er die akute Krankheit zwar nicht auslösen, aber das Immunsystem kommt trotzdem damit in Kontakt. Die dafür zuständigen Lymphzellen lernen durch den Kontakt, Antikörper zu produzieren, die spezifisch zu diesem Mikroorganismus passen – wie ein Schlüssel in das dazu gehörende Schloss. Diese Antikörper-Information wird in sog. Gedächtniszellen für lange Zeit gespeichert. Gelangen nun zu einem späteren Zeitpunkt einige lebende Keime der betreffenden Sorte in den Körper, werden ohne Verzögerung sofort die entsprechenden Antikörper produziert, die sich an die Erreger heften, diese blockieren und sie den Fresszellen des Immunsystems zum Frass vorwerfen. Damit werden die Erreger vernichtet, bevor sie sich vermehren und so die entsprechende Krankheit auslösen können. Eine solche Unempfänglichkeit für eine Infektionskrankheit nennt man Immunität. Das klingt zunächst plausibel. Aber es wird dabei ausser Acht gelassen, dass sich durch die Impfmethodik einige grundsätzliche Konflikte mit Grundgesetzen der Natur ergeben.

Erstes grundsätzliches Problem von Impfungen

Es ist ein elementares Naturgesetz, dass Abwehrprozesse, um erfolgreich zu sein, immer aktiv und mit grosser Dynamik (Feuerprinzip) ablaufen müssen. Diese Abwehrmechanismen werden aber nur in Gang gesetzt, wenn der auslösende Reiz dem Organismus bekannt ist, d.h. bei Reizen, mit denen sich der Mensch in seiner langen Evolution auseinander gesetzt hat. Und genau hier liegt ein prinzipielles Problem der Impfungen: Abgetötete oder abgeschwächte Mikroorganismen gibt es in der Form, wie sie in Impfstoffen vorliegen, in der Natur nicht. Und selbst wenn es sie gäbe, könnten sie auf natürlichem Wege nicht in den Organismus gelangen, denn ein toter Erreger ist gemäss der Infektionslehre nicht infektionsfähig. Unser Immunsystem hat deshalb keine entwicklungsgeschichtlichen Erfahrungswerte, wie es auf diesen künstlichen Cocktail reagieren soll. Das führt zu einem Konflikt: Einerseits sind die Erreger zu «schwach», um die entsprechende akute Krankheit auszulösen, andererseits ist da doch «Irgendetwas», das eine Reaktion notwendig macht. Und da unser Immunsystem über kein evolutionär erprobtes Programm verfügt, wie man mit «Mikroben-Zombies» umgeht, laufen die Abwehr- und Immunisierungsprozesse nur teilweise und unvollständig ab. Es werden zwar Antikörper gebildet, was ein Teilaspekt bei der Überwindung einer Infektion ist, aber die naturgemässe Feuer- und Aufräumphase, in der die «Krankheitsgifte» bzw. die krankmachenden Informationen neutralisiert werden, fehlen dabei. Das bedeutet, dass der menschliche Organismus nach einer Impfung dauerhaft mit unverarbeiteten Krankheitsinformationen der Impfkrankheit belastet ist. Als Folge daraus ergibt sich ein

Zweites grundsätzliches Problem von Impfungen

Viele Menschen vertragen diese Dauerbelastung relativ gut, denn sie entwickeln nach der Impfung keine bleibenden Symptome. Das darf aber nicht als Beleg dafür gesehen werden, dass der Betroffene die Impfung folgenlos «weggesteckt» hat. Es zeigt lediglich, dass seine konstitutionelle Stabilität so gut ist, dass die Reize der Impfung symptomfrei *kompensiert* werden können.

Problematisch wird es bei Menschen, die konstitutionell nicht so stabil sind. Das betrifft vor allem die vielen lymphatischen und skrofulösen Kinder, die ohnehin zu reduzierten Wärmeprozessen neigen. Wenn diese Kinder zusätzlich mit Störfaktoren konfrontiert werden, die die Dynamik der Abwehrsysteme blockieren (und dazu gehören die Impfungen), trifft sie das genau ins empfindlichste Zentrum ihrer Konstitution. Das muss dann logischerweise dazu führen, dass ihre grundsätzliche Fähigkeit, krankmachende Reize zu kompensieren, mit jeder Impfung schlechter wird. Mit anderen Worten: Die betroffenen Personen werden immer anfälliger, selbst auf banalste Reize. Damit erklärt sich das am weitesten verbreitete Problem nach Impfungen: Starke Krankheitsanfälligkeit auf diverse «Infekte».

Die unerwünschten Folgen von Impfungen betreffen daher vorwiegend Menschen mit konstitutioneller Schwäche des Lymphsystems (Lymphatismus und Skrofulose). Dabei spielen die Kombinationsimpfungen eine besonders unrühmliche Rolle. Der konstitutionelle Aspekt ist für das Verständnis der Impfproblematik von zentraler Bedeutung, denn er erklärt, warum Impfungen selten direkt *spezifische* Krankheiten auslösen, sondern immer über den «Umweg» der konstitutionellen Destabilisierung. So gesehen können alle Impfungen zum indirekten Auslöser aller Krankheiten werden, deren Basis im Lymphatismus liegt. Und das ist nun mal ein grosses Spektrum von Krankheiten, die von der Schulmedizin fälschlicherweise als voneinander unabhängige Einzelereignisse interpretiert werden. Da in diesem Medizinsystem aber das konstitutionelle Denken weitgehend verloren gegangen ist, wird auch weiterhin die krankheitsfördernde Bedeutung der Impfungen hartnäckig dementiert werden.

Weil «neue» oder wiederholte Impfungen, und ganz besonders die Kombinationsimpfungen, sich in ihren Störwirkungen auf das Lymphsystem summieren, bewirkt jede Impfung eine zunehmende Destabilisierung der konstitutionellen Situation. So kann es durchaus sein, dass ein Kind nach den ersten Impfungen noch keine Folgeerscheinungen zeigt, wohl aber nach mehreren Folgeimpfungen. Dabei ist es auch nicht möglich, ein Zeitfenster für das Auftreten einer Impfschädigung zu definieren bzw. zu begrenzen. Diese Erkenntnis widerspricht der schulmedizinischer Auffassung, nach der ein Impfschaden nur innerhalb von max. 4 Wochen nach einer Impfung auftreten kann. Die Erfahrung zeigt aber, dass das nicht stimmt. Impfungen können noch Jahre, manchmal sogar Jahrzehnte nach ihrer Verabreichung als *ein* Faktor unter vielen (!) für die Entstehung von chronischen Krankheiten mitverantwortlich sein.

Diese Situation hat zur Folge, dass das Immunsystem nach Möglichkeiten sucht, diesen Zustand zu überwinden. Und an diesem Punkt kommen die Strategiewechsel in Gang, die im Kapitel «Gesundheits-, Krankheits- und Heilungsprinzipien» beschrieben sind: überschiessende bzw. defizitäre Reaktionsmuster. Sie sind die Grundelemente, die hinter den wichtigsten und häufigsten Impfschäden stecken:

- allergische oder Autoimmunkrankheiten (Das sind Krankheiten, bei denen das Immunsystem körpereigenes Gewebe als «fremd» betrachtet und entsprechend bekämpft.)
- chronische, häufig wiederkehrende Krankheiten, Infektanfälligkeit

Eines dieser beiden Reaktionsmuster steckt hinter den meisten Krankheiten, die durch Impfungen ausgelöst bzw. begünstigt werden können.

Ein ganz besonderes Problem: Kombinationsimpfungen

Mit dem Argument, Kindern mehrere «Pikser» ersparen zu wollen, werden die meisten Impfstoffe in Kombinationsimpfungen verabreicht. Zurzeit ist die bereits erwähnte 7-fach-Impfung bei Säuglingen ab dem 2. Monat üblich. Dabei ist es wissenschaftlich bekannt, dass die Immunantwort auf Antigen-Kombinationen schwächer und unberechenbarer abläuft als bei Einzelimpfstoffen.

Aus der Sicht der systemischen Heilkunde ergeben sich aber noch ganz andere Probleme: Es ist eine altbekannte Erfahrung, dass sich der menschliche Körper in der Regel nur mit *einem* Mikroorganismus beschäftigt – auch wenn er mehreren potentiell schädlichen Keimen ausgesetzt ist. Dies kommt dadurch zum Ausdruck, dass infektiöse Krankheiten im allgemeinen *nach*einander und nicht gleichzeitig ablaufen. Erst nachdem die aktive Aufarbeitung eines Störfaktors erfolgt ist, kümmert sich der Körper ggf. um das nächste «Problem». Die Situation, wie sie dem kindlichen Organismus durch eine 7-fach-Impfung aufgezwungen wird, kommt in der Natur *niemals* vor. Zu dem oben erwähnten Problem, dass das Immunsystem keine biologisch sinnvolle Strategie kennt, auf abgeschwächte oder tote Keime umfassend bzw. abschliessend zu reagieren, kommt bei Kombinationsimpfungen hinzu, dass es mehrere dieser Reize zur gleichen Zeit sind. Eine effizientere Möglichkeit, ein kindliches Immunsystem aus dem Takt seiner naturgemässen Reaktionsweise zu bringen, ist kaum vorstellbar.

Hinzu kommt noch die Problematik des Impfzeitpunktes. Die ersten beiden Lebensjahre sind eine wichtige Phase in der Ausreifung der Reaktionsmuster der Abwehrsysteme. Diese Ausreifung sollte nach Möglichkeit so naturgemäss und störungsfrei wie möglich ablaufen. In Bezug auf Impfungen bedeutet dies, dass Kinder im ersten, besser noch bis zur Vollendung des zweiten Lebensjahrs prinzipiell nicht geimpft werden sollten – falls dies überhaupt als notwendig erachtet wird. Zudem sollten Impfungen ausschliesslich in Phasen vollständiger aktueller Gesundheit erfolgen. Auch «banale» Krankheitszustände sind absolute Kontraindikationen.

Applikation als Injektion

Fast alle Impfungen werden heute als Injektionen (Spritzen) verabreicht. Diese Anwendungsform garantiert, dass der Impfstoff zuverlässig in den Körper gelangt. Aber mit der Injektionsnadel werden auch alle natürlichen Schutzbarrieren (Haut und Schleimhäute) umgangen. Die Oberflächen sind aber die Orte, an denen natürlicherweise der Kontakt mit der Aussenwelt stattfindet und wo auch die entscheidenden Immunfunktionen ablaufen. Je nach Abwehrkraft oder -schwäche entscheidet sich in Haut und Schleimhäuten, ob der Kontakt mit einem Keim zur Krankheit führt oder nicht. Durch die Injektion gelangt der Impfstoff direkt unter die Haut, wohin er sonst nie direkt käme. Dort sieht das Immunsystem aber von Natur aus keine Abwehrfunktionen vor, für die eigentlich die Oberflächenorgane zuständig sind.

Wenn man die bisher beschriebenen Impfprobleme miteinander verknüpft, führt eine Impfung zu folgender Situation: Der Körper wird zu einem beliebigen Zeitpunkt unter Umgehung aller natürlichen Abwehrbarrieren gezwungen, sich an einem nicht naturgemässen Ort mit einer Kombination von mehreren abgeschwächten oder toten Erregern auseinander zu setzen, für die er kein evolutionär entwickeltes «Abwehrprogramm» kennt.[49]

Als logische Konsequenz aus den Grundproblemen von Impfungen ergibt sich die Tatsache, dass die naturgemässe Überwindung einer Infektion mit einem krankheitsprägenden Mikroorganismus nur akut ablaufen kann, was aber bedeuten würde, dass der Mensch die entsprechende Krankheit aktiv durchmacht. *Es steht aber ausser Frage, dass schwere Krankheiten wie z.B. Kinderlähmung, Diphtherie oder Hirnhautentzündung vermieden werden müssen!*

Es muss aber angesichts der unübersehbaren Probleme, welche die Impfungen mit sich bringen, ernsthaft hinterfragt werden, ob diese tatsächlich eine geeignete und akzeptable Methode ist. Heftig umstritten ist das seit den Anfängen der Impfgeschichte.

Bedeutung von Antikörpern

In der Schulmedizin wird das Vorhandensein von Antikörpern nach einer Impfung als Beweis dafür gesehen, dass eine Immunität besteht. Jeder ernst zu nehmende Immunologe wird aber bestätigen, dass diese Schlussfolgerung nicht korrekt ist. Immunität ist das Ergebnis einer Vielzahl von Immunprozessen, die Hand in Hand arbeiten müssen. Und das Wissen um die immunologischen Details ist noch recht mager. Es gibt daher bisher keine Labor-Parameter, um mittels Blutuntersuchung nachzuweisen, ob Immunität gegen eine bestimmte Krankheit besteht oder nicht. Das Vorhandensein von Antikörpern zeigt jedenfalls lediglich, dass das Immunsystem Kontakt mit dem entsprechenden Mikroorganismus hatte. Aber es sagt absolut nichts darüber aus, ob der betroffene Mensch gegen die Krankheit immun ist. So hat man z.B. festgestellt, dass Kinder mit hoher Zahl von Masern-Antikörpern die Krankheit trotzdem bekommen haben, während andere Kinder nicht dafür empfänglich waren, obwohl keine Masern-Antikörper nachweisbar waren.

Definition eines Impfschadens

Juristisch wird der Begriff des Impfschadens national unterschiedlich definiert. Gleiches gilt für die Haftung für Impfschäden.

Die Zahl schwerer Impfschäden, die den Betroffenen zum Schwerbehinderten macht, ist tatsächlich relativ klein. Wenn man aber den Begriff des Impfschadens auf die subtileren Schädigungen und auf die Krankheiten des lymphatischen Formenkreises erweitert, stellt man fest, dass Impfschäden ein ausgesprochen häufiges Phänomen des täglichen Lebens sind. In welcher Weise diese Schädigungen zum Tragen kommen, ist dabei allerdings sehr unterschiedlich. Wie oben gezeigt, sind Impfungen ein auslösender Faktor für die heute

49 D.h.: Es wird keine Rücksicht darauf genommen, ob der Organismus zum Zeitpunkt der Impfung über die Bereitschaft verfügt bzw. überhaupt dazu in der Lage ist, sich mit dem geimpften Antigen-Cocktail auseinander zu setzen.

so häufig auftretenden Krankheiten des lymphatisch-skrofulösen Formenkreises. Dabei ist bewusst von *einem* auslösenden Faktor die Rede, denn es gibt keine Krankheit, die nur durch *einen* pathogenen Faktor ausgelöst wird. Und da auf jedes Lebewesen ständig eine grosse Zahl von Reizen einwirkt, von denen eine Impfung einer unter vielen ist, ist es nach wissenschaftlich anerkannten Kriterien ausgesprochen schwierig zu erkennen, welche Bedeutung eine Impfung bei der Entstehung einer Krankheit hat.

Ganz spurlos scheinen Impfungen nur von wenigen Menschen verkraftet zu werden. Eine Mutter von 6 Kindern, die – nach entsprechenden Erfahrungen – bei jedem nachfolgend Kind in Bezug auf Impfungen zurückhaltender wurde und die letzten beiden Kinder ganz bewusst gar nicht mehr impfen liess, sagte (sinngemäss zitiert): «Ich hatte jedes Mal den Eindruck, dass das Kind von einer Impfung in seiner Lebenskraft auf subtile Weise geschwächt wurde und es einen Knick in seiner Vitalität gegeben hat, von dem es sich nie wieder ganz erholt hat.»

Diese Wahrnehmung von sehr subtilen Veränderungen am Kind ist natürlich subjektiv und es gibt keine wissenschaftlichen Messwerte, die sie beweisen können. Aber wer, wenn nicht eine Mutter, ist in der Lage, solche Veränderungen wahrzunehmen. Und wer kann sich die Legitimation anmassen, eine solche Wahrnehmung ins Lächerliche zu ziehen, nur weil sie nicht «objektivierbar» ist.

Es gibt heute eine grosse Zahl von Krankheiten, die teilweise dramatisch zunehmen, ohne dass die Medizin plausible Erklärungen dafür hat. Aber allein die Möglichkeit in Betracht zu ziehen, die immer weiter ausufernden Impfprogramme könnten vielleicht ursächlich daran beteiligt sein, wird als unerwünschte «Schädigung des Impfgedankens» ganz unwissenschaftlich emotional abgelehnt. Aber die Logik, die dahinter steckt, wenn ein Arzt sagt: «Ich weiss nicht, weshalb die Krankheit entsteht, aber die Impfung als Auslöser kann es auf gar keinen Fall sein», verschliesst sich dem gesunden Menschenverstand.

19.8. Bioelektronische Funktionsdiagnostik (BFD)

Aus allem bisher Beschriebenen geht hervor, dass ein Kernanliegen der TEN-Therapie darin liegt, die Anpassungsfähigkeit gegenüber Störreizen aller Art zu verbessern bzw. im Krankheitsfall die naturgemässen Strategien des Organismus so zu optimieren, dass er die Reize Kraft seiner eigenen Fähigkeiten überwinden kann. Daraus ergibt sich, dass der Fokus der Diagnostik in vielen Fällen weniger auf der Ermittlung der Reize, als auf der Analyse der konstitutionellen Situation liegen muss. Dennoch gibt es Krankheitssituationen, an deren Pathogenese Reize beteiligt sind, die aufgrund der folgenden Bedingungen nicht überwunden werden können:

- Die Reizstärke ist so gross, dass sie in jedem Fall ausserhalb der Anpassungsbreite liegt. (Beispiele: Verbrennung, Trauma, Malignosen, hochpathogene Keime, starke ionisierende Strahlung)
- Die Reizstärke überschreitet die individuelle Anpassungsbreite (möglich bei fast jedem endo- und exogenen Reiz).

- Der Reiz blockiert die Möglichkeiten der konstitutionellen Stabilisierung und verhindert damit seine eigene Überwindung. (Beispiele: Fokalwirkung von kranken Zähnen, chronische Entzündungsherde, dauerhafte Fehlernährung, Quecksilber-Belastung aus Amalgamfüllungen, Gewebsazidose)
- Der Organismus kennt oder findet keine Strategie zur Überwindung eines Reizes. Sekundäre Folge ist häufig Punkt 3 (Beispiele: Impfungen, diverse Chemikalien [Zusatzstoffe der Lebensmittelindustrie], iatrogene Massnahmen, die naturgemässe Heilungsprozesse unterdrücken).

Insbesondere wenn es eine Kombination mehrerer pathogener Reize ist, die zu den Punkten 1.–4. führen (Eine Krankheit entsteht *nie* durch nur einen Auslöser!), ist es notwendig, die Reizsituation so zu reduzieren, dass eine erfolgreiche Konstitutionstherapie möglich wird. Das aber setzt voraus, dass man die Belastungsfaktoren identifizieren kann.

Hilfsmittel hierzu sind verschiedene Testmethoden: Entweder die bioelektronische Funktionsdiagnostik (BFD), die mit Geräten verschiedener Hersteller arbeitet, oder die «Angewandte Kinesiologie» (applied kinesiology), die ihre Informationen aus speziellen Veränderungen des Muskeltonus ableitet.

Bioelektronische Funktionsdiagnostik (BFD)

Sie basiert auf der Beobachtung, dass der elektrische Widerstand der Haut kurzfristig ansteigt, wenn ein Mensch mit der Information eines Stoffes konfrontiert wird, mit dem er irgendwelche «Probleme» hat.

Alle auf dem Markt befindlichen BFD-Geräte sind, vereinfacht dargestellt, hochempfindliche Widerstandsmesser, bei denen der Patient eine Elektrode in die Hand nimmt und mit der anderen Elektrode ein beliebiger Akupunkturpunkt an den Fingern oder Zehen abgegriffen wird. Welcher Punkt verwendet wird, ist eigentlich unerheblich. Wichtig ist nur, dass bei ihm der Ausschlag des Zeigers im Messgerät präzise reproduzierbar ist, was den Referenzwert ergibt – der zudem individuell einstellbar ist.

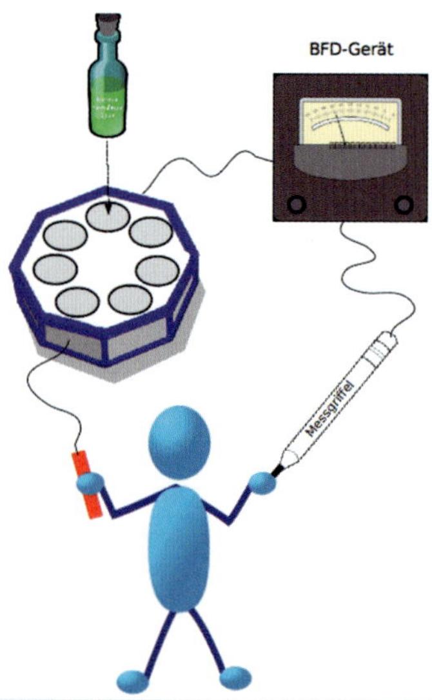

Schematische Darstellung des Messkreises in der BFD

Weiteres Element des Messkreises ist eine Metallwabe, die seriell in das Kabel der Handelektrode geschaltet ist. In diese Metallwabe können beliebige Arzneimittel oder sonstige Substanzen hineingestellt werden, die im Verdacht stehen, ein Störfaktor für den Patienten zu sein. Mit dem Strom, der auf der Handelektrode liegt, wird die Information des Stoffes in der

Wabe auf den Patienten übertragen. Haben die Regulationsmechanismen des Patienten mit dieser Information «ein Problem», wird beim nächsten Abgreifen des Akupunkturpunktes der ursprüngliche Referenzwert nicht wieder erreicht, d.h. der Zeiger zeigt einen niedrigeren Wert an (sog. «Zeigerabfall»).

Zum Testen werden vorwiegend potenzierte Mittel und Nosoden verwendet, es ist aber auch möglich, allopathische Medikamente oder auch Nahrungsmittel damit zu testen.

Auf diese Weise lässt sich nahezu jede beliebige Substanz darauf testen, ob sie für den betreffenden Menschen pathogenetische Bedeutung hat.

Es geht bei der BFD also nicht darum festzustellen, ob der getestete Stoff im Körper des Patienten *vorhanden* ist, sondern es kann damit analysiert werden, ob er im Krankheitsgeschehen *relevant* ist. Und man kann durch bestimmte Ampullen-Kombinationen in der Wabe sogar testen, welche Bedeutung der Stoff in einer Hierarchie verschiedener Belastungsfaktoren spielt.

Ein Beispiel

Ein Patient mit Gelenkschmerzen hat mehrere Amalgamfüllungen in seinen Zähnen. Um herauszufinden, ob das Quecksilber aus den Füllungen ein Belastungsfaktor ist, der für die Gelenkschmerzen mitverantwortlich ist, stellt man bei der BFD die Nosode Silberamalgam C200 oder Mercurius solubilis C200 (auch andere Potenzen sind möglich) in die Wabe. Kommt es danach beim Abgreifen des Akupunkturpunktes zu einem Zeigerabfall, beweist das die nosodologische Belastung durch Amalgam. In diesem Fall sollten sämtliche Amalgamfüllungen sorgfältig entfernt werden und anschliessend eine konsequente Ausleitungstherapie für Quecksilber durchgeführt werden. Erst danach wird die symptomorientierte und konstitutionelle Therapie auch dauerhaften Erfolg haben.

In ähnlicher Weise kann man eine Belastung durch jeden beliebigen Stoff abklären. Als Ergänzung zur TEN-typischen Diagnostik kann man die BFD also in den Fällen sinnvoll einsetzen, bei denen in der Anamnese oder bei anderen Untersuchungen der Verdacht auf eine bestimmte, nicht kompensierbare Belastung aufgekommen ist. Diese Information kann ein wertvolles kleines diagnostisches Mosaiksteinchen sein, das eine konstitutionell-humorale Diagnostik ergänzen, aber niemals ersetzen kann. Eine diagnostische Routine-Methode in der TEN ist die BFD so gesehen sicher nicht.

Das heute verbreitet praktizierte willkürliche «Durchtesten» von Hunderten von Organpräparaten und sonstigen Stoffen (wofür es sogar Computerprogramme gibt) und die anschliessende «Therapie» mit allen «positiv getesteten» Substanzen[50] *hat mit ernst gemeinter Naturheilkunde, die sich um das Verständnis systemischer Zusammenhänge bemüht, nichts zu tun und ist nur als Dilettantismus zu bezeichnen. Das gilt auch für das «Austesten» als Hauptkriterium zur Auswahl von Medikamenten.*

50 Der Autor dieses Textes hat Fälle erlebt, denen von einem Arzt nach BFD-Testung 30-40 verschiedene Nosoden verordnet wurden, die sie alle täglich nehmen sollten...

Aus der praktischen Erfahrung des Autors erweist sich die BFD als Ergänzung der TEN-Diagnostik bei folgenden nosodologischen Belastungen als hilfreich:

- *Herdbelastungen* (zur Fokus-Suche)
  Häufig:
  Darm (chron. Coctio-Insuffizienz, Dysbakterie)
  Zähne (wurzelbehandelt, Eiterherde an der Wurzel oder im Kiefer)
  Tonsillen (chronische Tonsillitis, Stippchen, Mandelsteine)
- *Quecksilber-Belastung* aus Amalgamfüllungen oder Impfstoff-Zusätzen (Thiomersal, Thimerfonat)
- Belastungen durch *Impfungen* (Diese sind häufige Schlüsselfaktoren bei der Aktivierung einer allergischen Diathese, besonders Neurodermitis!)
  besonders auffällig: Masern, Hepatitis, Pertussis
- Suche nach spezifischen *Lebensmittel-Intoleranzen*
  Dies ist nur in den wenigen Fällen sinnvoll und notwendig, bei denen sich das Problem mit einer Coctio-fördernden Konstitutionstherapie in Kombination mit Symbionten-Aufbau nicht lösen lässt.
- Suche nach nosodologisch relevanten *früheren Krankheiten*, die nicht endgültig ausgeheilt sind. Auffällig in diesem Zusammenhang ist z.B. immer wieder das Pfeiffer'sche Drüsenfieber (Nosode Epstein-Barr-Virus).

Angewandte Kinesiologie (AK)

Diese Methode der Testung beantwortet die gleichen diagnostischen Fragestellungen wie die BFD, benötigt dazu aber kein Gerät. Die AK basiert auf der Beobachtung, dass sich die effektive Muskelkraft deutlich spürbar verringert, wenn die betreffende Person mit einer Information konfrontiert wird, die ihre Regulationssysteme negativ beeinträchtigt. Vereinfacht beschrieben ändert sich die Muskelkraft des ausgestreckten Arms, wenn die Testperson einen für sie problematischen Stoff in die Hand nimmt. Auch auf diese Weise lassen sich nahezu alle Substanzen testen.

Die Bedeutung und Bewertung für die TEN ist identisch wie bei der BFD.

19.9. Colon-Hydro-Therapie (CHT)

Die Colon-Hydro-Therapie bedeutet wörtlich Dickdarmbehandlung mit Wasserspülungen oder kann auch als «Darmwäsche» bezeichnet werden. Schon Hippokrates verordnete Einläufe mit Olivenöl oder Wein, um den Darm zu entleeren bzw. zu reinigen. Er soll gesagt haben:

Der Tod sitzt im Darm!

Allein dieser Spruch zeigt die eminente Bedeutung des Darms, kann aber auch in positivem Sinne umgekehrt werden:

«Aus einem gesunden Darm schöpft der Mensch Vitalkräfte.»

Die Darmreinigung ist jedoch wegen Hygieneproblemen und der umständlichen Handhabung lange Zeit in Vergessenheit geraten. Erst als die Weltraumforschung der NASA in den USA die Colon-Hydro-Therapie für die Vorbereitung der Astronauten als Methode zur Darmreinigung und -sanierung entwickelte, erlebte sie ihre Renaissance. Seit Anfang der 80-er Jahre wird sie in der Naturheilkunde immer häufiger eingesetzt. Heute werden geschlossene Geräte und Schlauchsysteme verwendet, die sowohl für den Patienten als auch für den Therapeuten eine angenehme, weitgehend geruchsfreie Handhabung ermöglichen.

Technik der CHT

Das Darmrohr, das in den After eingeführt wird, hat einen seitlichen Zulauf, durch den mit geringem, regelbaren Druck das Wasser einströmt, dessen Temperatur am CHT-Gerät eingestellt werden kann. Aus dem Darmrohr führt ein dicker Schlauch direkt in einen Abfluss, über den das «Spülwasser» wieder abfliessen kann. Der Abfluss kann durch ein Ventil geöffnet oder verschlossen werden. Über dieses Ventil steuert der Therapeut das phasenweise Ein- und Ausströmen des Wassers.

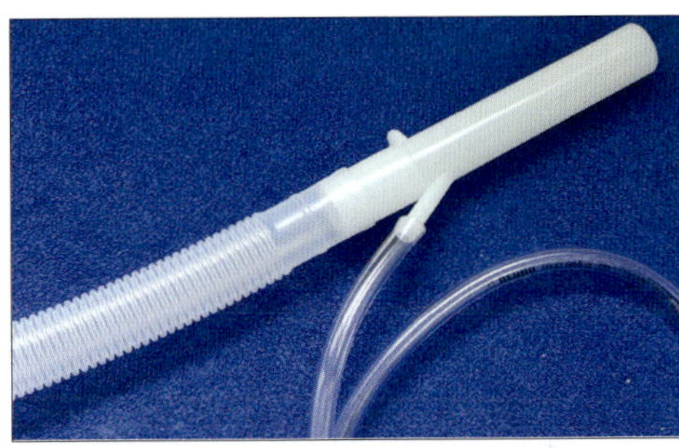

Darmrohr mit Zufluss- und Abfluss-Schlauch

Wie bei jedem Therapieverfahren gibt es auch bei der CHT verschiedene Anwendungsmodalitäten, die sich an der individuellen konstitutionellen und aktuellen Situation des Patienten orientieren müssen, aber auch von jedem Therapeuten unterschiedlich gehandhabt werden. Nach der Praxiserfahrung der Autoren bewährt sich folgende Vorgehensweise:

- 10 Minuten alternierende Spülung mit einer Wassertemperatur von 37°C
- 10 Minuten alternierende Spülung mit einer Wassertemperatur von 20–25°C. Die Temperatur muss entsprechend der Reizbarkeit des Colons individuell gewählt werden. Bei Menschen mit Krampfneigung sollte die Temperatur nicht zu niedrig sein.
- 10 Minuten alternierende Spülung mit einer Wassertemperatur von 37°C

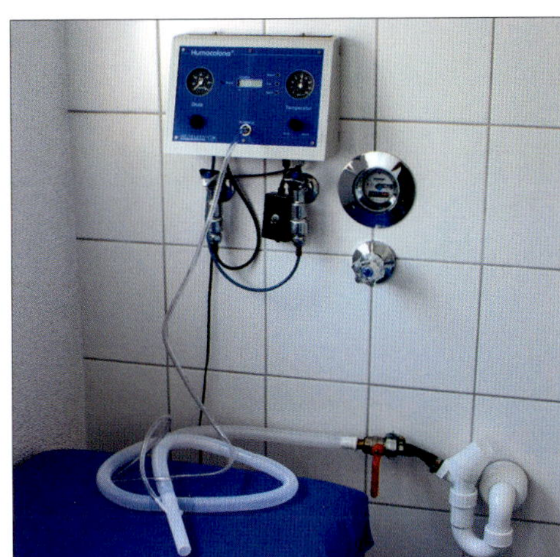

Einfaches System zur Colon-Hydro-Therapie

Damit ergibt sich eine Gesamtdauer pro Sitzung von 30 Minuten. Es empfiehlt sich, die Behandlung 2-5 Mal im Abstand einiger Tage zu wiederholen, mehr ist erfahrungsgemäss nicht notwendig. Eine solche CHT-Serie kann aber mehrmals jährlich durchgeführt werden, vorzugsweise im Zuge einer Fastenkur.

Zusätze zum Wasser sind nicht notwendig. Speziell ein Zusatz von Sauerstoff oder Ozon ist sogar ausgesprochen kontraproduktiv, weil damit die anaerobe Flora des Colons zerstört wird.

Wichtigste Regeln bei der Durchführung der CHT:

- Die Durchführung darf nicht schmerzhaft sein.
- Falls die Peristaltik spastisch wird, ist die Einflussmenge zu verringern und die Temperatur auf 37°C zu erhöhen.
- Die Privatsphäre des Patienten ist zu wahren. Seine Bedürfnisse und Wünsche haben Priorität vor jeglichem Schema.

Wirkungsweise

Bei der CHT wird durch das einströmende Wasser ein Dehnungsreiz auf die Colonwand ausgeübt, der starke peristaltische Aktivität auslöst. Das verstärkt den «Spüleffekt» des Wassers massgeblich und treibt es mit den darin gelösten Abfallprodukten wieder aus dem Darm.

Die CHT entfernt folgende krankmachenden Stoffe:

- Stuhlreste mit Fäulnis- und Gärungsrückständen, die in den Fältelungen der Schleimhaut festsitzen
- abgestossene, aber nicht ausgeschiedene Schleimhautreste (zur Förderung der Regeneration)
- eingelagerte Chemikalien aus früheren Medikamenteneinnahmen und aufgenommenen Giftstoffen
- Würmer sowie unerwünschte pathogene Mikroben (z.B. Darmpilze) durch Milieusanierung

Befreit von Giften kann der Dickdarm effektiver mit neuen Belastungen, Mikroben und anderen schädlichen Einflüssen fertig werden. Die Säuberung des Verdauungskanals ermöglicht durch Regulation der Schleimhautpermeabilität auch eine Entlastung des intestinalen Lymphsystems, was die Leistungsfähigkeit des gesamten Immunsystems verbessert.

Die Colon-Hydro-Therapie wird eingesetzt bei:

- chronischer Verstopfung
- Blähungen
- chronischem Durchfall
- atonischem Colon
- Reizdarm
- Völlegefühl
- Divertikulose

- Morbus Crohn, Colitis Ulcerosa (Behandlung muss von erfahrenen Therapeuten durchgeführt werden)
- Parasiteninfektionen (Würmer)
- Darmpilze (Mykosen, speziell Candidiasis)

sowie bei Erkrankungen, bei denen der Verdacht besteht, dass sie durch eine «Selbstvergiftung» des Körpers mit verursacht werden. Dazu gehören:
- allergische Diathese
- Infektanfälligkeit
- Konzentrationsprobleme, Müdigkeit, depressive Verstimmung, Angstzustände und Schwindelzustände
- Krankheiten, die sich auf der Haut zeigen
- Migräne
- rheumatische Erkrankungen
- Hyper- und Hypothermie (Kalt-/Warm-Gefühl)
- chronische Prostatitis

Unter dem Aspekt des «Bauchhirns» hat die CHT auch einen «Reinigungseffekt» auch auf die Psyche. Es muss aber damit gerechnet werden, dass als Folge alte, verdrängte Erlebnisse wieder an die Oberfläche kommen, was dazu führen kann, dass das Wohlbefinden vorübergehend reduziert sein kann.

19.10. Pathophysiologische Bedeutung eines Fokus

- Nach einer Zahnextraktion verschwinden innerhalb von Minuten und auf Dauer Schmerzen im Knie, die den betreffenden Menschen seit Jahren geplagt hatten und bisher völlig therapieresistent waren.
- Nach erfolgreicher Behandlung einer chronischen Sinusitis verschwinden auch die psoriatischen Plaques über dem Kreuzbein, an die der Patient sich im Laufe vieler Jahre längst gewöhnt hatte.
- Nach operativer Entfernung eines Wurzelrestes, der bei einer Jahre zurückliegenden Zahnextraktion im Kiefer geblieben war, ist eine Patientin dauerhaft von ihrer bisher therapieresistenten Migräne geheilt.

Diese drei Fallbeispiele stehen stellvertretend für Symptome bzw. Krankheiten, bei denen eine sog. Herd- oder Fokalbelastung[51] eine massgebliche Rolle in der Pathophysiologie spielt. Typisch dabei ist auch, dass das fokal aktive Krankheitsgeschehen und die dadurch ausgelösten Symptome als voneinander unabhängige Prozesse gesehen wurden, die in keinem pathofunktionellen Zusammenhang stehen. Eine andere häufige Variante ist

51 Definition für Fokus: Herd, Störfeld, wörtlich: Brennpunkt

die, dass ein Fokus selbst keine oder nur unbedeutende Symptome erzeugt und daher in diagnostischen Überlegungen nur selten spontan berücksichtigt wird. Hinzu kommt, dass die fokal ausgelösten Symptome oder Krankheiten ausgesprochen vielfältig und «bunt» sind. Daraus resultiert, dass bei sehr vielen Patienten das Vorhandensein eines Fokus als Auslöser oder Verstärker ihres Krankheitsprozesses in Betracht gezogen werden sollte.

Die Schulmedizin definiert einen Fokus als lokal begrenzten, abgekapselten chronischen Entzündungsprozess, der bakterielle Erreger in den Organismus streut. Die bekanntesten fokal bedingten Krankheiten in diesem Sinne sind die Endokarditis, die Glomerulonephritis und die rheumatoide Arthritis.

In der Naturheilkunde wird die Definition des Begriffes weiter gefasst: Im Prinzip kann jedes chronisch gestörte Gewebe zum Fokus werden. Meist handelt es sich um chronische Entzündungsprozesse, die jedoch nicht zwingend Bakterien streuen müssen.

Typisch für einen Fokus sind folgende Eigenschaften:

- Er selbst macht keine oder nur sehr geringe Beschwerden.
- Er ist Auslöser von Krankheiten anderer Organe an entfernt gelegenen Orten bzw. verstärkt den Krankheitsverlauf oder verhindert die Ausheilung. Ein Zusammenhang zwischen Herd und den durch ihn ausgelösten Beschwerden ist meist nicht direkt erkennbar.
- Seine Wirkungen sind stark durch die konstitutionelle Situation des Patienten geprägt. Das heisst die chronische Störwirkung eines Fokus wird im Gesamtorganismus in der Weise «beantwortet», wie die konstitutionelle Prägung des entsprechenden Patienten es vorgibt bzw. zulässt.

Die Forschungen der Brüder Hunecke (Entwickler der Neuraltherapie) zeigen, dass ein Fokus als neuraler Störfaktor verstanden werden kann, während die Forschungen von Pischinger hervorbrachten, dass ein Fokus die humoralen Regulationsvorgänge im Interstitium beeinträchtigt.

Zusammengefasst stellt ein Fokus also einen permanenten Störfaktor im Informationssystem des Organismus dar, der zu Fehlregulationen im Gewebsstoffwechsel und so im Laufe der Zeit in die Krankheit führt.

Folgendes ins alltägliche Leben übertragene Beispiel kann die Wirkung eines Fokus verdeutlichen:

Sie bestellen telefonisch 15 Brötchen, und während sie «15» sagen, knackt es in der Leitung und der Bäcker versteht «50»... – Guten Appetit!

In diesem Beispiel steht das Knacken in der Leitung als Symbol für die Fokalwirkung: Ein scheinbar nichtiges Ereignis zieht eine Konsequenz nach sich, die in keinem Verhältnis zum Störfaktor steht und auch mit der Wirkung direkt nichts zu tun hat.

Im Prinzip kann jedes Körpergewebe zum Fokus werden. Tatsächlich treten aber am häufigsten die folgenden Organe mit einer Herdwirkung in Erscheinung:

- Darm
- Tonsillen
- Zähne
- Nasen-Nebenhöhlen

Dies stellt auch die Hierarchie bzgl. der Häufigkeit dar, wobei der Darm, speziell in Bezug auf die funktionelle Trias Schleimhaut / Lymphsystem / Flora, mit grossem Abstand an der Spitze liegt.

Im Bereich der *Zähne* sind Vereiterungen der Wurzelspitze (Granulome), Kieferostitis, chron. Pulpitis, aber auch wurzelbehandelte Zähne potentielle Herde. «Totes verträgt sich nicht mit Lebendigem» (Josef Angerer). Das Amalgam ist in diesem Zusammenhang eher als nosodologischer Störfaktor zu sehen.

Zahnherde sind in vielen Fällen einerseits Folgeerscheinung zahnärztlicher Tätigkeit, andererseits ist der diagnostizierende Therapeut auf die Zusammenarbeit mit einem Zahnarzt angewiesen, der dieser Problematik gegenüber aufgeschlossen ist und die Therapie auf seinem Gebiet mitträgt.

Das in der heutigen Zahnmedizin praktizierte Prinzip «Zahnerhaltung um jeden Preis» stellt aus ganzheitlicher Sicht ein grosses Problem dar, obwohl es aus Sicht des Betroffenen natürlich nachvollziehbar ist. Die Auswahl der verwendeten Materialien richtet sich weniger nach deren Verträglichkeit für den Gesamtorganismus, als nach deren mechanischen und verarbeitungstechnischen Qualitäten. Man hat oft das Gefühl, hier ist das Bewusstsein dafür verloren gegangen, dass ein Zahn etwas Lebendiges ist, das in einem lebenden Organismus steckt. Andererseits darf dies natürlich auch nicht zu der Forderung verleiten, jeden wurzelbehandelten Zahn sofort zu entfernen. Man wird in diesem Bereich immer wieder vor die Aufgabe gestellt, Kompromisse zu finden zwischen dem, was technisch möglich, und dem, was biologisch sinnvoll ist.

Man darf bei diesem Thema nicht vergessen, dass dies alles nur Folgeerscheinungen unserer katastrophal naturentfremdeten Ernährung sind.

Die Basis der kariösen Gebissdestruktion wird bereits in der Säuglingszeit gelegt: Gesüsste Fertigtees und später eine Unmenge von Süssigkeiten und zuckerhaltigen Getränken lassen ein geradezu suchtartiges Verlangen nach «süss» entstehen. Und Zucker ist nun einmal unbestrittenermassen der Zahnkiller Nr. 1.

Regelmässiges Zähneputzen, fluorhaltige Zahnpastas und Fluor-Tabletten sind – abgesehen von ihren äusserst bedenklichen Neben- und Folgewirkungen – immer nur eine oberflächliche, rein symptomatische Massnahme, die den Müttern das falsche und folgenschwere Bewusstsein vermittelt, «das Optimale» für ihr Kind getan zu haben. Eine kausale Prophylaxe ist jedoch nur durch eine Bewusstseinsschulung zu erreichen, die den Eltern (und Grosseltern!) zu der Erkenntnis verhilft, dass Zucker *nicht* lebensnotwendig ist und schon gar nicht das Leben «versüsst».

Ein *Mandelherd* beruht meist auf einer symptomatisch «stummen», chronischen Tonsillitis, deren Merkmal eine starke Zerklüftung und Schrumpfung des Mandelgewebes ist, wobei zusätzlich meist Detrituspfröpfe in Form von gelb-weisslichen Stippchen sichtbar sind. Häufig ist auch eine blau-rote Färbung des Gaumenbogens im Mandelbereich erkennbar.

Verdächtig ist die Aussage des Patienten, er habe früher viele Anginen gehabt, aber seit vielen Jahren sei «Ruhe». Dies lässt eher darauf schliessen, dass die Tonsillen nicht mehr mit einer akuten Entzündung reagieren können, was die Ausheilung verhindert. Die üblichen Antibiotika-Therapien dürften ihren Teil zu dieser Entwicklung beigetragen haben.

Auch wenn die Mandeln operativ entfernt wurden, kann die Fokalwirkung erhalten bleiben. In diesem Fall wirkt die Tonsillektomienarbe als Störfeld.

Eine chronische Sinusitis lässt die *Nasennebenhöhlen* zum Fokus werden. Diese Patienten klagen häufig über eine trockene, verstopfte Nase, aus der sich beim Schneuzen kein Sekret löst.

Auch Kopfschmerzen und Druckgefühl über den Augen und im Oberkiefer sowie Empfindlichkeit der Zähne des Oberkiefers sind Warnsignale.

Der wahrscheinlich häufigste und eminent wichtige Fokus ist der *Darm*, dessen funktionelle Trias Schleimhaut / Lymphystem (v.a. die Peyer'schen Plaques) / Symbiontenflora man als «Steuerzentrale des Immunsystems» bezeichnen kann. Chronische Obstipation oder Diarrhoe, Dyspepsie, Meteorismus – alle diese Symptome sind sowohl Ursache als auch Folge einer gestörten Darmflora. Die äusserst komplexe Pathophysiologie, die sich auf diesem Wege aufbaut, führt im Laufe der Zeit zur Überlastung des GALT mit daraus resultierenden lymphatischen Fehlfunktionen, was sich u.a. in einer fokalen Fernwirkung bemerkbar machen kann.

Andere, allerdings seltener vorkommende fokal belastete Organe sind:

- Mittelohr (chron. Otitis media)
- Gallenblase (chron. Cholezystitis, Cholangitis, Cholelithiasis)
- Appendix vermiformis (chron. Appendizitis)
- Ovarien (chron. Adnexitis, Zysten)
- Prostata (chron. Prostatitis)
- Narben

Herd-Diagnostik

Neben den üblichen klinischen Diagnoseverfahren (Röntgen, Ultraschall) kommen solche Verfahren in Frage, die Aussagen über die energetischen Regulationsmechanismen im Organismus und deren Störfaktoren machen:

- Bioelektronische Funktionsdiagnostik
- Segmentelektrographie
- Kinesiologie: Austestung durch spezifische Muskelfunktionsproben

Die Augendiagnose liefert nur recht unspezifische Hinweise auf einen möglichen Fokus. Zu beachten sind kleine unauffällige Krypten im Organsektor, die von Reizfasern und/oder Pigmenten begleitet werden. Ein allgemeiner Hinweis auf ein Fokalgeschehen sind sog. «Tauchgefässe» auf der Sklera: Ein Konjunktivalgefäss verschwindet in einem kleinen schwarzen Hof in der Sklera. Dies macht aber keinerlei Aussage über die Lokalisation des Fokus. Sehr wertvoll in Hinblick auf die fokal ausgelösten Reaktionsmuster, aber auch die notwendige Begleittherapie bei der Fokussanierung, sind die konstitutionsdiagnostischen Informationen aus dem Auge.

Wo dies problemlos möglich ist (Zähne, Kiefer, Tonsillen, Narben), kann durch eine neuraltherapeutische Injektion mit Lidocain oder Procain eine Fokuswirkung diagnostiziert werden: Wenn sich nach der Injektion die Beschwerden verbessern, geht eine Fokalwirkung von dem Gewebe aus, in welches injiziert wurde.

Das von Hunecke beschriebene «Sekundenphänomen» mit sofortiger, anhaltender Schmerzbefreiung ist – nach Erfahrung des Autors – jedoch die seltene Ausnahme und nicht etwa die Regel, wie es die entsprechende Literatur glauben macht.

Typische fokal bedingte Krankheiten

Neben den oben schon erwähnten Fokalinfekten Endokarditis, Glomerulonephritis und rheumatoide Arthritis gibt es eine Fülle von Krankheiten, bei denen man an das Vorhandensein eines Fokus denken sollte:

- jede scheinbar grundlose chronische Müdigkeit oder Depression
- chronische Entzündungen (Mb. Crohn, Colitis ulcerosa, Cholangitis, Hepatitis, Zystitis, Pyelitis, Prostatitis, Adnexitis, Bronchitis, Ekzem, Entzündungen und degenerative Prozesse im ZNS wie MS oder Alzheimer)
- chron. Entzündungen des Auges (Iridozyclitis, Retinitis, Konjunctivitis) werden mit grosser Wahrscheinlichkeit fokal ausgelöst bzw. unterhalten.
- allergische Krankheiten (Asthma bronchiale, Heuschnupfen, Neurodermitis)
  Bei *allen* allergischen Erkrankungen liegt eine Störung in der funktionellen Trias Schleimhaut / Lymphsystem / Flora des Darmes vor.
- Hyperthyreose (Hashimoto-Thyreoiditis)
- vegetative Gefäss-Fehlregulationen (Migräne, Gefässneurosen, wie z.B. Mb. Raynaud)
- Neuralgien (Ischias, Trigeminusneuralgie)
- Wirbelsäulensyndrome

Diese Aufstellung zeigt, dass praktisch jedes Krankheitsbild einen fokal induzierten pathophysiologischen Hintergrund haben kann. Dennoch ist es in der täglichen Praxis meist nicht möglich (und auch nicht nötig), jeden Patienten einer intensiven Herddiagnostik zu unterziehen. Der Behandler wird daher in den meisten Fällen erst dann auf Fokus-Suche gehen, wenn eine systemische Behandlung nach den Kriterien der TEN nicht den gewünschten Erfolg bringt.

Fokussanierung

Die Behandlung eines Fokus richtet sich nach dessen Lokalisation und der konstitutionellen Situation des Patienten und muss daher absolut individuell konzipiert werden. Aus diesem Grund können hier auch keine gezielten therapeutischen Hinweise gegeben werden. Viele Fokusbelastungen lassen sich durch eine TEN-typische Therapie beseitigen, aber nicht alle. Für diese Fälle kann folgende Richtlinie gelten: Sollte eine Fokusbelastung nach einem halben Jahr Therapie nicht beseitigt sein, muss (soweit möglich) eine chirurgische Sanierung in Betracht gezogen werden. Dies gilt speziell für Zähne und Tonsillen.

Weitere Bemerkungen:

- Nur in wenigen Fällen wird der Fokus die *einzige* Ursache für eine Krankheit sein. Meist wirkt er als Faktor, der ein Krankheitsbild verstärkt oder kompliziert oder er

hindert den Organismus an einer Spontanheilung. Man sollte daher einen Fokus eher als Verstärker anderer pathogenetischer Reize verstehen.
- Eine fokal ausgelöste Krankheit kann mit der Zeit eine Eigendynamik entwickeln, was dazu führt, dass mit der Beseitigung des Herdes nicht zwangsläufig auch die fokal ausgelösten Beschwerden verschwinden.

Diese beiden Punkte lassen erkennen, dass sich nach der Herdsanierung nicht zwangsläufig Schmerzfreiheit einstellen muss, sondern die Sanierung des Herdes nur die Beseitigung *eines* pathogenen Faktors bedeutet. Der Patient mit seinem gesamten Krankheitsbild bedarf weiterhin einer intensiven Ganzheitstherapie.

Die Praxis zeigt, dass schnelle Soforterfolge die seltene Ausnahme darstellen. Heilung ist in den meisten Fällen ein langsamer, dynamischer Prozess, der sowohl vom Patienten als auch vom Behandler viel Geduld verlangt und auch oft nicht den «vorgesehenen» Weg geht.

Trotz der Wichtigkeit, die eine umfassende Herddiagnostik und -therapie für manche Patienten hat, ist es für einen Therapeuten nicht hilfreich, in eine Art «Fokusneurose» zu verfallen, bei der man z.B. in jeder harmlosen Narbe ein Störfeld vermutet.

Die Fokussuche und -sanierung wird in den meisten Fällen erst dann notwendig sein, wenn sich durch eine solide naturheilkundliche Therapie nicht der erwünschte Therapieerfolg einstellt.

KAPITEL 20

GRENZEN DER TEN

Friedemann Garvelmann

Wie auf jedem anderen Gebiet auch, gibt es für die Arbeit mit der TEN absolute und relative Grenzen. Die letzteren hängen massgeblich vom Ausbildungsstand, der Erfahrung und vom Verantwortungsbewusstsein des Therapeuten ab. Das bedeutet, dass das Krankheitsspektrum, in dem eine Therapie nach den Kriterien der TEN erfolgreich und für den Patienten zufriedenstellend möglich ist, sich bei jedem Behandler mit zunehmender Praxiserfahrung ausweiten wird.

Ein weiterer wichtiger Aspekt in diesem Zusammenhang ist die innere Einstellung des Patienten zu Gesundheit und Krankheit allgemein und im Besonderen seine individuellen Vorstellungen in Bezug auf seinen Behandlungsweg. So wird die TEN bei einem Patienten, dem es nur darum geht, seine aktuellen Beschwerden vom Therapeuten so schnell wie möglich «wegmachen» zu lassen, wesentlich rascher an ihre bzw. die Grenzen des Patienten stossen, als bei einem Patienten, der an langwierigen chronischen Beschwerden leidet, die von anderen Medizinsystemen bisher nicht mit befriedigendem Erfolg behandelt werden konnten. Der Leidensdruck dieser Patienten hat in vielen Fällen bereits eine Auseinandersetzung mit den vielschichtigen Hintergründen der Krankheit in Gang gesetzt. Und es ist aus enttäuschender Erfahrung die Erkenntnis gewachsen, dass schnellwirkende, Symptom-unterdrückende Behandlungen in der Regel nicht nur keinen dauerhaften Erfolg bringen, sondern die konstitutionelle Situation sogar massiv verschlechtern und damit die Gesamtsituation noch desolater und therapieresistenter werden lassen. Daraus resultiert dann häufig die Bereitschaft und der Wunsch, einen längeren, aber den Gesetzen der Natur entsprechenden therapeutischen Weg zu gehen, bei dem der Patient bereit ist, aktiv mitzuarbeiten. Schulmedizinisch erfolglos behandelte, chronisch Kranke sind das Hauptklientel der TEN. Daraus wird auch deutlich, dass die TEN in diesem Bereich häufig an dem Punkt anfängt, an dem das «andere» System bereits an seine Grenzen gestossen ist.

Vor diesem Hintergrund lässt sich die erste Grenze der TEN benennen:
Für schnelle, Symptom-unterdrückende Behandlungen ist sie ungeeignet.

20.1. Substitution

Ein weiterer Punkt ergibt sich aus dem Lehrsatz:

«Man kann nur heilen, was gestört ist, nicht das, was zerstört ist.»

Das heisst konkret, dass funktionsuntüchtig gewordene Gewebe, die zudem nicht regenerierbar sind, entweder durch andere Gewebs- bzw. Organfunktionen kompensiert oder ihre Funktionen – soweit möglich – substituiert werden müssen.

Die Kompensationsfähigkeiten anzuregen oder zu unterstützen, ist mit den Mitteln der TEN gut möglich. Hierzu hat die Schulmedizin vielfach gar keine Möglichkeiten. Eine teilweise oder komplette Substitution muss jedoch in der Regel schulmedizinisch erfolgen. In diesem Bereich ist ein Miteinander der Medizinsysteme sinnvoll.

Beispiele: Bei einem Menschen, dem die Milz operativ entfernt wurde, müssen andere Organe die Milzfunktionen übernehmen – vorwiegend die Leber. Auch wenn es zunächst absurd klingt: Es ist nach Milzentfernung dringend notwendig, Milzmittel der TEN zu verabreichen, denn diese Mittel unterstützen nicht nur das Milz-*Organ*, sondern in erster Linie die Milz-*Funktionen*. Und diese können und müssen auch dann stimuliert werden, wenn sie kompensatorisch von der Leber übernommen werden. Eine externe Substitution von Milz-Funktionen ist nicht möglich.

Nach operativer Entfernung der Schilddrüse, oder in Folge ihrer Degeneration (z.B. durch Hashimoto-Thyreoiditis), müssen die Schilddrüsenhormone zwingend substituiert werden. Identisch sieht es auch beim juvenilen Diabetes mellitus aus. Da hierbei kein oder zu wenig Insulin-produzierendes Gewebe vorhanden ist, muss zwingend Insulin substituiert werden. Alles andere ist mit dem Leben nicht vereinbar.

Nach Magenresektionen oder bei fortgeschrittener atrophischer Gastritis fehlt der Intrinsic-factor, der für die Resorption von Vit. B12 notwendig ist. Es droht eine perniziöse Anämie, wenn Vit. B12 nicht regelmässig substituiert wird. (Das ist vom Wesen her eine *schulmedizinische* Massnahme – auch wenn das B12 von einem Heilpraktiker injiziert wird!)

Damit lässt sich eine weitere Grenze der TEN definieren:
Wenn Stimulation bzw. Kompensation einer lebenswichtigen Funktion nicht ausreichend möglich ist, muss schulmedizinisch substituiert werden.

20.2. Überschiessende Feuerprozesse

Obwohl akute Entzündungen – vor allem wenn sie auf Oberflächenorganen ablaufen und zusätzlich fieberhaft sind – als wichtigste und effizienteste Abwehrstrategie des Organismus gesehen werden, können sie mit so exzessiven Wärmeprozessen ablaufen, dass dadurch die Energiereserven des Organismus derart erschöpft werden, dass eine Notfallsituation eintritt, die lebensbedrohlich sein kann. Die TEN kennt zwar durchaus

Arzneimittel und weitere Anwendungen, mit denen die meisten akut entzündlichen Krankheiten behandelbar sind. Wie eingangs erwähnt, hängt in diesen Fällen die Grenze der naturheilkundlichen Behandelbarkeit jedoch stark von der Kompetenz des Therapeuten ab. Es treten aber immer wieder Krankheitssituationen auf, die eindeutig die Reduzierung der Wärmeprozesse durch Antibiotika, Kortikoide und andere Antiphlogistika notwendig machen, auch in dem Bewusstsein, dass dies nicht zur Heilung führt, sondern nur die «Spitze des Eisberges» nimmt. Die Heilung muss der Organismus in jedem Fall mit seinen eigenen Strategien bewältigen.

Beispiele: akute Pneumonie, Meningitis/Enzephalitis, Nephritis, Peritonitis, Sepsis

20.3. Notfallmedizin

In der gesamten Notfallmedizin (Traumata, Herzinfarkte, Embolien, Apoplexie u.v.a.) kann die TEN nur Unterstützung leisten bzw. nach der akut lebensbedrohlichen Phase die Heilung und Rehabilitation fördern.

20.4. Chirurgie

Auch in sämtlichen Krankheitsfällen mit Indikation zu einer chirurgischen Intervention, kann die TEN ebenfalls nur prä- bzw. postoperativ die aktuelle und konstitutionelle Gesamtsituation des Patienten stabilisieren sowie die Heilungs- und Rehabilitationsprozesse fördern.

20.5. Hypertonie

In Fällen essentieller und sekundärer arterieller Hypertonie, bei denen sich die Blutdruckwerte durch Konstitutionstherapie nicht ausreichend senken lassen, ist eine Kombination zwischen schulmedizinischer und naturheilkundlicher Therapie notwendig und gut praktizierbar. Für die Beurteilung des Gefährdungspotentials ist aber die «alte» Regel «100 plus Alter», mit einer Obergrenze des systolischen Wertes von 160 und 90 des diastolischen Wertes zugrunde zu legen. Die seit wenigen Jahren aktuellen Bestrebungen, den systolischen Maximalwert – unabhängig vom Alter – auf 130 zu begrenzen, widerspricht jeglicher Physiologie der alternden Blutgefässe und führt bei nicht wenigen Senioren zu massiven zerebralen Versorgungsstörungen mit allen bekannten Symptomen, bis hin zur Demenz und völliger Pflegebedürftigkeit.

In diesem Bereich werden ganz offensichtlich die kommerziellen Interessen der Pharmaindustrie vor die der Patienten gestellt. Und das wird leider von vielen Ärzten völlig kritiklos und wider besseres (*eigenes*) Wissen durch entsprechende Verordnungen unterstützt...

20.6. Psychiatrische Erkrankungen

Vor allem die Behandlung akuter Psychosen sollte der schulmedizinischen Psychiatrie vorbehalten bleiben. Selbst eine adjuvante Therapie ist in solchen Fällen nicht zu verantworten, weil eine Erstverschlimmerung unabsehbare Folgen haben kann.

Chronische Erkrankungen auf der seelisch-geistigen Ebene und sog. vegetative Dysregulationen sind mit den Möglichkeiten der TEN positiv beeinflussbar, wenn auch häufig nur unterstützend. Bei der Reduktion chemisch definierter Psychopharmaka ist in jedem Fall äusserste Vorsicht geboten.

TEIL 3

KAPITEL 21

PERSONENVERZEICHNIS

Persönlichkeiten, die im Buch erwähnt sind, und ihre Lebensdaten:

ANTIKE	
Pythagoras	ca. 570–510/480 v. Chr.
Empedokles von Agrigent	ca. 500–430 v. Chr
Hippokrates	ca. 460–370 v. Chr.
Platon	ca. 428–348 v. Chr.
Theophrastus	ca. 370–287 v. Chr.
Aristoteles	384–322 v. Chr.
Celsus, Aulus Cornelius	ca. 25 v. Chr. – 50 n. Chr.
Dioskurides Pedanios	1. Jh. n.Chr.
Plinius der Ältere	ca. 23–79 n. Chr.
Galen / Galenos von Pergamon	129–199 n. Chr.
MITTELALTER	
Karl der Grosse	ca. 747–814
Avicenna, Ibn Sina	980–1037
Von Bingen, Hildegard	1098–1179
Magnus, Albertus	ca. 1193–1280
NEUZEIT	
Kopernikus, Nikolaus	1473–1543
Von Nettesheim, Agrippa	1486–1535
Paracelsus, Theophrastus Bombastus von Hohenheim	1493–1541

Bock, Hieronymus	1498–1554
Matthiolus, Pietro Andrea	1501–1577
Fuchs, Leonhart	1501–1566
Vesalius, Andreas	1514–1564
Tabernaemontanus, Jacobus	1522–1590
Lonicerus, Adamus	1528–1586
Descartes, René	1596–1650
Culpeper, Nicholas	1616–1654
Newton, Isaac	1642–1727
Von Goethe, Johann Wolfgang	1749–1832
Hahnemann, Samuel	1755–1843
Hufeland, Christoph Wilhelm	1762–1836
Rademacher, Johann Gottfried	1772–1849
Priessnitz, Vincenz	1799–1851
Zimpel, Carl Friedrich	1801–1879
Baunscheidt, Carl	1809–1873
Mattei, Cesare	1809–1896
Von Grauvogl, Eduard	1811–1877
Kneipp, Sebastian Anton	1821–1897
Schüssler, Wilhelm	1821–1898
Virchow, Rudolf	1821–1902
Still, Andrew Taylor	1828–1917
Kuhne, Louis	1835–1901
Palmer, David Daniel	1845–1913
Felke, Emanuel	1856–1926
Madaus, Magdalena	1857–1925
Pfarrer Künzle, Johann	1857–1945
Just, Adolf	1859–1936
Steiner, Rudolf	1861–1925
Head, Henry	1861–1940
Bircher-Benner, Maximilian	1867–1939

Jung, Carl Gustav	1875–1961
Mayr, Franz Xaver	1875–1965
Von Bernus, Alexander	1880–1965
Schlenz, Maria	1881–1946
Aschner, Bernhard	1883–1960
Flink, Eva	1883–1960
Dicke, Elisabeth	1884–1952
Bach, Eduard	1886–1936
Kretschmer, Ernst	1888–1964
Kunz, Emma	1892–1963
Kollath, Werner	1893–1970
Sheldon, William Herbert	1898–1977
Pischinger, Alfred	1899–1983
Vogel, Alfred	1902–1996
Teirich-Leube, Hede	1903–1979
Reckeweg, Hans-Heinrich	1905–1985
Treben, Maria	1907–1991
Frater Albertus (Riedel, Albert)	1911–1984
Schipperges, Heinrich	1918–2003
Broy, Joachim	1921–2003
Antonovsky, Aaron	1923–1994
Vester, Frederic	1925–2003
Mandel, Peter	* 1941
Simonton, O. Carl	1942–2009
Sheldrake, Rupert	* 1942
Achterberg, Jeanne	* 1966

KAPITEL 22

PATIENTENDOKUMENTATION

Diese Patientendokumentation kann für die Arbeit in der TEN-Praxis als pdf-Datei von den Internet-Seiten der Autoren heruntergeladen werden.

Datum	
Name	
Vorname	
Geburtsdatum	
Strasse	
Postleitzahl/Wohnort	
Telefonnummer	
Beruf	
Familienstand	
Versicherung	
Besonderheiten bei der Abrechnung	
Bei Kindern: Name der Mutter oder des Vaters	
besonders zu beachten	
Motivation zum Praxisbesuch	
aktuell eingenommene Medikamente	ärztlich verschrieben:
	Eigenmedikation:
Aktuelle Beschwerden	
Modalitäten der Beschwerden	Wärme:
	Kälte:
	Bewegung:
	Ruhe:
	Sonstiges:
bisherige Diagnosen	

Grundfunktionen	
Gemüt / Psyche	Wohlbefinden, Angst, Furcht, Antrieb, depressive Verstimmung
Soziales / Arbeit	Arbeitsplatz, Wohnen, Familie, Beziehung
Verdauung	Stuhlanamnese, Blähungen, Erbrechen, Unverträglichkeit von Nahrungsmitteln
Appetit / Hunger	Vorlieben, Abneigung, Zeitpunkt, Menge, Sättigung
Durst	Worauf? Menge, bevorzugte Temperatur, Alkohol, Kaffee
Miktion	Nykturie, Inkontinenz, Menge, Häufigkeit, Geruch
Schlaf	Einschlaf-, Durchschlafstörungen, Nachtschweiss, Träume
Menstruation	Zyklusdauer, Rhythmus, Dysmenorrhoe, Zwischenblutungen, Menopause, Pille, Spirale o.ä.
Schwangerschaft	auch Besonderheiten bei früherer Schwangerschaft
Sexualität	Zufriedenheit, Libido, Schmerzen
Haut	Juckreiz, Ausschläge, Haare, Narben, Hautmale, Fehlempfindungen
Rücken, Gelenke	Schmerzen, Bewegungseinschränkung, Modalitäten
Kopf	Schmerzen? wann? wodurch? Modalitäten, Schwindel, Konzentrationsfähigkeit
Schweiss	Menge, Ort, Geruch, Temperatur
Wärmehaushalt	Wärmegefühl, Frösteln, kalte bzw. heisse Körperteile, Hitzewallungen
vegetative Situation	sympathikoton, vagoton, dyston
Atemwege	Mund-/ Nasenatmung, Husten, Schleim, Geräusche, Schnarchen
Herz-Kreislauf	Durchblutung, Venenleiden, Hämorrhoiden, Blutungsneigung
Impfungen	Welche? Wann? Reaktionen?
bisherige Therapien	Was? Wann? Ergebnis?
Ernährungs-gewohnheiten	

Risikofaktoren – Allergien – frühere Krankheiten	
Risikofaktoren	
Allergien (besonders auch auf Medikamente und Pflanzen)	
frühere Krankheiten / Kinderkrankheiten	
Chirurgische Eingriffe	

Familienanamnese	
Wer hatte welche Krankheiten?	

Untersuchungen	
Puls	
Blutdruck	
Zunge	
Urin	
Habitus	
Sonstiges	
Antlitz	
körperliche Untersuchung (siehe Leitfaden klinischer Untersuchungsmethoden)	

Augendiagnostik	
konstitutionelle Merkmale	1.
	2.
	3.
	4.
sonstige relevante Zeichen	

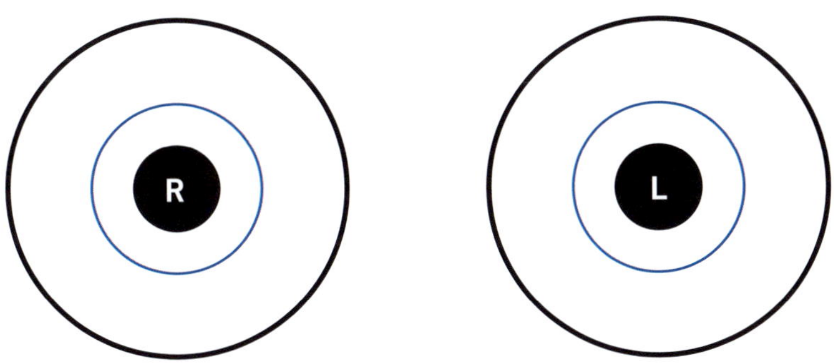

Therapie	
grundsätzliches Therapieziel	
diätetische Anweisungen	
Anwendungen	
Rezepturen	

KAPITEL 23

LEITFADEN KLINISCHER UNTERSUCHUNGSMETHODEN

Neben den typisch naturheilkundlichen sind auch die klinischen Untersuchungsmethoden in der Diagnostik einer TEN-Praxis von Bedeutung. Alle Informationen aus Anamnese, klinischen und labortechnischen Untersuchungen sowie naturheilkundlicher Diagnostik werden zu einem diagnostischen Gesamtbild vernetzt, aus dem das Therapiekonzept entwickelt wird. Die folgende Zusammenfassung der wichtigsten klinischen Untersuchungsmethoden soll den Heilpraktikern als Leitfaden dienen.

23.1. Anamnese

Voraussetzungen:

1. Mentale Einstimmung auf den Patienten (grundsätzlich positiv wertschätzende Haltung) ohne Vorurteile gegenüber Herkunft, Kultur, Religion, Geschlecht und politischer Gesinnung
2. «Auge-in-Auge-Begrüssung» mit Händedruck und (bei Erstkontakt) namentliche Vorstellung
3. Erhebung identifizierender Daten (Name, Vorname, Geburtsdatum, Kontaktdaten und Eckdaten)
4. Offene Eingangsfrage nach Konsultationsanlass

Die Struktur und die Elemente der Anamnese sind im Kapitel 22 «Patientendokumentation» ausführlich zusammengefasst.

23.2. Körperliche Untersuchung

Wichtig bei der körperlichen Untersuchung ist die Hygiene des Behandlers wie auch der zur Untersuchung nötigen Instrumente.

- frisch gewaschene und warme Hände und Handgelenke
- saubere Fingernägel, wenig Schmuck an Fingern und Handgelenken
- allenfalls saubere, klare Brille
- saubere Instrumente und z.B. Einweggeräte (Otoskophülse, Mundspatel etc.)
- frisch bezogene Untersuchungsliege

Vorbereitung und Durchführung einzelner Untersuchungen:

- Zunächst wird dem Patienten erklärt, was untersucht werden soll, wie diese Untersuchung abläuft und welchem Zweck sie dient.
- Vor unangenehmen oder schmerzhaften Untersuchungsschritten wird der Patient darüber informiert. In solchen Situationen sollte der Therapeut möglichst einfühlsam und angemessen arbeiten.
- Wichtig ist auch, dass der Behandler bei der Untersuchung warme Hände hat. Kalte Berührungen sind nicht nur unangenehm, sondern können Abwehr- oder Schreckreaktionen des Patienten provozieren, die das Untersuchungsergebnis massgeblich verfälschen können.
- Wird ein Kind untersucht, bezieht man es spielerisch in die Untersuchung ein, indem es z.B. seine eigenen Herztöne hören darf. Dies fördert die Bereitschaft zur Kooperation mit dem Behandler und schafft Vertrauen.

Bei der Erstaufnahme des Patienten wird eine körperliche Untersuchung von Kopf bis Fuss nach den folgenden Kriterien durchgeführt:

Inspektion (Betrachten)

- Körperform, Ernährungszustand, Gesicht, Mimik, Blick, Haare, Nägel, Haut, Muskeltonus, Gangbild, Körperhaltung, Skelett, Wirbelsäulenkrümmung, Gelenks- und allgemeine Bewegung sowie deren Koordination werden betrachtet.
- Leicht und ohne Hilfsmittel zu erkennen, sind Veränderungen der Augen (z.B. Rötung der Bindehaut, Differenzen der Pupillengrösse) und der Augenbewegungen (z.B. Schielen, Nystagmus: Augenzittern), was wichtige Hinweise im Bezug auf das zentrale Nervensystem geben kann.
- Veränderungen der Haut (Röte, Blässe, Gänsehaut, Schweiss, ungewöhnliche Behaarung) lassen Dysregulationen der allgemeinen vegetativen oder hormonellen Situation sowie segmental-reflektorische Fehlfunktionen erkennen.

Palpation (Tasten)

- Durch Palpation lassen sich Grösse, Form, Lage, Konsistenz und Tonus vieler Organe und Gewebe sowie deren pathologische Veränderungen ertasten. Dies ist möglich bei allen Organen, die nicht von einer knöchernen «Hülle» (wie Thorax und Schädel) umgeben sind. Beim Abtasten lassen sich im Dialog mit dem Patienten auch Bereiche mit erhöhter Schmerzempfindlichkeit, aber auch -unempfindlichkeit sowie Temperaturunterschiede erkennen.

- Asymmetrische Befunde, Druckdolenz, Abwehrspannung, Loslassschmerz (wie z.B. bei akuter Appendizitis) geben Hinweise auf spezifische Krankheitsbilder.
- Die Vibrationen der Stimme, die z.B. durch das tiefe Anstimmen der Zahl «99» bei der Palpation des Thorax spürbar werden (Stimmfremitus), lassen Rückschlüsse auf die Lungenfunktion und deren krankhafte Veränderungen zu.
- Durch Abtastung der Gelenke, Sehnen und Bänder sowie der Wirbelsäule und deren Beweglichkeit können anatomische und funktionelle Veränderungen festgestellt werden.
- Die Palpation von Lymphknoten zeigt deren Grösse, Form, Konsistenz sowie Verschieblichkeit und Druckempfindlichkeit. Verspannung der Muskulatur und Verhärtungsknoten (Myogelosen) werden über Tiefenpalpation eruiert. Darüber hinaus können beispielsweise im Kontext bestimmter Bewegungen oder während der Ein- und Ausatmung Organgrenzen palpiert werden.
- Die Palpation an verschiedenen Pulsstellen des Körpers gibt Auskunft über Herzrhythmus, Durchblutungs- und Strömungsverhältnisse in den palpierten Arterien, was auf Gefässverschlüsse hinweisen kann. Der TEN-Therapeut wird die klinische Pulstastung sinnvollerweise direkt mit der traditionellen Pulsdiagnose verknüpfen.

Perkussion (Beklopfen)

- Die Methode des direkten oder indirekten Beklopfens (auf den aufgelegten Plessimeterfinger des Behandlers, das Klopfen mit dem rechten Mittelfinger auf die gespreizten Finger der linken Hand) lässt aus der Resonanz des Klopfschalls im perkutierten Gewebe Veränderungen der betreffenden Organe erkennen. Damit lassen sich z.B. Gewebsverdichtungen der Lunge bei Pneumonie oder Tumor, Luftansammlungen im Darm oder auch Organvergrösserungen (z.B. Leber) erkennen.
- Handkantenklopfen in der Nierenregion, Faustklopfen z.B. der Wirbelsäule weist bei erhöhter Schmerzhaftigkeit auf mögliche Krankheiten hin. Die Resonanztiefe beträgt bei normalgewichtigen Personen etwa 6 bis 8 cm.

Auskultation (Hören, Horchen)

- Hierzu wird meist ein Stethoskop oder (vorwiegend von Hebammen) ein Holztrichter/ Höhrrohr verwendet. In manchen Fällen können pathologische Geräusche bereits mit dem blossen Ohr wahrgenommen werden, etwa bei Asthma bronchiale.
  Auskultiert werden vor allem die Atmung und die Herztöne an den spezifischen Punkten am Thorax, die den einzelnen Herzklappen zugeordnet sind. Bei Erkrankungen der unteren Atemwege ist die Auskultation des Thorax auf Vorder- und Rückseite ein unverzichtbares Diagnostikum.
  Darüber hinaus können die Darmbewegungen auskultatorisch erfasst werden. In manchem Fällen machen auch kranke Gelenke «knarzende» Geräusche.

Reflexprüfung

- Die Erhebung eines kleinen neurologischen Status durch die Testung wichtiger Reflexe (z.B. Patellarsehnen-, Achillessehnenreflex) rundet die klinische Untersuchung ab.

Funktionsprüfung der Wirbelsäule

- Bewegungsprüfungen, die spezifisch für den untersuchten Wirbelsäulen-Abschnitt sind, geben wichtige Hinweise auf Bewegungsblockaden und segmental-reflektorische Störungen.

23.3. Praktisches Untersuchungsschema

1. Kopf-Hals-Untersuchung: äusserliche Inspektion inkl. Haut
2. Sinnesorgane (Augen, Ohren, Nase)
3. Inspektion der Mundhöhle und des Rachens mit Spatel
4. Otoskopie (Inspektion des Gehörgangs und des Trommelfells mittels Otoskop)
5. Palpation des Kopfes (z.B. Nervenaustrittsstellen oder Schmerzhaftigkeit)
6. Palpation der Schilddrüse (Grösse, Konsistenz, Verschieblichkeit)
7. Palpation der Lymphknoten

- Bereich Ohr / Unterkiefer
- Hals
- Schlüsselbein
- Nacken
- Achselhöhle
- Leiste

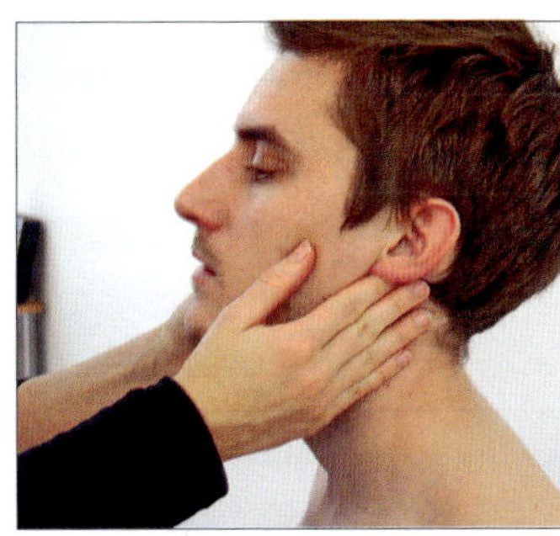

Palpation Kieferwinkel

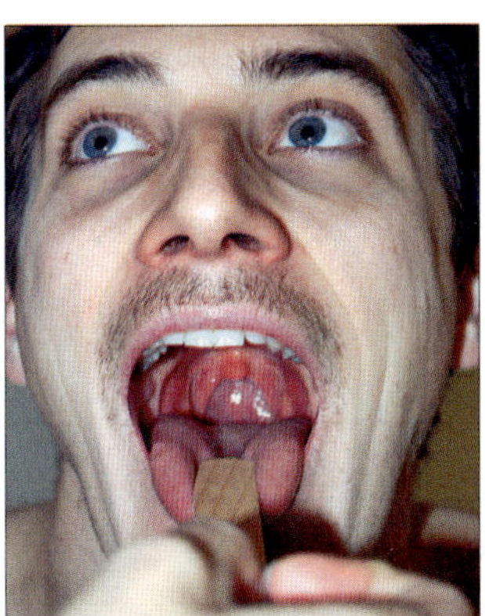

Inspektion Mund

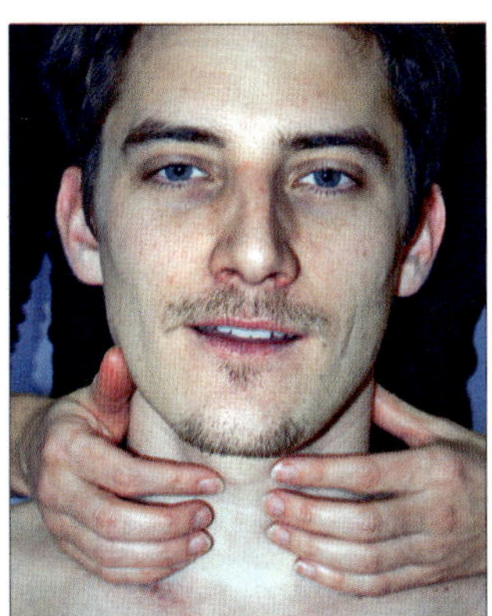

Palpation Schilddrüse

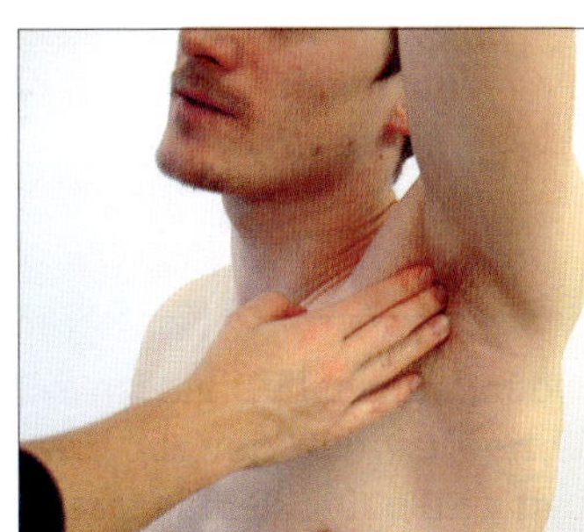

Palpation Achselhöhle

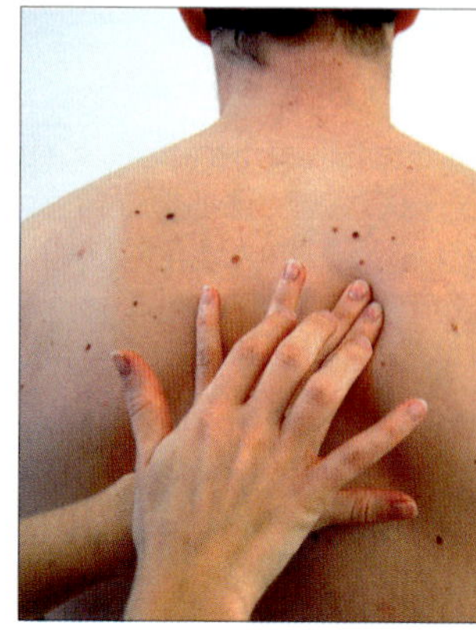
Perkussion Thorax hinten

8. Untersuchung von Thorax und Lunge
- Inspektion des Thorax mit Haut
- Palpation und Perkussion des Thorax
- Palpation der weiblichen Brust
- Palpation der Rippenbewegung bei der Atmung
- Auskultation des Thorax mit dem Stethoskop

9. Untersuchung des Herz-Kreislauf-Systems
- Inspektion von Halsvenenfüllung und Unterschenkelödemen
- Inspektion der Unterzungenvenen
- Palpation der Handgelenkspulse, der Pulsstellen vor dem M. sternocleidomastoideus, Leisten- und Beinpulse im Seitenvergleich
- Palpation des Herzspitzenstosses und Auskultation des Herzens
- Auskultation Gefässe im Bauchraum, der Leiste und der Karotiden
- Auskultation des Herzens nach der MI-TR-A-P-Regel
  Mitralklappenpunkt im 5. ICR (Interkostalraum) drei Querfinger neben dem linken Rand des Brustbeins auf der Medioklavikularlinie
  Trikuspidalklappenpunkt im 4. ICR rechts
  Aortenklappenpunkt im 2. ICR rechts
  Pulmonalklappenpunkt im 2. ICR am linken Rand des Brustbeins
- Auskultationsstellen des Herzens
- Blutdruckmessung beidseits

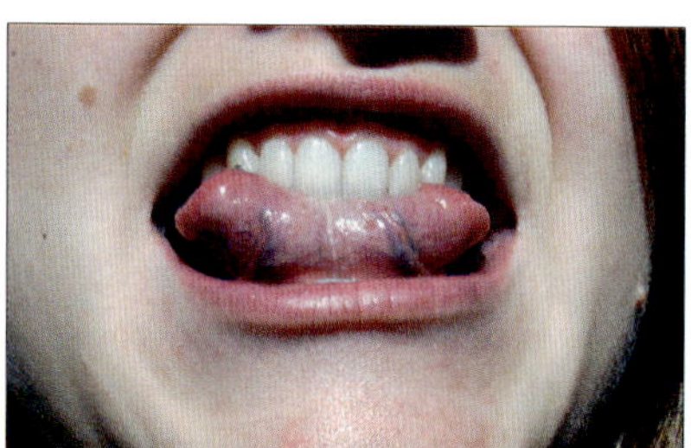
Zungenvenen

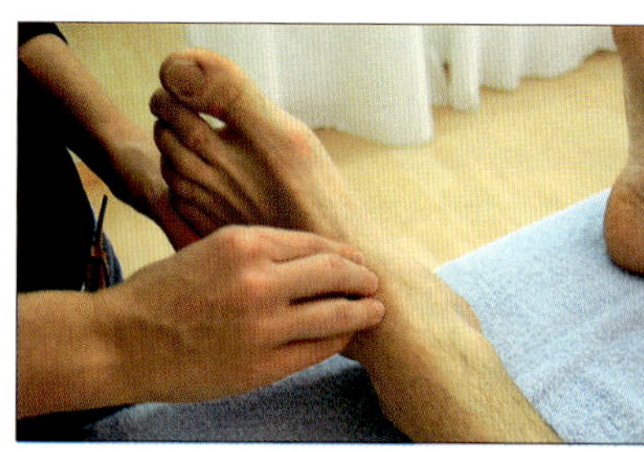
Fusspulse

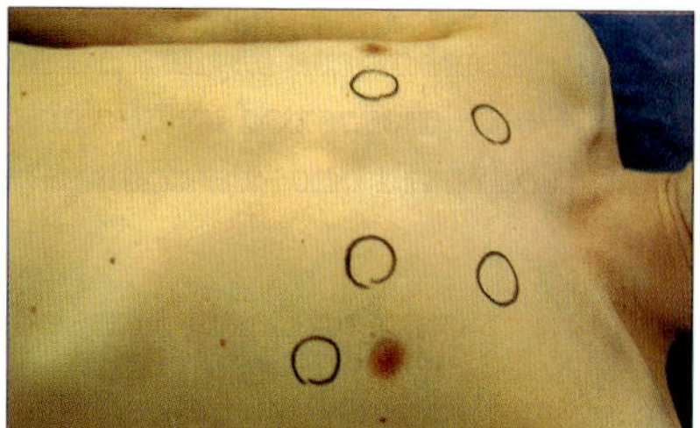
Herzauskultationsstellen

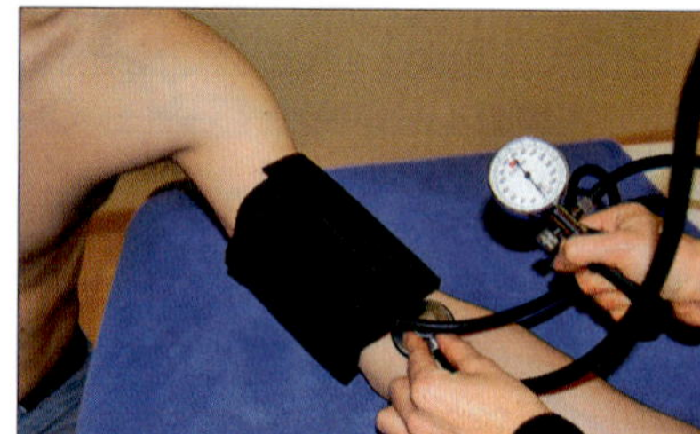
Blutdruckmessung

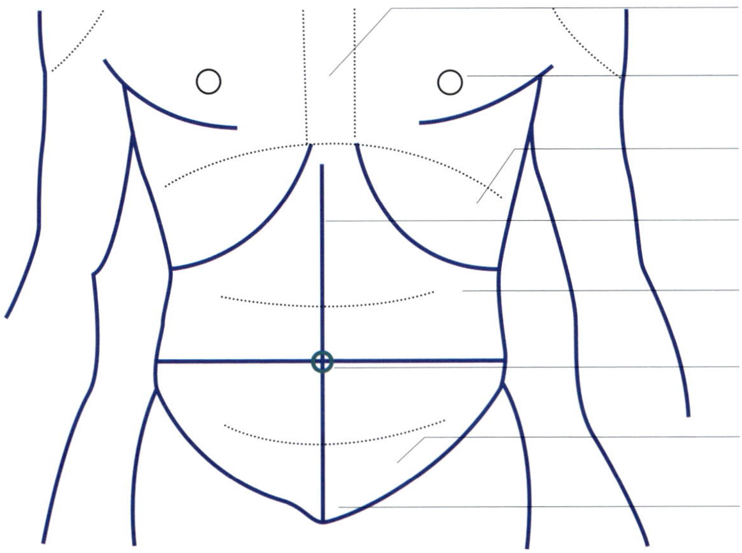

Bauchquadranten

10. Untersuchung des Abdomens
- Inspektion des Abdomens mit Haut (z.B. Spider naevi an der Leberflexur)
- Auskultation des Abdomens
- Palpation des gesamten Abdomens unter besonderer Berücksichtigung von Darm, Leber, Gallenblase, Milz und Leisten
- die vier Bauchquadranten und das Epigastrium
- Perkussion des gesamten Abdomens sowie von Leber, Gallenblase und Milz in Rückenlage und im Stehen
- Palpation der Nieren im Vergleich zueinander
- ev. digital-rektale Untersuchung (Hämorrhoiden, Prostata-Erkrankungen)

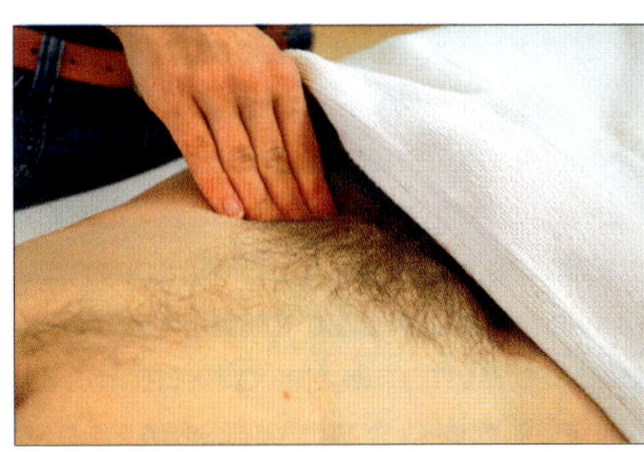

Palpation Leiste

11. Untersuchung der Extremitäten und Wirbelsäule
- Inspektion von Haut und Nägeln
- Palpation und Perkussion der Gelenke, Knochen und der Wirbelsäule
- Funktionsprüfung der Wirbelsäule
- Funktionsprüfung der übrigen Gelenke (Kapselmuster)

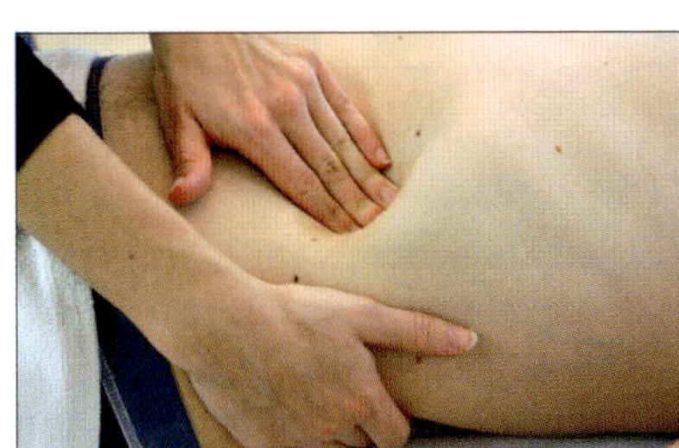

Palpation Niere

12. Neurostatus
- Meningismus-Zeichen und Pupillenfunktion, Licht und Naheinstellung, um die Akkommodationsbreite zu untersuchen (z.B. Anisokorie: unterschiedliche Weite der Pupillen)
- Hirnnervenfunktion mit Funktionsprüfung der Augen
- Sensomotorik
- Reflexstatus
- Kleinhirnfunktion
- Gang- und Standbild

13. Suche nach Infektionen
- Meningismusprüfung
- Augeninspektion (z.B. Gersten- oder Hagelkörner an den Augenlidern, Konjunktivitis)
- Nasennebenhöhlen: Klopf- und Druckschmerz durch leichtes Zeige-Mittelfingerklopfen an den typischen Triggerpunkten
- Myofasziales Schmerzsyndrom durch Bruxismus (nächtliches Zähneknirschen)
- Inspektion der Mundhöhle: Zunge, Zähne, Rachen und Tonsillen
- Palpation der Lymphknoten
- Otoskopie z.B. Otitis media, Paukenerguss

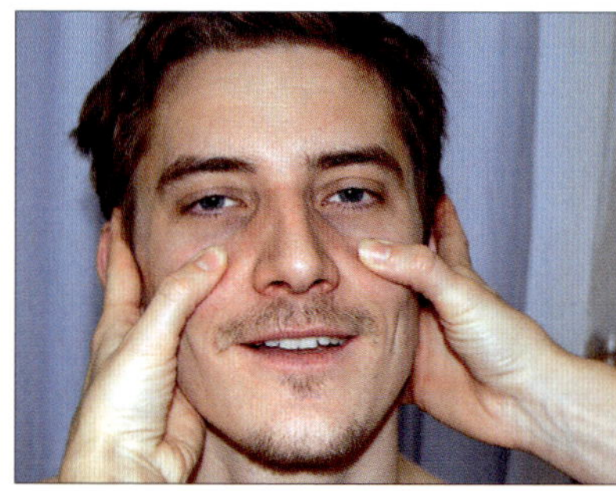

Palpation Kieferhöhle

Weitere Untersuchungen

Bei Krankheitsverdacht werden zusätzlich der Situation entsprechende weitere Untersuchungen notwendig, z.B. bildgebende Verfahren wie Röntgen der Zähne, Sonografie der Gefässe, die an spezielle Institute abgegeben werden. Allgemeine und spezifische Labordiagnostik von Blut, Urin oder Stuhl kann in naturheilkundlichen Praxen durchgeführt oder bei einem entsprechenden Labor in Auftrag gegeben werden. Ihre Ergebnisse müssen aber im Gesamtkontext der systemischen Naturheilkunde interpretiert und therapeutisch umgesetzt werden, denn in diesem Bereich besteht in besonderem Masse die Gefahr, das Denkmodell der TEN zu verlassen und «Schulmedizin mit biologischen Mitteln» zu betreiben.

Dazu ein konkretes Beispiel:

Wird bei einer Blutanalyse ein zu geringer Hämoglobin-Wert (Hb) festgestellt, wird der TEN-Therapeut nicht nur ein Eisenpräparat zur Substitution eines (vermuteten) Eisenmangels verordnen, sondern er muss sich mit dem «Warum» des Hb-Mangels auseinander setzen:
- Liefert die Ernährung die notwendigen Makro- und Mikronährstoffe?
- Ist die Assimilation (Magen!) und die Resorption im Darm suffizient?
- Besteht eine (auch okkulte) Blutung?
- Hypermenorrhoe?

- Besteht ein Zustand, der den Blutmangel erklärt? (Infekt, Tumor)
- Ist der Blutmangel im Sinne der TEN-Physiologie sogar sinnvoll? (Säugling, Rekonvaleszenz mit reduzierter Dynamik, Schwangerschaft usw.)
- Sind die Milzfunktionen suffizient?
- Besteht eine anämische Konstitution oder sonstige konstitutionelle Gegebenheiten, die eine adäquate Blutbildung und -regeneration verhindern?

  Dies sind nur einige Beispiele diagnostisch und therapeutisch relevanter Fragen.

Urinstatus

- Urin Sticks z.B. Combur Test mit verschiedenen Parametern wie Glukose, Leucozyten, Nitrit, Protein, Erythrozyten, Hämoglobin, pH-Werte durch Lackmusindikatorenstreifen
- Zentrifugieren des frisch gewonnen Urins im Reagenzglas, Ableeren des flüssigen Überstandes, um die Urinsedimente durch mikroskopische Untersuchung zu beurteilen. Diese Untersuchungen werden heute meist im Labor durchgeführt.
- Ebenso sind im Urin beispielsweise Schwermetalle nachweisbar.

Stuhluntersuchungen

Die Stuhlanalyse gibt Auskunft über den Florastatus des Magen-Darmkanals. Damit lässt sich eine mikrobielle Fehlbesiedelung sicher nachweisen. Auch Verdauungsrückstände wie Fett, Eiweiss und Stärke werden bei Verdacht auf Ernährungsfehler und enzymatische Insuffizienzen des Patienten analysiert. In der Gesamtbeurteilung zeigen sich das Darmmilieu als Indikator für das Mukosa-Immunsystem wie auch die Organtätigkeiten (z.B. Pankreaselastase bei einer verminderten Verdauungsaktivität), Pilzbelastung sowie Entzündungsparameter.

Bluttest im Labor

- Klinisch chemische, diagnostische Verfahren für Metaboliten, Enzyme (Transaminasen), Elektrolyte, Fettstoffwechsel, Eisenstoffwechsel, Blutgerinnung, Proteine, spezifische Antikörper, Allergene, Tumormarker
- Hämatologie aus Vollblut bzw. Blutausstrich für Blutbild und Gerinnungsanalysen (Blutsenkung, Differenzialbild der roten und weissen Blutzellen, Hämoglobin, Hämatokrit)

KAPITEL 24

GLOSSAR

Die nachstehenden Definitionen beschreiben die spezifische Bedeutung der Begriffe in der TEN und können daher unter Umständen von anderen Definitionen abweichen.

Aggregatzustand physikalischer Zustand eines Stoffes: flüssig, fest oder gasförmig

Akkumulation, akkumulieren anhäufen, ansammeln, anreichern

Alchemie Universelles naturphilosophisches Modell, das sich mit den Wechselbeziehungen der stofflichen und energetischen Naturelemente und deren Wandlung befasst. Sie ist historischer Vorläufer der Chemie und Grundlage des Herstellungsprozesses spagyrischer Arzneimittel. Die alchemistischen Gesetzmässigkeiten gelten aber in jedem beliebigen Lebensbereich.

Antagonismus Reaktionsweise oder Wirkung, die im Widerspruch oder in Gegenläufigkeit zu einer anderen Reaktionsweise steht (vgl. Konsensus, Synergismus)

Anthroposophie, anthroposophisch Philosophie, die auf dem Welt- und Menschenbild Rudolf Steiners basiert und neben vielen anderen Lebensbereichen auch medizinische Aspekte beinhaltet

Antidyskratisch regulierende Wirkung auf das humorale Ungleichgewicht der Kardinalsäfte

Antipathie, antipathisch Abneigung – im Sinne der TEN gegensätzliche Beeinflussung eines Gewebes bzw. Organs durch ein anderes. Ebenso: Therapie und Arzneimittelwahl nach dem Contraria-Prinzip

Antlitzdiagnostik Die Antlitzdiagnose ist ein wissenschaftlich nicht anerkanntes Diagnoseverfahren, bei dem Verfärbungen, Falten etc. im Gesicht gedeutet werden.

Apoplektischer Insult Schlaganfall

Aquaretikum, pl.: Aquaretika harntreibendes Arzneimittel

Archaisch Vorstellungen, Handlungen und Verhaltensmuster mit sehr altem, kulturell tief verankertem Hintergrund

Assimilation Prozess, mit dem etwas Fremdes (Stoffliches oder Energetisches) für den Organismus verfügbar bzw. verwertbar gemacht wird

Asthenie Zustand der Schwäche, bei dem der Organismus nicht die notwendige Kraft und Dynamik (Sthenie) aufbringt, sich gegen Fremdeinflüsse zu wehren. Asthenische Krankheiten sind gekennzeichnet durch eine unzureichende Dynamik der Abwehr- und Selbstheilungsprozesse.

Astrologie Lehre von der Wirkung der Gestirne auf das menschliche Leben

Astronomie wissenschaftliche Lehre über die Gestirne des Universums

Atom Ein Atom ist (nach der wissenschaftlichen Definition) die kleinste Einheit, in die sich Materie mit chemischen oder mechanischen Mitteln zerlegen lässt.

ATP Adenosintriphosphat (ATP) ist ein Nukleotid, bestehend aus dem Triphosphat des Nucleosids Adenosin, als solches ein energiereicher Baustein der Nukleinsäure RNA. ATP ist Endprodukt des Zitronensäurezyklus in der Zelle als Energieträger für deren Funktionen.

Atrophie Abbau, Reduzierung von Gewebe

Balneotherapie Therapie mit Bädern

BFD (Bioelektronische Funktionsdiagnostik) Überbegriff für verschiedene Diagnoseverfahren, mit denen man anhand von Veränderungen des elektrischen Hautwiderstandes krankheitsrelevante (nosodologische) Belastungen feststellen kann

Biliär, biliös Bezug zum gelbgalligen (cholerischen) Prinzip

Biologischer Schnitt Im 6-Phasen-Modell von Reckeweg liegt zwischen der 3. und der 4. Phase eine Grenzlinie, ab welcher die Körperzellen und ihre Funktionen irreparabel geschädigt werden.

Bioverfügbarkeit Mass dafür, in welcher Menge eine zugeführte Substanz nach Resorption im Verdauungstrakt und folgender Verstoffwechslung tatsächlich für ihre biologische Funktion zur Verfügung steht

Blutreinigung Entgiftung, Ausscheidung von Giftstoffen, um die Blutqualität im Sinne der Humorallehre zu verbessern

Chemie Naturwissenschaft, welche die Eigenschaften, die Zusammensetzung und die Umwandlung der Stoffe und ihrer Verbindungen erforscht

Cholagogum, pl.: Cholagoga Heilmittel mit Wirkung auf das Leber-Gallen-System

Chronobiologie untersucht die zeitlichen Aspekte der Lebensprozesse

Chronomedizin untersucht die zeitlichen Aspekte der Gesundheits- und Krankheitsprozesse

Comfortativum wohltuendes, regulierendes Heilmittel

Cutis die Haut

Dekohärenz Begriff aus der Quantenphysik. Als Dekohärenzeffekte bezeichnet man die nicht wieder rückgängig zu machenden Zustandsveränderungen, die sich ergeben, wenn ein bisher geschlossenes System mit seiner Umgebung in Wechselbeziehung tritt und damit zum offenen System wird. Dekohärenzeffekte entstehen sowohl im beobachteten System als auch in der Umgebung.

Dermal auf die Haut bezogen

Destillation chemisches Verfahren, Trennungsschritt im spagyrischen Herstellungsverfahren

Diaphoretikum, pl.: Diaphoretika schweisstreibendes Heilmittel

Diät, Diätetik Lehre von einer Lebensführung, die den individuellen Gegebenheiten angemessen und förderlich ist. Dazu gehört u.a. auch die Ernährung.

Diathese Biologisch unsinnige Reaktionsweise des Organismus auf geringfügige Reize, die immer in ähnlicher Weise auftritt. Beispiele: Allergische Diathese, spasmophile Diathese, azide (harnsaure) Diathese

Disposition Neigung zu bestimmten Krankheiten

Dissimilation Abbau bzw. Verbrauch der durch Assimilation gewonnenen Stoffe im Rahmen des Gewebsstoffwechsels

Dysbakterie unphysiologische Zusammensetzung der Bakterienflora einer Haut- oder Schleimhautoberfläche

Dyskrasie fehlerhaftes Mischungsverhältnis der vier Kardinalsäfte der Humoralmedizin (vgl. Kakochymie)

Dyspepsie fehlerhafter Verdauungsprozess im Magen-Darm-Trakt, Unfähigkeit der Coctio bzw. Assimilation der Nahrung

Dysplasie organische Fehlbildung

Effizienz Grad der Wirksamkeit einer Aktion

Elimination Ausscheidung von überschüssigen bzw. schädlichen Substanzen aus dem Organismus.

Emmenagogum, pl.: Emmenagoga menstruationsanregendes bzw. -förderndes Heilmittel

Empirie auf Erfahrungswissen beruhende Lehre bzw. aus der praktischen Erfahrung gewonnenes Wissen

Emulgator Hilfsstoff, mit dem wasserunlösliche Stoffe in feinen Teilchen gleichmässig und stabil in Wasser verteilt werden, ohne aufzuschwimmen oder sich abzusetzen

Endogen im Organismus selbst entstehend (vgl. exogen)

Ens, pl.: Entien Seins-Ebenen, Ebenen des Gesund- und Krankseins bei Paracelsus

Erethisch Eine erethische Krankheit läuft mit erhöhter Dynamik, aber mit biologisch unsinnigen Mustern ab, die nicht zur Heilung führen können.

Ersatzausscheidung, kompensatorische Krankheitsprozess, bei dem überschüssige bzw. schädliche Substanzen mittels Ersatzausscheidung (meist über Haut oder Schleimhaut) ausgeschieden werden, weil die physiologischerweise dafür zuständigen Organe dazu nicht in der Lage sind.

Essentielle Substanz Eine Substanz, die vom Organismus zwingend benötigt wird, die er aber nicht selbst synthetisieren kann. Sie muss daher zugeführt werden.

Exogen Auslösen einer Reaktion durch einen Reiz, der von aussen auf den Körper einwirkt (vgl. endogen)

Expektorans, pl.: Expektorantien auswurfförderndes Heilmittel

Fliessgleichgewicht ein den aktuellen Gegebenheiten entsprechendes Gleichgewicht im Säftehaushalt des Organismus

Fluktuation, fluktuieren hin und her bewegen

Functional Food industriell gefertigte Nahrungsmittel, die mit zusätzlichen Inhaltsstoffen angereichert sind und mit positivem Effekt auf die Gesundheit beworben werden

Gaia Philosophische Bezeichnung für die Erde, bei der diese als komplexer, lebender Organismus mit allen Seins-Ebenen betrachtet wird. Gaia gilt als Muttergöttin, die das Leben bringt und nährt, und als Todesgöttin, welche die Menschen in ihren Schoss zurückruft (Erdmutter).

Galenik Zubereitungs- bzw. Darreichungsform eines Arzneimittels

GALT gut associated lympoid tissue, dem Darm zugeordnetes Lymphgewebe (vgl. MALT)

Ganzheitlichkeit philosophische Betrachtungsweise, die den Mensch als untrennbare Einheit seiner körperlichen, seelischen und geistigen Aspekte in Wechselbeziehung mit den äusseren Einflüssen sieht

Gärung Enzymatischer Abbau- bzw. Zersetzungsprozess von organischen Stoffen durch Mikroorganismen. Erster Schritt im spagyrischen Trennungsverfahren

Gemmo-Mazerat Heilmittel, welches Auszüge aus Knospen oder Wurzelspitzen enthält. Auszugsmittel: Glycerin, Wasser-Alkohol-Gemisch

Gen-Food Nahrung, die aus gentechnisch veränderten Pflanzen, Tieren oder Mikroorganismen besteht, diese enthält oder daraus hergestellt ist

Genetik Lehre von den Gesetzmässigkeiten und materiellen Grundlagen der Ausbildung von erblichen Merkmalen und der Weitergabe von Erbanlagen (Genen) an die nächste Generation (Vererbung)

Genotyp Summe der genetisch vererbten Anlagen (vgl. Phänotyp)

Geozentrisches Weltbild Weltbild, das die Erde als Zentrum des Planetensystems sieht (vgl. Heliozentrisches Weltbild)

Geschmacksverstärker Lebensmittelzusatzstoffe, die den Eigengeschmack von Speisen verstärken, z.B. Glutamate

Glykämischer Index (GI) Mass dafür, wie rasch Kohlenhydrate (KH) zum Anstieg des Blutzuckerspiegels führen. KH mit hohem GI (z.B. Industriezucker) führen zu raschem Anstieg des Blutzuckers mit hohen Spitzen, während KH mit tiefem GI (z.B. Vollkorngetreide, Gemüse) langsamer resorbiert werden und deshalb den Blutzucker langsamer ansteigen lassen. Der Blutzuckerspiegel ist dadurch gleichmässiger.

Grundsubstanz Extrazelluläre Matrix. Gewebe, das den intrazellulären Raum zwischen den Zellen ausfüllt

Hämorrhagie Blutungsneigung

Head'sche Zonen reflektorisch mit anderen Geweben bzw. Organen korrespondierende Hautareale, die einerseits diagnostische Informationen über ein inneres Organ ermöglichen und über die andererseits therapeutisch auf diese eingewirkt werden kann (nach dem englischen Neurologen Sir Henry Head, 1861–1940)

Heliozentrisches Weltbild Weltbild, das die Sonne als Zentrum des Planetensystems sieht. (vgl. Geozentrisches Weltbild)

Histamin Neurotransmitter und Gewebshormon. Das Histamin hat durch Vergrösserung der Permeabilität der Kapillarwände wesentliche Bedeutung bei der Ingangsetzung akuter Entzündungen und in der Pathophysiologie von Allergien.

Histologie Lehre von der Anatomie und Physiologie der Körpergewebe

Homöopathische Potenz eine bestimmte Potenzierungsstufe bei einem homöopathischen Mittel

Homotoxikologie Reckeweg sah Krankheit als Folge der Reaktion des Körpers auf Homotoxine, also Gifte und Reize.

Hors-Sol Anbauverfahren ohne Verwendung von Erde oder erdeähnlichen Substraten

Hyperästhesie Gesteigerte Schmerzwahrnehmung

Hyperazidität Übersäuerung – wird häufig auf den Zustand von Magen und Interstitium bezogen

Hyperkinese über das normale Mass gesteigerte Aktivität eines Gewebes oder Organs (vgl. Hypokinese)

Hyperplasie Vergrösserung bzw. Vermehrung eines Gewebes

Hyperthermie übermässiges Wärmeprinzip

Hypoazidität Untersäuerung – meist auf den Magen bezogen

Hypokinese verminderte Aktivität eines Gewebes oder Organs (vgl. Hyperkinese)

Hypothermie reduziertes Wärmeprinzip

Insuffizienz reduzierte Leistungsfähigkeit eines Gewebes bzw. Organs

Interstitium Bindegewebsraum zwischen den einzelnen Zellen. Hier laufen sämtliche Funktionen der Ver- und Entsorgung, Regulation und Abwehr ab.

Intramural in der Wand eines Hohlorgans befindlich

Isopathie Heilweise, ähnlich der Homöopathie, die mit potenzierten Stoffen arbeitet, die identisch (nicht nur ähnlich) mit krankheitsauslösenden Substanzen sind

Kakochymie Verunreinigung der Kardinalsäfte der Humoralmedizin mit Schärfen (ist zu differenzieren von Dyskrasie)

Karzinose Krebserkrankung

Katabolismus, katabol Stoffwechselabbau-Prozesse

Kausa, kausal Ursache, ursächlich

Kinesiologie Diagnose- und Therapiemöglichkeit mittels manuellem Muskeltest über Anspannung eines Indikator-Muskels

Kognitiv auf Erkenntnis beruhende Informationsverarbeitung, logisches Erkenntnisvermögen

Kohärenz, kohärent zusammenhängend, in sich logisch abfolgend

Komplexhomöopathie, komplexhomöopathisch synergistische Kombination mehrerer potenzierter Einzelmittel (in der klassischen Homöopathie nicht vorgesehen)

Kongestion aktiver Blutzudrang in ein Gewebe bzw. Organ, bedingt durch verstärkte arterielle Gefässdynamik (vgl. Plethora)

Konsensus, konsensuell zielgerichtete, gleichsinnige Zusammenarbeit verschiedener Elemente zwecks Bereitstellung einer Funktionalität im Interesse des Gesamtorganismus

Kosmologie, kosmologisch «Lehre der Welt», beschäftigt sich wissenschaftlich und philosophisch mit Ursprung, Entwicklung und Wesen des Kosmos und dessen Einfluss auf den Menschen

Kristallose Neigung zur Kristallisation gelöster Salze durch Mangel an Feuchtigkeit. Bei Kristallose neigt der Körper zu Trockenheitssymptomen, Steinbildung, Sklerotisierung.

Kybernetik, kybernetisch Lehre von den Steuer- und Regulationsmechanismen in Systemen

Laxans, Laxativum, pl.:Laxantien, Laxativa abführendes Arzneimittel

Lymphatismus Konstitutionelle Situation, bei der ein humoralmedizinisches Übergewicht der kalten und feuchten Qualitäten des Phlegmas vorliegt. Dies zeigt sich in Form von Krankheiten, die auf Überlastung des Lymphsystems beruhen z.B. Neigung zu wiederkehrenden katarrhalischen Krankheiten, Schwellung vom Lymphknoten und Mandeln. (vgl. Skrofulose)

Makrobiotik seit Hippokrates bekannte diätetische Richtlinien, als deutscher Begriff von Hufeland eingeführt – heute auch Bezeichnung einer spezifischen Ernährungslehre nach Sagen Ishizuka

Makrokosmos die grosse Welt – vom Menschen her gesehen: die Umwelt und das Weltall, die Gestirne

Malignose Bösartige Erkrankung

MALT mucosa associated lymphoid tissue, den Schleimhäuten zugeordnetes Lymphgewebe (vgl. GALT)

Matrix Bezeichnung für die Zwischenzellsubstanz (extrazelluläres Gwebe), wird häufig auch als Synonym für das interstitielle Regulationssystem verwendet

Mercurius eines der drei alchemistischen Prinzipien: das verbindende, vermittelnde, anonyme Prinzip

Meridiantherapie Therapiemethode der TCM, bei der die Energieleitbahnen (Meridiane) mit den darauf lokalisierten Akupunktur-Punkten mittels Massage gezielt beeinflusst werden

Mesenchym Embryonales Bindegewebe. Der Begriff wird in der Naturheilkunde für abwehraktives Bindegewebe verwendet. (vgl. Interstitium)

Metaboliten ausscheidungspflichtige Stoffwechsel-Endprodukte

Metamorphose Wandlungsprozess

Meteorismus Gasansammlung im Darm

Mikrokosmos die kleine Welt – vom Menschen her gesehen: der menschliche Körper, die kleinen Strukturen in Pflanze und Tier

Mitochondrium pl. Mitochondrien Energiekraftwerk der Zelle, die der Zelle das energiereiche Molekül ATP zur Verfügung stellen

Molekül aus zwei oder mehreren Atomen bestehendes Teilchen

Morphogenetische Felder Rupert Sheldrake beschreibt die morphogenetischen Felder als immaterielle Kraftfelder, die sich in Raum und Zeit – innerhalb des Systems und des Umfeldes, das es organisiert – ausbreiten. Sie enthalten Informationen und vermögen diese auf Zellen und Lebewesen zu übertragen.

Morphologie Lehre von der Form und Gestalt

Motorik Bewegung

Mythologie Geschichten- und Sagenwelt einer Kultur mit geschichtlichen, religiösen, naturphilosophischen, psychologischen Inhalten

Natura magica altertümliches bildhaftes Weltbild, in welchem die Gesamtnatur als wundersamer Organismus betrachtet wird, in den der Mensch als untrennbarer Bestandteil integriert ist

Naturphilosophie Philosophisch geprägte Naturkunde, die sich mit den geistigen und materiellen Wechselbeziehungen in der Natur beschäftigt. Die Naturphilosophie und ihre Entwicklung wird stark geprägt von der Religion und dem Kulturkreis, in dem sie entstanden ist.

Neoplasie «Neubildung» von Gewebe, übermässiges Gewebewachstum (z.B. Polypen), aber auch Karzinome

Neurasthenie Nervenschwäche, Sammelbezeichnung für Symptome verminderter Funktion des Nervensystems von Ängstlichkeit bis zu psychischen Störungen

Neurophysiologie Teilgebiet der Wissenschaft, welches sich mit der Funktion des Nervensystems beschäftigt. Bietet ein modernes Erklärungsmodell für Reflexzonen.

Neurotransmitter Neurotransmitter sind heterogene biochemische Stoffe, welche die Information von einer Nervenzelle zur anderen über die Synapsen weitergeben.

Nidsigend «abwärts gehend», absteigende Bewegung des Mondes im Bezug zum vermeintlichen Sonnenäquator

Nitrosativer Stress durch Stressbelastung ausgelöste pathophysiologische Stoffwechselreaktion, bei der hoch reaktive Stickstoffverbindungen zu krankhaften Zellveränderungen führen

Noxe schädigende Reize, z.B. Gift oder auch physikalische pathogene Einflüsse

Obsigend «aufwärts gehend», aufsteigende Bewegung des Mondes im Bezug zum vermeintlichen Sonnenäquator

Organotrop auf Organe bezogen

Paradigmenwechsel Deutlicher Wechsel von einem mehrheitlich akzeptierten bzw. angewendeten Denkmodell zu einem neuen Modell. Grundlegender Wechsel der gedanklichen Ausrichtung von einem bisherigen System auf ein völlig Anderes.

Parenchym Funktionsgewebe eines Organs

Pathogenese Prozess der Entwicklung einer Krankheit

Pathologie Krankheitslehre

Pathophysiologie Lehre von krankhaften Funktionsabläufen im Organismus (vgl. Physiologie)

Patient/in von lat. patientia = duldend, leidend, Bezeichung für eine sich in diagnostischer Abklärung oder Therapie befindlichen Person

Permeabilität Durchlässigkeit einer Grenzfläche oder Membran

Phänotyp Produkt der individuellen Ausformung des Genotypus

Pharmakologie im weiten Sinne die Lehre vom Wesen und Wirken von Heilmitteln

Pharmakotherapie Behandlung eines Kranken mit Arzneimitteln

Photon Das Photon (griechisch: Licht) ist die elementare Anregung des quantisierten elektromagnetischen Feldes, welches auch als Lichtquantenfeld bezeichnet wird.

Physiognomie, Physiognomik Ableiten von Wesenszügen, Stärken und Schwächen aus körperlichen Merkmalen v.a. im Gesicht (vgl. Antlitzdiagnose). Lehre, nach der vom Äusseren eines Menschen auf dessen Gesundheit und Charakter Rückschlüsse gezogen werden können. In der Geschichte verschiedentlich als Aufhänger für Rassismus und Eugenik missbraucht.

Physiologie Lehre von den Funktionsabläufen im gesunden Zustand (vgl. Pathophysiologie)

Phytobiotisch Wortneuschöpfung (aus griech. phyto = Pflanze, bios = Leben), ersetzt den ungenauen Begriff «antibiotisch» bei antiviral, antibakteriell und antimykotisch wirksamen Heilpflanzen. «Antibiotisch» wird für die antibakterielle Wirkung schulmedizinischer Medikamente verwendet und ist als Fachwort in sich bereits paradox.

Placebo-Effekt Wirkung eines Scheinmedikamentes ohne Wirkstoff

Plethora passive Blutstauung in einem Gewebe oder Organ aufgrund Tonusmangel der venösen Gefässe

Pneuma Geistartiges, mit der Atmung gekoppeltes Prinzip der Humoralmedizin in unterschiedlichen Zustandsformen, das im Organismus sehr schnell die Qualitäten der Säfte vermittelt. Nach einigen Autoren identisch mit den Spiritus. Wird in der Literatur unterschiedlich definiert und beschrieben.

Polarität Gegensätzlichkeit

Polykrest, auch: Polychrest Homöopathisches Mittel mit einem sehr weiten Spektrum von Symptomen im Mittelbild. Deshalb kann es häufig und in vielen Situationen angewendet werden.

Potential, potentiell grundsätzliche Fähigkeit zu einer bestimmten Eigenschaft

Prävention, präventiv vorbeugende Massnahme, Synonym für Prophylaxe

Prima Materia ungeformte Materie, Urstoff, universelle Substanz, Chaos

Prinzip Ursprung, Richtlinien, von welchen Gesetzmässigkeiten abgeleitet werden können

Prognose Einschätzung des Verlaufes eines Krankheits- oder Gesundungsprozesses

Prophylaxe vorbeugende Massnahme, Synonym für Prävention

Psycho-Neuro-Endokrino-Immunologie medizinische Forschung, die sich mit der Wechselwirkung von Psyche, Nerven-, Hormon- und Immunsystem befasst

Psycho-Neuro-Immunologie medizinische Forschung, welche sich mit den Verbindungen der drei Einzelbereiche beschäftigt, dies u.a. auch in Bezug zu sogenannten «psychosomatischen» Krankheitsbildern

Qualitativ die charakteristischen Eigenschaften betreffend

Quantenphysik Gebiet der Physik, das sich mit dem Verhalten und der Wechselwirkung kleinster Teilchen befasst

Quantitativ die Menge betreffend

Quintessenz das fünfte Element, das Ursprung und zugleich Summe aller vier klassischen Elemente ist, das innerste Wesen eines Dings

Reaktionsstarre Unfähigkeit des Menschen, auf eine Therapie überhaupt oder angemessen zu reagieren

Regulationsstarre Unfähigkeit des Organismus, sich an wechselnde Bedingungen und Reize anzupassen

Reinsubstanz isolierte Einzelsubstanz aus einem Heilmittelrohstoff, z.B. Morphin aus Schlafmohn

Repertorisierung Arbeitsschritt der klassischen Homöopathie, bei dem die in der Anamnese erhobenen Symptome mit den Arzneimitteln (Materia medica) verglichen werden, um das

Einzelmittel mit der grössten Übereinstimmung zu ermitteln. Die dabei verwendete Literatur wird als Repertorium bezeichnet. Heute wird die Repertorisierung häufig mit Computerunterstützung durchgeführt.

Res naturales natürliche bzw. naturgemässe (in Bezug zur menschlichen Natur) Einflüsse oder Reize auf den Organismus

Res non naturales unnatürliche bzw. nicht der Natur des Menschen entspringende Einflüsse oder Reize auf den Organismus wie z.B. Luft, Ernährung, Schlafen und Wachen

Resistenz Unempfindlichkeit gegenüber Störfaktoren

Resonanz Verbindung, Widerhall, Übereinstimmung zwischen zwei unabhängigen Systemen, Gleichartigkeit und ev. sogar Übertragung von gewissen Erscheinungen (z.B. Mitklingen einer Gitarrensaite mit einem gespielten Musikton ohne Berührung)

Rezeptur Komposition verschiedener Arzneimittel

Rotation Drehbewegung, hier eine Dynamisierung der spagyrischen Essenz als letzter Schritt des Herstellungsverfahrens, z.B. durch mehrere Destillationen oder abwechslungsweise Erwärmung/Abkühlung (vgl. Zirkulation)

Sal eines der drei alchemistischen Prinzipien: das substanzielle, erdige Prinzip

Salutogenese Gesundheitsentwicklung, von griech. «salus» für «Gesundheit» und griech. «genese» für «Entstehung». Der Begriff wurde von Aaron Antonovsky (israelisch-amerikanischer Medizinsoziologe) in den 1970-er Jahren als Gegenbegriff zur Pathogenese formuliert und in die Wissenschaft eingebracht. Bei der Salutogenese stehen die Ressourcen des einzelnen Menschen im Vordergrund. Die Salutogenese ist somit als «Schatzsuche» und nicht etwa als «Fehlerfahndung» zu verstehen. Behandelt werden Themen wie: Warum werden einige Menschen krank, andere nicht? Wie geht der Mensch mit seiner Gesundheit um? Fragen zur Lebensbewältigung und Umgang mit existenziellen Lebensfragen.

Schamane/Schamanin Bezeichnung für geistigen Heiler bzw. geistige Heilerin in einigen Kulturkreisen. Der Schamane/die Schamanin vermittelt zwischen Kräften der alltäglichen und der nicht alltäglichen Welt.

Schärfen Sammelbegriff für Säfte im Sinne der Humoralmedizin mit aggressivem, pathogenem Potential

Scholastische Medizin medizinische Theorie und Praxis, welche an Universitäten gelehrt und weiterentwickelt wurde (ca. ab dem 12. Jahrhundert)

Schulmedizin Bezeichnung für das heute an Universitäten gelehrte Medizinsystem

Schüssler-Salze Heilmittel, welche Mineralstoffe und Spurenelemente in homöopathischer Verreibung enthalten und (u.a.) die Biochemie des Körpers beeinflussen können, nach Wilhelm Schüssler

Sensibilität, sensibel allgemeine Wahrnehmungsfähigkeit für Einflüsse von aussen

Sensorik, sensorisch Wahrnehmungsfähigkeit durch die Sinnesorgane: sehen, hören, riechen, schmecken, tasten

Signatur Zeichen, Merkmale, Eigenschaften aus denen Rückschlüsse, auf die Wirkung eines Heilmittels oder einer Pflanze gezogen werden können. Im weiten Sinne ist die Physiognomik eine Signaturenlehre am Menschen.

Signaturenlehre Analogie-, Entsprechungslehre, welche von äusseren und inneren Merkmalen und Eigenschaften einer Pflanze Rückschlüsse auf ihre Heilqualitäten erlaubt. Im erweiterten Sinne können ähnliche Entsprechungen z.B. auch beim Menschen, bei Landschaften und Bergen abgeleitet werden.

Sklerose Gewebeverhärtung, durch Austrocknung und Erstarrung gekennzeichnet – als Gegenpol der Entzündung

Skrofulose Pathologische Weiterentwicklung des Lymphatismus, bei der das übermässige Phlegma zusätzlich mit Schärfen verunreinigt ist. Die Skrofulose ist gemeinsame humorale Basis vieler unterschiedlicher Krankheiten und Reaktionsmuster, u.a. der allergischen Diathese.

Solidarpathologie Verlagert das Krankheitsverständnis von den Säfteprinzipien auf die festen Körperbestandteile und Körpergewebe («Solida»). Historischer Vorläufer der Zellularpathologie.

Spagyrik Teil des alchemistischen Weltverständnisses, im engen Sinne eine alchemistische Arzneimittelherstellung in drei Trennungs- und einem Vereinigungsschritt

Spasmus, pl.: Spasmen Krampf eines Muskels

Spiritus, pl.: Spiritūs Geistartiges, mit der Atmung gekoppeltes Prinzip der Humoralmedizin in unterschiedlichen Zustandsformen, das im Organismus sehr schnell die Qualitäten der Säfte vermittelt. Nach einigen Autoren identisch mit dem Pneuma. Wird in der Literatur unterschiedlich definiert und beschrieben.

Stagnation Verlangsamung, auch Stillstand des Säfteflusses

Sthenie die Kraft, potentiell schädliche Einflüsse abzuwehren bzw. die Folgen davon mit dem Ziel der Reorganisation zu überwinden

Stoffwechsel-Endprodukte bei allen Körperfunktionen entstehende Abfallprodukte, die zwingend ausgeschieden werden müssen, da sie ansonsten pathogene Wirkungen entfalten (vgl. Metaboliten)

Substitution Ersatz einer notwendigen Substanz von aussen, wenn diese krankheitsbedingt nicht oder nicht ausreichend vom Organismus selbst produziert oder aufgenommen werden kann

Suggestion, suggestiv hier: Einfluss auf einen Menschen, der seine innere Haltung so beeinflusst, dass die Wirkung eines verabreichten Heilmittels oder einer therapeutischem Methode verstärkt wird

Sulphur eines der drei alchemistischen Prinzipien: das zerstreuende, befeuernde, individuelle Prinzip

Symbiont Symbionten sind unterschiedliche Lebewesen, die in gegenseitigem Nutzen zusammen leben (sym = zusammen; bios = Leben). In der Naturheilkunde wird Symbiose als Sammelbegriff für die physiologischen Haut- und Schleimhautfloren verwendet.

Sympathie, sympathisch Zuneigung, Übereinstimmung: Hier die gleichsinnige Therapie- und Arzneimittelwahl. Von einer sympathischen Reaktion spricht man, wenn verschiedene Gewebe oder Organe gleichsinnig, nach ähnlichem Muster reagieren.

Sympathiemedizin Teil der Volksmedizin, Arzneimittel und Therapien wirken durch nichtmaterielle, rituelle oder magische Verbindung zum Patienten oder seiner Krankheit (z.B. das Tragen von Rosskastanien in der Hosentasche gegen Hüftgelenkschmerzen).

Sympathikoton Dominanz des Sympathikus, d.h. des Anteils des vegetativen Nervensystems, der die Aktivphasen des Organismus steuert und der für Aktion (Kampf oder Flucht) zuständig ist.

Symptom Krankheitszeichen oder -beschwerde

Synchronizität Nach C.G. Jung: «sinnvoller Zufall»; Verbindung zweier zeitgleich ablaufender Ereignisse, welche keine gemeinsame Basis oder erkennbare Verbindung zueinander haben

Syndrom Krankheitszustand, der sich durch das Auftreten bestimmter Symptom-Kombinationen definiert

Synergismus Gleichsinnige Reaktionsmuster oder Funktionen verschiedener Gewebe bzw. Organe (vgl. Antagonismus). Auch: Zusammenwirken von Kräften, die sich gegenseitig fördern – «Das Ganze ist mehr als die Summe seiner Teile.»

Systemaktivität Dynamik der Vorgänge in einem offenen System

Systemisch ein gesamtes System betreffend, nicht nur Teilaspekte davon (vgl. Systemtherapie)

Systemkybernetik Lehre der funktionellen Abläufen und deren Regulations- bzw. Steuerungsprozessen in Systemen

Systemtherapie, systemische Therapie Eine Therapieform, die den menschlichen Organismus als offenes System betrachtet und nicht nur einzelne Teile des Systems (Organe) berücksichtigt, sondern das gesamte System entsprechend seinen kybernetischen Gesetzmässigkeiten therapeutisch anspricht. Die TEN ist prinzipiell systemisch ausgerichtet.

Tachykardie, tachykard beschleunigte Herzfrequenz, bis hin zum Herzrasen

TCM Traditionelle Chinesische Medizin

TEN Traditionelle Europäische Naturheilkunde

Therapie Behandlung, Behandlungsschritte

Thermodynamik Teilbereich der Wärmelehre. Die Thermodynamik behandelt auch den Energiehaushalt in Systemen (Wirkungsgrad, Energieverlust, Energieumwandlung). Sie wird in den vier «Hauptsätzen der Thermodynamik» zusammengefasst.

Tierkreis, -zeichen Durch die Aufteilung der scheinbaren Sonnenbahn während eines Jahresverlaufs in zwölf Teile entstanden, ursprünglich in Bezug zu den entsprechenden Sternzeichen

Tonisierung Anregen der Grundspannung oder Spannkraft (Tonus) von Geweben

Tonus Spannung, Grundspannung, Spannkraft. In der TEN wird der Begriff Tonus nicht nur im Zusammenhang mit Muskulatur verwendet, sondern auch als Bezeichnung für die Bereitschaft und Fähigkeit eines beliebigen Gewebes zur Erfüllung seiner spezifischen Aufgaben im Interesse des Gesamtorganismus.

Topografie Beschreibung einer Lokalisation

Topolabil den Ort wechselnd

Topostabil stabil an einem bestimmten Ort befindlich

Torpide träges Reaktionsmuster

Toxikose chronischer Vergiftungszustand

Transitstrecke Weg zwischen Blut- bzw. Lymphgefässen und den Zellen im Interstitium. Sowohl die Nährstoffe als auch die Metaboliten müssen die Transitstrecke passieren.

Tria Principia die drei philosophischen Prinzipien der Alchemie: Sulphur, Mercurius und Sal

Trias zusammenfassende Beschreibung dreier Elemente, die in einem anatomischen oder funktionellen Zusammenhang stehen

Unschärfeprinzip Nach Frederic Vester: Ein sinngebendes Gesamtbild bzw. das Verständnis systemimmanenter Zusammenhänge kann erst entstehen, wenn eine gewisse Distanz zum Detail, eine gewisse Ungenauigkeit zugelassen wird.

Urin-Kochprobe Untersuchungsmethode, bei der der Urin mit Chemikalien angereichert und im Wasserbad erhitzt wird. Sich daraus ergebende Farbveränderungen, Ausflockungen und Sedimente werden zu diagnostischen Zwecken interpretiert.

Vikariation, gelegentlich auch: Vikarisation Ortswechsel eines Krankheitsprozesses von einem Gewebe zu einem anderen. Im Reckeweg'schen Sechs-Phasen-Modell werden rückläufige Krankheitserscheinungen als «regressive» und solche, die eine Weiterentwicklung erkennen lassen, als «progressive» Vikariation bezeichnet.

viszeral auf die Organe bezogen

Vitalfunktion wichtige Funktion in einem lebenden Organismus

Vitalität Lebendigkeit

Vitalstoffe Als Vitalstoffe bezeichnet man für die Gesundheit wichtige Nahrungsbestandteile (z.B. Vitamine, Mineralstoffe, Enzyme, Fettsäuren). Im Sinne der TEN auch Nahrungsstoffe mit hoher energetischer Qualität

Zellproliferation Zellerneuerung, Gewebeerneuerung

Zellularpathologie Krankheitslehre, bei der die Zellen zentrale Bedeutung haben – steht in Gegensatz zur Humoralpathologie

Zirkaseptan-Rhythmus Sieben-Jahreszyklen in der menschlichen Entwicklung

Zirkulation Drehbewegung, hier eine Dynamisierung der spagyrischen Essenz als letzter Schritt des Herstellungsverfahrens, z.B. durch mehrere Destillationen oder abwechslungsweise Erwärmung/Abkühlung (vgl. Rotation)

Zodiak Tierkreis

Zytokine Glykoproteine, die regulierende Funktionen auf das Wachstum und die Differenzierung von Zellen ausüben

Zytologie Lehre von den Zellen

Zytoplasma die Zelle ausfüllende Grundstruktur, die aus dem flüssigen Zytosol (Matrix cytoplasmatica) mit verschiedenen gelösten Stoffen sowie dem festeren Zytoskelett (Cytoskeleton) besteht

KAPITEL 25

ADRESSVERZEICHNIS

(ohne Anspruch auf Vollständigkeit)

SCHWEIZ

Ausbildung

Akademie für Naturheilkunde ANHK, Eulerstrasse 55, CH-4051 Basel, +41 (0) 61 560 30 60, www.anhk.ch

Bodyfeet, Aarestrasse 30, CH-3600 Thun, +41 (0) 33 225 44 22, Bahnhofstrasse 94, CH-5000 Aarau, +41 (0) 62 823 83 83, Tiefenaustrasse 2, CH-8640 Rapperswil, +41 (0) 55 210 36 56, www.bodyfeet.ch

Institut für Integrative Heilpraxis Weggis/Luzern, Höhere Fachausbildungen in Gesundheitsförderung, Fluhmattweg 6, CH-6004 Luzern, +41 (0) 41 390 25 40, www.heilpraxis-schule.ch

Paramed, Zentrum für Komplementärmedizin, Haldenstrasse 1, CH-6342 Baar, +41 (0) 41 768 20 70, www.paramed.ch

QuintaMed, Akademie für ganzheitliche Medizin, Naturheilkunde TEN und Psychosomatik, Stationsstr. 1, CH-8442 Hettlingen bei Winterthur, Tel. +41 52 316 21 51, info@quintamed.ch, www.quintamed.ch

SAKE Bildungszentrum, Scheibenstrasse 20, CH-3014 Bern, +41 (0) 31 352 35 44, www.sake.ch

Schaub Institut, Akademie für Ernährung und Naturheilkunde, am Platz 1, CH-7310 Bad Ragaz, +41 (0)81 330 17 00, www.schaub-institut.ch

Schule für angewandte Naturheilkunde, Witikonerstrasse 295, CH-8053 Zürich, +41 (0) 43 499 92 82 Turnerstrasse 2, CH-9000 St. Gallen, +41 (0) 71 352 55 65, www.nhk.ch

Humores Seminare, Friedhofstr. 15, CH-8636 Wald ZH, Tel. +41 44 273 04 31, www.humores.org

Verbände/Organisationen

Schweizer Verband der approbierten NaturärztInnen und NaturheilpraktikerInnen SVANAH, Hohenstoffelstrasse 38, CH-8200 Schaffhausen, +41 (0) 52 625 08 88, www.svanah.ch

Naturärzte-Vereinigung der Schweiz NVS, Schützenstrasse 42, CH-9100 Herisau, +41 (0) 71 352 58 80, www.naturaerzte.ch

Association des Practiciens en Thérapies Naturelles, 13 Rue de la Plaine, CH-1400 Yverdon-les-Baines, +41 (0) 24 426 67 40, www.aptn.ch

Föderation Alternativ Medizin Schweiz FAMS, Auwiesenstr. 45a, CH-9030 Abtwil, +41 (0) 71 310 14 28, www.fams.ch

Konferenz Höhere Fachschulen Alternativmedizin, hfnh, Bösch 80a, CH-6331 Hünenberg, +41 (0) 41 743 08 91, www.hfam.ch

Registrierungsstellen

Schweizerische Stiftung für Komplementärmedizin ASCA, St-Pierre 6a, PF 548, CH-1701 Freiburg, +41 (0) 26 351 10 10, www.asca.ch

Erfahrungsmedizinisches Register, EMR, PF 158, CH-4011 Basel, +41 (0) 842 30 40 50, www.emr.ch

Bezugsquellen

Umfassendes Angebot an naturheilkundlichen Arzneimitteln:

Drogerie Fink, Frauenfelderstr. 67a, CH-8404 Winterthur, Tel. +41 52 242 18 08, mail@fink-drogerie.ch, www.fink-drogerie.ch

Drogerie Venzin, Hauptstr. 58, CH-4313 Möhlin, Tel. +41 61 851 11 14, info@drogerie-venzin.ch, www.drogerie-venzin.ch

Chrüter Drogerie Egger, Unterstadt 28, CH-8201 Schaffhausen, +41 (0) 52 624 50 30, www.chrueter-drogerie.ch

St.Peter Apotheke, St.Peter Strasse 16, CH-8001 Zürich, +41 (0) 44 211 44 77, www.stpeter-apotheke.com

Schneeberg-Drogerie Drewi AG, Weinlandstrasse 8, CH-8451 Kleinandelfingen, +41 (0) 52 317 36 16

QuintaSana, Riesern 1a, CH-9056 Gais, Tel. +41 71 333 21 51, www.quintasana.ch

Blutegel:

Hirumed GmbH, Dr. D. Kähler Schweizer, Hubstr. 37, 9500 Wil, +41 (0) 71 910 00 63, www.hirumed.ch

St.Peter Apotheke, St.Peter Strasse 16, CH-8001 Zürich, +41 (0) 44 211 44 77, www.stpeter-apotheke.com

Thermalbäder

Tamina Therme, Hans-Albrecht-Strasse, CH-7310 Bad Ragaz, +41 (0) 81 303 27 40, www.taminatherme.ch

Bogn Engiadina Scuol, CH-7550 Scuol, +41 (0) 81 861 20 99, www.rehazentrum-scuol.ch

DEUTSCHLAND

Ausbildung/Weiterbildung

Die Zahl der Heilpraktiker-Schulen in Deutschland ist so gross, dass es nicht möglich ist, sie alle hier aufzuführen. Über Suchmaschinen sind sie im Internet jedoch leicht zu finden. Welche Rolle TEN-relevante Inhalte in den Ausbildungskonzepten der einzelnen Schulen spielen, muss im Einzelfall erfragt werden. Fort- und Weiterbildungsveranstaltungen werden auch von den Heilpraktiker-Verbänden angeboten.

Die folgende Schule hat einen Ausbildungsschwerpunkt in der TEN:

Heilpraktiker Fachschule «Josef Angerer», Berufsfachschule für Naturheilweisen, Baumkirchnerstraße 20 / Rückgebäude, D-81673 München, +49-89-435526-0, www.bayern-heilpraktiker.de

TEN-spezifische Fortbildungskurse

Natura Naturans, Barerstr. 48, D-80799 München, +49-89-2725902, www.natura-naturans.de

Verbände

Fachverband Deutscher Heilpraktiker (FDH), Bundesverband, Maarweg 10, D-53123 Bonn, +49-228-61 10 49, www.heilpraktiker.org
Der Fachverband Deutscher Heilpraktiker hat in den meisten Bundesländern Landesverbände, von denen einige auch Schulen betreiben. Die Kontaktdaten der Landesverbände sind auf der Internetseite abrufbar.

Union Deutscher Heilpraktiker e.V. (UDH), Bundesverband, Waldstraße 21, D-61137 Schöneck, +49-61 87-99 06 03, www.udh-bundesverband.de
Auch bei der UDH bestehen mehrere Landesverbände, von denen einige Schulen betreiben. Die Kontaktdaten der Landesverbände sind auf der Internetseite abrufbar.

Freie Heilpraktiker e.V. (FH), Berufs- und Fachverband, Benrather Schloßallee 49-53, D-40597 Düsseldorf, +49-211-90 17 29-0, www.freieheilpraktiker.com

Freier Verband Deutscher Heilpraktiker e.V. (FVDH), Bundesgeschäftsstelle, Weseler Str. 19-21, D-48151 Münster, +49-251 13688, www.fvdh.de

Allgemeiner Deutscher Heilpraktikerverband e.V. (ADHV), Eberswalder Str. 30, D-10437 Berlin, +49-30-44 312 752, www.adhv.de

Berufsverband Deutsche Naturheilkunde e.V. (BDN), Hohe Straße 29, D-09112 Chemnitz, +49-3 719 09 38 88, www.berufsverband-deutsche-naturheilkunde.de

Bund Deutscher Heilpraktiker e.V. (BDH), Südstr. 11, D-48231 Warendorf, +49-2581 61550, www.bdh-online.de

Bund Deutscher Heilpraktiker und Naturheilkundiger e.V. (BDHN), Weiglstr. 9, D-80636 München, +49-89-6018429, www.bdhn.de

Verband Deutscher Heilpraktiker e.V. (VDH), Ernst-Grote-Straße 13, D-30916 Isernhagen, +49-511-616 98-0, www.vdh-heilpraktiker.de

Verband Heilpraktiker Deutschland e.V. (VHD), Verband für Heilpraktikerinnen und Heilpraktiker im Ruhrgebiet und Umgebung, Georgstraße 4, D-45879 Gelsenkirchen, +49-209-120 84 86, www.vhd-heilpraktiker.de

Bezugsquellen

Autonosoden:

Mentop Pharma e.K., Inh. W. Lau, Georg-Ohm-Str. 6, D-24837 Schleswig, +49-4621-95960, www.placenta-nosode.de

Homeda, Postfach 6238, D-52239 Eschweiler, +49-2403-800 245, www.homeda.de

Baunscheidtöl:

Nestmann Pharma GmbH, Weiherweg 17, D-96199 Zapfendorf, +49-9547-92210, www.nestmann.de

Cantharidensalbe:

Hofapotheke St. Afra, Hoher Weg 11, D-86152 Augsburg, +49-82-343470

Blutegel:

Biebertaler Blutegelzucht GmbH, Talweg 31, D-35444 Biebertal, +49-6409-66140-0, www.blutegel.de

Umfassendes Angebot an naturheilkundlichen Arzneimitteln:

Kemptner Bahnhof Apotheke, Bahnhofstrasse 12, D-87435 Kempten, +49-831-522 66 11, www.bahnhof-apotheke.de

Apotheke Bodensee, Bernd Nestle, Ehlersstr. 17, D-88046 Friedrichshafen, +49-75 41 950 160, www.bodensee-apotheke.de

Savoy Naturhaus, Rainer Wieshammer, Pfirsting 2, D-84326 Falkenberg, +49-8727/969849, kontakt@savoy-naturhaus.de, www.savoy-naturhaus.de

Marien Apotheke, Markgrafenstr. 14a, 78467 Konstanz, +49 7531-61150, kunden@marienapotheke-konstanz.de

Kneipp-Zubehör:

Kneipp-Werke, Steinbachtal 43, D-97082 Würzburg, +49-931 800 20, www.kneipp.de

Heilpflanzen-Tinkturen / Urtinkturen

Kur-Apotheke Bad Aibling, Bahnhofstr. 8, D-83043 Bad Aibling, Tel. +49 8061 2304, info@kurapo-aibling.de, www.kurapo-aibling.de

Thermalbäder

Bad Wörishofen Therme, Postfach 16 63, D-86819 Bad Wörishofen, +49-82 47 33 33 70, www.bad-woerishofen.de

ÖSTERREICH

Ausbildung / Weiterbildung

Akademie für Traditionelle Europäische Medizin TEM, Josefstädterstrasse 5/7, A-1080 Wien, www.tem-akademie.com

Bacopa Bildungszentrum und Verlag, Waidern 42, A-4521 Schiedlberg, +43-07251-22235, www.bacopa.at

Pflanzliche Arzneimittel

Phytopharma, Dürnbachstr. 5, A-4452 Ternberg, Tel. +43 7256/8867-0 info@phytopharma.at, www.phytopharma.at

Berufsverband

TEM-Fachverein, Josefstädter Straße 5/7, A-1080 Wien, office@tem-fachverein.com www.tem-fachverein.com

KAPITEL 26

QUELLENVERZEICHNIS

Es wurde jede Anstrengung unternommen, alle Rechteinhaber des in diesem Buch verwendeten Materials aufzuspüren. Jede Unterlassung erfolgt unbeabsichtigt. Die Autoren werden einen allfälligen Irrtum gerne in zukünftigen Ausgaben dieses Buches korrigieren.

Achterberg, Jeanne: Gedanken heilen, Scherz-Verlag, Bern 1985

Alber-Jansohn, Susanne/Garvelmann, Friedemann: Naturheilkunde für Kinder, AT-Verlag, Aarau 2010

Althoff, Jochen: Kalt, warm, flüssig und fest bei Aristoteles, Franz Steiner Verlag, Stuttgart 1992

Amann, Max: 1998 Nicholas Culpeper und die astrologische Heilkräuterkunde, Zeitschrift Naturheilpraxis 10/98, Pflaum Verlag, München 1998

Anschütz, Felix (Hrsg.): Anamneseerhebung und allgemeine Krankenuntersuchung, Springer Verlag, Berlin 1992

Arroyo, Stephen: Astrologie, Psychologie und die vier Elemente, Hugendubel Verlag, Hamburg 1989

Aschner, Bernhard: Lehrbuch der Konstitutionstherapie, Hippokrates Verlag, Stuttgart 1994

Aschner, Bernhard: Technik der Konstitutionstherapie, Haug Verlag, Heidelberg 1984

Aschner, Bernhard: Paracelsus, Sämtliche Werke, 1930, Reprint 1993, Anger Verlag, Eick 1993

Auerbach, Leo: Krebs und Komplementärmedizin, W-Maudrich Verlag, Wien 2002

Augustin, Matthias/Schmiedel, Volker: Handbuch Naturheilkunde, Haug Verlag, Heidelberg 1997

Augustin, Matthias/Schmiedel, Volker: Praxisleitfaden Naturheilkunde, Gustav Fischer Verlag, Ulm 1999

Avicenna: The Canon of Medicine Vol. 1, engl. Übersetzung Laleh Bakhtiar, KAZI Publications, Inc., Chicago 1999

Bach, Hans-Dieter: Äussere Kennzeichen innerer Erkrankungen, Bio Ritter Verlag, Tutzing 2007

Bachmann, Manuel/Hofmeier, Thomas: Geheimnisse der Alchemie, Schwabe Verlag, Basel 1999

Bartels, Andreas: Grundprobleme der modernen Naturphilosophie, UTB, Stuttgart 1996

Beckmann, Dieter/Beckmann, Barbara: Das geheime Wissen der Kräuterhexen, Deutscher Taschenbuch Verlag, München 1990

Benzenhöfer, Udo: Paracelsus, Rowohlt Taschenbuch Verlag, Reinbek bei Hamburg 2003

Berendt, Joachim-Ernst: Das dritte Ohr, Rowohlt Verlag, Hamburg 1998

Berendt, Joachim-Ernst: Nada Brahma, Insel Verlag, Frankfurt 1983

Berner Hürbin, Annie: Hippokrates und die Heilenergie, Schwabe Verlag, Basel 1997

Bierbach, Elvira (Hrsg.): Naturheilpraxis Heute, Urban&Fischer Verlag, München 2009

Birmann-Dähne, Gerhild: Bärlauch und Judenkirsche, Haug Verlag, Heidelberg 1996

Böhme, Gernot/Böhme, Hartmut: Feuer, Wasser, Erde, Luft – Eine Kulturgeschichte der Elemente, Beck Verlag, München 1996

Bockemühl, Jochen: Ein Leitfaden zur Heilpflanzenerkenntnis, Verlag am Goetheanum, Dornach

Böhme, Gernot/Schiemann, Gregor: Phänomenologie der Natur, Suhrkamp, Frankfurt 1997

Botheroyd, Silvia und Paul F.: Lexikon der keltischen Mythologie, Diederichs Verlag, München 1992

Bott, Victor: Anthroposophische Medizin, Haug Verlag, Heidelberg 1982

Braun, Lucien: Paracelsus, Alchimist – Chemiker – Erneuerer der Heilkunde, SV Internation, Zürich 1988

Broy, Joachim: Die Konstitution – Humorale Diagnostik und Therapie, Foitzick Verlag, München 1978

Broy, Joachim: Repertorium der Irisdiagnose, Foitzick Verlag, München 2008

Bühring, Ursel: Praxis-Lehrbuch der modernen Phytotherapie, Sonntag Verlag, Stuttgart 2005

Carrichter, Bartholomaei: Horn des heyls Menschlicher Blödigkeit, 1606, Reprint 1981, Kölbl Verlag, Grünwald 1981

Chishti, Hakim: The traditional healer's handbook, Inner Traditions International, Vermont USA, 1988

Comte-Sponville, André: Ermutigung zum unzeitgemässen Leben, rororo Rowohlt Taschenbuch Verlag, Hamburg 1998

Craemer-Ruegenberg, Ingrid: Die Naturphilosophie des Aristoteles, Alber Verlag, Freiburg/ München 1980

Culpeper Nicholas: Culpeper's complete Herbal, Kessinger Publishing, USA 2003

Cunningham, Scott: Enzyklopädie der magischen Kräuter, Schirner Verlag, Darmstadt 2006

Daems, Willem F.: Mensch und Pflanze, Weleda Schriftenreihe Nr. 15, Schwäbisch Gmünd 1988

Dal Cero, Maja: Pflanzen für die Gesundheit, hep Verlag, Bern 2004

Deck, Joseph: Grundlagen der Irisdiagnostik, Eigenverlag Ettlingen, Ettlingen1965

Dehmlow, Ronald: Sauerstoff-Ozon-Therapie, Urban&Fischer Verlag, München 2002

Denz, Hermann/Tschaikner, Manfred: Alltagsmagie, Hexenglaube und Naturheilkunde im Bregenzer Wald, Begleitbuch zur Ausstellung Göttin – Hexe – Heilerin, Innsbrucker Beiträge zur Kulturwissenschaft, Innsbruck 2004

Deppert, Karl: Die systematische Zungendiagnostik, wissenschaftliche Broschüre, Sonderdruck aus Acta Biologica (17.10.1977), Pascoe, Giessen 2002

Derungs, Kurt (Hrsg.): Mythologische Landschaften Schweiz, Edition Amalia, Bern 1998

Dicke, Elisabeth/Teirich-Leube, Hede: Massage reflektorischer Zonen im Bindegewebe bei rheumatischen und inneren Erkrankungen – Eine neue Technik, Gustav-Fischer Verlag, Jena 1942

Dicke, Elisabeth: Meine Bindegewebsmassage, Hippokrates-Verlag, Stuttgart 1953

Diederichs, Ulf (Hrsg.): Nordische Nibelungen, Diederichs Verlag, Köln 1985

Diederichs, Ulf (Hrsg.): Germanische Götterlehre, Diederichs Verlag, Köln 1984

Dioscorides: Kreutterbuch 1610, Reprint 1964, Verlag Konrad Kölbl, München 1964

Dogs, Christian Peter/Maurer, Wolf-Jürgen: Naturheilverfahren und Psychosomatik, Hippokrates Verlag, Stuttgart 2003

Eckart, Wolfgang U.: Geschichte der Medizin, Springer-Verlag, Berlin 2005

Eliade, Mircea: Schmiede und Alchemisten, Klett-Cotta Verlag, Stuttgart 1980

Elsholtz, Johann Sigismund: Diäteticon, 1682, Reprint 1984, Verlag Dr. Richter, München 1984

Engel, Fritz-Martin: Flora magica, Keysersche Verlagsbuchhandlung, München 1966

Epstein, Owen et al.: Bild-Lehrbuch der klinischen Untersuchung, Thieme Verlag, Stuttgart 1994

Fehringer, Barbara: Das «Speyersche Kräuterbuch» mit den Heilpflanzen Hildegard v. Bingens, Verlag Königshausen + Neumann, Würzburg 1994

Ferronato, Natale: Pathophysiognomik, Kürbis Verlag, Uitikon 1992

Frater Albertus: Praktische Alchemie im 20. Jahrhundert, Paracelsus Reserach Society, Salt Lake City 1970

Fritschi, Hans-Josef : Kräuterspagyrik, Hugendubel Verlag, München 1990

Fritschi, Hans-Josef: Spagyrik, Lehr- und Arbeitsbuch, Gustav Fischer Verlag, Ulm 1997

Fromm, Erich: Die Revolution der Hoffnung, Ullstein Verlag, Frankfurt am Main 1981

Fuchs, Leonhart: Das Kräuterbuch von 1543 (New Kreüterbuch), Reprint 2001, Verlag Taschen, Köln 2001

Funke, Hans: Die Welt der Heilpflanzen, Band 1, Pflaum-Verlag, München 1980

Garvelmann, Friedemann: Pflanzenheilkunde in der Humoralpathologie, Pflaum Verlag, München 2000

Gebelein, Helmut: Alchemie, Diederichs Verlag, München 1996

Gebser, Jean: Ursprung und Gegenwart, Novalis Verlag, Schaffhausen 1978

Glaser, Volkmar: Eutonie, Haug Verlag, Heidelberg 1993

Glombik, Gerd: Naturphilosphie von Prof. K.M. Meyer-Abich, Vortrag am Johanneum Lüneburg 1998

Golowin, Sergius: Paracelsus Mediziner – Heiler – Philosoph, Schirner Verlag, Darmstadt 2007

Golowin, Sergius: Von Elfenpfeifen und Hexenbier, Nachtschatten Verlag, Solothurn 2003

Grimm, Jacob: Deutsche Mythologie, Marix Verlag, Wiesbaden 2007

Grohe, Klaus: Badewonnen, gestern-heute-morgen, Du Mont Verlag, Köln 1993

Güller, Max: Spagyrik nach der Lehre von Paracelsus, In: Manuskripten, Thesen, Informationen, Deutsche Bombastus Gesellschaft, Nr. 16-2, 2000

Gunther, Robert T.: The greek herbal of Dioscorides, Hafner Publishing Co, New York 1959

Haage, Bernhard Dietrich: Alchemie im Mittelalter, Ideen und Bilder – von Zosimos bis Paracelsus, Düsseldorf, Zürich 2000

Haeser, Heinrich: Lehrbuch der Geschichte der Medicin und der epidemischen Krankheiten, Verlag von Friedrich Mauke, Jena 1853

Harig, Georg: Bestimmung der Intensität im medizinischen System Galens, Akademie Verlag, Berlin 1974

Harner, Michael: Der Weg des Schamanen, Ansata Verlag, Interlaken 1983

Hartmann, Franz: Theophrastus, Paracelsus von Hohenheim als Mystiker, Schatzkammer Verlag, Calw

Heiland, Stefan: Naturverständnis, WBG Verlag, Darmstadt 1992

Heilmann, Karl Eugen: Kräuterbücher in Bild und Geschichte, Kölb Verlag, München 1973

Heine, Hartmut: Lehrbuch der biologischen Medizin, Hippokrates Verlag, Stuttgart 2007

Heinz, Jürgen: Spagyrik, die medizinische Alternative, Bauer Verlag, Freiburg 1985

Herrmann-Lisi, Christiane: Mondmacht, Corona Verlag, Frankfurt 1989

Hertzka, Gottfried/Strellow Wighard: Handbuch der Hildegard Medizin, Bauer Verlag, Freiburg 1987

Hiller, Karl/Melzig, Matthias F.: Lexikon der Arzneipflanzen und Drogen, Spektrum Akademischer Verlag, Heidelberg 2003

Hippokrates: Hippokrates sämtliche Werke, übersetzt von Dr. Upmann, Verlag von Albert Nauck und Co., Berlin 1847

Höhmann-Kost, Annette: Integrative Leib- und Bewegungstherapie, Hans-Huber Verlag, Stuttgart 1991

Holmes, Peter: Energetics of Western Herbs, NatTrop Publishing, Berkeley USA 1989

Holmyard, Eric John: Alchemy, Dover Publications, New York 1990

Hoppe, Brigitte: Das Kräuterbuch des Hieronymus Bock, Verlag Anton Hiersemann, Stuttgart 1969

Horn, Christoph/Rapp, Christoph (Hrsg.): Wörterbuch der antiken Philosophie, C. H. Beck Verlag, München 2002

Hornfisher, Daniel: Löwe und Phönix, Aurum Verlag, Braunschweig 1998

Hürlimann, Gertrud I.: Astrologie, M+T Edition Astroterra, 9. Auflage, Zürich 1998

Hufeland, Christoph Wilhelm: Enchiridion Medicum (Google Books), Jonas Verlagsbuchhandlung, Berlin 1857

Hufeland, Christoph Wilhelm: Ideen über Pathogenie und Einfluss der Lebenskraft auf Entstehung und Form der Krankheiten, Akademische Buchhandlung (Google Books), Jena 1795

Hufeland, Christoph Wilhelm: Lehrbuch der allgemeinen Heilkunde, Haug Verlag, München 1993

Hunnius: Pharmazeutisches Wörterbuch, Walter de Gruyter Verlag, Berlin 1998

Husemann, Wolff (Hrsg): Das Bild des Menschen als Grundlage der Heilkunst, Verlag Freies Geistesleben, Stuttgart 1986

Ingerman, Sandra: Die schamanische Reise, Ariston Verlag, München 2004

Jentschura, Peter/Lohkämper, Josef: Zivilisatoselos, P. Jentschura Verlag, Münster 2008

John, Johannes: Antihomotoxische Therapie, in Dokumentation der besonderen Therapierichtungen und Heilweisen in Europa, VGM, Essen 1991

Jung, Carl Gustav: Alchemical Studies, Princeton University Press, Princeton 1983

Jung, Carl Gustav: Psychologie und Alchemie, gesammelte Werke, Walter Verlag, Meilen 1995

Jung, Carl Gustav: The Archetypes and the collective Unconsciousness, Princeton University Press, Princeton 1990

Junius, Manfred: Praktisches Handbuch der Pflanzen-Alchemie, Ansata Verlag, Interlaken 1982

Kalbermatten, Roger: Wesen und Signatur der Heilpflanzen, AT-Verlag, Aarau 2002

Kämmerer, Kay Uwe: Wirkprinzipien der Naturheilkunde, Elsevier Verlag, München 2008

Karl, Josef: Neue Therapiekonzepte, Pflaum Verlag, München 1995

Kast, Verena: Imagination als Raum der Freiheit, Walter Verlag, Olten 1988

Kaufhold, Peter: Warum Pflanzenheilkunde, Naturheilpraxis 12/97, Pflaum Verlag, München 1997

Kauth, Hans J.: Kräutertherapie und Volksheilkunde – eine Renaissance, Gesellschaft für Volkskunde in Rheinland-Pfalz, Mainz 1991

Kluge, Heidelore: Hildegard von Bingen – Mond und Sonne, Pabel-Moewig Verlag, Rastatt

Koppe, Angelika: Wo die Piranhas mit den Zähnen klappern – Die Kraft innerer Bilder in Selbstheilungsprozessen, Goldmann Verlag, München 2000

Kranich, Ernst: Die Formensprache der Pflanze, Verlag Freies Geistesleben, Stuttgart 1976

Kranzberger, Bernhard/Mair, Stefan: Pflanzenmonographien, Foitzick Verlag, München 2000

Krebs, Harald: Praxis der Eigenbluttherapie, Elsevier-Verlag, München 2007

Kremer, Heinrich: Die stille Revolution der Krebs- und Aidsmedizin, Ehlers Verlag GmbH, Wolfratshausen 2006

Kronfeld, Ernst Moritz: Zauberpflanzen und Amulette, Perles Verlag, Wien 1898

Küster, Jürgen: Wörterbuch der Feste und Bräuche im Jahreslauf, Herder Verlag, Freiburg 1985

Leibold, Gerhard: Umstimmungstherapien – Körpereigene Abwehrkräfte und Heilungsprozesse stärken, Oesch Verlag, Zürich 2008

Lipton, Bruce H.: Intelligente Zellen, KOHA Verlag GmbH, Burgrain 2011

Lonicerus, Adamus: Kreuterbuch 1679, Reprint, K. Kölb Verlag, Grünwald b. München 1962

Lussi, Kurt: Wind und Wetter, Schellen Verlag, Wollerau 1994

Madejsky, Margret/Rippe, Olaf: Heilmittel der Sonne, Erd-Verlag, München 1997

Mala, Matthias/Gardein, Uwe: Walpurgisnacht und Zungenreden, Peter Erd Verlag, München 1994

Mandel, Peter: Farben, die Apotheke des Lichtes, Esogetics Verlag, Bruchsal 2001

Mandel, Peter: Handbuch der Schmerztherapie mit spezifischen Infrarot-Frequenzen, Esogetics Verlag, Bruchsal 1994

Mandel, Peter: Praktisches Handbuch der Farbpunktur, Esogetics Verlag, Bruchsal 2004

Matejka, Rainer/Haberauer, Norbert: Die neue Aschner-Fibel – Ausleitende Verfahren für die Praxis, Haug Verlag, Stuttgart 2002

Maurer, Yvonne: Durch den Atem die Seele heilen, IKP Verlag, Zürich 1993

Mayer, Johannes Gottfried/Goehl, Konrad: Kräuterbuch der Klostermedizin, Reprint-Verlag, Leipzig 2003

Meier, Anton C.: Emma Kunz, Edision Emma Kunz, Würenlos 1998

Mertz, Bernd A.: Paracelsus und seine Astrologie, Edition Astrodata, Wettswil 1993

Meyer, Hermann: Psychosomatik und Astrologie, Hugendubel Verlag, München 1992

Michalsen, Andreas/Roth, Manfred: Blutegeltherapie, Haug-Verlag, Stuttgart 2009

Middendorf, Ilse: Der erfahrbare Atem, Jungfermann Verlag, Paderborn 1995

Migros-Genossenschaftsbund (Hrsg.): Feste im Alpenraum, Migros-Presse, Zürich 1997

Müller, Claudia/Rätsch, Christian/Storl, Wolf-Dieter: Hexenmedizin, AT-Verlag, Aarau 1998

Müller, Ingo W.: Humoralmedizin, Haug Verlag, Heidelberg 1993

Müller-Jahncke, Wolf-Dieter/Friedrich, Christoph: Geschichte der Arzneimitteltherapie. Deutscher Apotheker Verlag, Stuttgart 1996

Mutschler, Hans-Dieter: Naturphilosophie, Kohlhammer, Stuttgart 2002

Osiander, Johann F.: Volksarzneymittel und einfache, nicht pharmaceutische Heilmittel gegen Krankheiten des Menschen, Verlag von Osiander, Tübingen 1838

Paungger, Johanna/Poppe, Thomas: Aus eigener Kraft, Goldmann Verlag, München 1993

Paungger, Johanna/Poppe, Thomas: Vom richtigen Zeitpunkt, Hugendubel Verlag, München 1991

Pelikan, Wilhelm: Heilpflanzenkunde, Verlag am Goetheanum, Dornach 1999

Pelikan, Wilhelm: Sieben Metalle, Verlag am Goetheanum, Arlesheim 1996

Pennick, Nigel: Die heiligen Landschaften der Kelten, Arun Verlag, Engerda 1998

Petek-Dimmer, Anita: Kritische Analyse der Impfproblematik, Band 1 und 2, Verlag AEGIS, Schweiz 2004

Peters, Herman: Der Arzt und die Heilkunst in alten Zeiten, 1900, Reprint 1969, Diederichs Verlag, Düsseldorf 1969

Peuckert, Will Erich: Paracelsus – die Geheimnisse, Knaur Verlag, München 1990

Piotrowski-Manz, Hedwig: Die Kunst des Schröpfens – Grundlagen, Durchführung, natürliche Therapiekonzepte, Sonntag Verlag, Stuttgart 2004

Pischinger, Alfred: Das System der Grundregulation, Haug Verlag, Heidelberg 1990

Popp, Fritz Albert: Biophotonen – Neue Horizonte der Medizin, Haug Verlag, Stuttgart 2006

Possin, Roland: Vom richtigen Essen, Irisiana-Verlag, München 1995

Pschyrembel, Walter de Gruyter Verlag, Berlin 1990

Pschyrembel, Wörterbuch Naturheilkunde und alternative Heilverfahren, Walter de Gruyter Verlag, Berlin 1996

Rätsch, Christian: Der heilige Hain, AT-Verlag, Baden 2005

Rätsch, Christian: Enzyklopädie der psychoaktiven Pflanzen, AT-Verlag, Aarau 1998

Rätsch, Christian: Walpurgisnacht, AT-Verlag, Baden 2007

Rauch, Erich: Blut und Säftereinigung, Haug-Verlag, Heidelberg 1980

Reckeweg, Hans-Heinrich: Homoeopathia antihomotoxica, Aurelia Verlag, Baden-Baden,1983

Reckeweg, Hans-Heinrich: Ordinatio Antihomotoxica et Materia Medica, Aurelia Verlag, Baden-Baden 2004

Retschlag, Max: Die Alchimie und ihr grosses Meisterwerk der Stein der Weisen, Hummel Verlag,

Rieger, Berndt: Traditionelle europäische Medizin, Herbig Verlag, München 2005

Riemann, Fritz: Grundformen der Angst, Reinhardt Verlag, München 1975

Rippe, Olaf: Die Laus auf der Leber – Psychische Symptome bei Erkrankungen von Leber und Galle – Ihr Hinweischarakter zur Auswahl geeigneter Heilmittel, Zeitschrift Naturheilpraxis 12/95, Pflaum Verlag, München 1995

Rippe, Olaf: Pflanzen und ihre kosmischen Heilkräfte; Ein Beitrag zum Thema Astrologie und Phytotherapie, Zeitschrift Naturheilpraxis 10/97, Pflaum Verlag, München 1998

Rippe, Olaf/Madejsky, Margret: Die Kräuterkunde des Paracelsus, AT-Verlag, Aarau 2006

Rippe, Olaf/Madejsky, Margret/Amann, Max/Ochsner, Patricia/Rätsch, Christian: Paracelsusmedizin, AT-Verlag, Baden 2001

Rolfe, Randy: Charakterkunde der vier Temperamente, Integral Verlag, München 2003

Roob, Alexander: Alchemie und Mystik, Taschen Verlag, Köln 2002

Rosenberg, Jack Lee: Körper, Selbst und Seele, Jungfermann Verlag, 2008

Rosenthal, Norman E.: Lichttherapie, Kneipp Verlag, Bad Wörishofen 2010

Sagen, Samuel: Heilende Planetenkräfte, Ebertin Verlag, Freiburg 1998

Salatowsky, Sascha: De Anima – Die Rezeption der aristotelischen Psychologie im 16. und 17. Jahrhundert, John Benjamins Publishing Co., Amsterdam 2006

Selawry, Alla: Metall-Funktionstypen in Psychologie und Medizin, Haug Verlag, Stuttgart 1991

Schimmel, Klaus-Christof: Lehrbuch der Naturheilverfahren, Hippokrates Verlag, Stuttgart 1990

Schimmel, Helmut W.: Konstitution und Disposition aus dem Auge, Wissenschaftliche Abteilung der Firma Pascoe, Pharmazeutische Präparate GmbH, Gießen 1984

Schipperges, Heinrich: Die Entienlehre des Paracelsus, Springer Verlag, Berlin 1988

Schipperges, Heinrich: Historische Konzepte einer theoretischen Pathologie, Springer Verlag, Berlin 1983

Schlegel, Emil: Religion der Arznei, Verlag Dr. Madaus, Dresden 1933

Schmid, Wilhelm: Philosophie der Lebenskunst, Suhrkamp Verlag, Frankfurt am Main 1998

Schmiedel, Volker/Augustin, Matthias: Leitfaden Naturheilkunde, Methoden, Konzepte und praktische Anwendung, Urban&Fischer Verlag, Elsevier 2007

Schmidt, Edmund/Schmidt, Nathalie: Leitfaden Mikronährstoffe, Urban&Fischer Verlag, München 2004

Schöpf, Hans: Zauberkräuter, VMA, Graz 1986

Schott, Heinz: Chronik der Medizin, Chronik Verlag, Dortmund 1993

Schramm, Henning: Heilmittel der anthroposophischen Medizin, Urban&Fischer Verlag, München 2009

Schrödter, Willy: Pflanzen-Geheimnisse, Reichl Verlag, St. Goar 1997

Schult, Arthur: Astrosophie, Turm Verlag, Bietigheim 1971

Schultes, Richard E./Hofmann, Alfred: Pflanzen der Götter, Hallwag Verlag, Bern 1980

Schütz, Wilfried: Ganzheitliche Astromedizin – Eine astrologische Gesundheitslehre, Chiron Verlag, Tübingen 2006

Schweikhardt, Christoph: Theoretische Grundlagen galenistischer Therapie im Werk des Giessener Arztes und Professors G. Horst (1578–1636), Inaugural-Dissertation, Justus-Liebig-Universität Giessen 1995

Schwenk, Theodor: Das sensible Chaos, Verlag freies Geistesleben, Stuttgart 2003

Seifarth, Carly: Aberglaube und Zauberei in der Volksmedizin, Bohmeier, Leipzig 2005

Simonis, Werner Christian: Heilpflanzen und Mysterienpflanzen, Novalis Verlag, Schaffhausen 1981

Steiner, Rudolf/Cloos, Walther/Daems, Willem F./Basold, Anselm: Persephone, Arbeitsberichte der medizinischen Sektion am Goetheanum, Band 7: Heilmittel für typische Krankheiten nach Angaben von Rudolf Steiner, Verlag am Goetheanum, Dornach 1995

Storl, Wolf-Dieter/Scheffer, Mechthild: Die Seelenpflanzen des Edward Bach, Heinrich Hugendubel Verlag, Kreuzlingen/München 2007

Storl, Wolf-Dieter: Die Kräuterkunde, Aurum Verlag, Bielefeld 2008

Storl, Wolf-Dieter: Die Seele der Pflanzen, Kosmos Verlag, Stuttgart 2009

Storl, Wolf-Dieter: Naturrituale, AT-Verlag, Baden 2004

Storl, Wolf-Dieter: Pflanzen der Kelten, AT-Verlag, Baden 2000

Storl, Wolf-Dieter: Pflanzendevas, AT-Verlag, Aarau 1997

Storl, Wolf-Dieter: Von Heilpflanzen und Pflanzengottheiten, Aurum Verlag, Braunschweig 1993

Strassmann, René: Heilpflanzen, Renatus Verlag, Wilen 1982

Strehlow, Wighard: Die Ernährungstherapie der Hildegard von Bingen, Knaur Verlag, München 2009

Stübler, Martin/Krug, Erich (Hrsg.): Leesers Lehrbuch der Homöopathie, Haug Verlag, Stuttgart 1988

Sudhoff, Karl (Hrsg): Theophrast von Hohenheim – genannt Paracelsus, sämtliche Werke, Oldenbourg Verlag, München 1929

Surya alias Demeter Georgievitz-Weitzer: Astrologie und Medizin, Rohm Verlag, Bietigheim 1980

Surya alias Demeter Georgievitz-Weitzer: Die Verborgenen Heilkräfte der Pflanzen, Verlag Hermann Bauer, Freiburg 1960

Swimme, Brian: Das Universum ist ein grüner Drache, Claudius Verlag, München 1991

Tabernaemontanus, Jacobus Theodorus: Kräuterbuch, 1731, Reprint 1993, Verlag Konrad Kölbl, München 1993

Thomson, William: Heilpflanzen und ihre Kräfte, Helmut Linden Verlag, Köln 1978

Thulesius, Olav: Nicholas Culpeper, English Physician and Astrologer, St. Martin's Press, N.Y. 1992

Thurneysser zum Thurn, Leonhard: Beschreibung Influenzischer/ Elementischer und natürlicher Wirckungen/ Aller fremden und heimischen Erdgewechssen, 1578, Reprint 1981, Kölbl Verlag, Gründwald 1981

Vogt, Ziriah: Heilungsfäden spinnen, Gisela Meussling Verlag, Bonn 2005

Voigtels, Friedrich Gotthilf: Vollständiges System der Arzneymittellehre, Verlag Carl Cnobloch, Leipzig 1817

Vonarburg, Bruno: Energetisierte Heilpflanzen, AT-Verlag, Baden 2010

Von Engelhardt, Dietrich: Paracelsus im Urteil der Naturwissenschaften und Medizin des 18. und 19. Jahrhunderts, Haug Fachbuchverlag, Heidelberg 2001

Von Grauvogl, Eduard: Lehrbuch der Homöopathie, Verlag der Friedrich Korn'schen Buchhandlung, Nürnberg 1866

Von Nettesheim, Agrippa: Die magischen Werke, Marix Verlag, Wiesbaden 2008 Leipzig 1934

Von Sontheimer, Josef (Übersetzer): Ebn Baithar, grosse Zusammenstellung über die Kräfte der bekannten einfachen Heil- und Nahrungsmittel, Hallbergersch'sche Verlagshandlung, Stuttgart 1840

Von Uexhüll, Thure: Integrierte Psychosomatische Medizin, Demmel DKPM, Sonderheft 25a, Marburg 1994

Wagner, Hildebert/Wiesenauer, Markus: Phytotherapie, Gustav Fischer Verlag, Stuttgart 1995

Wehrli, Ursus: Kunst aufräumen, Kein und Aber Verlag, Zürich 2002

Weustenfeld, Wilfried: Astrale Heilpflanzenkunde, Bohmeier Verlag, Lübeck 1999

Weyermann, Denise: Gesichter der Angst, Kairos Verlag, Bern

Wirsung, Christoph: Arzney Buch, 1568, Reprint 1995, Verlag Ernst Bloch, Rümikon 1995

Wulle, Stefan: Bilsenkraut und Bibergeil, zur Entwicklung des Arzneischatzes, Universitätsbibliothek Braunschweig, 50 Jahre DFG-Sondersammelgebiet Pharmazie, Braunschweig 1999

Zentralbibliothek Zürich (Hrsg.): Esoterik im Abendland, Ausstellungs-Katalog, Zürich 1986

Zissner, Heiko/Zissner, Tobias: Die Baunscheidt-Therapie – Theorie und Praxis, Pflaum Verlag, München 2006

Zuther, Svenja: Die Sprache der Pflanzenwelt, AT-Verlag, Aarau 2010

Weitere Quellen:

http://de.wikipedia.org/wiki/Klaus_Hurrelmann

www.ihre-heilpraktiker.de/heilpraktiker/kollegen/aktuelles/Nachrichten/Temperament.php

Bildnachweise

Alber-Jansohn, Susanne 126

Bertschi-Stahl, Heide-Dore 105, 106, 107, 108, 109, 122, 123, 143, 162, 166, 300, 338, 394, 395, 398, 399, 400, 401, 402, 405, 406, 412, 420, 513, 514, 515, 516

Bischofberger, Claudia 110

Egli, Rahel 246, 248, 251, 254, 256, 259, 261

Fehr-Streule, Rosmarie 45, 110, 112, 129, 132, 136, 138, 139, 140, 141, 142, 150, 151, 296, 297, 299, 301, 303, 304, 306, 309, 311, 312, 313, 321, 322, 324, 325, 330, 417, 421, 459, 461, 462, 470

Ganz, Chrischta 19, 31

Garvelmann, Friedemann 15, 47, 50, 51, 53, 54, 55, 60, 100, 114, 116, 117, 152, 153, 158, 189, 192, 193, 195, 216, 382, 382, 390, 422, 473, 474, 476, 479, 488, 491, 509

Garvelmann, Vera 67, 68, 69, 70, 75, 96

Gerber, Adi 18, 92, 93, 94, 102, 103, 142, 425, 426, 429, 431, 433, 435, 437, 439, 442, 443, 445, 447, 449, 453, 454, 455, 457

Gerber, Brigitte 139

Grohe, Hans 405, 407

Herzog, Esther 195

Müller, Charlotte 158 unten

Raimann, Christian 15, 19, 24, 26, 27, 37, 57, 82, 86, 88, 90, 98, 100, 120, 123, 125, 144, 147, 149, 223, 227, 231, 232, 233, 235, 238, 239, 242, 264, 266, 267, 268, 270, 273, 274, 276, 279, 280, 281, 282, 284, 285, 286, 287, 289, 290, 291, 292, 293, 295, 341, 342, 344, 347, 349, 350, 352, 354, 355, 356, 359, 360, 362, 364, 365, 366, 367, 368, 370, 371, 374, 382, 479

KAPITEL 27

STICHWORTVERZEICHNIS

AUTORINNEN UND AUTOREN

Christian Raimann

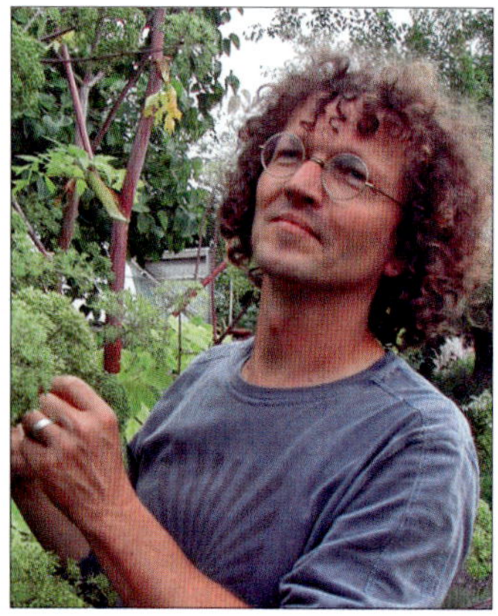

- seit Kindsbein mit der Pflanzenwelt verbandelt
- Naturheilpraktiker mit eidgenössischem Diplom in Traditioneller Europäischer Naturheilkunde TEN mit eigener Praxis seit 1998
- Schwerpunkt TEN, Heilpflanzenkunde und klassische Homöopathie
- Dozent für Heilpflanzenkunde, Humoralmedizin, TEN an verschiedenen Fachschulen und selbständiger Kursleiter seit 1998
- Mitgründung und Unterhalt Heilpflanzengarten Bad Ragaz 2001–2011
- verheiratet, 2 Kinder

Ich wärme mein Feuerelement beim Anblick des Sonnenuntergangs.
Ich belebe mein Wasserelement beim Baden im kalten Bergbach.
Ich festige mein Erdelement bei der Pflege meines Gartens.
Ich beflügle mein Luftelement beim Betrachten des Regenbogens.

Christian Raimann
Naturheilpraxis, Niggitalstr. 55, CH-8630 Rüti/ZH
+41 55 240 93 21
www.ch-raimann.ch

Chrischta Ganz

- pharmazeutisches Grundstudium und Ausbildung zur Drogistin
- langjährige professionelle Tätigkeit als Sängerin in der a cappella-Gruppe «hop o'my thumb»
- Ausbildung zur Naturheilpraktikerin in Zürich (Naturheilpraktikerin TEN)
- Ausbildung in integrativer Körperarbeit IKA in Bern (dipl. Körpertherapeutin IKA)
- Schamanische Ausbildung (Quetzalcoatl Schweiz)
- eigene Naturheilpraxis in Zürich mit Schwerpunkt Traditionelle Europäische Naturheilkunde TEN, integrative Körperarbeit IKA, Begleitung von Menschen in Krisenzeiten, Arbeit mit den Selbstheilungskräften, schamanische Rituale und Heiltechniken, Klangtherapie mit Stimmgabeln
- Dozentin für Pflanzenheilkunde, allgemeine Naturheilkunde und TEN

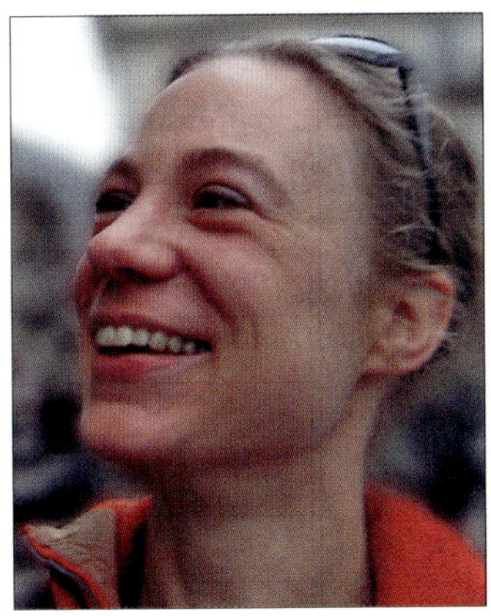

Venus-, Merkur- und Saturn-Qualitäten leben in meinem kreativen Schaffen mit Klang und Worten und allen möglichen Materialien – geboren aus Blütenblättern, Rhythmus, Sonnenstrahlen auf der Haut und philosophischen Nachtgesprächen im Mondlicht.

Meine Naturverbundenheit zeigt sich im Feiern der Jahresfeste, in meiner Freundschaft mit der Pflanzenwelt und im Begrüssen der Kräfte des Universums.

Mein mangelndes Phlegma freut sich ab und zu über ein paar Löffel Schlagrahm.

Chrischta Ganz
Praxis für Naturheilkunde, Friedhofstr. 15, CH-8636 Wald/ZH, +41 44 273 04 31
www.chrischtaganz.ch

Friedemann Garvelmann

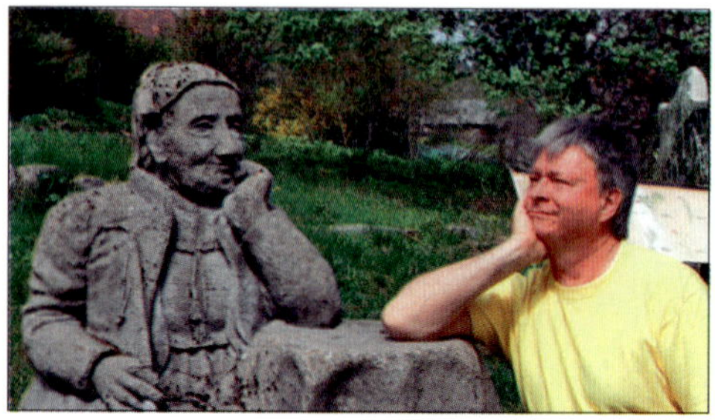

- geboren 1956
- Vater von drei Kindern (1982, 1984, 1986) und Grossvater von aktuell sechs Enkeln
- Ausbildung zum Heilpraktiker an der Josef-Angerer-Schule München 1981-84
- Weiterbildung an den Seminaren für Traditionelle Naturheilkunde bei Joachim Broy in St. Gilgen/Österreich
- Hauptberufliche Naturheilpraxis nach dem Denk- und Arbeitsmodell und den Methoden der TEN in Küssaberg-Kadelburg (D) von 1985 bis Ende 2016.
- Seit 1988 Referent und Kursleiter in vielen Bereichen der TEN mit Schwerpunkt Konstitutionsmedizin. Diese Tätigkeit erfolgt seit 2017 vollberuflich in gesamten deutschsprachigen Bereich.
- Co-Autor folgender Bücher: «Humoralmedizinische Praxis» Band 1 & 2 (Bacopa Verlag 2016). Autor von «Konstitutionsmedizin» (Bacopa Verlag, 2018) «Ab- und Ausleitungsverfahren» (erscheint in Kürze im Bacopa-Verlag), sowie vieler Fachartikel.

«Der Kern des systematischen Denkens ist die Einsicht, dass wir uns verabschieden müssen vom linearen Denken.» (Paul Watzlawick)

«Uns hat die liebe Erde
doch so viel mit gegeben
dass diese Welt nie ende
dass diese Welt nie ende
nur dafür lasst uns leben....»

KONSTANTIN WECKER, REFRAIN AUS «NUR DAFÜR LASST UNS LEBEN»

Seien wir realistisch, versuchen wir das Unmögliche.

CHE GUEVARA

Friedemann Garvelmann
Paul-Körber-Weg 3, D-79787 Lauchringen, +49 176 6239 60 77, humores@posteo.de

Heide-Dore Bertschi-Stahl

- geboren 1956
- Haus- & Familienmanagerin, Mutter von 6 erwachsenen Kindern und 5 Enkelkindern
- Ausbildungen:
  - Medizinische Praxisassistentin, Labor und Röntgen
  - Rotkreuzschwester Geriatrie
  - Eidg. Lehrmeisterin für Haushaltslehre und Kochen
  - medizinische Masseurin und Bademeister FA-SRK
  - ganzheitlich körperzentrierte Therapeutin und psychologische Beraterin IKP
  - psychodynamische Atemtherapeutin LIKA
  - astrologisch psychologische Beraterin API
  - Heilpraktikerin NVS
  - Eidg. Ausbildnerin FA

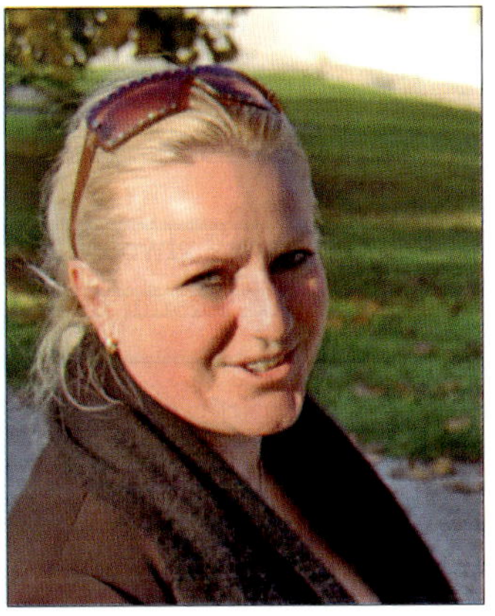

- Dozentin für medizinische Grundlagen, Psychologie, Biochemie, Phytologie, Geburtsheilkunde nach TEN, diverse Fachartikel in Fachzeitschriften
- Als kant. approb. Heilpraktikerin in eigener Praxis für Naturheilkunde TEN und Psychosomatik tätig mit Schwerpunkt Schwangerschaft und Geburtsheilkunde: Ich begleite Menschen auf ihrem Weg. Am liebsten erarbeite und entwickle ich versteckte Ressourcen zur Selbstheilung mit Unterstützung der TEN, sowohl bei Kindern wie auch bei Erwachsenen. Geprägt von meiner Grossmutter Maria Stahl gebe ich dieses Heilwissen weiter.
- Schulleiterin der QuintaMed, Akademie für ganzheitliche Medizin, Naturheilkunde TEN und Psychosomatik, Winterthur/Schweiz

---

«Ohne Kinder wäre die Welt eine Wüste.»

Albert Bitzius

«Ohne gesunde Wurzel kannst Du nicht in voller Pracht erblühen.»

Heide-Dore Bertschi-Stahl

Heide-Dore Bertschi-Stahl
Buchenweg 1, CH-8442 Hettlingen, +41 (0)52 316 21 51
Hechtstrasse 19, CH-9053 Teufen AR, +41 (0)71 333 21 51

Rosmarie Fehr-Streule

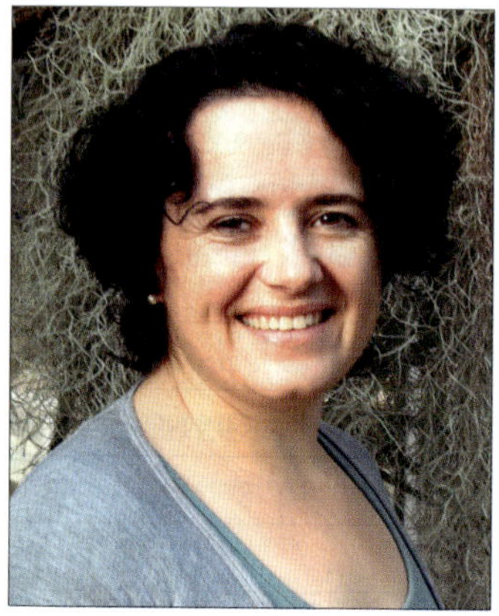

- geboren 1968 in Heiden AR
- Familienfrau: verheiratet, 3 Kinder (geb. 1992, 1993 und 1996)
- Berufsfrau: Erstausbildung Kauffrau, Zweitausbildung Heilpraktikerin
- Seit 10 Jahren führe ich selbständig mit einem kleinen Team eine Naturheilpraxis mit Schwerpunkt TEN, Bioresonanz, Spagyrik und manuelle Therapien.

Meine Rückenbeschwerden führten mich vor 25 Jahren zur Alternativmedizin. Durch meine persönlichen Erfahrungen hat sich meine Begeisterung und Faszination für die Naturheilkunde vertieft.

«Für den Optimisten ist das Leben kein Problem, sondern bereits eine Lösung.»

UNBEKANNT

Die vernetzte Diagnostik und Therapie vermitteln mir eine neue Denkweise und beeinflussen mein Therapiekonzept im Sinne des 5-Ebenen-Modells.

«Fange nie an aufzuhören und höre nie auf anzufangen.»

UNBEKANNT

Die Jahreszeiten und die Naturrhythmen erlebe ich intensiv und voller Dankbarkeit.

«Die Einhaltung der Naturgesetze bewirkt, dass wir uns im irdischen Dasein besser fühlen und auf unserem Wege fortschreiten können.»

UNBEKANNT

Naturheilpraxis Fehr
Adolph-Saurer-Quai 15, CH-9320 Arbon, +41 (0) 71 440 02 02, www.naturheilpraxis-fehr.ch

DANKE!

- Danke, Monika, Renata, Peter und Thomas, für Euer Verständnis für Eure halbe Nächte vor dem Computer sitzenden Partner und Partnerinnen – und dass Ihr uns den Rücken dafür frei gehalten habt... Danke, Thomas, dass du dich während der vielen Buchsitzungen um unser leibliches Wohl gekümmert hast und dass du den Kontakt zum Bacopa-Verlag geknüpft hast!
- Danke unseren Liebsten und all jenen, die uns (auf welche Art und Weise auch immer) unterstützt haben!
- Danke an unsere «kleinen» und «großen» Patientinnen und Patienten, mit denen wir täglich erleben, wie gut die TEN «funktioniert»...
- Danke an unsere Studentinnen und Studenten, durch deren Fragen wir immer mehr über die Zusammenhänge naturgemässer Heilkunst lernen dürfen
- Danke an das Team des Bacopa-Verlages für die spontane Begeisterung für unser Buchprojekt und dessen prompte Realisierung
- Danke Chrischta, Christian, Friedemann, Heide-Dore und Rosmarie für unsere gemeinsame Vision und das schöne und engagierte Miteinander in unserer «PiraTEN-Buchgruppe». Keep on running...

Wandtafeln der Autoren im Bacopa Verlag

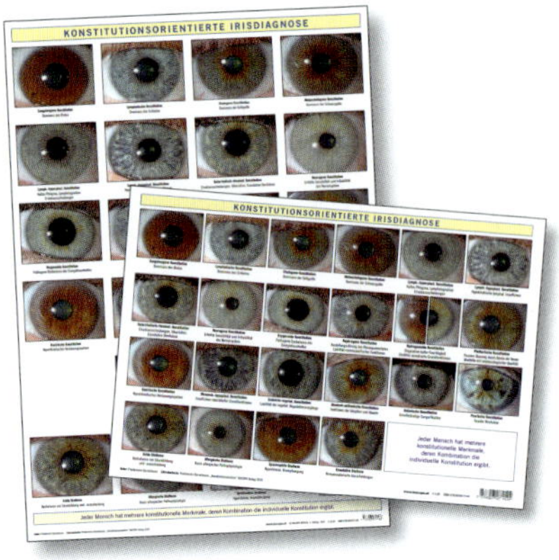

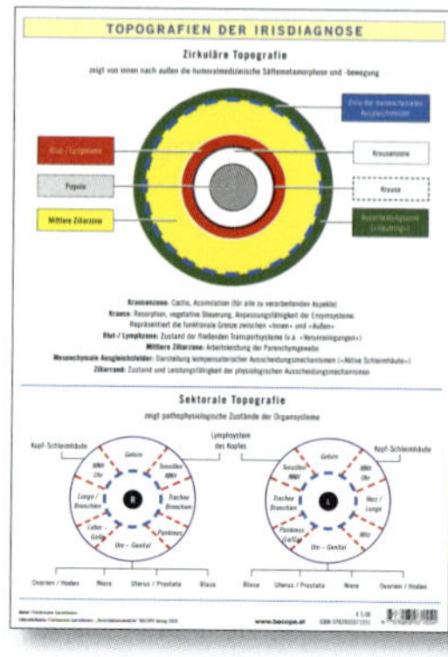

Garvelmann Friedemann

Wandtafel Konstitutionsorientierte Irisdiagnose

Die Tafel basiert auf dem Fachbuch «Konstitutionsmedizin» und zeigt mit repräsentativen Irisfotos die 18 sicher im Auge erkennbaren Konstitutionen und vier Diathesen in ihrer augendiagnostischen Darstellung. Ergänzt wird dies durch die stichwortartige Beschreibung des jeweils charakteristischen ‹Themas der Pathophysiologie›.

Die Tafel ist konzipiert als Lernunterstützung, als Orientierungshilfe bei der praktischen Irisdiagnose und zur Unterstützung des erklärenden Patientengespräches. Daneben ist sie als Wandtafel ein dekorativer und informativer Wandschmuck für jede Praxis.

Poster ca. 70 x 100 cm
inkl. Postklemmschiene und zwei Hängern

ISBN 9783903071568 **€ 18,00**

A4 Tafel

ISBN 9783903071544 **€ 5,00**

Garvelmann Friedemann

Topografien der Irisdiagnose

Die Tafel basiert auf dem Fachbuch «Konstitutionsmedizin» und zeigt die beiden topografischen Systeme, die in der Iris- bzw. Augendiagnose angewendet werden:

Zirkuläre Topografie: Sie zeigt in konzentrischer (schießscheibenförmiger) Anordnung die Regionen, in denen unphysiologische Veränderungen bei der Bewegung und Wandlung (Metamorphose) der Säfte im Sinne der Humoralmedizin erkennbar werden.
Ergänzt wird die Grafik durch eine Kurzbeschreibung der humoralen Bedeutung der zirkulären Regionen.

Sektorale Topografie: Sie zeigt die kuchenstückartige Aufteilung der Iris, bei der die einzelnen Sektoren den Organsystemen zugeordnet werden. Damit werden unphysiologische Funktionsabläufe in den Organsystemen bzw. in deren Interaktion erkennbar.

Für die Konstitutionsanalyse aus den Augen werden die Informationen der beiden Topografien miteinander verknüpft. Die Tafel ist konzipiert als Lernunterstützung, als Orientierungshilfe bei der praktischen Irisdiagnose und zur Unterstützung des erklärenden Patientengespräches.

A4 Tafel

ISBN 9783903071551 **€ 5,00**

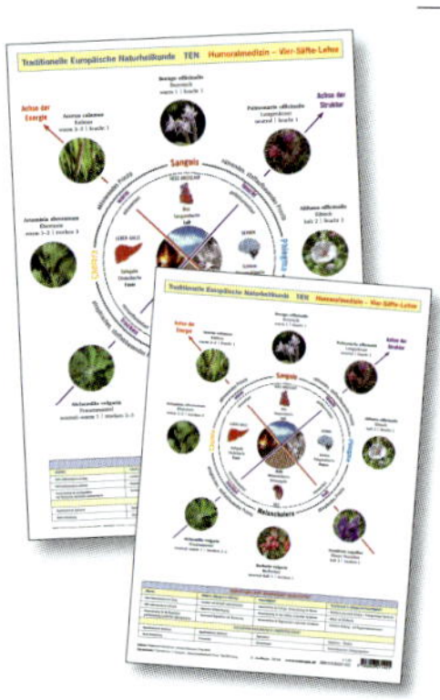

Garvelmann / Raimann / Wirth

Wandtafel Traditionelle Europäische Naturheilkunde TEN Humoralmedizin – Vier-Säfte-Lehre

Diese Wandtafel zeigt die Prinzipien der Humoralmedizin, die das übergeordnete und definierende Denk- und Arbeitskonzept der Traditionellen Europäischen Naturheilkunde TEN / TEM ist. Dargestellt ist u. a. die Zuordnung der humoralen Qualitäten (warm/kalt und feucht/trocken) der Natur-Elemente mit ihrer Repräsentanz in den vier Kardinalsäften und deren primären Organsystemen. Darüber hinaus werden Beispiele von Heilpflanzen entsprechend ihren humoralen Wirkungsprinzipien gezeigt, ergänzt durch die Beschreibung der Kernelemente der humoralen Physiologie und Pathophysiologie. Eignet sich sowohl für den Patientendialog in der TEN / TEM-Praxis, als auch als Lehrmaterial in der humoralmedizinischen Aus- und Weiterbildung.

Poster ca. 70 x 100 cm
inkl. Postklemmschiene und zwei Hängern

ISBN 9783903071384 **€ 18,00**

A4 Tafel

ISBN 9783903071421 **€ 5,00**

Weitere Bücher der Autoren im Bacopa Verlag

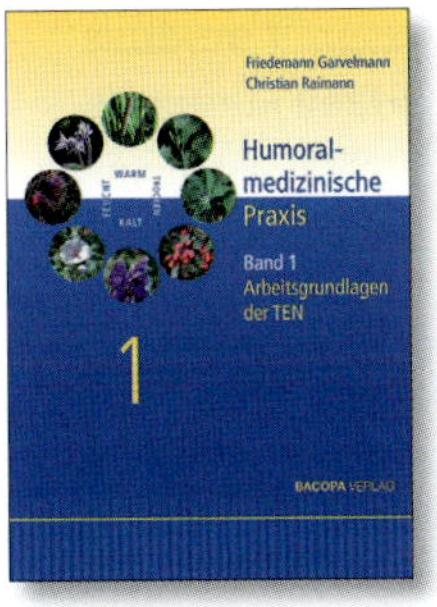

Garvelmann Friedemann / Raimann Christian

Humoralmedizinische Praxis. Band 1: Arbeitsgrundlagen der TEN

Das eigenständige System der Humoralmedizin ist ein definierendes Basiselement der Traditionellen Europäischen Naturheilkunde TEN.

Dieses Buch beschreibt die Arbeitsgrundlagen der Humoralmedizin, wobei die notwendige Theorie immer direkt mit ihrer Bedeutung für die praktische Arbeit verknüpft ist.

424 Seiten, 125 Farbabb. und 116 Tabellen, mit Lesebändchen, geb.

ISBN 9783903071322 **€ 59,00**

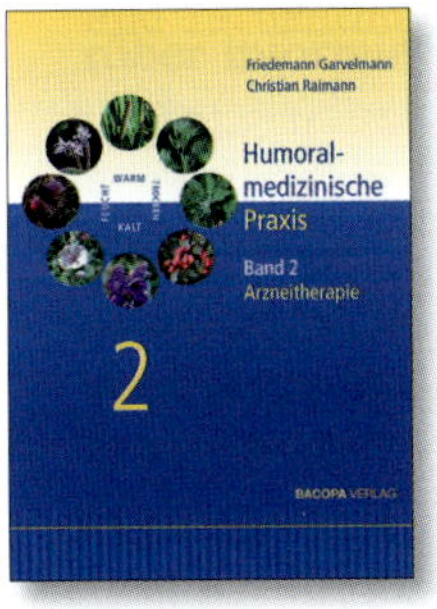

Garvelmann Friedemann / Raimann Christian

Humoralmedizinische Praxis. Band 2: Praktische Arzneitherapie

Aufbauend auf die Inhalte von Band 1 Arbeitsgrundlagen der TEN, steht in diesem Buchteil die humoralmedizinische Arzneitherapie im Zentrum. Das Lehrbuch für humoralmedizinische Pharmakotherapie und Handbuch für die Arzneitherapie in der TEN-Praxis.

520 Seiten, 153 Farbabb. und 213 Tabellen, mit Lesebändchen, geb.

ISBN 9783903071339 **€ 79,00**

Band 1 + 2 im Set

ISBN 9783902735768 **€ 110,00**

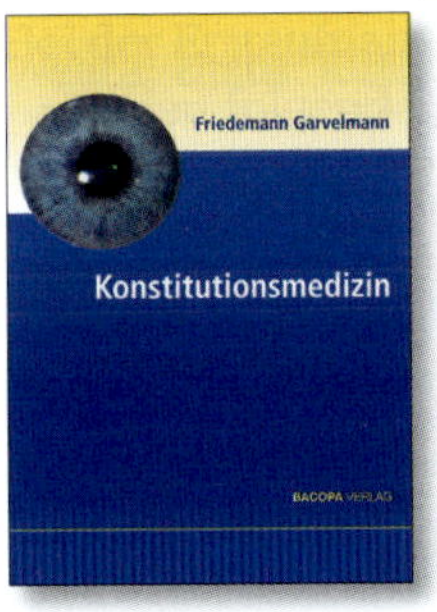

Garvelmann Friedemann

Konstitutionsmedizin

Dieses Buch ist die Quintessenz der über 30-jährigen praktischen Arbeit des Autors mit der Konstitutionsmedizin. Es basiert auf der Konstitutionstypologie nach Joachim Broy, die sich aufgrund ihrer humoralmedizinischen Grundlage als einziges konstitutionsmedizinisches System nahtlos in das Denk- und Arbeitsmodell der heute gelehrten und praktizierten TEN / TEM integriert. Zentrale diagnostische Methode ist dabei die Augen- bzw. Irisdiagnose - mit ausschließlich konstitutionsdiagnostischem Anspruch.

348 Seiten, vierfarbige Abb. und Fotos, Lesebändchen, geb.

ISBN 9783903071469 **€ 89,00**

Erscheint in Kürze:

Friedemann Garvelmann / Jim M. Müller

Ab- und Ausleitungsverfahren in der TEN / TEM

ein Lehr- und Anwendungsbuch

Christian Raimann / Louis Hutter / Chrischta Ganz

Heilpflanzen der Traditionellen Europäischen Naturheilkunde

Erhältlich in jeder gut sortierten Buchhandlung oder direkt beim BACOPA Verlag unter: verlag@bacopa.at